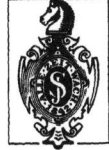

Berichtigungen und Ergänzungen:

Seite 417:
Leitung: R. Dudziak, Frankfurt (D)

Seite 419 Neuer Symposiumstitel: Therapieoptimierung kritisch kranker Patienten durch computergestützte On-line-Überwachung
Leitung: G. Wolff, Basel (CH) / G. Kreienbühl, Frauenfeld (CH)

Seite 426:
Leitung: R. Dudziak, Frankfurt (D)

Seite 430:
Leitung: W. Bernhardt, Marburg (D)

Der Anaesthesist

Organ der Österreichischen Gesellschaft für Anaesthesiologie, Reanimation und Intensivtherapie, der Deutschen Gesellschaft für Anaesthesiologie und Intensivmedizin und der Schweizerischen Gesellschaft für Anaesthesiologie und Reanimation (Société Suisse d'Anesthésiologie et de Réanimation)

Herausgegeben von / Edited by
A. Doenicke, München (Schriftleiter/Editor)
O. Mayrhofer, Wien · H. Schaer, Männedorf

Bd. 32 / 1983 Supplementum

Redaktionskomitee
Editorial Board
H. Benzer, Wien · H. Bergmann, Linz · U. Finsterer, München · M. Gemperle, Genf
M. Halmágyi, Mainz · D. Kettler, Göttingen · D. Langrehr, Groningen · F. Roth, Bern
K. Steinbereithner, Wien · B. Tschirren, Bern · J. Wawersik, Kiel

Unter Mitarbeit von
Advisory Board
F.W. Ahnefeld, Ulm · R. Dudziak, Frankfurt/M. · V. Feurstein, Salzburg · R. Gattiker, Zürich
B. Haid, Innsbruck · G. Hempelmann, Gießen · K. Horatz, Hamburg · G. Hossli, Zürich
W. List, Graz · H. Nolte, Minden · K. Peter, München · K.H. Weis, Würzburg · K. Wiemers, Freiburg i. Br.
M. Zindler, Düsseldorf

Korrespondierende
Mitarbeiter
Foreign Corresponding
Members
E.N. Ayim, Nairobi · E. Ciocatto, Torino · F. Foldes, New York · P.A. Foster, Cape Town
T. Gordh, Stockholm · J. Lassner, Paris · G. Litarczek, Bucuresti
Sir Robert Macintosh, Oxford · J.E. Riding, London · P. Singh, Amritsar
W.E. Spoerel, London, Ontario · H. Yamamura, Tokyo

Beirat für die
Grenzgebiete
Corresponding
Members of Other
Specialities
Biochemie: W. Lorenz, Marburg · Bluttransfusion: L. Holländer, Basel · S. Seidl, Frankfurt/M.
H. Willenegger, Liestal · Chirurgie: A. Fritsch, Wien
Experimentelle Chirurgie: K. Messmer, Heidelberg · E. Wolner, Wien
Geburtshilfe und Gynäkologie: H.K. Wendl, Hamburg
Gerinnungsphysiologie: H. Vinazzer, Linz · Innere Medizin: P. Schölmerich, Mainz
Lungenfunktion: W.T. Ulmer, Bochum · Mund-, Kiefer- und Gesichtschirurgie:
H. Scheunemann, Mainz · Neurophysiologie: J. Kugler, München · Ophthalmologie:
K. Hommer, Linz · Oto-Rhino-Laryngologie: W. Kley, Würzburg · Pharmakologie:
G. Kuschinsky, Mainz · Physiologie: H.J. Bretschneider, Göttingen · H. Schaefer, Heidelberg
G. Thews, Mainz · Physiologische Chemie: K.H. Bässler, Mainz · Statistik und Dokumentation:
S. Koller, Mainz · Veterinäranaesthesie: R. Fritsch, Giessen

Vierteljährlicher Sonderteil *Regional-Anaesthesie*

Herausgegeben von
H.C. Niesel, Ludwigshafen · H. Nolte, Minden · O. Schulte-Steinberg, Söcking
Schriftleitung: A. Doenicke, München

Zentraleuropäischer Anaesthesiekongress

ZAK 83 Zürich

13.–17. September 1983

18. gemeinsame Tagung
der Österreichischen Gesellschaft für Anaesthesiologie,
Reanimation und Intensivtherapie
der Deutschen Gesellschaft für Anaesthesiologie und Intensivmedizin
der Schweizerischen Gesellschaft für Anaesthesiologie und Reanimation
(Société Suisse d'Anésthesiologie et de Réanimation)

Abstracts
der Hauptthemen, Freien Vorträge, Poster- und
Filmsessions und des Industrieforums

Herausgegeben von
Edith R. Schmid, G. Haldemann † und G. Kreienbühl

Springer-Verlag
Berlin Heidelberg New York Tokyo 1983

Dr. Edith R. Schmid
Oberärztin
Institut für Anaesthesiologie
Universitätsspital
CH-8091 Zürich/Schweiz

PD Dr. Georg Haldemann †
Chefarzt
Institut für Anaesthesie
Kantonsspital
CH-5005 Aarau/Schweiz

Dr. Georg Kreienbühl
Chefarzt
Institut für Anaesthesie
Kantonsspital
CH-8500 Frauenfeld/Schweiz

ISBN-13: 978-3-540-12861-8   e-ISBN-13: 978-3-642-69387-8
DOI: 10.1007/978-3-642-69387-8

Das Werk ist urheberrechtlich geschützt. Die dadurch begründeten Rechte, insbesondere die der Übersetzung, des Nachdrucks, der Entnahme von Abbildungen, der Funksendung, der Wiedergabe auf photomechanischem oder ähnlichem Wege und der Speicherung in Datenverarbeitungsanlagen bleiben, auch bei nur auszugsweiser Verwertung, vorbehalten. Die Verwertungsansprüche des § 54, Abs. 2 UrhG werden durch die „Verwertungsgesellschaft Wort", München, wahrgenommen.
© by Springer-Verlag Berlin Heidelberg 1983

Die Wiedergabe von Gebrauchsnamen, Warenbezeichnungen usw. in diesem Werk berechtigt auch ohne besondere Kennzeichnung nicht zu der Annahme, das solche Namen im Sinn der Warenzeichen- und Markenschutz-Gesetzgebung als frei zu betrachten wären und daher von jedermann benutzt werden dürften.

Produkthaftung: Für Angaben über Dosierungsanweisungen und Applikationsformen kann vom Verlag keine Gewähr übernommen werden. Derartige Angaben müssen vom jeweiligen Anwender im Einzelfall anhand anderer Literaturstellen auf ihre Richtigkeit überprüft werden.

Inhalt

I Hauptthemen

Anaesthesie und arteriosklerotischer Patient
Leitung: D. Kettler, Göttingen (D) / R. Dudziak, Frankfurt (D) — H 1.1 – H 1. 6 — 1

Adult Respiratory Distress Syndrome (ARDS) – Neuere Aspekte
Leitung: G. Wolff, Basel (CH) / K. Peter, München (D) — H 2.2 – H 2. 7 — 4

Ernährungstherapie in der postoperativen Frühphase
Leitung: D. Schwander, Fribourg (CH) / G. Kleinberger, Wien (A) — H 3.1 – H 3. 7 — 8

Die kombinierte Allgemein-Regional-Anaesthesie
Leitung: G. Szappanyos, Genève (CH) / G. Hempelmann, Giessen (D) — H 4.1 – H 4. 6 — 13

Herz-Kreislauf-wirksame Medikamente
Leitung: J. B. Brückner, Berlin (D) / K. J. Fischer, Kiel (D) — H 5.1 – H 5. 7 — 16

EPH-Gestose
Leitung: H. Schär, Bern (CH) / J. Neumark, Wien (A) — H 6.1 – H 6. 7 — 20

Neue intravenöse Anaesthetika
Leitung: A. Doenicke, München (D) / M. Gemperle, Genève (CH) — H 7.2 – H 7.12 — 25

Neuere Aspekte der Schmerztherapie: Analgesie durch Neuromodulation
Leitung: P. Pike, Liestal (CH) / H. U. Gebershagen, Mainz (D) — H 8.1 – H 8. 6 — 31

Kardiale, pulmonale und cerebrale Reanimation
Leitung: T. Tammisto, Helsinki (SF) / R. Dölp, Fulda (D) — H 9.1 – H 9. 6 — 36

Komplikationen der rückenmarksnahen Regionalanaesthesie
Leitung: H. Bergmann, Linz (A) / F. Kern, St. Gallen (CH) — H 10.1 – H 10. 7 — 41

Hochfrequenzbeatmung
Leitung: E. Schmid, Zürich (CH) / K. Rehder, Rochester, MN (USA) — H 11.1 – H 11. 7 — 47

Neue Aspekte der Inhalationsanästhesie
Leitung: H. Stoeckel, Bonn (D) / W. F. List, Graz (A) — H 12.2 – H 12. 9 — 53

Anaesthesiologie und Notfallmedizin
Leitung: F. W. Ahnefeld, Ulm (D) / G. Hossli, Zürich (CH) — H 13.1 – H 13. 6 — 58

Schädel-Hirn-Trauma: Anaesthesiologische und intensivmedizinische Gesichtspunkte
Leitung: J. Schulte am Esch, Hamburg (D) / G. Haldemann †, Aarau (CH) — H 14.1 – H 14. 9 — 62

Respiratorische Überwachung in Anaesthesie und Intensivmedizin
Leitung: P. Frey, Zürich (CH) / H. Burchardi, Göttingen (D) — H 15.1 – H 15. 7 — 70

Anaesthesie-Kardiologie-Herzchirurgie beim Kleinkind unter 2 Jahren
Leitung: R. Gattiker, Zürich (CH) / J. A. Richter, München (D) — H 16.2 – H 16. 5 — 74

Bedarfsadaptierte Beatmungskonzepte
Leitung: H. Benzer, Wien (A) / P. Suter, Genève (CH) — H 17.1 – H 17. 8 — 82

Muskelrelaxantien für verschiedene Altersgruppen und für Patienten mit eingeschränkter Organfunktion
Leitung: D. Langrehr, Groningen (NL) / W. Buzello, Freiburg i. Br. (D) / El Paso (USA) — H 18.1 – H 18. 8 — 87

Wirkung von Anaesthetika und Psychopharmaka auf das Zentralnervensystem
Leitung: A. Borbély, Zürich (CH) / H. Schaer, Männedorf (CH) — H 19.1 – H 19. 7 — 93

Pharmakologische Probleme beim Neugeborenen
Leitung: G. Duc, Zürich (CH) / F. Sereni, Milano (I) — H 20.1 – H 20. 7 — 97

Inhalationsnarkose im geschlossenen System (Closed circuit anaesthesia)
Leitung: M. Zindler, Düsseldorf (D) / A. M. Zbinden, Basel (CH) — H 21.1 – H 21. 5 — 101

Postoperative Analgesie: Epidurale Lokalanaesthesie versus epidurale Opiate
Leitung: C. P. Naumann, St. Gallen (CH) / M. Zenz, Hannover (D)   H 22.1 – H 22. 6   106

„Der interessante Fall"
Leitung: K. Hutschenreuter, Homburg (D)   H 23 (keine Abstracts)

Anaesthesie-Kardiologie-Herzchirurgie beim Erwachsenen
Leitung: J. Tarnow, Berlin (D) / K. van Ackern, München (D)   H 24.1 – H 24. 6   110

Anaesthesie und postoperative Betreuung im Neugeborenen-, Säuglings- und Kindesalter
Leitung: J. Pfenniger, Bern (CH) / P. Dangel, Zürich (CH)   H 25.1 – H 25. 6   116

II Freie Vorträge

Intensivmedizin I	V 1.1 – V 1.11	121
Kinderanaesthesie	V 2.1 – V 2. 8	130
Opiatanaesthesie I	V 3.1 – V 3.11	136
Muskelrelaxantien/Varia	V 4.1 – V 4. 7	145
Volumenersatz	V 5.1 – V 5.10	151
Regionalanaesthesie und On-Demand-Opiate	V 6.1 – V 6.12	159
Inhalationsanaesthetika	V 7.1 – V 7. 9	168
ARDS	V 8.1 – V 8.11	175
Herzchirurgie I	V 9.1 – V 9.12	184
Anaesthesie in der Neurochirurgie	V 10.1 – V 10.11	194
Postoperative Analgesie und Schmerztherapie	V 11.1 – V 11.11	203
Herzchirurgie II	V 12.1 – V 12.11	210
Neuere Muskelrelaxantien	V 13.1 – V 13.10	219
Opiatananaesthesie II	V 14.1 – V 14.11	227
Intravenöse Anaesthesie/Anaesthesie und Gasaustausch	V 15.1 – V 15.12	236
Regionalanaesthesie I	V 16.1 – V 16.10	245
Regionale Opiatanalgesie	V 17.1 – V 17.11	253
Intensivmedizin II	V 18.1 – V 18.12	262
Allgemeinanaesthesie	V 19.1 – V 19.10	271
Varia	V 20.1. – V 20.12	279
Regionalanaesthesie II	V 21.1 – V 21.11	289
Volumenersatz mit Hämoglobinlösungen/Venenkatheter	V 22.1 – V 22.11	296
Herzchirurgie III	V 23.1 – V 23.12	305
Reanimation/Notfallmedizin	V 24.1 – V 24.12	314
Serotonin-Antagonisten/Varia	V 25.1 – V 25.11	323
Prämedikation	V 26.1 – V 26. 9	332
Intensivmedizin III	V 27.1 – V 27.10	339

Hochfrequenzbeatmung, Jet-Beatmung	V 28.1 – V 28.11	347
Beatmungsprobleme	V 29.1 – V 29.11	355

III Postersession

Opiate	P 1.1 – P 1.3	365
Regionalanaesthesie	P 2.1 – P 2.5	367
Intravenöse Anaesthesie	P 3.1 – P 3.3	371
Herz- und Gefäßchirurgie	P 4.1 – P 4.3	373
Intensivbehandlung, Infusionsbehandlung, Monitoring	P 5.1 – P 5.8	375
Intrakranieller Druck, Schädelhirntrauma, Hirnödem	P 6.1 – P 6.5	381
Muskelphysiologie-Neurophysiologie	P 7.1 – P 7.3	385
Varia	P 8.1 – P 8.5	387

IV Filmsession

	M 1.1 – M 1.6	393
	M 2.1 – M 2.5	396

V Industrieforum

Bayer AG, Leverkusen (D): Korrektur von Hämostasestörungen bei intensivmedizinisch versorgten Patienten
Leitung: D. L. Heene, Mannheim (D) / H. Neuhof, Giessen (D) — I 1.1 – I 1.10 399

Hoffmann-La Roche, Basel (CH): Ceftriaxion in der chirurgischen Prophylaxe: Kurzinfusion nach Einleiten der Anaesthesie
Leitung: S. Geroulanos, E. Martin, Zürich (CH) — I 2.1 – I 2. 8 404

Janssen Pharmaceutica AG, Baar (CH): Etomidat (Hypnomidate)/ Alfentanil (Rapifen)
Leitung: G. Haldemann †, Aarau (CH) / J. Busse, Köln (D) — I 3.1 – I 3.10 410

Abbott AG, Zug (CH): Foran Symposium
Leitung: P. Lawin, Münster (D) / R. Dudziak, Frankfurt (D) — I 4.1 – I 4.10 417

Fresenius AG, Stans (CH): Therapieoptimierung kritisch kranker Patienten durch computergestützte On-line-Überwachung
Leitung: G. Wolff, Basel (CH) / G. Kreienbühl, Frauenfeld (CH) — I 5.1 – I 5. 4 419

Pharmacolor AG, Basel (CH): Buprenorphin Temgesic
Leitung: S. Piepenbrock, Berlin (D) — I 6.1 – I 6. 8 422

Du Pont de Nemours, Frankfurt (D): Nalbuphine – Bewertung eines neuen Analgetikums
Leitung: R. Dudziak, Frankfurt (D) — I 7.1 – I 7. 6 426

Behringwerke AG, Frankfurt (D): Gerinnungsprobleme in der Intensivmedizin
Leitung: W. Bernhardt, Marburg (D) — I 8.1 – I 8. 3 430

Smith, Kline + French, München (D): Histaminantagonisten in der Anaesthesie
Leitung: A. Doenicke, München (D) / W. Lorenz, Marburg (D) — I 9.1 – I 9. 5 431

VI Autorenverzeichnis   435

I Hauptthemen

Anaesthesie und arteriosklerotischer Patient
Leitung: D. Kettler, Göttingen (D) / R. Dudziak, Frankfurt (D)

H 1.1
Pathologie der Hypertonie-abhängigen Gefäßschäden
U. Helmchen
Pathologisches Institut der Universität Göttingen, BRD

Die folgenden klinisch- und experimentell-pathologischen Untersuchungen beziehen sich auf kardiovaskuläre Risiken, die mit der Entwicklung, dem Bestehen und der Rückbildung einer Hypertonie verbunden sein können.

Das Risiko der Entwicklungsphase eines Hochdrucks liegt in der Entstehung segmentaler Medianekrosen bzw. -hyalinosen. Sie werden als Folge einer lokalen Dekompensation gegenüber einem unphysiologisch erhöhten Innendruck bei noch fehlender adaptativer Mediahypertrophie angesehen und können zu aneurysmatischen Gefäßerweiterungen führen.

Das Risiko der Dauerhypertonie besteht - insbesondere bei zusätzlichen krisenhaften Blutdrucksteigerungen - in einer stenosierenden Intimaverbreiterung (z. B. "Endarteriitis FAHR") bei vorhandener Mediahypertrophie. Folgen sind ischämische Parenchymschäden, die sich am mehrbelasteten Herzen lebensbedrohlich und an den Nieren Hypertonie-perpetuierend auswirken können.

Ein allgemeines Risiko der Rückbildungsphase verschiedener Hochdruckformen sind Organmangeldurchblutungen bei abrupter medikamentöser Blutdrucksenkung. Darüber hinaus ist bei bestimmten Antihypertensiva mit besonderen Risiken zu rechnen. Dazu gehört die klinisch und experimentell beobachtete akute Niereninsuffizienz nach pharmakologischer Blockade des Renin-Angiotensin-Systems bei prä- oder intrarenalen fixierten arteriellen Stenosen.

H 1.2
Klinische Grundlagen einer rationalen Pharmakotherapie der ischämischen Herzerkrankung
B. E. Strauer
Medizinische Klinik I der Universität, Klinikum Großhadern, München
BRD

Die koronare und myokardiale Gefährdung bei klinisch bedrohlichen Situationen des arteriosklerotischen Patienten resultiert aus dem Mißverhältnis zwischen Sauerstoffangebot und Sauerstoffbedarf. Dies ist u.a. verursacht durch (a) eine stenosierende Koronarsklerose der großen epikardialen Koronararterien (koronare Herzkrankheit), (b) durch eine exzessive Steigerung des myokardialen Energiebedarfes (abnorme Druck- und Volumenbelastung des Herzens), (c) durch eine inadäquate Hypertrophie und Dilatation des linken Ventrikels mit abnormer, d.h. pathologischer Erhöhung der myokardialen, extravasalen Komponente des Koronarwiderstandes, (d) durch rheologisch bedingte, koronare Mikrozirkulationsstörungen.

Die Diagnostik der koronar und myokardial relevanten Erkrankungen basiert auf nicht-invasiven (Elektrokardiogramm, Echokardiogramm, Thorax-Röntgenaufnahme u.a.) und invasiven diagnostischen Untersuchungsverfahren (Koronarangiographie, Ventrikulographie, Bestimmung der Koronarreserve u.a.).

Die Pharmakotherapie beinhaltet die Behandlung der Grunderkrankung, d.h. des Mißverhältnisses von Sauerstoffangebot und Sauerstoffbedarf durch (a) organische Nitrate, (b) Calcium-Antagonisten, (c) arteriolär angreifende Vasodilatatoren (Hydralazin, Captopril u.a.), (d) Beta-Rezeptorenblocker und (e) Digitalisglykoside.

Die pharmakotherapeutischen Maßnahmen werden im Hinblick auf die klinischen Belange des akutkranken, arteriosklerotischen Patienten diskutiert.

H 1.3
Präoperative Befunderhebung beim arterio-sklerotischen Patienten und Risikoeinschätzung
R. Dudziak

Zentrum der Anaesthesiologie und Wiederbelebung, Klinikum der Johann-Wolfgang-Goethe-Universität, Frankfurt a.M., BRD

Die präoperative Befunderhebung bei arteriosklerotischen Patienten dient der Erarbeitung eines Konzeptes für eine sog. "optimale Narkoseführung". Labordaten, Röntgenbefunde, Ergebnisse der physikalischen Untersuchungen u.a. werden analysiert und auf die Gefahren, die sich für die Narkoseführung aus den erhobenen pathologischen Befunden ergeben können, hingewiesen. Es wird untersucht, ob und inwieweit die präoperative Befunderhebung das Risiko der Narkose und in welchen Details zu definieren erlaubt. Es wird über die Auswirkung von intraoperativen, nicht durch die Narkose bedingten und für den arterio-sklerotischen Patienten typischen haemodynamischen Veränderungen und den Versuch ihrer Prävention durch eine adäquate präoperative Vorbereitung berichtet. Insbesondere werden Zusammenhänge zwischen den sich aus der Veränderung des peripheren Widerstandes ergebenden Gefahren und den möglichen postoperativen Komplikationen diskutiert. Das Narkoserisiko wird unter verschiedenen Gesichtspunkten untersucht und analysiert. Es wird versucht, den optimalen Zeitpunkt bei arterio-sklerotischen Patienten für die Durchführung einer Operation herauszufinden und darauf hingewiesen, bei welcher Gruppe von Patienten ein solches Vorhaben nicht realisierbar ist.

H 1.4
Anaesthesie bei ischämischer Herzerkrankung
D. Kettler

Zentrum Anaesthesiologie der Universität Göttingen, BRD

Arteriosklerotische Veränderungen der Koronararterien sind ein wichtiger Risikofaktor in der perioperativen Phase. Nach Risikostatistiken von Goldmann et al, Tarhan et al und Riles et al muß bei Vorliegen einer Ischämie- oder Infarktanamnese mit einem bis zu 50-fachen Infarkt- oder Reinfarktgeschehen im intra- und postoperativen Verlauf gerechnet werden. Patienten mit Frühinfarkt (≤ 6 Wochen präoperativ zurückliegend) haben eine bis zu 30%ige Mortalitätsrate. Die Mehrzahl der chirurgischen Patienten mit ischämischer Herzerkrankung wird nicht primär an den Koronararterien operiert, sondern unterzieht sich einem allgemeinchirurgischen Eingriff. Letztere Patienten sind besonders gefährdet, da sie meistens weniger gut diagnostiziert und therapiert sind und für den Anaesthesisten ein oft schwer einschätzbares Risiko darstellen.

Grundsätzlich müssen koronarkranke Patienten deshalb besonders intensiv präoperativ evaluiert bzw. während des Eingriffs überwacht werden. Der Wahl des Anaesthesieverfahrens kommt hingegen nur eine sekundäre Bedeutung zu.

Das Verhältnis von Sauerstoffangebot zu Sauerstoffbedarf des Herzens hat sich als Grundprinzip für die Führung des Patienten durch den operativen Eingriff und die postoperative Phase bewährt. Dabei muß aber immer einkalkuliert werden, daß die globale Betrachtung dieses Quotienten evtl. solche Myokardbezirke nicht berücksichtigt, die von einer stenosierten Koronararterie versorgt werden und die schon bei geringfügigen Änderungen von Herzfrequenz und Perfusionsdruck ischämisch werden. Im folgenden sind die Faktoren, die das O_2-Angebot un den O_2-Bedarf des Myokards beeinflussen tabellarisch dargestellt (nach Laver).

O_2-Angebot
1. Perfusionsdruck
   ($\bar{P}_{diastol\ aorta} - P_{LVED}$)
2. Diastolendauer
   (Herzfrequenz/Herzrhythmus)
3. Koronarreserve
   (Kollateralen, Tonus)
4. O_2-Gehalt d. Blutes
   (Hb, O_2-Sätt., P_{50}-Wert)

O_2-Bedarf
1. Myokardiale Wandspannung (Ventrikelvolumina, systol. + diastol. Drucke)
2. Kontraktiler Status

Angewandt auf die intraoperative Situation ergeben sich daraus folgende Forderungen an die Anaesthesieführung.

I. Sicherung eines adäquaten myokardialen O_2-Angebotes.
1. <u>Vermeidung von Blutdruckabfällen (diastol.!)</u>
   · sorgfältige Dosierung von negativ inotropen Anaesthetika (Halothane, Enflurane)
   · adäquater Volumenersatz
   · positiv inotrope Substanzen
   · Vasokonstriktoren bei schweren Hypotonien
2. <u>Vermeidung eines Anstiegs der ventrikulären Füllungsdrucke (Preload) bzw. Therapie</u>
   · Vermeidung einer Überinfusion-Transfusion
   · Vasodilatatoren (Nitroglycerin)
   · positiv inotrope Substanzen bei Insuffizienzzeichen
3. <u>Vermeidung und Therapie von Tachykardien und Arrhythmien</u>
   · adäquate Sedierung und Analgesie
   · adäquater Volumenersatz
   · Vermeidung von Azidose und Alkalose (cave Hyperventilation)
   · schonende chirurgische Technik (Oberbauch!)
   · Antiarrhythmika (Xylocain, β-Blocker)
4. <u>Vermeidung und Therapie von Anämie, Hypoxie, Hypercarbie</u>

II. Kontrolle des myokardialen O_2-Bedarfs.
1. <u>Vermeidung und Therapie von Blutdruckanstiegen (systol.!)</u>

- adäquate Sedierung und Analgesie
- Zusatz von Halothane etc. (niedrige Konz.)
- Vasodilatatoren
- Antihypertensiva
- Verbesserung der Ventrikelfunktion (Dopamin)

Für die Einhaltung der vorgenannten Forderungen sind grundsätzlich eine Vielzahl von Anaesthesieverfahren geeignet. In der Regel ist dabei den Kombinationsverfahren der Vorzug zu geben, da Monotechniken, wie z.B. die hochdosierte Anwendung von Opiaten, nicht alle Forderungen hinsichtlich guter Sedierung, Analgesie und gleichzeitiger Reflexdämpfung erfüllen können.

Für die Überwachung und Therapie sind die im folgenden aufgeführten Maßnahmen, angepaßt an die induviduelle Situation des Patienten, geeignet:
EKG (Ableitung V 5); arterielle Druckmessung; zentraler Venendruck; evtl. Pulmonalarteriendruck; Urinproduktion; Temperaturüberwachung; Blutgase und Säure-Basen-Status; Serum Kalium.

Die Bedeutung der Aufwach- und frühen postoperativen Phase wird diskutiert.

H 1.5
Anaesthesie beim Hypertoniker
K.-J. Fischer

Ev. Diakonissenanstalt, Abteilung für Anaesthesie u. operative Intensivmedizin, D-2800 Bremen, BRD

Die arterielle Hypertonie geht mit einer deutlich verminderten cardiohaemodynamischen Anpassungsfähigkeit einher und impliziert - gerade im Zusammenhang mit Anaesthesie und Operation - ein hohes perioperatives cardiales und zirkulatorisches Risiko. Als wesentliche Komplikationen der arteriellen Hypertonie sind cardiale Dekompensation, Myocardinfarkt, Apoplex und Nierenversagen zu nennen, wobei für die Beurteilung des Einzelfalles das Stadium der Hochdruckkrankheit ausschlaggebend ist.

Im eigenen, gemischt-operativen Patientengut fanden sich bei 9.728 konsekutiven Narkosen 1.227 Hypertoniker (12,6%). Bei 517 dieser Patienten (42,1%) war der Hochdruck nicht behandelt bzw. erstmals zum Zeitpunkt der Operationsvorbereitung festgestellt worden! Weitere 368 Hochdruckkranke (30,0%) waren lediglich mit Herzglykosiden, 342 (27,9%) mit verschiedenen Antihypertensiva vorbehandelt (hiervon 138 Patienten = 11,2% mit sog. ß-Rezeptorenblockern).

In einer kontrollierten Studie wurde das Herz-Kreislaufverhalten des Hypertonikers in der perioperativen Phase untersucht. Der nicht-vorbehandelte Hochdruckkranke mit seiner ohnedies geringen haemodynamischen Anpassungsbreite ist im gesamten perioperativen Verlauf, besonders aber in der Narkoseeinleitungs- und Ausleitungsphase sowie in der frühpostoperaiven Periode, durch erhebliche Blutdruckschwankungen und kritische Steigerungen seines myocardialen O_2-Bedarfs gefährdet. Das gleiche gilt für Hochdruckkranke, deren antihypertensive Therapie praeoperativ abgesetzt wurde.

Eine rechtzeitig eingeleitete antihypertensive Therapie vermag diese haemodynamischen und energetischen Belastungen nachweislich und deutlich zu reduzieren, wobei in der alleinigen oder zusätzlichen ß-Sympathikolyse besondere Vorteile zu liegen scheinen.

Eine Verringerung des perioperativen Gesamtrisikos beim hypertensiven Patienten muß durch kontinuierliche Regulation des Blutdruckes angestrebt werden, wobei auch nur passagere, gravierende hyper- wie auch hypotensive Krisen zu vermeiden sind.

Eine rechtzeitig eingeleitete antihypertensive Therapie hat einen bewiesenermaßen günstigen Einfluß auf Überlebenszeit, Komplikationsraten und Todesarten - dies gilt umsomehr für die perioperative Phase. Hier ist eine differenzierte Anpassung der anaesthesiologischen Maßnahmen durch gezielte Auswahl und abgewogene Kombination geeigneter Anaesthetika, adjuvanter Pharmaka- und Infusionstherapie, sowie ein in der jeweiligen Situation angepaßtes Monitoring zwingend.

Eine einmal eingeleitete drucksenkende Therapie sollte prae-, intra- und postoperativ belassen werden, wobei jedoch im Einzelfall eine antihypertensive Dosisreduktion angezeigt ist - besonders bei einer vorliegenden Inaktivierung des adrenergen Systems.

Beim zuvor nicht erkannten oder beim unbehandelten Hypertoniker läßt sich eine aus Operationsgründen erforderliche, umgehende antihypertensive Protektion im perioperativen Verlauf durch eine gleichzeitige alpha- und betaadrenerge Sympathikolyse erreichen.

H 1.6
Anaesthesie bei Patienten mit zerebrovaskulärer Insuffizienz
R. Larsen

Zentrum Anaesthesiologie der Universität Göttingen, BRD

Die zerebrovaskuläre Insuffizienz gehört zu den dritthäufigsten Todesursachen in Deutschland. Bei etwa 80% der Patienten liegt eine Arteriosklerose der großen zuführenden Arterien und/oder größerer intrakranieller Gefäße zugrunde. Prädilektionsstelle ist die Bifurkation der A. carotis com. Manifestationen der Erkrankung sind die intermittierende zerebrale Ischämie und der Hirninfarkt. Chirurgische Behandlungsverfahren dienen der Prävention. Am häufigsten werden hierzu Endarteriektomien und gefäßrekonstruktive Eingriffe durchgeführt.

PRÄOPERATIVE GESICHTSPUNKTE

Patienten. Bei zahlreichen Patienten liegt eine generalisierte Arteriosklerose vor. Zusätzlich bestehen häufig Begleiterkrankungen, die das Narkose- und Operationsrisiko erhöhen. Die wichtigsten Risikofaktoren sind: Koronare Herzkrankheit, Myokardinfarkt innerhalb der letzten 6 Monate, Herzinsuffizienz, Hypertonie über 180/110 mm Hg, Alter über 70 J., chronisch-obstruktive Lungenerkrankung, extreme Adipositas. Neben den Risikofaktoren muß die bisherige medikamentöse Therapie besonders berücksichtigt werden.

Die Prämedikation muß sich vor allem an den Begleiterkrankungen orientieren. Antihypertensiva, ß-Blocker, Nitrate usw. sollten präoperativ nicht abgesetzt werden. Hypotension und/oder Hyperkapnie durch Überdosierung von Sedativa können die

Hirndurchblutung ungünstig beeinflussen und müssen daher vermieden werden.

INTRAOPERATIVE GESICHTSPUNKTE

Während der Operation an den Carotiden besteht die Gefahr der ischämischen Hirnschädigung durch Embolien aus dem Operationsgebiet sowie durch Abnahme der Hirndurchblutung beim Abklemmen der Gefäße oder Abfall des arteriellen Blutdrucks. Außerdem kann die zerebrale Hämodynamik und der zerebrale Metabolismus durch bestimmte anästhesiologische Maßnahmen beeinflußt werden.

Der zerebrale Perfusionsdruck ist bei Patienten mit zerebrovaskulärer Insuffizienz die entscheidende Größe für die Hirndurchblutung, weil die Autoregulation der Hirndurchblutung meist beeinträchtigt und in ischämischen Arealen sogar aufgehoben ist. Da bei Patienten mit zerebrovaskulärer Insuffizienz der intrakranielle Druck zumeist im Normbereich liegt, bestimmt vor allem der mittlere arterielle Blutdruck die Hirndurchblutung und den Blutfluß in den Kollateralen. Der arterielle Blutdruck sollte daher bei diesen Patienten im Bereich der Ausgangswerte oder leicht darüber liegen. Wenn erforderlich muß der Blutdruck durch Vasopressoren angehoben werden. Hypotension ist auf jeden Fall zu vermeiden.

Die arterielle Kohlendioxydspannung (p_aCO_2) sollte im Normbereich liegen. Hyperkapnie oder Hypokapnie haben, entgegen früheren Annahmen, keinen günstigen Einfluß auf die Durchblutung ischämischer Areale und sollten daher vermieden werden.

Über die Auswahl der Anästhetika bei Patienten mit zerebrovaskulärer Insuffizienz besteht keine allgemeine Einigkeit. Flache Inhalationsanästhesie mit Halothan wird ebenso eingesetzt wie die balanzierte Anästhesie-Technik mit Opiaten. Insgesamt scheint die Auswahl der Anästhetika von untergeordneter Bedeutung zu sein, so lange der mittlere arterielle Blutdruck und der p_aCO_2 im Normbereich liegen.

Vasopressoren zur Steigerung des zerebralen Perfusionsdruckes, wie z.B. Noradrenalin oder Phenylephrin beeinflussen die Hirndurchblutung nicht oder nur in geringem Maße. Hingegen können Vasodilatatoren, wie z.B. Nitroprussid-Natrium oder Nitroglycerin die Hirndurchblutung durch Senkung des zerebralen Gefäßwiderstandes steigern.

Die intraoperative Überwachung umfaßt die kontinuierliche EKG-Kontrolle sowie die direkte Messung des arteriellen Blutdruckes. Maßnahmen zur Überwachung einer ausreichenden Hirndurchblutung wie Messung des Druckes distal der abgeklemmten Arterie, EEG, Messung der regionalen und globalen Hirndurchblutung sind wegen ihres hohen Aufwandes meist speziellen Fragestellungen vorbehalten.

Hirnprotektion. Zu den wichtigsten hirnprotektiven Maßnahmen während der Operation gehören die Aufrechterhaltung eines ausreichenden arteriellen Blutdrucks sowie eines normalen p_aCO_2. Ein routinemäßiger Bypass-Shunt für die Phase der Gefäßabklemmung wird von den meisten Operateuren wegen der Emboliegefahr und des Zeitaufwands abgelehnt. Einige Autoren empfehlen für die Abklemmphase die Zufuhr niedriger Dosen Thiopental (3mg/kg); eine hirnprotektive Wirkung beim Menschen ist allerdings nicht gesichert.

Adult Respiratory Distress Syndrome (ARDS) — Neuere Aspekte
Leitung: G. Wolff, Basel (CH) / K. Peter, München (D)

H 2.2
Normal Physiology of Pulmonary Circulation

B. Juhl

The University Hospital of Århus, Department of Anaesthesiology, DK-8000 Århus C, Denmark

This subject is covered under two headings: the haemidynamic function and the pharmacokinetic function of the pulmonary circulation.

The pulmonary circulation and its regulations are discussed in relation to: gravity, lung volume, intrathoracic/intraalveolar pressures, alveolar gas tensions, cardiac output and pulmonary vascular reflexes. The difficulties with interpretations of changes in pulmonary blood flow and intravascular pressure in terms of changes in pulmonary vascular resistance are discussed.

Pharmacokinetics: the concentrations of vasoactive substances in arterial blood are greatly influences by the pharmacokinetic function of the pulmonary circulation. This system can inactivate or remove vasoactive substances from the venous blood and contribute vasoactive hormones to the systemic circulation. This effects of the pulmonary circulation on endogenous and exogenous amines and vasoactive substances are mentioned.

H 2.3
Morphologie und Epidemiologie des ARDS

Marianne Bachofen

Anaesthesieabteilung und Anatomisches Institut, Universität Bern, Schweiz

Die akute respiratorische Insuffizienz wird verursacht durch eine diffuse Schädigung der alveolo-kapillären Gewebeschranke. Trotz vielfältiger, primär pulmonaler und extrapulmonaler, endogener und exogener Ursachen, wie z.B. Traumata, Infektionen, Inhalationsnoxen und Chemotherapeutika findet sich ein recht uniformes pathomorphologisches Grundmuster.[1] Die akute Frühphase der Erkrankung ist gekennzeichnet durch ein zell- und eiweissreiches interstitielles und alveoläres Oedem als Folge einer Destruktion der endothelialen und epithelialen Zellbarrieren mit Austreten aller intravasalen Bestandteile ins Septum und die Alveolen. Auf den initialen Schaden folgt in wenigen Tagen eine Gewebsreaktion gekennzeichnet durch Proliferation der granulomatösen Epithel Typ II-Zellen, nicht selten bis zur vollständigen Epitheltransformation, und einer interstitiellen Vermehrung zellulärer und azellulärer Septumbestandteile. Der Verlauf dieser Alveolitis[2] ist sehr variabel; er hängt vom Ausmass der initialen Läsion und der proliferativen Gewebereaktion ab. Rasche Exsudatresorption mit radiologischer und funktioneller Restitutio ad integrum in wenigen Tagen ist ebenso bekannt wie der protrahierte Verlauf über Wochen mit Defektheilung oder der Uebergang in ein Endstadium der alveolären Fibrose mit schwersten strukturellen Veränderungen und weitgehendem Verlust respiratorischer Funktionseinheiten.

(1) Bachofen M., Weibel E.R.
Structural alterations of lung parenchyma in the adult respiratory distress syndrome
Clinics in Chest Medicine 3; 35-56, 1982

(2) Crystal R.G., Gadek J.E., Ferrans V.J. et al.
Interstitial lung disease: Current concepts of pathogenesis, staging and therapy
Am. J. Med. 70; 542 - 568, 1981

H 2.4
Granulocyte Proteinases as Mediators of Unspecific Proteolysis in Inflammation

H. Fritz[1], K.-H. Duswald[2], H. Dittmer[3], H. Kortmann[3], W. Müller-Esterl[1], S. Neumann[4], M. Jochum[1]

[1]Department of Clinical Chemistry and Clinical Biochemistry
[2]Surgical Clinic City and [3]Surgical Clinic Grosshadern, University of Munich, Munich, FRG. [4]Biochemical Research Department E. Merck, Darmstadt, FRG

In the course of severe pathological processes associated with an inflammatory response - e.g. major abdominal surgery, multiple trauma or pancreatogenic shock - various blood and tissue cells including PMN granulocytes are stimulated thereby releasing lysosomal proteinases extracellulary, respectively in the circulation. Such enzymes as well as oxidizing agents normally produced intracellularly during phagocytosis - e. g. oxygen radicals or hydrogen peroxide in combination with myeloperoxidase - may strongly enhance the inflammatory response by inactivation of connective tissue structures, cell membrane constituents and soluble native substances (proteins) either by proteolytic degradation or denaturation by oxidation.

In a first approach we used the PMN granulocytic elastase (E) as a marker of such pathological release reactions. The liberated proteinase competes with susceptible protein substrates including α_1-proteinase inhibitor (α_1PI) and α_2-macroglobulin being thus finally eliminated as inactive enzyme-inhibitor complexes via the reticulo endothelial system. Using a recently developed enzyme-linked immunoadsorbent assay (Neumann et al. 1981) we determined the plasma levels of E-α_1PI in patients subjected to major abdominal surgery (Duswald et al. 1982) as well as in patients suffering from multiple trauma and pancreatogenic shock. Whereas the operative trauma was followed by a moderate (up to 3fold) increase of the E-α_1PI levels, postoperative septicemia was associated with a 10- to 20fold increase of the E-α_1PI concentration. Most remarkably, a clear correlation was found between the increase of E-α_1PI and the decrease of plasma factors such as antithrombin III, clotting factor XIII and α_2-macroglobulin, i. e. proteins or inhibitors known to be easily accessible to proteolytic degradation or cleavage (α_2-macroglobulin) by elastase and/or other lysosomal proteinases, respectively. Multiple traumas caused also a highly significant increase of the E-α_1PI levels up to 16 hours after accident; the amount of liberated elastase seems to correlate with the severity of injury. In these patients establishment of a clear correlation between elastase release and consumption of suitable plasma factors is complicated by massive transfusion of plasma constituents. Patients suffering from acute pancreatitis showed again peak levels of E-α_1PI in the shock phase concomitantly with a massive consumption of antithrombin III, α_2-macroglobulin as well as high and low molecular weight kininogens. The results of the above mentioned clinical studies will be presented and the contribution of both, unspecific proteolysis by liberated lysosomal proteinases and limited proteolysis by system-specific proteases, to the consumption of plasma factors will be discussed on the basis of the data obtained so far.

1 Duswald, KH, Jochum M and Frith H: Released granulocyte elastase: An indicator of pathobiochemical alterations in septicemia after abdominal surgery. Accepted for publication in J. Clin. Invest. (1982).

2 Jochum M, Lander S, Heimburger N and Fritz H: Effect of human granulocytic elastase on isolated human antithrombin III. Hoppe-Seyler's Z. Physiol. Chem. 362, 103 (1981).

3 Neumann S, Hennrich N, Gunzer G and Lang H: Enzyme-linked immunoassay for elastase from leukocytes in human plasma. J. Clin. Biochem. 19, 232 (1981).

Prof. Dr. H. Fritz, Abt. Klin. Chem. und Klin. Biochemie, Chirurg. Klinik Innenstadt, Nussbaumstrasse 20, D-8000 Munich 2, FRG.
Tel. 089/5160-2531

H 2.5
Zur pathogenetischen Bedeutung des Arachidonsäuremetabolismus beim akuten Atemnotsyndrom (ARDS)

H. Neuhof, W. Seeger

Abteilung für Klinische Pathophysiologie und Experimentelle Medizin, Zentrum für Innere Medizin der Justus Liebig-Universität, Klinikstr. 32, 6300 Giessen, FRG

In der Initialphase des akuten Atemnotsyndroms (ARDS - Schocklunge) findet sich als dominierende pathophysiologische Störung ein Versagen der Schrankenfunktion pulmonalkapillärer und alveolärer Membranen. Infolge einer Zunahme der Permeabilität entsteht ein interstitielles Ödem, und der Übertritt von eiweiß- insbesondere von fibrin(ogen)-reicher Flüssigkeit verursacht eine Störung des Surfactant-Systems. Durch Vergrößerung der Gasdiffusionsstrecke und durch Mikroatelektasen kommt es zur Behinderung des pulmonalen Gasaustausches. In dem initialen Ödem wird nach der heute vorherrschenden Meinung auch der Trigger-Mechanismus für den im weiteren Verlauf auftretenden proliferativen, fibrotischen Umbau der Lunge gesehen, der bei kritischem Verlust der Gasaustauschfläche im irreversiblen Lungenversagen endet.

Als Initiatoren der Zunahme der pulmonalen Gefäßpermeabilität werden in erster Linie Proteasen aus traumatisiertem und hypoxischem Gewebe sowie aus Leukozyten, Sauerstoff-Radikale and andere toxische Sauerstoffprodukte aus Granulozyten und dem Arachidonsäuremetabolismus und Arachidonsäuremetabolite selbst diskutiert.

Die Lunge nimmt im Arachidonsäurestoffwechsel eine besondere Stellung ein : Sie baut Prostaglandine wie PGE_2 und $PGF_{2\alpha}$ fast vollständig während einer Passage ab, sie ist Zielorgan für Prostanoide und kann diese selbst bilden. Neben einer Vielzahl unspezifischer Reize wie Hypoxie, Emboli, Toxine u.a. wird im Schock der Arachidonsäuremetabolismus über eine Aktivierung der "klassischen Kaskaden-Systeme" (Gerinnungssystem, Komplementsystem, Kallikrein-Kinin-System) stimuliert. Dabei wird aus Membranphospholipiden freigesetzte Arachidonsäure zu einer Reihe hochaktiver, vaskulär und bronchiolär wirksamer Intermediär- und Endprodukte verstoffwechselt.

Über den Cyclooxygenase-Weg entstehen Prostanoide mit Wirkung auf Gefäße und Thrombozyten, die wie Thromboxan (TXA_2) eine starke Plättchenaggregation und wie auch $PGF_{2\alpha}$ eine pulmonale Vasokonstriktion auslösen können oder wie Prostacyclin (PGI_2) die Plättchenaggregation hemmen und die Gefäße dilatieren. Für die Zunahme des pulmonalen Strömungswiderstandes in den Frühphasen mancher Schockzustände können heute die vasokonstriktiven Prostaglandine TXA_2 und $PGF_{2\alpha}$ wesentlich mitverantwortlich gemacht werden. Nach tierexperimentellen Untersuchungen werden diese beim Endotoxin-, traumatischen und anaphylaktischen Schock vermehrt in der Lunge und anderen Organen gebildet und gelangen in die Zirkulation; Thromboxan wird außerdem aus aggregierenden Thrombozyten frei.

Die Metabolisierung der Arachidonsäure über den Lipoxygenase-Weg führt zur Bildung der Leukotriene und der Hydroperoxy-Eicosatetraensäuren (HPETE), aus denen die stabileren Hydroxy-Eicosatetraensäuren (HETE) entstehen. Die Wirkung dieser nichtcyclischen Arachidonsäuremetabolite ist bisher noch weniger gut untersucht als die der cyclischen Prostanoide. Die Leukotriene C_4, D_4 und E_4 repräsentieren die slow-reacting-substance of anaphylaxis (SRS-A). Bei lokaler Applikation bewirken sie im Tierexperiment nach einer initialen arteriolären Konstriktion eine starke Steigerung der Gefäßpermeabilität. Leukotrien B_4 verursacht die Adhäsion von Leukozyten am Endothel postkapillärer Venolen, und einige HPETE und HETE wirken im gleichen Sinne und verändern den Gefäßtonus.

In der Gesamtbilanz üben die gebildeten Cyclooxygenaseprodukte eine vasokonstriktorische Wirkung und die Lipoxygenaseprodukte eine permeabilitätssteigernde Wirkung in der Lungenstrombahn aus. Aus pathogenetischer Sicht verdienen daher die über den Lipoxygenase-Weg entstehenden Prostanoide eine besondere Aufmerksamkeit als mögliche Initiatoren der initialen Störung der kapillären und alveolären Schrankenfunktion beim ARDS.

Der Arachidonsäuremetabolismus kann an vielen Stellen pharmakologisch beeinflußt werden, und schon seit langem wird durch Standardtherapien mit primär anderer Zielrichtung bei Patienten in die Aktivierungsmechanismen des Arachidonsäure-Systems eingegriffen. Mit Antikoagulantien und Proteaseninhibitoren werden durch Blockierung des Gerinnungssystems und Kallikrein-Kinin-Systems zwei wichtige Stimuli ausgeschaltet. Glukokortikoide hemmen die Aktivierung der Membranphospholipasen und damit die Freisetzung von Arachidonsäure, und sie verhindern die Komplementaktivierung der Granulozyten und deren Liberierung von O_2-Radikalen und Leukotrienen. Auf die Lunge bezogene Erfahrungen bei pharmakologischer Beeinflussung der einzelnen Synthesewege beruhen bisher fast ausschließlich auf tierexperimentellen Beobachtungen. So kann durch Blockierung der Cyclooxygenase mit Azetylsalizylsäure oder Indomethacin im tierexperimentellen Endotoxin- und anaphylaktischen Schock und bei Untersuchungen am isolierten Lungenmodell zwar die pulmonale Gefäßkonstriktion verhindert werden, gleichzeitig nimmt jedoch die Gefäßpermeabilität wegen der jetzt vermehrt gebildeten Lipoxygenaseprodukte zu. Für eine vollständige Blockierung des Lipoxygenaseweges sind z.Z. noch keine potenten Pharmaka verfügbar. Eine günstige Beeinflussung des Arachidonsäuremetabolismus ist von Antioxydantien zu erwarten, welche die Hemmung der Prostacyclinbildung durch O_2-Radikale und die Bildung permeabilitätssteigernder Peroxyde der Arachidonsäure verhindern.

H 2.6
ARDS: Neuere Aspekte. Klinisches Bild und Diagnose
U. Jensen, W. Kellermann
Institut für Anaesthesiologie der Universität, Klinikum Grosshadern, D-8000 München 70, BRD

Im Gegensatz zu klassischen respiratorischen Komplikationen wie Atelektase, Pneumonie oder Linksherzversagen mit erhaltener Integrität der Lungenarchitektur kommt es beim "adult respiratory distress syndrome" (ARDS) zu tiefgreifenden Veränderungen der Lungenfeinstruktur, die in vielen Fällen zu einem irreversiblen Versagen des pulmonalen Gasaustausches führen. Trotz vielfältiger Ätiologie ist die klinische Erscheinungsform des ARDS durch einheitliche pathophysiologische Veränderungen der Lungenstruktur und -funktion gekennzeichnet. Das klinische Bild läßt zwar keinerlei Rückschlüsse auf die Genese zu, ist dafür aber zusammen mit der Anamnese des Patienten die Grundlage für die Diagnose. Unabhängig von der auslösenden Ursache ist ein ARDS gekennzeichnet durch eine Permeabilitätsstörung der pulmokapillären Membran. Da es keine sichere klinische Methode gibt, um die Funktionsfähigkeit der Lungenkapillaren und deren Permeabilität in Bezug auf Plasma, Eiweiß und Zellen zu beurteilen, hängt die Diagnose eines ARDS von der richtigen Beurteilung der klinischen Situation ab:

Im frühen Stadium, dem sog. Latenzstadium, fällt der Patient mit einer Hypoxämie und Hypokapnie auf, häufig ohne auskultatorischen Befund und ohne Veränderungen im Thoraxröntgenbild.

Im exsudativen Stadium treten neben schwerer Hypoxämie und ausgeprägter Dyspnoe röntgenologisch Zeichen des Lungenödems auf.

Im späteren proliferativen Stadium gewinnt neben der Hypoxämie eine schwer therapierbare Hyperkapnie an Bedeutung, röntgenologisch fällt eine häufig lange persistierende retikuläre Zeichnung auf als Folge der interstitiellen Fibrose.

Als Folge der Veränderung der Lungenstruktur lassen sich in allen Stadien, wenn auch in wechselnder Ausprägung, folgende Veränderungen der Lungenfunktion klinisch messen: Verminderte Lungenvolumina, erniedrigte Compliance mit vermehrter Atemarbeit, Zunahme von Ventilations-Perfusionsstörungen mit Erhöhung des intrapulmonalen Rechts-Links-Shunts und der Totraumventilation. Aus dem fast immer erhöhten Pulmonalarteriendruck lassen sich Rückschlüsse auf die Veränderungen der pulmonalen Gefäßstrombahn ziehen. Der pulmonale Wedgedruck und die Bestimmung des Quotienten von Trachealsekret-KOD* zu Plasma-KOD können zur Klärung der Differentialdiagnose Permeabilitätsödem bei ARDS oder cardiales Ödem herangezogen werden. Jedoch gewinnt man nicht immer eine eindeutige Aussage aus diesen Parametern.

Bei der Auswertung von 87 Fällen bei unserem interdisziplinär-chirurgischen Patientengut stellten wir fest, daß Trauma und Sepsis zu je 1/3 die Hauptursachen für die Auslösung eines ARDS waren. Aus der Ätiologie ließ sich kein Hinweis auf klinischen Verlauf und Schweregrad der akuten respiratorischen Insuffizienz ableiten. Erst komplizierende Faktoren wie sekundär erworbene Sepsis und Pneumonie wirkten sich eindeutig auf den Schweregrad des ARDS aus. Die Letalität war eindeutig abhängig vom Schweregrad. Bei der schwersten Verlaufsform des ARDS betrug sie 72%. Ein ganz entscheidender Faktor für den Verlauf des ARDS war die Häufigkeit von sekundär auftretenden septischen Pneumonien, 40% in der Gruppe der Patienten mit der schwersten Verlaufsform des ARDS. Ein Zusammenhang zwischen bakteriellem Erreger und Letalität ließ sich nicht nachweisen. Unabhängig vom Erreger, bakteriell oder viral, bestand eine Korrelation zwischen dem Schweregrad des ARDS und dem Zeitpunkt der Diagnose der pulmonalen Infektion.

Wurde ein ARDS durch eine einmalige Schädigung ausgelöst, beobachteten wir eine durchschnittliche Beatmungszeit von 5 Tagen. Ein progressiver, prognostisch ungünstiger Verlauf war meist das Ergebnis von verschiedenen rezidivierenden oder über längere Zeitdauer einwirkenden Schädigungen auf die Integrität der pulmonalen Feinstruktur.

Das ARDS ist eine lungenspezifische Reaktion auf verschiedene Noxen, z.B. Trauma, Schock oder Sepsis mit einem typischen, in Stadien verlaufenden Krankheitsbild. Die Diagnose ergibt sich aus der Anamnese und den klinischen Symptomen, da es keinen einzelnen und auch keine Kombination von klinisch meßbaren Parametern gibt, die ein ARDS beweisen.

* KOD: kolloidosmotischer Druck

H 2.7
Neuere Aspekte in der Beatmungstherapie der akuten respiratorischen Insuffizienz
K. Geiger
Institut für Anaesthesiologie und Reanimation, Fakultät für klinische Medizin Mannheim der Universität Heidelberg, BRD

Die Therapie der Akuten Respiratorischen Insuffizienz (ARI) muß sich, solange die pathogenetischen Mechanismen nicht vollständig aufgeklärt sind, auf präventive, prophylaktische und symptomatische Maßnahmen beschränken. Die künstliche Beatmung stellt eine symptomatische Behandlungsmaßnahme zur Verbesserung des Gasaustausches dar, mit dem Ziel, Zeit zu gewinnen, in der sich der Lungenprozeß zurückbilden kann, und die Lunge wieder ihre normale Atemfunktion aufnehmen kann. Im Verlauf der letzten 30 Jahre haben sich die Vorstellungen über Zeitpunkt und Art der künstlichen Beatmung geändert. IMV (intermittent mandatory ventilation) - einst als Weaning-Methode eingeführt - wird heute vielerorts als bevorzugte Beatmungsmethode der respiratorischen Insuffizienz eingesetzt. Ziel dieser Methode ist es, die Eigenatmung zu erhalten und jenes alveoläre Ventilationsdefizit, das zur Aufrechterhaltung eines normalen $PaCO_2$ notwendig ist, durch maschinelle Beatmung auszugleichen. Der Oxygenierungsdefekt wird durch Erhöhung des end-exspiratorischen Druckes zu korrigieren versucht. Die niedrigeren inspiratorischen Drücke erlauben eine im Vergleich zu IPPV liberalere PEEP-Erhöhung mit verbesserter Oxygenierung und geringerer Auswirkung auf das kardiozirkulatorische System. Ein weiterer Fortschritt in der Behandlung der ARI stellte die Einführung des Swan-Ganz Katheters dar. Mit seiner Hilfe kann der Krankheitsprozeß in der Lunge verfolgt werden. Das Verhalten der pulmonalen Hypertension unter einer vasodilatatorischen Therapie erlaubt eine gewisse prognostische Aussage. Der therapeutische Nutzen liegt jedoch in der Registrierung der hämodynamischen Veränderungen durch die künstliche Beatmung, vor allem wenn PEEP angewendet wird. Es zeigte sich, daß Maßnahmen zur Verbesserung des Gasaustausches sich ungünstig auf den Kreislauf und damit auf den Sauerstofftransport auswirken können. Neben der Verbesserung des Sauerstoffgehaltes rückte im Hinblick auf ein verbessertes Sauerstoffangebot in der Peripherie die Aufrechterhaltung eines adäquaten Herzzeitminutenvolumens in den Mittelpunkt therapeutischer Überlegungen. Im Rahmen einer problemorientierten Beatmungstherapie wurden eine Reihe neuer Beatmungsformen und -techniken entwickelt, die jedoch speziellen Indikationen vorbehalten sind. Bei vorwiegend einseitigen Lungenerkrankungen können durch eine seitengetrennte Beatmung mit selektivem PEEP die Ventilation-Perfusionsstörungen effektiver korrigiert werden. Im fortgeschrittenen Stadium der ARI mit schweren Gasaustauschstörungen kann durch ein umgekehrtes Atemzeitverhältnis eine Verbesserung der Oxygenierung erreicht werden. Versuche mit apnoischer Oxygenierung und extrakorporaler CO_2-Eliminierung haben ermutigende Ergebnisse in der Behandlung schwerer Verläufe der ARI gezeigt. Die hochfrequente Beatmung mit Frequenzen zwischen 60 bis 3 000/min und Atemzugvolumina, die kleiner sind als das Totraumvolumen, zeichnet sich nach den bisher vorliegenden Untersuchungen durch wesentlich niedrigere Beatmungsdrücke und geringere hämodynamische Nebenwirkungen aus. Die Frage, ob durch die prophylaktische Anwendung von CPPV (continuous positive pressure ventilation) bei Patienten mit erhöhtem ARI-Risiko die Inzidenz pulmonaler Komplikationen verringert werden kann oder ob PEEP zur Heilung des pulmonalen Krankheitsprozesses beitragen kann, ist ungeklärt. Es besteht jedoch weitgehend Übereinstimmung darin, daß bei Patienten, die hinsichtlich der Entstehung einer ARI gefährdet sind, CPPV frühzeitig eingesetzt werden soll, das heißt, wenn erste Zeichen von Störungen der Lungenmechanik, der Oxygenierung oder der Ventilation vorliegen. Bei maschineller Beatmung mit PEEP wird empfohlen, den optimalen Bereich der Druck-Volumen-Beziehung der geschädigten Lunge auszunutzen und dadurch das Herz-Kreislauf-System und den Sauerstofftransport möglichst wenig zu beeinflussen ("best PEEP"). Es ist jedoch zu berücksichtigen, daß in Fällen mit primär alveolärer Lungenschädigung die Compliance unter PEEP abnehmen kann und somit nicht als Kriterium für den optimalen PEEP herangezogen werden kann. Für die Entwöhnung vom Respirator wird heute das IMV bevorzugt, ohne daß seine Überlegenheit gegenüber der konventionellen Methode bisher objektiviert werden konnte. Ein vollständiges Entwöhnen vom PEEP vor Extubation ist nicht nötig. Vielmehr kann es bei Patienten mit eingeschränkter Lungenmechanik bei Senkung des endexspiratorischen Druckes auf Null zu einer Verschlechterung der FRC und PaO_2 kommen.

Ernährungstherapie in der postoperativen Frühphase
Leitung: D. Schwander, Fribourg (CH) / G. Kleinberger, Wien (A)

H 3.1
Postoperative enterale oder parenterale Ernährung
U. Keller
Departement Innere Medizin, Abteilung für Endokrinologie und Stoffwechsel; Kantonsspital, 4031 Basel, Schweiz

Der präoperative Ernährungszustand und der Krankheitsverlauf nach dem Eingriff bestimmen die Wahl der postoperativen Ernährung. Während bei unkompliziertem Verlauf nach kleinen oder mittelgrossen Operationen eine nicht-bedarfsdeckende Ernährung, z.B. mit Glukoseinfusionen, vom Patienten problemlos toleriert wird, muss bei postoperativen Komplikationen vollständig und bedarfsangepasst enteral oder parenteral ernährt werden. Die Indikation ist u.E. gegeben bei einer Nahrungskarenz von über 48 Std., oder bei vorbestehender Malnutrition. In diesen Situationen ist die künstliche Ernährung eine wichtige Massnahme im Rahmen der "Supportive Care" zur Verminderung der Protein-Malnutrition mit ihren negativen Auswirkungen.

Die Vorteile der enteralen im Vergleich zur parenteralen Ernährung werden in letzter Zeit zunehmend betont. Niederere Komplikationsraten (Katheterbedingte Komplikationen in über 10 %; infektiöse und metabolische Komplikationen), geringerer Preis, weniger intensive Ueberwachung, physiologischere Nahrungszufuhr ("Leberfilter") rufen nach der Forderung, dass immer primär eine enterale Ernährung in Betracht zu ziehen ist.

Die enterale Ernährung hat aber auch ihre Grenzen; ihr Aufbau erfolgt langsamer als bei der parenteralen Ernährung, eine rasche Steuerung der einzelnen Nährstoffe und Elektrolyte ist nicht möglich. Beeinträchtigte Magen- und Darmmotilität limitieren ihre Anwendbarkeit bei Schwerkranken. Das Problem der postoperativen Magen-Darmatonie kann umgangen werden durch direkte Ernährung via Katheter-Jejunostomie bei Patienten nach abdominellen Eingriffen. Vorteile dieses Systems ist die Tatsache, dass die Dünndarmmotilität sich postoperativ rasch, schon nach ca. einem Tag, normalisiert. Zudem stehen chemisch-definierte Sondenkosten zur Verfügung, die nur eine geringe Dünndarmoberfläche zur Resorption benötigen.

Bei der postoperativen Ernährung müssen bei jedem Patienten zwei Entscheide gefällt werden:
1. Bedarfsdeckende oder nicht-bedarfsdeckende Ernährung? d.h., kann dem Patienten eine vorübergehende ungenügende Ernährung zugemutet werden?
2. Enterale oder parenterale Ernährung? d.h. welche Methode ermöglicht eine bedarfsgerechte Ernährung bei kleinstem Komplikationsrisiko?

Nicht-bedarfsdeckende postoperative Ernährung:
Die Frage der optimalen Zusammensetzung der Ernährung in dieser Phase (v.a. Kohlenhydrate, Aminosäuren) ist noch unbeantwortet. Eigene Beobachtungen zeigen vor allem unterschiedliche biochemische Auswirkungen verschiedener Nährlösungen.

Bedarfsdeckende postoperative Ernährung:
Energiebedarf: Der postoperative Energiebedarf ist in der Regel nur gering (10-20 %) über dem Ruhe-Energiebedarf. Er beträgt bei unkompliziertem Verlauf pro Tag ca. 30 Kal/kg, bei Komplikationen, Katabolismus, und z.B. Malignomen bis 40 Kal/kg/Tag. Nur bei schwerstem Katabolismus (z.B. Sepsis, Verbrennung > 40 %, Pankreatitis) sind Kalorienmengen bis 50 Kal/kg/Tag nötig. Bei Beatmung und Sedation reduziert sich der tägliche Kalorienbedarf um ca. 20 %.

Zum Proteinbedarf: Katabole Patienten haben einen gesteigerten Aminosäurebedarf, die Zunahme ist stärker als diejenige des Energieverbrauchs. Dies führt zu einer Abnahme des Kalorien-Stickstoffverhältnisses in der Ernährung. Empfohlen werden, je nach Katabolismus, 1-2,5 g Aminosäuren pro kg pro Tag, entsprechend einem Kalorien-N-Verhältnis von 200:1 beim Ruhebedarf, bei Katabolismus bis 110:1.

Wahl einer geeigneten Sondenkost: Zwei Kategorien von Sondenkosten stehen zur Verfügung:
1. Intakte Nährstoffe, z.B. Sojaeiweiss, -Fett und Stärke bei unkomplizierter enteraler Ernährung;
2. chemisch definierte Sondenkosten, mit Elementarnahrungsbestandteilen wie Oligopeptide, Oligosacchariden, mittelkettige Fettsäuren (MCT). Die letzteren werden im Darm rascher resorbiert, und ins Pfortadersystem aufgenommen. Zu ihrer Verdauung braucht es keine Gallensäuren und keine Pankreasfermente. Chemisch definierte Sondenkosten sind bei eingeschränkter Verdauungsleistung indiziert (z.B. Darmresektion, jejunale Ernährung, Pankreasinsuffizienz).

Chemisch definierte Sondenkosten haben oft einen relativ hohen KH-Gehalt (bis 80 %); dadurch wird ihre Anwendung bei Diabetikern limitiert. Laktosehaltige Sondenkosten sind zu vermeiden.

Wahl einer geeigneten parenteralen Ernährung: Als Energieträger stehen ausschliesslich Glukose- und Fettinfusionen zur Diskussion, z.B. Glukose:Fett = 2:1. Fettinfusionen verursachen relativ wenig metabolische Komplikationen. Bei der Aminosäurentherapie ist die individuelle Anpassung des Aminosäurenmusters einer Lösung an den Krankheitszustand theoretisch interessant, lässt sich jedoch in der Praxis noch nicht realisieren. Die Elektrolytsubstitution, insbesondere K^+, PO_4, Ma^{++} muss individuell (nach Serumkonz.), gesteuert werden.

H 3.2
Postoperativer Stoffwechsel
W. Haider
Forschungsstelle für Intensivtherapie der Klinik für Anaesthesie und Allgemeine Intensivmedizin und der II. Chirurgischen Klinik der Universität Wien, Österreich

Wenn eine Operation eines bestimmten Schweregrades - bedingt durch das kombinierte chirurgische und Narkosetrauma - einer Aggression (Streß, Shock) gleichzusetzen ist, so wird auch der postoperative Stoffwechsel demjenigen nach einer unspezifischen Aggression (Trauma) gleichen. Es kommt dabei primär durch Auto-Regulationsmechanismen zu einer Kompensation, welche in sinnvoller Weise vor allem der Aufrechterhaltung des Lebens dient. In einer ersten katabolen Alarmreaktion wird durch die Ausschüttung von Katecholaminen über Bildung von cAMP sowohl die Glykogenolyse, als auch die Lipolyse aktiviert, was eine Bereitstellung von akut nutzbarer Energie aus den Depots bewirkt, indem die beiden Hauptbrennstoffe, Glukose und freie Fettsäuren (FFS) vermehrt zur Verfügung gestellt werden. Für diese Alarmreaktion sind neben den Katecholaminen auch andere antianabol wirkende Substanzen, wie Glukagon, Glukocorticoide, HGH, ADH, ACTH und TSH verantwortlich zu machen. In zweiter Folge setzt dann eine Adaptation im Sinne einer "metabolischen Zentralisation" ein, die den eigentlichen Schwerpunkt der schockbedingten Stoffwechsel-Umschaltung darstellt und durch eine Verminderung der Insulinwirkung (Insulinsuppression, "Insulinresistenz") gekennzeichnet und bewerkstelligt wird. Insulin wirkt im Energiestoffwechsel andererseits durch Aktivierung des Membrantransports und der Phosphorylierung der Glucose und Aktivierung einer Reihe glykolytischer Enzyme im Sinne einer forcierten Utilisation der Kohlenhydrate und anderseits durch Verstärkung der Triglyzeridsynthese und durch seine antilipolytische Wirkung im Sinn einer verminderten Verwertung der Fette. Im Eiweißstoffwechsel entfaltet Insulin seine spezifisch anabole Wirkung durch Aktivierung des zellulären Aminosäuretransports und der Proteinsynthese.

Durch die beschriebene Hemmung der Insulinwirkung wird also umgekehrt die Verwertung der Kohlenhydrate vermindert und jene der Fette verstärkt, bzw. auch ein Abbau der Proteine induziert. Was die Reserven, und damit die eigenständige Energieversorgung des Organismus betrifft, so sind gerade die Glykogenreserven äußerst limitiert. Daraus ist die Sinnhaftigkeit der Bremsung der Glycolyse bzw. Verstärkung der Lipolyse bzw. Proteolyse verständlich, um so mehr, als die Kohlenhydrate für die glukoseabhängigen vitalen Organe, wie das Gehirn (aber auch Erythrozyt, Nierenmark, RES und Knochenmark) reserviert und eingespart werden müssen. Überdies setzt im Rahmen der Proteolyse eine Glukoneogenese, also eine Bildung von Zucker aus hochwertigen Proteinen ein, was auch für den spezifisch im Wundgebiet erhöhten Bedarf an Glucose wichtig ist. Die bei der Proteolyse im Muskel anfallenden Aminosäuren bilden des weiteren auch das Substrat für die hepatale Proteinsynthese. Die Energiesituation nach einem Trauma wird außerdem noch dadurch aggraviert, als nicht nur eine einfache kompensatorische Verschiebung der Stoffwechselwege stattfindet, sodern darüber hinaus auch ein erhöhter Bedarf vorhanden ist. Dieser Hypermetabolismus wird nicht nur durch den Engpaß auf dem Kohlenhydratsektor ("Energielücke"), sondern auch durch die vermehrt ausgeschütteten Katecholamine getriggert und stellt den Hauptunterschied zum einfachen Hungerzustand dar.

Wird vom Organismus aufgrund der Schwere und Dauer des Krankheitsbildes durch die metabolischen Veränderungen keine Selbstheilung erzielt, dann kann der Stoffwechsel in eine Phase der metabolischen Dekompensation abgleiten. Verschiedene Nebeneffekte der Kompensationsmechanismen können ein solches Übergewicht bekommen, daß diese sinnlos werden und sogar schädlich wirken: Die Anhäufung von FFS kann parenchymatöse Schäden an Herz und Lunge setzen, abgesehen vom erhöhten Sauerstoffverbrauch, der bei Fettoxydation ja bekannt ist, und der Möglichkeit einer Azidose durch Anhäufung unverbrannter Ketonkörper. Der erhöhte Eiweißabbau bedingt einen Verlust nicht nur an Muskelprotein, sondern auch an wertvollen Proteinen des Plasmas (Enzyme, Gerinnungsfaktoren, Immunglobuline) und der vermehrte N-Anfall dieser Katabolie kann zu einer Überlastung der Niere mit Rest-N-Anstieg führen. Dieser "endogene Kannibalismus" führt schließlich den Stoffwechsel in eine Sackgasse, aus der er aus eigener Kraft nicht mehr herausfindet.

H 3.3
Einfluss einer kontinuierlichen epiduralen Analgesie auf den postoperativen Stoffwechsel
W. Seeling
Zentrum für Anaesthesiologie des Klinikums der Universität Ulm, BRD

Abstract nicht eingegangen

H 3.4
Postoperativer Energiebedarf und seine Deckung
J. Eckart
Institut für Anaesthesiologie und operative Intensivmedizin, Zentralklinikum Augsburg, BRD

Nach Kinney und Mitarb. (1960) läßt sich nach einem geplanten chirurgischen Eingriff ein Gewichtsverlust von 5-10 % des Körpergewichtes nachweisen. Da dieser in der Regel der Schwere eines Traumas oder eines Eingriffes parallel geht, wurde vermutet, daß die Zunahme des Energiebedarfes sich ebenso verhält. Durch Gewichtskontrollen, eine Stickstoffbilanz und mit Hilfe der indirekten Kalorimetrie wurde der Kalorienbetrag, der dieser Gewichtsabnahme gleichzusetzen war, ermittelt. Dabei zeigte sich, daß bei Männern einem Gewichtsverlust von einem Kilogramm ein Kalorienäquivalent von rund 1500 Kalorien entsprach, während bei Frauen ein nahezu doppelt so großer Kalorienverbrauch der gleichen Gewichtsabnahme zugrunde liegt. Wesentlichstes Ergebnis dieser Untersuchungsreihe für die Klinik ist die Feststellung, daß der postoperative Gewichtsverlust speziell durch Veränderungen im Wasserhaushalt keine bindende Aussage über die vorhandene Energiebilanz zuläßt und deshalb auch nicht als Maß für die Energiezufuhr gelten kann.

Exakte Aussagen über den tatsächlichen Energieverbrauch nach Operationen lassen sich nur mit Hilfe der indirekten Kalorimetrie machen. Die umfangreichsten Untersuchungen auf diesem Gebiet hat ebenfalls die Arbeitsgruppe um Kinney (3) durchgeführt. Danach treten nach operativen Eingriffen mit unkompliziertem Verlauf kaum Abweichungen vom präoperativen Ruheumsatz von 900 + 100 kcal/m^2 Körperoberfläche auf, sofern die Patienten bettlägerig sind und keine Erhöhung der Körpertemperatur vorliegt.

Messungen des Energieumsatzes können postoperativ natürlich nur in wenigen Ausnahmefällen durchgeführt werden. Deshalb bietet sich folgende Formel zur Abschätzung des Energiebedarfes an (4):

BMR (Männer) = (66,47+13,75 W+5,0H-6,76A)
        x Aktivitätsfaktor x Schadensfaktor
BMR (Frauen) = (655,10 + 9,56 W+1,85H-4,68A)
        x Aktivitätsfaktor x Schadensfaktor
BMR = Basale Stoffwechselrate
W = Gewicht in kg, H = Größe in cm, A = Alter in Jahren

Aktivitätsfaktor und Multiplikator:	Schadensfaktor und Multiplikator:
a) Bettlägerig 1.2	a) kleine Operation 1.2
b) nicht bettlägerig 1.3	b) schwere Verletz. 1.35
	c) schwere Sepsis 1.6

Zur Deckung des postoperativen Energiebedarfes stehen uns Glucose, Fructose, die Polyole und Fettemulsionen zur Verfügung. Wegen ihrer hohen Umsatzkapazität und ihrer ubiquitären Verwertung besitzt die Glucose bei normaler Stoffwechselsituation den Nichtglucosekohlehydraten gegenüber zweifellos Vorteile. Während in der Regel nach kleinen und mittleren operativen Eingriffen nur unbedeutende Störungen in der Glucoseverwertung beobachtet werden, die einen Einsatz von Zuckeraustauschstoffe nicht angebracht erscheinen lassen, bietet sich deren Verwendung dann an, wenn nachweislich Glucosetoleranz und -verwertung vermindert sind (1). Um vorhandene Glucoseverwertungsstörungen nicht zu verstärken, empfiehlt es sich außerdem die Zufuhr von Glucose oder Kohlehydratmischlösungen postoperativ vom Operationstag an nur langsam bis zu einer bedarfsdeckenden Zufuhr am 4. bis 5. Tag zu steigern. Es wurde schon wiederholt nachgewiesen, daß der Austausch eines Teiles der zugeführten Kohlehydrate durch Fett postoperativ zu keiner negativen Beeinflussung der Stickstoffbilanz führt und daß in der frühen postoperativen Phase vom Organismus bevorzugt Fett verbrannt wird. Trotzdem halten wir eine routinemäßige Verabfolgung von Fett zu diesem Zeitpunkt nicht für notwendig, da der Organismus seinen Fettbedarf aus seinen in der Regel großen Depots zu decken vermag und gelegentlich durch eine Fettinfusion die vorhandenen Glucoseverwertungsstörungen verstärkt werden können.

Literatur:
1. Eckart J, Adolph M (1979) Verwertung von Kohlehydraten und Fett in der postoperativen Phase. Akt. Ernährung 4 : 158
2. Kinney J M, Long C L, Gump F E, Duke J H (1968) Tissue compositions of weight loss in surgical patients. Elective operation Ann Surg 168:459
3. Kinney J M, Duke J H, Long C L, Gump F E (1970) Tissue fuel and weight loss after injury J clin Path. 23, Suppl 4 : 65
4. Long C L, Schaffel N, Geiger J W, Schiller W, Blakemore W (1979) Metabolic response to injury and illness: Estimation of energy and protein needs from indirect calorimetry and nitrogen balance J Par. Ent. Nutr. 3 : 452

H 3.5
Niederkalorische postoperative Ernährung
D. Löhlein

Klinik für Abdominal- und Transplantationschirurgie, Zentrum Chirurgie, Medizinische Hochschule Hannover, Konstanty-Gutschow-Straße 8, D-3000 Hannover 61, BRD

Der Begriff nieder- bzw. hypokalorische Ernährung hat sich für ein proteinsparendes Konzept eingebürgert, bei dem neben einer adäquaten Aminosäurensubstitution nur eine begrenzte Menge von Kohlenhydraten zugeführt wird. Diese soll mit ca. 120 - 150 g/die lediglich den endogenen Glucosebedarf decken, um so den gesteigerten Abbau von Aminosäuren in der hepatischen Glucoseneogenese zu reduzieren (2). Gleichzeitig soll bei nicht oder nur gering vorhandener Steigerung der Insulinsekretion die erhöhte Lipolyserate zur endogenen Deckung des Energiebedarfes nicht beeinträchtigt werden, ebenso wie der Flux von Aminosäuren aus der Muskulatur zur Leber für die dortige Proteinneosynthese (1, 3).

Spezielles Interesse bei der Anwendung dieses Konzeptes in der postoperativen Phase verdienen daher folgende beiden Punkte:

a) die günstigste Art der Kohlenhydratzufuhr sowie

b) die optimale Dosierung der Aminosäuren (AS)- Substitution.

a): Beim Vergleich von Glucose und Polyolen (Xylit und Sorbit) - jeweils in einer Dosierung von 2 g/kg KG/die - zeigen unsere Untersuchungen, daß Glucose zwar in der quantitativen Aminosäuren-Verwertung überlegen war - Verbesserung der N-Retention auf 99 % gegenüber 87 % bei Polyolen - jedoch keinen positiven Effekt auf den Abfall der viseral-synthetisierten Plasmaproteine aufwies. Hingegen kam es bei den Polyolen zu einer signifikanten Verbesserung im Verhalten der Plasmaproteine ab dem 3. p. o. Tag, so daß insgesamt das Auftreten einer postoperativen Hypoproteinämie verhindert werden konnte. Am Verhalten der Aminosäuren-Profile ließ sich erkennen, daß Glucose vorwiegend den peripheren Proteinstoffwechsel günstig beeinflußte, dabei aber möglicherweise die Aminosäuren-Bereitstellung für die Leber verminderte, während die vorwiegend hepatischen utilisierten Polyole offensichtlich sowohl den Energie- als auch Proteinstoffwechsel der Leber günstig beeinflußt.

b): Beim Vergleich einer unterschiedlich hohen AS-Substitution von 1 g oder 2 g/kg KH/die zeigte sich, daß durch die Verdopplung der AS-Gabe zwar die kumulative N-Bilanz über 4 Tage signifikant verbessert wurde: -7,1 g gegenüber -16 g, jedoch gleichzeitig die Aminosäuren- Verwertung drastisch abfiel: 53,7 % gegenüber 87 %

Retention. Da die Verdopplung der AS-Zufuhr eine durchschnittliche Steigerung der N-Verluste von ca. 75 % aufwies, kann gefolgert werden, daß eine wesentliche Erhöhung der AS-Dosierung über 1 g/kg KG/die zu einer drastischen Zunahme von Aminosäuren-Abbau und -Verlusten führt, zumal auch keine weitere günstige Beeinflussung der Plasmaproteine zu verzeichnen war und die entsprechenden Aminosäuren-Profile für eine überhöhte Zufuhr sprachen.

Zusammenfassend zeigen unser Untersuchungen, daß bei der postoperativen hypokalorischen Ernährung die Verwendung von Polyolen gegenüber Glucose eindeutig vorteilhafter ist und daß die günstigsten Aminosäuren-Verwertungsraten bei einer Dosierung von 1,0 bis max. 1,25 g AG/kg KG/die zu erreichen sind.

Literatur:

1. Blackburn G L, Rienhoff H Y (1978) Isotonic crystalline amino acids for protein sparing In Johnston I D A (Ed) Adances in Parenteral nutrition. MTP Press Limited, Lancester

2. Löhlein D, Henkel E (1979) Alternativen der peripher-venösen parenteralen Ernährung. Infusionstherapie 6: 255

3. Waterlow J C, Jackson A A (1982) Nutrition and protein turnover in man. Brit. Med. Bull. 37: 5

H 3.6
Bedeutung der parenteralen Aminosäurenzufuhr in der postoperativen Frühphase
E. R. Schmitz, K. Peter
Institut für Anaesthesiologie, Klinikum Grosshadern, München, BRD

Abstract nicht eingegangen

H 3.7
Nutrition parenterale: glucose ou epargne proteique dans la periode post-operatoire
D.P. Thorin
Division d'Endocrinologie et Biochimie Clinique, Chuv, 1011 Lausanne, Suisse. Service d'aneasthésiologie, Hôpital cantonal, 1700 Fribourg, Suisse

L'évaluation de l'efficacité de l'épargne protéique de la nutrition parentérale se fait habituellement par la mesure de l'excrétion urinaire d'azote et par l'établissement d'un bilan azoté. L'influence du contenu énergétique et protéique de la nutrition sur l'épargne protéique est différente selon que le patient est en état de jeûne ou qu'il subit une agression métabolique.
Un modèle animal permet de montrer que la rétention d'azote et le contenu en protéines du foie sont directement proportionnels à l'apport énergétique si la diète contient des protéines. Par contre, un apport énergétique, quelle que soit sa composition (glucides et/ou lipides) n'augmente que faiblement la rétention d'azote si la diète ne contient pas de protéines (4).
Il est possible d'obtenir une épargne protéique importante chez un patient en état de jeûne et sans agression métabolique avec un apport d'acides aminés de 2.0 g/kg/jour et un apport hypocalorique.
En général, le patient hypermétabolique oxyde préférentiellement les lipides. Ainsi, il est judicieux d'adapter l'apport énergétique à cette situation. Dans la mesure du possible, cet apport doit tendre vers 40-50 Kcal/kg/jour sous forme de glucose : lipides (1:1). L'apport protéique doit comporter 0.5 g/kg/jour d'acides aminés branchés et l'apport protéique total doit tendre vers 20 g d'azote/jour. Une adaptation plus précise de la diète ne peut actuellement se faire que par la mesure exacte de l'oxydation des différents nutriments par la calorimétrie indirecte (2).
L'apport énergétique sous forme de glucose augmente le rapport insuline/glucagon (IRI/IRG) de plus de 200% et la conc. plasm. de HGH de 4%, alors que sous forme de glucose/lipides, le rapport IRI/IRG croit de 160% et la conc. plasm. de HGH décroit de 80%. Cette différence dans la réponse endocrinienne joue un rôle qui reste à préciser (5).
D'autre part, une classification de la réponse métabolique au stress, basée sur l'excrétion urinaire d'azote et de 3-méthyl-histidine et sur les conc. plasm. de glucose, glucagon et certains acides aminés est proposée (1). De plus, une évaluation à but pronostic peut être faite au dynamomètre (méthode du " Hand-grip") pour juger du risque de complications post-opératoires dues à l'état nutritionnel du patient (3).

Références

1. Cerra F.B. et al (1982) Branched chains support postoperative protein synthesis. Surgery 92:192

2. Jeejeebhoy K.N (1981) Protein nutrition in clinical practice. British medical bulletin 37:11

3. Klidjian A.M. (1982) Detection of dangerous malnutrition. Journal of parenteral and enteralnutrition. 6:119

4. Munro H.N. (1980) Energy intake and nitrogen metabolism. In Ross conferences on Medical research. Published by Ross Laboratories, Columbus, Ohio 43216

5. Tulikoura I. et al. (1982) Effect of parenteral nutrition on the blood levels of insulin, glucagon, growth hormone, thyroid hormones and cortisol in catabolic patients. Acta Chir. Scand. 148:315

Die kombinierte Allgemein-Regional-Anaesthesie

Leitung: G. Szappanyos, Genève (CH) / G. Hempelmann, Giessen (D)

H 4.1
Is Epidural Analgesia Combined with Light General Anesthesia Justified?

G. Szappanyos

Département d'Anesthésiologie, Hôpital cantonal universitaire, 1211 Genève 4, Suisse

In spite of the many anesthetic agents at our disposal and the perfectionning of techniques, research is being directed on the one hand towards a decrease in anesthetic intoxication, and, on the other, towards a protection of the patient against the agressions due to the operation and to the anesthesia. This agression provokes multiple endocrine and metabolic responses which are proportional to it's duration and severity. A hypercatabolic response caracterized by protein destruction leading to a negative nitrogen balance can be observed. This increased catabolism is accompanied by augmented energetic needs and by a greater oxygen consumption. This leads to an increased cardiac work and cardio-pulmonary and thromboembolic complications. Aware of the risk of anesthetic intoxication caused by the use of mono-drug techniques and to protect the patient against this agression, an attempt to dissociate the various elements of anesthesia, such as : sleep, analgesia, neurovegetative protection and myoresolution, was attempted. Obtaining these effects with a unique volatil or intraveinous agent would be possible only at the cost of central and peripheral toxic phenomena. To avoid them as much as possible different techniques were developed : barbiturates associated with curares, different volatil and neurolept combinations, and finally powerful analgesics with myorelaxants. The purpose of these methods was to provide a method of anesthesia more adapted to each case, less depressive on different systems and more protective than a mono-drug technic.

A great step in that direction was made by the combination of peridural analgesia with general anesthesia, light but complexe requiring an induction, an intubation, and ventilation. It's a relatively complicated method, not yet well codified, and in any event difficult to use in daily clinical practice.

Epidural analgesia provides neurovegetative protection, and a perfect myoresolution. It suppresses or at least decreases the deleterious response to agression by blocking afferent and efferent nervous pathways. The indication of this anesthetic technique, first used for lower extremity and low abdominal surgery is being extended for thoracic, vascular and high abdominal surgery. Naturally, in these cases additional general anesthesia is required. The main advantage is that the analgesia can be prolonged for several days into the postoperative period. The cardiocirculatory repercussions of epidural analgesia are wellknown. Combined with general anesthesia, these effects will be accentuated. The respiratory repercussions, non existant under epidural analgesia, due to the intubation and curarization will complicate this combined technique. Blood loss during surgery and thrombo-embolic complications are decreased under combined epidural and general anaesthesia.

The conditions required for this type of anesthesia are the following :

- Justified indication : thoracic and major abdominal surgery.
- Presence of preexisting diseases : cardiac, pulmonary, metabolic.
- Prolonged need for postoperative analgesia.
- Careful evaluation with regard to the cardiocirculatory, pulmonary and volemic status.
- Good knowledge of peridural analgesia technique.
- Special training of the nursing staff to insure proper postoperative care.

The disadvantages are the following :

a) two anesthetic techniques are used with increased risk of complications,

b) it is time consuming,

c) cardiovascular instability, making volemic corrections per- and postoperatively difficult.

H 4.2
The Modifying Effect of Regional Anaesthesia on the Endocrine-metabolic Response to Surgical Procedures

H. Kehlet

Surgical Department 1, Kommunehospitalet, 1399-Copenhagen, Denmark

Surgical procedures elicit a neuro-endocrine reflex response characterized by increased secretion of cortisol, catecholamines and glucagon and impaired secretion (or effect) of insulin and testosterone. These endocrine changes lead subsequently to changes in substrate flow from storage to central organs and traumatized tissue. The modifying effect of regional anaesthesia on the stress-induced endocrine-metabolic changes is reviewed (1):

1. Regional (epidural) anaesthesia inhibits a predominant part of the catabolic endocrine-metabolic response to surgery (cortisol, catecholamines, aldosterone, renin, β-endorphin, ADH, GH and substrates). Various parameters of immunofunction are held normal. There is no significant influence on postoperative changes in acute phase proteins, sodium and water balance, fibrinolysis and coagulation.

2. The inhibitory effect of regional anaesthesia is most consistent during lower (gynecological) abdominal surgery and procedures on the lower extremities. During major (upper) abdominal surgery, the modifying effect is small, even when emplying large doses of local anaesthetics, probably because of insufficient afferent blockade. The unblocked vagal afferent pathway is probably not important in this context.

3. Pain relief per se is not sufficient to obtain a major reduction in the stress-response, and epidural opiate administration only minimizes the endocrine-metabolic response to a small degree.

4. A single dose, shortlasting regional anaesthesia has only a transient effect on the stress-response.

5. Posttraumatic application probably prevents further amplification of the response, but further studies are needed.

6. Concomitant administration of general anaesthesia in "low-doses" regional anaesthesia does not influence the intra- or postoperative endocrine-metabolic responses mentioned above.

Future studies should consider the modifying effect of regional (epidural) analgesia on late postoperative endocrine-metabolic changes and especially during major surgical procedures and trauma patients.

Such studies may be of clinical value since a review (2) on the influence of regional anaesthesia on various parameters on postoperative morbidity suggests a reduction in morbidity during procedures on the lower part of the abdomen (prostatectomy) and on the lower extremities, in accordance to the concomitant reduction of the stress-response during such procedures by regional anaesthesia.

References:

1. Kehlet H (1982) The Modifying Effect of General and Regional Anesthesia on the Endocrine-metabolic Response to Surgery. Reg. Anesth. 7: S38-S48.
2. Kehlet H (1982) Influence of Regional Anaesthesia on Postoperative Morbidity. In: J. Meyer & H. Nolte, Eds. VII Int Symp Regional Anaesthesie. Stuttgart: G. Thieme Verlag (in press).

H 4.3
Effects of Surgery on the coronary Circulation under General and Epidural Anesthesia in Patients with Ischemic Heart Disease

S. Reiz

Department of Anesthesia, University of Umeå, Umeå, Sweden

The effects of general anesthetics on the coronary circulation of man with ischemic heart disease has been thoroughly investigated during recent years. Intravenous anesthetics such as thiopentone, ketamine, morphine and neurolept anesthesia with fentanyl and droperidol seem to have no direct effect on coronary autoregulation. The inhalation anesthetics halothane, enflurane and isoflurane all have direct coronary vasodilating property. In this respect, enflurane and isoflurane seem to be approximately equipotent and considerably more powerful coronary vasodilators than halothane. In patients with critical coronary artery constriction, both enflurane and isoflurane may induce regional myocardial ischemia not only by a fall in coronary perfusion pressure by systemic vasodilation but also as a result of redistribution of coronary blood flow (coronary steal).

An epidural block restricted to segments in the mid-thoracic to lumbar region induces vasodilation in the blocked area and presumably a reflex vasoconstriction in non-blocked regions. The effects on the coronary circulation are secondary to changes in peripheral determinants of myocardial oxygen consumption. A wide spread epidural block affecting also the cardiac sympathetic nervous outflow from C5 to T5 may induce coronary vasodilation, mainly due to a marked fall in coronary perfusion pressure and eventually to some extent due to interference with coronary autoregulation by alpha receptor blockade.

Abdominal surgery performed under inhalation anesthesia with halothane, enflurane or isoflurane is associated with similar coronary hemodynamic changes consisting of increased demand for oxygen parallelling the peripheral hemodynamic changes and also coronary vasoconstriction (increased coronary vascular resistance and myocardial oxygen extraction). Simultaneously, myocardial uptake and extraction of norepinephrine and epinephrine are markedly increased. Similar systemic hemodynamic changes are recorded with abdominal surgery performed under neurolept anesthesia with fentanyl-droperidol whereas the coronary vasoconstrictor reponse to surgery seen with inhalation anesthesia is not encountered. If droperidol is omitted from the neurolept anesthesia combination, surgical stimulation will induce the same magnitude of coronary vasoconstrictor response as seen under inhalation anesthesia. Similarly, pretreatment with intravenous droperidol immediately prior to surgery under inhalation anesthesia will abolish the coronary vasoconstrictor reponse otherwise seen.

Abdominal surgery performed under a combination of thoracic analgesia and inhlation or neurolept anesthesia have little effect on systemic hemodynamics, myocardial oxygenation and coronary hemodynamics. Cardiovascular stability with combined regional and general anesthesia is considerably better than with general anesthesia alone. Moderate hypotension may be seen but is normally associated with adequate myocardial oxygenation even in patients with advanced coronary atherosclerosis. Quite clearly, intra- and early postoperative morbidity due to circulatory dysfunction can be reduced in high risk cardiac patients subjected to non-cardiac surgery with the use of combined epidural and general anesthesia.

Table 1. Percentual changes in coronary hemodynamics.

	CORONARY PERFUSION PRESSURE	BLOOD FLOW	VASCULAR RESISTANCE
NLA II	-33	-28	0
HALOTHANE	-32	-28	-2
ENFLURANE	-49	-29	-18
ISOFLURANE	-34	0	-27

Table 2. Percentual changes in myocardial metabolic variables.

	MYOCARDIAL OXYGEN CONSUMPTION	OXYGEN EXTRACTION	LACTATE EXTRACTION
NLA II	-37	-2	-8
HALOTHANE	-40	-18	-10
ENFLURANE	-41	-21	-28
ISOFLURANE	-30	-30	-30

Table 3. Effects of surgery on coronary hemodynamics and myocardial oxygenation.

	MYOCARDIAL OXYGEN CONSUMPTION	OXYGEN EXTRACTION	NOREPINEPHRINE EXTRACTION	CORONARY VASCULAR RESISTANCE
NLA II	↑	(↑)	-	(↑)
LOW DOSE FENTANYL	↑↑	↑↑	↑	↑
ENFLURANE	↑↑	↑↑	↑↑	↑↑
ENFLURANE+ DROPERIDOL	↑	(↑)	-	(↑)
THORACIC ED+ LOW DOSE FENTANYL	-	-	-	-

H 4.4
Die kombinierte Allgemein-Periduralanaesthesie bei abdominellen Eingriffen

H. Nolte

Institut für Anaesthesiologie, Zweckverband Stadt- und Kreiskrankenhaus, D-4950 Minden, BRD

Abstract nicht eingegangen

H 4.5
The Intraoperative Combination of Peridural and General Anaesthesia in Thoracic Surgery and its Advantage in the Postoperative Period

C.P. Naumann

Institut für Anaesthesiologie, Abteilung für Intensivmedizin, Kantonsspital, CH-9007 St. Gallen, Schweiz

Patients undergoing thoracic surgery very often are exposed to increased risks for developing intraoperative and postoperative complications because of a limited tolerance to surgical stress and increased oxygen demand as well as pre-existing cardiovascular and pulmonary diseases. The combination of light general anaesthesia with segmental thoracic epidural anaesthesia (TEA) offers certain advantages to this group of patients, especially if thoracic epidural anaesthesia is extended to the first postoperative days. We have been using this method since eight years and have obtained very favourable results.

For the intraoperative management, thoracic epidural anaesthesia was performed with 0.5% Bupivacaine in combination with light general anaesthesia (N_2-O_2-ventilation) and an initial dose of 0.05 mg per Kg Pancuronium for muscle relaxation. When the results of blood gas analysis make it necessary to increase the F_IO_2 gas mixture to 0.5 or more, low concentrations of Enflurane (0.2 to 0.4) are added to the gas mixture. Top-up-doses of local anaesthetics are given after 90-120 minutes, according to signs of increased sympathetic activity and diminishing muscle relaxation. Only to patients who fight the respirator in spite of this regimen, top-up-doses of muscle relaxants are given. Beside of this marked sparing of anaesthetics and muscle relaxants which allows the patient to be fully awake and cooperative immediately after the end of anaesthesia, the method offers potential advantages: Decrease of intrapulmonary shunts, left ventricular stroke work, arterio-venous oxygen content differences and oxygen consumption. The endocrine response to surgical stress is partly suppressed.

In our opinion, the combination of light general anaesthesia and TEA fulfills criteria of a "balanced anaesthesia" in its original sense (Little and Stephen).

1. The patient should undergo surgery safely and pleasantly.
2. The surgeon's work should be made expeditious.
3. Prompt return to preoperative physiological status quo.

To achieve and maintain the latter, TEA has to be prolonged into the postoperative period, at least for two or three days. Postoperative clinical course as well as objective parameters are distinctly improved under this regimen. The postoperative decrease of low volumes and capacities as well as an increase in A-a DO_2 due to airway closure at reduced funtional residual capacity (FRC) is significantly earlier restored to normal when compared to a conventional method of pain relief with intravenous opiates. Most impressing, however, is to see a painless patient taken out of bed only two hours after the end of the operation who is fully awake and cooperative and thus able to perform postoperative training, breathing exercises, etc. in a really satisfactory way, and to see the smooth clinical postoperative course of most of these patients.

Literature

Little and Stephen (1954)
Anesthesiology 15:246

H 4.6 (a)
Thorakale Epiduralanaesthesie und die Ausbreitung von 1% Etidocain

D. Schulte-Steinberg, Starnberg, BRD

Über die Dosierung der Lokalanaesthetika bei der thorakalen Epiduralanaesthesie besteht keine Klarheit wie etwa beim lumbalen Zugang.
Aus diesem Grund wurde 1% Etidocain in einer Gruppe von 104 Patienten auf seine Ausbreitung getestet. Die Technik wurde standardisiert auf einen paramedianen Zugang im 6. oder 7. thorakalen Zwischenwirbelraum. Das Volumen wurde - in Analogie zum Bromage Schema für die lumbale Dosierung - variiert zwischen 7 und 10 ml, je nach Alter und Größe.
20 Minuten nach der Injektion erfolgte dann die Feststellung der oberen und unteren Begrenzung der eingetretenen Analgesie mit der üblichen Nadelstichmethode. Die injizierte Menge des 1% Etidocain in ml geteilt durch die Zahl der anaesthesierten Dermatome ergab die notwendige Dosis zur Blockade eines Segmentes. Es erfolgte eine statistische Analyse der Dosis mit Korrelations- und Regressionstechniken in bezug auf ihre Relation zu den Faktoren Alter, Größe, Gewicht und Geschlecht. Dabei ergab sich keinerlei Zusammenhang zwischen der Dosis und irgendeiner

der Variablen. Daraus ist zu schließen, daß sich die Ausbreitung der Analgesie nicht von dem thorakal-epidural gegebenen Volumen vorhersagen läßt. Dies wird noch verstärkt durch unsere spätere Untersuchung, bei der eine Standardmenge von 20 ml thorakal epidural verwendet wurde, ohne daß die Ausbreitung die Grenzen von T 2-3 bzw. von S 2-3 überschritt.

H 4.6 (b)
Caudalanaesthesie im Kindesalter, einseitig und kontinuierlich
O. Schulte-Steinberg, Starnberg, BRD

Nach kurzer Diskussion einiger Probleme der Allgemeinanaesthesie bei Kindern werden die Vorteile der Kombination einer leichten Allgemeinnarkose mit der caudalen Epiduralanaesthesie aufgeführt. Die Indikationen für diese Methode sind im Laufe der Zeit von urogenitalen und anorektalen Eingriffen sowie solchen im Bereich der Leiste auch auf Operationen an den unteren Extremitäten ausgedehnt worden. Die Kathetertechnik erlaubt jetzt aber auch die Einbeziehung von Oberbauchoperationen in diesen Katalog. Entsprechend dem Vorgehen bei Erwachsenen müssen Kinder dann ebenfalls intubiert werden um eine zuverlässige künstliche Beatmung zu gewährleisten. Muskelrelaxantien können mit diesem Verfahren eingespart werden. Nach ein paar Hinweisen auf die unterschiedliche Anatomie des kindlichen Epiduralkanals wird die Technik der einzeitigen und der kontinuierlichen caudalen Epiduralanaesthesie beschrieben und die Dosierungen für die Lokalanaesthetika angegeben. Das weitere anaesthesiologische Vorgehen wird ebenso besprochen wie auch die möglichen Komplikationen.

Herz-Kreislauf-wirksame Medikamente
Leitung: J.B. Brückner, Berlin (D) / K.J. Fischer, Kiel (D)

H 5.1
Herz-kreislaufwirksame Medikamente - Antiarrhythmika
B.E. Strauer
Medizinische Klinik I der Universität, Klinikum Großhadern, München, BRD

Herzrhythmusstörungen gehören zu den bedrohlichen Krankheitsbildern der klinischen Medizin. Bradykardien und Tachykardien sind gleichermaßen krankheitswertig, da bei extremer Bradykardie und Tachykardie infolge verminderter Herzleistung nutritive Organschädigungen (kardial, extrakardial) auftreten können.

Die Therapie der bradykarden und tachykarden Herzrhythmusstörungen basiert auf dem Einsatz medikamentöser und invasiver Therapieprinzipien.

Da die Mehrzahl der antiarrhythmisch therapiepflichtigen Patienten kardial vorgeschädigt und kontraktil leistungsgemindert sind, ist der Einsatz von Antiarrhythmika individuell nach Maßgabe der antiarrhythmischen Potenz und potentiell kontraktilitätshemmenden Wirkung abzuwägen.

Auf der Basis der antiarrhythmisch sowie potentiell kontraktilitätsmindernden Potenz werden die Wirkungen neuer, klinisch eingesetzter Antiarrhythmika dargestellt und diskutiert.

H 5.2
Digitalis
A. Pauls
St. Joseph-Krankenhaus, D-1000 Berlin 42

Digitalis hat sich in 200-jähriger Anwendung zweifelsohne bewährt
  a) als positiv inotropes Agens,
  b) bei einigen Rhythmusstörungen.
Über die Beschreibung der physiologischen Effekte hinaus kann der molekulare Wirkungsmechanismus heute schon weitgehend beschrieben werden:
  Digitalis hemmt die membrangebundene Na^+-, K^+-aktivierte Adenosintriphosphatase, die Na^+-Ausschleusung auf diesem Wege nimmt ab und der Austausch intrazellulären Natriums gegen extrazelluläres Ca^{++} nimmt zu, damit dann auch die Kontraktilität.

Die Anwendung von Digitalis ist mit Problemen behaftet; insbesondere ist

  1.) die positive inotrope Wirkung in einigen kritischen Situationen (z. B. Sepsis, Cor pulmonale, Azidose, Myocarditis) zweifelhaft,

  2.) die Anwendung mit einem Risiko von Rhythmusstörungen verbunden. Dieses Risiko steigt mit dem Alter der Patienten, mit Störungen der Säure-Basen, Elektrolyt- und Blutgashomöostase, wie sie besonders auch in der Op- und Intensivsituation vorkommen sowie z. B. auch mit den schon unter 1. genannten Bedingungen.

Sorgfältige praeoperative Abwägung, besonders auch der EKG's, ermöglicht die Erkennung von Risikopatienten, die bei elektiver Chirurgie meist anders kompensiert werden können, oder zumindest nach einer Testphase erneut beurteilt werden sollten. Gegebenenfalls sollte dann die geringste nötige Dosis gegeben werden, die routinemäßige sogenannte " Volldigitalisierung " ist abzulehnen.

H 5.3
Vasodilatatoren
S. Fitzal

Klinik für Anaesthesie und Allgemeine Intensivmedizin der Universität Wien, Österreich

Vasodilatatoren spielen in der Therapie von Erkrankungen, die zu einer Beeinträchtigung der Pumpleistung des Herzens führen, bei der hypertonen Krise sowie für die intraoperative kontrollierte arterielle Drucksenkung eine wichtige Rolle. Die direkt oder indirekt durch diese Pharmaka hervorgerufene Dilatation der Widerstands- und/oder Kapazitätsgefäße führt zu einer Reduktion von Vor- und Nachbelastung des Herzens, somit zu einer Verringerung der myokardialen Wandspannung und Verbesserung des diastolischen Bluteinstromes, Ökonomisierung der Schlagdynamik und Senkung des myokardialen Sauerstoffverbrauchs. Periphere Vasodilatation kann prinzipiell auf vier verschiedenen Wegen pharmakologisch induziert werden:
1. Relaxation der glatten Gefäßmuskulatur (Nitroverbindungen, Nitroprussid-Na).
2. Blockade der Alpha-Rezeptoren (Phenoxybenzamin, Phentolamin, etc.).
3. Ganglienblockade (z.B. Trimetapham, Pentolinium).
4. Stimulierung zentraler Alpha-Rezeptoren (Alpha-Methyldopa, Clonidin, usw.).

ad 1. Wegen guter Steuerbarkeit und relativ günstigen Auswirkungen auf die Myokardfunktion haben Substanzen dieser Stoffklasse für die meisten der oben genannten therapeutischen Zwecke in jüngster Zeit zunehmend an Bedeutung gewonnen. Nitroverbindungen (Nitroglyzerin = TNG, Isosorbitnitrat) führen zu einer Entlastung des Myokards durch Senkung der Vor- und Nachlast des Herzens. Bei Abnahme des linksventrikulär enddiastolischen Druckes kommt es dabei sowohl durch Verschiebung der Frank-Starling-Kurve, als auch über eine Verbesserung der myokardialen Durchblutung (1) zu einer gesteigerten Schlagleistung des Herzens. Das Ausmaß der Relaxation der Widerstandsgefäße steht gegenüber einer Erhöhung der venösen Kapazität im Hintergrund, weshalb die Koronarperfusion weitgehend gewährleistet bleibt. Nitroprussid-Na (SNP) führt zu einer besonders raschen und drastischen Senkung des peripheren Widerstandes, die Vorbelastung wird relativ weniger beeinflußt. Bei Vergleich beider Substanzen weist SNP gegenüber TNG einige Nachteile auf: Tachyphylaxie, potentielle Toxizität durch Freisetzung von Cyanid (2), stärkere Abnahme des koronaren Perfusionsdruckes, Aktivierung der Barorezeptoren, dadurch ausgeprägte Frequenzsteigerung (5). Hiezu kommt ein massiver Anstieg der Plasmakatecholamine mit Stimulierung des Renin-Angiotensin-Aldosteron-Systems. Diese gegenregulatorischen Mechanismen können durch Betablockade günstig beeinflußt werden (3). Ferner kann abrupter SNP-Entzug zu einem Reboundeffekt führen (4). SNP ist daher nur dann indiziert, wenn rasche Modulationen des arteriellen Druckes erwünscht sind, hingegen ist bei Links- und Rechtsherzinsuffizienz vorzugsweise TNG einzusetzen.

ad 2. Phentolamin hat alpharezeptorenblockierende, aber auch direkte, die glatte Gefäßmuskulatur erschlaffende Effekte. Es reduziert den Tonus der Widerstands- und Kapazitätsgefäße ebenso wie den pulmonalen Gefäßwiderstand. Therapeutische Anwendung findet diese Substanz heute noch - ebenso wie Phenoxybenzamin - in der Behandlung katecholaminsezernierender Tumoren unter gleichzeitiger Verabreichung von Betarezeptorenblockern.

ad 3. Ganglienblocker stabilisieren die postsynaptische Membran und verhindern somit deren Depolarisation durch Azetylcholin. Substanzen aus dieser Stoffklasse haben heute wegen schlechter Steuerbarkeit, Histaminliberation und neurologischer Nebenerscheinungen zunehmend an Bedeutung verloren.

ad 4. Die antihypertensive Wirkung von Alphamethyldopa und Clonidin kommt über eine Stimulierung zentraler Alpharezeptoren zustande, deren Folge paradoxerweise eine Abnahme der sympathischen Aktivität in der Peripherie ist. Es kommt zu einer Senkung des peripheren Gefäßwiderstandes, während Herzfrequenz und Herzminutenvolumen praktisch unverändert bleiben.

Literatur:
1. Hess W, Brückner JB, Patschke D, Zimmermann G (1983). Intensive Care Med. 9:53.
2. Michenfelder JD (1977). Anesthesiology 46:196.
3. Stanek B, Zimpfer M, Fitzal S, Raberger G (1981). Eur.J.Clin.Pharmacol. 19:317.
4. Todd MM, Morris PJ, Moss J, Philbin D (1982). Anesth.Analg. 61:261.
5. Zimpfer M, Fitzal S, Semsroth M (1982). Eur.J.Clin.Invest. 12:9.

H 5.4
Katecholamine
W. Dimai

Institut für Anaesthesiologie, Universitätsspital, Zürich, Schweiz

Die Verwendung von Katecholaminen in der Reanimation und zur Stabilisierung des Kreislaufs ist ein wichtiger Bestandteil der klinischen Routine. Das zentrale Angriffsorgan ist das Herz, jedoch bestimmen die unterschiedlichen Reaktionen des Gefässystems wesentlich das Bild der hämodynamischen Veränderung.

Reaktionen des arteriellen Gefässystems ändern die Nachbelastung des Herzens und beeinflussen die Verteilung des Blutes zu den Organen. Der Rückfluss von Blut zum Herzen ist vom Verhalten des venösen Kapazitätssystem abhängig.

Für die Reanimation hat sich Adrenalin, ein natürliches "Stresshormon" bewährt. In geeigneter Dosierung stimuliert es die Kontraktilität des Herzmuskels und tonisiert gleichzeitig das arterielle und venöse Gefässystem. Diese "Zentralisierung" ermöglicht eine entsprechende metabolische Versorgung des zentralen Kreislauforgans in der Notsituation.

Beim Vorliegen einer reinen Links-Herzinsuffizienz kann Dobutamin den erhöhten Füllungsdruck vornehmlich durch Verbesserung der Kontraktilität senken. Offenbar beeinflusst Dobutamin sonst das hämodynamische System nicht weiter direkt.

Isoprenalin wirkt ähnlich wie Dobutamin, steigert aber die Herzfrequenz stärker und führt zu ausgesprochener peripherer Vasodilatation (Beta-2-Rezeptoren).

Dopamin zeichnet sich vor allem durch eine Verbesserung der Nierendurchblutung auch unter hämodynamisch ungünstigen Verhältnissen aus. Es bewirkt eine Vasokonstriktion an den peripheren Kapazitäts- und Widerstandsgefässen (3).

Zur Behandlung des herabgesetzten arteriellen Widerstandes, wie z.B. in der Frühphase des septischen Schocks, eignen sich Substanzen mit besonderer Wirkung auf die alpha-Rezeptoren wie Noradrenalin und Sympathomimetika aus der Gruppe der Non-Katecholamine (z.B. Methoxamin).

Wie andere Medikamente haben auch die Katecholamine Nebenwirkungen, die mit steigender Dosis stark zunehmen. Höhere Dosierungen von Isoprenalin und Dobutamin bewirken Tachycardie und Rhythmusstörungen. Adrenalin und Noradrenalin vermindern die Nierendurchblutung. Unter hohen Dosen von Dopamin wurden Hautnekrosen beobachtet (4). Mit der kombinierten Gabe von verschiedenen Katecholaminen in begrenzter Dosierung lassen sich die gewünschten hämodynamischen Reaktionen erzielen und die Nebenwirkungen weitgehend vermeiden. Ausserdem zeigen diese Kombinationen teilweise neue Effekte. So nimmt z.B. der pulmonale Gefässwiderstand unter der Kombination Dobutamin und Dopamin stärker ab als bei Verwendung der jeweils einzelnen Substanz (1). Auch Adrenalin mit Dopamin gleichzeitig gegeben schränkt die Nierendurchblutung weniger ein. Im klinischen Betrieb haben sich gewisse maximale Dosierungen der einzelnen Katecholamine bewährt. Für Dobutamin sollten 10 mcg/kg/min nicht überschritten werden. Mehr als 5 mcg/kg/min Dobutamin sind offenbar auch für die Nierenperfusion kein Gewinn. Für die längerdauernde Behandlung mit Adrenalin gilt etwa 0,1 mcg/kg/min als oberer Richtwert. Wenn trotz der angegebenen maximalen Dosierung die gewünschte Wirkung mit einem einzelnen Katecholamin nicht erreicht wird, bewährt sich die Kombination mit einem oder zwei weiteren Katecholaminen (2).

Die verschiedenen klinischen Situationen verlangen eine differenzierte Behandlung. Werden nicht nur die Wirkungen sondern auch die möglichen Nebenwirkungen der einzelnen Katecholamine beobachtet, so lässt sich das für die jeweilige klinische Situation am besten geeignete Katecholamin oder eine Katecholaminkombination finden.

Literatur:
1. Gattiker R, Dimai W, Schmid E (1980) Kreislaufuntersuchungen unter Dobutamin und Dopamin nach herzchirurgischen Eingriffen. In: Internationales Dobutamin Symposium München 1979, Hrsgb. Bleifeld W, Gattiker R, Schaper W, Brade W
2. Gattiker R, Schmid E (1978) Haemodynamic Effects of Dopamine, Epinephrine and Orciprenaline in Patients Early After Cardiac Surgery. Intens. Care Med. 4:55
3. Goldberg L (1972) Cardiovascular and Renal Actions of Dopamin: Potential Clinical Applications. Pharmacol. Rev. 24:1
4. Haldemann G, Glinz W, Reist K (1977) Dopamin im Krankengut einer chirurgischen Intensivstation. In: Dopamin. 2. Zürcher Anästhesie-Fortbildungskurs. Hrsgb. Hossli G, Gattiker R, Haldemann G, Intensivmedizin Notfallmedizin Anästhesiologie Band 4 Georg Thieme Verlag Stuttgart

H 5.5
Atemanaleptika
C.F. Heidelmeyer, U. Meller, J.B. Brückner
Institut für Anaesthesiologie der Freien Universität Berlin, Klinikum Charlottenburg, D-1000 Berlin

Die Behandlung der insuffizienten Atmung mit respiratorischen Analeptika hat mit der Entwicklung der modernen Intensivtherapie abgenommen (3). In wenigen Grenzsituationen können Atemanaleptika noch akzeptiert werden (5):
a) als Diagnostika zur Prüfung peripherer Chemorezeptoren (Doxapram),
b) Atemdepression bei zerebralen Prozessen,
c) kritische Verminderung des Atemantriebs unter Sauerstofftherapie,
d) Entwöhnung vom Respirator, insbesondere in der Alterschirurgie und bei c).

Zur Behandlung der postoperativen respiratorischen Depression gilt:
a) durch individuelle Dosierung vermindern,
b) postoperative Beatmung,
c) Verwendung spezifischer Antagonisten (Naloxon).

Bei Vergiftungen sollten dazu, sofern indiziert, Maßnahmen wie Hämofiltration und forcierte Diurese kommen. Die limitierenden Faktoren für Atemanaleptika sind:

a) die Erhöhung der Atemarbeit,
b) die Stimulation des Gesamtsauerstoffverbrauchs über die verbesserte Transportkapazität hinaus,
c) die cardiale Leistungsreserve bei Hypoxie, Koronargefäßerkrankung oder Myokardinsuffizienz,
d) Ventilations-/Perfusionsverhältnisse werden kaum gebessert,
e) die therapeutische Breite im Hinblick auf die Konvulsionsschwelle, die jedoch bei allgemeiner zerebraler Depression höher liegen kann.

Kardiovaskuläre Reaktionen wurden für Doxapram von Brückner (2) und für Lobelin-hydrochlorid (LH),

Amiphenazon-hydrochlorid (APH, Daptazile R), Fominoben-hydrochlorid (FH, Noleptan R) und Metamphetamin-hydrochlorid (MAH, Pervitin R) von Meller (4) im Hundemodell untersucht. Alle Analeptika führen über zentrale oder periphere Wirkorte zu einer Kreislaufstimulation. MAH (1 mg/kg Bolus) induziert eine maximale Steigerung des myokardialen (bis 400 %) und peripheren Sauerstoffverbrauchs, sowie kritische Druckanstiege im kleinen Kreislauf. Damit ist ein Einsatz bei pulmonaler Insuffizienz ausgeschlossen. Die Messungen könnten die plötzlichen Todesfälle nach MAH erklären, obwohl die zum Teil spezies-spezifischen Kreislaufwirkungen am Menschen nicht so stark sind. LH, ein Alkaloid mit nikotinähnlicher Wirkung setzt ebenfalls in höheren Dosen (über 0,05 mg/kg Bolus) ein gesundes Koronarsystem voraus, mit der induzierten arteriellen Hypertonie geht eine überschießende Koronarperfusion einher. Wird ein Coronary-steal-Phänomen erwartet, ist eher APH oder Doxapram mit leicht koronarkonstriktiver Wirkung indiziert. APH wird aufgrund seiner zentral stimulierenden, antiemetischen und analgetischen Eigenschaften gemeinsam mit Opiaten bei extremen Schmerzen eingesetzt. FH ist ein Antitussivum mit analeptischer Wirkung, verursacht aber in höherer Dosierung (2 mg/kg) eine Abnahme des Wirkungsgrades der Herzarbeit; damit ist seine Indikation bei Myokardinsuffizienz eingeschränkt.

Wie LH und APH hat Doxapram eine zentral stimulierende Komponente, jedoch ist die Stimulation der peripheren Chemorezeptoren stärker ausgeprägt. Dies resultiert in einem deutlich größeren Abstand der analeptischen zur konvulsiven Dosis.
Warnungen vor einer unkontrollierten Anwendung können damit bestätigt werden, die Daten ermöglichen aber auch einen gezielteren Einsatz.

LITERATUR
1. Bader, M E u. R A (1965) Respiratory Stimulants in Obstructive Lung Disease. Am. J. Med. 38:165
2. Brückner, J B, Hess, W, Schneider, E, Schweichel, E (1977) Kreislaufstimulation durch Doxapram. Anaesthesist 26:156
3. Mark, L C (1967) Analeptics: changing concepts, declining status. Am. J. med. Sci. 254:296
4. Meller, U (1983) Die Beeinflussung von Kreislauf und Koronardurchblutung durch Atemanaleptika. Inaugural-Dissertation FU Berlin
5. Wang, S C, Ward, J W (1977) Analeptics. Pharmac. Ther. B. Vol:3

H 5.6
Betarezeptorenblocker

K.-J. Fischer

Abteilung für Anaesthesie und Operative Intensivmedizin, Ev. Diakonissenanstalt, D-2800 Bremen, BRD

Zu den kardiozirkulatorischen Risikofaktoren zählen mit der coronaren Herzkrankheit, der Hypertonie und den Herzrhythmusstörungen Krankheitsbilder, bei denen die prae-, intra- u. postoperative Therapie mit sog. Betablockern zunehmende Bedeutung erlangt hat.
Die therapeutische Indikation zur Beta-Sympatholyse in der perioperativen Phase ergibt sich aus der Ausschaltung vornehmlich der $ß_1$-Rezeptoren: für das Herz bedeutet dies eine Herabsetzung von Frequenz, Erregungsleitung, von Kontraktilität und damit von Sauerstoff- und Substratverbrauch. Somit führt die Therapie mit Beta-Adrenolytika zur pharmakologischen Entlastung des Herzmuskels. Dieser Effekt wird umso ausgeprägter sein, je stärker das Herz unter einem erhöhten Sympathikotonus steht. Ein Herzmuskel, der zur Insuffizienz neigt, steht bereits unter einem starken Sympathikuseinfluß; hier kann eine Betarezeptorenblockade eine manifeste Herzinsuffizienz provozieren oder zumindest die Anpassungsfähigkeit des Myocards an haemodynamische Belastungen gravierend einschränken!
Auch während der Narkoseführung ist zu berücksichtigen, daß die Betarezeptorenblockade alle adrenerg vermittelten cardialen Reaktionen hemmt.
Die additiven Wirkeffekte von ß-Sympatholytika und Narkotika können - je nach Wirkstoffkombination - das haemodynamische Reaktionsmuster variieren!

Die praeoperativ gestellte Indikation zur Beta-Sympatholyse gilt prinzipiell auch für das Herz in der Narkose, ist doch die Mehrzahl der intra- umd postoperativen cardialen Störungen durch einen überhöhten adrenergen Antrieb bedingt oder wird durch ihn unterhalten. Sinnvoll kann es daher nur sein, eine einmal eingeleitete Beta-Sympatholyse auch während des gesamten perioperativen Verlaufs aufrechtzuerhalten.
Neben einer therapeutischen oder prophylaktischen Digitalisierung empfiehlt es sich im Einzelfall, die Betablockerdosierung zu reduzieren, um additive myocarddepressive Effekte von ß-Sympatholytika und Anaesthetika zu vermeiden.

Steht auch außer Zweifel, daß die therapeutische Wirkung der sog. Betarezeptorenblocker überwiegend auf deren ß-adrenolytische Wirkkomponente zurückzuführen ist, so muß - gerade im Zusammenhang mit Anaesthesie und Operation - das spezifische pharmakologische Wirkprofil der jeweils verwendeten Substanz beachtet werden. Von besonderer und zunehmender Bedeutung dürfte die ß-sympathomimetische Eigenwirkung (intrinsic activity) bzw. die $ß_1$-Rezeptoren-Prävalenz (relative Cardioselectivität) sein.

Für eine erstmalige, intraoperativ erforderliche, ß-sympatholytische Therapie können - gerade bei cardialen Grenzfällen - folgende Empfehlungen gegeben werden: Betablocker ohne ausgeprägte membranstabilisierende Wirkung, aber solche mit $ß_1$-Prävalenz und/oder ß-sympathomimetischer Eigenwirkung. Die Dosierung sollte etwa der Hälfte jener beim nicht-narkotisierten Patienten entsprechen.
Stehen hypertensive Krisen im Vordergrund, bietet sich die gleichzeitige Beta- und Alpharezeptoren-Blockade an.

Bei Beachtung genereller Kontraindikationen zur Sympatholyse hat die Blockierung des Sympathikus auch im perioperativen Verlauf ein differenziertes cardioprotektives Indikationsspektrum!

H 5.7
Calcium Blocker

J.B. Brückner

Institut für Anaesthesiologie der Freien Universität Berlin, Klinikum Charlottenburg, D-1000 Berlin

Einleitend wird eine Übersicht über die Bedeutung von Ca^{++} in der Muskelphysiologie gegeben, einschließlich einer Darstellung der bestehenden Modelle über Calciumverschiebungen bei der Entstehung des Aktionspotentials in der Muskelzelle (Bau und Funktion der kontraktilen

Proteine, Ca-Speicher, Ca-Eintritt über schnelle und langsame sowie über Voltage-empfindliche und Rezeptor-verbundene Kanäle).

Die Pharmakologie einschließlich -kinetik der wichtigen Calcium-Eintritt-Blocker (CEBs) wird unter Berücksichtigung der wesentlichen Unterschiede zwischen Verapamil (V), Nifedipin (N), Diltiazem (D) und den Diphenylmethylalkylaminen (DPMA) dargestellt.

	Chronotropie	Dromotropie	Inotropie	Vasodilatation
V	lo	lo	2	2
N	o,5	o,5	5	lo
D	3	3	1	2

Tab. 1: Relative Potenz von CEBs bezüglich der Kreislaufbeeinflussung

Die hämodynamischen Effekte setzen auch nach i.v.-Injektion im Vergleich zu anderen kreislaufaktiven Pharmaka verzögert ein. N beeinflußt HR und AV-Oberleitung nicht. V und D wirken über eine Beeinflussung der AV-Oberleitung antiarrhythmisch (Indikation: supraventrikuläre Arrhythmien).

Der potentere Vasodilatator ist N (Indikation: Afterloadminderung). Alle CEBs, speziell N und D sind Koronardilatatoren, vermindern die Häufigkeit pektanginöser Anfälle und können zur Reduzierung der Nitroglycerindosis führen. N wird speziell bei Koronarspasmen empfohlen. Die DPMAs wirken im Gegensatz zu anderen CEBs speziell venodilatatorisch. Alle CEBs verlängern die Ischämietoleranz des Herzens und werden zur Kardioplegie bei EKZ verwendet.
Die Anwendung der CEBs bei allgemeiner und pulmonaler Hypertonie ergab bisher keine überzeugenden Vorteile gegenüber konventionellen Antihypertensiva und Beta-Blockern.
Kombinationen von CEBs mit Beta-Blockern und Digitalis können die AV-Oberleitung bis zum kompletten AV-Block verschlechtern. CEBs können kardiodepressive Effekte von Anaesthetika potenzieren. Alle CEBs haben additive Wechselwirkungen mit Pharmaka, die eine Blockade der neuromuskulären Übertragung verursachen.
Im Gegensatz zu Betablockern können CEBs bei Bronchospastik angewendet werden und haben zum Teil bronchodilatatorische Effekte. Weitere Nebenwirkungen der CEBs sind Kopfschmerz, Übelkeit, gastrointestinale Störungen und Beeinflussung der normalen Glukose-Insulin-Reaktion sowie andere endokrine Störungen.

EPH-Gestose
Leitung: H. Schär, Bern (CH) / J. Neumark, Wien (A)

H 6.1
Ätiologie, Prophylaxe und Therapie der EPH-Gestose
M. Berger
Universitäts-Frauenklinik Bern, Schweiz

AETIOLOGIE. Aus der Fülle der Auffassungen über die Aetiologie der EPH-Gestose ist die verminderte Blutdurchströmung zumindest im Sinne eines Faktors gesichert. Sie nimmt ihren Ursprung vor allem plazentar oder renal, selten durch Konstriktion oder Hypoplasie abdominaler Arterien. Renale Ischämie hat bekanntlich eine gesteigerte Reninproduktion mit den geläufigen Konsequenzen zur Folge. Aber auch die Plazenta bildet eine biologisch dem Renin entsprechende Substanz (3). Wir nennen sie Plazentin. Plazentare Ischämie führt zu Symptomen der EPH-Gestose (1). Ueber die in Abbildung 1 dargestellten Abläufe kommt es zur gegenseitigen Beeinflussung von Niere und Plazenta und damit als circulus vitiosus zur stetig zunehmenden Produktion von Angiotensin II, das - wie wir durch interkalative Angiographie belegen konnten - in der Schwangerschaft auch im Bereich der uterinen Spiralarterien eine starke vasokonstriktive Wirkung aufweist. Diese führt zu plazentarer Ischämie. Die bei EPH-Gestose nachgewiesene erhöhte Angiotensinase-Aktivität (2) reicht zur Normalisierung der Blutdruckwerte nicht aus. Der vitiöse Zirkel wird erst nach Ausstossung der Plazenta bei der Geburt definitiv unterbrochen. Die primär plazentar bedingte

Minderdurchblutung kann einerseits durch übermässige uterine Spannung (messbar durch erhöhten intraamnialen Druck) entstehen, wenn die Grössenentwicklung des Uterus dem Wachstum seines Inhaltes nicht ausreichend zu folgen vermag.

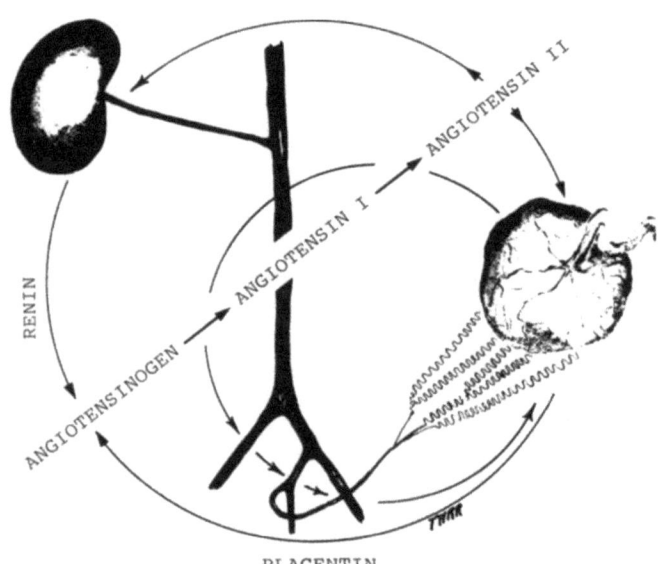

Abbildung 1. Blutdruckregulation in der Schwangerschaft und circuli vitiosi bei EPH-Gestose

So finden wir spannungsbedingte EPH-Gestosen gehäuft z.B.
bei Primigravidae mit vorbestehend hypoplastischem Uterus
sowie bei Hypoproteinämie, ferner bei erhöhtem intrauterinem
Volumen (Mehrlinge, Polyhydramnion, Riesenkinder). Anderseits
kann bei älteren Gravidae bereits eine Sklerose der Uterin-
arterien vorliegen, wodurch der mit zunehmender Schwanger-
schaftsdauer erforderliche erhöhte Blutstrom nicht mehr ausreichend gewährleistet wird. So entsteht die primär vasku-
lär-bedingte EPH-Gestose. Plazentare Hypoxämie kann sich auf
den Fetus wachstumsretardierend auswirken. Unter der Geburt
finden sich im Fruchtwasser schlechtere O_2/CO_2-Verhältnisse
(5).

PROPHYLAXE. a) Die Tatsache, dass bei Frauen in schwächeren
sozio-ökonomischen Verhältnissen EPH-Gestosen gehäuft auf-
treten, beruht hauptsächlich auf Hypoproteinämie, indem die
Fleischkonsumation aus finanziellen Gründen oft fehlt. Bei
Zufuhr tierischer Proteine sinken die erhöhten intrauterinen
Druckwerte signifikant ab, weil Wachstumsfähigkeit und
Elastizität des Myometriums zunehmen. Prophylaktisch ist
demnach für eine genügende Proteinzufuhr zu sorgen. b) In
Fällen mit gesteigerten Risiken der Entstehung einer EPH-
Gestose (z.B. vorbestehende Uterushypoplasie, Mehrlingsgra-
vidität, frühere renale Erkrankungen) empfiehlt sich von der
18. Schwangerschaftswoche an eine Dauermedikation mit Beta-
Sympathomimetika. Diese bewirken durch uterine Relaxation
und Sedation eine bessere Blutzufuhr zur Plazenta (5,6).

THERAPIE. Abgesehen von sinngemässer symptomatischer Behandlung sei speziell auf die Wichtigkeit der Erzielung einer uterinen Relaxo-Sedation zwecks Verbesserung der Zirkulation hingewiesen. Wichtigste Massnahme: a) Bettruhe in
Seitenlage der Frau, b) Verabfolgung von Beta-Sympathomimetika (5,6).

Literatur
1) Berger M, Cavanagh D (1963) Toxemia of pregnancy. The
hypertensive effect of acute experimental placental ischemia. Amer. J. Obst. Gynec. 87:293
2) Berger M, Langhans J (1967) Angiotensinase activity in
pregnant and nonpregnant women. Amer.J.Obst. Gynec. 98:215
3) Gross F, Schaechtelin G, Ziegler M, Berger M (1964) A
renin-like substance in the placenta and uterus of the
rabbit. Lancet, April 25:914
4) Jung H, Klöck F.K ed (1975) Th 1165 a (Partusisten) bei
der Behandlung in der Geburtshilfe und Perinatologie. Georg
Thieme Verlag, Stuttgart
5) Novikov Y.I, Abramchenko V.V, Friedman V.I (1983) Evaluation of fetal condition in late toxemia. Organ. Gestosis
Press (in press)
6) Rippmann E.T (1976) Beta-Sympathomimetika - die kausale
Behandlung der EPH-Gestose. Schweiz. Rdsch. für Medizin
PRAXIS 65:277

H 6.2
Leberbeteiligung bei EPH-Gestose

H. Huchzermeyer

Zentrum für Innere Medizin und Dermatologie, Medizinische Hochschule Hannover, Postfach 610 180, D-3000 Hannover 61, BRD

Neben der Symptomatik der EPH-Gestose finden
heute die Störungen des diaplazentaren Stoffaus-
tausches und der mütterlichen Mikrozirkulation
besonderes Interesse. Gerade die Zirkulations-
störungen, die sich an zahlreichen Organsystemen in wechselnder Ausprägung auswirken können,
bedingen das bekannt variable klinische Bild.
Die Leber ist von diesem Geschehen nicht ausgeschlossen. In der Regel nimmt sie jedoch,
ebenso wie bei der Hyperemesis gravidarum,
keine führende Stellung im Krankheitsverlauf
ein. Darüberhinaus besteht keine sichere Korrelation zwischen dem Ausmaß der Leberbeteiligung
und der Schwere des klinischen Krankheitsbildes.
Die Leber ist somit weder obligat noch adäquat
bei der Gestose beteiligt. Eine Schädigung kann
bei leichten Gestosen nachweisbar sein, bei schweren fehlen. Die Gründe für diese unterschiedliche
Leberbeteiligung, für eine "Prädisposition"
bestimmter Schwangerer, sind unbekannt.
Eine Mitbeteiligung der Leber - gemessen an erhöhten Aktivitäten von GOT und GPT im Serum -
findet sich bei Gestose und Präeklampsie bei 10 -
20%, bei Eklampsie in über 80% der Patientinnen.
Die Höhe des Transaminasenanstiegs (bei 3/4 der
Patientinnen zwischen 20 und 200 U/l), die höheren Werte der GPT, die ausschließlich im Zytoplas-
ma lokalisiert ist, die GOT liegt z.T. auch in
den Mitochondrien, und die rasche Normalisierung
innerhalb von 1 - 2 Wochen post partum zeigen,
daß die durchschnittliche Zellschädigung relativ
leicht ist. Die engen zeitlichen Beziehungen zum
Entbindungstermin werden daran deutlich, daß bei
3/4 der Schwangeren die höchsten Aktivitäten kurz
vor und nach der Geburt gemessen werden. Einen
leichten Ikterus (Bilirubin bis 2,5 mg/100 ml)
weisen ebenfalls nur wenige eklamptische Frauen
auf. Er beruht vorwiegend auf einer Hämolyse infolge disseminierter intravasaler Gerinnung,
weniger auf einer Bilirubinausscheidungsstörung.
Abhängig von Ausmaß und Dauer der Zirkulations-
störungen variiert auch das morphologische Bild:
Ablagerung von Fibrin in den perisinusoidalen
Räumen vorwiegend der Läppchenperipherie in
leichten Fällen, Blutungen und Einzelzellnekrosen
in diesem Bereich bei stärkerer Schädigung
bis hin zu mehr oder minder ausgeprägten meist
hämorrhagischen Parenchymnekrosen bei schweren
Eklampsien und/oder Schockzuständen. Wird die
Erkrankung überstanden, bilden sich diese Leber-
alterationen, ohne Restschäden zu hinterlassen,
zurück.
Nur in seltenen Fällen beginnt die Eklampsie
atypisch mit einer Leberschädigung, die als
"Hepatitis" fehlinterpretiert werden kann. Die
Leberruptur muß als eine seltene und schwerwiegende Komplikation der Gestose angesehen werden,
da über 3/4 dieser Patientinnen gleichzeitig
eine Eklampsie aufweisen. Für die eingeschränkte
Prognose von Mutter und Kind bei schwerer Eklampsie düfte in den meisten Fällen der Mitbeteiligung der Leber keine wesentliche Bedeutung zukommen.

H 6.3
Der Flüssigkeits- und Elektrolythaushalt bei EPH-Gestose

J. Neumark

Klinik für Anaesthesie und allgemeine Intensivmedizin, Universität Wien, Österreich

Entgleisungen des Wasser und Elektrolythaushaltes in der Schwangerschaft müssen immer unter dem Gesichtspunkt der bei gesunden Schwangeren vorkommenden Veränderungen (Zunahme des Plasmavolumens um etwa 40%, der extrazellulären Flüßigkeit um etwa 30%, relative Abnahme von Hämatokrit und Kationen im Plasma) betrachtet werden. Leichte und mittelschwere Gestosen unterscheiden sich in dieser Hinsicht wenig von gesunden Schwangeren. Erst die schweren Gestosen neigen zu Hypovolämie, meßbarem Albuminverlusten, Oligurie, Bluteindickung und Zunahme des Hämatokrits, sowie massiver Ödemzunahme mit Wasser und Natriumretention, wobei die Serumnatriumkonzentration paradoxerweise reduziert sein kann. Diese Veränderungen werden noch durch unterschiedliche therapeutische Maßnahmen verkompliziert:

Gynäkologen älterer Schule können Hypovolämie und Hyponaträmie durch Flüssigkeits und Salzeinschränkung sowie Diuretikagaben potenzieren. Symptome, die dem Grundleiden zugeschrieben werden, sind dann häufig durch die Elektrolytentgleisung bedingt oder zumindest verschärft. Denn hochgradige Dehydratation und Hyponaträmie können zu Oligurie, Verwirrtheit, Coma und mangels intravaskulärem osmotischen Druckes auch zu Ödemen führen.

Andererseits kann die nach modernen Gesichtspunkten angewandte Osmo-Onkotherapie, die Wehenhemmung mit Beta-2-Mimetika und die Lungenreifung durch Cortisontherapie zu Flüssigkeitsüberlastung, Herzinsuffizienz und Lungenödem führen.

Die häufigste Herausforderung für den Anästhesisten ist die akute Sektio bei schwerer EPH-Gestose. Bei Indikation zur Sektio wegen hochgradiger Plazentainsuffizienz (Östriolwerte, CTG) und beginnenden Wehen trotz Frühgeburtlichkeit (28. bis 35. Schwangerschaftswoche), versuchen die meisten Geburtshelfer die Chancen für das Neugeborene durch Cortisongabe und Abwarten seiner Wirkung auf die fötale Lunge durch Wehenhemmung mit Betamimetika zu erhöhen. Selbst bei korrekter Flüssigkeits und Elektrolytbilanz, der meist eine Osmotherapie vorausgegangen ist, und einer fachgerechten Narkoseführung , ist die Patientin in den postoperativen Stunden pulmonal und cardial gefährdet.: a) Der Organismus reagiert auf Betamimetika in den ersten 12 Stunden mit ADH und Reninanstieg, Reduktion der Glomerulusdurchblutung mit Oligurie, Wasser und Elektrolytretention und einem Anstieg der extrazellulären Flüssigkeit um bis zu 2 Liter. Histologisch konnte im Tierexperiment primär eine Zunahme der interstitiellen Lungenflüssigkeit und ein pO2-Abfall gesehen werden. b) Das Cortison führt zu weiterer Wasser und Natriumretention. c) Nach der operative Entbindung des Neugeborenen kommt es zur Uteruskontraktion und dadurch zur Autotransfusion von 300-500ml Blut. d) Durch die Beseitigung des uteroplazentären shunts nach der Entbindung wird die Afterload und die Linksherzbelastung erhöht. Alle diese Punkte bedeuten kurzfristig Hypervolämie, drohendes Herzversagen und Lungenödem. Innerhalb von 2 bis 3 Tagen nach der Geburt kommt es nicht nur zur raschen Reduktion der Gestosesymptomatik, sondern auch zur spontanen Normalisierung des Flüssigkeits- und Elektrolythaushalts. Jede Sektio einer schweren Gestose oder Eklampsie sollte daher der Intensivstation anvisiert werden, denn es kann die Notwendigkeit einer kurzzeitigen Beatmung und Entwässerung postoperativ notwendig werden. Diese Frauen sind die lohnendsten Intensivpatienten. Sie sind vorübergehend in Lebensgefahr können aber bei rechtzeitiger Behandlung in wenigen Tagen auf die geburtshilfliche Station rücktransferriert werden.

H 6.4
Intensivtherapie und Allgemeinanaesthesie bei Prae-Eklampsie und Eklampsie

Heidi M. Schaer

Anaesthesie-Abteilung, Universitäts-Frauenklinik, CH-3012 Bern, Schweiz

Die Intensivbehandlung bei der Eklampsie hat zum Ziel innert kurzer Zeit eine Verminderung des allgemeinen Gefässspasmus, eine Vermehrung des intravasalen Blutvolumens, eine Normalisierung der Mikrozirkulation und eine Bekämpfung der Gewebsischämie zu erreichen, damit die grossen Risiken für Mutter und Kind vermindert werden können.

Dazu gehört als wichtigste Massnahme die Entbindung des Kindes, sobald sich der Zustand der Mutter soweit stabilisiert hat, dass ein aktives Vorgehen verantwortet werden kann.

Das lebensfähige Kind der schwangeren Patientin wird von Anbeginn in den Therapieplan einbezogen (small for date baby) und ein sehr einfacher, jedoch wichtiger Therapiefaktor besteht in der Seitenlagerung der Schwangeren mit dem Ziel: 1. Vermeidung der aortocavalen Kompression, 2. Aspirationsprophylaxe bei Krampfanfall, 3. Seitenlage führt zu verbesserter Nieren-Clearance und erhöht das Urinvolumen.

Krampfanfälle, welche durch Hypoxämie Mutter und Kind gefährden, werden durch Antikonvulsiva mitigiert, unter

Umständen aber erst durch zusätzliche Intubation und Relaxation unter Kontrolle gebracht. Die Atmung der eklamptischen Patientin wird sorgfältig überwacht um sowohl Hyperventilation als auch durch Sedation provozierte hypoventilatorische Phasen zu vermeiden.
Die Menge und Art der Infusionstherapie richtet sich nach dem gemessenen Zentralvenendruck und trägt zur Normalisierung der Elektrolyte und des Albumingehaltes bei. Zur Verbesserung der Mikrozirkulation kann Rheo-Makrodex beigezogen werden.
Die Behandlung der Oligo/Anurie erfolgt bei angehobenem Zentralvenendruck mit Mannitol. Zeigen sich nach den angeführten Therapiemassnahmen immer noch hypertensive Blutdruckwerte, sind antihypertensive Medikamente kontinuierlich intravenös in einer Dosierung zu verabreichen, so dass die sorgfältig und u.U. fortlaufend gemessenen Blutdruckwerte innert einer Stunde nicht über 20% absinken (utero-plazentare Insuffizienz). Die Kontrolle der Blutgerinnung erfolgt in regelmässigen Abständen. Bei Tendenz zu generalisierter intravasaler Gerinnung sind Erythrozytenkonserven und fresh frozen plasma ev. sogar Frischblut bereitzustellen.
Die Allgemeinanästhesie bei der eklamptischen Patientin bietet nach den intensivtherapeutischen Massnahmen keine besonderen Schwierigkeiten mehr, sofern weiterhin die folgenden Forderungen beachtet werden: Halbseitenlagerung, mindestens 50 % Sauerstoff-Zufuhr, genügende Barbiturat-Einschlafdosis, adäquater Blutverlustersatz.
Nach der abdominellen Schnittentbindung in Allgemeinanästhesie werden sowohl die Mutter als auch das Neugeborene weiterhin intensiv überwacht um die reduzierten Vitalfunktionen bei beiden mit adäquater Behandlung allmählich normalisieren zu können.

H 6.5
Hämatologische und hämostaseologische Aspekte der schweren EPH-Gestose
H. Graeff
Frauenklinik der Technischen Universität, Klinikum rechts der Isar, 8000 München 80, BRD

Hämolysesyndrome und Gerinnungsveränderungen, die der Verbrauchskoagulopathie zugeordnet werden können, werden bei schweren Verläufen von EPH-Gestosen beobachtet. Patientinnen, die nach Eklampsie verstarben, zeigten intravaskuläre Fibrinniederschläge in den Glomerulumkapillaren, und man ging deshalb lange davon aus, dass eine chronisch verlaufende Form der intravaskulären Gerinnung die entscheidende Ursache der Erkrankung sei. Fibrinniederschläge wurden typischerweise auch in der uteroplazentaren Strombahn beobachtet. Das Auftreten hoher Spiegel löslichen Fibrins und von Fibrin(ogen)-Abbauprodukten, zu denen in schweren Fällen auch Fibrinoligomere kommen können, gemeinsam mit einem Faktor VIII-Verbrauch und einer Thrombozytopenie, wurden als zusätzliche Hinweise für die Bedeutung der intravaskulären Gerinnung bei der Pathogenese der EPH-Gestose verstanden. Die in schweren Fällen auftretende Hämolyse vom mikroangiopathischen Typ wurde der resultierenden Mikrozirkulationsstörung zugeschrieben. Zweifel an diesem Konzept traten auf, als man feststellte, dass sich der Verlauf der EPH-Gestosen durch die Anwendung von Heparin nicht unterbrechen liess und, dass selbst in schweren Fällen von Eklampsie mit Hämolyse und Thrombozytopenie, das plasmatische Gerinnungssystem weniger und wohl nur sekundär beteiligt war.

Neuere Untersuchungen ergaben erste Hinweise auf eine Verminderung der Prostazyklinbildung in mütterlichen und fetalen Gefässen bei Patientinnen mit EPH-Gestose. Da Prostazykline einerseits den arteriellen Gefässwiderstand senken, andererseits eine ausgeprägte Aggregationshemmung bei Thrombozyten bewirken, könnte der Mangel an Prostazyklinen den Hypertonus und das Angehen von Plättchenthromben in der plazentaren Strombahn bei der EPH-Gestose erklären. Für die Bedeutung einer gestörten Wechselwirkung von Plättchen und Endothel spricht auch die Beobachtung einer Verminderung der Thrombozytenzahl als Folge eines erhöhten Plättchenverbrauchs, die dem Ansteigen der Fibrin(ogen)-Abbauprodukte vorausgeht.

H 6.6
Vor- und Nachteile der kontinuierlichen Periduralanalgesie bei EPH-Gestose
Gertie F. Marx
Albert Einstein College of Medicine, The Bronx, New York, USA

Die Vorteile der Periduralanalgesie überwiegen ihre Nachteile bei EPH-Gestose in grossem Mass. Der kontinuierliche peridurale Block wird seit vielen Jahren erfolgreich als Therapie dieser Krankheit angewendet.(1,2) Erstens kann der arterielle Blutdruck graduell erniedrigt werden, so dass die Dosis der antihypertensiven Medikamente vermindert werden kann. Zweitens werden die abnormal hohen Plasma Katecholamin Werte reduziert.(3) Drittens wird der intervillöse Blutstrom erhöht.(4) Und viertens sind Auftreten des eklamptischen Krampfanfalles und Dauer des nachfolgenden Komas deutlich vermindert.(2)
Bei der vaginalen Entbindung mit den vorausgehenden Eröffnungs- und Austreibungsperioden sind die vorteilhaften Auswirkungen der Periduralanalgesie subjektiv und objektiv besser als die jeder andern schmerzlindernden Methode. Besonders wichtig bei der an EPH-Gestose leidenden Frau ist die Verringerung der schmerz-induzierten zirkulatorischen und intrakraniellen Druckerhöhungen und der hypertonischen Krisis. Sogar für die abdominelle Entbindung bietet ein graduell erweiterter peridural Block Vorteile, weil die Blutdruckschwankungen, die durch Intubation oder Regionalanalgesie mit Einzelinjektion verursacht werden, vermieden werden.

Zusätzlich zu den üblichen Kontraindikationen für die Regionalanalgesie gibt es zwei spezielle Nachteile bei EPH-Gestose: 1. die Gefahr eines schweren Blutdruckabfalls, wenn der zentralvenöse Druck nicht vorher normalisiert wurde, und 2. die Gefahr eines Periduralhämatoms, wenn hinreichende Blutgerinnung nicht garantiert werden kann. Unter der Voraussetzung dass diese beiden Faktoren berücksichtigt werden, erzielt die kontinuierliche Periduralanalgesie ideale Bedingungen für Mutter und Kind.

Literature:

1. Lund PC (1951) Role of conduction anesthesia in the management of eclampsia. Anesthesiology 12:693

2. Biegler R, Stamm O (1964) Die Periduralanaesthesie zur Verhinderung des eklamptischen Anfalls und als Therapie des eklamptischen Comas. Gynaecol (Basel) 158:228

3. Abboud T, Artal R, Henriksen EH, Kammula RK (1982) Sympathoadrenal activity, maternal, fetal and neonatal responses after epidural anesthesia in the preeclamptic patient. Am J Obstet Gynecol 144:915

4. Jouppila P, Jouppila R, Hollmen A, Koivula A (1982) Lubar epidural analgesia to improve intervillous blood flow during labor in severe preeclampsia. Obstet Gynecol 59:158

5. Hodgkinson R, Husain,FJ Hayashi RH (1980) Systemic and pulmonary blood pressure during caesarean section in parturients with gestational hypertension. Can Anaesth Soc J 27:389

H 6.7
Auswirkungen der mütterlichen Gestose auf das Neugeborene
H. Coradello, A. Pollak
Abteilung für Neonatologie und angeborene Störungen, Universitäts Kinderklinik Wien, Österreich

Die protrahierte nutritive und respiratorische Mangelversorgung des fetalen Organismus bei Schwangerschaften mit EPH-Gestose Syndrom stellt für die weitere Entwicklung, aber auch für die hohe perinatale Mortalität solcher Neugeborener den zentralen Problempunkt dar.
Einer kritischen Beurteilung der Ausgangs Situation von Neugeborenen aus solchen Schwangerschaften nach Ursache und Wirkung steht jedoch entgegen, daß die Ätiologie des EPH-Gestose Syndroms bislang nicht geklärt werden konnte. Eine Beurteilung kann daher nur nach den bei der Mutter feststellbaren klinischen Symptomen, oder der bei ihr erhobenen biochemischen Befunden erfolgen.
Bei 35o Lebendgeborenen aus aufeinanderfolgenden Gestose-Schwangerschaften wurde daher auf diese Weise versucht, eine Beziehung zwischen dem Schweregrad der mütterlichen Gestose und dem Zustand des Neugeborenen post partum herzustellen.

Die Charakterisierung der mütterlichen Gestose erfolgte mit dem Gestose-Index nach Goecke, der Östriol Ausscheidung im Harn, sowie der Untersuchung der Nieren- und Leberfunktion. Bei den Neugeborenen wurde die Reife, der intrauterine Ernährungszustand, Hinweise auf intrauterine oder subpartale Hypoxiephasen (Mekoniumabgang, gelbe Nägel, Apgar-Wert, Nabelarterien-pH), sowie die postpartale Morbidität und Mortalität beurteilt.
Nur 34% der untersuchten Neugeborenen waren am errechneten Termin und ohne Zeichen intrauteriner Mangelernährung oder intrauteriner bzw. subpartaler Hypoxiephasen geboren worden. Die Häufigkeit von Geburt in, oder vor der 37. Schwangerschaftswoche betrug 9% und lag entsprechend der Schwere der mütterlichen Gestose zwischen 7% und 26%. Bei 15% der Neugeborenen mußte die Geburt operativ beendet werden.
Verschiedene Grade pränataler Dystrophie fanden sich bei 47% der Reifgeborenen, aber bei 67% der Frühgeborenen. Während "wasting" ungeachtet des Schweregrades der Gestose bei 44% bis 48% der Neugeborenen gefunden wurde, nahm die Zahl der "small for dates babies" mit zunehmender Schwere der mütterlichen Gestose von 8% auf 26% deutlich zu. Vor allem fanden sie sich bei Schwangeren mit niedrigen Östriol-Werten(31%), oder mit eingeschränkter Nieren- und Leberfunktion (5/8). Hinsichtlich ihrer späteren neurologischen und intellektuellen Entwicklung stellen aber gerade small for dates babies eine Risikogruppe dar. Hinweise auf intrauterine oder subpartale Hypoxieperioden fanden sich bei 27% der Reifgeborenen und bei 33% der Frühgeborenen, und zeigten eine positive Korrelation zum Schweregrad der mütterlichen Gestose. Vor allem hatten fast ein Viertel der Neugeborenen aus Schwangerschaften mit schwerer Gestose als Zeichen der bereits länger dauernden respiratorischen Plazentainsuffizienz gelbe Finger- und Zehennägel.
Im Gegensatz zu den nutritiven Störungen konnten mangelhafte intrauterine oder subpartale Sauerstoffversorgung bei den Schwangeren mit niedriger Östriolausscheidung oder mit eingeschränkter Nieren- und Leberfunktion nicht signifikant häufiger beobachtet werden.

Insgesamt 47 der 35o Neugeborenen (13%) bedurften einer speziellen Betreuung und mußten deshalb auf Neonatologische Abteilungen verlegt werden. Hauptursachen für die Verlegung waren: niedriges Geburtsgewicht unter 25oo g bei 37 Kindern, darunter 23 mit einem Gestationsalter von unter 37 Wochen. 9 Kinder mit Atemnotsyndrom mußten maschinell beatmet werden. 5 der insgesamt 35o Neugeborenen verstarben (1,4%).

Tabelle:

	Gestose-Index		
	3	4-6	7
N	173	158	19
Geb.Gew.	3228±557	3180±600	2907±1025
SSWo	39,8±1,5	39,5±1,6	38,2± 3,0
Gew.≤ 2500g	17 (10%)	21 (13%)	6 (32%)
Gew.≤ 10.Perz.	13 (8%)	17 (11%)	5 (26%)
SSWo≤ 37 Wo	11 (7%)	14 (9%)	5 (26%)
Mekon.Abgang	37 (22%)	34 (23%)	8 (42%)
gelbe Nägel	8 (5%)	7 (5%)	4 (22%)
pH≤ 7,1	4 (3%)	7 (6%)	2 (14%)
verstorben	2 (1%)	1 (0,6%)	2 (11%)

Neue intravenöse Anaesthetika

Leitung: A. Doenicke, München (D) / M. Gemperle, Genève (CH)

H 7.2
Etomidat

H. Suttmann, A. Doenicke

Anaesthesieabteilung, Chirurgische Poliklinik d. Univ. München-Innenstadt, BRD

1977, fünf Jahre nach der ersten klinischen Anwendung, wurde das kurzwirksame, relativ untoxische Etomidat unter dem Namen Hypnomidate registriert. Obwohl in den Jahren der klinischen Erprobung verschiedene Applikationsformen und Anwendungen untersucht wurden, fand die Substanz zunächst nur als Induktionshypnotikum Verwendung in der Anästhesie. Neben der Narkoseeinleitung wurden inzwischen weitere Indikationen von Etomidat untersucht. Begünstigt wird diese Entwicklung durch die Bereitstellung einer neuen galenischen Zubereitung, in der 125 mg Wirkstoff in 1 ml Äthanol gelöst sind. Die bisherige Handelsform enthält 20 mg Etomidat in 10 ml Propylenglykoll.
Im Tierexperiment zeichnet sich Etomidat gegenüber anderen Induktionshypnotika durch seine große therapeutische Breite aus. Der Index aus LD 50 / ED 50 beträgt für Etomidat 26, für Methohexital 9,5 , für Propanidid 6,7 und Thiopental 4,6. Das Wirkprofil beim Menschen umfaßt folgende Komponenten:

	ZNS-Wirkung	Nebenwirkung
positiv	- Hypnose: schnell einsetzend kurz dauernd - Sedierung - Hirndrucksenkung	- Histamin: bisher keine Freisetzung beobachtet - Atemdepression: gering - Kreislaufwirkung: gering
negativ	- Myokloni: mit Benzodiazepinen zu kupieren - burst suppression: bei hoher Dosierung	- Venenreizung: Injektion in die laufende Infusion - Haemolyse: nicht bei Eto 125

Bei intravenöser Bolusgabe ist ab 0,025 mg/kg KM ein hypnotischer Effekt nachzuweisen. Bis zu einer Dosis von 0,075 mg/kg KM werden nur flüchtige Schlafstadien erreicht. Myokloni treten bei diesen Dosierungen nicht auf. Von 0,1 bis 0,4 mg/kg KM wird mit großer Zuverlässigkeit pharmakologischer Schlaf induziert. In Abhängigkeit von der Dosis kommt es dabei zu mehr oder weniger starken Myokloni. Die narkoseübliche Dosis beträgt 0,2 bis 0,3 mg/kg KM. Die hypnotische Wirkung tritt mit einer Latenz von 25 bis 35 sec ein. Das Wirkungsmaximum wird nach ein bis zwei Minuten erreicht. In Abhängigkeit von der Dosis dauert der Tiefschlaf 2 bis 4 Minuten. Nach einmaliger Applikation erwachen die Patienten nach 5 bis 7 Minuten. Nachschlaf wird nur in seltenen Fällen beobachtet.
Die hypnotische Wirkung von Etomidat korreliert gut mit den aktuellen Plasmakonzentrationen. Das rasche Abklingen der Wirkung ist auf eine schnelle Umverteilung im Organismus zurückzuführen. Bezüglich der pharmakokinetischen Daten finden sich in der Literatur abweichende Angaben. Z.B. wird für die terminale Halbwertszeit zwischen 70 und 240 min angegeben. Die Divergenz erklärt sich aus der unterschiedlichen Empfindlichkeit der Nachweismethode und dem Zeitpunkt der letzten Bestimmung.
Von klinischer Bedeutung werden diese Befunde erst bei repetitiver Gabe oder bei intravenöser Infusionsbehandlung. Eine Kumulation sollte möglichst vermieden werden, da hohe Plasmakonzentrationen "burst suppression" Aktivität im EEG bewirken.
Bei gesunden Versuchspersonen konnte nachgewiesen werden, daß unter hypnotisch voll wirksamen Dosierungen eine ausreichende Spontanatmung vorhanden ist. Nur unmittelbar nach einer Bolusgabe von Etomidat kommt es kurzzeitig für etwa eine Minute zu Störungen der Rhythmogenese im Atemzentrum. Klinisch bedeutsame Kreislaufreaktionen werden bei der intravenösen Narkose mit Etomidat nicht beobachtet.
Zwei Nebenwirkungen haben mit dazubeigetragen, daß Etomidat von vielen Anästhesisten nur zögernd eingesetzt wird. Bei Injektion in eine kleine Vene verursacht die Substanz erhebliche Venenschmerzen. Diese Nebenwirkung kann vermieden werden, indem man eine größere Vene punktiert und die Substanz in eine laufende Infusion injiziert. Bei Dosierungen, die für eine zuverlässige Narkoseinduktion ausreichen, kommt es in einem großen Teil der Fälle zu Myokloni. Wenngleich es sich bei diesen Muskelzuckungen um eine harmlose Exzitationsform handelt und nicht um zentrale Krampfphänomene, wirken die Myoklonien beunruhigend. Durch Prämedikation mit einem Benzodiazepin oder Fentanyl können die Myokloni vollständig unterbunden werden. Im pharmakologischen Experiment und bei einer großen Zahl von klinischen Fällen konnte bei Etomidat bisher keine Histaminfreisetzung beobachtet werden.

H 7.3
Diprivan

A. Doenicke

Anaesthesieabteilung, Chirurgische Klinik und Poliklinik Innenstadt der Universität München, Pettenkoferstraße 8a, D-8000 München 2, BRD

Diprivan (2,6 Diisopropylphenol - ICI 35,868) ist ein kurzwirkendes, nicht wasserlösliches i.v. Hypnotikum. Zu den ersten Untersuchungen im Jahre 1980 kam es in 16%igem Cremophor gelöst zur Anwendung.

Die Ausscheidung von Diprivan erfolgt bis zu 90% in 24 Stunden renal. Das Ausscheidungsprodukt ist ein metabolisiertes Konjugat. Nach pharmakokinetischen Untersuchungen beträgt die terminale Halbwertzeit 70 Minuten. Um die hypnotische Wirkung in Abhängigkeit von der Dosis zu prüfen, wurde eine Dosisfindungsstudie an 32 Probanden vorgenommen und festgestellt, daß ab 1,5 mg/kg KG sichere Schlafstadien von ca. 3 Minuten Dauer auftreten; die Erholungszeit ist kurz.

Mit einer zweiten sogenannten Infusionsstudie (100 μg/mm kg KG bis zur 20. Minute, dann bis zur 60. Minute 50 μg/mm kg KG) konnte nach Bolusinjektion von 2,0 mg/kg KG zur Einleitung nachgewiesen werden, daß die Kombination Diprivan mit Lachgas/Sauerstoff-Beatmung eine bessere Anaesthesie über 60 Minuten ermöglicht als Diprivan ohne Lachgas, d.h. nur mit Sauerstoffbeatmung.

Da sowohl in unseren Studien eine anaphylaktoide Reaktion (Bronchospasmus) als auch bei anderen Prüfern Nebenwirkungen auftraten, die auf eine Histaminfreisetzung schließen lassen konnten, wurden keine weiteren klinischen Prüfungen ab März 1981 mehr durchgeführt.

Im Juli 1983 ist uns erneut Diprivan, in einem nicht Cremophor haltigen Lösungsvermittler zur Verfügung gestellt worden. Über die Ergebnisse der klinisch experimentellen Vergleichsstudie zu Althesin wird in Zürich erstmals berichtet.

H 7.4
Minaxolon, Dosisfindung, Vergleich von 15 Sec. und 60 Sec. Injektionszeit

A. Doenicke, H. Suttmann, J. Kugler, Th. Duka, M. Laub, M. Platz

Anaesthesieabteilung, Chirurgische Klinik und Poliklinik Innenstadt der Universität München, 8 München 2, Pettenkoferstr. 8a und Abt. Klinische Neurophysiologie, Psychiatrische Klinik der Universität München, 8 München 2, Nußbaumstr. 7, BRD

Die hypnotischen Eigenschaften von bestimmten Steroiden wurden erstmals von SEYLE 1941 beschrieben (3), aber bis zur Einführung von Althesin dauerte es 30 Jahre, bis ein angemessenes, schnell wirkendes Steroidanästhetikum für den klinischen Gebrauch gefunden wurde. Für die parenterale Applikation wurde es erforderlich, diese lipophilen Steroide durch Cremophor in Lösung zu halten. Da Cremophor in Verbindung mit dem Wirkstoff für Reaktionen verantwortlich ist, war die Suche nach wasserlöslichen Steroidanästhetika zwingend. Minaxolon, eine wasserlösliche Substanz, wurde für eine detaillierte Untersuchung ausgewählt. Sowohl über die pharmakologischen Eigenschaften als auch über die klinischen Prüfungen wurde 1979 erstmals berichtet (1,2).

<u>Methodik</u>: Im Rahmen einer klinisch-experimentellen Untersuchung wurde Minaxolon einer Dosisfindung und einer Injektionszeit-Studie mittels EEG-Kontrollen unterzogen. 14 Probanden wurden mit Minaxolon in einer Dosierung von 0,125, 0,25, 0,5 und 0,2 mg/kg KG anästhesiert. Weitere 10 Probanden erhielten randomisiert Minaxolon 0,2 mg/kd KG entweder in 15 s oder in 60 s. Als Parameter kamen zur Anwendung: EEG, EKG und arterieller Blutdruck und Atmung.

<u>Ergebnisse</u>: Bei einer Dosierung über 0,2 mg/kg KG kam es zu mehr Nebenwirkungen wie Apnoen, Myokloni oder Blutdruckabfall als bei niedrigeren Dosierungen. Nach 0,2 mg/kg KG Minaxolon traten die EEG-Veränderungen mit einer Latenz von 48 s auf und das Wirkungsmaximum wurde nach 90 s erreicht. Die kurze Injektionszeit (15 s) führte zu tieferen Schlafstadien (bis D_2) als die 60 s dauernde Injektionszeit (bis D_0). Der arterielle Mitteldruck fiel in beiden Gruppen um max. 10 mmHg ab. Nach der langsamen Injektionszeit stieg die Herzfrequenz im Schnitt um etwa 7/min und nach der schnellen Injektion um etwa 12/min an, normalisierte sich aber innerhalb von 5 min und blieb im weiteren Verlauf konstant.

Die Nebenwirkungen auf das Herz-Kreislaufsystem und auf die Atemfunktion waren bei beiden Injektionszeiten unbedeutend.

<u>Literaturnachweis</u>:

1. Aveling W, Sear JW, Fitch W, Chang H, Waters A, Cooper GM, Simpson P, Savege TM, Prys-Roberts C, Campbell D (1979) Early clinical evaluation of MINAXOLONE, a new intravenous steroid anaesthetic agent. Br.J.Anaesth 51:564 P

2. Davis B, Dodd MG, Dolamore PG, Gardner CJ, Sawyer PR, Twissell DJ, Vallance DK (1979) MINAXOLONE, a new water-soluble steroid anaesthetic. Br.J.Anaesth 51:564 P

3. Seyle H (1941) Studies concerning anaesthetic action of steroid hormones. J.Pharmakol.& Experimental Therapeutics 73:127

H 7.5
Einfluss von Midazolam auf Atmung und Hirndurchblutung beim Menschen

A. Forster, J.P. Gardaz, M. Gemperle
Département d'Anesthésiologie, Hôpital cantonal universitaire, Genève, Suisse

Midazolam, ein wasserlösliches Benzodiazepin, wurde kürzlich in die Klinik eingeführt. Es wird vorallem als Prämedikation, als Anxiolytikum während Regional-Anästhesien und als Einleitungsmittel für Allgemeinanästhesien gebraucht.
Wir interessierten uns vorallem für die Rückwirkungen von Midazolam auf die Atmung und die Hirndurchblutung. Beide Studien wurden an Freiwilligen ausgeführt : die Atemdepression von Midazolam wurde mit der von Valium verglichen. Es wurde die Wirkung von CO_2 auf die Atmung und den durch die Atemmuskulatur hervorgerufenen Druck beim Verschluss der oberen Atemwege gemessen. Die ventilatorische Reaktion auf CO_2 ($\bar{x} \pm$ SEM) verminderte sich nach der Gabe von 0,3 mg/kg Diazepam, bzw. 0,15 mg/kg Midazolam, von $2,0 \pm 0,2$ auf $1,3 \pm 0,1$ $1 \cdot \text{min.}^{-1}/\text{mmHg}$, bzw von $2,1 \pm 0,2$ auf $1,4 \pm 0,1$ $1 \cdot \text{min.}^{-1}/\text{mmHg}$ und die Reaktion des Atemmuskeldruckes von $0,54 \pm 0,05$ auf $0,30 \pm 0,04$ cm H_2O/mmHg nach der Verabreichung von Midazolam und von $0,67 \pm 0,12$ auf $0,28 \pm 0,07$ cm H_2O/mmHg nach Diazepam. Beim Vergleich der Kontrollwerte für die Reaktionen auf die Ventilation und des Atemmuskeldruckes mit Valium und Midazolam stellt man einen signifikanten Unterschied fest. Die Atemdepression nach Midazolam und Valium ist ähnlich.

Die Wirkung von Midazolam auf die Hirndurchblutung wurde mit ^{133}Xenon, Inhalationsmethode gemessen. 6 Minuten nach einer Dosis von 0,15 mg/kg Midalozam nimmt der cerebrale Durchfluss (CBF) signifikativ (p 0,001) von $40,6 \pm 3,3$ auf $27,0 \pm 5$ ml$\cdot$100 g$^{-1}\cdot$min.$^{-1}$ ab. Der cerebrale Gefässwiderstand nimmt von $2,8 \pm 0,2$ auf $3,9 \pm 0,6$ mm Hg (ml$\cdot$100 g$^{-1}\cdot$min.$^{-1}$) zu. Die P_aCO_2 steigt signifikativ von $33,9 \pm 2,3$ auf $38,6 \pm 3,2$ mm Hg an.

Literatur :

- A. FORSTER, JP. GARDAZ, PM. SUTER, M. GEMPERLE. Respiratory depression by Midazolam and Diazepam. Anesthesiology. 53 : 494. 1980.

- A. FORSTER, O. JUGE, D. MOREL. Effects of Midazolam on cerebral blood flow in human volunteers. Anesthesiology. 56 : 453. 1982.

H 7.6
Flunitrazepam

D. Langrehr
Instituut voor Anesthesiologie en Intensive Care, Rijksuniversiteit Groningen, Nederland

Im Verband mit der raschen Verbreitung einer ganzen Gruppe von Benzodiazepinen zum Gebrauch in Anästhesiologie und Intensivmedizin stellt sich die Frage nach den Vor- und Nachteilen bestimmter Substanzen.
Anhand einer kurzen Übersicht über die pharmakodynamischen Detailwirkungen des Flunitrazepams (Rohypnol) wird versucht, den Stellenwert dieser Substanz gegenüber anderen, viel verwendeten oder neu untersuchten und eingeführten Benzodiazepinen (Diazepam, Lormetazepam, Midazolam) festzustellen.
Die Möglichkeiten seiner Verwendung als i.v. Einleitungssubstanz vor allem in Kombination mit Analgetika werden besprochen.

H 7.7
Lormetazepam

H. Suttmann, A. Doenicke
Anaesthesieabteilung, Chirurgische Poliklinik d. Univ. München, BRD

Lormetazepam ist ein potentes 1,4-Benzodiazepin, das in seiner Wirkung dem Flunitrazepam zu vergleichen ist. In Abhängigkeit von der Applikationsform und der Dosis wirkt es anxiolytisch, sedierend bzw. hypnotisch. Es führt zu einer Reduktion des Muskeltonus und unterdrückt Krampfanfälle. Bei älteren Patienten kann es paradoxe Reaktionen hervorrufen. Im Zusammenhang mit der Schlafinduktion führt Lormetazepam zur Reduktion der Atemaktivität. Bei normotonen und normovolämischen Patienten ist der Einfluß auf den Blutdruck gering. Stressbedingte Hypertonie kann gebessert werden, während bei Hypovolämie mit unerwünschtem Blutddruckabfall zu rechnen ist.
Auf Grund bestimmter Strukturmerkmale besitzt Lometazepam in Bezug auf die Biotransformation und Pharmakokinetik Vorteile gegenüber anderen Benzodiazepinen. Einen wichtigen Schritt bei der Inaktivierung der Benzodiazepine stellt die Hydroxilierung und Konjugation an Glucuronsäure dar. Da Lormetazepam bereits eine 3-Hydroxygruppe trägt, kann es dierekt zum harngängigen Lormetazepamglucuronid umgewandelt und ausgeschieden werden. Die terminale Eliminationshalbwertszeit beträgt 13 ± 2 Stunden.
Für die verschiedenen Applikationsformen liegt Lormetazepam als Tablette und als Injektionslösung vor. Obwohl die Venenverträglichkeit besser ist als bei Diazepam, kann es auch bei Lormetazepam zu Venenreizung kommen. Die intramuskuläre Verabreichung verursacht wie bei den meisten Benzodiazepinen lokale Schmerzen.

In der Anästhesie findet die Substanz eine breite Verwendungsmöglichkeit. Seit vier Jahren wird in unserer Abteilung sowohl die abendliche Sedierung als auch die Prämedikation am Operationstag mit 1 bis 3 mg Lormetazepam per os vorgenommen. In kontrollierten Untersuchungen konnte gezeigt werden, daß der Schlaf in der Nacht vor der Operation und das subjektive Wohlbefinden präoperativ gegenüber Placebo bzw. anderen Substanzen wie Pentobarbital oder DHB gebessert werden kann.
Nach I.v.-Applikation kommt es bei 1 bis 2 mg Lormetazepam mit einer Latenz von 45 sec zu Veränderungen der Hirnstromaktivität. Mittlere Schlafstadien werden in der Regel nach 2 bis 4 Minuten erreicht. Unter Ruhebedingungen vertieft sich der Schlaf innerhalb der ersten 15 min, obwohl die Plasmaspiegel zu diesem Zeitpunkt bereits auf 40% des Ausgangswertes abgefallen sind. Je nach Ausgangslage werden im Verlauf der ersten Stunde auch Tiefschlafphasen registriert. Nach 60 bis 90 min läßt der hypnotische Effekt langsam nach. Mit Nachschlafphasen muß aber bis zur vierten Stunde gerechnet werden. Der eher schlafanstoßende als schlaferzwingende Charakter von Lormetazepam zeigt sich bei der Einstellung von konstanten

Plasmaspiegeln mittels kontinuierlicher Infusion. Bei diesem Vorgehen kann der Patient jederzeit geweckt werden, schläft aber unter Ruhebedingungen wieder ein.
Für die Narkoseinduktion erweist sich Lormetazepam als nicht potent genug. Auf Grund der additiven Wirkung mit Lachgas kann die Substanz aber zur Narkosevertiefung bei Intubationsnarkosen benutzt werden. Ebenso eignet sich Lormetazepam zur Kombination mit Ketanest bei der Ataranalgesie oder zur Sedierung bei Regionalanästhesie

H 7.8
Benzodiazepin-Antagonisten in der Anaesthesie
W. Kapp, H. Suttmann, A. Doenicke, J. Kugler
Hoffmann-La Roche AG, Grenzach. Chir. Univ. Poliklinik München, BRD

Mit der Entdeckung der Strukturen im zentralen Nervensystem, die Benzodiazepine binden, begann ein neuer Abschnitt der Benzodiazepinforschung. Auf der Suche nach Substanzen mit hoher Affinität zu den sogenannten Benzodiazepin-Rezeptoren wurden Moleküle gefunden, die aufgrund ihrer hohen Affinität an Benzodiazepin-Rezeptoren gebunden werden. Es ist bekannt, daß Substanzen mit hoher Affinität zum Rezeptor Substanzen mit geringerer Affinität aus ihrer Rezeptorbindung verdrängen. Es wird über ein Molekül berichtet, das bei hoher Bindung an den Rezeptor biologisch keinen der klassischen Benzodiazepin-Effekte zeigt und sich pharmakologisch nahezu inaktiv verhält. Es lag nahe, diese Substanzen als Benzodiazepin-Antagonisten klinischen Studien zu unterziehen. An der Chir.Universitäts-Poliklinik München wurde an gesunden Probanden Ro 15-1788 in unterschiedlichen Dosierungen geprüft. Das Präparat war in der Lage, die durch Rohypnol® ausgelösten Tiefschlafstadien innerhalb 40-60 Sekunden zuverlässig zu durchbrechen. Dieser Effekt wurde elektrophysiologisch mit Hilfe des EEG's sowie durch klinische Untersuchungen objektiviert. Psychometrische Untersuchungen über mehrere Stunden ließen Rückschlüsse auf die Dauer der Wirkung des Antagonisten zu. Der Wirkstoff Ro 15-1788 war weiterhin in der Lage, wenn er vor Rohypnol® gegeben wurde, den Eintritt des sonst durch Rohypnol® induzierten Schlafes zu verhindern.
Der Benzodiazepin-Antagonist antagonisierte nicht nur die hypnogen-sedierende Wirkung des Benzodiazepinderivates Rohypnol®, sondern auch die negativen Effekte auf die Blutgase im Sinne einer Atemdepression bei relativ hoher Dosierung von Flunitrazepam (Rohypnol®), die bewußt höher gewählt wurde als heute im klinischen Bereich üblich. Die Wirkstoffmengen lagen über 0,02 mg/kg KG; das sind Bereiche, die bei den heute vorliegenden Erfahrungen mit Flunitrazepam als relativ hoch anzusehen sind. 10 mg Ro 15-1788 sind in der Lage, den hypnogenen Effekt von 2 mg Flunitrazepam in 45-60 Sekunden zu antagonisieren. Selbst Wirkstoffmengen von 2,5 mg haben noch einen zuverlässigen antagonisierenden Effekt, jedoch ist die Wirkungsdauer kürzer.

Benzodiazepin-Antagonisten könnten im Fachgebiet Anästhesie wegen ihrer hohen Spezifität benutzt werden, wenn folgende Bedingungen erfüllt sind:
1. Ausreichend lange Wirkungsdauer.
2. Gute physikalisch-chemische Eigenschaften, die eine gute Wasserlöslichkeit zur Folge haben oder eine galenische Darreichungsform, die mit Infusionslösungen mischbar ist.

Die untersuchte Substanz erfüllt diese Bedingungen nicht in idealer Weise. Es ist deshalb Aufgabe weiterer Untersuchungen mit analogen Molekülen, Wirkstoffe mit günstigeren Eigenschaften zu finden. Bevor das Präparat an Patienten im Rahmen der Anästhesie angewendet werden kann, muß im Rahmen klinisch-pharmakologischer Studien ausgeschlossen werden, daß die prompte und schnelle Verdrängung von Benzodiazepinen am Rezeptor nicht zum Auftreten von Krampfanfällen führt, die dann einer Therapie mit Benzodiazepinen aus den genannten Gründen nicht mehr zugänglich sind.

H 7.9
Klinische Pharmakokinetik intravenöser Anaesthetika
J. Schüttler, H. Stoeckel, H. Schwilden, P. M. Lauven
Institut für Anaesthesiologie der Universität, Sigmund-Freud-Str. 25, D-5300 Bonn 1 (Venusberg), BRD

Fragt man nach Sinn und Nutzen pharmakokinetisch orientierter Forschung in der klinischen Anästhesiologie, so läßt sich diese Frage für den Bereich der intravenösen Anästhetika in drei Schritten beantworten:
1. Die Erarbeitung der sogenannten Boluskinetik, ein grundsätzliches Verfahren zur Gewinnung pharmakokinetischer Daten, erlaubt per se weiterführende Aussagen über z.B. Verteilungs- und Eliminationsverhalten des Pharmakons.
2. Darüberhinaus können, basierend auf diesen Ergebnissen weitere Berechnungen erfolgen, die der Überprüfung bisher verwendeter empirischer Dosierungen dienen oder zu neuen optimierten Applikationsschemata führen können, die nach Verifizierung durch Blutspiegelbestimmungen in der klinischen Praxis von Nutzen sind.
3. Die Synthese von pharmakokinetischen Untersuchungen und pharmakodynamischen Modellbildungen erlaubt die exakte Einbeziehung der Wirkung in ein Gesamtkonzept, das die Beantwortung komplexer Fragestellungen der klinischen Pharmakologie in der Anästhesiologie zuläßt.

Bei einmaliger Bolusinjektion der intravenösen Anästhetika ist bei zur Narkoseeinleitung üblichen Dosen in Bezug auf Wirkungseintritt und Wirkungsverlust kein Unterschied zwischen älteren

Pharmaka wie Thiopental, Methohexital, Ketamin und den neueren wie Etomidat, Althesin und Diprivan festzustellen, da primär der Verteilungsvorgang für die Beendigung der Wirkung verantwortlich ist, wobei die Verteilungsvolumina der einzelnen Substanzen mit 150 - 300 L und die entsprechenden Verteilungshalbwertszeiten keine gravierenden Unterschiede aufweisen. Betrachtet man hingegen die Eliminationsphase, so fällt auf, daß sich die neueren intravenösen Anästhetika (Etomidat, Althesin, Diprivan) durch eine hohe totale Clearance auszeichnen, die Werte bis zu 3500 ml/min erreichen kann (Diprivan). In Abhängigkeit von den totalen Verteilungsvolumina ergeben sich daraus Eliminationshalbwertszeiten, die für alle neueren Substanzen bei ca. 60 min liegen. Damit eignen sich diese Pharmaka besonders zur Infusionsanwendung, da bei höherer Gesamtdosis, die aus wiederholten Bolusinjektionen oder Infusionen resultieren kann, die Eliminationsphase zunehmend an Bedeutung für den Wirkungsverlust gewinnt, was bei Pharmaka mit langer Eliminationshalbwertszeit wie z.B. Thiopental zu erheblich verlängerten Aufwachzeiten nach Narkoseende führen kann. Mit diesen wenigen grundlegenden Überlegungen der Pharmakokinetik lassen sich schon viele Fragen von klinischer Relevanz für die Anästhesie beantworten. Will man jedoch den Kreis der Dosis-Wirkungsbeziehungen schließen, so ist neben pharmakokinetischen Untersuchungen von Dosis-Blutspiegelbeziehungen zusätzlich eine Korrelation zur Wirkung mittels Blutspiegel-Wirkungsbeziehungen zu erstellen:

```
            KLINISCHE PHARMAKOLOGIE
          /                        \
   PHARMAKOKINETIK ———————— PHARMAKODYNAMIK
DOSIS ——————————— BLUTSPIEGEL ——————————— WIRKUNG
```

Dabei ist die exakte quantitative Erfassung des pharmakodynamischen Effekts von entscheidender Bedeutung. Bei den heute in der Anästhesie verwendeten Opioiden erscheint dieses Problem nahezu unlösbar. Jedoch kann bei den i.v.-Hypnotika das Elektroencephalogramm z.B. als Median der EEG-Frequenzverteilung verwendet werden. So können dann einerseits klinische Beobachtungen wie z.B. Einschlaf- und Aufwachzeitpunkt quantifiziert werden. Andererseits können Blutspiegel direkt mittels pharmakodynamischer Modellbildung mit dem EEG-Verhalten korreliert werden. Mit diesem Verfahren konnte z.B. das unterschiedliche Wirkungsausmaß von racemischem Ketamin und den beiden optischen Isomeren auf das zentrale Nervensystem erarbeitet werden. Ebenfalls konnte die komplexe klinisch pharmakologische Fragestellung, warum mit zunehmendem Alter die Thiopentaldosis reduziert werden kann, beantwortet werden.
Mit diesen Konzepten der pharmakokinetischen und pharmakodynamischen Modellbildung können also sowohl dem Fortschritt der klinischen Pharmakologie dienende als auch insbesondere für die klinische Praxis relevante Probleme auf rationaler und quantitativer Basis über die reine Empirie hinausgehend erarbeitet werden.

H 7.10
Herzkreislaufwirkungen neuer i.v.- Anaesthetika
R. Larsen
Zentrum Anaesthesiologie der Universität Göttingen, BRD

1. Etomidate

Zahlreiche klinische Untersuchungen haben ergeben, daß Etomidate die Herzkreislauffunktion herzgesunder Patienten nur geringfügig beeinflußt. Herzfrequenz, mittlerer Aortendruck, Schlagvolumenindex, maximale Druckanstiegsgeschwindigkeit im linken Ventrikel (dp/dt_{max}) und linksventrikulärer enddiastolischer Druck (LVEDP) bleiben im wesentlichen unverändert. Das Herzzeitvolumen steigt aufgrund einer Abnahme des peripheren Widerstandes leicht an. Die arterio-koronarvenöse O_2-Gehaltsdifferenz wird geringer. Der koronare Gefäßwiderstand nimmt ab, während die Koronardurchblutung um etwa 20% ansteigt. Der myokardiale Sauerstoffverbrauch ändert sich hingegen nicht. Insgesamt besitzt Etomidate die geringsten Herzkreislaufwirkungen unter allen gegenwärtig gebräuchlichen i.v.-Anästhetika. Darum ist die Substanz von besonderem Vorteil bei Patienten mit eingeschränkter Herzkreislauffunktion. Allerdings werden kardiovaskuläre Reflexreaktionen auf stärkere Reize (z.B. endotracheale Intubation) bei zahlreichen Patienten nicht ausreichend unterdrückt.

2. Benzodiazepine

Die Wirkungen der Benzodiazepine auf die Herzkreislauffunktion sind zumeist gering. Die einzelnen Substanzen unterscheiden sich in dieser Hinsicht lediglich quantitativ voneinander, während die Wirkungen qualitativ im wesentlichen gleich sind. Wegen der geringen kardiovaskulären Nebenwirkungen werden die Benzodiazepine häufig ergänzend für die Anästhesie kritisch kranker Patienten, vor allem solcher mit Erkrankungen des Herzkreislaufsystems, eingesetzt.

2.1. Midazolam

Midazolam führt nur zu geringen Veränderungen der allgemeinen Hämodynamik. Der arterielle Mitteldruck nimmt leicht ab, während die Herzfrequenz nur wenig ansteigt oder unverändert bleibt. Pulmonalarteriendruck und Herzzeitvolumen ändern sich ebenfalls nicht wesentlich; dp/dt_{max} nimmt vorübergehend geringfügig ab. Koronardurchblutung, koronarer Gefäßwiderstand und myokardialer Sauerstoffverbrauch ändern sich ebenfalls nicht wesentlich. Bei Dauerinfusion von Midazolam (2.4 ug/kg/min während einer Fentanyl-Anästhesie sind die Herzkreislaufwirkungen jedoch ausgeprägter: mittlerer arterieller Druck, Herzindex, Koronardurchblutung und myokardialer Sauerstoffverbrauch nehmen signifikant ab. Die Herzfrequenz steigt deutlich an.

2.2. Flunitrazepam
Die kardiovaskulären Wirkungen von klinisch gebräuchlichen Dosen entsprechen im wesentlichen denen von Midazolam: mittlerer Aortendruck und und dp/dt_{max} nehmen leicht ab; die Herzfrequenz steigt gering an; LVEDP, Herzindex, Schlagvolumenindex und Pulmonalarteriendruck bleiben unverändert, ebenso koronarer Gefäßwiderstand, Koronardurchblutung und myokardialer Sauerstoffverbrauch. Ähnlich wie mit Midazolam sind auch bei höherer Dosierung die Herzkreislaufwirkungen ausgeprägter: Anstieg der Herzfrequenz, Abfall von mittlerem Aortendruck, peripheren Gefäßwiderstand, Schlagvolumenindex, dp/dt_{max} und Auswurffraktion.

2.3. Lormetazepam
Die wenigen bisher vorliegenden Untersuchungsergebnisse über die Herzkreislaufwirkungen von Lormetazepam entsprechen denen der anderen Benzodiazepine: leichte Abnahme von mittlerem arteriellen Druck und peripheren Widerstand; keine Veränderungen von Herzzeitvolumen und Herzfrequenz; geringfügige Abnahme von zentralem Venendruck und Lungenkapillaren-Verschlußdruck.

3. Minaxolon
Das wasserlösliche Alphaxolon-Derivat Minaxolon wirkt in ähnlicher Weise auf das Herzkreislaufsystem wie die Ursprungssubstanz Alphaxolon (Althesin): dosisabhängiger Abfall des arteriellen Mitteldrucks, Anstieg der Herzfrequenz, Abnahme von Herzindex und Schlagvolumenindex sowie von arteriellem dp/dt.

4. Diprivan
Eingehendere Untersuchungen über die Herzkreislaufwirkungen von Diprivan liegen gegenwärtig nicht vor. Klinische Untersuchungen haben gezeigt, daß die Substanz dosisabhängig den arteriellen Blutdruck senkt. Die Herzfrequenz steigt initial an.

H 7.11
Zentrale Wirkung der i.v. Anaesthetika
J. Kugler

Psychiatrische Klinik, Abteilung für klin. Neurophysiologie, München, BRD

Abstract nicht eingegangen

H 7.12
Probleme mit Lösungsvermittlern bei der i.-v.-Anwendung von Hypnotika
W. Lorenz, A. Doenicke

Abteilung für theoretische Chirurgie der Universität Marburg. Anaesthesieabteilung der Chirurgischen Poliklinik der Universität München, BRD

Anaphylaktoide Reaktionen beim Menschen nach Verabreichung von Medikamenten, welche in "Cremophor-El" (Polyäthylenglycolglycerol-Rizinoleat) gelöst sind, stellen ein bedeutsames klinisches Problem dar. Da diese Reaktion beim Hund bereits bei der ersten Exposition (2) und beim Schwein erst nach der zweiten Exposition auftritt (1), wurde anhand des "Hunde-Modells" eine Analyse der Komponenten und der chemischen Derivate sowohl von Cremophor El als auch von seinen Komponenten durchgeführt, um deren klinische Wirkung, wie hypotensiver Effekt und Histamin-freisetzende Wirkung zu erfassen. Zwei Versuchsreihen (1978 und 1980) wurden an 144 erwachsenen Hunden (Mischlinge) beiderlei Geschlechts durchgeführt. In dieser Studie korrelierte die Histamin-freisetzende Wirkung nicht mit dem Lösungsvermittler-Effekt. Die Substanzen, die den deutlichsten Effekt hervorriefen, waren ungesättigte oder hydroxylierte Fettsäuren, die äthoxyliert und zusätzlich verestert waren (Tabelle 1, Lorenz et al (3)).

Group of solubilizing agents and fatty acids	Hypotension (0 - +++)	Histamine release (incidence 10 ng/ml)
Preparations of cremophor El		
Cremophor El (several batches)	+++	8/8
Miglophen El (technical quality)	+++	8/8
Cremophor El (purified)	+++	8/8
Components of cremophor El and Tween 80		
Hydrophilic components	0	0/8
Glycerol, polyglycol ethers	0	0/8
Hydrophobic components	+++	8/8
Untreated castor oil	0	0/8
Untreated ricinoleic acid	+	1/8
Untreated oleic acid	++	0/8
Untreated esters of ricinoleic acid and oleic acid	++	0/8
All oxethylated products of the hydrophobic part	?	?
Oxethylated ricinoleic acid	+++	0/8
Oxethylated glycerol esters of ricinoleic acid	?	?
Oxethylated oleic acid	+++	3/8
Oxethylated glycerol monooleate ester	+++	8/8
Tween 80 (oxethylated sorbitol oleate esters)	+++	8/8
Chemically modified components of cremophor El		
Hydrogenated oxethylated castor oil (arlatone G)	+++	8/8
Hydrogenated oxethylated öcastor oil (RH 40)	+++	8/8
Hydrophilic components of RH 40	0	0/8
Hydrophile components of RH 40	+++	8/8
12-Hydroxysteric acid (HSA)	+++	0/8
Oxethylated 12-HSA (several batches)	++	1/8
Oxethylated 12-HSA (bleached)	+++	7/8
Oxethylated glycerol esters of 12-HSA	?	?
9(10)-HSA	?	?
Oxethylated 9(10)-HSA	+++	2/8
Oxethylated glycerol esters of 9(10)-HSA	+++	8/8
Detergents on a non-fatty acid base		
Lensodel NP 40	+++	0/8
Lutensol AP 10	+++	0/8
1-n-propoxy-2-hydroxypropane	++	0/8
1-methoxy-2-hydroxybutane	+	0/8
Pluronic F 68	0	0/8

Im Vergleich zu Cremophor El war der Lösungsvermittler-Effekt ähnlich, die Toxizität dagegen war bei äthoxylierter 12-Hydroxystearinsäure (12-HSA) niedriger. (3) Aus diesem Grunde wurde eine dritte randomisierte, kontrollierte Studie an 70 erwachsenen Hunden (Mischlinge) beiderlei Geschlechts durchgeführt, um die Histamin-freisetzende Aktivität von 5 weiteren Derivaten von 12-HSA zu überprüfen im Vergleich zu Cremophor El und 12-HSA. Die Versuchsanordnung und Methodik sind beschrieben worden (Lorenz et al (3); Tabelle 2). Diese Daten führen zu der Schlußfolgerung, daß 12-HSA in weiteren und bei Erfolg auch in klinischen Studien überprüft werden soll.

Solubilizing agents	Data arranged in classes	
	Hypotension (0 - +++)	Histamine release (incidence 10 ng/ml)
CE	+++	9/10
TN	+	0/10
MO	+++	9/10
ET	+++	9/10
DH	+++	9/10
ED	+++	9/10
ME	++	0/10

Table 2: CE = Cremophor El (batch 144); TN = 12-Hydroxy-stearic acid (12-HSA), 15 EO, bleached (T 54 709); MO = Ethoxylated monoglyceride of 12-HSA, 46 EO (T 61 641); ET = Ethoxylated triglyceride of 12-HSA, 48 EO (T 61642); DH = Diester of 12-HSA with polyethylenglycol 600 (T 61 644); ED = Ethoxylated diester of 12-HSA with PEG 600, 10 EO (T 62 419); ME = 12-HSA esterified with PEG 600 (monoester, T 61 643)

Supported by DFG (Lo 199/13-6)

1) Glen JB, Davies GE, Thomson DS, Scarth Sc, Thompson AV (1979) An animal model for the investigation of adverse responses to i.v. anaesthetic agents and their solvents. Br. J. Anaesth. 51: 819
2) Lorenz W, Reimann H-J, Schmal A, Dormann P, Schwarz B, Neugebauer E (1977) Histamine release in dogs by cremophor El and its derivatives: Oxethylated oleic acid is the most effective constituent. Agents Actions 7: 63
3) Lorenz W, Schmal A, Schult H, Lang S, Ohmann Ch, Weber D, Kapp B, Lüben L, Doenicke A (1982) Histamine release and hypotensive reactions in dogs by solubilizing agents and fatty acids: Analysis of various components in cremophor El and development of a compound with reduced toxicity. Agents Actions 12: 64

Neuere Aspekte der Schmerztherapie: Analgesie durch Neuromodulation

Leitung: P. Pike, Liestal (CH) / H. U. Gebershagen, Mainz (D)

H 8.1
Monoaminerge Neurotransmitter: Neurophysiologische Grundlagen und Bedeutung für die Analgesie

R. Markstein

Präklinische Forschung, Sandoz AG, CH-4002 Basel, Schweiz

Chronische Schmerzen beherrschen das Erscheinungsbild der Patienten, welche die Schmerzklinik aufsuchen. Neben den eigentlichen Schmerzen werden häufig eine Vielfalt von zentralnervösen und vegetativen Dysregulationen beobachtet wie: Schlafstörungen, depressive Stimmungslage, cardiovaskuläre Störungen, Erhöhung des Muskeltonus und der Magen-Darmfunktionen. Wir sprechen daher besser von einem chronischen Schmerzsyndrom. Aehnliche Symptome werden auch bei psychischen Erkrankungen beobachtet, bei denen sich die Hinweise mehren, dass ihnen unter anderem Störungen der monoaminergen Neurotransmission zugrunde liegen.

Auf Grund dieser Parallelität in der Symptomatik und auch der Beobachtung, dass einige nicht als Analgetika bezeichnete Pharmazeutika, welche die monoaminerge Neurotransmission beeinflussen, schmerzlindern wirken, wird die Hypothese abgeleitet, dass auch bei chronischen Schmerzzuständen funktionelle Störungen beim Zusammenspiel monoaminerger Neurotransmittersymptome eine Rolle spielen. Es wird angeregt dieser Möglichkeit bei der Aufstellung von Therapieschemen Rechnung zu tragen und auch Pharmaka einzusetzen, die auf Grund ihres pharmakologischen Profils eine ausgleichende Wirkung auf die Dynamik monoaminerger Neurotransmitterinteraktionen ausüben könnten. Nach einer Einführung in die Neurophysiologie monoaminerger Systeme werden die Möglichkeiten ihrer pharmakologischen Beeinflussung am Beispiel des dopaminergen und serotoninergen Systems beschrieben. Beispiele für Pharmaka mit einem geeigneten pharmakologischen Profil stammen aus dem Gebiet der Mutterkornalkaloide, z.B. Bromkryptin und Co-dergocrin (Hydergin®), deren multiple Wirkungen auf monoaminerge Neurotransmittersysteme gut belegt sind.

H 8.2
Zur Chronobiologie des Schmerzes

G. Hildebrandt, L. Pöllmann

Institut für Arbeitsphysiologie und Rehabilitationsforschung der Universität, Ketzerbach 21 1/2, D-3550 Marburg, BRD

Die Beurteilung von Schmerzen verlangt nicht nur eine örtliche Zuordnung des auslösenden Schmerzherdes, sondern erfordert u. a. auch eine Berücksichtigung der zeitlichen Verhältnisse des Auftretens und der spontanen Intensitätsschwankungen (2). Dabei muß der Dualität der Empfindungsqualitäten Rechnung getragen werden, die sowohl hinsichtlich der örtlichen Zuordnung als auch in der Phasenlage der zeitlichen Spontanschwankungen als protopathisch oder epikritisch differenziert werden können (1,2,5). Die Messung der Schmerzschwelle an der Haut und an den Zähnen erbringt völlig übereinstimmende Ergebnisse

(Abbildung 1). Unter den Spontanschwankungen der Schmerzsensibilität ist zwar der Tagesrhythmus der praktisch bedeutsamste, es lassen sich aber auch jahresrhythmische (2) und menstruationsabhängige Schwankungen (3) nachweisen, und solche, die im Ablauf regeneratorischer Prozesse als sog. reaktive Periodik auftreten (1).

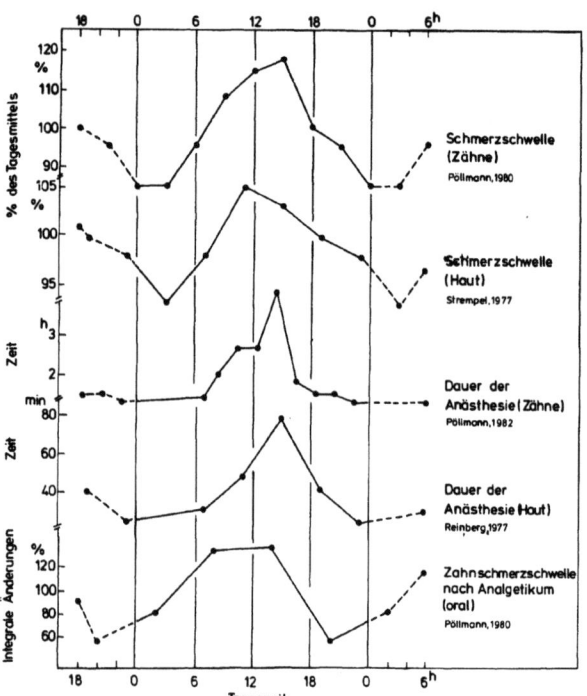

Abb. 1 Übersicht der spontanen tagesrhythmischen Änderungen der Schmerzschwelle am Zahn (1) und an der Haut (5), der lokalanästhetischen Wirksamkeit am Zahn (2) und an der Haut (4) sowie der Wirksamkeit eines oral gereichten Analgetikums (1).

Auch die Ansprechbarkeit auf analgetische und scheinanalgetische Einflüsse unterliegt spontanen Schwankungen, wobei adaptive Modifikationen zu berücksichtigen sind (1,2). Schließlich gelingt es auch, interindividuelle Unterschiede im spontanrhythmischen Schmerzverhalten im Zusammenhang mit der vegetativen Reaktionslage zu deuten. Dabei ist der Umfang der heute gesicherten chronobiologischen Phänomene von einer solchen Größenordnung, daß ihre Berücksichtigung in Klinik und Praxis nicht mehr vernachlässigt werden darf.

Im Hinblick auf die Ausschaltung und Bekämpfung des Schmerzes sind beträchtliche tagesrhythmische Schwankungen in der Wirksamkeit lokalanästhetischer Maßnahmen und peroraler Analgetikumgaben (Abb. 1) sowie auch von Plazeboeffekten sowohl auf protopathische als auch epikritische Schmerzempfindlichkeit zu beachten (1,2,4).

Die nähere Kenntnis der chronobiologischen Gegebenheiten sowie der qualitativen Unterschiede von Schmerzen kann die anamnestische Beurteilung des Arztes bereichern und zugleich das therapeutische Vorgehen differenzieren.

(1) Pöllmann L (1983) Myoarthropathien. Hüthig, Heidelberg
(2) Pöllmann L, Hildebrandt G (1982) Chronobiologie der Schmerzempfindung. Therapiewoche 32:2214
(3) Procacci P (1972) Änderung der Schmerzschwelle für Hautstiche während des Tages- und Monatsrhythmus. S.47-50 in JANZEN R, KEIDEL W D, HERZ A, STEICHELE C (Hrgb.) Schmerz. Thieme, Stuttgart
(4) Reinberg A (1976) Advances in human chronopharmacology. Chronobiologia 3:151
(5) Strempel H (1978) Adaptive Modifikationen des Kälteschmerzes. Europ.J.appl.physiol. 38:17, 39:63

H 8.3
Calcitonin – Ein analgetisches Hormon? Eine Übersicht
M. A. Dambacher, J. A. Fischer
Forschungslabor für Calciumstoffwechsel, Orthopädische Universitätsklinik Balgrist, Forchstrasse 340, CH-8008 Zürich, Schweiz

Calcitonin (CT), ein 32-Aminosäuren Polypeptid, wurde als Gegenspieler des Calcium erhöhenden Parathormons 1962 entdeckt und als Calcium senkender Faktor bei Säugetieren mit Immunofluoreszenz in den C-Zellen der Schilddrüse nachgewiesen.

Zweifel, ob es sich bei diesem Hormon in erster Linie um eine Calcium senkende Substanz handelt, kamen auf, als nicht in jedem Fall von Hypercalcaemie eine Calciumsenkung erzielt werden konnte und erkannt wurde, dass die Calcium senkende Wirkung nicht von der Hypercalcaemie, sondern vom Ausmass des Knochenumsatzes abhängig ist (2).

Die CT produzierenden C-Zellen sind nicht nur in der Schilddrüse nachweisbar, sondern ubiquitär vorhanden und gehören dem neuroektodermalen System an. So extrahierten Girgis et al. (5) 1980 aus dem Neuralganglion von Ciona intestinalis, einem Tunicaten ohne Skelett, eine Substanz, die dem menschlichen CT ähnliche immunologische Eigenschaften zeigt. So ist CT eher als ein Neurotransmitter anzusprechen. CT und CT-Rezeptoren konnten Fischer et al. (4) im menschlichen Gehirn (in höchster Konzentration im Hypothalamus) nachweisen. Die Funktion dieses CT im zentralen Nervensystem ist noch weitgehend unbekannt.

Möglicherweise weist jedoch CT eine analgetische Wirkung auf.

In einer Pilot-Studie haben wir 15 Patienten mit Algodystrophie, und zwar 9 Männern und 6 Frauen, im

Stadium I (-II) zuerst zwei, später vier Wochen lang täglich 50 Einheiten CT subkutan injiziert. Der Therapie-Erfolg wurde beurteilt nach der Besserung von Schmerzen, Schwellung und Rötung, ausserdem wurden Osteoszintigramme, Lymphoszintigramme und Thermogramme angefertigt. Von den 15 Patienten im Erkrankungsstadium I (-II) konnten wir bei immerhin 13 eine Besserung der Schwellung, der Rötung und der Schmerzen beobachten. Auch verlief der Auslassversuch bei 6 von 9 Patienten positiv. Aus den Szintigramm-Daten geht hervor, dass der positive CT-Effekt beim Sudeck-Syndrom nicht in erster Linie Ausdruck der Skelettwirkung des Hormons ist, sondern eher Zeichen einer (entzündungshemmenden?) Gefässwirkung. Im Tierversuch konnte nachgewiesen werden, dass CT die Histamin-induzierte Steigerung der Gefässdurchlässigkeit vermindert (7). Wahrscheinlich spielt jedoch auch die analgetische Wirkung des Hormons eine entscheidende Rolle. Injiziert man Kaninchen in die Hirnventrikel CT, dann resultiert eine Analgesie (6). Dieser Effekt kann mit dem Opiat-Antagonisten Naloxan nicht blockiert werden (1). Zudem hat Fabbri (3) bei einem Patienten mit congenitaler Analgesie im Zerebrospinalraum, nicht jedoch im Plasma, erhöhtes immunoreaktives CT nachweisen können. Untersuchungen von Welzel (8) haben gezeigt, dass beim Modell der postoperativen Phase nach Uterus-Exstirpation bei CT-Gaben gegenüber Placebo ein deutlicher analgetischer Effekt vorhanden ist.

CT, ein Antagonist des Parathormons, entpuppt sich somit als ein Neuropeptid, das entwicklungsgeschichtlich gesehen schon nachweisbar ist, bevor es zur Ausbildung des Skelettsystems kommt. Eigentlich bedeutet dies keinen Gegensatz, denn CT könnte im Gehirn dadurch seine Wirkung entfalten, dass es den Calcium-Transport in den Nervenzellen beeinflusst. Damit wäre der Kreis geschlossen, ein Kreis, der mit der Suche nach einem Calcium senkenden Hormon als Antagonisten zum Parathormon begann.

Literatur:

1. Braga P, Ferr S, Santagostino A, Olgiati VR, Pecile A (1978) Lack of Opiate Receptor Involvement in Centrally Induced Calcitonin Analgesia. Life Sciences 22: 971
2. Dambacher MA, Guncaga J, Lauffenburger T, Haas HG (1975) Factors Determining the calcitonin response in man. Calcium Metabolism. Bone and Metabolic Bone Diseases. Springer, Berlin
3. Fabbri A, Fraioli F, Gnessi L, Moretti C, Bini B, Cruccu G, Manfredi M (1983) Is Calcitonin an Analgesic Hormone? Arch. Neurol. 40: 64
4. Fischer JA, Tobler PH, Kaufmann M, Borr W, Henke H, Cooper PE, Sagar SM, Martin JB (1981) Calcitonin: Regional distribution of the hormone and its binding sites in the human brain and pituitary. Proc. Natl. Acad. Sci. USA 78: 7801
5. Girgis SI, Galan F, Arnett TR, Rogers RM, Bone Q, Ravazzola M, MacIntyre I (1980) Immunoreactive human calcitonin-like molecule in the nervous systems of protochordates and a cyclostome myxine. J. Endocr. 87: 375
6. Pecile A, Perri S, Braga PC, Olgiati VR (1975) Effects of intracerebroventricular calcitonin in the conscious rabbit. Experientia 31: 332
7. Strettle RJ, Bates RFL, Buckley GA (1980) Evidence for a direct antiinflammatory action of calcitonin: inhibition of histamine-induced mouse pinnal oedema by porcine calcitonin. J. Pharm. Pharmacol. 32: 192
8. Welzel D (1982) Analgesic potential of salmon-calcitonin (sCT) in postoperative pain. In: The Effects of calcitonins in Man. First International Workshop. Florence (Italy)

H 8.4
D-Phenylalanine — An Enkephalinase Inhibitor. Its Use in the Treatment of Intractable Pain

K. Budd

Bradford Royal Infirmary, Duckworth Lane, Bradford, W. Yorks. BD9 5RJ, United Kingdom

The majority of opioid activity in brain and spinal cord is mediated by the two opioid pentapeptides (Met) enkephalin and (leu) enkephalin (3). In the spinal cord a relationship to the control of pain is probable but, as with other peptides, the role of enkephalins in the brain appears to be much wider than originally envisaged (1). Whether the enkephalins act as neuromodulators or inhibitory transmitters is still in debate but their clinical effect is to reduce nociceptive input.

The rapid enzymatic degradation of enkephalins renders their activity short lived and if this could be altered by reducing the rate of degradation, clinically valuable analgesia might be produced.

The generation of analgesia by the inhibitor of enkephalin degrading enzymes has been demonstrated in rodents and in man (2) when D - phenylalanine was administered to inhibit the enzyme Carboxypeptidase - A.

The study presented here was undertaken to determine whether these findings could be reproduced under controlled conditions.

METHOD.

Twenty two adult patients with intractable pain of varied aetiology were admitted to a double blind cross over study. Each patient received either D - phenylalanine 250 mgms. t.d.s. or placebo for two weeks, after which time they were changed to the alternative medication for a further two weeks. Changes in pain scores were noted during the study, together with the incidence of any side effects.

RESULTS.

Seven patients (31.78%) showed signficant pain relief whilst taking D- phenylalanine (p = 0.02). This improvement was not seen or maintained whilst taking placebo.

Side effects mainly related to the gastro intestinal tract of mild nature were recorded in four patients receiving D - phenylalanine and in four receiving placebo.

DISCUSSION.

Although this study demonstrated an analgesic effect produced by an enkephalinase inhibitor, the widespread location of Carboxypeptidase - A and the possibility of the existence of more specific enkephalinases does generate some doubt as to the validity of the original premise.
Until further work using other enkephalinase inhibitors has been concluded, it would appear that enkephalins may undergo degradation by different enzymes in various locations.

CONCLUSIONS:

In a group of adult patients suffering from intractable pain of varied aetiology D- phenylalanine 250 mgms. t.d.s. by mouth produced significant analgesia in 31.75% of patients.

REFERENCES.

1. Duggan A. W. (1983) Electrophysiology of opioid peptides and sensory systems. British Medical Bulletin 39. 65 - 70.
2. Ehrenpreis S., Balagot R, Comaty J. E., Myles S.B. (1979) Naloxone reversible analgesia in mice produced by D - phenylalanine and hydrocinaminc acid, inhibitors of Carboxypeptidase - A in : Advances in Pain. Research and Therapy Vol. 3. edited by Bonica J.J. Leibskind J.C. Albe-Fessard D.G. p.p. 479 Raven Press N.Y. 3. Hughes. J. (1979 Release, biosynthesis and metabolism of the enkephalins in Mechanism of Pain and Analgesic Compounds. edited by Beers R. F. Bassett E.G. Raven Press. N.Y.

H 8.5
Pyridoxine-Defizit: Ein ätiologischer Faktor bei Nerven-Kompressions-Syndromen am Beispiel des Carpal-Tunnel-Syndroms

R. Stotz, A. Tabatabai, K. Kläy, M. Firkowicz, J. Müller
Kantonsspital, Chirurgische Klinik, Traumatologische Abteilung: Handchirurgie, Liestal, Schweiz

Das gehäufte Auftreten von Nerven-Kompressions-Syndromen bei Allgemein-und Systemerkrankungen ist bekannt. Das CTS findet sich oft bei Diabetes mellitus,Gicht,Leber-und Niereninsufficienz, ebenso auch bei Krankheiten des rheumatischen Formenkreises. Hypovitaminosen -speziell die des B-Komplexes- werden aetiologisch Krankheitsbildern wie Psoriasis, M.Dupuytren und speziell den Neuropathien bezw. Neuritiden zugeordnet.Lächelnd wird häufig noch der Alkohol aus Unwissen über die Aetiologie als Ursache für Nerven-Kompressionssyndrome genannt.
Durch Arbeiten von ELLIS, FOLKERS, KISHI et al. ist bei insgesamt 29 Patienten mit schwerem CTS ein B_6-Defizit nachgewiesen worden. Serologischer Parameter des Pyridoxine Defekts stellt die Bestimmung der EGOT dar[Erythrocytenglutamat-oxalacetat-Transaminase].
Wir haben bei 60 Patienten mit schwerer Form von CTS,alle klinisch und EMG-mässig klassifiziert, vor der Entlastungs-Operation die EGOT- Werte geprüft. Bei 16 Patienten konnten Pyridoxine-Defizite nachgewiesen werden.Mit oraler Substitution[loo mg/die] gelang es die klinisch relevanten Symptome innerhalb von 6 Wochen bei 8 Patienten abzuschwächen oder auszulöschen. Nach 12-wöchiger Applikation gleichbleibender Dosierung konnten bei 14 Patienten 2/3 der Symptome gelindert oder zum Verschwinden gebracht werden.

BEISPIEL :

Pat:13	$EGOT_0$	$EGOT_+$	α-EGOT	Symptome
Ø Subst.	251	515	2.05 = P	12+
$+B_6$ n 2Wo	426	518	1.36 = N	12+
$+B_6$ n 4Wo	498	697	1.40 = N	11+
$+B_6$ n 6Wo	494	690	1.40 = N	8 +
$+B_6$ n 8Wo	496	666	1.34 = N	6 +
$+B_6$ n10Wo	476	683	1.43 = N	Ø
$+B_6$ n12Wo	496	705	1.42 = N	Ø

Die Behandlung mit Vit B_6(Pyridoxine) als Minimalsubstitution über 12 Wochen appliziert ist beim Nerven-Kompressions-Syndrom (CTS) ohne Zweifel wirksam. Die Resultate bzw Efficienz der B_6 Substitution sind jedoch abhängig von Dauer und Schweregrad der Einzelsymptome. Die operative Behandlung vermag eine Druckentlastung bringen,bewirkt jedoch keine Korrektur des B_6 Defizites. Chirurgie in Kombination mit B_6 Substitution sollte für all diejenigen Patienten die optimale Therapie-Kombination darstellen, welche jahrelange Pyridoxine-Defizite nachweisbar tragen.In solchen Fällen sind durch Gewebs- Sklerosierung der Substitution und Reversibilität Grenzen gesetzt.Hier kann einzig die Entlastungs-Operation Schmerzfreiheit bringen.

Die positiven Resultate der Substitutonsbehandlung bei den CTS- Fällen ermutigten uns zur Erweiterung der Untersuchung mit Ausdehnung auf das Tarsal-Tunnel-Syndrom und Epicodylitis humeri radialis. Bei vorläufig 2 Fällen von TTS und 3 Fällen mit Epicondylitis sehen wir gleich positive B_6 Substitutions-Effekte. Die Untersuchungen hierüber sind jedoch noch nicht abgeschlossen.

LITERATUR :

1. J.M.Ellis, T.Kishi et al.: Vitamin B_6 Defiency in Patients with a clinical Syndrome including the Carpal Tunnel Defect.
   Res.Comm.Chem.Pathol.+ Pharm.:
   Vol 13 No 4 : 1976
2. K.Folkers, J.Ellis et al.: Biochemical evidence for a defiency of Vitamine B_6 in the Carpal Tunnel Syndrome based on a crossover clinical study.
   Proc.Natl.Acad.Sci. USA :Vol 75 No7 : 1978
3. R.H.Gelbermann, P.T.Hergenroeder et al. : The Carpal Tunnel Syndrome.
   J.Bone + Joint Surg: 63- A,No 3 :1981
4. P.M.Le Quesne : The Carpal Tunnel Syndrome.
   Brit.J.Hosp.Med.: 155-64 : 1978
5. G.S.Phalen : The Carpal Tunnel Syndrome.Clinical Evaluation of 598 Hands.
   Clin. Orthop. , 83: 29 - 40, : 1972

H 8.6
Zur analgetischen und neuroregulatorischen Wirkung von L-Tryptophan
P.M.H. Pike
Anaesthesie Abt., Kantonsspital, Liestal, Schweiz

Die komplexe Zusammenwirkung von biochemischen und diätetischen Faktoren in der Bestimmung des Tryptophan - Spiegels schlägt eine Brücke von diesem Aspekt der Schmerzforschung zu dem sich heute erweiternden Gebiet der klinischen Ernährung. Die essentielle Aminosäure Tryptophan ist die einzige, welche auf pH- und temperaturabhängige Weise an Plasma - Albumin gebunden ist. Ihr Stoffwechsel ist komplex und geht einige alternative Wege, z.T. in engem Zusammenhang mit Pyridoxin. Im neuroregulatorischen Sinne ist Tryptophan von Bedeutung als Vorstufe des Neurotransmitters Serotonin und des Melatonins. Der Plasmaspiegel von beiden weist Tagesschwankungen auf.

Da Tryptophan ein Grundstoff der Ernährung ist, gehört es zu der Gruppe von "Waisenpharmazeutika" oder "Medical Foods", auf welchem Gebiete bislang die Forschung nur sporadisch gewesen ist. Das Interesse an seiner Wirkung hat sich jedoch in letzter Zeit verstärkt, im Zuge der laufenden Forschung im Bereich der Bedeutung von Neurotransmittern bei Stimmungs- und Verhaltensmodulation. Die Werte von Serotonin im Gehirn werden durch diejenigen Faktoren beeinflusst, welche den Plasmaspiegel von Tryptophan einstellen. Der Anteil an Tryptophan in der Diät, sowie die allgemeine diätetische Zusammensetzung sind wichtig bei der Regulation serotoninerger Funktionen. Die anderen neutralen Aminosäuren können die Aufnahme von Tryptophan im Gehirn und dessen Transport ebenfalls bedeutend beeinflussen.

Ein grosser Teil der bisherigen klinischen Erforschung des Tryptophans ist auf die Behandlung von Depressionen ausgerichtet, mit bewiesenem Vorteil bei gewissen Patientengruppen. Auch als physiologisches Sedativum hat es sich bewährt, da es die Struktur des Schlafes verändern kann.

Normalerweise liefert die Diät 0,5 - 2 g Tryptophan pro Tag, obschon 160 - 300 mg genügen sollten. Die klinische Dosierung variiert zwischen 0,5 und 4 g L - Tryptophan pro Tag in geteilten Dosen. Im Geschmack wird es unterschiedlich empfunden, entweder als neutral oder als bitter. Nebenwirkungen, über die Patienten häufig berichten, sind: Stimmungsänderung, Gewichtsverlust, Umstellung des Schweissausbruchs und der Urinausscheidung, Veränderung der Essgewohnheiten.

Nebst ausführlichen Studien in der Schlaf- und Depressionsforschung gibt es eine wachsende Liste von Publikationen, die von der Bedeutung des Tryptophans bei der Schmerzwahrnehmung handeln. Aspirin und manche andere nicht narkotische Analgetika können einen Anteil des plasmagebundenen Tryptophans freisetzen. Tierexperimente zeigen, wie Tryptophan die Wirkung von Opiaten verstärkt. Diese Beobachtung wurde auch bei Menschen gemacht: Chronischschmerzpatienten erfuhren eine deutliche Schmerzlinderung und konnten ihre Opiatabhängigkeit beim Gebrauch von Tryptophan verringern. Experimentelle Studien mit Zahnstimulation bestätigen, dass Tryptophan die Schmerztoleranz erhöhen kann. Neurochirurgische Patienten mit Restschmerzen nach Chordotomien und Rhizotomien verspüren auch ein Nachlassen der Schmerzen nach Einnahme von L - Tryptophan. Ferner bilden Migränepatienten eine Gruppe, in der L - Tryptophan bei einem bestimmten noch unvollständig charakterisierten Prozentsatz von Patienten wertvolle Hilfe leistet. Welche Kriterien für die ansprechenden Patienten bestimmend sind, ist eine noch offene Frage im klinischen Einsatz von L - Tryptophan.

Kardiale, pulmonale und cerebrale Reanimation
Leitung: T. Tammisto, Helsinki (SF) / R. Dölp, Fulda (D)

H 9.1
Kontroverse Aspekte der mechanischen kardiopulmonalen Reanimation

W. Dick

Institut für Anaesthesiologie der Universität Mainz, Langenbeckstraße 1, 6500 Mainz, BRD

Schon 1962 meldeten WEAL und ROTHWEL-JACKSON Bedenken an der pathophysiologischen Betrachtungsweise der externen Herzmassage an. Bis dahin herrschte die auch heute noch gültige Vorstellung, daß das Herz zwischen Hinterfläche des Sternum u. der Vorderfläche der Wirbelsäule komprimiert, und das darin befindliche Blut in die Zirkulation ausgeworfen wird. Bei Nachlassen des Kompressionsdruckes - so meinte man - füllen sich die Herzkammern automatisch aus dem venösen System, eine einwandfreie Klappenfunktion vorausgesetzt.
In den letzten Jahren hatten zahlreiche Arbeitsgruppen klinische und experimentelle Studien zur Problematik dieser pathophysiologischen Betrachtungsweise und den daraus resultierenden technischen Empfehlungen unternommen. Die derzeit existente kontroverse Diskussion der mechanischen kardiopulmonalen Reanimationsmaßnahmen konzentriert sich auf folgende Aspekte :
1.) Praekordialer Schlag - ja oder nein
2.) Klassische kardiopulmonale Reanimation mit üblichem oder verlängertem Kompressionsintervall
3.) Neue kardiopulmonale Reanimation mit simultaner Beatmung und Massage
4.) Klassische bzw. neue kardiopulmonale Reanimation mit abdominaler Kompression
5.) Manuelle oder maschinelle Kompression
6.) "Inverse" kardiopulmonale Reanimation.
Zu 1.) Der präkordiale Schlag wurde bereits 1980 aus den Empfehlungen der American Heart Association eliminiert. Er ist nach REDDING ( ) entweder wirkungslos oder erzeugt bei noch bestehender Herzaktion selbst eine Asystolie oder ein Kammerflimmern. Nach DONEGAN ( ) sollte der präkordiale Schlag allenfalls für zwei Indikationsbereiche vertretbar sein, früh einsetzende ventrikuläre Tachycardie oder Kammerflimmern und ventrikuläre Asystolie auf der Basis eines totalen aV-Blocks zur Überbrückung.
Zu 2.) Durch Untersuchungen von TAYLOR ( ) wird einschlägig belegt, daß eine Kompressionsdauer von 60 % des gesamten Herzmassagezyklus bessere Ergebnisse erbringt als 40 %, daß selbst bei einer Kompressionsfrequenz von 40/min anstelle von 60/min. diese Verbesserungen erreichbar sind. Die klassische kardiopulmonale Reanimation sollte also zumindest mit einer Kompressionsdauer von 50 %, eher 60 % bei einer Massagefrequenz von ca. 60/min. durchgeführt werden.
Zu 3.) Als unbestreitbar hat sich inzwischen aufgrund zahlreicher tierexperimenteller und klinischer Untersuchungen die Relevanz der neuen pathophysiologischen Vorstellungen der Reanimationstechniken selbst erwiesen. Unbestritten ist auch, daß mit der neuen kardiopulmonalen Reanimation z. T. höhere systemische Drucke erzielt werden können, die sich in einem erhöhten Druck in der Arteria carotis und einem verbesserten Blutfluß in der Arteria carotis äußern. Die einschlägigen Untersuchungen haben jedoch auch demonstriert, daß mit der neuen kardiopulmonalen Reanimation im Vergleich zur klassischen Technik ein erhöhter intrakranieller Druck verbunden ist, der nicht oder nur unzulänglich durch den erhöhten systemischen Druck kompensiert wird, also zu einer Reduktion des zerebralen-Perfusionsdruckes führt.
Zu 4.) Eigene Untersuchungen im Tierexperiment haben jedoch die Untersuchungen anderer Autoren bestätigen können, wonach die klassische kardiopulmonale Reanimation mit interponierter Beatmung gegenüber der kardiopulmonalen Reanimation mit simultaner Beatmung und Thoraxkompression (Atemfrequenz 12/min., Kompressionsfrequenz 60/min.) keine wesentlichen Unterschiede ergibt, selbst dann nicht, wenn die Tiere anstelle von ZEEP mit PEEP beatmet wurden. Hingegen liefert die simultane Beatmung u. Thoraxkompression mit abdominaler Kompression unter Anwendung von PEEP nicht nur die höchsten Blutdruck- und Flowwerte in der Arteria carotis, sondern auch die höchsten zerebralen Perfusionsdrucke trotz leicht ansteigender intrakranieller Drucke.
Zu 5.) Nach Untersuchungen von McDONALD ( ) ist die manuelle Kompression der maschinellen vorzuziehen, da sie höhere systolische und mittlere arterielle Drucke erzeugt.
Zu 6.) CRUL und ZIMMERMANN ( ) haben 1981 Untersuchungen vorgetragen, denen zufolge die Reihenfolge - Beatmung/Herzmassage - bei primär kardial bedingtem Herzkreislaufstillstand geändert werden sollte in die Sequenz - Herzmassage/Beatmung - mit der Begründung, daß erst 1 Minute nach Beginn der externen Herzmassage die Sauerstoffsättigung im arteriellen Blut unter 50 % absinkt und daß daher wenigstens 30 sec. die primäre externe kardiale Reanimation vor Aufnahme der Beatmung begonnen werden kann.

Reanimationsuntersuchungen sind an den verschiedensten Tierspezies vorgenommen worden und haben zu außerordentlich unterschiedlichen Ergebnissen und divergierenden Interpretationsmöglichkeiten geführt.
Derzeit bestehen auch erhebliche Zweifel daran, ob durch die neue kardiopulmonale Reanimation die Überlebensergebnisse verbessert werden können. Der Schlußfolgerung von LUCE ( ), der zu Folge weitere experimentelle und klinische Arbeiten notwendig sind, um den Stellenwert der klassischen oder der neuen kardiopulmonalen Reanimation zu definieren, ist auch heute noch nichts hinzuzufügen.

Literatur :
1.) Crul, J.-., Meursind, T.J., Zimmermann, N. E.: The ABC of CPR. Disaster Medicine, Springer Verl.
2.) Donegan, J.-H. : New concepts in Cardiopulmonary Resuscitation. Anesthesia and Analgesia, Vol. 60, No.2,Febr. 1981.
3.) Luce, M.-J., Cary, M.-J., Ross, B.-K., Culver, B.H., Butler, J.: New Developments in Cardiopulmonary Resuscitation. JAMA, Sept. 1980, Vol. 244, No. 12.
4.) Redding, J.-S., Haynes, R.R., Thomas, J.D. : Critical Care Medicine, Vol. 9, No. 5, 1981.
5.) Taylor, G.-J., Tucker, W.M., Greene, H.-L., Rudikoff, M. T., Weisfeld, M.-L.: Importance of prolonged compression during cardiopulmonary Resuscitation in man. The new Eng. Journ. of Medicine, June, 30, 1977.
6.) Weale, F.E., Rothwell-Jackson, R.L.: The efficiency of cardiac massage. Lancet 1962, 1 : 990.

H 9.2
Medikamentöse Unterstützung der kardialen Wiederbelebung
Ruth I. Gattiker

Institut für Anaesthesiologie, Universitätsspital Zürich, Schweiz

Die medikamentöse Unterstützung der kardiopulmonalen Reanimation (CPR) umfasst mehrere Gesichtspunkte: verschiedene Gruppen von Pharmaka, deren Applikationsart, der zeitliche Ablauf ihres Einsatzes und die medikamentöse Nachbehandlung nach erfolgreicher Wiederbelebung.

1. Art der Medikamente und Zweck ihres Einsatzes.

a) Restitution der spontanen Herzaktion: Die hiezu verwendeten Pharmaka gehören alle der Gruppe der Sympathomimetika an. Experimentell und klinisch wurden hauptsächlich die Katecholamine Adrenalin, Noradrenalin, Isoprenalin und die Non-Katecholamine Phenylephrin, Metaraminol, Methoxamin und Mephentermin untersucht bzw. eingesetzt. Die Brauchbarkeit von Adrenalin zur CPR wurde erstmals 1896 erwähnt (2). Heute wird es allgemein als das Medikament der Wahl in der CPR anerkannt. Adrenalin ist vor allem deshalb besser geeignet als Isoprenalin, weil es im Gegensatz zu diesem ausser zu der potenten positiv inotropen Wirkung, in den bei der CPR benötigten hohen Dosen zu einer peripheren Vasokonstriktion führt, die einen minimalen diastolischen Aortendruck zur Durchblutung der Coronararterien ermöglicht. Diese schafft erst die Voraussetzung für die positiv inotrope Wirkung am Myokard.

b) Behandlung der metabolischen Acidose:
Da Katecholamine in acidotischem Milieu einen Teil ihrer Wirkung einbüssen, sollte die Acidose bereits vorgängig behandelt werden. In neuerer Zeit hat sich $NaHCO_3$ insbesondere wegen seiner gegenüber THAM (Tris) viel besseren Wirkung auf das intracelluläre pH als überlegeneres Medikament zur Korrektur einer metabolischen Acidose erwiesen (4).

c) Behandlung und Prophylaxe der Rhythmusstörungen und des recidivierenden Kammerflimmerns: Da Katecholamine in hohen Dosen zu Rhythmusstörungen und insbesondere zu recidivierendem Kammerflimmern führen können, sollte bei der CPR das Myokard gleichzeitig, oder besser vorgängig, dagegen abgeschirmt werden. Dazu eignen sich kurzwirkende Antiarrhythmika wie Procain oder Lidocain, oder wenn nötig, langwirkende wie Procainamid oder Chinidin.

2. Applikationsart.

a) Direkte intrakardiale Injektion: Wegen der Gefahr des Haemoperikards oder Pneumothorax, der Verletzung von Coronargefässen, des Septums oder des Myokards wird die intrakardiale Injektion von Medikamenten nur noch bei Unmöglichkeit, sofort einen anderen Injektionsweg zu erstellen, empfohlen. Als Alternativen stehen der intravenöse oder der intrapulmonale Applikationsweg zur Verfügung.

b) Die intravenöse Injektion: Seit der verbreiteten Technik der Punktion und Kanülierung grosser zentraler Venen (V. subclavia, V. iugularis int.), die auch beim nicht schlagenden Herzen aus anatomischen Gründen nicht kollabieren, ist das Anlegen einer intravenösen Infusion auch in dieser Situation problemloser geworden.

c) Die intrapulmonale Applikation: Das Medikament wird in geeigneter Verdünnung durch den intratrachealen Tubus direkt in die Trachea (3) oder mittels eines Katheters tief endobronchial (1) eingebracht. Besonders letztere Methode soll über den alveolo-kapillären Weg eine bis 10 mal grössere Wirkungsgeschwindigkeit als die intravenöse Injektion gewährleisten. $NaHCO_3$ und Noradrenalin dürfen wegen zu starker Alkalinität und zu grossem Volumen bzw. wegen der zu starken vasokonstriktorischen Wirkung nicht intrapulmonal gegeben werden.

3. Medikamentöse Nachbehandlung nach erfolgreicher Reanimation.

Zur Erhaltung befriedigender haemodynamischer Verhältnisse sind oft Katecholamininfusionen erforderlich, später unter Umständen Digitalispräparate. Häufig gelangt auch Calciumgluconat oder -chlorid zur Anwendung. Elektrolyt- und Säure-Base-Gleichgewicht müssen konstant gehalten werden. Bei recidivierenden Rhythmusstörungen müssen Antiarrhythmika in einer Dauerinfusion gegeben werden.

Literatur

1. Elam JO (1977) The intrapulmonary route for CPR drugs. In: Advances in cardiopulmonary resuscitation, p. 132, ed. P. Safar Springer Verlag New York Heidelberg Berlin
2. Gottlieb R (1896) Ueber die Wirkung der Nebennierenextrakte auf Herz und Blutdruck. Arch.Exp. Path. Pharm. 38:99
3. Redding JS (1967) Effective routes of drug administration during cardiac arrest. Anesth. Analg. 46:253
4. Rothe KF, Diedler J (1982) Comparison of intra- and extracellular buffering of clinically used buffer substances: Tris and Bicarbonate. Acta anaesth. scand. 26:194

H 9.3
Möglichkeiten und Grenzen der Hirnreanimation
A. Wauqier

Janssen Pharmaceutica, Beerse, Belgien

Experimentelle Untersuchungen zur Hirnischämie haben zu zwei wichtigen Befunden geführt : 1) die Wiederherstellung der Hirnfunktion dauert länger als man ursprünglich vermutete; 2) die Hirnschäden als Folge des Insultes treten viel später auf. Diese beiden Befunde weisen darauf hin, dass die Möglichkeit besteht, den Hirnschäden vorzubeugen. Eines der verfügbaren Vorbeugungsmittel ist die Arzneimitteltherapie. Ungeachtet dieser Hoffnung aber bleibt die Wiederbelebung des Gehirns durch Arzneimittelbehandlung eine umstrittene Frage. Diese Übersicht soll feststellen, worauf die Kontroversen zurückzuführen sind, und welche Möglichkeiten bestehen, um eine Reanimation mit Arzneimittel durchzuführen.
Die Wirksamkeit von Arzneimitteln gegenüber Hypoxie wird oft in Hirnschutz-Versuchen gezeigt. Dies ist wertvoll, jedoch sind Hirnschutz- von Hirnreanimationsexperimenten zu unterscheiden : während im ersten Fall die Arzneimittel vor dem Insult gegeben werden, geschieht dies im zweiten danach. So wird in einer Vielzahl von Studien die Wirksamkeit von Arzneimitteln gegenüber Hypoxie oder Ischämie gezeigt, wenn sie vor der Ischämieattacke verabreicht werden. Zu diesen Arzneimitteln gehören Hypnotika wie Barbiturate oder Etomidat (3, 5), Kalziumblocker wie Flunarizin (3, 5) und eine Reihe nicht zu dieser Gruppe gehörender Arzneimittel wie Gamma-Hydroxybuttersäure (1). Obwohl es sich hier um relevante Daten handelt, sagen sie über die Wirksamkeit gegenüber Ischämie oder Hypoxie bei Verabreichung nach dem Insult nichts aus.
Ein weiterer Unterschied ist zwischen den einzelnen Hypoxie- bzw. Ischämiemodellen zu machen. In dieser

Hinsicht wird der vollständigen globalen Ischämie (zum Beispiel Herzstillstand) durch die Kliniker besondere Aufmerksamkeit gewidmet. Es ist aber auch nicht sinnvoll, dieses Modell zu stark zu betonen, da es keine Aussagen über andere Ischämiearten (z.B. Apoplexie) zulässt. Jedoch handelt es sich bei all diesen Modellen um vielfältige pathophysiologische Veränderungen, und wahrscheinlich ist auch die Behandlung, einschliesslich der Arzneimittelbehandlung, vielfältig. Es ist hervorzuheben, dass die Arzneimitteltherapie unbedingt an den studierten Ischämietyp anzupassen ist. Abbildung 1 illustriert eines der wichtigsten, bei vollständiger globaler Ischämie auftretenden Probleme. Nach einer anfänglichen Hypoxie entwickelt sich ein Hypoperfusionszustand. Diese sekundären Späterereignisse können möglicherweise zu darauffolgenden Hirnschäden führen. Versuche haben gezeigt, dass Hirnschäden nicht sofort nach dem ischämischen Ereignis eintreten.

Energiesparende Arzneimittel wie die Barbiturate sind zur Vorbeugung eines Hypoperfusionszustandes nicht geeignet. Kalziumblocker wie Flunarizin sind wegen ihrer antivasokonstrikorischen Wirkung (5) und der Tatsache, dass sie die Hirndurchblutung verbessern (4), möglicherweise wirkungsvoll. Bei neueren Versuchen, in denen die hauptsächliche Blutversorgung des Gehirns verhindert wurde, verbesserte Flunarizin die Hirndurchblutung und beugte einer EEG-Stille vor. Sofern Vasospasmen den Hauptgrund des Hypoperfusionszustandes darstellen, sind Kalziumblocker möglicherweise die geeigneten Substanzen, um zur Wiederherstellung der Durchblutung nach Herzstillstand gegeben zu werden. Andererseits hat es bei Schädel-Hirn-Trauma, wobei ein gestiegener intrakranieller Druck und das Entstehen eines Hirnödems die wesentlichsten Probleme darstellen, wahrscheinlich keinen Sinn, Kalziumblocker zu verabreichen. Für diese Indikation könnte Etomidat das Mittel der Wahl sein, besonders, weil es stabile kardiovaskuläre Verhältnisse gewährleistet. Dies zusammen mit seiner metabolismussenkenden Wirkung und der Eigenschaft, Übererregbarkeit vorzubeugen (antikonvulsive

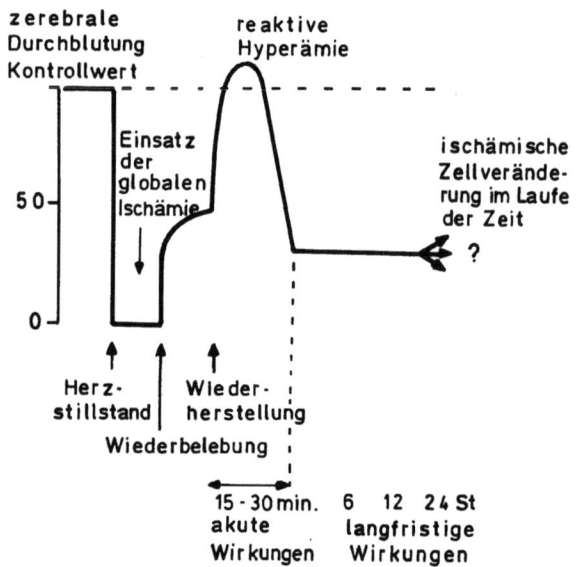

Abbildung 1: Schematische Darstellung der Veränderungen in der zerebralen Durchblutung nach globaler Ischämie. Modifiziert nach Safar (2).

Eigenschaften) sind Gründe dafür, dass Etomidat in der Intensivabteilung als Sedativum Vorteile bieten könnte. Obwohl zwar noch weitere Beispiele gegeben werden könnten, genügt es hier, die drei wichtigsten Punkte zusammenzufassen:
1. Die mit Hypoxie-Ischämie zusammenhängenden Probleme, ebenso wie eine geeignete Behandlung, sind komplizierter Art;
2. Die verfügbaren Arzneimittel sind vorzugsweise für die indizierten klinischen Symptome zu verwenden;
3. Ein "Wundermittel", das zur Behandlung aller ischämischer Ereignisse zu verwenden ist, wurde noch immer nicht entdeckt.

Literatur

(1) Artru AA, Steen PA, Michenfelder JD (1980) Gamma-hydroxybutyrate : cerebral metabolic, vascular, and protective effects. J. Neurochem. 35:1114

(2) Safar P, Gisvold SE, Vaagenes P, Hendrickx HHL, Bar-Joseph G, Bircher N, Stezoski W, Alexander H (1982) Protection of tissues against hypoxia. Elsevier Biomedical Press, Amsterdam

(3) Wauquier A, Ashton D, Clincke G, Van Reempts J (1982) Cerebral hypoxia in the pathogenesis of migraine. Pitman, London

(4) White BC, Gadzinski DS, Hoehner PJ, Krome C, Hoehner T, White JD, Trombley Jr JH (1982) Effect of flunarizine on canine cerebral cortical bloodflow and vascular resistance post cardiac arrest. Ann. Emerg. Med. 11:119

(5) Young GA, Wauquier A (1982) A pharmacological approach to brain hypoxia. Part II. Contribution from Janssen Research to the pharmacological treatment of brain hypoxia. Clin. Res. Rev. 2:89

H 9.4
Wiederbelebung des Neugeborenen
J.B. Brückner
Institut für Anaesthesiologie der Freien Universität Berlin, Klinikum Charlottenburg, D-1000 Berlin

Verhütung von Schäden durch das Geburtstrauma umfaßt

a) rechtzeitige Erfassung einer Risikoschwangerschaft durch konsequente ärztliche Überwachung während der Gravidität

b) intensive Überwachung von Mutter und Kind während der Geburt. Neben dem Geburtshelfer sollten Anaesthesisten im Kreißsaal verfügbar sein, um neben Schmerzbehandlung ggf. Kreislaufüberwachung der Mutter und erste Wiederbelebung beim asphyktischen Neugeborenen vornehmen zu können.

c) Erkennung eines gefährlichen Zustands für das Neugeborene

d) intensive und rechtzeitige Anwendung von Wiederbelebungsmaßnahmen in der Reihenfolge:

- Maskenbeatmung mit Sauerstoff

- Auskultation des Herzens, ggf. Herzmassage

- venöser Zugang und Volumenersatz (Albumin-Glukose)

- Verhinderung der Unterkühlung

Bessert sich der Zustand des Kindes nicht bis zur 5. Minute p.p. erfolgt:
- Intubation
- Puffertherapie (cave alkalose !)
- medikamentöse Therapie (Naloxone, Calcium, Lidocaine, Dopamin)

e) Nach Stabilisation (Herstellen der Transportfähigkeit) sollten diejenigen Kinder, die weiterer Intensivtherapie bedürfen, schnell in ein neonatologisches Zentrum verlegt werden.

H 9.5
Grenzen der Reanimation — Unterlassung bzw. Abbruch der Behandlung

K. Steinbereithner

L. Boltzmann-Institut f. Experimentelle Anaesthesiologie u. Intensivmedizinische Forschung; Klinik f. Anaesthesie u. Allgemeine Intensivmedizin, Universität Wien, Österreich

Die Wiederbelebung stellt - wie einige andere Methoden der "Critical Care"-einen Grenzbereich unseres Behandlungsspektrums dar. Die therapeutischen Möglichkeiten haben sich allerdings in den letzten Jahren beträchtlich erweitert, sodaß eine aktuelle Standortbestimmung zur Klärung der Frage, wo derzeit die medizinischen und ethischen Grenzen der Wiederbelebung zu sehen sind, durchaus sinnvoll erscheint. Unterlassung und Abbruch der Behandlung können hiebei als Begriffspaar gesehen werden, das qualitativ keine unterschiedlichen Kriterien aufweist.

1) Als Paradigma der Indikation zum Behandlungsabbruch darf das sog. Hirntodsyndrom gelten. JENNETT et al. (2) kommt u.a. das große Verdienst zu, klargestellt zu haben, daß bei Einhaltung bestimmter Richtlinien die klinische Hirntoddiagnose allein - ohne EEG und Angiographie - völlig ausreichend sei. Die Umsetzung dieser Erkenntnisse auch in die "ambulante" Reanimationspraxis läßt allerdings noch zu wünschen übrig.

2) Als erst teilweise ausdiskutiert und vielfach eher kontrovers kann noch immer die (bewußte) Unterlassung akuter kardiopulmonaler Wiederbelebung an Intensivstationen gelten ("orders not to resuscitate" (3)), obwohl derartige Festlegungen im Konsens des Behandlungsteams sich mehr und mehr einbürgern. Im eigenen Arbeitsbereich ist an der Intensivbehandlungsstation I die Wiederbelebungsfrequenz von 72,5 % (1974) auf weniger als 15 % (1978-1983) gesunken. Trotz dieser Einschränkung sind die Erfolgsquoten bedauerlich niedrig (3,3 % aller Herzstillstände im eigenen Krankengut - gleichbedeutend mit 1-2 Fällen folgenlos überstandenen Kreislaufstillstands pro Jahr). Die Prognose von auswärts zutransferierter Fälle erscheint wesentlich günstiger (Überlebensrate 67,5 %; meist Monoorganversagen oder Akutereignisse). - In der Gesamtpopulation einer Intensivstation überwiegt mehr und mehr, wie eigene Analysen zeigen, das Polyorganversagen, wobei der Herzkreislaufstillstand nur als terminale Konsequenz der in der Regel inkurablen Grundkrankheit anzusehen ist. Es darf erwartet werden, daß sich im Intensivbereich die Reanimationsindikation auch in Zukunft eher einengt.

3) In der Frage des sog. "living will" (Patientenbrief bzw. -testament) muß festgestellt werden, daß trotz eines vielerorts sogar gesetzlich fixierten Schutzes solcher Willensäußerungen letztendlich doch auf die ärztliche Entscheidung abgestellt werden muß, zumal dem Patienten in solchen kritischen Akutsituationen jede Beurteilungsmöglichkeit fehlt.

Versucht man abschließend in diesem Zusammenhang auf die Empfehlung 779/76 bzw. Resolution 613/76 des Europarats über die "Rechte der Kranken und Sterbenden" (1) einzugehen, so ergeben sich folgende Schlußfolgerungen: So sehr eine europaweite "Harmonisierung" von ärztlichen Verhaltensrichtlinien für derartige Grenzfragen zu begrüßen ist, so wenig scheint es wünschenswert, "medizinische Leitprinzipien" gesetzlich festzulegen.

Literatur:
(1) Europarat, 27. Sitzungsperiode (24. Sitzung 29.1.1976) Empfehlung 779, Resolution 613 über die Rechte der Kranken und Sterbenden. In Barnard C (1981) Glückliches Leben, würdiger Tod (Übers. Friedmann G).Hestia Verlag Bayreuth: S 250-255

(2) Jennett B, Gleave J, Wilson P (1981) Brain death in three neurosurgical units. Brit.med.J. 283: 359

(3) Rabkin MT, Gillerman G, Rice NR (1976) Orders not to resuscitate. N.Engl.J.Med 295: 364

H 9.6 (a)
Ausbildungs- und Organisationsprobleme in der Praxis der Wiederbelebung

W. Röse

Klinik für Anaesthesiologie und Intensivtherapie der Medizinischen Akademie Magdeburg, DDR-3090 Magdeburg, Leipziger Str. 44, DDR

Einleitung
Die Einführung moderner Verfahren der Wiederbelebung in die dem Notfallpatienten zugutekommende Praxis hat zwei wesentliche Voraussetzungen
- eine adäquate Ausbildung und
- eine die Breite der Bevölkerung erfassende Organisationsform.

Diesbezügliche in der DDR gemachte Erfahrungen sollen im folgenden dargestellt werden.

Ausbildung
Die Laienausbildung erfaßt im Rahmen der obligatorischen 1o-Klassen-Schule die große Gruppe der Kinder. Landeseinheitliche Lehrpläne sehen im Biologieunterricht der 8. Klasse die ganz vorwiegend theoretische Vermittlung von Kenntnissen über lebensrettende Sofortmaßnahmen vor. Bei Erwachsenen sind die einzigen weiter verbreiteten Formen der obligatorischen Beschäftigung mit der Ersten Hilfe Ausbildungskurse im Rahmen des Erwerbs der Berechtigung zum Führen von Kraftfahrzeugen. Bislang wurde bei allen diesen allgemeinen Laienausbildungskursen die Herzwiederbelebung nicht gelehrt.
Die Ausbildung von medizinischem Personal wird seit Jahren weit intensiver gestaltet. Im Medi-

zinstudium absolviert bereits der Vorimmatrikulierte während des obligatorischen einjährigen Krankenpflegepraktikums einen einwöchigen "Erste-Hilfe-Kurs", wo er die Maßnahmen der kardio-pulmonalen Wiederbelebung vor allem auch praktisch üben kann. Während des Studiums dienen mehrere Abschnitte der theoretischen und praktischen Kenntnisvermittlung über diese Fragen

- im 1. Studienjahr: interdisziplinärer Komplex "Einführung in die Notfallmedizin" mit 3o Stunden, davon 5o % Praktikum
- 4. Studienjahr: Anaesthesiologie und Intensivtherapie 3o Stunden
- 5. Studienjahr: interdisziplinärer Komplex "Notfallsituationen" 45 Stunden.

Die interdisziplinären Lehrkomplexe werden an allen 9 medizinischen Hochschulbereichen durch die Lehrstühle für Anaesthesiologie koordiniert, die Erarbeitung der vom Ministerium für Hoch- und Fachschulwesen verbindlich bestätigten Lehrprogramme erfolgte durch die Gesellschaft für Anaesthesiologie und Intensivtherapie der DDR.

Während der sich dem Studium unmittelbar anschließenden 4 - 5 jährigen Weiterbildung ist die Notfallmedizin in jeder der 31 vorhandenen Facharztrichtungen verankert. Die auch hier landeseinheitlichen Richtlinien stehen unter der Kontrolle der Akademie für Ärztliche Fortbildung, an der es seit vielen Jahren auch einen Lehrstuhl für Notfallmedizin gibt.

Organisation

Bestrebungen, dem in Not geratenen Erkrankten oder Verletzten bereits außerhalb der Klinik organisierte Hilfe zukommen zu lassen, gibt es in der DDR seit 196o. Hierdurch wurden wichtige Voraussetzungen geschaffen, die 1976 in das landesweite System der "Schnellen Medizinischen Hilfe" (SMH) einmündeten. Von diesem abgestuften System der Notfallbetreuung können heute bereits 80% der Bevölkerung Gebrauch machen. Die Bestandteile der dabei wirksam werdenden Rettungskette sind in Abbildung 1 aufgeführt.

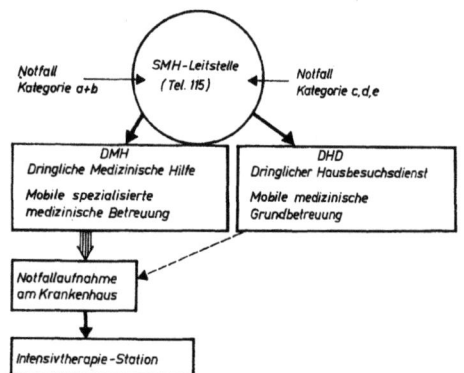

Abb. 1: Das System der "Schnellen Medizinischen Hilfe" (SMH) und seiner Nachfolgeeinrichtungen

Notfälle mit unmittelbarer oder mittelbarer Lebensbedrohung (Kategorie a und b) werden durch in der kardio-pulmonalen Wiederbelebung besonders erfahrene Ärzte, zumeist Anaesthesisten, versorgt. Sie sichern zugleich den nahtlosen Übergang zur stationären Intensivtherapie.

H 9.6 (b)
Aktuelle Ausbildungs- und Organisationsprobleme der Reanimation in der Bundesrepublik Deutschland
P. Sefrin
Institut für Anaesthesiologie der Universität Würzburg, BRD

Die Laienausbildung in der BRD umfaßt einen Kurs "Lebensrettende Sofortmaßnahmen" und "Erste Hilfe", die durch die Hilfsorganisationen durchgeführt werden. In beiden Kursen ist als einzige Reanimationsmaßnahme die Atemspende enthalten. Frühere Untersuchungen zeigten, daß der Laie nach einer nur einmaligen Unterrichtung trotz eventueller Beherrschung der Technik bei Indikationsstellung und Durchführung der Atemspende überfordert ist (Jungchen).

Nach einer Überprüfung der Effizienz des Sonderlehrganges "Herz-Lungen-Wiederbelebung", wie er von allen Hilfsorganisationen in der BRD bei deren Mitgliedern und für spezielle Berufsgruppen im Auftrage der Berufsgenossenschaften durchgeführt wird, ergab sich neben wissenschaftlichen Neuerungen die Notwendigkeit einer Reformation des Lehrganges. In der alten Form wurden bis zu diesem Jahre viele Millionen Laien ausgebildet. Es zeigte sich jedoch, daß der 3 x 2 Stunden während Lehrgang nicht die nötige Sicherheit zur Durchführung der Reanimation unter Notfallbedingungen vermittelte. Aus diesem Grunde wurde bereits früher an die Teilnahme die Bedingung geknüpft, daß der Absolvent nach 1 bis 2 Jahren an einem Wiederholungslehrgang teilnehmen müsse. Diese Forderung muß unbedingt aufrechterhalten werden, um eine sachgerechte Durchführung garantieren zu können.

Die Vermittlung des Lehrinhaltes des HLW-Kurses war nach dem alten Leitfaden bisher ausschließlich Ärzten vorbehalten. In der Praxis zeigte sich indessen, daß weder eine ausreichende Anzahl pädagogisch befähigter, noch praktisch routinierter Ärzte für diesen Zweck zur Verfügung stand. Die Realität war hingegen, daß Ausbilder oder Rettungssanitäter den Kurs praktisch lediglich unter der "Schirmherrschaft" eines Arztes durchführten. Trotz intensiver Bemühungen der Universitäten im Rahmen ihres Lehrprogramms, die Methoden der cardio-pulmonalen Reanimation zu vermitteln, wird bei vielen Ärzten nach der Approbation keine ausreichende Sicherheit in dieser Technik vorhanden sein, wie die Erfahrung im Rahmen des Notarztdienstes gezeigt hat.

Im vergangenen Jahr wurde in der BRD erneut die Frage diskutiert, ob eine Ausbildung in HLW in den Erste-Hilfe-Kurs integriert werden sollte, wie es von der Liga der Rot-Kreuz-Gesellschaften gefordert wurde. In einem

Expertenhearing des DRK kam man zum Schluß, daß sich dies in der BRD nicht realisieren ließe trotz der unbestrittenen Vorteile einer derartigen Verfahrensweise. In den Ländern, die über deutlich bessere Erfolgsstatistiken aufweisen als die BRD, wird bereits in der Grundschule obligatorisch mit einer Erziehung zur Reanimation begonnen. Durch ständige Wiederholungskurse während der gesamten beruflichen Ausbildung in den verschieden Schul- und Lehrabschnitten wird somit eine Intensivierung der Kenntnisse und eine Vertiefung der praktischen Erfahrung erreicht. Ist ein derartiges intensives und wiederholtes Training nicht vorhanden, so stellt sich die Frage, ob der Laie im Notfall in der Lage ist, trotz Erregung und Hektik die Indikation zur Durchführung der äußeren HDM richtig zu stellen und diese Maßnahme auch technisch korrekt durchzuführen.

Es besteht kein Zweifel, daß durch eine weitere Verbreitung der CPR größere Chancen für eine erfolgreiche Reanimation gegeben werden. Durch die Reorganisation des HLW-Kurses soll nicht nur eine bessere Ausbildung garantiert werden, sondern auch ein größeres Ausbildungspotential erschlossen werden. Weitergehende organisatorische Maßnahmen sind erforderlich aber noch nicht realisierbar.

Komplikationen der rückenmarksnahen Regionalanaesthesie
Leitung: H. Bergmann, Linz (A) / F. Kern, St. Gallen (CH)

H 10.1
Anaesthesietechnik
M. Niemer
Institut für Anaesthesie, Klinikum Ingolstadt, BRD

Grundsätzlich sind technisch bedingte von wirkungsbedingten Komplikationen bei Leitungsanaesthesieverfahren zu trennen. Der Grossteil der bei rückenmarksnahen Regionalbetäubungen möglichen Komplikationen ist bekannt und gut dokumentiert. Die Ursachen sind weitgehend geklärt und vielfach vermeidbar. Dennoch finden sich in der jüngeren anaesthesiologischen Literatur Berichte über technisch bedingte Zwischenfälle bei Peridural- bzw. Spinalanaesthesie.
Tabellarisch sollen wichtige technische Komplikationen, deren Ursachen, Prophylaxe und Therapie aufgelistet werden.

PDA	SPA	Komplikation	Ursache	Prophyl./Therapie
+	+	vasovagale Synkope	keine-zu starke Sed. sitz.Pat.	Sedierung↑ bzw.↓ Punkt.in Seitenl.
+	+	Rückenschmerz	Mehrfach-P. traum. Periostitis ↓Lord.d.LWS	dünne, atraumat. Nadeln Kissen unter LWS
+	+	unvollständiger Block	SPA:Dosis P.stelle Barizität Lagerung PDA:Dosis Punktion Kath.lage Luftinjekt.	Komplett.d.Blocks a. Nachinjektion b. stad.analget. (DHB, N_2O/O_2 oder 0,4mg/kg Ketamin) c. Allgemeinanaesthesie NLA, Fent/Hypno-Tr.
+	+	Implant.v. Haut-u. Hautbestandteilen	Stanzeffekt d.P.Nadel	Führungskanüle! chir.Intervent. (z.B.Dermoidcyste)
+	+	Abbrechen d. Nadel, Abscheren d.Kath.	Mat.fehler grobe P.	chir.Entfernung d. Nadel (falls erford.) Zurückziehen d.Kath.durch liegende Nadel
(+)	+	Kopfschmerz	Liquorhypotension Liquorhypertens.	Analg., Flüssigk. zufuhr, Minirin®, epid.NaCl-Inf. PD-Eigenblutinj. ICP-Senkung (z.B.Diamox)
–	+	N.VI- N.VIII-Parese	Störung d. Liquordynamik	symptomatisch; gute Prognose!
+	+	Lagerungsschäden	Druck auf expon.Nn., Tourniquet	Unterpolsterung (Prophyl.) Elektrotherapie
+	+	LA-Intoxikation	Überdos., intravasale Injektion	O_2/Val.(Thiopent.) Vol.zufuhr, Vasopressoren
+	+	"totale" SPA	SPA:Dosis Lagerung Barbotage PDA:unbemerkte Duraperf.	Intub., Beatmung, Vol.zufuhr Vasopressoren (Noradren.-Inf.)
+	+	persist. Nervenschäden	Verletzung d.Rücken-M. intran.Inj. Neurotox.v.LA Vasokonstrikt.	keine Inj. bei Parästhesien op. Revision (Versuch)
+	+	epidurale- subarachn. Blutung	Koagulopathie Hämostasedef.	Normal.d. Gerinnung Hämatomausr.
+	+	Meningitis Encephalitis Myelitis	chem.-physik. mangelnde Asepsis	kons.-sympt. Antibiotika Abszess-Ausr.

+	+	Diathermie-schäden	feuchte Haut	Trocknenlas-n.Desinfekt. d.Haut (neutr.Elektrode)

Literatur beim Verfasser

H 10.2
Komplikationen der rückenmarksnahen Regionalanaesthesie – Herz-Kreislauf-System

M. Zimpfer

Klinik für Anaesthesie und Allgemeine Intensivmedizin, Universität Wien, Österreich

Die von den spinalen Segmenten in Höhe von T1 bis L2 entspringenden sympathischen Nervenfasern innervieren das Herz (T1 bis T5), arterielle Widerstandsgefäße und die venösen Kapazitätsgefäße. – Bei rückenmarksnaher Regionalanaesthesie werden präganglionäre sympathische Fasern blockiert (Abb.1). Daher ist der Tonus der arteriellen Widerstandsgefäße und der venösen Kapazitätsgefäße vermindert. Dies bedeutet neben einer Abnahme des arteriellen Gefäßwiderstandes in sympathisch denervierten Bezirken venöses Blutpooling mit vermindertem venösen Rückstrom, verminderter diastolischer Ventrikelfüllung und vermindertem ventrikulären Schlagvolumen. Bei hoher rückenmarksnaher Regionalanaesthesie sind zudem kardiale Kompensationsmechanismen wie Tachykardie und reflektorische Erhöhung der Myokardkontraktilität gestört. In Abhängigkeit vom Ausmaß einer sekundären zentralen Sympathikusaktivierung werden diese Kreislaufänderungen im Bereich der nicht gelähmten Gefäßbezirke kompensatorisch mit einer Steigerung des arteriellen Gefäßwiderstandes beantwortet. Dies bedeutet jedoch nach dem Kirchhoff'schen Gesetz, "bei Parallelwiderständen addieren sich die Leitfähigkeiten", einen weiteren Abstrom von Blut in die gelähmten Bezirke. Durch etwaige gleichzeitige Verabreichung von Sedativa, Hypnotika oder Analgetika werden die im Rahmen rückenmarksnaher Leitungsanaesthesien verbleibenden Steuerungsmechanismen zusätzlich beeinträchtigt, was die Tendenz zu arterieller Hypotension verstärken kann. Auch müssen kardiovaskuläre Nebenwirkungen von absorbiertem Lokalanaesthetikum als Ursache für hypotensive Kreislaufeinstellungen bei rückenmarksnaher Regionalanaesthesie mit in Betracht gezogen werden. Aufgrund der angeführten pathophysiologischen Grundlagen ergibt sich weiters, daß im Rahmen rückenmarksnaher Regionalanaesthesien selbst bei Ausbleiben einer arteriellen Hypotension als unmittelbare Anaesthesiefolge, mit einer starken Herabsetzung der Hypovolämietoleranz gerechnet werden muß (Abb.2).

Das Behandlungsziel bei Blutdruckabfall muß sein, durch Kopftieflagerung und Volumszufuhr den venösen Rückstrom zum Herzen zu erhöhen und so das Herzzeitvolumen zu normalisieren (1). Eine rasche Anhebung des Blutdruckniveaus ist selbstverständlich auch durch Katecholamine möglich, wobei allerdings die gewünschte Dosierung nach Wirkung nicht gegeben ist und überschießende Reaktionen daher nicht mit Sicherheit vermieden werden können.

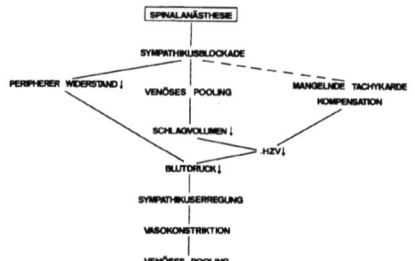

Abb.1: Pathophysiologische Grundlagen der rückenmarksnahen Regionalanaesthesie.

Abb.2: Hämodynamik bei mildem Blutverlust während hoher Epiduralanaesthesie (T4). Trotz Infusion von 1000 ml Ringer kommt es zu einer deutlichen Abnahme des Herzzeitvolumens mit entsprechender arterieller Hypotension. Aufgrund einer weitgehend selektiven Tonisierung von Blutgefäßen in anaesthesierten Gebieten (2) kann das Blutdruckniveau durch Dihydroergotamin (DHE) ohne überschießende Reaktion angehoben werden (3).

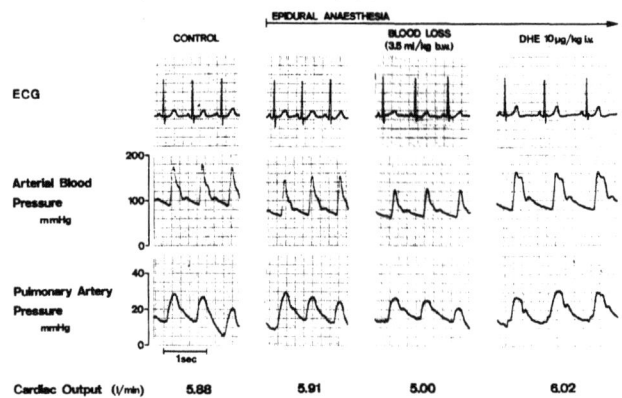

Literatur: (1) Bergmann H (1972) 20 Jahre Spinalanaesthesie, ein klinischer Erfahrungsbericht. Anaesthesist 21:133
(2) Zimpfer M, Schwarz M, Stanek B, Raberger G (1981) Cardiovascular effects of dihydroergotamine during epidural anaesthesia in dogs. Pharmacology 23: 305
(3) Zimpfer M, Fitzal S, Ilias W, Raberger G, Stanek B (1980) Cardiovascular effects of dihydroergotamine in high epidural analgesia and mild acute hypovolemia. Regional Anesthesia 5: 11

H 10.3
Komplikationen der rückenmarksnahen Leitungsanaesthesie: Respiration

C. P. Naumann

Abteilung für Intensivmedizin, Institut für Anaesthesiologie, Kantonsspital, CH-9007 St. Gallen, Schweiz

Zu recht gelten die rückenmarksnahen Leitungsanästhesien als eine sehr wertvolle Anästhesiemethode für Risikopatienten mit komprimittierter Atemfunktion. Intraoperativ wird die Atmung weniger beeinträchtigt als bei anderen Anästhesiemethoden, postoperativ wird der Status quo ante schneller wieder hergestellt.

Es darf dabei aber nicht übersehen werden, dass die rükenmarksnahen Leitungsanästhesien die Lunge und Atemfunktion in vielfältiger Weise beeinflussen, nur aus der genauen Kenntnis der Einflüsse heraus ist es möglich, die potentiellen Risiken abzuschätzen und Komplikationen durch rechtzeitiges gezieltes Handeln abzuwenden oder so schnell zu beheben, dass kein Schaden für den Patienten entsteht. Rückenmarksnahe Leitungsanästhesien können die Atmung 1. durch Blockade afferenter Nervenfasern, 2. durch Blockade efferenter Nervenfasern sowie 3. infolge systemischer Reaktionen beeinflussen.

1. Afferente Blockade

Die Blockade afferenter Impulse von der Thoraxwand verändert die Tätigkeit der motorischen Effektorzellen des Atemzentrums, die - im Gegensatz zu früheren Vorstellungen - ebenso wie alle motorischen Neurone auf afferente Informationen angewieseh sind. Zwar bleibt die Spontanatmung auch bei hoher Rückenmarksblockade (bis Th 1) in ähnlichem Umfang wie unter Schlafbedingungen erhalten, doch ist sie durch wenige überlagerte, künstliche Atemzüge zu unterdrücken. Am stärksten ausgeprägt ist dieser Effekt, wenn bei totaler Spinalblockade auch die afferenten der Halsnerven und der Hirnnerven blockiert sind. Dabei tritt auch Bewusstseinsverlust infolge totaler Deafferenzierung ein.

Zwerchfellreflex. Durch hohe Rückenmarksblockade bis Th 1 wird die Reflexantwort auf Stimulierung des Zwerchfells stark abgeschwächt, obwohl der Reflexbogen über den Nervus phrenicus erhalten bleibt. Afferente Informationen der äusseren zwei Drittel des Zwerchfells werden über die thorakalen Nerven 7 bis 12 geleitet, das Zentrum des Zwerchfells ist sensorisch über den Nervus phrenicus versorgt. Obwohl bei hoher Rückenmarksblockade die Antwort auf afferente Reize reduziert ist, wird in der Regel nur eine leichte Hypoventilation (PCO_2 bis zirka 50 mmHg) zu beobachten sein.

Sensorische Informationen aus der Lunge und den Atemwegen werden nicht nur über den Nervus vagus weitergeleitet, sondern auch über sympathische Fasern der oberen thorakalen Nerven und sind somit einer Blockade durch rückenmarksnahe Leitungsanästhesien zugänglich. Die klinische Bedeutung dieser Blockade ist noch ungenügend erklärt.

2. Blockade efferenter Nervenfasern

Die motorische Blockade der Bauchmuskulatur behindert die aktive Exspiration und die Kraft des Hustenstosses. Dieser Effekt ist intraoperativ meist erwünscht, bei der postoperativen Epiduralanalgesie muss er aber unbedingt vermieden werden.

Die motorische Blockade der interkostalen Nerven beeinträchtigt auch die Inspiration. Die Vitalkapazität und das exspiratorische Reservevolumen sind deutlich herabgesetzt.

Bei der "massiven Epiduralanästhesie" infolge absoluter oder relativer Ueberdosierung oder aber auch subduraler Injektion des Lokalanästhetikums kann es durch Blockade der zervikalen Segmente nach einem relativ langen Intervall zu Dyspnoe, relativer Hypoventilation und auch Atemstillstand kommen.

Bei der sogenannten "totalen Spinalblockade" - meist infolge versehentlicher subarachnoidaler Injektion des Lokalanästhetikums - erstreckt sich die Wirkung über das Foramen magnum hinaus: Die Hirnnerven werden betroffen; wenn das Lokalanästhetikum den 4. Ventrikel erreicht, kann das Atemzentrum direkt gelähmt werden.

Wenn unter sorgfältiger Ueberwachung die symptomatische Therapie rechtzeitig einsetzt, werden sowohl massive Epiduralanästhesie als auch totale Spinalblockade ohne Schaden überstanden.

3. Systemische Reaktionen

infolge zu hoher Serumspiegel gefährden die Atmung entweder durch zentralstimulierende Effekte - hierbei kommt es zu Krämpfen und damit zu unkoordinierter Atemtätigkeit bei gleichzeitig massiv erhöhtem Sauerstoffbedarf - oder durch zentrale Depression zum Atemstillstand. Die häufigste Ursache ist eine versehentliche intravasale Injektion des Lokalanästhetikums, wobei sich die Symptome sehr schnell entwickeln können. Bei Ueberdosierung, wenn das Lokalanästhetikum erst in die Blutbahn resorbiert werden muss, entwickeln sich die Symptome langsamer, bei aufmerksamer Beobachtung werden zunächst - je nach Lokalanästhetikum - Unruhe und Halluzinationen oder Bewusstseinstrübung als Warnzeichen auftreten.

Schliesslich kann die Atmung auch durch eine anaphylaktische Reaktion auf Lokalanästhetika beeinträchtigt werden. Respiratorische Komplikationen der rückenmarksnahen Leitungsanästhesien sind zwar recht selten, können aber innert kürzester Zeit lebensgefährlich werden. Eine lückenlose Ueberwachung des Patienten und sofortige Behandlungsbereitschaft sind unbedingt erforderlich.

H 10.4
Komplikationen der rückenmarksnahen Regionalanaesthesie, Gerinnungsproblematik

H. Vinazzer, Barbara Blauhut

Laboratorium für Blutgerinnung, Linz, Österreich und Institut für Anaesthesiologie, Allg. Krankenhaus, Linz, Österreich

Ein normaler Blutstillungsmechanismus ist eine Voraussetzung für jeden grösseren chirurgischen Eingriff und in gleichem Masse für die rückenmarksnahe Regionalanästhesie. Allerdings bestehen dabei graduelle Unterschiede. Bei einer epiduralen Anästhesie oder bei einem Kaudalblock bleibt eine minimale regionale Blutung gewöhnlich ohne Folgen. Bei der subarachnoidalen Anästhesie muss jedoch eine loake Blutung sorgfältig vermieden werden.

Blutungen im Anästhesiebereich sind besonders bei Störungen der primären Hämostase zu erwarten. Solche Störungen treten bei Thrombozytopenien und Thrombozytopathien jeder Genese auf. Infolge der verminderten Thrombozytenfunktion ist die Bildung des primären Thrombozytenthrombus verzögert, wodurch eine Verlängerung der Blutungszeit eintritt. Eine pathologische Blutungszeit findet sich auch beim Morbus v. Willebrand sowie bei Hyperfibrinolyse, etwa nach Streptokinasetherapie oder im Rahmen einer diffusen intravaskulären Gerinnung. Bei Vollheparinisierung kann die primäre Hämostase gestört sein, nicht aber bei der niedrig dosierten Heparinprophylaxe. Verminderungen von plasmatischen Gerinnungsfaktoren beeinflussen die primäre Hämostase nicht, doch führen sie in schwereren Fällen zu Spätblutungen.

Der Umfang einer praeoperativen Gerinnungsuntersuchung muss sich häufig nach der Dringlichkeit der Operation richten. Ein Minimalprogramm sollte aber auch vor dringlichen Operationen durchgeführt werden.

Eine detaillierte Blutungsanamnese ist unerlässlich und kann wesentliche Aufschlüsse über eine hämorrhagische Diathese geben. Zusätzlich ist eine Reihe von einfachen Laboruntersuchungen unbedingt erforderlich und zwar die Durchführung der Blutungszeit, die Thrombozytenzählung, die Bestimmung der aktivierten partiellen Thromboplastinzeit, des Quickwerts und der Fibrinogenkonzentration. Diese Testserie ist innerhalb von 15 Minuten durchführbar und gibt einen breit gestreuten Überblick über die Funktion der Hämostase.

Bei Vorliegen einer Störung richten sich die weiteren Massnahmen nach der Schwere des Defekts und der Dringlichkeit der Operation. Ist ein Zuwarten möglich, so sollte eine genaue Abklärung der Hämostasestörung schon im Hinblick auf die optimale Vorbereitung zur Operation erfolgen. Anderenfalls ist eine Kompromisslösung erforderlich, die sich nach den vorliegenden Befunden richtet.

Bei Thrombozytopenien oder Thrombozytopathien mit mehr als 50% verlängerter Blutungszeit kommt als Sofortmassnahme eine Thrombozytentransfusion in Frage. Man muss sich dabei bewusst sein, dass bei vermehrter Zerstörung der Thrombozyten in der Peripherie die Überlebenszeit der zugeführten Thrombozyten bis auf eine Stunde verkürzt sein kann. Bei milderen thrombozytären Störungen hat sich Ethamsylat (Dicynone, Altodor) bewährt, das die Aggregation und Adhäsion der Thrombozyten fördert und dadurch die Blutungszeit verkürzt.

Bei Mischformen aus thrombozytären und plasmatischen Störungen, etwa bei schweren Leberzellschäden, ist zusätzlich zur Thrombozytentransfusion eine Substitution erforderlich wenn der Quickwert unter 50% liegt. Diese kann mit fresh frozen plasma erfolgen. Bei Hyperfibrinolyse müsste neben einer Trasylolinfusion auch Fibrinogen substituiert werden, wenn die Konzentration dieses Proteins unter 100 mg/dl liegt. Dazu eignet sich in milderen Fällen ebenfalls fresh frozen plasma. Bei Werten unter 70 mg/dl müsste aber ein Kryopräzipitat oder ein Fibrinogenkonzentrat gegeben werden.

Schwere plasmatische Störungen bedürfen schon wegen des chirurgischen Eingriffes einer entsprechenden Substitution, die nach festen Richtlinien gegeben wird. Bei Erreichen der hämostatisch erforderlichen Mindestaktivität für den Eingriff ist auch bei einer rückenmarksnahen Regionalanästhesie nicht mit einer abnormen Blutung zu rechnen.

Handelt es sich jedoch nicht um eine Notoperation, sondern um einen elektiven Eingriff, so ist eine genaue praeoperative Abklärung einer Störung und eine entsprechende spezifische Vorbereitung unbedingt zu fordern.

H 10.5 (1)
Komplikationen der rückenmarksnahen Regionalanaesthesie — Neurologische Problematik
M. Stöhr

Neurologische Klinik mit klinischer Neurophysiologie des Zentralklinikums Augsburg, BRD

Die neurologischen Komplikationen der rückenmarksnahen Regionalanästhesie betreffen das periphere Nervensystem und das Rückenmark. Die lumbosakralen Nervenwurzeln können bei der Paravertebralanästhesie (Grenzstrang- und Wurzelblockade), der Periduralanästhesie und der Spinalanästhesie eine Schädigung erfahren. In der Regel handelt es sich hierbei um eine mechanische Verletzung von neuralen und/oder vaskulären Wurzelanteilen durch die Punktionsnadel, den Katheter oder den Injektionsdruck (etwa bei rascher intraneuraler Injektion größerer Flüssigkeitsvolumina). Besonders vulnerabel sind die Nervenwurzeln an ihrem Fixationspunkt im Bereich des Foramen intervertebrale, während sie innerhalb des Subarachnoidalraumes der vordringenden Nadel leichter ausweichen können. Die Symptomatik dieser traumatischen Radikulopathien ist durch einen initialen Schmerz von radikulärer Ausstrahlung charakterisiert, der allerdings fehlt wenn lediglich ein Kontakt mit der Vorderwurzel besteht. Nach dem Abklingen der der Injektion folgenden Anästhesie verbleiben radikuläre motorische und/oder sensible Ausfälle, zum Teil in Kombination mit quälenden Schmerzen die über Jahre andauern können.

Schwer zu erklären sind nach Spinalanästhesie, Periduralanästhesie und Kaudalanästhesie beobachtete Cauda-Syndrome, wobei die unteren sakralen Segmente und damit die Sphincterfunktionen ausgespart bleiben können. Diskutiert werden lokale Ischämien infolge Blutdruckabfall und Vasospasmen sowie toxische Einflüsse, wobei umschriebene Läsionen auf ein Konzentrationsgefälle vom Injektionsort in kranialer, kaudaler und seitlicher Richtung zurückgeführt werden könnten. Möglicherweise liegt diesen als Caudaschädigung imponierenden Syndromen aber auch eine partielle Schädigung des Lumbosakralmarkes zugrunde.

Direkte und indirekte Schädigungen des Rückenmarkes bei wirbelsäulennahen Anästhesieformen sind heutzutage seltene, aber dennoch gefürchtete Komplikationen. Akute oder subakute Querschnittslähmungen nach Paravertebralanästhesie entwickeln sich nach initialen radikulären oder radikulär-funikulären Reizerscheinungen. Der autoptische Befund einer Myelomalazie weist auf eine vaskuläre Fernschädigung des Rückenmarks hin, wohl infolge mechanischer Beeinträchtigung einer hämodynamisch wichtigen Wurzelarterie durch die Kanülenspitze bzw. das Flüssigkeitsdepot. Am wahrscheinlichsten liegt diesen Fällen eine Verletzung der Arteria radicularis magna zugrunde, wozu die Lieblingsniveaubildung dieser Querschnittssyndrome im unteren Thorakalmark paßt.

Paraplegien nach Spinalanästhesie haben diese Methode lange Zeit sehr belastet, bis große Serien ohne schwere neurologische Komplikationen das Vertrauen in diese Technik wieder herstellten. Umgekehrt galt die Periduralanästhesie als weitgehend risikofrei bis aufgrund mehrerer Beobachtungen verschiedener Autoren gezeigt wurde, daß auch dieser Eingriff gelegentlich zu Rückenmarksschäden führt. Am gefährlichsten ist sicher die artefizielle Spinalanästhesie bei geplanter Periduralanästhesie bzw. Paravertebralanästhesie wie sie nach unbemerkter Punktion der Dura auftreten kann. Infolge der unverhältnismäßig großen Menge des hierbei unbeabsichtigt subarachnoidalinjizierten Lokalanästhetikums resultiert in diesen Fällen innerhalb weniger Minuten eine "totale Spinalanästhesie" mit Atemlähmung, Kreislaufkollaps und Bewußtseinsstörung, die bei inadäquater Therapie zum Tod des Patienten führen kann.

Die weniger dramatisch ablaufenden aber mitunter folgenschwereren Myelopathien nach Spinalanästhesie und Periduralanästhesie lassen sich auf unterschiedliche Mechanismen zurückführen. Bei einer Punktion oberhalb des Dornfortsatzes L1 können mechanische Rückenmarksschäden mit Hämatomyelie auftreten. Myelomalazien werden als Folge von Vasospasmen infolge des gebräuchlichen Adrenalinzusatzes interpretiert, sind oft mit einem Blutdruckabfall kombiniert und betreffen unterschiedliche Anteile des Rückenmarksquerschnitts. Spezielle Ausfallsmuster sind Spinalis anterior-Syndrome oder weitgehend isolierte Nekrosen im Gebiet der Vorderhornkernsäule über mehrere Segmente. Da Myelomalazien trotz fehlendem intraoperativem Blutdruckabfall und fehlender Anwendung von Adrenalin vorkommen spielen vermutlich außerdem mechanisch oder toxisch ausgelöste Gefäßspasmen eine Rolle. Paraplegien infolge Rückenmarkskompression resultieren bei Ausbildung von epiduralen Abszessen und epiduralen oder subarachnoidalen Hämatomen. Blutungen sind häufiger bei kontinuierlicher Periduralanästhesie mittels Katheter und treten besonders bei Patienten mit Koagulopathien bzw. Antikoagulantientherapie auf. Während epidurale Blutungen in dem weiten lumbosakralen Wirbelsäulenabschnitt oft asymptomatisch bleiben, führen sie im thorakolumbalen Bereich rasch zu Rückenmarkskompression. Die Symptomatik ist durch akut auftretende reißende Schmerzen, eine rasch progrediente Paraparese und Blasen-Mastdarm-Lähmung charakterisiert.

H 10.6
Komplikationen der rückenmarksnahen Regionalanaesthesie: Geburtshilfe

J. Neumark

Klinik für Anaesthesie und Allgemeine Intensivmedizin, Universität Wien, Österreich

Die Komplikationen der rückenmarksnahen Regionalanästhesien, die bei diesem Panel zur Sprache kommen, gelten auch für die Gebärende bzw. für die schwangere Frau. Komplikationen, die spezifisch für diese sind, beziehen sich auf deren Einfluß auf die Uterusmotilität und auf das Ungeborene. Es gibt aber auch andere Einflüsse, wie physiologische Veränderungen in der Schwangerschaft, die gewisse Komplikationen in der Geburtshilfe häufiger in Erscheinung treten lassen.

Vergangene Vorstellungen, daß zu frühzeitige Epiduralanästhesie zum Wehenstillstand ja sogar zur Atonie führen könne, konnten inzwischen ebenso widerlegt werden, wie einstige Vorwürfe, daß die durch Lumbalanästhesie erzeugte Wehenstauung vermehrt zu vorzeitiger Plazentalösung führe oder, daß bei Epiduralanästhesie eine Uterusruptur eher übersehen werden könne.

Eigene Untersuchungen, bestättigt von Beobachtungen Anderer, zeigten, daß es jedoch vorübergehend in den ersten 30 Minuten nach Anlegen einer Epiduralanästhesie, besonders bei laufender Oxytocininfusion, zu einem Tonus- und Frequenzanstieg des Uterus kommen kann. Dieser kann unterschiedlich ausfallen, weil mehrere sich summierende Faktoren dafür ausschlaggebend sind: Die Hemmung der Adrenalinausschüttung der Nebenniere und daher Wehenstimulation durch das überwiegende Noradrenalin, direkter tonussteigernder Effect der Lokalanästhetika, fehlende Gegenregulation bei Oxytocininfusion, etc. Die Folge der Überstimulierung des Uterus kann zu fötaler Bradykardie führen.

Diese kann einerseits, mangels Uterusperfusion, durch Hypoxie anderseits durch den direkten Einfluß der Lokalanästhetika auf das Reizleitungssystem des Herzens bedingt sein. Vermeiden kann man diese Nebenwirkungen durch Unterbrechung der Oxytocingabe, Sauerstoffangebot an die Mutter, segmentale Epiduralanästhesie mit geringen Dosen und notfalls durch Wehenhemmung.

Es wurde bisher von 15 Todesfällen durch unbeabsichtigte intravenöse Gabe von Bupivacain während Epiduralanästhesien zur Geburt berichtet. Es wird diskutiert, daß die Kardiotoxizität von Bupivacain bei Schwangeren stärker ist als bei nicht schwangeren Individuen, da erstere vermutlich eine geringere Proteinbindung aufweisen. Tierexperimente haben bestättigt, daß schwangere Schafe bei geringeren Dosen und kürzere Zeit nach Beginn der Konvulsionen einen Herzstillstand aufzeigen als nicht gravide Schafe. Viel diskutiert werden auch die nach unbeabsichtigter subarachnoidaler Injektion von Chlorprokain aufgetretenen bisher 14 Fälle von Arachnoiditis mit meist letalem Ausgang. Diese Zwischenfälle brachten die Testdosis (5ml Bupivacain 0.25% oder 0.5% mit 0.015 mg Adrenalin), zur rechtzeitigen Erkennung einer intravenösen bzw. subarachnoidalen Injektion, wieder ins Gespräch.

Als Nebenwirkung der peripartalen Epiduralanästhesie können auch die häufiger auftretenden Fehlrotationen des fötalen Kopfes und die fehlende Möglichkeit ein Cava-kompressions-syndrom zu kompensieren, betrachtet werden. Die gelegentlich häufiger notwendige vaginale Entbindung mit Forceps oder Vacuum, sollte heute nicht als Nebenwirkung angesehen werden.

H 10.7
Komplikationen der rückenmarksnahen Regionalanaesthesie, "spinale" Opioidmedikation

H. R. Gerber
Departement für Anaesthesie der Universität, Kantonsspital Basel, Schweiz

Die Nebenwirkungen der spinalen Opiatgabe sind häufig und dosisabhängig. Sie können in spinale Nebenwirkungen (Pruritus, Harnretention) und supraspinale Nebenwirkungen (Nausea und Erbrechen, Hallucination, Atemdepression) unterteilt werden. Die erwünschten Wirkungen der Opiate liegen auf der spinalen, segmentalen Ebene.

1. Spinale Nebenwirkungen:
a) Eine Harnretention tritt dosisabhängig in 20-40 % der Patienten auf. Bei Freiwilligen (10 mg Morpin epidural) trat in 100 % eine Hartretention auf, die vollständig nur durch die i.v. Gabe von Naloxone aufgehoben werden konnte.
b) Ein Pruritus tritt in 2-15 % der Patienten auf, ist in seiner Ausbreitung nicht segmental und kann sowohl im Bereich des Stamms als auch im Gesichtsbereich auftreten. Die Linderung durch Antihistaminika ist unsicher; verschwindet aber ganz bei der i.v. Gabe von Naloxone. Histaminfreisetzung scheint nicht die Ursache zu sein. Bei Freiwilligen trat nach der epiduralen Gabe von 10 mg Morphin der Pruritus regelmässig nach 3 Stunden auf.
2. Supraspinale Nebenwirkungen:
a) Uebelkeit und Erbrechen sind ebenfalls dosisabhängig und bei der Gabe von niedrigen Dosierungen von Morphin epidural (2-4 mg) selten. Bei Freiwilligen trat nach 10 mg Morphin epidural nach 4-6 Stunden p.i. bei der Hälfte Uebelkeit und Erbrechen auf, das durch Naloxone behoben werden konnte.
b) Eine Atemdepression kann früh nach der Injektion (nach 30 Minuten bis einer Stunde) beobachtet werden und wird dann durch die vaskuläre Resorption des epidural injizierten Morphins verursacht. Es dringt zentral durch die Bluthirnschranke und verursacht so eine hohe Liquorkonzentration mit möglicher Atemdepression. Diese Wirkung unterscheidet sich nicht von der einer i.m. Injektion. Die hohen Morphinblutspiegel führen initial zu einer systemischen Analgesie und zu einer häufig zu beobachtenden Sedierung. Patienten mit geringer respiratorischer Reserve können dadurch gefährdet werden, während die Mehrzahl der Patienten bei niedriger Dosierung keine Zeichen einer Atemdepression zeigt.
c) Die späte Atemdepression Stunden nach der epiduralen Gabe von Opiaten ist die schwerwiegendste Nebenwirkung dieser Analgesiemethode. Dabei tritt das Opiat in Abhängigkeit von seinen physikochemischen Eigenschaften im spinalen Bereich in den Liquor über. Je nach Fettlöslichkeit wird mehr oder weniger Substanz im Liquor gelöst und durch die normale Kinetik des Liquor c.s. zu den supraspinalen Zentren transportiert. Die rostrale Wanderung der Opiate benötigt zwischen 6 und 10 Stunden. Die CO_2-Antwort ist 6-12 Stunden p.i. reduziert. Ein klinisches Zeichen für eine hohe supraspinale Liquorkonzentration könnte das Auftreten eines Miosis sein. Die Gefahr der Atemdepression nach einer intrathekalen Gabe eines Opiates, besonders wenn es relativ wasserlöslich ist, ist sehr viel höher als bei der epiduralen Applikation. Die Mehrzahl der in der Literatur beschriebenen Fälle von Atemlähmung geht auf eine intrathekale Gabe zurück. Selbst intrathekale Dosierungen von 0.3 mg Morphin sind mit Bradypnoe und anderen zentralen Wirkungen wie Uebelkeit und Erbrechen vergesellschaftet. Alle in der Literatur beschriebenen Fälle von Atemdepression nach der spinalen Applikation von Opiaten sind bei der postoperativen Anwendung geschehen. Wie aus den Fallberichten und aus einer Umfrage ersehen werden kann, traten die meisten Fälle von Atemdepression nach einer zustäzlichen parenteralen oder epiduralen Gabe von Morphin innerhalb von 6 Stunden nach der letzten epiduralen Morphingabe auf. Die Kummulation von praeoperativer und intraoperativer Opiatgabe mit einer postoperativen epiduralen Opiatgabe, die z.T. parenteral supplementiert wird, lässt eine resultierende Atemdepression nicht so unwahrscheinlich erscheinen.

Bei der Behandlung des chronischen Schmerzes wurde trotz Anwendung hoher Opiatdosierungen bisher keine Atemdepression beschrieben. Unterschiedliche Liquorkonzentrationen von Endorphinen bei Gesunden und bei Patienten mit chronischen Schmerzen könnte ein Grund dafür sein. Bis mehr Daten über die Interaktion des endogenen Systems mit den exogenen Substanzen vorliegen, muss grundsätzlich bei der postoperativen Anwendung vor der intrathekalen Injektion gewarnt werden und die epidurale Injektion logistisch so bei der postoperativen Analgesie eingesetzt werden, dass keine parenterale Opiatgabe innerhalb von 8-12 Stunden nach einer epiduralen Opiatgabe erfolgt. Da sie Blutspiegel erzeugt, die einer i.m. Injektion gleichen, muss die epidurale Dosis niedrig gehalten werden. Konzeptionell sollte beachtet werden, dass durch die rostrale Wanderung des Opiats auf der spinalen Ebene bereits wieder Schmerzen empfunden werden können zu einem Zeitpunkt, wenn die Konzentration des Opiats an den supraspinalen Zentren hoch ist. Die Voraussetzung für die gefahrlose Anwendung von spinalen Opiaten ist eine gute Ueberwachung nach der epiduralen Injektion. Das Monitoring sollte die Pupillengrösse, die Atemfrequenz, Wachzustand und die Blasenfüllung berücksichtigen. Die Zeitverzögerung zwischen Injektion und dem Eintreten unerwünschter Nebenwirkungen sollte immer mit in Betracht gezogen werden.

Hochfrequenzbeatmung
Leitung: E. Schmid, Zürich (CH) / K. Rehder, Rochester, MN (USA)

H 11.1
Hochfrequenzbeatmung: Einleitung
Edith R. Schmid

Institut für Anaesthesiologie, Universitätsspital, 8091 Zürich, Schweiz

Die Hochfrequenzbeatmung (HFV), d.h. die Beatmung mit hohen Frequenzen (60 - 2400/min., 1-40 Hz) und kleinen Atemzugvolumina, ist ein Sammelbegriff für verschiedene Beatmungsmodalitäten, die sich in bezug auf Frequenzbereiche, Grösse des Atemzugvolumens in Relation zum anatomischen Totraumvolumen, Technologie (HFV-Systeme), Druck- und Strömungsverhältnisse in den Atemwegen, Gastransportmechanismen und wahrscheinlich auch in bezug auf die Abhängigkeit der intrapulmonalen Gasverteilung von Luftwegswiderstands- und Complianceänderungen sowie, zum Teil wenigstens, in bezug auf klinische Anwendungsbereiche unterscheiden. Allen HFV-Beatmungstechniken gemeinsam ist - mit unterschiedlichen Schwerpunkten - die Zielsetzung, durch Senkung der Spitzendrucke und Druckamplituden in den Atemwegen das Risiko des pulmonalen Barotraumas zu reduzieren und die kardiozirkulatorische Interferenz der künstlichen Beatmung zu vermindern, den pulmonalen Gasaustausch durch Änderung der Determinanten der intrapulmonalen Gasverteilung zu verbessern, die Sekretolyse zu fördern und (durch Beatmung mit sehr hohen Frequenzen) Lunge und Thorax zu immobilisieren.

Obwohl eine erste Anwendung höherer Beatmungsfrequenzen (1-2 Hz) bereits 1 1/2 Dekaden zurückliegt (12), hat sich die HFV erst seit 4-5 Jahren vom Kuriosum zu einem potentiell ernstzunehmenden Alternativkonzept der künstlichen Beatmung entwickelt. Die "klassischen" Techniken der HFV, die High-Frequency Positive-Pressure Ventilation (HFPPV) (12), die High Frequency Jet Ventilation (HFJV) (7) - eine Modifikation der HFPPV - , und die hochfrequente Schwingungs- oder Oszillationsbeatmung (High-Frequency Oscillation, HFO) (2,10) wurden durch verschiedene Varianten und Modifikationen ergänzt, wie z.B. die Forcierte Diffusionsventilation (FDV) (1) und die Superposition hochfrequenter Druckschwingungen auf ein konventionelles Beatmungsmuster (sog. augmentierte oder akkumulierte HFV).

Trotz intensiver Bemühungen um die Schaffung der theoretischen und experimentellen Grundlagen (1,2,5,6-13) und die Objektivierung des klinischen Potentials (3,4) sind viele postulierte Vorteile hochfrequenter Beatmungsmethoden bisher unbewiesen. Ein Vergleich der Untersuchungsresultate wird erschwert und zum Teil verunmöglicht durch die Existenz fast ebenso vieler HFV-Systeme wie Arbeitsgruppen und durch erhebliche Abweichungen in bezug auf Untersuchungs- und Messmethodik. Kommerzialisierungsbestrebungen führten zu einer zum Teil unkontrollierten klinischen Anwendung ohne definierte Fragestellung und ohne ausreichende Kenntnis über mögliche Nebeneffekte und potentielle Risiken der Methode.

In den folgenden Beiträgen und der Diskussion mit den Referenten soll eine kritische Standortsbestimmung der HFV in bezug auf theoretische Grundlagen, experimentelle Evaluation und klinische Anwendbarkeit verschiedener hochfrequenter Beatmungstechniken versucht werden.

Literatur:
1. Baum M, Benzer H, Geyer A, Haider W, Mutz N (1980) Forcierte Diffusionsventilation (FDV). Grundlagen und Anwendung. Anaesthesist 29:586
2. Bohn DJ, Miyasaka K, Marchak BE, Thompson WK, Froese AB, Bryan AC, (1980) Ventilation by high-frequency oscillation. J Appl Physiol:Respirat Environ Exercise Physiol 48(4):410
3. Carlon GC, Kahn RC, Howland WS, Ray C Jr, Turnbull AD (1981) Clinical experience with high frequency jet ventilation. Crit Care Med 9:1
4. Frantz ID III, Werthammer J, Stark AR (1983) High-Frequency Ventilation in premature infants with lung disease: Adequate gas exchange at low tracheal pressure. Pediatrics 71(4):483
5. Fredberg JJ (1980) Augmented diffusion can support pulmonary gas exchange. J Appl Physiol:Respirat Environ Exercise Physiol 49(2):232
6. Haselton FR, Scherer PW (1980) Bronchial bifurcation and respiratory mass transport. Science 208:69
7. Klain M, Smith RB (1977) High frequency percutaneous transtracheal jet ventilation. Crit Care Med. 5:280
8. Knopp TJ, Kaethner T, Kohl J, Meyer M, Scheid P (1981) Pulmonary washout of He and SF_6 during HFO in dogs (abstract) Physiologist 24:7
9. Lehr J (1980) Circulating currents during high frequency ventilation (abstract). Fed Proc 39:576
10. Lunkenheimer PP, Rafflenbeul W, Keller H, Frank I, Dickhut HH, Fuhrmann C (1972) Application of transtracheal pressure oscillations as a modification of "diffusion respiration". Br J Anaesth 44:627
11. Schmid ER, Knopp TJ, Rehder K (1981) Intrapulmonary gas transport and perfusion during high-frequency oscil-

12. Sjöstrand U (1980) High-frequency positive-pressure ventilation (HFPPV). A review. Crit Care Med 8(3):345
13. Slutsky AS, Drazen JM, Ingram RH Jr, Kamm RD, Shapiro AH, Fredberg JJ, Loring SH, Lehr J (1980) Effective pulmonary ventilation with small-volume oscillations at high frequency. Science 209:609

H 11.2
Mechanisms of Gas Transport During High Frequency Ventilation

P. Scheid

Institut für Physiologie, Ruhr-Universität, D-4630 Bochum, BRD

In normal breathing, a tidal volume (V_T) of fresh gas is inhaled during each inspiration, part of which reaches the alveolar space (V_A) to mix with alveolar residual gas, the rest staying in the conducting airways. A simple model, generally used for analysis of gas transport between the environment and the alveolar region, is that of a mixed pool (alveolar spaces) and a non-mixing dead space (conducting airways; volume, V_D), with piston-type respiratory gas movement through V_D. This model fails, however, to explain gas transport between environment and alveoli when V_T is smaller than V_D, which is the case in ventilation at low tidal volume and high frequency (High Frequency Ventilation, HFV).

That the assumption in the above mixed-pool model of a sharp border between V_D and V_A constitutes an oversimplification, is evident from a normal expirogram in which "Phase II" shows a gradual transition between dead space gas and alveolar gas. This blunting of the axial concentration front in the lung, referred to as axial **dispersion**, is mainly due, during normal breathing, to gas mixing in deep regions of the lung, brought about by an interaction of **diffusion** and **convection**. Hence, while gas transport along the upper airways in normal breathing is by convective **piston flow** (no mixing in axial direction), axial dispersion is the main mechanism for net gas transport in deep lung regions.

In HFV, piston flow can move gas along only the uppermost generations in the bronchial tree. Thus, the axial distance in the bronchial tree over which dispersion must produce effective, net gas transport is considerably larger in HFV than in normal breathing. According to theoretical and experimental studies, a number of elemental mechanisms can produce dispersion in upper airways and can thus lead to effective gas mixing and transport in HFV (cf.2). These mechanisms include diffusion in laminar flow (e.g. Taylor dispersion), mixing in turbulent flow, differences between inspiration and expiration in the type of flow, particularly its radial velocity profiles. Although, with any of these dispersive mechanisms, dispersive mixing in each respiratory cycle may be small, it is the (relatively) high frequency of ventilation which effects significant mixing rates.

Whatever the dispersive mechanism, the axial mixing leads to an effective transport of gases along the airways, from regions of higher to those of lower concentrations, resulting, e. g., in CO_2 elimination and in O_2 intake. Since dispersion in HFV occurs along virtually all airway generations (small axial extension of piston flow), it may be expected that CO_2 rises, and O_2 falls, gradually along the conducting airways of the lung during steady state HFV. This has in fact been demonstrated in the dog (3).

The role of diffusion in axial dispersion during HFV has recently been investigated in dog experiments using gases of different diffusivity (He, Ar, and SF_6). The results suggest that diffusion plays a minor role for dispersion in the upper airways. Only in deep lung regions, it becomes an important component for gas transport, much like during normal breathing (1, 3).

In **conclusion**, piston flow and dispersion are the elements for gas transport both during normal breathing and HFV. In normal breathing, piston flow accounts for transport along most of the axial distance in the bronchial tree, and dispersion in the deepest lung regions occurs by an interaction of diffusion in (slow) laminar flow; dispersion in the upper airways appears to play an insignificant role in gas transport during normal breathing. In contrast, in HFV, piston flow is restricted to the uppermost airways, and dispersion, along most of the bronchial tree, occurs by convective mixing in rapidly flowing gas. More experiments are needed to identify the mechanism(s) for axial dispersion in HFV.

References
1. Knopp TJ, Kaethner T, Kohl J, Meyer M, Scheid P (1981) Pulmonary washout of He and SF_6 during HFO in dogs. Physiologist 24:7
2. Piiper J, Scheid P (1983) Diffusion and convection in intrapulmonary gas mixing. In: Handbook of Physiology, Respiration, Vol. 3, Gas Exchange; edited by Farhi LE. Bethesda: The American Physiological Society (in press)
3. Scheid P, Kaethner T, Kohl J, Piiper J (1982) Gas concentration profiles along the airways of dog lungs during high frequency ventilation. Physiologist 25:282

H 11.3
Experimentelle Evaluierung verschiedener Hochfrequenzbeatmungsverfahren

M. Baum, H. Benzer, A. Geyer, N. Mutz

Forschungsstelle für Intensivtherapie der Klinik für Anaesthesie und Allgemeine Intensivmedizin und der II. Chirurgischen Klinik der Universität Wien, Österreich

Die klinischen Erfahrungen mit Hochfrequenzbeatmung sind zum Teil sehr widersprüchlich. Die mangelhafte Kenntnis der Auswirkungen von Änderungen der eingestellten Beatmungsparameter bzw. veränderter Lungenmechanik erschweren die optimale Anpassung der HF-Beatmung. Zusätzlich fehlen Ansatzpunkte für ein valides Monitoring von Druck, Volumen und Strömung, wie es im Rahmen einer konventionellen Beatmung heute zum Stand der Technik gehört. Einen besseren Überblick erhält man durch die Verwendung eines Lungenmodells da Meßaufnehmer an ansonsten nicht zugänglichen Positionen installiert werden können. Die Druck- und Strömungsverhältnisse einiger Hochfrequenzbeatmungssysteme wurden an dem im folgenden beschriebenen physikalischen Lungenmodell gemessen (Abb.1).

Es besteht aus einer Glasflasche mit 50 bzw. 25 Liter Volumen mit mehreren Durchführungen ins Flascheninnere. Die zentrale Durchführung, die eine Intubation mit gängigen Endotrachealtuben erlaubt, trägt im Abstand von ca. 15 cm von der Tubusspitze entfernt, ein Hitzdrahtanemometer zur Strömungs- und Volumenmessung. Verschiedene Resistances können am Anemometer ausgangsseitig angeschlossen werden. Drucke aus dem "Trachealbereich" und aus dem Inneren der Flasche (Pleuradruck) können abgeleitet werden. Ein zusätzliches Lumen erlaubt den Anschluß einer Sinuspumpe zur Überlagerung von "Spontanatmung".

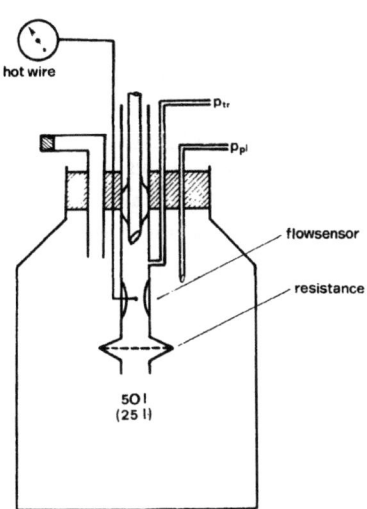

Ergebnisse: High Frequency Pulsation (HFP).
Die Amplitude der am oberen Tubusende erzeugten Druckimpulse überträgt sich nur zu einem geringen Teil in den Pleuradruck (ca. 5-8 mb). Allerdings entsteht ein hoher Mitteldruck in peripheren Atemwegen, der stets höher ist als der am oberen Tubusbereich gemessene. Die Höhe dieses "PEEP" hängt vom I:E Verhältnis, vom Jet-Druck und in geringem Maße auch von der Frequenz ab. Die Reduktion der Lungencompliance führt zu keiner Verringerung des Tidalvolumens, dagegen bewirkt eine Resistanceerhöhung starke Volumenverluste.

High Frequency Jet Oscillation (HFJO).
Die am oberen Tubusende erzeugten Wechseldruckimpulse ergeben einen mittleren Atemwegsdruck von annähernd Null, der in den peripheren Atemwegen (Pleuradruck) nur unwesentlich höher ist. Der Mitteldruck zeigt keine Abhängigkeit von Frequenz und Jet-Druck. Die Spitzenströmungen in der Lunge und die Druckamplituden am oberen Tubusende sind wesentlich höher als bei HFP. Dies erlaubt die Anwendung höherer Beatmungsfrequenzen. Das System verhält sich ähnlich einem "Flow-Zerhacker", das Atemminutenvolumen bleibt bei steigender Frequenz konstant und die Tidalvolumina werden entsprechend kleiner. Auf Resistanceerhöhung reagiert dieses System mit geringeren Volumenverlusten als die HFP. Complianceveränderungen haben keinen Einfluß.

Forcierte Diffusionsventilation (FDV).
Die auf der Ebene der Carina eingeblasenen 2 Hochgeschwindigkeitsgasstrahlen erzeugen geringste Druckamplituden (< 1mb) in peripheren Atemwegen. Der dabei erzeugte mittlere Atemwegsdruck liegt bei 2-3 mb und ist in geringem Maße vom I:E Verhältnis und vom Jet-Druck abhängig. Die Spitzenströmungen sind wesentlich niedriger (ca. 0,5 l/s) allerdings ist die lokale Strömungsgeschwindigkeit des Jets in den zentralen Atemwegen sehr hoch (100-200 m/s). Veränderungen der Atemmechanik zeigen im Modell kaum Einflüsse auf das Druck-Strömungsverhältnis dieser Hochfrequenzbeatmungsmethode.

H 11.4
Digitale Ventilation

M. Wendt, L. Freitag, U. Schneider

Klinik für Anaesthesiologie und operative Intensivmedizin, Universität Münster, BRD

Vorteile der Beatmung mit höheren Frequenzen sind schwierig zu objektivieren. Die verbesserte Bronchialhygiene sowie eine geringere Beeinträchtigung der pulmonalen Zirkulation bei reduziertem Spitzendruck in den Atemwegen sind noch am deutlichsten zu erfassen. Der klinische Nachweis eines verbesserten pulmonalen Gasaustausches

für Sauerstoff und Kohlendioxyd läßt sich jedoch beim grundsätzlich schon schwierigen Vergleich von Hochfrequenzbeatmung und konventioneller Beatmung bisher nicht ohne weiteres erbringen. Dies gilt sowohl für der konventionellen Beatmung überlagerte als auch in reiner Form applizierte höherfrequente Schwingungen. Somit ist die Hochfrequenzbeatmung noch in der Entwicklungsphase.
Schwierigkeiten des klinischen Monitorings bezüglich der Ventilation und einem repräsentativen Atemwegsdruck erleichtern den Umgang mit dieser neuen Technik nicht.
Zwei Formen der hochfrequenten Beatmung haben weitere Verbreitung erlangt: HFJV (High Frequency Jet Ventilation) und HFO (High Frequency Oscillation). Da ihre technische Realisierung schwieriger ist, sind die oszillatorischen Verfahren bisher in den Hintergrund getreten. Für die Beatmung mit höheren Frequenzen (über 1000/Min) stellt dieses Verfahren jedoch eine Voraussetzung dar, da durch die deutlich langsamere Exspirationsströmung eine aktive Exspiration benötigt wird.
In dieser Entwicklungssituation der Hochfrequenzbeatmung ist ein Universalrespirator zu fordern, der sämtliche Beatmungsverfahren beherrscht. Neuere Erkenntnisse der Pathophysiologie lassen zudem fordern, daß innerhalb eines Beatmungszyklus unterschiedliche Frequenzen applizierbar sind. So können unterschiedliche Lungenareale mit verschiedenen Zeitkonstanten angesprochen werden. Denkbar ist hierdurch eine weitere Optimierung der Beatmung bei verschiedenen pulmonalen Störungen.
Ein Ventil, wie es zur Steuerung eines Jet-Ventilators verwendet wird, arbeitet quasi digital. Es ist entweder völlig offen oder geschlossen. Die Druckimpulse haben nahezu Rechteckform. Mittels eines Rechners lassen sich Frequenz aber auch die Öffnungsdauer eines Ventils steuern. Bleibt das Ventil so lange innerhalb eines Zyklus geöffnet, daß der Atemwegsdruck in der Exspirationsphase nicht mehr auf das Nullniveau abfallen kann, so resultiert ein "PEEP-Effekt". Durch "Aufaddition" entsteht eine Volumenzunahme entsprechend dem Druckanstieg. So läßt sich aus einer Vielzahl von Einzelimpulsen eine "konventionelle" mechanische Ventilation zusammensetzen.
Für eine forcierte Exspiration wird ein zweites Jet-System mit Öffnung in Richtung der Exspiration angewendet. Durch entgegengesetzte Venturieffekte lassen sich so bei aperiodischem Betrieb Oszillationen erzeugen. Ohne Wechsel des Gerätes sind so alle bekannten Beatmungsformen - aber auch unbegrenzt neue - generierbar. Die individuelle Gestaltung des steuernden Rechnerprogramms ermöglicht eine ebenso individuelle Beatmung mit der Option eines "closed loop". "Konventionelle" mechanische Ventilation, erzeugt von einem Digitalrespirator ist von echter konventioneller Beatmung auch am Patienten im hämodynamisch-respiratorischen Profil nicht zu unterscheiden. Gerade im Spätstadium des ARDS läßt sich jedoch durch Frequenzsynthese ein akzeptabler O_2 und CO_2 Partialdruck deutlich länger aufrecht erhalten als durch eines der anderen Verfahren alleine.

H 11.5
Klinische Anwendung verschiedener Verfahren hochfrequenter Beatmungstechniken

H. Benzer, M. Baum, N. Mutz, G. Pauser

Forschungsstelle für Intensivtherapie der Klinik für Anaesthesie und Allgemeine Intensivmedizin und der II. Chirurgischen Klinik der Universität Wien, Österreich

"Hoffnungsgebiet" für hochfrequente Beatmungstechniken ist die Beatmung bei schweren parenchymatösen Lungenerkrankungen (ARDS).
In diesem Indikationsgebiet werden jene Methoden von Vorteil sein, welche hohe Atemfrequenzen (>300/min) und damit kleine Atemzugvolumina erlauben:

1. "Immobilisation der erkrankten Lunge".

2. "Schonung" des Surfactant.

3. Bessere Gasverteilung.

4. Sekretolyse.

In der Klinik verwenden wir folgende Systeme:
1. Forcierte Diffusionsventilation (FDV)
Der getaktete Gasstrom wird einem speziellen Endotrachealtubus zugeleitet. In diesen sind 2 Kanäle für die Gasführung des Jet implantiert, welche in 2 Düsen am distalen Ende des Tubus enden.

Die klinisch anwendbaren Frequenzen liegen im Bereich von 350 bis 1500/min, bei Tidalvolumina von 10 bis 30 ml.
2. High Frequency Pulsation (FVP)
Die Jetimpulse werden einer Düse zugeleitet, welche in ein T-Stück hineinragt. Durch dieses T-Stück wird ein Gasstrom von 10-15 l/min geleitet. Auf diese Weise wird eine CO_2-Rückatmung verhindert. Der Frequenzbereich dieser Methode ist mit 240-350/min anzusetzen. Bei Verwendung eines Zirkels, in welchem sich ein CO_2-Absorber befindet und in den ein "Bias-Flow" eingebracht wird, werden Frequenzen bis 600/min möglich. Dieser Zirkel erlaubt überdies die Einstellung eines externen PEEP.

3. High Frequency Jet Oscillation (HFJO)
Bei dieser Methode sind am proximalen Tubusende zwei gegenläufige Düsen angebracht, durch deren

phasenversetzten Betrieb (in- out flow) kann eine pneumatische Oszillation erzeugt werden.

Diese Methoden haben wir bis heute bei 210 Patienten eingesetzt.

Bei 33 Patienten wurde die HFV bei Thoraxpatienten eingesetzt. Der intraoperative Einsatz der Hochfrequenzbeatmung erbringt folgende Vorteile:
1. Verbesserung des Operationskomforts durch Vermeidung beatmungsbedingter Lungenexkursionen.
2. Geringere Gasvolumenverluste über Pleuraleakagen.
3. Absaugmanöver ohne Unterbrechung der Beatmung möglich.

52 kardiochirurgische Patienten wurden postoperativ mit HFV beatmet. Bei allen Patienten war die kontrollierte Beatmung und das anschließende Weaning erfolgreich.

Bei insgesamt 125 Intensivpatienten wurden verschiedene Methoden der HFV eingesetzt:

17 Patienten wurden zwischen 8 Stunden und 16 Tagen bei vorliegendem ARDS auf diese Weise beatmet.

45 Patienten, die kein ARDS aufweisen, zwischen 9 Stunden und 17 Tagen.

Bei 63 Patienten wurde die hochfrequente Beatmungstechnik intermittierend zwischen konventionellen Beatmungsperioden zur "Atemtherapie", vor allem zur Verbesserung der Sekretolyse, eingesetzt.

Konklusionen:
1. Patienten mit ARDS können prinzipiell mit HFV beatmet werden. Vorteilhaft ist die Verwendung eines Zirkelsystems, das die Etablierung eines externen PEEP ermöglicht.
2. Die hochfrequente Beatmungstechnik bringt bei Bronchusfisteln Vorteile. Besteht gleichzeitig ein ARDS muß auch bei hochfrequenter Beatmung mit erhöhtem endexspiratorischem Druck gearbeitet werden. Damit wird der Gasverlust wieder erhöht.
3. Hochfrequente Beatmungstechniken haben eine gewisse Bedeutung in der Beatmung von hirnverletzten Patienten.
4. Die High Frequency Ventilation bringt große Vorteile in der Weaningphase.
5. Die High Frequency Ventilation ist als augmentierte Beatmung beim instabilen Thorax sehr geeignet.
6. Ein intermittierender Einsatz zwischen konventioneller Beatmung ermöglicht eine starke Sekretolyse.

H 11.6
High Frequency Jet Ventilation bei ARDS und bronchopleuraler Fistel
P. M. Suter

Soins Intensifs de Chirurgie, Département d'Anesthésiologie, Hôpital cantonal universitaire, Genève, Suisse

Das akute schwere Lungenversagen des Erwachsenen (ARDS) ist charakterisiert durch :
- eine markante Hypoxaemie
- eine schwere Dypnoe und Polypnoe
- eine Erniedrigung der Compliance
- eine Erhöhung der pulmonal-vaskulären Resistenz
- bilaterale diffuse Verschattungen im Thoraxröntgenbild.

Morphologisch stehen in der Frühphase ein interstitielles Oedem und eine Granulozyten-Anschoppung in den Lungenkapillaren im Vordergrund, während in späteren Stadien eine Konsolidation des Lungenparenchyms mit zellulären Infiltraten, Fibrosebildung und hyalinen Membranen das Bild beherrschen. Die progressive Zerstörung des Lungengewebes, Abszessbildungen nahe der Pleura sowie die in späten Phasen häufig notwendigen hohen Beatmungsdrucke können bei gewissen Patienten zu einem Barotrauma und broncho-pleuraler Fistelbildung führen. In anderen Fällen kann ein Thoraxtrauma bereits Lungenparenchymläsionen und ein bronchopleurales Leck verursachen.

Die Hochfrequenzbeatmung und besonders die "high frequency jet ventilation" (HFJV) wurde zur Therapie sowohl des ARDS wie auch der bronchopleuralen Fistel vorgeschlagen (1,2,3,5). Bis heute fehlen jedoch kontrollierte Studien, welche den Stellenwert der HFJV in diesen Situation klar definieren. Vor kurzem sind zwei Studien veröffentlicht worden, in welchen eine konventionelle Beatmung mit kontinuierlich positiver Ueberdruckbeatmung (CPPV) bei ARDS-Patienten mit einer Phase von HFJV von einigen Stunden verglichen wurden 2,3). Die Ergebnisse dieser Arbeiten sind nicht so uniform, dass sich daraus einfache Schlussfolgerungen ziehen lassen. Sie dämpfen jedoch in eindrücklicher Art den Enthousiasmus, mit welchem die HFJV noch vor kurzer Zeit als Allerheilmittel für respiratorische Probleme gepriesen wurde (4).

Patienten und Methodik

Während der letzten 3 Jahre wurde die HFJV bei einer Anzahl von Patienten unserer chirurgischen Intensivstation angewendet. Nach einer Einführungsphase bei 10 Patienten, welche im Rahmen einer postoperativen Nachbeatmung der HFJV unterzogen wurden, kam die Methode bei 10 Fällen mit ARDS ohne, sowie bei 20 Patienten mit ARDS und bronchopleuralen Fisteln zum Einsatz. Im folgenden soll nur über diese 20 Patienten mit Fisteln berichtet werden. Die Grundleiden, welche zum ARDS führten, waren :

- Polytrauma   12
    - mit Lungenkontusion und -Zerreissung   5
    - mit klassischem posttraumatischen ARDS   7
    - mit pulmonaler Superinfektion   3
- Mediastinitis, postoperativ   2
- Pneumonie, bilateral   4
    - bakteriell   3
    - viral   1
- Peritonitis mit Sepsis   2

Die HFJV wurde mit einem kommerziellen Gerät und einem intratrachealen Angiocath oder einem speziellen Endotrachealtubus mit zwei zusätzlichen distalen Lumina für den "Jet" und die Anfeuchtung sowie Druckmessung in der Trachea durchgeführt.

Resultate :

In allen Fällen konnte ein adequater Gasaustausch erzeugt werden, wobei im Mittel eine Frequenz von 150/min (Bereich 80-300 /min) und ein Atemminutenvolumen von 32 l/min (Bereich 20-52 l/min) notwendig waren.

Bei 3 ARDS-Patienten (nicht eingeschlossen in dieser Gruppe) war eine HFJV nicht möglich, da die dazu notwendigen

Gasdrucke vom Gerät und der zentralen Gasversorgung nicht aufgebracht werden konnten.

Die Beatmungsspitzendrucke waren in allen Fällen niedriger unter HFJV verglichen mit der CPPV, während die Mitteldrucke nicht signifikant verschieden waren. Die Beatmungsdauer mit HFJV betrug im Mittel 4 Tage (Bereich 1-15 Tage).

Bei 8 Patienten wurde die HFJV in frühen Stadien des ARDS, d.h. 2-5 Tage nach Beginn der klinischen und radiologischen Lungenerkrankung, eingesetzt. 6 von diesen 8 Patienten überlebten und konnten aus der Intensivstation entlassen werden. In den anderen 12 Fällen wurde die HFJV in Spätstadien, d.h. 7-14 Tage nach Beginn des ARDS angewendet; 11 dieser 12 Patienten verstarben.

Schlussfolgerungen:

Auf Grund unserer klinischen Erfahrung scheint die HFJV die Prognose des ARDS mit bronchopleuraler Fistel nur dann günstig zu beeinflussen, wenn sie frühzeitig eingesetzt wird, d.h. wenn die konventionellen Methoden der Beatmung noch nicht ausgeschöpft sind. Ein wissenschaftlich gesicherter Vorteil dieser Technik steht heute noch aus.

Literatur:

1. Carlon GC, Ray C, Klain M, McCormack PM, 1980. High frequency positivepressure ventilation in management of a patient with bronchopleural fistula. Anesthesiology 52 : 160.
2. Holzapfel L, Robert D, Gaussorgus Ph, Dumont C, Perrin S, Bertoye A, 1983. Comparaison de la jet ventilation à haute fréquence et de la ventilation conventionelle dans le syndrome de détresse respiratoire de l'adulte. Nouv. Presse Méd. 12 : (in press).
3. Schuster DP, Klain M, Snyder JV, 1982. Comparison of high frequency jet ventilation to conventional ventilation during severe acute respiratory failure in humans. Crit. Care Med. 10 : 625.
4. Suter PM, 1983. La ventilation à haute fréquence dans le traitement de l'insuffisance respiratoire aiguë (éditorial). Nouv. Presse Méd. 12 : (in press).
5. Turnbull AD, Carlon G, Howland WS, Beattie EJ Jr. 1981. High frequency jet ventilation in major airway or pulmonary disruption. Ann. Thor. Surg. 32 : 468.

H 11.7
Hochfrequente Druckoszillationsbeatmung (HFV) beim anaesthesierten Menschen

K. Rehder, M. Crawford

Department of Anesthesiology, Mayo Clinic, Rochester/MN 55905, USA

Beim anaesthesierten Patienten nimmt die Kurzschlussdurchblutung in der Lunge zu (1). Dieses führt zu einer erhöhten Beimischung von venösem zu arteriellem Blut. Da bei Patienten mit respiratorischer Insuffienz, die eine erhöhte Kurzschlussdurchblutung haben, HFV die Arterialisierung verbessert (2), haben wir uns gefragt, ob HFV beim anaesthesierten Patienten auch zu einer verbesserten Arterialisierung führt.

Methodik

Vierzig anaesthesierte Patienten (21 bis 75 Jahre, 50 bis 150 kg), die an der unteren Extremität operiert wurden, wurden untersucht. Ausser einem Patienten waren alle Patienten klinisch frei von Lungenkrankheiten. Nach Einleitung der Narkose (Pentothal) wurde die Trachea mit einem Drahtspiralenskelettubus (I.D. 8-10 mm) mit Abdichtungsballon intubiert. Danach wurde die mechanische Beatmung der Lungen mit einem konventionellen Beatmungsgerät (CMV) begonnen. Die Narkose wurde mit Halothan (n=3), Enfluran (n=19) oder Isofluran (n=18), die in einem Gemisch von Sauerstoff-Lachgas (inspiratorische Sauerstoffkonzentration, FIO_2=0.50) verdampft wurden, aufrechterhalten. Nach 20 Minuten Beatmung mit CMV, wurden PaO_2, $PaCO_2$, arterieller Blutdruck (strain gauge), Pulszahl (EKG), und FIO_2 (Polarographie) gemessen. Danach wurde HFV begonnen. Die HFV-Apparatur bestand aus einer Kolbenpumpe, einem "low-pass filter" Tubus (I.D. =9 mm, L=2.8 m) und einem Schlauch zur Zuführung des frischen Gasgemisches (Abb). Nach 20-Minuten Beatmung mit HFV wurden PaO_2, $PaCO_2$, arterieller Blutdruck, Pulszahl und FIO_2 erneut gemessen.

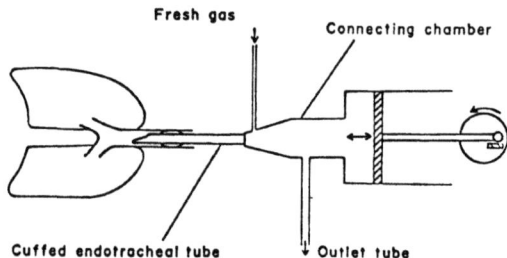

Abb. Diagram der HFV-Apparatur. Fresh gas=Frisches Gasgemisch, Outlet tube="low-pass filter" Tubus, Cuffed endotracheal tube=Endotrachealtubus mit Abdichtungsballon.

Ausserdem wurde mit einem Wright-Volumeter das Gasvolumen gemessen, das nach vorübergehender Unterbrechung von HFV, ausgeatmet wurde (MLV).

Ergebnis

Keine Komplikationen, die auf die HFV zurückgeführt werden können, wurden beobachtet. Die chirurgischen Operationsbedingungen wurden weder günstig noch ungünstig durch HFV beeinflusst. Bei allen 40 Patienten war die alveolare-arterielle Sauerstoffspannungsdifferenz $(A-a)DO_2$ sowohl mit CMV als auch mit HFV erhöht. Die Patienten wurden in 3 Gruppen eingeteilt, um den Einfluss von Lungenvolumen und Oszillationsfrequenz- Hubvolumenkombination auf den Gasaustausch zu untersuchen. Die Mittelwerte ± SD sind in der Tabelle enthalten.

Tabelle. Vergleich von CMV und HFV

	Gruppe 1		Gruppe 2		Gruppe 3	
	CMV	HFV	CMV	HFV	CMV	HFV
n	22		11		7	
MLV, ml	--	205 ±58	--	580 ±244	--	481 ±283
HV, ml/kg	9.6 ±0.6*	1.2 ±0.1	9.5 ±0.4*	1.2 ±0	10 ±0.7*	0.9 ±0.1
f, Hz	0.14 ±0.01*	12 ±0	0.15 ±0.02*	12 ±0	0.15 ±0.0*	18 ±0
PaO_2, mm Hg	187 ±46	173 ±46	160 ±52	145 ±57	181 ±61	160 ±54
$PaCO_2$, mm Hg	34 ±5*	40 ±6	35 ±3*	39 ±5	37 ±4*	43 ±5
$(A-a)DO_2$, mm Hg	119 ±47	126 ±51	142 ±58	150 ±61	117 ±61	132 ±53
Syst. BD, mm Hg	114 ±16*	123 ±16	117 ±14*	132 ±15	117 ±22	125 ±13
Diast. BD, mm Hg	57 ±9*	66 ±10	65 ±6*	72 ±7	65 ±8	66 ±7
Mittl. BD, mm Hg	76 ±10*	85 ±11	83 ±8*	92 ±7	82 ±12	85 ±7

*Signifikanter Unterschied zwischen CMV und HFV ($P < 0.05$). f=Oszillationsfrequenz, HFV=Hubvolumen.

Diskussion

Unter Narkose hat HFV mit Hubvolumen zwischen 0.9 und 1.2 ml/kg und Oszillationsfrequenzen zwischen 12 und 18 Hz bei Patienten mit klinisch normaler Lungenfunktion die Arterialisierung nicht verbessert. Auch ein erhöhtes Lungenvolumen führte nicht zu einer Verbesserung der Arterialisierung (Gruppe 2). Da die inspiratorische Sauerstoffkonzentration in dieser Untersuchung 50% betrug, war die erhöhte $(A-a)DO_2$ primär durch erhöhte Kurzschlussdurchblutung bedingt. Es kann daher nicht ausgeschlossen werden, dass bei Verteilungsstörungen, die Arterialisierung unter Narkose durch HFV verbessert wird.

Literatur

(1) Rehder et al: General anesthesia and the lung. Am. Rev. Respir. Dis. 112:541, 1975.
(2) Marchak et al: Treatment of RDS by high-frequency oscillatory ventilation: A preliminary report. J. Ped. 99:287, 1981.

Neue Aspekte der Inhalationsanaesthesie
Leitung: H. Stoeckel, Bonn (D) / W. F. List, Graz (A)

H 12.2
Clinical Evaluation of Isoflurane Compared with Halothane and Ethrane

M. J. Halsey

Clinical Research Centre, Harrow, England

This presentation concentrates on 3 important questions :
1. How are the pharmacological and physiological properties of isoflurane modified when it is used as a clinical agent rather than as an experimental anaesthetic? For example, what are the interactions with other anaesthetics and other drugs; what are the responses of old and young patients with various disease states to different types of surgery?
2. How do these clinical anaesthetic properties of isoflurane compare with those of halothane and enflurane? What might be the reasons for preferring isoflurane in spite of its relatively high cost?
3. How far can isoflurane be regarded as the best inhalational anaesthetic available? What potential problems or disadvantages still need to be evaluated?

Isoflurane, when compared with the other inhalational anaesthetics has been the most intensively investigated agent prior to its release for clinical use. It also appears to be have been the most extensively reviewed! A comprehensive summary of the data up to 1981 is Eger's monograph (1). The trials in young healthy volunteers, with which I was fortunate enough to be associated, were published in a single issue of Anesthesiology in 1971 (2). The subsequent spate of studies with the new agent included a preliminary test for hepatocarcinogenicity which was suggestive enough to hold up its release until the possibility of such chronic toxicity was unequivocally disproved. The agent has now undergone clinical trials in over 10,000 patients and one of the more recent reports is a multi-centre trial involving 165 hospitals (3).

The minimum alveolar concentration of isoflurane is important for many theoretical reasons but in clinical practice with a new agent it is the necessary delivery concentration which is of more interest. After premedication and with the aid of an initial barbiturate induction, the required inspired concentration is 2-3% for induction of anaesthesia and 1.2-1.4% for maintenance of anaesthesia when used with 60-70% nitrous oxide. The pungency of isoflurane limits the maximum tolerated concentration in order to avoid reflex actions such as breathholding and coughing. The incidence of such reflex responses is estimated to be 10% (an earlier study which withheld premedication overestimated the incidence.)

Isoflurane alone is more of a respiratory depressant than halothane but less than enflurane. However these differences between agents are unlikely to be seen in regular clinical practice because the addition of nitrous oxide and premedication, together with the catecholamine effects of surgical stimulation, all offset the pure physiological response seen with the agent alone.

The cardiovascular responses to isoflurane can be summarised as a decrease in blood pressure; an increase in heart rate; cardiac output being maintained; peripheral resistance falling with, for example, large increase in muscle blood flow. It has been reported that in some individuals isoflurane can produce sinus tachycardia. If this occurs it can be controlled with a small dose of an intravenous narcotic. In the report of the multi-centre trial (3) this potential problem was not significant - probably because of the use of premedication etc. The net result of isoflurane combined with the other commonly used clinical agents was that the pulse rate increased by only 7% while the blood pressure decreased by 8%. Finally isoflurane has been tested in combination with adrenaline. The incidence of drug-associated ventricular extrasystoles is less with isoflurane when compared with halothane with or without lidocaine.

Possibly the most important feature of isoflurane is its lack of metabolism and no associated long-term toxicity. Indeed, one of the first tests that we did with isoflurane was to assess its degree of metabolism relative to other agents in the best available animal model - miniature swine! (4). The minimal metabolism of isoflurane is also revealed by its resistance to enzyme induction following pretreatment with agents such as phenobarbital and phenytoin.

In conclusion isoflurane is not the idealised perfect anaesthetic but it does offer significant advantages over the other inhalational agents now available. Its development has now passed the experimental stages (5) and its introduction into clinical use has provided important modifications to the basic pharmacology and physiology.

References
1. Eger EI (1981) Isoflurane (Forane). A compendium and reference. Airco, Madison, Wisconsin.
2. Eger EI, Stevens WC, Miller RD, Halsey MJ (1971) First named authors of a series of studies on Forane in human volunteers. Anesthesiology 35:1.
3. Forrest JB, Buffington C, Cahalan MK, Goldsmith CH, Levy W, Rehder K. (1982) A multi-centre clinical evaluation of isoflurane. Can. Anaesth. Soc. J. 29:S1.
4. Halsey MJ, Sawyer DC, Eger EI (1971) Hepatic metabolism of halothane, methoxyflurane, cyclopropane, Ethrane and Forane in miniature swine. Anesthesiology 35:43.
5. Halsey MJ (1981) Investigations on isoflurane, sevoflurane and other experimental anaesthetics. Br. J. Anaesth. 53:43S.

H 12.3
Future Developments of Volatile Anesthetics

R. C. Terrell

Ohio Medical Anesthetics, Central Research Laboratories, Murray Hill, New Jersey, USA

Volatile anesthetics have been known since 1540 when diethyl ether was synthesized by Valerius Cordus and used by Paracelsus in chickens. Although diethyl ether was shown to be an anesthetic in humans by Giambattista Della Porta in 1581, it was not used in clinical practice until around 1850. At that time nitrous oxide and chloroform were also introduced. Since then at least thirteen other volatile anesthetic agents have been used clinically: four hydrocarbons and nine ethers. With the exception of chloroform, nitrous oxide and trichloroethylene, all the compounds synthesized prior to 1950 were flammable. The initial studies of Robbins focused attention on the synthesis of fluorocarbons and fluoroethers as nonflammable anesthetic agents. The first fluorinated anesthetic, fluroxene, $CF_3CH_2OCH=CH_2$, was synthesized by Shukys at Ohio Anesthetics in 1951 and introduced into clinical practice in 1958. Halothane (ICI) was introduced in 1956, followed by methoxyflurane (Abbott) in 1960, enflurane (Ohio) in 1972, and isoflurane (Ohio) in 1981.

Although none of these four agents is ideal, all have been widely used in clinical practice. Future developments in volatile anesthetics must recognize the properties of these agents and any new agents will have to be closer to the ideal. The minimum requirements for any new anesthetic are nonflammability, stability to soda lime, good chemical stability, low metabolism, and reasonable cost, together with an excellent pharmacological profile.

There are several promising areas for research in new volatile anesthetics, including fluorocarbons and fluoroethers, both aliphatic and heterocyclic. Some of the most recently synthesized compounds from these areas are:

$(CF_3)_2CHOCH_2F$ (Baxter, 1971)

CHF_2OCHCF_2Cl (ICI, 1977)

$CF_3CHOCHFCl$ (Hoechst, 1975)

$CH_3OCF\overset{CF_2}{-}CFCl$ (W.R. Grace, 1976)

$\underset{CH_2-CF_2}{CH_2-CFBr}$ (W.R. Grace, 1975)

$\underset{Cl}{Cl}\!\!>\!\!\underset{O}{\overset{O}{\diamond}}\!\!<\!\!CF_2$ (Stanford, 1979)

Pharmacological data on these compounds are limited and it is uncertain if these agents will ever reach clinical practice.

The fluorinated methyl ethyl ethers are probably the most promising area for future development. There is a total of 4,000 halogenated methyl ethyl ethers possible using any combination of hydrogen, chlorine, fluorine, and bromine substitutions. Of these, about 250 would be expected to be nonflammable, stable, and volatile enough to be used as anesthetics. Although many of these have already been synthesized, there are many new compounds available. The most serious problems are difficulty of synthesis and cost.

The replacement of hydrogen with deuterium in some of the known anesthetics has recently been reported to decrease the metabolic rate. This effect is, however, small and has not yet been demonstrated in man. It is unlikely that deuterated anesthetics will have any clinical advantages.

H 12.4
Gerätetechnische Sicherheitspakete bei der Inhalationsnarkose
J. Kilian
Zentrum für Anaesthesiologie, Klinikum der Universität Ulm, Steinhövelstraße 9, D-7900 Ulm/Donau, BRD

Der Einsatz von Geräten ist aus dem Bereich der Anästhesie nicht mehr wegzudenken. Die Möglichkeiten eines technischen, aber auch menschlichen Versagens einerseits und die zunehmenden Möglichkeiten der Narkosedurchführung andererseits haben dazu geführt, daß Forderungen hinsichtlich der sicherheitstechnischen Ausrüstung dieser Geräte formuliert und auch anerkannt wurden. Sinn dieser Maßnahmen ist nicht nur die Erhöhung der technischen Sicherheit, wie sie bisher angestrebt wurde, sondern die Verbesserung der anwendungstechnischen Sicherheit. Fehlbedienungen und Versagen von Einheiten während des Gebrauchs müssen verhindert bzw. gewarnt und erkannt werden. Nicht nur die Einstellung bestimmter Größen muß sicher sein, sondern auch deren richtige Abgabe muß überwacht werden. Die Prinzipien der Überwachung müssen sich dabei auf die Funktionen Gasversorgung, Gasdosierung, Narkosemitteldosierung, Atemsysteme und Narkosegasbeseitigung beziehen.

H 12.5
Physikalisch-technische Prinzipien zur Dosierung von Inhalationsanaesthetika
H. Frankenberger
Drägerwerk AG, Lübeck, BRD

Nach einem kurzen Rückblick auf wesentliche Neuentwicklungen auf dem Gebiet der Inhalationsanästhetika und einem Hinweis auf sicherheitstechnische Festlegungen für Anästhesiemittelverdunster werden zwei Prinzipien zur Dosierung von Inhalationsanästhetika besprochen: die Dampfdosierung und die Flüssigkeitsdosierung.

Bei der Dampfdosierung wird eine definierte Menge dampfförmigen Inhalationsanästhetikums dem Narkosefrischgas hinzugefügt: realisiert ist dieses Prinzip bei Oberflächenverdunstern, bei denen der Frischgasfluß entsprechend dem Verhältnis zweier Strömungswiderstände definiert aufgeteilt und danach wiedervereinigt wird. Ein

Teilgasstrom wird durch die Verdunsterkammer geleitet und dort bis zur Sättigung mit dem Dampf des flüssigen Narkosemittels angereichert.

Die Zuordnung des Oberflächenverdunsters zu weiteren Funktionskomponenten eines Anästhesiegerätesystems ist in Abb. 1 wiedergegeben.

Bei dem Prinzip der Flüssigkeitsdosierung wird eine definierte Menge eines flüssigen Inhalationsnarkotikums in das dem Patienten zugeleitete Narkoseatemgas direkt im Atemsystem zugegeben.

Die Zuordnung des Einspritzverdunsters zu weiteren Funktionskomponenten eines Anästhesiegerätesystems ist in Abb. 2 wiedergegeben.

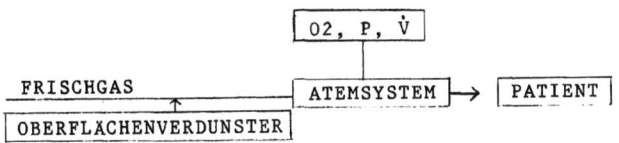

Abb. 1

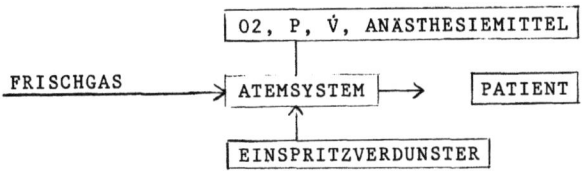

Abb. 2

Bei der Dosierung von flüssigen Anästhesiemitteln direkt in das Atemsystem des Patienten sind zur Vermeidung von Überdosierungen Sicherheitskriterien zu berücksichtigen. Verschiedene Dosierprinzipien werden angesprochen und auf diese Sicherheitskriterien hin analysiert.

Neben der Darstellung der angesprochenen Funktionsprinzipien werden Randbedingungen betrachtet, die beim Einsatz dieser Prinzipien bei Inhalationsnarkosegeräten zu berücksichtigen sind.

H 12.6
Fortschritte in der Inhalationsanaesthesie durch neue Gerätesysteme unter den Bedingungen in Entwicklungsländern

H. Stoeckel

Institut für Anaesthesiologie, Universität Bonn, BRD

Die Durchführung von Anästhesien gehört zu den Aufgabenbereichen, die in allen Ländern der Erde sicherzustellen sind. In den wenigsten Ländern stehen jedoch hochentwickelte ärztliche Versorgungssysteme und Krankenhausinfrastrukturen zur Verfügung. In Ländern der dritten Welt zählen zentrale Gasversorgungsanlagen weder in Krankenhäusern noch in "Health Centres" zum Stand der Technik. Eine permanente Versorgung mit Druckgasen wie Sauerstoff und Lachgas ist nicht sichergestellt. Medikamente und Anästhesiegeräte sind für die Anästhesiepraxis in Entwicklungsländern mit das größte Problem, da diese nur in ungenügendem Maße zur Verfügung stehen.
Unter Berücksichtigung dieser Randbedingungen sind Anästhesiegerätesysteme von besonderer Bedeutung, die von der Logistik her ohne Nutzung der Technik der komprimierten Gase voll funktionsfähig sind.
Diese Anästhesiesysteme - auch "DRAW-OVER SYSTEME" genannt - nutzen Luft als Trägergas und sind somit unabhängig von Druckgas- und Energiequellen. Beschrieben werden "DRAW-OVER SYSTEME" mit Luft als Trägergas und Äther als Narkosemittel, das für Anästhesien in Entwicklungsländern preiswert und jederzeit erhältlich ist. Bei diesen "DRAW-OVER Systemen" erfolgt die Narkosemitteldosierung über Inhalierverdunster, die es ermöglichen, eine einstellbare Konzentrationsmenge des verdampften Äthers dem Patienten zuzuführen. Diese kalibrierten Verdunster - auch "DRAW-OVER Verdunster" genannt - sind so konstruiert, daß sowohl bei Spontanatmung des Patienten als auch bei dessen Beatmung das Atemgas mit dem Narkosemittel angereichert wird.
In dem Vortrag wird das neu entwickelte AFYA-Anästhesiesystem beschrieben, das mit Luft als Trägergas in Entwicklungsländern sowohl in der Klinik, in der Außenstation (Health Centre) und im Gelände einsetzbar ist, und zwar für Erwachsene und Kinder einschließlich Kleinkinder und Säuglinge. Außerdem wird ein neuartiges elektrisch betriebenes O_2-Anreicherungsgerät vorgestellt.

H 12.7
Pharmakokinetische Prinzipien der Inhalationsanaesthesie

H. Schwilden, H. Stoeckel, P.M. Lauven, J. Schüttler

Institut für Anaesthesiologie, Universität Bonn, BRD

Das pharmakokinetische Modell der Inhalationsanästhesie wird durch die Alveolarmembran in natürlicher Weise in zwei Anteile zerlegt: das gasführende ('präalveoläre') System, welches aus dem Alveolarraum, den Luftwegen und dem Narkosegerät besteht, und das blutführende ('postalveoläre') System. Die kinetischen Parameter des gasführenden Systems wie Flow, Ventilation, Totraum, inspiratorische Konzentration können in weiten Grenzen vom Anästhesisten gewählt werden, während die kinetischen Parameter des blutführenden Systems sich weitgehend der Beeinflussung durch den Anästhesisten entziehen. Die verschiedenen Formen der Narkosesysteme wie offene, halbgeschlossene, low-flow und geschlossene Systeme lassen sich unter diesem Aspekt als eine spezielle Wahl der kinetischen Parameter des präalveolären Systems aus einem Kontinuum von Möglichkeiten (z.B. 0% -100% Rückatmung) verstehen.
Die Bedeutung pharmakokinetischer Betrachtungsweisen in der Inhalationsanästhesie liegt u.a. darin begründet, daß der Anästhesist, im Gegensatz zur intravenösen Narkose, in der Regel keine unmittelbare Kenntnis über die pro Zeiteinheit applizierte Dosis und die inspiratorische Narkosegaskonzentration hat. Je kleiner der Flow ist, umso

stärker beeinflußt das virtuelle Verteilungsvolumen des verwendeten Narkosegerätes die inspiratorische Konzentration. Selbst im Nichtrückatmungssystem kann es bis zu einer halben Stunde dauern, bis die inspiratorische Konzentration der am Verdampfer eingestellten Konzentration entspricht. Im Rückatmungssystem wird zusätzlich die inspiratorische Konzentration proportional zum Prozentsatz der Rückatmung durch die exspiratorische Narkosegaskonzentration bestimmt. Die inspiratorische Konzentration wird also für diese Fälle sowohl durch die Kinetik des präalveolären als auch des postalveolären Systems bestimmt, die hierdurch mit einander verknüpft werden. Das präalveoläre System läßt sich für alle gebräuchlichen Narkosesysteme als Einkompartmentmodell verstehen, dessen Verteilungsvolumen durch das physikalische Volumen plus dem Lösungsraum des Pharmakons in höher molekularen Substanzen wie z.B. Gummi- oder Kunststoffschläuche etc gegeben ist. Die mit diesem System assoziierte Zeitkonstante ist durch den Quotienten Flow/Verteilungsvolumen einfach zu ermitteln.

Zur Beschreibung des postalveolären pharmakokinetischen Modells sind die beiden wesentlichen Transportmechanismen für die Verteilung von Anästhetika im Körper:
1. konvektiver Strömungstransport durch das Blut
2. Diffusionstransport vom Blut in die Gewebe
von Bedeutung. Beide Transportmechanismen konstituieren die Pharmakokinetik sowohl der intravenösen als auch der inhalativen Anästhetika. Die jeweiligen Modelle sind jedoch in ihrer heutigen Formulierung Extremvarianten hinsichtlich des Beitrages der einzelnen Transportmechanismen zum Gesamttransport. Für Inhalationsanästhetika wird der Diffusionstransport als sehr schnell gegenüber dem Strömungstransport angesehen, der damit zum geschwindigkeitsbestimmenden Schritt wird. Dies findet bereits in der Annahme von Zuntz (1897), daß die venöse Blutkonzentration (c_v) mit der entsprechenden Gewebekonzentration (c_i) im Gleichgewicht steht

$$c_i = \lambda_i c_v$$

ihre explizite Formulierung. Als Konsequenz ergibt sich, daß die Verteilung und die Aufnahme von Inhalationsanästhetika von der Organperfusion und damit auch vom HZV abhängt, und die Blutkonzentration in den verschiedenen Gefäßabschnitten erhebliche Unterschiede aufweist. Trotz dieser manifesten Unterschiede zu den pharmakokinetischen Modellen der intravenösen Narkose lassen sich die pharmakokinetischen Modelle der Inhalations- und intravenösen Narkose vom Prinzip her vergleichen, wenn der Blutspiegel intravenöser Modelle in Korrespondenz zur alveolären Konzentration gesetzt wird. Die Transferkonstanten k_{1i}, k_{i1} intravenöser Kompartmentmodelle finden in den Größen $\lambda Q_i / V_A$, $Q_i / \lambda_i V_i$ eine explizite physikalische Interpretation im Rahmen der Pharmakokinetik inhalativer Anästhetika

Aus diesen pharmakokinetischen Prinzipien können in einfacher Weise optimale Dosierungsstrategien abgeleitet werden, wenn man die alveoläre Konzentration als mittelbaren Indikator des pharmacodynamischen Effektes ansieht, wie es die erfolgreiche Einführung des MAC Begriffes nahelegt.

H 12.8
Toxikologische Aspekte der Inhalationsanaesthesie
P. M. Lauven, H. Stoeckel
Institut für Anaesthesiologie der Universität Bonn, Sigmund-Freud-Str. 26, D-5300 Bonn 1 (Venusberg), BRD

Folgende Schädigungen durch Inhalationsanästhetika wurden bisher beim Menschen beschrieben: toxische Wirkungen auf Leber und Niere, Beeinflussung des Immunsystems und der Hämatopoese sowie möglicherweise eine Beeinträchtigung der Fertilität im Sinne einer erhöhten Abort- und Frühgeburtsrate bei Anästhesistinnen und im Sinne einer erhöhten Inzidenz teratogener und mutagener Schädigungen. In diesem Zusammenhang wird auch eine cancerogene Potenz diskutiert.
Dem heutigen Kenntnisstand entsprechend werden diese - z.T. spekulativen - Wirkungen nicht nur den Anästhetika selbst, sondern vor allem auch toxischen Metaboliten als proximalen bzw. ultimalen Agentien zugeschrieben. Sie entstehen durch reduktive Biotransformation und können als freie Radikale mit Proteinen, DNS und ähnlichen Strukturen kovalente Bindungen ausbilden. Auf diese Weise könnten Halothan, Enfluran, Isofluran und auch Stickoxidul (3,7) sowohl nieren- und lebertoxisch als auch mutagen (evtl. cancerogen) und teratogen wirksam werden.
Als Risikofaktoren ließen sich - zum großen Teil jedoch im Tierversuch oder in retrospektiven Studien - folgende Faktoren wahrscheinlich machen: Metabolisierungsgrad der Inhalationsanästhetika, Adipositas, Lebensalter, Geschlecht, Behandlung mit enzyminduzierenden Pharmaka, genetische Disposition, hypermetabole Erkrankungen und Wiederholungsnarkosen.

Frauen im konzeptionsfähigen Alter stellen sowohl unter dem Aspekt der Inhalationsnarkose als auch unter dem Aspekt der Exposition gegen Spurendosen im Operationstrakt ein besonderes Problem dar. Zwar konnten im Tierversuch teratogene und mutagene Schädigungen im therapeutischen Dosisbereich nicht nachgewiesen werden (1,2,4), aber dennoch werden von Patientinnen und weiblichem Op-Personal dahingehend Befürchtungen geäußert und vom Gesetzgeber Vorsichtsmaßnahmen gefordert (§4, Abs.1 Mutterschutzgesetz).

Vor der abgeschlossenen Implantation des jungen
Embryos, d.h. am 13. Tag post ovulationem, lassen sich jedoch keine Mißbildungen auslösen. Der
Embryo reagiert nach dem "Alles-oder-Nichts"-
Prinzip: entweder er überlebt ungeschädigt oder
er stirbt ab. Aus den Erfahrungen mit Thalidomid
ist weiterhin bekannt, daß die sensible Periode
gröberer Mißbildungen, innerhalb derer der men-
schliche Embryo von exogenen teratogenen Einflüssen geschädigt werden kann, etwa vom 20. bis
zum 38. Tag post conceptionem dauert (6). D.h.
die sensible Phase fällt in eine Periode der noch
ungewissen Schwangerschaft. In dieser Zeit sollten demnach möglichst keine Narkosen durchgeführt
werden, wenn eine Konzeption nicht sicher ausgeschlossen werden kann. Über Differenzierungsstö-
rungen in der Fetalzeit, die später als Entwick-
lungsrückstand oder Funktionsstörung imponieren,
ist beim Menschen sehr wenig bekannt. Bezüglich
der Spurendosenexposition des weiblichen Op-
Personals ist es unter diesem Aspekt sinnvoll,
den Operationstrakt als Vorsichtsmaßnahme mit
funktionierenden und gewarteten Absauganlagen
ausreichender Kapazität auszurüsten. In Verbindung mit einer sorgfältigen Arbeitsweise läßt
sich so die Spurendosenexposition und damit das
Risiko von Fruchtschädigungen minimieren (5).

Literatur:
1) Baden JM, Kelley M, Wharton RS et al. (1977):
Mutagenicity of halogenated ether anesthetics.
Anesthesiology 46:346
2) Basler A, Röhrborn G (1981): Lack of mutagenic
effects of halothane in mammals in vivo.
Anesthesiology 55:143
3) Cohen EN, Brown BW, Wu ML et al. (1980):
Occupational disease in dentistry and chronic
exposure to trace anesthetic gases. JADA 101:21
4) Green CJ, Monk SJ, Knight JF et al. (1982):
Chronic exposure of rats to enflurane 200 p.p.m.:
No evidence of toxicity or teratogenicity.
Br.J.Anaesth. 54:1097
5) Lauven PM, Stoeckel H (1982): Raumluftkonzen-
trationen der Inhalationsanaesthetika im Operationssaal. Der Einfluß von Schutzmaßnahmen.
Anästh.Intensivmed. 23:1
6) Lenz W (1969): Der Zeitplan der menschlichen
Organogenese als Maßstab für die Beurteilung
teratogener Wirkungen. Fortschr.Med. 87:520
7) Trudell JR, Hong K, O'Neil JR, Cohen EN (1979):
Metabolism of nitrous oxide by human and rat
intestinal contents. Anesthesiology 51: S258

H 12.9
Zusammenfassung
W.F. List
Institut für Anaesthesiologie der Universität Graz, Österreich

Das Panel "Neue Aspekte der Inhalationsanästhesie"
soll die beiden anderen Panels über Inhalationsanästhesie mit spezieller Thematik ergänzen. Es
wird ein breites Spektrum von Fragen, die für die
Durchführung von Inhalationsanästhesien von größ-
ster Bedeutung sind, untersucht. Die derzeit ge-
bräuchlichsten Inhalationsanästhetika Halothan,
Ethran und Isofluran werden nach klinischen Kriterien miteinander verglichen und jedem seine entsprechenden Indikationen zugewiesen. Die zukünf-
tige Entwicklung auf dem Gebiet der Inhalationsanästhesie wird aufgezeigt, wobei vor allem den
hologenierten Methyl-Äthyläthern für die weitere
Forschung und klinische Anwendung Interesse zukommt. Wesentliche Voraussetzung für die klinische Eignung von Inhalationsanästhetika ist die
Verdampfbarkeit, chemische Stabilität, Unbrenn-
barkeit und eine minimale Metabolisierungsrate.
Eine weitere Voraussetzung für die Inhalations-
Anästhetika sind geräte- und anwendungstechnische
Sicherheitsmaßnahmen sowie eine ausreichende Nar-
koseabgasbeseitigung. Eine neue Entwicklung auf
dem Sektor der Anästhetikaverdampfung ist die
Flüssigdosierung mit Einspritzverdampfung direkt
in das Atemsystem. Entsprechende Sicherheitskriterien sind allerdings vor der Anwendung notwendig. Um auch in Entwicklungsländern Inhalationsanästhesien einigermaßen gefahrlos durchführen zu
können, wird ein Ätherverdampfer nach dem Draw-
over-Prinzip vorgestellt, der mit Sauerstoff an-
gereicherte Luft als Trägergas benützt. Dieses
Gerät hat sich in der Praxis bereits recht gut
bewährt. Die Bonner Gruppe hat auch pharmakokinetische Überlegungen angestellt, mit einem durch
die Alveolarmembran getrennten gasführenden und
blutführenden System. Dieses Modell ist in der
Lage, optimale Dosierungsstrategien zu vermitteln.

Abschließend werden die sehr wesentlichen toxiko-
logischen Aspekte der Inhalationsanästhesie besprochen. Wirkungen auf die Leber, Niere, Haema-
topoese sowie immunsupressive Wirkungen und Schädigungen des reproduktiven Systems sind bekannt
und werden meist durch toxische Metaboliten der
Inhalationsanästhetika hervorgerufen. N_2O wurde
bisher wegen seiner chemischen Stabilität nicht
wesentlich in diese Überlegungen einbezogen.
Heute scheint es allerdings nach klinischen Untersuchungen die negativsten Wirkungen aller Inhalationsanästhetika auf das Immunsystem bzw. hae-
matopoetische System, eventuell auch auf das re-
produktive System zu haben.

Anaesthesiologie und Notfallmedizin
Leitung: F. W. Ahnefeld, Ulm (D) / G. Hossli, Zürich (CH)

H 13.1
Der Aufgabenbereich der Anaesthesiologie in der Intensivmedizin

F.W. Ahnefeld, B. Gorgaß

Zentrum für Anaesthesiologie der Universität Abteilung für Anaesthesie und Intensivmedizin der St.-Lukas-Klinik, Ulm, BRD

Notfallmedzin bedeutet, daß unter erschwerten Bedingungen mit einer begrenzten Ausstattung an Geräten und Medikamenten, insbesondere eingeschränkten Möglichkeiten der Diagnostik ein breites Spektrum von Notfällen kurzfristig zu analysieren und zu versorgen ist, damit ein Überleben gesichert werden kann.

"Fliegende Ambulanzen" die LARREY im Winterfeldzug Napoleons in Rußland einsetzte, erfüllten bereits notfallmedizinische Aufgaben. KIRSCHNER hat 1938 die Zielsetzung mit seiner bekannten Forderung präzisiert "Nicht der schwerverletzte Patient muß so schnell wie möglich zum Arzt, sondern der Arzt zum Patienten, da die akute Lebensgefahr in zeitlicher Nähe zum Unfallort am größten ist".

K.H. BAUER griff 1953 diese Gedanken mit dem Konzept des Klinomobils auf, weil er davon ausging, daß Verletzte so schnell wie möglich operiert werden müßten, um eine Stabilisierung zu erreichen.

Die Erfahrung der ersten Zentren (Heidelberg, Köln), die Notarztwagen einsetzten, zeigten aber bald, daß die entscheidende Funktion bei gezielten Maßnahmen zur Überlebenssicherung liegt, nur in vergleichsweise seltenen Fällen ist dies die sofortige Operation.

Neue therapeutische Verfahren zur Behandlung kardiozirkulatorischer Notfälle, insbesondere Entwicklungen auf dem Gebiet der Reanimation und die Etablierung der Intensivmedizin durchbrachen die ursprüngliche Begrenzung der Notarztdienste auf Unfallverletzte. Heute umfaßt das Spektrum notfallmedizinischer Aufgaben neben der Versorgung Traumatisierter auch die Notfälle, die aus akuten internistischen, psychiatrischen, neurologischen, pädiatrischen und gynäkologischen Bereichen resultieren.

Verletzungen, Erkrankungen und Vergiftungen münden bei Lebensbedrohung in eine sog. "gemeinsame Endstrecke" ein, nämlich Störungen der Vitalfunktionen, Atmung und Kreislauf und/oder wichtiger Regelkreise.

Bei globaler Betrachtung läßt sich die grundsätzliche Aufgabenstellung in der Notfallmedizin als Beginn einer Intensivtherapie unter anderen Voraussetzungen und mit anderen Mitteln definieren.

Dabei geht es im praeklinischen Bereich darum, diese Vitalgefährdung des Notfallpatienten durch Elementardiagnostik und Elementartherapie abzuwenden.

Da diese permanente Kontrolle von Vitalfunktionen und Regelkreisen und eine kontinuierlich adaptierte Therapie entsprechender Veränderungen auch die zentrale Aufgabe des Anästhesisten bei der Durchführung von Narkosen, aber auch im intensivmedizinischen Bereich ausmacht, muß man der Anästhesiologie eine besondere Kompetenz und Verantwortlichkeit zusprechen. Diese Wertung ist allerdings nicht mit einem Ausschließlichkeitsanspruch zu verwechseln. Kompetenz und Verantwortlichkeit sind vielmehr als Verpflichtung und als Chance zu verstehen, im Interesse unserer Patienten einen wichtigen interdisziplinären Arbeitsbereich durch positive Einflüsse unseres Faches zu prägen.

A. Praeklinischer Bereich
- Aktive Beteiligung des Anästhesisten am Notarztdienst
- Bereitschaft, den Notarztdienst einer Region auch zu planen und zu leiten

B. Klinischer Sektor
- Organisation der zentralen Notaufnahme (ZNA)
- Ggf. Organisation und Begleitung des Notfallpatienten in der Phase der erweiterten klinischen Diagnostik
- Durchführung von Notfallnarkosen
- Durchführung und Leitung der Intensivmedizin

C. Lehre
- Einflußnahme auf die Erste-Hilfe-Ausbildung der medizinischen Laien
- Notfallmedizinische Aus-, Weiter- und Fortbildung des klinischen Pflegepersonals
- Weitergabe anästhesiologisch/intensivmedizinischer Erfahrungen und Kenntnisse an Ärzte anderer Fachgebiete
- Leitung und Durchführung der studentischen Ausbildung: "Erste ärztliche Maßnahmen"
- Sorge um die Qualifikation der Rettungssanitäter, der wichtigsten Mitarbeiter des Notarztes außerhalb der Klinik

D. Forschung
- Kritische Überprüfung klassischer Therapiekonzepte
- Verbesserung der Elementardiagnostik
- Optimierung der Reanimationsmaßnahmen
- Frühintubation und -Beatmung
- Sofortreaktionen des Stoffwechsels
- Frage des Transporttraumas
- Entwicklung/Verbesserung in der Notfallmedizin eingesetzter Geräte
- Weiterentwicklung der Rettungsfahrzeuge
- Prüfung der bestehenden Organisationsformen des Notarzt- u. Rettungsdienstes
- Einflußnahme auf praeventive Maßnahmen (z.B. Gurt)

Obwohl notfallmedizinische Kenntnisse, Methoden o. Therapiekonzepte aller medizinischen Fachdisziplinen u. deren Subspezialisten in die Aufgabenstellung der Notfallmedizin einfließen, kommt der Anästhesiologie für das Erkennen lebensbedrohlicher Situationen und deren medizinische, organisatorische und wissenschaftliche Bewältigung eine zentrale Rolle zu.

H 13.2
Weiter- und Fortbildung des Anaesthesiearztes für die Notfallmedizin

G. Hossli

Institut für Anaesthesiologie, Universitätsspital, 8091 Zürich, Schweiz

Die Schwerpunkte in der Weiterbildung zum Anästhesiearzt liegen primär in der Vermittlung von Kenntnissen über Pharmaka und Verfahren, die für den Einsatz bei Anästhesien für chirurgische Eingriffe wie auch bei der prä- und postoperativen Schmerzbekämpfung zur Anwendung kommen. Besonders gründlich werden darüberhinaus Anatomie, Physiologie und Pathophysiologie von Atmung, Kreislauf und Stoffwechsel behandelt. Damit wird ein vertieftes Verständnis für die Organfunktionen und ihr Zusammenwirken vor allem während der perioperativen Phasen ermöglicht, wobei alle die vielfachen Zusammenhänge von chirurgischen Einflüssen und anästhesiologischen Wirkungen zu berücksichtigen sind. Hier spielen die vorgängige Evaluierung der patientengegebenen Risiken wie der Belastung durch die zur Anwendung kommenden Medikamente und Techniken für die Wahl des Anästhesieverfahrens eine immens wichtige Rolle.

An zweiter Stelle steht die Schulung in Reanimation. Die Tatsache, dass der Anästhesiearzt in dieser Richtung besonders ausgebildet ist und Patienten mit gestörten Vitalfunktionen zur besseren Behandlung und rationelleren, kontinuierlichen Überwachung in Intensivstationen zusammengefasst sind, führte zu seiner selbstverständlichen und kompetenten Mitwirkung in diesem Bereich: die klinische Intensivmedizin wurde zur Domäne des Anästhesiearztes. Je nach den lokalen Gegebenheiten steht die Intensivstation heute unter seiner Leitung oder er ist - bei fachspezifischen Stationen - daran als der wohl wichtigste ärztliche Konsiliarius beteiligt.

Erst in den letzten 15 Jahren wurde zudem für jedermann offensichtlich, dass der Anästhesiologe von seiner täglichen Arbeit im Operationssaal und in der Intensivstation her die besten Voraussetzungen mitbringt, um auch bei Notsituationen ausserhalb des direkt perioperativen Bereiches zweckmässig und oft erfolgreich einzugreifen, wenn er rechtzeitig beigezogen wird. Allerdings muss er dazu über adäquate Kenntnisse der spezifischen fachbedingten Ursachen lebensbedrohlicher Störungen verfügen, z.B. in Innerer Medizin (besonders Kardiologie, Intoxikationen, Stoffwechselstörungen), Pädiatrie, Geburtshilfe und in anderen chirurgischen Spezialdisziplinen, Psychiatrie, usw. Obwohl die Ursachen sehr verschieden sein können, bleiben sich die allgemeinen Auswirkungen auf den menschlichen Organismus und die erste, zunächst symptomatische Notfalltherapie jedoch grundsätzlich gleich. Das erste Ziel seiner Bemühungen ist es, das Überleben zu sichern und die Entwicklung weiterer Schädigungen zu verhindern. Daraus ergibt sich die Forderung und Verpflichtung, im Curriculum der Weiterbildung zum Anästhesiearzt die fachspezifischen medizinischen Notfallsituationen der erwähnten Gebiete, ihre Notfalldiagnostik und ihre allgemeine Notfalltherapie einzubauen, die ihn zum richtigen Handeln befähigt, bis eine kausale Therapie einsetzt.

Medizinische Notfallsituationen können überall eintreten - spitalintern (Operationsabteilungen, Intensivstationen, Bettenstationen aller Kliniken, Notfall-Aufnahmestation), - aber auch und wohl noch häufiger ausserhalb des Krankenhauses, sei es bei Unfällen und akut lebensbedrohlichen Phasen von Krankheiten oder in der Arztpraxis und auf dem Transport von Notfallpatienten. Die rechtzeitige und richtige Interpretation eines solchen Notzustandes und die sofortige erweiterte ärztliche erste Hilfe ist die Aufgabe des Notarztes. Der Anästhesiearzt ist hier, - beim präklinischen Einsatz beim Notfallpatienten (mit Notarztwagen oder Rettungshelikopter) - vor allem von seiner Grundausbildung und seiner täglichen praktischen Tätigkeit im Krankenhaus her, am ehesten prädisponiert zum Notarzt, aber auch er braucht eine zusätzliche Schulung in ausserklinischer Notfallmedizin. Dabei ist besonderes Gewicht zu legen auf die Elementardiagnostik und die Erstbehandlung am Notfallort sowie unterwegs mit den dort zur Verfügung stehenden einfachen Mitteln.

Weil der Zeitfaktor bis zum Eingreifen des so ausgebildeten Notarztes von entscheidender Bedeutung sein kann und dieser von manchen äusseren Gegebenheiten abhängig ist, benötigt der Anästhesiearzt auch eine Schulung in organisatorischen Belangen, wie z.B. krankenhausinternes Alarmierungs- und Reanimationssystem, Glieder und Zusammenwirken der Rettungskette, Kenntnisse der medizinischen Besonderheiten des Rettungswesens.

In die Zwischen- und Abschlussprüfungen der Anästhesiearztausbildung und ebenso in die Fortbildungsveranstaltungen für Anästhesieärzte sind sowohl theoretische Fragen wie auch die Besprechung praktischer Fälle aus dem Gebiet der inner- und ausserklinischen Notfallmedizin aufzunehmen.

H 13.3
Aufgaben der Anaesthesiologie in der Lehre und Fortbildung für die Notfallmedizin

J. Kilian

Zentrum für Anaesthesiologie, Klinikum der Universität Ulm, Steinhövelstraße 9, D-7900 Ulm/Donau, BRD

Die Versorgung von Notfallpatienten gehört ohne Zweifel zu den Aufgaben eines jeden Arztes. Insofern ist die Grundausbildung in erster ärztlicher Hilfe am Notfallort richtigerweise Bestandteil des Medizinstudiums. Unabhängig davon ist die Entwicklung zu sehen, wonach die Versorgung und Betreuung nach der Erstversorgung, auf dem Transport und in der Akutphase im Krankenhaus durch den "verlängerten Arm der Klinik" erfolgt, das heißt durch Krankenhausärzte. Die

Praxis zeigt nun, daß die normale Wissensvermittlung während des Studiums und die mehr zufälligen Erfahrungen im klinischen Alltag nicht ausreichen, eine jeweils optimale Versorgung des Notfallpatienten sicherzustellen. Eine gezielte Weiterbildung in den Belangen der Notfallmedizin erscheint daher dringend angezeigt. Neben pathophysiologischen Grundlagen sind die diagnostischen und therapeutischen Möglichkeiten mit dem eingeschränkten Repertoire des Notarztes zu vermitteln, wobei speziell das Erkennen und Behandeln vital bedrohlicher Krankheitsbilder im Vordergrund zu stehen hat. Die Anästhesie bietet hier aufgrund ihres täglichen Umganges mit vital gefährdeten Patienten besonders günstige Voraussetzungen und Möglichkeiten.

H 13.4
Lehrmaterial für die Aus-, Weiter- und Fortbildung in der Notfallmedizin
D. Kettler
Zentrum Anaesthesiologie der Universität Göttingen, BRD

Lehrmaterialien für die Notfallmedizin im engeren Sinne müssen dem eigentlichen Inhalt dieser fachübergreifenden Disziplin dienen. Insofern muß die Notfallmedizin sich auch in der Lehre besonders auf die wesentlichen für alle Notfallsituationen gleichermaßen geltenden Basismaßnahmen insbesondere aber auf die Wiederherstellung der gestörten Herz-Kreislauf- und Atmungsfunktion sowie der gestörten Homöostase ausrichten. Diese Einschränkung ist a priori erforderlich, um nicht die Lehre in der Notfallmedizin zu einem endlos ausufernden und nicht mehr übersehbaren Sammeltopf medizinischer Komplikationen werden zu lassen. In diesem Beitrag wird ausschließlich auf Lehrmaterialien zur Erlernung der notfallmäßigen Erstmaßnahmen eingegangen. Erschwert wird dieses Vorhaben durch die erforderliche Ansprache unterschiedlich qualifizierter in der Notfallmedizin tätiger Personenkreise (Studenten, Rettungssanitäter, Allgemeinärzte, Spezialärzte). Es versteht sich, daß den Voraussetzungen der unterschiedlich qualifizierten Gruppen entsprechend auch die Lehrmittel unterschiedlich konzipiert werden müssen. Als Grundsatz muß gelten, daß nur das gelehrt werden sollte, was auch verstanden und realisiert werden kann. Die Laienrettung wird hier ausdrücklich ausgenommen, obwohl hinsichtlich der sozialmedizinischen Bedeutung ein besonderer Bedarf an Lehrmaterial für diesen Personenkreis besteht. Grundsätzlich muß bei einem sinnvollen Einsatz von Lehrmaterial zwischen solchen, die pathophysiologische Zusammenhänge und solchen, die auf die Vermittlung praktischer Fertigkeiten in der Notfallmedizin abzielen, differenziert werden.

1. <u>Lehrmaterialien zur Vermittlung von pathophysiologischen und therapeutischen Prinzipien in der Notfallmedizin.</u>

a) Dazu sind nach wie vor einschlägige <u>Lehrbücher</u> und Publikationen in Fachzeitschriften eine gute Grundlage. Das Angebot wird in Qualität und Quantität zunehmend unübersichtlicher. In diesem Beitrag wird eine subjektive Auswahl angeboten.
b) <u>Diapositiv-Serien</u> für Selbststudium und Frontalunterricht, anschauliche Vermittlung von Kenntnissen über pathophysiologische Zusammenhänge beim Schock, Kreislauf- und Ateminsuffizienz.
c) <u>Computer-Simulation</u> der Herz-Kreislauf- und Gasaustauschfunktion sowie des Flüssigkeitshaushaltes (Programme MACMAN, MACPUF, MACPEE der Mc Master Universität Hamilton/Canada).

2. <u>Lehrmaterialien zur Vermittlung praktischer Fertigkeiten in der Notfallmedizin.</u>

a) Das beste Ergebnis wird nach wie vor durch die praktische Erfahrung am Patienten selbst (Venenpunktion, Intubation etc.) gewonnen.
b) Vorbereitend können <u>Phantomübungen</u> (Wiederbelebungspuppen, Injektions- und Intubationsphantome) erste praktische - wenn auch situationssterile - Erfahrungen vermitteln.
c) <u>Videofilme</u> zur Vorbereitung (z.B. von 2a + b) beim Erlernen wichtiger praktischer Fertigkeiten.
d) <u>Bildmaterialien</u> (in Büchern, als Tafeln, Dias usw.) zur Darstellung bestimmter Notfallaspekte (Lagerung, Punktion usw.).

3. <u>Lehrmaterialien über authentische Notfallsituationen (Kurzfilme).</u>

Derartige Kurzfilme wurden in Zusammenarbeit mit einem Kamerateam des Instituts für den wissenschaftlichen Film, Göttingen, das aus der Wartestellung den Notarztwagen zur Tag- und Nachtzeit begleitete, vor Ort aufgenommen. Diese Kurzfilme dienen vor allem dem Abbau psychologischer Barrieren, die besonders unsere Studenten hindern, in einer Notfallsituation tätig zu werden. Der praktische Lerneffekt ist von sekundärer Bedeutung. Nach den Göttinger Erfahrungen haben derartige authentische Notfalldokumentationen die Studenten für den nachfolgenden Frontalunterricht im Kurs "Akute Notfälle" erheblich emotionalisiert und ihr Interesse für dieses Gebiet geweckt. Als Beispiel wird im Rahmen dieses Beitrags ein kurzes Stück eines Videofilmes "Magenausheberung" gezeigt.

Abschließend soll darauf hingewiesen werden, daß gegenwärtig ein beklagenswertes Chaos bei der Herstellung und dem Vertrieb von Lehrmaterialien aller Kategorien vorliegt. Im Sinne einer einheitlichen Notfallmedizin wäre die fachübergreifende Entwicklung von Lehrbüchern, Anschauungsmaterialien, Übungsgeräten und Medienbausteinen, die sich an bestimmten Standards zu orientieren hätten, wünschenswert.

H 13.5
Der Anaesthesiedienst in der klinischen Notaufnahme
R. Dölp

Klinik für Anaesthesiologie, Städtische Kliniken Fulda, BRD

Aus dem originären Aufgabenbereich des Anästhesisten im Rahmen der Notfallmedizin, die Vitalfunktionen des Menschen wiederherzustellen, zu erhalten und eine Bedrohung abzuwenden, ergibt sich auch das Tätigkeitsfeld für den Anästhesisten in der Notaufnahme eines Krankenhauses. Er wird immer dann zum Einsatz kommen, wenn es um die Wiederbelebung eines Patienten geht. Da er aber auch eine drohende Störung der Vitalfunktionen erkennen und behandeln muß, wird seine Anwesenheit in der klinischen Notaufnahme häufiger notwendig sein, als gemeinhin angenommen wird, da sich bei einem wesentlichen Teil der Patienten, die über eine zentrale Notaufnahme in eine Klinik eingewiesen werden, erst in der Klinik eine Notfallsymptomatik entwickelt. Das zeigen Daten aus den Städtischen Kliniken Fulda, einem Krankenhaus der Maximalversorgung mit 800 Betten, wobei die Notaufnahme der Klinik für Anaesthesiologie untersteht. In den Jahren 1981/1982 wurden 17 112 Patienten über die Notaufnahme stationär aufgenommen, von denen 3 007 Patienten (= 18%) mit dem Notarztwagen eingeliefert wurden. Ärztlich tätig (Sofortdiagnostik und Soforttherapie) wurde der diensthabende Anästhesist in der Notaufnahme allerdings bei 6 378 Patienten, (37%), wobei letztlich jedoch nur 1 844 Patienten (10,8%) einer Intensivtherapie zugeführt wurden, und zwar wurden 8,6% auf die internistische und 2,2% auf die operativ-anästhesiologische Intensivtherapieeinheit verlegt. Aus diesen Angaben geht hervor, daß es gerechtfertigt erscheint, einen Anästhesisten ausschließlich - zumindest während der regulären Dienstzeit - dem Bereich der Notaufnahme zur Verfügung zu stellen, der neben seiner ärztlichen Tätigkeit auch für die Koordination des konsiliarischen, fachspezifischen Dienstes in dieser Einheit verantwortlich ist. Es soll damit aber nicht zum Ausdruck gebracht werden, daß für die genannten Aufgaben in der Notaufnahme seitens der Anästhesie ein Ausschließlichkeitsanspruch besteht.

H 13.6
Aufgaben der Anaesthesiologie in der Forschung für die Notfallmedizin
K. Steinbereithner, H. Bergmann

L. Boltzmann-Institut f. Experimentelle Anaesthesiologie u. Intensivmedizinische Forschung, Wien-Linz, Klinik f. Anaesthesie u. Allgemeine Intensivmedizin, Universität Wien, Österreich. Inst. f. Anaesthesiologie, a.ö. Krankenhaus Linz, Österreich

Ähnlich wie die Unfallforschung im engeren Sinne, für die in allen Kulturstaaten nur ein verschwindender Bruchteil der Forschungsbudgets aufgewendet wird, ist auch die Forschung in der Notfallmedizin ein "weitgehend unberührtes Gebiet, in dem Forschungsvorhaben lohnender erscheinen als in vielen anderen Bereichen" (1).

Die Aufgaben des Anaesthesiologen in diesem Forschungsbereich sind einmal im interdisziplinären Kontext zu sehen, wo er - teilweise nur beratend - seine notfallmedizinischen Erfahrungen (z.B. im NAW-Einsatz etc.) einbringt, bzw. wo ihm akademische und andere Lehraufgaben vom Gesetzgeber übertragen wurden. Hier sind anzuführen:
1) Logistische Fragen (Alarmpläne, Einsatzquantifizierung, ökonomische Planung, Dokumentation, Kommunikation usw.)
2) Die sog. "Qualitätssicherung" (2; Effizienz der Rettungskette, Erfolgsstatistik der Wiederbelebung, Kostenanalyse usw.)
3) Epidemiologie des Notfalls, Patientenversorgung und Versorgungsmethoden, Versorgungseinrichtungen (mobil, stationär), Elementardiagnostik und -therapie
4) Lehre (3,6): Lehrzielkataloge/Lehrpläne, Lehrmittel und -methoden (Entwicklung, Testung), Qualifikation (4,6) des ärztlichen und nichtärztlichen Personals, Fortbildung, Evaluierung der Ausbildung

Forschungsziele im "engeren" Sinne ergeben sich überall dort, wo der Anaesthesist aufgrund seiner im Operationssaal und an der Intensivbehandlungsstation erforderlichen (bzw. gewonnenen) Kenntnisse, Fähigkeiten und Erfahrungen zur Bearbeitung derartiger Fragen gewissermaßen "prädestiniert" erscheint. Einige aktuelle Probleme seien angedeutet:
1) Neue Aspekte der kardio-pulmonal-zerebralen Wiederbelebung:
Atemwege (Frühintubation, Aspirationsbehandlung)
Beatmung (Frühbeatmung, Jet-Insufflation, Barotrauma usw.)

Circulation (Kombination: Beatmung-Massage (AHA), "neue" kardiopulmonale Reanimation, "irreversible arrest", Optimierung von Defibrillationsparametern hinsichtlich Impulsform und -stärke)

Drogen (neue Infusionslösungen mit künstlichen O_2-Trägern, Alpha-Stimulation (5), intrapulmonale und intraarterielle Applikation usw.)

"Advanced life support" (Hirnprotektion, Hypothermie, assistierter Kreislauf, Schmerzbekämpfung nach Wiederbelebung, "metabolische" Therapie bzw. Korrektur von Entgleisungen)

2) Iatrogene Komplikationen (Transporttrauma, Defibrillationsschäden usw.)

3) Ethisch-rechtliche Probleme (Scoring, Entwicklung von Prognoseindices, Problem der "Orders not to resuscitate" etc.)

Im Gegensatz zu diesem "idealisierten" Zielkatalog werden klinisch-experimentelle Fragen sowohl in prominenten anaesthesiologischen Publikationsorganen wie in notfallmedizinischen Journalen eher spärlich abgehandelt (in der Regel weniger als 1o Arbeiten/Jahr). Etwas besser ist die Situation dank der Einsatzfreude einiger engagierter Arbeitsgruppen im organisatorischen bzw. Grundlagenbereich. - Die forschungsgeldergewährenden Stellen sind wie wir alle aufgerufen, hier einen entscheidenden Wandel zu schaffen.

Literatur:

(1) Ahnefeld FW (1981) Strukturelle und organisatorische Grundfragen der Notfallmedizin. Anaesthesiol.Intensivmed. 143: 2

(2) Ahnefeld FW, Dick W, Kilian J, Mehrkens HH, Spilker ED (1982) Der Notarzt im Rettungsdienst. Notfallmedizin 8: 931, 1o62

(3) Deutsche Gesellschaft f. Anaesthesiol.u.Intensivmed. (1982) Empfehlungen für die Weiter- und Fortbildung des Anaesthesisten in der Notfallmedizin. Notfallmedizin 8: 943

(4) Dick W, Lemburg P, Schuster HP (1982) Qualifikation zum Notarzt. Notfallmedizin 8: 929

(5) Redding JS (1977) Drug therapy during cardiac arrest. In Safar P (Ed) Advances in cardiopulmonary resuscitation. Springer New York Heidelberg Berlin:S 113-117

(6) Safar B (1981) Cardiopulmonary cerebral resuscitation. AS Laerdal Stavanger

Schädel-Hirn-Trauma: Anaesthesiologische und intensivmedizinische Gesichtspunkte

Leitung: J. Schulte am Esch, Hamburg (D) / G. Haldemann†, Aarau (CH)

H 14.1
Schädel-Hirn-Trauma. Anaesthesiologische und intensivmedizinische Gesichtspunkte: Einleitung

J. Schulte am Esch

Abteilung für Anaesthesiologie, Universitätskrankenhaus Hamburg-Eppendorf, BRD

Von ca. 15o.ooo Patienten mit Schädel-Hirn-Trauma(SHT) pro Jahr in der BRD hatten 75 % ein leichtes SHT mit nur kurzdauernder Bewußtlosigkeit. Mit Dauer und Tiefe der Bewußtseinsstörung steigt die Letalität des SHT steil an. In den letzten 1o Jahren verstarben in der BRD von den jährlich ca. 13.5oo Verkehrstoten über 6o % an den Folgen eines SHT. Der Verlauf des SHT wird durch das Ausmaß und den Umfang der primär sowie sekundär zerstörten Hirnsubstanz bestimmt.

Eine konsequente Therapie ist nur durch differenzierte Kenntnis der cerebralen Perfusion und des cerebralen Stoffwechsels vor dem Hintergrund der intrakraniellen Compliance-Verminderung möglich. Beim SHT wirkt sich am Gehirn die Summe unterschiedlich ausgeprägter und verteilter, primär traumatischer und sekundär hypoxischer bzw. ischämischer Belastungen aus; diese Belastungen sind im jeweiligen Einzelfall über das Gesamtgehirn regional unterschiedlich verteilt und können jeweils nebeneinander vorhanden sein. Zur Klärung der im Einzelfall vorliegenden Hauptbelastung für das Gehirn ist es eine Voraussetzung, daß die speziellen Einzelkomponenten der cerebralen Perfusion, des cerebralen Stoffwechsels, der Ödembildung und die resultierende Änderung der intrakraniellen Compliance erfasst werden.

Alle verfügbaren Methoden der Diagnostik und Überwachung cerebraler Funktionen müssen im Hinblick auf das Therapiekonzept eingesetzt werden. Neben einer Basisüberwachung von Gasaustausch und Gesamtkreislauf sind globale Informationen verfügbar wie verschiedene EEG-Parameter zur Beurteilung der elektrischen Aktivität des Gehirns, der intrakranielle Druck(ICP), der cerebrale Perfusionsdruck(CPP), diskontinuierlich das cerebrale Computertomogramm, evtl. die cerebrale Durchblutung(CBF) und Stoffwechselparameter (z.B. die $CMR-O_2$) ergänzt durch Rechner-gestützte Trendanalysen dieser Daten sowie deren Korrelation vor dem Hintergrund einer engmaschigen neurologischen Verlaufskontrolle.

Entsprechend dem Umfang der neurologischen Läsion, dem Defekt der Autoregulationsfähigkeit der CBF und dem Grad der Einschränkung der intrakraniellen Compliance müssen Anästhetika und Anästhesietechniken im Rahmen der Versorgung von SHT gezielt eingesetzt werden: Verbesserung des venösen Abflusses durch leichte Kopfhochlagerung bzw. Senkung intrathorakaler Drucksteigerungen,

Hyperventilationsbeatmung($PaCO_2$ ca.30 mmHg) zur
Verkleinerung des intracerebralen Blutvolumens
und zur Senkung des ICP sowie zur Kompensation lokaler metabolischer Azidosen und Senkung der Stoffwechselrate durch geeignete Pharmakakombinationen.
Beim SHT sollten primär keine Inhalationsanästhetika einschließlich des Lachgases angewendet werden wegen der damit verbundenen Verminderung des
cerebrovaskulären Wiederstandes mit CBF-Steigerung, Zunahme des ICP sowie Abnahme des CPP bei
unterschiedlich ausgeprägter Kreislaufdepression.
Eine Reihe iv-verabreichbarer Pharmaka wird in
der Absicht eingesetzt, die Hypoxie- und Ischämietoleranz des Gehirns zu verlängern bzw. sekundäre
Belastungen des Gehirns durch eine Verminderung
des ICP und der cerebralen O_2- Aufnahme perioperativ und in der Intensivbehandlung zu vermeiden. Es
werden neben den Thiobarbituraten besonders Etomidat, Midazolam und Phenytoin im Sinne einer
Hirnprotektion diskutiert und angewendet. Im Rahmen der Gasaustauschstörungen beim SHT ist insbesondere über das sog. neurogene Lungenversagen
berichtet worden; es war bislang nicht möglich,
dieses Erscheinungsbild eindeutig von dem akuten
progressiven Lungenversagen aus anderer Ursache
abzugrenzen; ebenso gibt es nur wenige Hinweise
auf spezifische Störungen des Wasser- und Elektrolythaushaltes nach SHT.

In den folgenden Beiträgen und der anschließenden
Diskussion mit den Referenten über anästhesiologische und intensivmedizinische Gesichtspunkte
beim SHT wird über wesentliche Grundlagen der cerebralen Perfusion und des Stoffwechsels(HOSSMANN), Möglichkeiten und Wertigkeit von Überwachung und Diagnostik(SCHWILDEN, GAAB)sowie die
Auswahl von Anästhetika und Techniken(CUNITZ) neben Barbituraten speziell auch über Etomidat(HALDEMANN)berichtet. Weiterhin werden als spezifische
intensivmedizinische Probleme des SHT das Lungenversagen(SINGBARTL) sowie Wasser-und Elektrolythaushaltsstörungen(FINSTERER)referiert.Weitere
Diskussionsgrundlagen liefert ein Beitrag
über Voraussetzungen und Möglichkeiten zur Hirnprotektion (HEUSER).

H 14.2
Perfusions- und Stoffwechselstörungen des Gehirns nach ischämischer Belastung
K.-A. Hossmann
Max-Planck-Institut für neurologische Forschung, Köln, BRD

Der Erfolg der Wiedererholung des Nervensystems nach Kreislaufstillstand hängt nicht nur von der Dauer der Durchblutungsunterbrechung sondern ganz entscheidend auch von den
pathophysiologischen Bedingungen während der frühen Reanimationsphase ab (6). Dies wird dann besonders deutlich,
wenn der Zirkulationsstillstand das Zeitlimit der sogenannten "sicheren" Wiederbelebungszeit von 8 bis 10

Minuten überdauert, und der Energiestoffwechsel sowie die
energieabhängigen (endergenen) Zellfunktionen zusammenbrechen. Spätestens zu diesem Zeitpunkt werden postischämische Perfusions- und Stoffwechselstörungen zum
limitierenden Faktor der Reanimation (1). Im folgenden
sollen einige dieser Faktoren an einem standardisierten
globalen Ischämie-Modell dargestellt werden.
Die Gehirndurchblutung von normothermen Katzen und Affen
wurde durch intrathorakale Abklemmung der aufsteigenden
Hauptversorgungsarterien für eine Stunde vollständig
unterbrochen (1-5). Danach wurden die Hirne bei erhöhtem
Blutdruck rezirkuliert, und die elektrophysiologische Erholung mit der Durchblutung sowie verschiedenen Stoffwechselparametern in Beziehung gesetzt. Bei etwa 70 % der
Tiere begannen nach etwa 10 Minuten Rezirkulation die
elektrische Erregbarkeit der Neurone, nach 30 bis 45
Minuten somatisch evozierte Potentiale und nach 45 bis 90
Minuten spontane EEG-Aktivitäten zurückzukehren. Bei diesen
Tieren traten entweder keine oder lediglich umschriebene
Durchblutungsstörungen in den Grenzzonen der arteriellen
Versorgungsgebiete des Hirnes auf. Bereits 15 Minuten nach
Beginn der Rezirkulation wurde das Energiepotential der
Adenin-Nukleotide aufgebaut, wobei jedoch der Absolutgehalt von ATP 30 bis 40 % unter dem Kontrollwert lag. Der
Grund hierfür war, daß während der Ischämie ein nicht unerheblicher Teil der Adenin-Nukleotide abgebaut wurde und
während der Rezirkulation de novo synthetisiert werden
mußte. Die Proteinsynthese erholte sich wesentlich langsamer, erreichte aber nach 24 Stunden ihren Ausgangswert.
Bei Tieren ohne elektrophysiologische Erholung wurden ausgedehnte Reperfusionsstörungen nachgewiesen (1). Ursachen
hierfür waren postischämische Hypotensionen, Hirnschwellungen, intravaskuläre Koagulopathien und pulmonale Störungen. Als Folge der Rezirkulationstörung traten massive
metabolische Veränderungen bis hin zum vollständigen Zusammenbruch des Energiestoffwechsels auf. Eine therapeutische Beeinflussung der metabolischen Störung war nicht
möglich und wäre lediglich durch eine Verbesserung der
Durchblutung zu erwarten gewesen.
Eine Spätkomplikation nach 6 bis 12 Stunden Rezirkulation,
die häufig auch bei Tieren mit initialer Erholung beobachtet
wurde, war eine sekundäre Hirnschwellung, die zu erheblicher
intrakranieller Drucksteigerung und zu sekundären Ischämien
führen konnte. Ursache war eine Störung der metabolischen Ankoppelung der Hirndurchblutung an den steigenden Sauerstoffbedarf des sich erholenden Hirngewebes (Dissoziation zwischen
postischämischer Hypoperfusion und postischämischem Hypermetabolisms) mit daraus resultierender relativer Gewebehypoxie (3). Therapeutische Versuche, diesen Zustand zu beeinflussen waren bisher nicht erfolgreich: eine Verbesserung
der Durchblutung konnte weder durch vasoaktive Substanzen (1)
noch durch Kalzium-Antagonisten (2) oder Prostacyclin (4)
erreicht werden, und eine Senkung des Stoffwechsels durch
Barbiturate oder Hypothermie (5) wurde durch eine gleichzeitige Verschlechterung der Sauerstoffverfügbarkeit des
Hirnes aufgehoben. Eine therapeutische Lösung dieses Problems
steht somit noch aus.

	Kontrolle	Postischämische Rezirkulation mit Erholung	ohne Erholung
CBF ml/100g/min	69.7±2.4	56.6±5.1(5h)	8.4±4.1(45min)
CMRO$_2$ ml/100g/min	5.3±0.26	6.4±0.5(3h)	<2.0(1-3h)
ATP µmol/g	2.17±0.07	1.38±0.21(5h)	<0.3(1-3h)
Energie-potential	0.90±0.02	0.86±0.01(30min)	<0.2(1-3h)
Polyribosomen	54 %	48 % (24h)	4 % (6h)

Meßwerte vor und im Anschluß an eine einstündige totale Hirnischämie (Rezirkulationszeiten nach Ischämie in Klammern)

1. Hossmann K-A, Kleihues P (1973) Reversibility of ischemic brain damage. Arch. Neurol. 29:375-384
2. Hossmann K-A, Paschen W, Csiba L (1983) Relationship between calcium accumulation and recovery of cat brain after prolonged cerebral ischemia. J. Cereb. Blood Flow Metabol., in press
3. Hossmann K-A, Sakaki S, Kimoto K (1976) Cerebral uptake of glucose and oxygen in the cat brain after prolonged ischemia. Stroke 7:301-305
4. van den Kerckhoff W, Hossmann K-A, Hossmann V (1983) No effect of prostacyclin on blood flow, regulation of blood flow and blood coagulation following global cerebral ischemia. Stroke, in press
5. van den Kerckhoff W, Matsuoka Y, Paschen W, Hossmann K-A (1980) Influence of barbiturates, hypothermia and hemodilution on post-ischemic metabolism and functional recovery following cerebro-circulatory arrest in cats. In: Spatz M, et al. (eds.) Circulatory and Developmental Aspects of Brain Metabolism. Plenum Publ.Corp., pp. 103-122.
6. Negovsky VA (1979) General problems of the postresuscitation pathology of the brain. Resuscitation 7:73-81

H 14.3
Cerebral-Function-Monitoring, EEG und spektrale Parameter unter cerebraler Hypoxie und Ischämie

H. Schwilden, H.O. Stoeckel

Institut für Anaesthesiologie, Universität Bonn, BRD

In den letzten Jahren ist in der anästhesiologischen und intensivmedizinischen Literatur ein wachsendes Interesse am EEG - Monitoring festzustellen. Die Forschungs- und Entwicklungsbemühungen verfolgen dabei im wesentlichen drei Ziele:
1. Die Einflüsse von Medikamenten und pathologischen Veränderungen, wie sie unter anästhesiologischen und intensivmedizinischen Bedingungen auftreten können, auf das EEG zu erfassen und zu klassifizieren
2. Diese EEG Veränderungen quantitativ so zu parametrisieren, daß das erwünschte Signal verstärkt und das Rauschen unterdrückt werden
3. Monitore zu entwickeln, die kleiner und praktikabler sind als übliche EEG Geräte, eine Signalverarbeitung (s.2) und damit Datenreduktion vornehmen und die Ergebnisse in überschaulicher Weise darstellen.

Während bis heute im europäischen Raum im wesentlichen zwei solcher signalverarbeitenden EEG-Monitore eine gewisse Verbreitung gefunden haben, gibt es sehr deutliche Anzeichen, daß dieses Angebot in Zukunft erweitert wird.

Das Ziel dieses Referates ist es, die Wertigkeit und Aussagefähigkeit des EEG's im Hinblick auf cerebrale Hypoxie und Ischämie kritisch darzustellen, die Vor-und Nachteile einer oligoparametrischen Signalverarbeitung und Datenreduktion zu diskutieren, sowie den Einfluß technischer Randbedingungen (e.g. Filter, Art der Signalverarbeitung) einzelner Monitore auf das Meßergebnis darzulegen.

Die beiden wesentlichen Folgen einer cerebralen Hypoxie im EEG sind Amplitudenverminderung und Frequenzverlangsamung. In tierexperimentellen Untersuchungen konnte dieses Verhalten reproduzierbar und zuverlässig beobachtet werde. In der klinischen Praxis besteht jedoch die Schwierigkeit auf dem Hintergrund polymedikamentöser Therapie, oft tief sedierender Maßnahmen, zwischen medikamenteninduzierter und durch Hypoxie induzierter EEG Veränderung zu unterscheiden. Während man bei fokalen oder auf eine Hemisphäre beschränkten Veränderungen praktisch immer auf pathologische Prozesse schliessen kann, ist diese Unterscheidung bei globaler Hypoxie schwieriger. Neben der gesamten klinischen Situation ist hier das spezielle EEG-Muster und der zeitliche Verlauf bedeutsam. Schwere Hypoxie geht häufig mit 'suppressions', bis zu einer isoelektrischen Linie, einher, während die durch Anästhetika und Sedativa induzierten 'suppressions' häufig von 'bursts' ('burst - suppression periods') begleitet werden. Die Frequenzverlangsamung, die mit der Anästhesie assoziiert ist, ist eher ein graduiertes Phänomen, während der Übergang von einer adäquaten zu einer inadäquaten cerebralen Sauerstoffversorgung meistens mit einer abrupten Frequenzverlangsamung verbunden ist. Diese Beispiele zeigen, daß man anhand des EEG's nicht auf die Ursache einer Veränderung schließen kann, sondern durch das EEG lediglich auf eine m ö g l i c h e Ursache hingewiesen wird. Diese Gegebenheiten forden deshalb für ein in diesem Zusammenhang sinnvolles EEG-Monitoring folgende Bedingungen:
1. Da der Trend und Änderungen des Trends häufig wichtiger sind als absolute Werte, sollte es ein Monitor erlauben, den EEG Verlauf z.B. der letzten Stunde mit einem Blick zu erfassen.
2. Die beiden wichtigsten globalen EEG-Parameter sind Amplitude und Frequenz. Beide sollten in ihrem Trend dargestellt werden.

Die 1. Bedingung läßt sich z.B. dadurch erfüllen, daß man ein konventionelles EEG sehr langsam aufzeichnet, hierbei geht jedoch die Information über der Frequenzgehalt verloren, sodaß Bedingung 2 eine Signalverarbeitung erforderlich macht. Für ein oligoparametrisches Trendmonitoring haben sich die beiden Parameter "mittlere Amplitude" und "Median der Frequenzverteilung" bewährt. Die Nachteile einer solchen Datenreduktion auf 2 Parameter ist einmal dadurch gegeben, daß das trendmäßige Verhalten beider Parameter im Stadium der 'suppressions' abrupt geändert wird, weshalb die Forderung einer Mustererkennung zu erheben ist; zum anderen werden Artefakte nicht notwendigerweise in den dargestellten Parametern manifest. Zur Plausibilitätskontrolle ist es deshalb wünschenswert zu jedem Zeitpunkt die Elektrodenimpedanz messen zu können, wie auch das Roh-EEG auf dem Bildschirm sichtbar machen zu können.

H 14.4
Zur Wertigkeit von Überwachungskriterien bei Schädel-Hirn-Trauma

Michael R. Gaab
(mit Unterstützung der DFG (Ga 273/2) und des BMFT (MMT 19, MMT 21))

Neurochirurgische Klinik der Universität Wien, Allg. Krankenhaus, Alser Straße 4, A-1090 Wien, Österreich

Bei Patienten mit Schädel-Hirn-Trauma werden zunehmend technische Überwachungsmethoden eingesetzt. Die Beurteilung mehrerer unterschiedlicher Überwachungskriterien bei einem Pat. erfordert aber eine Einordnung der Einzelwertigkeit und der gegenseitigen Abhängigkeit. Wichtigstes Kriterium beim Schädel-Hirn-Verletzten bleibt das klinische Bild. Initial entscheidet die Tiefe der Bewußtseinstrübung (1) und die Störung der Vitalfunktionen über die Sofortmaßnahmen, oft ohne weitere technische Parameter. Auch heute kann noch alleine der klinische Verlauf zur sofortigen Operation und Operationsrevision führen, etwa beim typischen Epiduralhämatom oder der Trepanationsnachblutung - auch ohne CT! Die neurologische Verlaufsbeobachtung ist weiter Voraussetzung zur richtigen Deutung technischer Befunde, und der beste prognostische Parameter (5). Zur Beurteilung des initialen Gefährdungsgrades dient dabei die Koma-Klassifikation der WFNS (1), in der Intensivüberwachung sollte eine erweiterte (Pupillen, Herdbefunde) Glasgow-Koma-Skala Anwendung finden, die vorgestellt wird.

Beim schwer Hirnverletzten in der Intensivstation mit Beatmung, Barbituratsedierung versagt aber die klinische Beobachtung (mit Ausn. der Pupille!), ebenso lässt sie gerade beim schwer Verletzten mit tiefer Bewußtlosigkeit akute intrakranielle Verlaufskomplikationen (Blutung, Ödem) zu spät erkennen (2). Indirekte Messwerte (etwa Cushing-Reaktion des Blutdruckes) sind ebenso unzuverlässig. Auch aus dem CT, das nur in Intervallen möglich ist (kein "Überwachungskriterium"), lässt sich die weitere intrakranielle Dynamik meist

nicht ablesen, ebenso wenig aus Intervallmessungen des CBF (3), voraussichtlich auch nicht aus Daten des NMR.

Eine rasche Erkennung akuter raumfordernder intrakranieller Komplikationen ermöglicht nur die fortlaufende Registrierung des intrakraniellen Druckes (ICP), möglichst mit Kalkulation des Perfusionsdruckes CPP (2). Die ICP-Messung ist heute mit gering invasiver epiduraler Technik einfach und risikolos möglich (2). Der ICP ist wichtige Grundlage für hirndrucksenkende, etwa "antiödematöse" Therapie, die entscheidend die Prognose beeinflußt (Abb. 1.). Der Verlauf des ICP ist oft auch mit Grundlage der Operationsindikation.

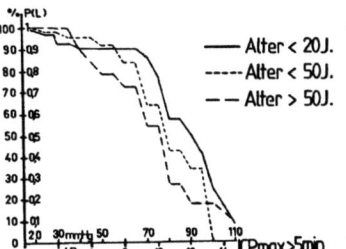

Abb.1: Überlebenswahrscheinlichkeit(P) nach Hirntrauma und ICP. Deutlicher "Prognoseknick", von 70 mmHg im Kindesalter auf unter 40 mmHg beim Älteren absinkend. Vermeidung auch kurzdauernder ICP-Krisen daher Therapieziel!

Die ICP-Messung wird durch eine EEG-Registrierung ergänzt, aber keineswegs ersetzt (2). Akute wie chronische ICP-Anstiege werden im EEG nicht oder spät erkannt (2), umgekehrt ermöglicht die ICP-Messung keinen Rückschluß auf die funktionelle Hirnaktivität und eine evtl. Krampftätigkeit. Die Möglichkeiten des EEG einschließlich der Beurteilung des prognost. wichtigen Schlaf-Wach-Rhythmus (4) werden aber nur durch eine über den einfachen "cerebral function monitor" hinausgehende quantitative Auswertung (FFT oder BERG) genutzt. Zur fortlaufenden simultanen Überwachung von ICP, CPP und EEG wurde daher von uns der "Mimic"^{R}-Neuromonitor entwickelt, dessen Möglichkeiten (Mikroprozessor-Basis) das Blockschaltbild (Abb.2) andeutet:

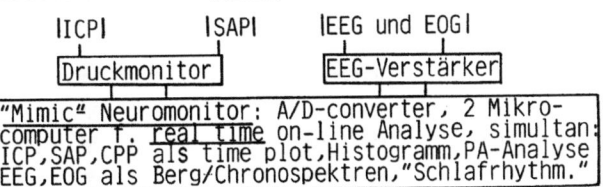

Dieses klin. und techn. Neuromonitoring wird durch Laborwerte ergänzt (Störungen des Elektrolyt, Wasser ((Osmolalität!)) und Glucosehaushaltes durch Hirnstammläsionen! 6).

1. Gaab MR (1982) Störungen des Bewusstseins. In: Lehrbuch der Chirurgie, 2. Aufl. (Koslowski L et al). Schattauer, Stuttgart New York
2. Gaab MR (1980) Die Registrierung des intrakraniellen Druckes. Habil.-Schr., Med. Fakultät, Würzburg
3. Gaab MR (1982) Atraumatische Messung der Hirndurchblutung. Klinikarzt 11: 971
4. Prior P (1979) Monitoring cerebral function. Elsevier, Amsterdam Philadelphia
5. Roberts AH (1979) Severe Accidental Head Injury. Macmillan, London Basingstoke

6. Trost HA, Gaab MR (1980) Osmoregulation, Hirnschaden und Prognose. In: Vhdl Dtsch Ges Neurol Bd 1, 468. Springer, Berlin Heidelberg

H 14.5
Auswahl von Anaesthetika und Anaesthesietechniken beim Schädel-Hirn-Trauma

G. Cunitz

Abt. f. Anaesthesie und operative Intensivtherapie RUB, Knappschafts-Krankenhaus-Universitätsklinik, D-4630 Bochum 7, BRD

Die in der Anaesthesiologie und Intensivmedizin applizierten Pharmaka und Techniken können das ZNS entweder direkt, d.h. über den Systemkreislauf und die Atmung oder direkt, d.h. durch einen Angriffspunkt am cerebralen Gefäßsystem oder im cerebralen Metabolismus beeinflussen. Es ist naheliegend, daß sowohl sofort posttraumatisch als auch im weiteren Verlauf jeder größere Blutdruckabfall vermieden werden muß. Aber auch der nach einem Trauma nicht seltene persistierende Blutdruckanstieg muß beherrscht werden. Die Atmung wird bei starker Bewußtseinstrübung und anderen neurologischen Ausfällen (GCS<6) stets apparativ übernommen. Die Infusionsvolumina sind relativ knapp zu halten.

Inhalations- oder Injektionsnarkotika, Analgetika, Neuroleptika, Relaxantien sowie bestimmte Beatmungstechniken wie Hyperventilation, PEEP oder auch eine Intubation haben einen direkten Einfluß auf Hirndurchblutung und Hirndruck (s.Abb.), welche in diesem Rahmen von Bedeutung sind. Es gilt, diejenigen Pharmaka und Techniken auszuwählen, welche den günstigsten Effekt zeigen. Hierbei kommt jedoch der Frage, ob oder welche Inhalations- oder Injektionsnarkotika gewählt werden zwar eine wichtige, aber nicht so entscheidende Rolle zu wie der Grundbedingung einer ausreichenden Oxygenierung, kein Husten und Pressen, Kopf-Hoch-Lagerung, Kontrolle des Blutdrucks und adäquate Volumensubstitution. Dabei können aber einige Narkosemittel und bestimmte Behandlungstechniken durchaus einen ungünstigen Einfluß auf den weiteren Verlauf einer eingetretenen Hirnlaesion nehmen, so daß eine sinnvolle Wahl zu treffen ist.

Narkosemittel und Hirndurchblutung (CBF)

		CBF
Inhalationsnarkotika	Halothan	▲
	Enfluran	▲
	Isofluran	▲
	Lachgas	△
Injektionsnarkotika	Thiopental	▼
	Methohexital	▼
	Etomidate	▼
	Althesine	▼
	Ketamine	▲
Neuroleptica Analgetica Sedativa	Droperidol-Fentanyl	▽
	Diazepam	▼
	Midazolam	▼
	Morphin	—
Relaxantien	Succinylcholin	?
	d-Tubocurarin	△
	Pancuronium	—

Narkosemittel (-technik) und intracranieller Druck (ICD)

Inhalationsnarkotika	Halothan	▲
	Enfluran	△
	Lachgas	△
Injektionsnarkotika	Thiopental	▼
	Methohexital	▽
	Etomidate	▼
	Althesine	▼
	Ketamine	▲
Neuroleptica Analgetica Sedativa	Droperidol-Fentanyl	▽
	Diazepam	▼
	Midazolam	▼
	Pentazocin	—
	Morphin	—
Relaxantien	Suxamethonium	?
	d-Tubocurarin	△
	Pancuronium	—
Narkosetechnik	Intubation	▲
	Hyperventilation	▼
	PN - Beatmung	▽
	PEEP - Beatmung	△

H 14.6
Neurogenes Lungenversagen

G. Singbartl

Abt. f. Anaesthesie und operative Intensivtherapie an der Ruhr-Universität, Knappschaftskrankenhaus-Universitätsklinik, In der Schornau 23-25, D-4630 Bochum 7, BRD

"Neurogenes Lungenversagen" bedeutet posttraumatische pulmonale Insuffizienz nach cerebralem Trauma; es beinhaltet aber auch -gewissermaßen als Extremform einer cardio-respiratorischen Störung nach einer cerebralen Laesion- das neurogene Lungenoedem.

Die pulmonale Insuffizienz wurde tierexperimentell bereits 1874 und in einer klinischen Arbeit erstmals 1897 über das "Vorkommen von Lungenoedemen bei akuter Myelitis" beschrieben; in Zusammenhang mit einem Schädel-Hirn-Trauma datiert die erste klinische Mitteilung aus dem Jahre 1918 (Lit.s.5). Cerebraler Ausgangspunkt eines neurogenen Lungenversagens sind ein akuter Anstieg des intracraniellen Druckes bzw. schwere cerebrale Laesionen, insbesondere mit Beteiligung des Hypothalamus. Im weiteren Verlauf kommt es dann zu einer massiven α-adrenergen Stimulation mit konsekutiven haemodynamischen, respiratorischen bzw. pulmonalen Veränderungen im Sinne eines ARDS. Der tierexperimentelle Beweis einer "neurogenen Triggerung" dieses ARDS findet sich in den Untersuchungen von Moss(2). Bei verschiedenen Tierspezies wurde hierbei eine getrennte cerebrale Perfusion -normoton aber hypoxisch- und systemische Zirkulation -normoton und normoxisch- durchgeführt. Hierbei kommt es an der Lunge zu den typischen morphologischen Veränderungen eines ARDS: kapilläre Stauung, interstitielle und intraalveoläre Blutung, interstitielles sowie intraalveoläres Oedem mit Ausbildung von Atelektasen. Respiratorisch zeigt sich eine Hyperventilation mit begleitender Hypoxie. Mittels Lungendenervierung lassen sich diese Veränderungen in der denervierten Lunge im Gegensatz zur intakten Kontrollunge verhindern. Funktionell finden sich eine Abnahme der pulmonalen Compliance, eine Zunahme der Totraumventilation sowie ein Anstieg des intrapulmonalen Rechts-Links-Shunts. Als biochemisches Korrelat lassen sich in der Alveolar-Lavage eine Zunahme des intraalveolären Protein- und Cholesteringehaltes demonstrieren. Darüberhinaus scheint es offensichtlich zu einer speziesabhängigen Zunahme des extravasculären Lungenwassers zu kommen, was auch durch den Anstieg des Quotienten aus Lungenfeucht-/Lungentrockengewicht erhärtet wird. α-adrenerge Blockade, Gabe von Anaesthetika bzw. Vorbehandlung mit Diphenylhydantoin vermögen Entwicklung bzw. Ausmaß eines "neurogenen ARDS" verhindern bzw. abschwächen. Aufgrund der vorliegenden tierexperimentellen Befunde läßt sich somit folgendes Konzept für die Pathogenese des neurogenen Lungenversagens bzw. des neurogenen Lungenoedems darstellen (Abb. 1).

Klinische Befunde an Patienten mit isoliertem Schädel-Hirn-Trauma zeigen im Einzelfall eine arterielle Hypoxämie. Ursache für diese Hypoxie sind teils ein pathologisch erhöhter Q_s/Q_t aber auch Regulationsstörungen im Ventilations-Perfusions-Verhältnis (3,4). Desweiteren finden sich Zusammenhänge zwischen dem Schweregrad eines SHT und dem Ausmaß des gestörten pulmonalen Gasaustausches(1,6) mit prognostischer Bedeutung für den klinischen outcome (1,6). Bei Patienten mit schwerem SHT und zusätzlicher neurogen initiierter pulmonaler Insuffizienz ist die Letalität statistisch signifikant erhöht (6). Im eigenen Patientengut beträgt die Häufigkeit eines neurogenen Lungenversagens 22,4 % (6).

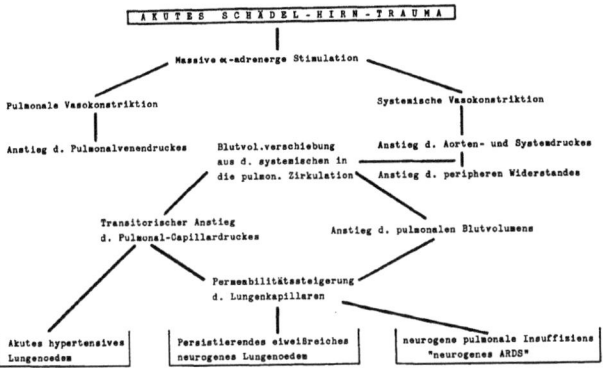

Abb. 1 Pathogenese des neurogenen Lungenversagen (modifiziert n. 7).

Das neurogene Lungenoedem stellt eine ausgesprochene Rarität dar und findet sich in 0,6 - 0,8 % bei Patienten mit cerebralem Trauma. Die Lungenoedemflüssigkeit ist eiweißreich und weist somit auf einen Permeabilitätsschaden der Lungenkapillaren im pathogenetischen Ablauf nach neurogener Initiierung hin (Abb. 1). Es kann über mehrere Tage andauern und besitzt eine sehr hohe Letalitätsrate.

1. Frost, E.A.M., Arancibia, C.U., Shulman, K.(1979) Pulmonary shunt as a prognostic indicator in head injury. J.Neurosurg. 50,768
2. Moss, G. (1973) Shock, cerebral hypoxia and pulmonary vascular control: The centrineurogenic etiology of the respiratory distress syndrome. Bull. N.Y. Acad. Med. 49,689
3. Moss, J.R., Wald, A., Ransohoff, J. (1974) Respiratory functions and chemical regulations of ventilation in head injury. Am.Rev.Respir.Dis. 109,205
4. Schumacker, P.T., Rhodes, G.R., Newell, J.C., Dutton, R.E., Shah, D.M., Scovill, W.A., Powers, S.R. (1979) Ventilation-perfusion-imbalance after head-trauma. Am.Rev.Respir.Dis. 119,33
5. Singbartl, G. (1981) Schädel-Hirn-Trauma und Lungenfunktion. Anaesthesist 30,431
6. Singbartl, G., Cunitz, G., Hamrouni, H. (1982) Gestörter pulmonaler Gasaustausch bei Patienten mit cerebralem Trauma. Anaesthesist 31,228
7. Theodore, J., Robin, E.D. (1976) Speculations on neurogenic pulmonary edema (NPE). Am.Rev.Respir. Dis. 113,405

H 14.7
Etomidat in Anaesthesie und Intensivmedizin

G. Haldemann†, G. Jurkiewicz, J. Zajic, D. Spahn

Institut für Anaesthesie, Kantonsspital Aarau, 5001 Aarau, Schweiz

Bei der Behandlung von Schädelhirnverletzten steht die Senkung des intracerebralen Druckes (ICP), bzw. die Prophylaxe eines Druckanstieges durch ein Hirnödem im Vordergrund. Patienten mit schwerem gedecktem Schädelhirntrauma (SHT) sind nicht nur durch dir primär erlittene Verletzung gefährdet, sondern auch durch die Entwicklung eines sekundären zentralen Schadens, welcher dann wesentlich den Verlauf beeinflusst.

Um für das Hirn optimale Bedingungen zu schaffen, gelten folgende Interventionsschwellen: PaO2 < 100 mm Hg, PaCO2 > 30 mm Hg, P̄a < 90 mm Hg, ICP > 25 mm Hg, zerebraler Perfusionsdruck (CPP) < 50 mmHg. Entsprechend einem geforderten PaO2 von > 100 mm Hg und einem PaCO2 von 25-30 mm Hg muss die Indikation zur Intubation grosszügig gestellt werden. Eine adäquate Schockbehandlung mit Blut und Volumenersatzmitteln, Katecholaminen etc. und die Normalisierung des Säurebasen- und Wasserelektrolythaushaltes hat so früh wie möglich einzusetzen. Von grosser praktischer Bedeutung, auch im Ablauf der Rettungskette, ist die Kopfhochlagerung, zur besseren venösen Drainage des Gehirns.

Durch geeignete Pharmaka sollen ICP und cerebraler Stoffwechsel gesenkt werden. Seit zwei Jahren verwenden wir dazu Etomidat, das sich durch eine im weiten Dosierungsbereich fehlende kardiovaskuläre Depression auszeichnet. Dies kann bei herzkreislaufmässig vorgeschädigten oder hämodynamisch noch nicht stabilisierten Patienten ein entscheidender Vorteil sein. Damit ist es möglich, den geforderten Pa > 90 mm Hg häufig ohne den Einsatz von Katecholaminen aufrechtzuerhalten. Kommt es zur Kraniotomie ist unsere neuroanästhesiologische Standardtechnik dazu eine modifizierte NLA II, primär kombiniert mit Etomidat. Zur Intubation wird ein Bolus von 1-1,5 mg/kg/KG appliziert. Eigene Plasmakonzentrationsmessungen ergaben, dass nach solchen Bolusinjektionen der therapeutisch wirksame Bereich von 300-500 ng/ml erreicht wird. Dieser Plasmaspiegel lässt sich aufrechterhalten mit einer anschliessenden konstanten Infusionsrate von 1-2 mg/kg/KG/Std. Diese Dosierung entspricht dem von Wagner (2) angegebenen Applikationsmodell. Diese relativ niedrige Dosierung gestattet zusätzliche Bolusinjektionen oder Erhöhung der Infusionsrate, falls die operativen Bedürfnisse das verlangen. Plasmakonzentrationen, die nach Hempelmann (1) ebenfalls zu beträchtlichen hämodynamischen Nebenwirkungen führen, sind bei diesem Grundkonzept selbst bei additiven Dosen nicht zu befürchten.

Auch auf der Intensivstation, nach Beendigung diagnostischer und ev. operativer Massnahmen hat sich Etomidat in der angegebenen Dosierung zur längerfristigen Therapie des erhöhten ICP bewährt. In der ersten Phase wird es mit 0,1-0,2 mg Fentanyl und 2 mg Pavulon i.v. stündlich komplementiert. Darüber hinaus werden die potentiell zur ICP-Steigerung führenden Pflege bzw. Therapiemassnahmen erst nach zusätzlichen Bolusinjektionen von 0,3 mg Etomidat/kg/KG durchgeführt.

Eine Stabilisation der ICP-Werte im Niederdruckbereich lässt sich nur mit Hilfe der kontinuierlichen Messung des intrakraniellen Druckes nachweisen, während engmaschige CT-Kontrollen in bezug auf den ICP lediglich über indirekte Zeichen Verlaufsbeobachtungen ermöglichen.

Insgesamt bietet Etomidat in der Anästhesie und Intensivmedizin gegenüber Barbituraten den Vorteil der minimalen Herzkreislaufnebenwirkung, bei rascher neurologischer Beurteilbarkeit nach Absetzen.

Literatur:

1. Hempelmann G, Lüben V (1981) Möglichkeiten der Hirnprotektion durch Barbiturate und Etomidat. Vortrag an der 12. Fortbildungstagung der SGAR. Wolfsberg 12./13.6.1981
2. Wagner J G (1974) A safe method for rapidly achieving plasmaconcentrationplateaus. Clin. pharmacol. Ther. 16:691

H 14.8
Wasser-Elektrolythaushalt nach schwerem Schädeltrauma

U. Finsterer, U. Jensen, A. Beyer, K. Unertl, W. Kellermann
Institut für Anaesthesiologie der Ludwig-Maximilians-Universität München, Klinikum Großhadern, D-8000 München 70, Marchioninistr. 15, BRD

Systematische Studien zum Wasser-Elektrolythaushalt und zur Nierenfunktion über längere Zeit nach schwerem Schädelhirntrauma (SHT) sind noch spärlich. Wir haben daher unlängst 32 konsekutive Patienten (P.) nach schwerem Kombinationstrauma lückenlos über mindestens 21 Tage nach dem Unfall beobachtet. Dabei war bei den meisten das schwere SHT die führende Diagnose. Die P. wurden überwiegend maschinell beatmet und erhielten ein typisches Intensivpflegeregime einschließlich einer kombiniert parenteralen/enteralen Ernährung mit im Mittel 15 g N und 3500 kcal/Tag. Nach Bedarf erfolgte eine intracranielle Druckmessung. 3 P. erhielten eine hochdosierte Barbiturattherapie. Diuretika wurden insgesamt sehr restriktiv eingesetzt. Furosemid wurde nur an insgesamt 94 und Mannitol an 37 von über 600 P.-Beobachtungstagen verwendet. Bei allen P. bestimmten wir aus täglichen Plasmaproben und 24-h-Sammelurinen Osmolarität, Natrium, Kalium, Glukose, Harnstoff, Kreatinin und Phosphat. (1)

Bei mittleren Wasserzufuhren um 4 l/Tag fand sich während der gesamten Beobachtungszeit eine mit 500-800 ml täglich positive Wasserbilanz (Wasserzufuhr - Harnvolumen), wobei die P. über 21 Tage im Mittel 8-10 kg an Gewicht verloren. Die mittlere Urinosmolarität lag bei 600-700 mosm/l. Ein klassischer Diabetes insipidus wurde in keinem Falle beobachtet. Zustände mit Wasserdiurese (U/Posmol unter 1,0) wurden auf der Basis von 24-h-Sammelurinen nur an 8 P.-Beobachtungstagen gesehen. Aus einem mittleren Harnvolumen von 3 l/Tag und einer mittleren Urinosmolarität von 700 mosm/l ergab sich eine mittlere osmolare Exkretion, die mit 2000 mosm/Tag dem Doppelten einer Normalperson entspricht. Die hohe osmolare Exkretion war durch eine erhöhte Harnstoffexkretion verursacht. Bei ausgeprägter Antidiurese und hoher osmolarer Exkretion wurden ungewöhnlich hohe Werte für die "Rücknahme von osmotisch freiem Wasser" (TcH_2O) von im Mittel 2-2,5 ml/min erreicht, was bei diesen P. nicht unwesentlich zur Aufrechterhaltung der Normotonizität des Körperwassers beitrug. Die mittlere Plasmaosmolarität lag zwischen 280 und 290 mosm/l, der Plasmanatriumspiegel fiel über die Beobachtungszeit von im Mittel 144 auf 136 mmol/l ab. Hypernatriaemien wurden bevorzugt im Zusammenhang mit hochdosierter Barbiturattherapie gesehen, extreme Hyponatriaemien im Sinne eines SIADH traten nicht auf. Bei mittleren Natriumzufuhren um 100 mmol/Tag war die Natriumbilanz im Mittel über die gesamte Beobachtungszeit negativ und betrug kumuliert - 440 mmol/21 Tage. Die mittlere Kreatininclearance lag im Normbereich. Die renale Harnstoffexkretion war im Sinne der posttraumatischen Katabolie enorm erhöht und erreichte am 8. Tag mit im Mittel 65 g ihr Maximum. Die N-Bilanz war immer negativ und belief sich kumuliert auf minus 234 g/21 Tage. Es bestand eine typische Beziehung N-Bilanz, Kaliumbilanz (kumuliert minus 333 mmol/21 Tage) und Phosphatbilanz (kumuliert minus 360 mmol/21 Tage) im Sinne der Eiweiskatabolie. In den ersten Tagen nach dem Trauma fand sich typischerweise eine Hypophosphataemie mit Mittelwerten um 0,6 mmol/l.(2)

Schlußfolgerung: Der Wasser-Elektrolythaushalt der von uns untersuchten P. mit schwerem SHT war typischerweise gekennzeichnet durch positive "klinische" Wasserbilanz, Antidiurese, hohe osmolare Exkretion, effiziente "Rücknahme von osmotisch freiem Wasser", Normonatriaemie, früher Hypophosphataemie und kumuliert negativer Natrium-, Stickstoff-, Kalium- und Phosphatbilanz.

Literatur:
1. Finsterer U., Beyer A., Jensen U., Kellermann W., Unertl K., Mickan B., Göttler U.: Bilanzierung von Wasser und Elektrolyten nach Polytrauma. In: Peter K., Lawin P., Jesch F. (Hrsg.) Der polytraumatisierte Patient. Thieme, Stuttgart 1982.
2. Finsterer U., Betz J., Braun S., Beyer A., Jensen U., Kellermann W.: Metabolism of phosphate and calcium after severe accidental trauma. Scand. J. clin. Lab. Invest. 43, Suppl. 165, 117 (1983)

H 14.9
Möglichkeiten zur Hirnprotektion
D. Heuser
Institut für Anaesthesiologie der Universität Tübingen, 7400 Tübingen, FRG

Unter dem Begriff "cerebrale Protektion" faßt man zeitlich begrenzte therapeutische Maßnahmen zum Schutz des Gehirns vor den Folgen eines durch Ischämie und/oder Anoxie bedingten Mißverhältnisses zwischen nutritiven Bedürfnissen zentralnervöser Strukturen und dem verfügbaren Angebot von O_2 und Substraten zusammen. Angestrebtes Ziel dieser Maßnahmen ist die Normalisierung der intrakraniellen Druck- und Volumenverhältnisse sowie die Etablierung ausreichender Perfusionsbedingungen bei physiologischen arteriellen Systemdruckverhältnissen. Zur Erreichung eines Therapieerfolges ist ein ganzes Spektrum von Maßnahmen erforderlich. Dem Zeitpunkt der therapeutischen Intervention muß eine ausschlaggebende Rolle zugeordnet werden: so ist es mit Sicherheit entscheidend, ob die therapeutischen Maßnahmen <u>präventiv</u> ergriffen werden (z.B. bei erwarteter protrahierter extracorporaler Zirkulation oder bei geplantem intraoperativen Kreislaufstillstand), ob sie <u>innerhalb der Wiederbelebungszeit zentralnervöser Strukturen</u> initiiert (z.B. bei kritischen intraoperativen Situationen mit starkem Blutverlust oder während kontrollierter Hypotension) oder ob sie als Therapieversuch nach <u>Überschreiten der cerebralen Wiederbelebungszeit</u> (z.B. nach langen Kreislaufstillständen, Gefäßverschlüssen etc.) gestartet werden.
Schlüsselparameter für die O_2-Versorgung des Zentralorgans ist die O_2-Verfügbarkeit, die sich aus der Blutmenge errechnet, die pro Zeiteinheit durch die Kapillaren strömt, sowie dem O_2-Gehalt des arteriellen Blutes (Gl.1: O_2-Verfügbarkeit = $CBF \cdot [O_2]a$). Analog gilt das für Glucose als Hauptsubstrat des cerebralen Energiestoffwechsels. Hierdurch lassen sich zwanglos 4 pathophysiologische Zustände definieren, die das eingangs erwähnte Mißverhältnis zwischen Angebot und Bedarf von O_2 und Substraten im ZNS bedingen können:
A. <u>Bedingungen mit Reduktion des Angebots</u>
B. <u>Bedingungen mit gesteigertem Bedarf</u>
1. Cerebrale Ischämie
a. globale Ischämie, b. regionale bzw. fokale Ischämie, c. Mikroembolisierung, d. Kombinationsformen.
2. Cerebrale Hypoxie
a. hypoxische Hypoxie, b. anämische Hypoxie.
3. Hypoglykämie - Einzelheiten zur Pathophysiologie und Pathobiochemie dieser Syndrome sind kürzlich von HOSSMANN (2) sowie von SIESJØ (3) ausführlich dargestellt worden. Betrachtet man als oberstes Ziel therapeutischer Maßnahmen im Rahmen "cerebraler Protektion" eine Verbesserung des Verhältnisses zwischen Angebot und Bedarf von O_2 und Substraten im ZNS, so lassen sich daraus folgende Therapierichtlinien ableiten:
1. Verbesserung des vorhandenen Angebots an O_2 und Substraten. a. Erhöhung des arteriellen Systemdrucks. b. Minderung des cerebralen Gefäßwiderstandes (4). c. Minderung der Blutviskosität.
2. Senkung des Verbrauchs an O_2 und Substraten.
a. Hypothermie als physikalische Maßnahme.
b. Stoffwechseldepressiv wirksame Pharmaka (1).

3. Verbesserung der Effektivität intrazellulärer Prozesse des Energiestoffwechsels.
In welcher Weise die geschilderten Maßnahmen im klinischen Einzelfall zur Anwendung kommen, muß der jeweiligen pathophysiologischen Situation vorbehalten bleiben. Deren möglichst genaue Beurteilung unter Ausnutzung aller uns zur Verfü-

gung stehenden Möglichkeiten des Monitorings versetzen uns am ehesten in die Lage, ein Therapiekonzept zu entwickeln, was den eingangs erwähnten Zielen der Maßnahmen zur cerebralen Protektion gerecht werden kann.

1. HEUSER, D., GUGGENBERGER, H. (1983): Recovery from disturbed cerebral ion homeostasis following incomplete ischemia and modification by the metabolic depressant drug etomidate. In: Brain Protection (K. WIEDEMANN and S. HOYER Eds.) pp. 38-44; Berlin/Heidelberg/New York: Springer
2. HOSSMANN, K.A. (1982): Treatment of experimental cerebral ischemia. J. Cereb. Blood Flow Metabol. 2, 275
3. SIESJØ, B.K. (1981): Cell damage in the brain: A speculative synthesis. J. Cereb. Blood Flow Metabol. 1, 155
4. STEEN, P.A., NEWBERG, L.A., MILDE, J.H., MICHENFELDER, J.D. (1983): Nimodipine improves cerebral blood flow and neurologic recovery after complete cerebral ischemia in the dog. J. Cereb. Blood Flow Metabol. 3, 38

Respiratorische Überwachung in Anaesthesie und Intensivmedizin
Leitung: P. Frey, Zürich (CH) / H. Burchardi, Göttingen (D)

H 15.1
Respiratorische Überwachung im Operationssaal

B. Tschirren

Universität Bern, Anaesthesieabteilung, Inselspital, CH-3010 Bern, Schweiz

Normalerweise wird die Atemtätigkeit so gesteuert, dass im arteriellen Blut ein pO_2 von ca. 100 mm Hg und ein pCO_2 von ca. 40 mm Hg aufrechterhalten bleibt, denn bei diesen Partialdrucken ist das Hämoglobin ganz mit Sauerstoff gesättigt und seine Transportkapazität wird voll ausgenutzt. Ausserdem wird - sofern die Stoffwechsellage normal ist - das für die biologischen Abläufe erforderliche pH von 7.4 gewährleistet.

Bei der künstlichen Beatmung fällt die patienteneigene Regulation weg und die Steuerung muss von aussen übernommen werden. Dabei sind inspiratorischer Sauerstoffanteil (FiO_2) und alveolare Ventilation so zu halten, dass die Alveolarluft im arteriellen Blut ein pO_2 von über 80 mm Hg und ein pCO_2 von 30 - 40 mm Hg erzeugt.

Auf dieses Ziel hin muss die respiratorische Ueberwachung gerichtet sein, wobei es gleichgültig ist, welche Methode man dabei anwendet. Es ist indessen eine alte klinische Erfahrung, dass für den beatmeten Patienten ein niedriges pCO_2 viel weniger gefährlich ist, als ein niedriges pO_2. Ceteris paribus wird ein niedriges pCO_2 durch Hyperventilation erzielt, die ihrerseits - ein ausreichendes FiO_2 vorausgesetzt - ein hohes pO_2 begünstigt. Im Zweifelsfall soll man daher den Patienten eher hyperventilieren.

a) Die Ueberwachung des FiO_2.

Für die Ueberwachung des respiratorischen Sauerstoffanteils ist eine Reihe von Geräten entwickelt worden, die auf verschiedenen Arbeitsprinzipien beruhen (Paramagnetismus, Brennstoffzelle, Polarographie) und die alle zuverlässig funktionieren.

Da die Beatmung während einer Operation fast immer mit einem künstlich hergestellten Lachgas-Sauerstoffgemisch erfolgt, ist das Risiko eines unbemerkten Versiegens des Sauerstoffzuflusses sehr gross. Daher genügt es nicht das FiO_2 nur zu überwachen, mann muss ausserdem mit einer Sicherheitsvorrichtung dafür sorgen, dass der Sauerstoffzufluss garantiert nie auf Null abfallen kann.

b) Ueberwachung der alveolaren Ventilation.

Die einfachste Messgrösse für die alveolare Ventilation ist das Atemminutenvolumen, welches direkt mit mechanischen oder elektronischen Volumetern gemessen werden kann.

Ausserdem lässt sich das Atemminutenvolumen indirekt anhand der Druckverläufe im Beatmungssystem schätzen.

Wenn man den Patienten apparativ beatmet, ist die kontinuierliche Ueberwachung der Respiratortätigkeit unerlässlich und eigentlich wäre dafür eine Monitorisierung des Atemzug - bzw. des Minutenvolumens am folgerichtigsten, doch sind die entsprechenden Geräte nicht besonders funktionssicher. Dagegen arbeiten die Druckmonitoren sehr zuverlässig und man benutzt deswegen meistens diese Vorrichtungen zur permanenten Kontrolle der Respiratorfunktion. Allerdings wird damit lediglich die Höhe der Druckspitze überwacht und man erhält daher keine eindeutigen Angaben über das Atemzugvolumen, weil ja für die Druckspitze auch und vorwiegend die Inspirationsstromstärke bestimmend ist. Indessen sind hier - wenn man den Respirator einmal eingestellt hat - die Schwankungen relativ selten und im Ausmass im allgemeinen geringfügig, so dass Abweichungen, die zum Alarm führen, doch in der Regel auf das endinspiratorische Plateau und damit auf das Atemzugvolumen bezogen werden können.

Da naturgemäss ein Ausfall der Beatmung wegen Dekonnektion oder Gasverlust besonders gefährlich ist, muss ein Beatmungsdruckmonitor in erster Linie ein Absinken des Spitzendruckes anzeigen. Ausserdem sollte er aber auch einen Anstieg über das eingestellte Druckmaximum signalisieren und nach einigen Sekunden den Ueberdruck durch ein Sicherheitsventil ablassen. Entscheidend ist natürlich auch, dass ein Respirator nie ohne Ueberwachungsgerät in Betrieb genommen werden kann. Deshalb müssen die Monitoren mit der Beatmungsmaschine in Serie geschaltet sein.

H 15.2
Kapnographie
M. Bachofen
Universität Bern, Anaesthesieabteilung, Inselspital, CH-3010 Bern, Schweiz

Die kontinuierliche Registrierung der exspiratorischen CO_2-Konzentration ist eine weitverbreitete Ueberwachungsmethode für maschinell beatmete Patienten; moderne Respiratoren sind in der Regel mit einem entsprechenden Monitor versehen. Die sehr einfache, nicht invasive Messmethode erlaubt beim Lungengesunden meist eine recht genaue Schätzung der alveolären CO_2 Konzentration und damit des arteriellen CO_2 Druckes ($PaCO_2$). Bestehen beim Patienten aber Ventilations-Perfusionsungleichheiten, bzw. grosse Paralleltoträume in der Lunge, widerspiegelt die endexspiratorische CO_2 Konzentration den $PaCO_2$ nicht mehr zuverlässig. Diese Schwierigkeit kann durch die etwas aufwendigere, aber ebenfalls nicht invasive Rückatmungsmethode zur Bestimmung des oxygenierten gemischt-venösen PCO_2 umgangen werden. Obwohl der $PaCO_2$ nun indirekt durch Approximation aus dem gemischt-venösen PCO_2 errechnet werden muss, hat sich diese Methode für praktische Zwecke bewährt. Unbefriedigende Uebereinstimmungen zwischen Rückatmungsmethode und Blutgasanalyse ergeben sich in den meisten Fällen aus messtechnischen Fehlern. In speziellen Situationen sind indessen auch alveolo-kapilläre CO_2-Gradienten als Ursache von Fehlbestimmungen in Betracht zu ziehen. Die Existenz von CO_2-Gradienten ist allerdings umstritten, und ihre Entstehung jedenfalls ungenügend erklärt (1,2).

1. Scheid P, Piiper J (1980) Blood/Gas equilibrium of carbon dioxide in lungs. A critical review. Respiration Physiology 39: 1-31
2. Green J F, Sheldon M, Gurtner G (1983) Alveolar-to-arterial PCO_2 differences. J. Appl. Physiol.: Respirat. Environ. Exercise Physiol. 54: 349-354

H 15.3
Kontinuierliche Messung der Blutgase
P. Frey
Institut für Anaesthesie und Reanimation, Stadtspital Triemli, Zürich, Schweiz

Die Einzel-Blutgasanalyse bietet nur einen Momentanwert und keinen Verlauf; die Resultate stehen erst nach einer Latenzzeit zur Verfügung; der pO_2 ist in der Spritze Veränderungen unterworfen, besonders bei hohem pO_2, Transport unter Raumtemperatur und verzögerter Analyse. Der Wunsch nach kontinuierlichen Methoden ist verständlich.

1. Die kutane pO_2-Messung:

Seit dem letzten Jahrhundert ist bekannt, dass Sauerstoff und CO_2 durch die Haut diffundieren und dort gemessen werden können. Die kutane pO_2-Messung ist offensichtlich eine ausgezeichnete Ueberwachungsmethode bei Neugeborenen und Säuglingen. Bei Erwachsenen erweist sie sich jedoch als derart abhängig von Hautbeschaffenheit, lokaler Perfusion und Herzzeitvolumen, dass ein quantitativer Schluss auf den arteriellen pO_2 selten möglich ist.

2. Die kontinuierliche intraarterielle pO_2-Messung:

Seit 1977 steht uns eine nach dem Clarkschen Prinzip gebaute pO_2-Elektrode zur intraarteriellen Anwendung zur Verfügung. Sie hat einen Durchmesser von 0,65 mm und kann durch einen normalen Arterienkatheter eingeführt werden. Zusätzliche Druckmessung ist möglich. Die Reaktionszeit des Sensors beträgt bei 37°C 80 - 100 Sek. für den 90%-Wert, in Hypothermie ist sie verlängert. Die Eichung erfolgt in vivo. Erst bei Liegedauer von über 10 Tagen kommt es zu einer Abnahme der Empfindlichkeit infolge Fibrinablagerungen. Die Gefahren entsprechen jenen des Arterienkatheters und können als vertretbares Risiko in Kauf genommen werden.

In der Intensivmedizin sind die Indikationen für die kontinuierliche pO_2-Messung sehr zahlreich, unter Allgemeinanästhesie eher selten. Eine strenge Indikation stellt die Ein-Lungen-Anästhesie in der Thoraxchirurgie dar: kurzfristige, lebensgefährliche Hypoxämien können sofort entdeckt und behandelt werden. Der Einfluss von Lachgas und Halothan auf den Sensor führt zu falsch erhöhten Messwerten. Einfluran beeinflusst den Sensor nicht. Der Einfluss von Lachgas kann durch Reduktion der Polarisationsspannung auf 600 mV ausgeschaltet werden, es ist aber eine verlängerte Reaktionszeit in Kauf zu nehmen.

3. Die kutane pCO_2-Messung:

Mit Hilfe einer geheizten, nach dem Prinzip von Stow-Severinghaus konstruierten Hautelektrode fanden wir im Vergleich zum arteriell gemessenen pCO_2 für die verschiedenen Sensor-Temperaturen folgende Regressionsgeraden.

$44°C \quad p_{tc}CO_2 = 1,33 \, p_aCO_2 + 6,0 \text{ mmHg}$

$43°C \quad p_{tc}CO_2 = 1,15 \, p_aCO_2 + 11,1 \text{ mmHg}$

$41°C \quad p_{tc}CO_2 = 1,15 \, p_aCO_2 + 12,6 \text{ mmHg}$

Die Korrelationskoeffizienten liegen für alle drei Sensor-Temperaturen sehr hoch, nämlich gleich oder höher 0,95. Die Messgenauigkeit ist zwar bei den drei Elektroden-Temperaturen nahezu identisch, hingegen ist die Reaktionsgeschwindigkeit bei der Sensor-Temperatur 41°C erheblich verlängert, so dass schnelle pO_2-Aenderungen kaum mehr wiedergegeben werden. Wir empfehlen daher eine Sensor-Temperatur von 43°C.

Schon theoretisch ist zu erwarten, dass der kutan gemessene pCO_2 weniger von Hautbeschaffenheit, lokaler Durchblutung und Herzzeitvolumen abhängig ist als der kutane pO_2, da die Diffusionsgeschwindigkeit für CO_2 höher und die arteriell-venöse Differenz niedriger sind. Tatsächlich kommt es erst unter einem Cardiac-Index von ca. $2 \, l/m^{-2}Min.^{-1}$ zu ansteigenden kutanen pCO_2-Werten, die dann den arteriellen nicht mehr repräsentieren.

Schlussfolgerung:

Die kontinuierliche Ueberwachung der Blutgase des Erwachsenen ist für pO_2 intravasal und für pCO_2 transkutan möglich. Sie ist relativ einfach zu handhaben und mit geringem Risiko verbunden. Die Patientenüberwachung vor allem in der Intensivmedizin erfährt dadurch eine wertvolle Bereicherung.

H 15.4
Atemmechanik: Messwerterfassung – Heute und morgen
M. Baum
Universitätsklinik für Anaesthesie und allgemeine Intensivmedizin, Wien, Österreich

Abstract nicht eingegangen

H 15.5
Atemmechanik – Praktische Messprobleme
H. Burchardi
Zentrum Anaesthesiologie, Universitätskliniken, D-3400 Göttingen, BRD

Die Messung atemmechanischer Parameter ist in der praktischen Durchführung problematischer als allgemein angenommen wird.

Die Anforderungen an das Meßverfahren hängen von dem Anwendungszweck ab: Messungen zur Überwachung erfordern bequeme Handhabung, hohe Langzeitstabilität, geringe Artefaktanfälligkeit. Messungen zu Forschungszwecken dagegen besonders hohe Meßgenauigkeit.

Der Wandel der Beatmungsbehandlung in der Intensivmedizin erschwert die Messung der Atemmechanik erheblich und macht sie z.T. unmöglich (z.B. bei IMV, Spontanatmung, Masken-CPAP).

Meßwerterfassung: Direkte Messungen von Druck und Volumen erfordern den dichten Zugang zum Bronchialsystem (d.h. Intubation). Messungen über Mundstück sind bei unkooperativen Patienten problematisch. Die Messungen müssen direkt am Tubus erfolgen; sonst sind die Fehler durch Kompressionseffekte in vorgeschalteten flexiblen Schlauchsystemen beachtlich. Während die Messung von Drücken unkritisch ist, bietet die Messung von Gas-Flow und -Volumen heute noch erhebliche Probleme:

- Volumeter nach dem Turbinenprinzip (z.B. Wright-Respirometer, Dräger-Volumeter): einfache Handhabung, weit verbreitet; aufgrund geringer Genauigkeit nur für orientierende Messungen; Fehler von ± 15% kommen vor.

- Flowmessungen mit dem Pneumotachographen: sehr genau (Fehler von ± < 1% erreichbar); allerdings sehr empfindlich auf Niederschlag von Wasser und Sekrettröpfchen, so daß sie sich für den Langzeiteinsatz nicht bewähren konnten. Es bleibt ein vorzügliches Meßverfahren für die Forschung. Sowohl bei der Messung mit Pneumotachographie als auch mit dem Turbinenprinzip gehen Viskositätsänderungen der Gase mit ein (z.B. durch Änderung der Gaszusammensetzung, des Wasserdampfgehaltes, der Temperatur). Dieser Einfluß (bis 10% des Meßwertes) sollte für genaue Messungen bei der Eichung berücksichtigt werden (Eichung mit dem zu messenden Gasgemisch. Automatische Kompensation möglich).

- Volumenmessung nach dem Prinzip der Volumenverdrängung (z.B. Glockenspirometer): sehr genau (± 1%), doch wegen seiner Sperrigkeit und unbequemen Handhabung für längere Überwachung ungeeignet.

Compliance (C): In der Klinik kann im allgemeinen nur die Gesamtcompliance des Lunge-Thoraxsystems gemessen werden. Es ist zwischen statischer und dynamischer Compliance zu unterscheiden: Unter kontrollierter Beatmung erfüllt die Messung am Ende einer normalen inspirat. Pause (Dauer 0,2-0,4 sec) nicht statische Bedingungen; diese erfordern eine Pause von mehreren Sekunden. Zuverlässige Compliance-Messungen erfordern Relaxation oder zumindest tiefe Sedierung. Für die tägliche Routine sind Messungen z.B. mit einem Wright-Respirometer (gfls. mit dem Volumeter im Respirator) ausreichend; hier müssen aber erhebliche Meßfehler in Kauf genommen werden, besonders, wenn am patientenfernen Exspirationsausgang des Respirators gemessen wird (Überschätzung durch Kompressionsluft). Noch unzuverlässigere Ergebnisse liefern die im Respirator inkorporierten Rechnereinheiten für diverse atemmechanische Parameter, da die Ausgangswerte sehr ungenau sind.

Resistance (R): Bei den unter Beatmung einsetzbaren Meßverfahren wird nicht der eigentliche Atemwegswiderstand erfaßt, sondern ein Gesamt-Atemwiderstand des Lunge-Thoraxsystems. Ferner geht der z.T. erhebliche Tubuswiderstand mit ein. Die Messung ist nur zuverlässig unter völliger Muskelrelaxation, wodurch der Routineeinsatz erheblich reduziert wird. Die Meßwerterfassung muß direkt am Tubus erfolgen; Messungen am Ende eines langen, kompressiblen Schlauchsystems sind wertlos. - Für die klinische Routineüberwachung hat die Resistance nur untergeordnete Bedeutung. Bei sorgfältiger Meßtechnik ist sie jedoch ein genauer und empfindlicher Parameter z.B. für wissenschaftliche Fragestellungen.

Funkt.Residualkapazität (FRC): Die Fremdgas-Äquilibrationsmethode als Rückatmungsverfahren unter manueller Beatmung mit einer großen Spritze ist einfach und genau ($\pm$ 3,2%), einsetzbar als "eichende" Absolutmessung während der kontinuierliche Verlauf z.B. als Relativ-Veränderungen über Dehnungsmeßverfahren bzw. Impedanzmessungen (s. SUTER) erfaßt werden kann.

Totraumanteil (V_D/V_T): Problematisch ist das Sammeln des Exspirationsgemisches: Die Trennung von In- und Exspirationsluft ist unter Beatmung nur exakt, wenn die Zumischung von insp. Kompressionsluft aus dem Schlauchsystem sicher vermieden wird (z.B. durch ein zweites synchrongesteuertes Exspirationsventil); sonst erhebliche Fehler.

H 15.6
Kontinuierliche Überwachung von Lungenvolumen und Atembewegungen

P.M. Suter, D. Morel, A. Forster

Soins Intensifs de Chirurgie, Département d'Anesthésiologie, Hôpital cantonal universitaire, Genève, Suisse

Verschiedene Techniken zur nicht-invasiven Ueberwachung der Atembewegungen stehen heute zur Verfügung :

- Magnetometer, welche Veränderungen von Thorax-(Th) und Abdomen-(Abd) Durchmesser berechnen und vergleichen
- "inductive plethysmography", wobei die Querschnitte von Th und Abd überwacht werden
- Balg - Pneumographen, welche den Umfang von Th und Abd wiedergeben
- "Strain gauges" messen ebenfalls den Umfang von Th und Abd
- Impedanzmessungen des respiratorischen Systems, bei denen die elektrische Resistenz von Gewebe und Gasinhalt als Massstab von Gasvolumenänderungen verwendet werden.

Alle diesen Methoden können theoretisch zur kontinuierlichen Ueberwachung von Atemvolumen und -Bewegungen verwendet werden. Zwei Voraussetzungen müssen jedoch immer erfüllt sein :

- ein Basisvolumen muss mit einer klassischen Messmethode bestimmt werden (z.B. Helium-Verdünnung, Stickstoff-Auswaschtest, Plethysmographie)
- eine Kalibration am Patienten muss erfolgen, um die Umsetzung von Atembewegungen in Volumen zu erlauben; dazu ist ein Mikrocomputer für alle Methoden erforderlich (1-3).

Die vier erstgenannten Techniken werden heute klinisch eingesetzt und liefern präzise Resultate. Aehnlich wie in anderen Gebieten der Medizin ist das teuerste Gerät, d.h. die "inductive plethysmography", am meisten verkauft, obwohl es nicht präziser oder besser ist als die anderen Apparate.

In folgenden soll kurz die billigste und eine einfachste Methode, der Balg- Pneumograph beschrieben werden. Dieses Gerät besteht aus zwei elastischen, gefalteten Gummischläuchen, welche mit einer Schnur über dem Thorax und dem Abdomen fixiert werden. Der Druck innerhalb des Balges wird mit einem konventionellen Druckwandler gemessen und aufgezeichnet. Aus diesen Werten können dann mit Hilfe eines Mikrocomputers sowohl die totalen Atemzugvolumina wie auch Änderungen der endexspiratorischen Volumen errechnet und dargestellt werden (Abb. 1).

Die Präzision dieser Methode im Vergleich zum klassischen Pneumotachograph ist über $\pm$ 2 Liter um den Ausgangspunkt ausgezeichnet (Abb. 2).

Zusammenfassend muss betont werden, dass eine kontinuierliche nicht-invasive Ueberwachung von Lungenvolumen und Atembewegungen mit einfachen Mitteln, aber mit Hilfe eines Mikrocomputers, eine interessante und klinisch applizierbare Form angenommen hat.

Literatur :
1. Abraham WM, Watson H, Schneider A, King M, Yerger L, Sackner MA. 1981. Noninvasive ventilatory monitoring by respiratory inductive plethysmography in conscious sheep. J. Appl. Physiol.: Respirat. Environ. 51 : 1657 .
2. Chadha TS, Watson H, Birch S, Jenouri GA, Schneider A, Cohn MA, Sackner MA. 1982. Validation of respiratory inductive plethxsmography using different calibration procedures. Am. Rev. Respir. Dis. 125 : 644 .
3. Morel DR, Forster A, Suter PM. 1983. Noninvasive ventilatory monitoring with bellows pneumographs in supine subjects. J. Appl. Physiol. 55 (2).

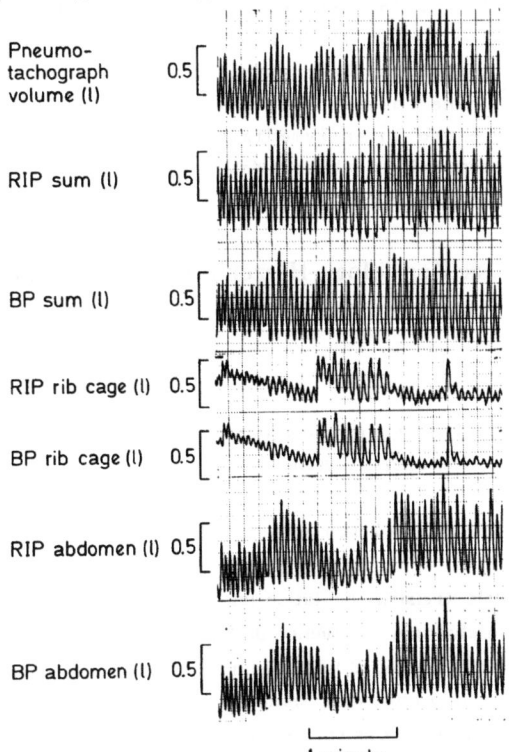

Abbildung 1. Kontinuierliche Aufzeichnung von Atemzugvolumen, gemessen durch den Pneumotachographen, "inductive plethysmograph" (RIP) und Balg-Pneumograph (BP), sowie die Beteiligung von Thorax und Abdomen an diesen Bewegungen.

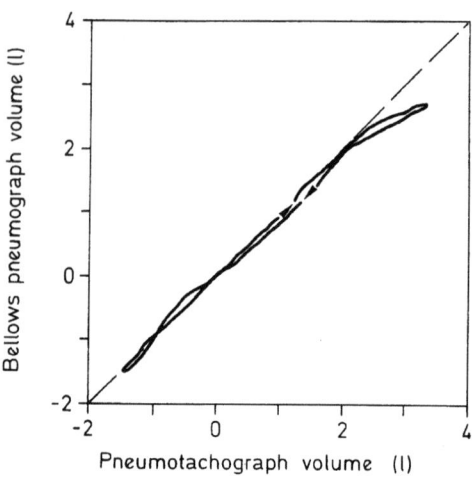

Abbildung 2. Korrelation zwischen der mit dem Pneumotachographen gemessenen Vitalkapazität und dem vom Balg-Pneumographen gemessenen Volumen. Abbildung 1 und 2 aus (3).

H 15.7
Technische Überwachungsmethoden und Pflegepersonal
M.-T. Meier
Institut für Anästhesie und Reanimation, Stadtspital Triemli, Zürich, Schweiz

Hochentwickelte Medizinal-Technik nimmt im Berufsbild der Krankenschwester primär einen kleinen Platz ein. So wird die Schwesternschülerin in ihrer Grundausbildung vor allem in der Erkennung und Erfüllung physischer und psychischer Patientenbedürfnisse und in der allgemeinen klinischen Ueberwachung geschult.

Anästhesie und Intensivmedizin haben jedoch in den letzten 10 bis 15 Jahren gerade auch in bezug auf technische Ueberwachungs- und Therapiemethoden eine rasante Entwicklung durchgemacht. Anästhesie und Intensivmedizin sind ohne Elektronik kaum mehr denkbar. Was vor wenigen Jahren noch aussergewöhnlich war, gehört heute zur täglichen Routine. Diese Routine ist vor allem in der Intensivmedizin nur dann realisierbar, wenn die Bedienung der Ueberwachungs- und Therapiegeräte weitgehend an das Pflegepersonal delegiert wird.

Der Aufgabenbereich dieser Spezialschwestern ist ausserordentlich weit: Neben der Erfüllung physischer und psychischer Grundbedürfnisse des Patienten und neben der sicheren Handhabung der mannigfaltigen technischen Geräte muss sie auch in der Lage sein, Messfehler zu erkennen und zu beseitigen und Messresultate richtig zu interpretieren.

Die sorgfältige theoretische und praktische Ausbildung, die in enger Zusammenarbeit zwischen Aerzten und leitendem Pflegepersonal zu erfolgen hat, ist daher eine unabdingbare Voraussetzung für den Erfolg der Intensivmedizin.

Diese Instruktion und Motivation des Pflegepersonals ist vor allem bei der Einführung neuer Ueberwachungs- und Therapiemethoden von grösster Bedeutung. Mit eingehend instruiertem und motiviertem Pflegepersonal können auch nicht allzu aufwendige wissenschaftliche Untersuchungen durchgeführt werden, sofern die dabei angewandten Untersuchungstechniken in der betreffenden Station bereits eingeführt sind. Die Bedienung bisher unbekannter Geräte im Rahmen von Forschungsaufgaben kann jedoch nur in den seltensten Fällen dem Pflegepersonal übertragen werden, es ist der Einsatz von eigentlichem Forschungs-Personal anzustreben.

Anaesthesie-Kardiologie-Herzchirurgie beim Kleinkind unter 2 Jahren
Leitung: R. Gattiker, Zürich (CH) / J. A. Richter, München (D)

H 16.2
Hämodynamik der häufigsten angeborenen Herzfehler, die im Kleinkindesalter operiert werden
U. Arbenz
Universitätskinderklinik Zürich, Schweiz

Die neonatale Kreislaufadaptation ist charakterisiert durch die in Serieschaltung des kleinen und grossen Kreislaufes durch Ventilation der Lunge, Abfall des Lungenwiderstandes, Zunahme des Lungendurchflusses, Sistieren des rechts-links-Shuntes (L/R-Shunt) über das Foramen ovale, Verschluss des Ductus Botalli und Druckabfall in der Arteria pulmonalis. Der prädominante hämodynamische Effekt kongenitaler Vitien liegt bei den reinen L/R-Shunt-Vitien, wie Ventrikelseptumdefekt (VSD), offener Ductus Botalli (PDA), Vorhofseptumdefekt (ASD) in einer gesteigerten Volumenbelastung des Herzens und der Lunge, bei isolierten Stenosen (Coarctatio aortae (CoA), Aortenstenose, Pulmonalstenose (PS)) in der Druckbelastung und bei zyanotischen Vitien zufolge Minderperfusion der Lunge (Fallot'sche Tetralogie) oder Fehlschaltung (Transposition der grossen Gefässe (TGA)) in einer kritischen Hypoxämie des arteriellen Blutes. Die Modulation des Lungen- (R_p) und Grosskreislaufwiderstandes (R_s) spielt eine zentrale Rolle in der Kreislaufregulation.

Beim isolierten VSD und PDA wird ein Teil des Schlagvolumens des linken Ventrikels (LV) in die Pulmonalarterie ausgeworfen.

Die Grösse dieses Shuntvolumens ist abhängig von der anatomischen Grösse des Defektes, vom R_p und seinem Verhältnis zum R_s. Grosse Defekte führen zum systolischen Druckausgleich auf Kammer- und Gefässebene. Die Adaptation erfolgt durch Erhöhung des enddiastolischen Volumens des LV bei vorerst erhaltener oder gesteigerter Auswurffraktion, Erhöhung des zirkulierenden Blut- und Plasmavolumens und Erhöhung der Herzfrequenz. Die Dekompensation des LV führt zur Lungenstauung, Tachypnoe, Dyspnoe, Trinkschwäche und kardialen Minusdystrophie. Lungenüberflutung und Lungenstauung können den Abfall des R_p verzögern, begünstigen durch Bronchuskompression, Sekretstauung, lobäre Ueberblähung, Atelektase und gehäufte pulmonale Infekte. Bei ca 10% der Kinder mit VSD tritt eine progressive Erhöhung des R_p auf, welche vorerst zur Abnahme des L/R-Shunts, später zum Auftreten eines R/L-Shuntes (Eisenmenger-Syndrom) führt. Die Lungengefässverengung ist im ersten Lebensjahr fast ausnahmslos reversibel. Nach dem 2. Lebensjahr steigt die Anzahl der irreversiblen obliterativen Lungengefässveränderungen. Die Ansatzpunkte der medikamentösen Therapie sind Kontraktilität, Herzfrequenz, venöse Stauung, Sauerstoffverbrauch und Beeinflussung des R_p und R_s.

Der ASD und die partielle Fehlmündung der Lungenvenen führen im 1. Lebensjahr fast nie zur Herzinsuffizienz. Die vollständige Fehlmündung aller Lungenvenen stellt eine kritische Kombination von Zyanose, Volumen- und Druckbelastung dar. Bei vollständiger Durchmischung des lungen- und systemvenösen Rückflusses hängt das Ausmass der Zyanose vom Verhältnis der Lungen- zur Körperperfusion ab. Liegt eine Lungenvenenstenose vor, ist der R_p erhöht, der Lungendurchfluss gering; die Zyanose und die Lungenstauung dominieren das Erscheinungsbild. Ein Durchbrechen der reaktiven pulmonalen Vasokonstriktion (Tolazolin, Prostaglandin E1) kann zum Lungenödem führen.

Bei der Coarctatio aortae führen die mechanische Stenose, ebenso wie die Minderperfusion der poststenotisch gelegenen Niere zur Erhöhung des R_s. Eine Flüssigkeitsretention im Rahmen der prärenalen Niereninsuffizienz trägt dazu bei, dass die Herzinsuffizienz meistfrühzeitig auftritt. Währenddem der erhöhte R_s dem L/R-Shunt bei assoziiertem VSD vergrössert, führt die Lungenstauung und die pulmonale Druckerhöhung rasch zum Anstieg des R_p, zur Drosselung des Shunts und zur Rechtsinsuffizienz. Bei präductaler CoA mit offenem PDA tritt ein R/L-Shunt mit arterieller Untersättigung im Bereiche der Aorta descendens auf. Die Hämodynamik der Fallot'schen Tetralogie ist durch die Koexistenz von rechtsventrikulärer Ausflussbahnstenose und VSD bestimmt. Bei Druckausgleich auf Kammerebene wird die Shuntgrösse und die Richtung durch den Auswurfwiderstand in die Lunge bzw. den Körper bestimmt. Bei der klassischen zyanotischen Form überwiegt die PS und damit der R/L-Shunt, sodass die Zyanose kritische Grenzgrösse darstellt, währenddem eine Herzinsuffizienz praktisch nie auftritt. Da die muskuläre subvalvuläre PS eine dynamische Verengung darstellt, können Faktoren, welche die infundibuläre Stenose verstärken, wie Tachykardie, positiv inotrope Substanzen, Hypovolämie, ebenso wie solche, welche den Körperwiderstand senken, wie Zustand nach dem Schlaf, postbrandiale Phase, Hyperventilation, tiefer Hämatokrit, zu kritischen Zyanoseanfällen führen.

Bei der TGA fliesst das systemvenöse Blut über die rechte Herzseite in die Aorta und das Lungenvenenblut über den LV in die Lunge zurück. Schliesst sich in den ersten Lebenstagen der PDA und das Foramen ovale, entsteht eine bedrohliche Hypoxämie, welche zur metabolischen Azidose, zur Herzinsuffizienz, zu cerebralen Insulten und zum raschen Tod führt. Eine adäquate Oxigenierung istnur möglich, wenn ein durch die Ballonatrioseptostomie geschaffener ASD oder ein mit Prostaglandin offen gehaltener PDA einen Kreuzshunt ermöglicht. Ein PDA oder VSD erhöht jedoch das Risiko einer Herzinsuffizienz und einer obstruktiven pulmonalen Gefässerkrankung, welche bereits im Alter von 4-6 Monaten irreversibel sein kann.

H 16.3
Frühzeitige Korrekturoperationen angeborener Herzfehler

B.J. Messmer
Med. Fakultät der RWTH, Abteilung für Herz- und Gefässchirurgie, Aachen, BRD

Abstract nicht eingegangen

H 16.4 (a)
Korrektur angeborener Herzfehler im hypothermen Kreislaufstillstand bei Säuglingen und Kleinkindern unter 10.000 Gramm Körpergewicht

R. Kunkel
Institut für Anaesthesiologie, Deutsches Herzzentrum München, Lothstraße 11, D-8000 München 2, BRD

Von 1974 bis April 1983 wurden im Deutschen Herzzentrum München 725 Korrekturen und Teilkorrekturen angeborener Herzfehler im hypothermen Kreislaufstillstand durchgeführt. In 662 Fällen wurde Perfusionskühlung über extrakorporale Zirkulation und in 63 Fällen diese, mit Oberflächenkühlung kombiniert (mit Eisbeuteln - bis zu einer nasopharyngealen Temperatur von 29°C), angewandt. Da sich in einer vergleichenden Studie beider Methoden (1) keine signifikanten Unterschiede im Säure-Basenhaushalt, Sauerstoffverbrauch, Laktat-, Elektrolyt- und Enzymverhalten während Kühlung und Wiedererwärmung ergaben, wird seit 1972 die Perfusionskühlung und -wärmung vorgezogen.

Verfahrensweise: Nach Prämedikation - eine Stunde vor Narkosebeginn - mit Atropin (0,02 mg/kg KG), Morphin (0,2 mg/kg KG) und Pentobarbital (2 mg/kg KG) oder Flunitrazepam (0,04 mg/kg KG) i.m. wird die Narkose unter EKG- und Blutdruckkontrolle mit Halothan bis zu 1 Vol%, N_2O/O_2 (1:1) oder bei zyanotischen Vitien mit Halothan und reinem Sauerstoff eingeleitet. Nach i.v. Gabe von Pancuroniumbromid (0,15 mg/kg KG) wird im allgemeinen nasotracheal intubiert und die Beatmung mit einem Engström-Respirator bei laufender Kontrolle des endexpiratorischen pCO_2 aufgenommen. Die Narkose wird mit Halothan und Fentanyl (1-2 mcg/kg KG) aufrechterhalten. Die Arteria radialis und Vena Jugularis Interna werden punktiert und kanüliert und je eine Temperatursonde in Nasopharynx und Rektum eingelegt. Das Kind liegt auf einer Kühlmatte. Nach Thorakotomie und Gabe von Heparin (3 mg/kg KG) wird die Herz-Lungenmaschine über je eine Kanüle in der Aorta und im rechten Vorhof angeschlossen. Der Oxygenator (Bentley-Bos 5) wird bis zu einer Körperoberfläche von 0,5 m² mit 750 ml Heparin-Warmblut unter Zusatz von 20% Mannit (3 ml/kg KG) und 4% Natrium-Bikarbonat (2,5 ml/kg KG) gefüllt. Das Perfusionszeitvolumen beträgt 2,2 l/m²/Min. Mit sinkender Temperatur wird 5-8% CO_2 dem Sauerstoff beigemischt. Die Kühlung erfolgt bis zu einer nasopharyngealen Temperatur von 16-18°C. Da aber durch inhomogene Blutverteilung erhebliche Temperaturgradienten zwischen den zentralen Organen und dem peripheren Gewebe entstehen, die eine Störung des metabolischen Gleichgewichts zur Folge haben, wird so lange weitergekühlt, bis eine rektale Temperatur von 20-22°C erreicht ist. Die Perfusionszeit beträgt - zum Beispiel bei einem homogenen Krankengut von 107 zyanotischen Patienten mit Transposition der großen Arterien - 13±5 Minuten, bei 42 azyanotischen Kindern mit totalem Atrioventrikularkanal 11±4 Minuten. Im Kreislaufstillstand wird dann die vorgesehene Korrektur des Herzfehlers vorgenommen. Die Ischaemiezeit lag bei den angegebenen Beispielen bei 53±11 bzw. 59±9 Minuten. Anschließend wird die Wiedererwärmung über extrakorporale Zirkulation mit einem aktuellen Temperaturgradienten von 8-10°C wieder aufgenommen. In dieser Phase werden 20% Mannit (3 ml/kg KG), Dexamethason (4 mg) und nach Kalium-Kontrolle und beginnender Urinausscheidung Kalium (25 mval/m²) infundiert. Bei einer nasopharyngealen Temperatur von 37°C und rektalen Temperatur von 32°C wird die extrakorporale Zirkulation beendet.

Die Re-Perfusionszeit betrug bei den angegebenen Beispielen 38±11 bzw. 33±9 Minuten. Heparin wird mit Protaminsulfat antagonisiert (4,5 mg/kg KG). Zur inotropen Unterstützung wird routinemäßig lediglich Calcium (ED: 100-200 mg) verwendet. Dopamin, Dobutamin und Vasodilatatoren werden nur bei gegebener Indikation eingesetzt. Bei guten Kreislaufverhältnissen und wiedererreichter Normothermie wird - zur Vermeidung einer postoperativen metabolischen Alkalose - das Basendefizit erst bei Werten unter -10 maßvoll korrigiert.
Um der Frage nachzugehen, wie Kinder, die in den beiden ersten Lebensjahren im hypothermen Kreislaufstillstand operiert wurden, sich hinsichtlich Intelligenz und Sprache weiterentwickeln, wurden 37 Kinder im Alter von 5-9 Jahren nachuntersucht. Bei 21 dieser Kinder wurde der Herzfehler im hypothermen Kreislaufstillstand und bei 16 Kindern während extrakorporaler Zirkulation in den Jahren 1974-1977 korrigiert. Beide Gruppen erreichten in Sprach- und Intelligenztest normal gute Ergebnisse. Es konnten keine signifikanten Unterschiede nachgewiesen werden.

Literatur: 1. Kunkel R, Hagl S, Richter J A, Habermeyer P, Sebening F (1979) The Effects of Deep Hypothermie and Circulatory Arrest on Systemic Metabolic State of Infants Undergoing Corrective Open Heart Surgery: A Comparison of Two Methods. Thorac. cardiovasc. Surgeon 27:168

H 16.4 (b)
Narkoseführung bei Neugeborenen und Kleinkindern für cardio-chirurgische Eingriffe
J. Busse

Institut für Anaesthesiologie der Universität Köln, BRD

Alle nicht-intubierten Kinder werden mit einer bei uns seit Jahren bewährten Mischung, bestehend aus Morphin, Nembutal und Scopolamin, prämediziert, größere Kinder erhalten Flunitrazepam per os. Eine gute Prämedikation erlaubt meistens vor Narkosebeginn eine Venenpunktion ohne Belästigung der Patienten. Ist dies nicht möglich, wird die Narkose mit Ketamine in einer Dosierung von 5 mg/kg i.m. eingeleitet. Steht ein venöser Zugang zur Verfügung, dann erhalten die Kinder Fentanyl und Pancuronium, dem Körpergewicht entsprechend. Die Narkose wird mit einem Lachgas-Sauerstoffgemisch in Abhängigkeit der arteriellen Sauerstoffdrucke und der Herz- und Kreislauffunktion aufrechterhalten. Kinder mit komplizierten kongenitalen Vitien erhalten bei Bedarf Fentanyl und Pancuronium, in unkomplizierten Fällen verwenden wir auch Fluothane oder Ethrane. Alle Kinder werden grundsätzlich nasotracheal intubiert, die Extubation erfolgt immer auf der Intensivstation.
Im Anschluß an die Intubation wird zur arteriellen Druckmessung entweder eine A. radialis oder eine A. femoralis perkutan punktiert. Seit wir zur Lokalisation und gleichzeitigen Punktion der Arterien eine Ultraschall-Doppler-Sonde verwenden, können wir in nahezu allen Fällen auf eine Punktion unter Sicht durch Gefäßfreilegung, selbst bei Frühgeborenen mit einem Gewicht von unter 1000 g, verzichten. Alle Kinder erhalten außerdem zwei zentralvenöse Zugänge, wobei einer ausschließlich der Medikamentenapplikation dient. Ausgenommen sind nur einfache cardiochirurgische Eingriffe, z.B. die Korrektur eines offenen Ductus Botalli, wobei wir uns nur mit einem linksseitigen zentralvenösen Zugang begnügen. Bei Kindern mit einem Gewicht von unter 3 bis 4 kg bevorzugen wir die Seldinger-Technik, bei größeren Kindern die direkte Punktion mit entsprechend dimensionierten Kanülen. Um das

Punktionsrisiko bei der Punktion einer Jugularvene möglichst zu vermindern, empfehlen wir zur sicheren Lokalisation des Gefäßes die Vorpunktion mit einer kleinlumigen Kanüle.

Zum Monitoring gehören weiterhin die rektale und oesophageale Temperaturmessung, die Kontrolle der Urinausscheidung sowie engmaschige Analysen der Blutgase, Elektrolyte (K^+, Na^+, Ca^{++}), Hämoglobin und Hämatokrit. In halbstündigen Intervallen wird die Activated Clotting Time kontrolliert, Heparin und Protamin werden im Verhältnis 1:1 appliziert.

Während des cardio-pulmonalen Bypasses werden die Patienten nicht beatmet, die Narkose wird durch intermittierende Gaben von Fentanyl oder Flunitrazepam aufrechterhalten. Nach der Aufwärmphase bekommen die Kinder entweder reinen Sauerstoff oder ein Luft-Sauerstoffgemisch.

Ist nach dem ersten Abgangsversuch von der extrakorporalen Zirkulation die Herz- und Kreislauffunktion unbefriedigend, zögern wir nicht, Catecholamine einzusetzen, zunächst in der Kombination von Dopamin und Dobutamine, initial jeweils 5 µg/kg KG oder Adrenalin in der Anfangsdosierung von 0,1 µg/kg KG. Zur Reduktion der afterload setzen wir gleichzeitig in den meisten Fällen Natriumnitroprussid (NNP) simultan mit einer 1%igen Thiosulfatlösung (2) ein. Seit wir diese sogenannte 'pharmakologische Ballonpumpe' regelmäßig nicht nur in der unmittelbaren ersten postoperativen Phase sondern über Stunden oder Tage hinaus anwenden, ist der postoperative Verlauf nach der Korrektur schwerer kongenitaler Vitien bedeutend problemloser geworden. Intoxikationen durch das im Körper nach Nitroprussidinfusionen freigesetzte Zyanid (1) sind auch bei langfristiger Infusion von NNP nicht zu befürchten, wenn NNP simultan mit Thiosulfat infundiert wird. Für die Entgiftung des Zyanids, das mit der Infusion von NNP in den Körper gelangt, ist als Schwefeldonator in erster Linie Thiosulfat erforderlich, das bei Neugeborenen und kleinen Kindern nur begrenzt verfügbar ist. Andererseits ist das zur Entgiftung notwendige Enzym Rhodanase auch beim Kind in ausreichender Menge vorhanden (1), so daß Zyanid-Intoxikationen auch bei langfristiger Infusion von NNP nicht zu befürchten sind, wenn NNP simultan mit Thiosulfat infundiert wird. Von dem Thiosulfat geht bei dieser Anwendung keine Eigentoxizität aus.

Literatur:
1. Schulz V, Roth B, (1982) Detoxification of Cyanide in a New-born child. Klin.Wochenschr.60:1
2. Schulz V, Gross R, Pasch T, Busse J, Loeschcke G,(1982) Cyanide Toxicity of Sodium Nitroprusside in therapeutic Use with and without Sodium Thiosulphate. Klin.Wochenschr. 60:1393

H 16.4 (c)
Anaesthesie und postoperative Intensivpflege bei Vorhofumkehroperation (Mustard) für Patienten mit sogenannter einfacher Transposition der grossen Arterien

Beate Stuetz, H. Oelert, I. Luhmer, L. Verner
Medizinische Hochschule Hannover, Anaesthesie, Herz-Thorax- und Gefässchirurgie, Pädiatrische Kardiologie, 3000 Hannover, BRD

DIE FÜR DIE VORHOFUMKEHROPERATION ERFORDERLICHE NARKOSE DARF DAS GLEICHGEWICHT ZWISCHEN DEN PARALLEL GESCHALTETEN KREISLÄUFEN VOR ALLEM WÄHREND DER NARKOSEEINLEITUNG UND BIS ZUM ÜBERGANG AUF EXTRAKORPORALE ZIRKULATION MÖGLICHST WENIG STÖREN. BERICHTET WIRD ÜBER VON 1974 BIS 82 DURCHGEFÜHRTE 212 MUSTARD-OPERATIONEN MIT 2 FRÜHTODESFÄLLEN.

OP.-ALTER
3 MONATE	5 %
3 - 6 MONATE	16 %
6 -12 MONATE	40 %
< 1 JAHR	61 %

DAS PRAKTISCHE VORGEHEN BEI NARKOSE FÜR MUSTARD-OPERATION WIRD IM EINZELNEN BESCHRIEBEN:

MEDIKAMENTE:
PRAEMEDIKATION: CHLORPROTHIXEN 1 MG/KG P.O.
EINLEITUNG: KETAMIN 7-10 MG/KG I.M.

FORTSETZUNG: FENTANYL JE 0,015 MG/KG I.V.
PANCURONIUM JE 0,15 - 0,2 MG/KG I.V.

ZUGÄNGE: 1 - 2 PERIPHERE VENEN
1 ZENTRAL VENÖSER ZUGANG
ARTERIA RADIALIS VERWEILKANÜLE
NASOTRACHEALER TUBUS
URINKATHETER
MAGENSONDE
OESOPHAGUS- UND REKTALTEMPERATURSONDE
GUT PLAZIERTE EKG-KLEBEELEKTRODEN

WÄHREND DER EINLEITUNG UND DER PRAEPARATION DES HERZENS MUSS MIT BRADY- ODER TACHYARRHYTHMIEN GERECHNET WERDEN.
THERAPIE: HUMANALBUMIN 5 %
ACIDOSEAUSGLEICH
CA GLUCONAT, CATECHOLAMINE
EINE EXTREME CYANOSEVERTIEFUNG, EVTL. EIN HYPOXIE-BEDINGTER KREISLAUFZUSAMMENBRUCH IST BEIM ANSCHLINGEN EINES HÄMODYNAMISCH WIRKSAMEN PDA ZU ERWARTEN.

WEITERE ZUGÄNGE INTRAOPERATIV ZU PLAZIEREN:
ZENTRALER ZUGANG = RA
VORHOF- UND VENTRIKELPACERDRÄHTE
PLEURADRAINAGE RECHTS
PERICARDDRAINAGE

BEIM ABGANG VON DER HERZLUNGENMASCHINE RA DRUCKE 10 - 15 MMHG.

Bei 40 % Kreislaufunterstützung mit Catecholaminen zum Verhindern eines Wiederauskühlens bei Kreislaufzentralisation haben sich DHB 0,1 - 0,33 mg/kg kombiniert mit Nitroglycerin 0,005 mg/kg bewährt.

Postoperative Intensivpflege:
Kontrollierte Beatmung mit PEEP bis der Kreislauf stabil, Flüssigkeitsrestriktion und diuretische Therapie zur Vermeidung pulmonaler Überwässerung, Volumensubstitution, Digitalisierung, Antibiotikaprophylaxe, Kontrollen von Serumelektrolyten, Blutbild, Blutgase am Operationstag in maximal 3-stündlichem Abstand.
Durch passagere Vorhofstimulation konnte die Anzahl postoperativ katecholaminabhängiger Patienten gesenkt werden.

Bei Extubation bleibt erhöhte FiO_2 und Physiotherapie sowie adäquate Sedierung unterschiedlich lange erforderlich. Die mittlere Verweildauer für Patienten >1 Jahr und <1 Jahr auf der Intensivstation betrug etwa 5 Tage. Zusammenfassend kann durch Zusammenwirken von modernen Anästhesiemethoden, einem fähigen Operateur und einer sorgfältigen postoperativen Betreuung die Frühsterblichkeit der Vorhofumkehroperation für Patienten mit TGA, IVS ohne signifikante SPS unter 1 % gesenkt werden.

H 16.4 (d)
Perioperative anaesthesiologische Massnahmen bei Herzchirurgischen Patienten im Kleinkindalter

B.v. Bormann, H. Netz, B. Weidler, J. Mulch, G. Hempelmann
Abteilungen für Anaesthesiologie und operative Intensivmedizin und für cardiovasculäre Chirurgie am Universitätsklinikum der Justus-Liebig-Universität, D-6300 Giessen, BRD

Das Schlagwort "Kinder sind keine kleinen Erwachsenen" hat sicherlich nicht nur unter pharmakologischen Gesichtspunkten seine Berechtigung. So bestehen zwischen Kleinkindern und Erwachsenen einige fundamentale Unterschiede, welche RM SMITH so zusammengefasst hat:
1. Unterschiede in der Psychologie
2. Unterschiede in der Reaktion auf Pharmaka
3. Unterschiede in Anatomie und Physiologie
4. Unterschiede in der Pathologie

Für den in der Herzchirurgie tätigen Anästhesisten bedeutet dies' umzudenken, zumal er im Rahmen seiner Tätigkeit einen großen, meist überwiegenden Teil erwachsener Patienten zu betreuen hat.

PRÄMEDIKATION. Die Tatsache, daß man einem Kleinkind den Sinn schmerzhafter Massnahmen schlecht plausibel machen kann, hat uns veranlasst, von der intramuskulären Prämedikation vermehrt auf die Verwendung rektaler und oraler Analgo-Sedativa überzugehen. Atropin wird nur beim Vorliegen von Vitien ohne massive cardiorespiratorische Einschränkung verabreicht. Die übliche Prämedikation besteht derzeit aus einem Supp., welches 50 mg Aprobarbital + 110 mg Propyphenazon enthält am Vorabend und, wenn sich der Operationsbeginn über 10^{00} am Vormittag hinauszögert, gegen 5^{00} früh. Eine Stunde vor Operationsbeginn erhalten die Kinder Flunitrazepam o r a l (Stammlösung aus der Ampulle) 0,1 mg/kgKG. Die derzeitigen Erfahrungen sind gut: der überwiegende Teil der Kinder kommt tief schlafend, jedoch ohne irgendwelche Anzeichen einer respiratorischen Insuffizienz in den Operationssaal.

NARKOSEEINLEITUNG. Narkoseeinleitung und Intubation sollten in jedem Fall nur nach Legen eines suffizienten venösen Zuganges erfolgen. Grundsätzlich ist die Verwendung von Halothan als Hilfe zum Einschlafen empfehlenswert-dies' gilt vor allem, wenn noch keine venöse Kannülierung erfolgt ist. Zu bedenken ist jedoch der je nach Art des Vitiums veränderte "vein-to-brain"-Weg (KAPLAN) : kann man bei sogenannten kongestiven Vitien (VSD, Ductus Botalli persistens), also stark durchbluteter Lunge, von einer guten und raschen Wirkung eines Inhalationsnarkotikums ausgehen, so ist diese bei Vitien mit verminderter Lungenperfusion (Pulmonalstenose, -atresie) häufig außerordentlich verzögert. Für Kleinkinder ohne pulmonalen Hochdruck hat sich die Einleitung mit Ketamin i.m. (6-10 mg/kgKG) oder i.v. (2-4 mg/kgKG) sehr bewährt, zumal weder über ein gehäuftes Auftreten von Blutdruckspitzen noch bedrohliche Tachykardien berichtet werden kann. Die nasale Intubation erfolgt nach Relaxierung mit Pancuronium (je nach Zustand des Kindes (Blutdruckabfall!) 0,03 -0,08 mg/kgKG) oder Succinylcholin (falls im Anschluss an den Eingriff extubiert werden soll) 1,5-2,0 mg/kgKG. Die Beatmung erfolgt bei hypoxischen Vitien (M. Fallot, Pulmonalatresie, TGA) mit reinem Sauerstoff unter ständiger Kontrolle der Blutgasparameter; ansonsten wird Lachgas bis zu einem Anteil von maximal 60% zugemischt. Nach der Einleitung erfolgt die weitere Kannülierung: A. rad. oder fem. zur Blutdruckmessung, sowie ein weiterer periphervenöser- und zwei zentralvenöse (Katheter-) Zugänge.

NARKOSE UND CARDIOPULONALER BYPASS. Bei Patienten, die mit Hilfe der Herz-Lungen-Maschine operiert werden, erfolgt die Narkose vornehmlich durch intravenöse Gabe von Fentanyl, Pancuronium und bei Bedarf Diazepam. Fentanyl wird grundsätzlich nur unter blutigem Druck-Monitoring appliziert. Für die Prime-Füllung der HLM werden durch=

schnittlich 350 ml Ery-Konzentrat, sowie 500 ml Frischblut verwendet; außerdem erfolgt die Gabe von 20%-igem Albumin 10 ml/kgKG sowie Ringer-Lösung und Glucose 5% bis zum Erreichen des Gesamtvolumens. Vor Wiedereröffnung der Aorta wird Insulin in einer Dosis von 1-2 U/kgKG + Glukose 1 g/kgKG in die HLM gegeben. Das Abgehen von der Maschine erfolgt-falls notwendig, und nach ausreichender Reperfusion-mit Unterstützung durch positiv inotrope Medikamente: Calcium, Adrenalin. Die Indikation zur postoperativen Nachbeatmung (vor allem bei: vorbestehender Lungenerkrankung, Alter unter 6 Monaten, präoperativer links-rechts shunt größer oder gleich 4:1, pulmonaler Hochdruck) wird großzügig gestellt-aus diesem Grund sehen wir Vorteile in der nasotrachealen Intubation mit einem relativ großen Tubus. Die geschilderten Massnahmen unterliegen, neben dem hämodynamischen-einem permanenten laboranalytischen Monitoring.

H 16.4 (e)
Narkose-Monitoring bei Herzoperationen im Kleinkindesalter
H. Dehnen-Seipel
Institut für Anaesthesiologie der Universität Düsseldorf, BRD

Während der Anaesthesie zur chirurgischen Korrektur angeborener Herzfehler kommt es zu mehr oder weniger starken Veränderungen der Hämodynamik, des Gasstoffwechsels und des Säure-Basengleichgewichtes. Zum rechtzeitigen Erkennen dieser nicht selten lebensbedrohlichen Veränderungen werden vor, während und nach EKZ folgende Parameter überwacht:
in der Phase von Anaesthesiebeginn bis zum Beginn des kardiopulmonalen Bypass kontinuierliches Monitoring von 1. EKG, 2. arteriellem Druck, 3. zentralvenösem Druck, 4. Atemminutenvolumen, Atemfrequenz, 5. Körpertemperatur, und intermittierendes Monitoring von 1. Blutgasen, 2. Säure-Basenhaushalt, 3. Elektrolyten, 4. Urinausscheidung, 5. Blutzucker.
Während der EKZ sind die zum Teil kontinuierlich registrierten Veränderungen des Säure-Basengleichgewichtes, der Blutgase und der Elektrolyte, sowie die Schwankungen der Körpertemperatur von besonderer Bedeutung.
Die Beendigung der EKZ wird bei allen Kindern unter kontinuierlicher Registrierung von EKG, arteriellem Druck, linkem Vorhofdruck und zentralvenösem Druck vorgenommen. Erst nach Kreislaufstabilität kann in den meisten Fällen auf eine weitere Messung des linken Vorhofdruckes verzichtet werden.
Bis zum Ende der Narkose gelten für die Überwachung die gleichen Bedingungen wie in der Phase bis zum Beginn der EKZ.
Die Verlegung der kleinen Patienten vom Operationssaal zur Intensivstation erfolgt immer unter kontinuierlicher Aufzeichnung von EKG und arteriellem Druck.
Voraussetzung für ein erfolgreiches Monitoring ist zum einen die genaue Kenntnis des Anaesthesisten über die jeweiligen pathophysiologischen Verhältnisse verschiedenster kongenitaler Herzfehler und zum anderen eine enge Zusammenarbeit während der gesamten Operation von Anaesthesist und Kardiochirurg.

Anhand einiger Beispiele von 110 Fällen der letzten zwei Jahre wird die Wertigkeit des Monitoring zu verschiedenen Zeitpunkten der Narkose diskutiert.

H 16.4 (f)
Anaesthesiologische Gesichtspunkte in der Herzchirurgie bei Kleinkindern unter 2 Jahren
H. Metzler, K. Hiotakis
Institut für Anaesthesiologie der Universität Graz, Österreich

Im Jahre 1982 wurden an der Chirurgischen Universitätsklinik Graz 78 Kleinkinder unter 2 Jahren kardiochirurgischen Korrektur- oder Palliativeingriffen unterzogen, das entspricht 25 % aller in diesem Jahr durchgeführten Herzoperationen.

Häufigste Korrektureingriffe mit extrakorporaler Zirkulation waren:
Transposition der großen Arterien
Fallot'sche Tetralogie
Ventrikelseptumdefekt

Bei Eingriffen ohne extrakorporale Zirkulation:
Persistierter Ductus arteriosus
Aortenisthmusstenose
Balock-Taussig-Shunt

Bevorzugtes Anästhesieverfahren ist die Neuroleptanalgesie in einer durchschnittlichen Dosierung von
Dehydrobenzperidol 150 µg/kg
Fentanyl 10 µg/kg.

Anästhesiologischer Schwerpunkt bei Korrektureingriffen ohne extrakorporale Zirkulation ist die Ductusligatur Frühgeborener mit schwerem Idiopathic Respiratory Distress Syndrome.

Neben Herzfrequenz, EKG und Temperatur hat sich die fortlaufende Registrierung der F_IO_2, F_EO_2 und F_ECO_2 als wertvolle Überwachungshilfe bewährt, wobei vor allem das endexspiratorische CO_2 nicht nur respiratorische, sondern auch aktuelle Änderungen der pulmonalen Perfusion reflektiert.

Bei Eingriffen mit extrakorporaler Zirkulation muß in der Einleitungs- und Praebypass-Phase der Vitien mit Lungenminderdurchblutung eine pulmonale Mindestperfusion gesichert werden. Neben einem ausreichenden Perfusionsdruck wurde in letzter Zeit besonders der präoperativen Rheologie und erhöhten Thromboseneigung bei cyanotischen Vitien mit hohem Hämatokrit (>55 %) und erniedrigter Antithrombin III-Aktivität (<70 %) Beachtung geschenkt.

Standardtechnik bei Korrektureingriffen im Herzkreislaufstillstand sind:
- Spontankühlung auf 32 - 34°
- danach Kühlung mit Hilfe der Herzlungenmaschine auf 18° nasopharyngeal

- Verwendung der St. Thomas-Kardioplegie in einer durchschnittlichen Dosierung von 250 ml/m^2

Steuerungskritierien beim "Coming off Bypass" sind:
- optimierte rechts- und linksatriale Füllungsdrucke
- Erreichung akraler Normothermie
- ausgeglichenes Ionen- und pH-Milieu
- Frequenzoptimierung

Vor Abgehen vom Bypass erfolgt im normothermen Blut die Korrektur der zweiwertigen Serumelektrolyte Calzium und Magnesium. Beide Elektrolyte werden durch unspezifische Faktoren wie pH-Wert, Parathormonspiegel, Plasmaproteingehalt und spezifische kardiochirurgische Faktoren wie Hypothermie, Hämodilution, ACD-Blutgabe und Kardioplegie beeinflußt. Daraus resultieren mitunter erhebliche Unterschiede zwischen dem Serumgesamtcalzium und der Höhe des ionisierten Calziums.

Postoperativ werden grundsätzlich alle Kinder nachbeatmet - durchschnittlich 6 - 12 Stunden. Zu den fortlaufenden Überwachungsgrößen zählen EKG, Herzfrequenz, Temperatur, arterieller, rechts- bzw linksatrialer Druck sowie F_IO_2 und $tcPO_2$.

Kritischestes Vitium im eigenen pädiatrischen Krankengut mit der höchsten Mortalität war die schwere kongenitale Aortenstenose.

Generell sehen wir es als eine unserer Hauptaufgaben, die mit dem heutigen kardiochirurgischen Trend zur Frühkorrektur unter dem ersten Lebensjahr verbundene Suche nach Vervollständigung pathophysiologischen Grundwissens über diese extreme Altersklasse mitzuvollziehen.

H 16.4 (g)
Anaesthesie bei herzchirurgischen Eingriffen mit extrakorporaler Zirkulation im Säuglings- und Kleinkindesalter unter 2 Jahren
Edith R. Schmid
Institut für Anaesthesiologie, Universitätsspital Zürich, Schweiz

An der Chirurgischen Klinik A des Universitätsspitals Zürich werden pro Jahr 40-45 Säuglinge und Kleinkinder mit angeborenen Herzfehlern (VSD, Fallot'sche Tetralogie, TGA, Truncus arteriosus, Trikuspidatresie u.a.) (= ca. 6% aller offenen Herzoperationen) im Alter von unter 2 Jahren ($\leq$ 10 kg KG) mit extrakorporaler Zirkulation total- oder teilkorrigiert. Die Korrektur des Vitiums wird in Perfusions-Hypothermie mit oder ohne Kreislaufunterbruch durchgeführt. Auf eine vorgängige Oberflächenkühlung (1) wird seit 1978 verzichtet.

Anästhesieverfahren und Ueberwachungstechnik
Alle Kinder werden 1 - 1 1/2 Std. präoperativ mit 0.1 mg/kg KG Flunitrazepam (Rohypnol^R-Tropfen) peroral prämediziert. Die Anästhesie wird unter EKG- und Blutdruck-Kontrolle (Doppler) mit Lachgas-Sauerstoff, evtl. mit reinem Sauerstoff und 0.5 bis max. 1.5 Vol % Halothan eingeleitet. Unter Relaxation mit Pancuroniumbromid (0.1 mg/kg KG) werden die Kinder nasotracheal intubiert und anschliessend kontrolliert beatmet. Nach perkutaner Kanülierung der Arteria radialis richtet sich das Verfahren zur Narkoseunterhaltung in jedem Einzelfall nach der spezifischen Hämodynamik des Vitiums und der Herz-Kreislaufwirkung der verabreichten Anästhetika: Bei azyanotischen Vitien mit Links-Rechts-Shunt (VSD) wird die Narkose mit Lachgas-Sauerstoff, 0.5-1.0 Vol% Halothan und IV Fentanyl (3-5 mcg/kg KG pro dosi) aufrechterhalten; bei zyanotischen Vitien mit Rechts-Links-Shunt und/oder inadäquatem Lungendurchfluss (Fallot'sche Tetralogie, Pulmonalatresie, Trikuspidatresie, Double Outlet RV), bei Vitien mit valvulärer Obstruktion der linksventrikulären Ausflussbahn (AS, MS) oder LV-Hypoplasie, sowie bei allen Patienten mit erhöhtem Risiko (TGA, Truncus arteriosus, AV commune, TAPVR) wird eine intravenöse Anästhesie mit Flunitrazepam (0.05 mg/kg KG pro dosi) und Fentanyl (3-5 mcg/kg KG pro dosi), evtl. in Kombination mit Lachgas-Sauerstoff bevorzugt. Bei allen Kindern werden 2 zentralvenöse Katheter (V. jugularis interna und/oder V. subclavia) und je eine Temperatursonde in Nasopharynx und Rektum eingelegt.

Perfusionstechnik und Post-Perfusionsphase
Oxygenator (Shiley 070) und Schlauchsystem der Herz-Lungenmaschine (Füllvolumen 1200 ml) werden mit 24-48 Std. altem Citratblut, Ringer-Glucose 5.2% und Frischplasma (200 ml) unter Zusatz von Kalzium (0.5 gr/500 ml Blut), Natrium-Bikarbonat (2-3 mval/kg KG), Heparin (4000 E/500 ml) und Pancuroniumbromid (0.1 mg/kg KG) gefüllt. Der Anteil von Frischblut am Gesamtfüllvolumen wird so berechnet, dass während der Perfusion ein Hämatokrit von 30-32% resultiert.

Vor der Kanülierung werden 300 E/kg KG Heparin IV injiziert; der Grad der Heparinisierung wird 1/2-stdl. kontrolliert (Activated Clotting Time, ACT). Das Perfusionszeitvolumen beträgt in der Abkühlungs- und Aufwärmephase 140-100 ml/kg KG/min. Mit sinkender Temperatur wird dem Sauerstoff 2.5 - 5% CO_2 beigemischt. Die operative Korrektur erfolgt bei 28-24°C Bluttemperatur unter Dauerperfusion (100 ml/kg KG/min.) oder bei 20-18°C Bluttemperatur unter Dauerperfusion mit temperatur-adäquater Flow-Reduktion (50 ml/kg KG/min.) oder im totalen Kreislaufstillstand. Ist ein Kreislaufunterbruch vorgesehen, so wird so lange weitergekühlt bis der Gradient zwischen Nasopharyngeal- und Rektaltemperatur maximal 2-3°C beträgt. In der Regel wird eine intraperikardiale Kältespülung eingelegt; bei grösseren Kindern ($\geq$ 1 Jahr) und/oder komplizierteren Vitien (voraussehbare längere Ischämiezeit) werden gelegentlich kardioplegische Lösungen verwendet. Im Anschluss an die Korrektur werden routinemässig ein Pulmonaliskatheter und/oder (selten) ein linksatrialer Katheter eingeführt und provisorische atriale und ventrikuläre Pacemakerdrähte angelegt. Nach Aufwärmung auf eine Nasopharyngealtemperatur von 37°C (Rektaltemp. 32-34°C) wird die extrakorporale Zirkulation nach Optimierung der atrialen Füllungsdrucke, der Herzfrequenz (evtl. atriales oder sequentielles Pacing) und pH-Korrektur beendet. Das Heparin wird mit 300 E/kg KG Protaminchlorid antagonisiert. Katecholamine (Dopamin 3-8 mcg/kg KG/min., Dobutamin 5-10 mcg/kg KG/-

min., Adrenalin 0.5-2 mcg/min.) und Vasodilatantien (Nitroglycerin, Nitroprussid-Na) werden nur bei gegebener Indikation eingesetzt.

Zur laboranalytischen Routine in der Perfusions- und Post-Perfusionsphase gehören Bestimmungen der arteriellen und gemischt-venösen Sauerstoffsättigungen, der temperaturkorrigierten PaO_2-, $PaCO_2$- und pH-Werte, des Standardbikarbonats und Basendefizits, sowie regelmässige Kontrollen von Blutzucker, Natrium, Kalium, Kalzium und Hämatokrit.

Alle Kinder werden postoperativ bis zum Erreichen stabiler Kreislaufverhältnisse und Normothermie kontrolliert beatmet. Die Entwöhnung vom Respirator erfolgt über ein SIMV- (Synchronized Intermittent Mandatory Ventilation-) und/oder CPAP-System.

Literatur: 1. Schmid, E., Gattiker, R. (1977) Totalkorrektur angeborener Herzfehler bei Kindern unter 2 Jahren. Intra- und postoperative Anästhesie- und Ueberwachungsprobleme bei Operationen in tiefer Oberflächenhypothermie mit Kreislaufstillstand kombiniert mit extrakorporaler Zirkulation. Herz 2(5):411

H 16.5
Überwachung und Therapie nach offenen Herzoperationen beim Säugling und Kleinkind
J.G. Schöber
Klinik für Herz- und Kreislauferkrankungen im Kindesalter am Deutschen Herzzentrum München, BRD

Eine sorgfältige postoperative Überwachung der Atem- und Kreislauffunktion, des Elektrolyt- und Wasserhaushalts, des Stoffwechsels und der Nierenfunktion sind notwendinge Voraussetzungen, um eine sich anbahnende Katastrophe rechtzeitig zu erkennen und zu verhüten. Darüberhinaus benutzen wir die dokumentierten Daten und ihren Trend als Entscheidungshilfen für eine sinnvolle Therapie und für notwendige Therapieinterventionen. Hilfsmittel für die Überwachung sind bettseitige Monitore, die rechnergestützte Datenanalyse und das stationsinterne Notfall-Labor. Die entscheidende Rolle bei der Überwachung herzoperierter Säuglinge spielt aber nach wie vor die erfahrene und gut ausgebildete Intensivschwester. Das Hauptgewicht unserer postoperativen Therapie legen wir auf die Erhaltung und Unterstützung folgender Vitalfunktionen: Atem- und Gasaustausch, Kreislauf, Nierenfunktion, Wasser- und Elektrolythaushalt und Stoffwechsel.

1. Atmung und Gasaustausch: Während der ersten 12 bis 24 Std bleiben herzoperierte Säuglinge in der Regel intubiert und werden maschinell beatmet. Während der ersten 12 Std. stets kontrollierte Beatmung, dann langsamer Übergang auf IMV-Beatmung. Voraussetzung für die Extubation ist ein stabiler Kreislauf und eine ungestörte Nierenfunktion. Das Gewicht des Kindes sollte nur wenig über dem präoperativen Gewicht liegen, Dystelektasen und Pleuraergüsse sind vor der Extubation zu beseitigen. Nach der Extubation ist durch eine intensive Physiotherapie der Lunge und der Atemwege für das Abhusten und Absaugen des Bronchialsekretes zu sorgen. Kommt es dennoch zu einer Atelektase, und bringt die konservative Therapie keinen Erfolg, so muß erneut intubiert und durch Lavage, Blähen und Absaugen die Lunge zur Entfaltung gebracht werden. Gelingt es nicht, das Kind auf Dauer vom Respirator zu entwöhnen, so muß durch eine sorgfältige kardiologische Diagnostik das Ergebnis der Herzoperation überprüft werden.

2. Kreislauf: Eine Herz-Kreislaufinsuffizienz hat meist folgende Ursachen: Hypovolämie, Herzrhythmusstörungen oder myokardiale Insuffizienz. Eine Hypovolämie wird durch Frischplasma- oder Frischbluttransfusion ausgeglichen. Bei bradykarden Herzrhythmusstörungen wird über intraoperativ gelegte Stimulationsdrähte die optimale Herzfrequenz eingestellt, wenn möglich über einen Sequenzschrittmacher. Bei tachykarden Rhythmusstörungen wird zunächst versucht, durch Kaliumzufuhr, Sedieren und Absetzen einer eventuellen Katecholamininfusion einen normalen Sinusrhythmus zu erzielen. Erst bei Anhalten der Arrhythmie wird ein Antiarrhythmikum eingesetzt. Bei Vorhofflattern, Vorhofflimmern und Kammerflimmern wird primär elektrokonvertiert. Bei myokardialer Insuffizienz gehört den Katecholaminen gegenüber Digitalis der Vorzug.

Katecholamine sind besser steuerbar, rascher wirksam und erlauben eine sehr differenzierte und situationsgerechte Therapie. Folgende Dosierungen haben sich beim Säugling bewährt:
Dobutamin: 0,2 - 1,0 mg/kg/Std.
Dopamin: 0,1 - 1,0 mg/kg/Std.
Isoprenalin: 0,001 - 0,01 mg/kg/Std.
In besonderen Fällen wird auch Adrenalin oder Noradrenalin eingesetzt. Wir beginnen stets in niedriger Dosierung und titrieren am Patienten unter ständiger Überwachung der Effekte die Dosis aus. Die hier angegebenen Maximaldosen sind nur in Einzelfällen notwendig.

3. Bei akutem Nierenversagen (Schockniere) bevorzugen wir die Peritonealdialyse, welche rasch und einfach durchführbar ist und vom Kreislauf im allgemeinen gut toleriert wird.

4. Wasser- und Elektrolythaushalt:
Als Basisinfusion geben wir Säuglingen am Operationstag 1000 ml/m²/die. Die Kaliumzufuhr bedarf häufiger Korrekturen und muß entsprechend dem Serum-Kaliumspiegel variiert werden.

5. **Ernährung und Stoffwechsel:**
Am Operationstag parenterale Ernährung mit Glucose, dann rascher Aufbau mit Sondennahrung (Milch). In Fällen, wo der Nahrungsaufbau sich verzögert, Zugabe von intravenösen Aminosäuren, in seltenen Fällen auch Intralipid.

Bedarfsadaptierte Beatmungskonzepte
Leitung: H. Benzer, Wien (A) / P. Suter, Genève (CH)

H 17.1
Bedarfsadaptierte Beatmungskonzepte

H. Benzer

Forschungsstelle für Intensivtherapie der Klinik für Anaesthesie und Allgemeine Intensivmedizin und der II. Chirurgischen Klinik der Universität Wien, Österreich

Die Atem- und Beatmungstherapie stellt sich das Ziel bei Ausfall eines direkten oder indirekten Stellsystems der Atemorgane den Gasaustausch in der Lunge und die sekundären Funktionen integrierter Systeme (z.B. Herz-Kreislauf) in der Funktion zu erhalten oder zu verbessern. Dabei soll das Beatmungsziel so erreicht werden, daß gleichzeitig die Atemmechanik optimal erhalten, verbessert oder wenigstens nicht gestört wird.

Um vor allem eine ausreichende Oxygenierung und adäquate Beeinflussung der Atemmechanik zu erzielen, haben sich bei der Atem- und Beatmungstherapie 3 Grundkonzepte durchgesetzt:
1. Erhöhung der inspiratorischen Sauerstoffkonzentration (FiO_2)
2. Erhöhung des endexspiratorischen Druckes (CPAP, PEEP)
3. Verlängerung des Atemzeitverhältnisses (IRV)

Dazu gesellen sich "bei Bedarf" und wenn obige Konzepte nicht mehr ausreichen, zusätzlich Konzepte, wie Exoten der augmentierten Beatmung (z.B. MMV), die Independent Lung Ventilation (ILV), scheinbare Außenseiter, wie die kontinuierliche arteriovenöse Haemofiltration (CAVH), neue Beatmungskonzepte wie High Frequency Ventilation (HFV) und eine faszinierende Kombination einer besonderen konventionellen Beatmung mit einer extrakorporal verlagerten Beatmungsmethode, die Low Frequency Ventilation mit extracorporaler CO_2-Elimination ($ECCO_2$-R-LFPPV), einem Beatmungskonzept, das der Philosophie einer "Immobilisation der erkrankten Lunge" näher kommt.

Bei Anwendung eines einzelnen Therapiekonzeptes kann bei fortschreitender Lungenerkrankung die hohe inspiratorische Sauerstoffkonzentration oder der hohe intrathorakale Druck den Therapieerfolg durch sekundäre Komplikationen, wie Resorptionsatelektasen oder Barotraumen, zunichte machen.

Das Konzept des "step by step approach" (Tabelle), wurde an unserer Klinik erstellt und klinisch erprobt.

Das Konzept soll vor allem Risken sekundärer Komplikationen minimieren. So soll eine Erhöhung der inspiratorischen Sauerstoffkonzentration über 40% erst dann erfolgen, wenn PEEP und Manipulation am Atemzeitverhältnis (IRV) ausgeschöpft sind. Das Konzept sieht überdies vor, daß der intrathorakale Druck nur langsam und so wenig wie möglich ansteigen soll. Darin sehen wir ein Hauptanliegen einer adaptierten Vorgangsweise bei der künstlichen Beatmung. Diesen Forderungen wird das vorgestellte Konzept mit seinen 4 Grundstufen gerecht. Innerhalb dieser Grundstufen sind im Anschluß an die Stufe 4, oder aber schon zu einem früheren Zeitpunkt andere Differenzierungsmöglichkeiten gegeben.

Die nun folgenden Referate sollen diese verschiedenen Konzeptgrundlagen nicht nur aufzeigen, sondern vor allem werten, sehr kritisch überprüfen und sogar in Frage stellen. Abgeschlossen wird die Sitzung durch ein Referat, das in kritischer Weise den Patienten in den Mittelpunkt zu stellen hat und dabei Spreu vom Weizen zu trennen versuchen soll.

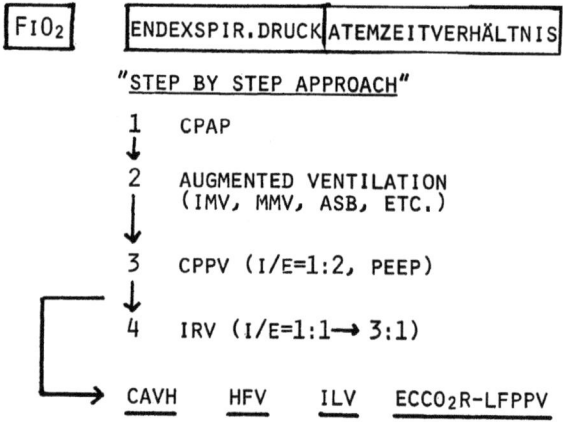

H 17.2
PEEP und CPAP: Stellenwert heute

P.M. Suter

Soins Intensifs de Chirurgie, Département d'Anesthésiologie, Hôpital cantonal universitaire, Genève, Suisse

Ein positiver end-exspiratorischen Druck (PEEP) während der maschinellen Beatmung sowie die Applikation eines positiven Atemwegsdruckes während der Spontanatmung (CPAP) ist heute aus der Therapie des akuten Lungenversagens

nicht mehr wegzudenken. Der Einsatz von PEEP oder CPAP
ist in all den Fällen gerechtfertigt, wo eine schwere
arterielle Hypoxaemie mit Sauerstoffgabe nicht oder nur
mit hohen inspiratorischen Sauerstoffkonzentrationen
über 50 % verbessert werden kann. Typische Erkrankungen
dieser Kategorie schliessen das akute Atemnotsyndrom des
Erwachsenen (ARDS), das akute Lungenoedem, sowie gewisse
diffuse Pneumonien mit ein (4).Anderseits darf in den
folgenden Situationen die Anwendung von PEEP oder CPAP
nur mit äusserster Vorsicht erfolgen :

- Hypovolaemie
- akute Linksherzinsuffizienz ohne Lungenoedem
- Bronchospasmus (Asthma, kardiogen, chronische "asthmatische" Bronchitis)
- beginnendes Nieren- oder Leberversagen
- erhöhter intrakranieller Druck

In diesen Fällen muss oft auf eine optimale Verbesserung
des Gasaustausches verzichtet werden - zugunsten einer
besseren Herzleistung, adequater Organperfusion und tieferen zentralvenösen Drucken.

Der prophylaktische Wert von PEEP und CPAP zur Verhütung
eines ARDS ist nicht gesichert. Es liegt heute keine
kontrollierte Studie vor, welche eine Verminderung der
Inzidenz oder des Schweregrades dieses Syndroms durch
eine frühzeitige Beatmung und/oder PEEP zeigt (2,4).
Ein Lungenoedem wird durch den positiven Atemwegsdruck
nicht direkt vermindert. Es ist jedoch möglich, dass
dieser Beatmungsmodus indirekt eine stärkere Schädigung
des Lungengewebes verhindern kann, da er erlaubt, atelektatische Bezirke zu eröffnen und niedrigere inspiratorische Sauerstoffkonzentrationen anzuwenden.

Das optimale PEEP-Niveau wird nach wie vor viel diskutiert.
Dabei sind die folgenden Variablen als "Referenzparameter"
vorgeschlagen (4) :

- die maximale Compliance des respiratorischen Systems und/oder der höchste gemischt-venöse Sauerstoffpartialdruck
- die tiefstmögliche inspiratorische Sauerstofffraktion (F_IO_2)
- der höchste Sauerstofftransport
- ein intrapulmonaler Shunt ($\dot{Q}_S/\dot{Q}_T$) unter 15 %.

Keine dieser Einstellmöglichkeiten ist für alle Patienten
immer die beste, doch heute können zwei allgemein gültige
Regeln vorgeschlagen werden :

1) PEEP soll so hoch gewählt werden, dass dadurch die F_IO_2 auf nicht-toxische Werte reduziert werden kann ($F_IO_2 < 0,5$)
2) Der Beatmungsdruck sollte so tief eingestellt werden, dass Sekundärwirkungen auf andere Organe und Systeme (Kreislauf, Niere, Leber, Zentralnervensystem) verhindert oder durch Volumenexpansion und Dopamin kompensiert werden können.

Die Applikation eines kontinuierlich positiven Atemwegsdruckes (CPAP) ist wohl die älteste Methode der Beatmungsassistenz. Ueber einen Endotrachealtubus oder
eine gut schliessende Gesichtsmaske appliziert, kann CPAP
besonders bei Lungenveränderungen mit erhöhter Kollapstendenz von peripheren Atemwegen und Alveolen mit Erfolg
eingesetzt werden. Dabei ist jedoch wichtig, dass der
positive Druck auch während der Inspiration beibehalten
wird, damit die funktionelle Residualkapazität erhöht
und der Gasaustausch verbessert wird. Diese Therapie
erfordert intakte Atemzentren und adequate Atembewegungen,
sowie eine gute pflegerische Ueberwachung.

Die Möglichkeit, mit einer gut adaptierten Maske eine
Intubation umgehen zu können, ist sehr wertvoll (1,3).
CPAP wird heute noch viel zu wenig als intermittierende
atemtherapeutische Massnahme angewendet, obwohl diese
Technik häufig effizienter und billiger als IPPB ist.
Sie hat jedoch ebenfalls spezifische Nebenwirkungen
und Komplikationen : Magenblähung mit potentieller
Aspirationsgefahr, Hautnekrosen über Nasenrücken und
Wangen, Pneumocephalus bei Schädelbasisfraktur.

Literatur :

1. Greenbaum DM, Millen JE, Eross B, Snyder JV, Grenvik A, Safar P. 1976. Continuous positive airway pressure without tracheal intubation in spontaneously breathing patients. Chest 69 : 615.
2. Luce JM, Robertson HT, Huang J, et al. 1982. The effects of expiratory positive airway pressure on the resolution of oleic acid-induced lung injury in dogs. Am. Rev. Respir. Dis. 125 : 716.
3. Suter PM, Kobel M. 1981. Treatment of acute pulmonary failure by CPAP via face mask : when can intubation be avoided ? Klin. Wochenschr. 59 : 613.
4. Weisman IM, Rinaldo JE. Rogers RM. 1982. Positive end-expiratory pressure in adult respiratory failure. N.Engl.J.Med. 307 : 1381.

H 17.3
Inversed Ratio Ventilation — PEEP-Ersatz?

N. Mutz, St. Duma, W. Goldschmied, W. Koller, G. Pauser

Forschungsstelle für Intensivtherapie der Klinik für Anaesthesie und Allgemeine Intensivmedizin und der II. Chirurgischen Klinik der Universität Wien, Österreich

Die Anwendung von PEEP beim ARDS läßt eine Verbesserung der Oxygenierung infolge Steigerung der
FRC erwarten, weist aber wegen ungleichmäßiger Belüftung unterschiedlicher Alveolarkompartimente
bei der Beatmung mit konventionellem Atemzeitverhältnis (I:E=1:2) gewisse Nachteile auf. Während
Alveolarbezirke mit kurzer Zeitkonstante gut belüftet, oftmals sogar überbläht werden, bleiben
"langsame", mindercompliante Alveolen in ihrer
Gasfüllung deutlich zurück. Erfolge bei der Behandlung des RDS des Neugeborenen, aber auch beim
ARDS konnten zeigen, daß die Umkehrung des Atemzeitverhältnisses Vorteile gegenüber bislang angewendeter CPPV (I:E=1:2) aufweist. Wir haben die
Methode, bei welcher die Exspirationszeit zugunsten der Inspirationszeit verkürzt wird, "Inversed
Ratio Ventilation" (IRV) genannt. Abgesehen von
einer Verlängerung der Kontaktzeit infolge verlängerter Inspirationszeit bewirkt die kurze Exspirationszeit automatisch die Einstellung eines
bestimmten PEEP-Niveaus, unabhängig vom tatsächlich eingestellten PEEP. Als Erklärung mag die
selbständige, durch "air-trapping" bedingte Regulation der Alveolarfüllung, gemäß der jeweiligen
Zeitkonstante dienen. Wir haben IRV (I:E=2:1) im
klinischen Experiment konventioneller CPPV (I:E=1:2)
gegenübergestellt und insbesondere hinsichtlich
ihrer Auswirkungen auf den Gasaustausch verglichen.
Die Untersuchungen wurden an insgesamt 14 Patienten (11 m, 3 w, Alter $\bar{x}$=31a) durchgeführt. Sowohl bei CPPV als auch bei IRV wurde der PEEP jeweils auf ablesbare 1o cmH$_2$O justiert. Dabei
konnte der am Respirator eingestellte PEEP bei
Übergang auf IRV reduziert werden. Zunächst erfolgte die Beatmung über einen Zeitraum von 12
Stunden mittels CPPV (I:E=1:2), anschließend erfolgte der Übergang auf IRV (I:E=2:1). Nach einer
Periode IRV, welche sich über 2 Stunden erstreckte, erfolgte der neuerliche Wechsel auf CPPV
(Dauer:6^h). - T$_V$ bei beiden Methoden:12 ml/kg,
FiO$_2$:o,4. Messungen erfolgten jeweils nach Übergang auf die andere Methode, nach 1^h, - 2^{h}IRV,
bzw. 1.,2.,4.^{h} CPPV (s.Abb.) Wie in der Abbildung

dargestellt, ist bereits 1 Stunde nach Wechsel auf IRV ein deutlicher Anstieg des paO_2 zu beobachten. Dieser bleibt auch nach Übergang auf die ursprüngliche Respiratoreinstellung (CPPV) auf einem, über dem Ausgangswert liegenden Niveau.

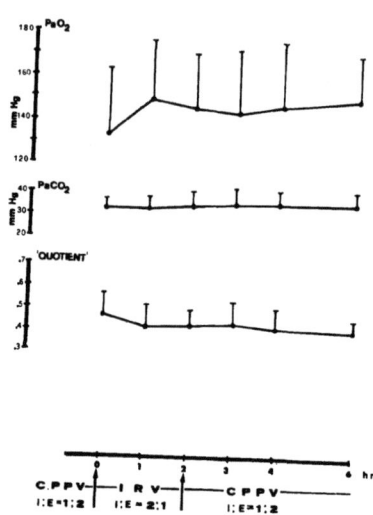

Ein invers proportionales Verhalten zeigt der, von uns als globales Kriterium zur Beurteilung des Gasaustausches angewendete "Quotient" $(P_AO_2 - P_aO_2 / P_AO_2)$. Als Erklärung für diese Beobachtung mag die Restaurierung der FRC mindercomplianter Alveolarkompartimente durch adäquates PEEP Niveau unter IRV dienen. Die Werte des $paCO_2$ blieben während der gesamten Meßperiode unverändert im eukapnischen Bereich. Bei der Beobachtung hämodynamischer Parameter (MAP,HR,CI,CVP,MAP) konnte lediglich unmittelbar nach Übergang auf IRV ein Absinken des CI, sowie ein Anstieg des CVP,PAP und PCWP registriert werden, welche sich aber, mit Fortdauer der Beatmung wieder auf das ursprüngliche Niveau einstellten. Zusammenfassend sind es folgende Kriterien, welche für den Einsatz von IRV anstelle konventioneller CPPV sprechen:
- Verbesserung des Gasaustausches für Sauerstoff infolge eines sich automatisch einstellenden "individual PEEP" gemäß der Zeitkonstanten unterschiedlicher Lungenkompartimente ("PEEP-sparend"!).
- Verbesserte Belüftung und Steigerung der FRC auch in Alveolarbezirken mit langer Zeitkonstante (Surfactant!).
- Verbesserung der Compliance
- Vermeidung der Hyperinflation "schneller" Alveolen (Prävention von Barotraumen).

Allerdings muß beim Übergang von konventioneller Beatmung auf IRV auf mögliche hämodynamische Rückwirkungen geachtet werden. Aufgrund unserer bisherigen Erfahrungen sollte diese schrittweise (I:E=1:1, 2:1,...) unter gleichzeitiger Kontrolle der Hämodynamik erfolgen.

H 17.4
Differential Lung Ventilation — Lohnt Der Aufwand?
U. Hartenauer
Klinik für Anaesthesie und operative Intensivmedizin, Münster, BRD

Abstract nicht eingegangen

H 17.5
Formen der augmentierten Ventilation: IMV, MMV, ASB etc. — Zufall und Notwendigkeit
M. Baum
Forschungsstelle für Intensivtherapie der Klinik für Anaesthesie und Allgemeine Intensivmedizin und der II. Chirurgischen Klinik der Universität Wien, Österreich

Das Ziel einer Beatmungstherapie ist die Wiederherstellung jener Teilfunktionen der Atmungsfunktionen, die als Folge des Krankheitsgeschehens verlorengegangen sind. Je nachdem, ob es sich um einen Ausfall der Atemsteuerung, erhöhte Atemarbeit aufgrund reduzierter Lungenmechanik, oder der Störung der Gasaustauschleistung der Lunge handelt, werden sich unterschiedliche Anforderungen für die Therapie ergeben. Lediglich der Ausfall der Atemsteuerung bedarf der völligen Übernahme der zeitlichen Folge des Atemzyklus (Frequenz, I:E-Verhältnis) durch das Beatmungsgerät (kontrollierte Beatmung). Kann die notwendige Atemarbeit nicht vom Patienten aufgebracht werden, so müssen maschinelle Atemhübe diese Funktion teilweise oder zur Gänze übernehmen, deren Steuerung (Auslösung) kann aber durch den Patienten erfolgen (assistierte Beatmung). Schließlich können Störungen im Gasaustausch für O_2 am ehesten durch die Aufrechterhaltung eines entsprechenden mittleren Atemwegsdruckes und damit Lungenvolumens entgegengewirkt werden (CPAP-Atmung).
In der Praxis liegen solche Störungen selten isoliert vor, weshalb sich Mischformen dieser Beatmungstypen ergeben haben. Ziel dieser Mischformen ist es, möglichst rasch zu einem möglichst hohen Maß an aktiver Beteiligung des Patienten zu gelangen. Dabei gibt es grundsätzlich die Möglichkeit, durch einzelne maschinelle Atemhübe während der Spontanatmung einen Teil der Atemarbeit periodisch zu übernehmen (Intermittent Mandatory Ventilation IMV). In der Regel wird die Grundfrequenz und das Tidalvolumen der IMV-Hübe so vorgewählt, daß bei Ausfall der Spontanatmung keine ausreichende Ventilation zur Verfügung steht. Beim sogenannten Mandatory Minute Volume (MMV) wird dagegen ein Atemminutenvolumen vorgewählt, das auf jeden Fall zum Patienten gelangen soll. Seine Aufteilung zwischen maschineller und spontaner Atmung, kann vom Patienten bestimmt werden. Bei Ausfall der Spontanatmung wird das vorgewählte Volumen zur Gänze vom Respirator geliefert. Andererseits limitiert das MMV auch das maximal mögliche Minutenvolumen für die Spontanatmung. Das Extended Mandatory Minute Volume (EMMV) erlaubt dagegen ein Überschreiten des vorgewählten Minutenvolumens.
Eine andere Spielart der partiellen Übernahme der Atemarbeit durch den Respirator, ist unter dem Namen ASB (Assisted Spontaneous Breathing),

IHS (Inspirationshilfe für Spontanatmung) bzw. druckunterstützte Ventilation in die neue Generation von Beatmungsgeräten aufgenommen worden. Bei diesem Verfahren wird jeder spontane Atemzug des Patienten durch einen zusätzlich wirksam werdenden einstellbaren Überdruck unterstützt, so daß ein mehr oder weniger großer Teil der Atemarbeit übernommen werden kann. Damit ist praktisch ein gleitender Übergang von einem Demandventil CPAP zu einer druckkonstanten assistierenden Beatmung möglich.

H 17.6
Arteriovenöse Hämofiltration als Agens der Beatmung. Besser als Diuretika?

W. Koller, S. Joukhadar, N. Mutz, G. Pauser

Forschungsstelle für Intensivtherapie der Klinik für Anaesthesie und Allgemeine Intensivmedizin und der II. Chirurgischen Klinik der Universität Wien, Österreich

Erst in neuerer Zeit wurde das Verfahren der Haemofiltration von KRAMER et al. in den Bereich der Intensivtherapie übernommen und dort an einem schwerstkranken Patientenkollektiv mit guten Erfolgen angewandt.
Unter diesen Aspekten wird hier über klinische und Laborparameter bei laufender Hämofiltration über einen Gesamtzeitraum von 16 Monaten berichtet. Hauptindikation war ein konservativ nicht mehr aufrechtzuerhaltender O_2-Gasaustausch bei Anwendung von allen derzeit bekannten Beatmungsvarianten(PEEP,IRV).So wurde die CAVH an 31 Patienten mit schwerstem ARDS zum Einsatz gebracht. Über einen transkutanen Zugangsweg (Vena femoralis) wurde lediglich mit dem Triebdruck des mittleren arteriellen Druckes (MAP) Blut durch die Hämofiltrationskapillare gepresst und eine Filtrationsrate von 16 Litern pro Tag erzielt. Dabei konnte der Gasaustausch effizient verbessert werden, oftmals erst auf diese Weise eine Hypoxämie verhindert werden. Die arterielle Sauerstoffspannung stieg signifikant an, ebenfalls können diverse Respiratorkenngrößen wie PEEP, I:E Verhältnis und FiO_2 reduziert werden, was sich am Abfall des Produktes dieser drei Variablen überprüfen läßt. Serum UN und Creatinin als Gradmesser der Nierenfunktion waren bereits vor Anlegen der CAVH im pathologischen Bereich, auf ein akutes Nierenversagen im Sinne eines Multiorganversagens hindeutend. Diese beiden harnpflichtigen Substanzen stiegen nach Einsatz von CAVH noch auf Werte um Cr 3,2 mg/dl bzw. BUN 74 mg/dl an, blieben jedoch auf diesem Niveau stabil und scheinen eine Abhängigkeit vom Gesamtflüssigkeitsumsatz zu haben, punktuelle Hämodialysen waren äußerst selten (für alle Patienten 24 Dialysedurchgänge gesamt). Die Überlebensrate dieser Gruppe schwerstkranker Patienten lag bei 46%, was verglichen mit internationalen Erfahrungen eher niedrig zu sein scheint, wenn man auf vergleichbare Krankheitsschweregrade (ARDS) Rücksicht nimmt. Nosokomiale Infektionen, gemessen an der Häufigkeit des Auftretens von klinisch und bakteriologisch verifizierbaren septisch-toxischen Zustandsbildern rangieren mit 36% im Feld üblicher Infektionsraten an vergleichbaren Intensivstationen.

Die provokante Titelfrage läßt sich dennoch durch diese Verlaufsstudie nicht beantworten, eine sichere Überprüfung der Wirksamkeit von CAVH im statistischen Sinne scheint jedoch durch eine prospektive randomisierte Studie zweifelhaft. Die CAVH zum raschen Flüssigkeitsentzug stellt doch eine "ultima ratio" Möglichkeit bei akut lebensbedrohlichen Zustandsbildern dar und dürfte sich daher aus ethisch moralischen Gründen einer solchen Untersuchung entziehen.

Im Einzelnen können jedoch Vor- und Nachteile des Verfahrens gegenübergestellt werden und als breite Diskussionsbasis dienen:
zu den Positiva des Verfahrens können gerechnet werden:
- exakt steuerbarer Flüssigkeitshaushalt, besonders beim septischen Patienten sowie bei Patienten mit eingeschränkter Nierenfunktion.
- rascher Flüssigkeitsentzug ist problemlos möglich, bei entsprechendem Monitoring von hämodynamischen Parametern sogar bis zu gerade noch cirkulatorisch tolerablen Größen (MAP, PCWP, PAP, CVP, CO).
- Verbesserung sowie überhaupt erst Ermöglichung eines adäquaten Sauerstoffaustausches über die Lungen.
- Verringerung der Dialysefrequenz
- Möglicherweise Abfiltration von toxischen Oligopeptiden (bei entsprechenden Membraneigenschaften wie z.B. Myocardial depressant Factor etc.)

An Negativa müssen der CAVH selbstverständlich die
- Invasivität des Katheterismus
- Komplikationsmöglichkeiten
    art.Blutung, Gefäßthrombosen etc.
so selten sie auch sein mögen und
- Kostenaufwendigkeit und Personalintensität zuerkannt werden.

H 17.7
Low Frequency Ventilation and Extracorporeal CO_2 Removal (LFPPV-ECCO$_2$R). The Future?

L. Gattinoni, A. Pesenti, R. Marcolin, D. Radrizzani, M. Solca, F. Bassi, M. Costa, G. Gariboldi*, M. Cugno**

Istituto di Anestesia e Rianimazione, *Clinica Chirurgica III, **Clinica Medica VII, Università di Milano, Italy

Despite the introduction in clinical practice of many new forms of respiratory support in the last decade, the mortality rate for acute parenchimal respiratory failure, usually named ARDS, remains impressively high.

This is the most convincing evidence that no form of respiratory support is a panacea. Moreover, we still lack generally accepted criteria to decide wich kind of respiratory support is appropriate at a given point of the illness course. In 1979-80 we clinically introduced a new from of respiratory support, aiming at pulmonary rest through extracorporeal CO_2 removal. The respiratory function are dissociated, O_2 being provided by apneic diffusion into diseased lungs, gently ventilated 4 times per minute, and CO_2 being removed artificially by veno-venous bypass. The technique has been called Low Frequency Positive Pressure Ventilation with Extracorporeal CO_2 Removal (LFPPV-ECCO$_2$R).

Technique

The clinical application of LFPPV-ECCO$_2$R has been fully described elsewhere and will be summarized here. The bypass is now preferentially performed through saphena-saphena cannulation, allowing an extracorporeal blood flow of up to 2.5 $l\ min^{-1}$. The ECCO$_2$R is performed through 2 Sci Med Kolobow Membrane Lungs (ML) 3.5 or 4.5 m^2 surface each. The extracorporeal blood flow is usually set at 20-30% of cardiac output, and with gas flow ranges from 15-25 $l\ min^{-1}$. The oxygenation is performed trough the natural lungs by a catheter advanced into the carina while the lungs are ventilated at 4 b.p.m. with limited peak airways pressure (35-40 cm H_2O).

Results

To undergo LFPPV-ECCO$_2$R the pts were required to meet ECMO entry criteria and to have Total Static Lung Compliance (TSLC) lower than 30 ml cm H_2O^{-1}. "ECMO" pts with TSLC higher than 30 ml cm H_2O^{-1} were successfully treated with pressure controlled inverted ratio ventilation or CPAP. Twenty four pts with severe ARDS of various etiology meet LFPPV-ECCO$_2$ criteria and underwent the treatment. Twenty out of 24 had remarkably improved lung function (TSLC, Xrays, gas exchange) and 14 of them are long term survivors. Six pts died from complications, mainly sepsis and hemorrage. Four pts (all head injury with polytrauma) did not respond to the therapy. The mean time on extracorporeal support has been between 6 and 7 days. The main complication of the treatment was bleeding (Daily blood requirement 1.3 $l\ day^{-1}$ average).

Comments

The guideline for LFPPV-ECCO$_2$R application is TSLC, more indicative than blood gas values of the real pathological condition of the lungs.

The main goal of any respiratory support is to provide the best conditions for the lungs to heal, while maintaining, in the mean-time, an adequate gas exchange. LFPPV-ECCO$_2$R, providing pulmonary rest, probably decreased the barotrauma effect of conventional ventilation. Oxygenation, in static conditions, greatly improved in 83% of our patients, probably reflecting, in the first hours of treatment, better distribution of the pulmonary gases, and only later, an improvement of the basic pathology. Weaning from LFPPV-ECCO$_2$R was decided on the basis of improvement in pulmonary mechanics. The limits of this technique are mainly in the necessity of heparinisation. However, LFPPV-ECCO$_2$R proved to be a technique offering chance of success in severe ARDS, when conventional CPPV fails.

Relevant Bibliography

Gattinoni L., Agostoni A., Pesenti A. et al.: Treatment of acute respiratory failure with low frequency positive pressure ventilation and extracorporeal removal of CO_2. Lancet 2, 292, 1980.

Gattinoni L., Pesenti A., Pelizzola A. et al.: Reversal of terminal acute respiratory failure by low frequency positive pressure ventilation with extracorporeal removal of CO_2. Trans. Am. Soc. Artif. Intens. Organs. 27, 289, 1981.

Pesenti A., Pelizzola A., Mascheroni D. et al.: Low frequency positive pressure ventilation with extracorporeal CO_2 removal (LFPPV-ECCO$_2$R) in acute respiratory failure (ARF): technique. Trans. Am. Soc. Artif. Intern. Organs. 27, 263, 1981.

H 17.8
Was darf sich der Patient von einer bedarfsadaptierten Beatmung erwarten?

G. Wolff

Herz- und Thoraxchirurgie, Klinische Physiologie, Departement Chirurgie der Universität Basel, Kantonsspital, CH-4031 Basel, Schweiz

Der Patient würde gerne erwarten, erstens dass uns Klinikern das jetzige Stadium seiner Erkrankung des Atem- und Kreislaufsystems so genau bekannt ist, dass wir seine Entwicklung, d.h. den Ablauf der folgenden Stadien bis zur Heilung klar voraussehen, zweitens dass für eine begrenzte Behandlungsphase jeweils eine bestimmte Beatmungsart und ein bestimmtes Beatmungsmuster als optimal bekannt sind und gezielt eingestellt werden können, und drittens dass er mit einem Minimum von subjektivem Leiden und pflegerischer Belästigung, mit geringstem Risiko an Komplikationen und Schädigungen an anderen Organen und in minimaler Zeit die Intensivpflegestation weitgehend geheilt verlassen kann. Selbstverständlich sind solche Erwartungen auch unsere Zielvorstellungen, können aber nur partiell erfüllt werden. Es soll diskutiert werden, wo und wie weit das vorhandene Grundlagenwissen nicht genügt, um die Krankheit ausreichend zu verstehen, wo und wie weit die diagnostischen Möglichkeiten nicht erlauben, den derzeitigen Zustand ausreichend zu erfassen und wo und wie weit die mobilisierbaren personellen und technischen Mittel, aber auch die zur Verfügung stehenden Spezialkenntnisse, nicht ausreichen können, um die theoretisch für optimal befundene Behandlungsart ohne erhöhtes Risiko praktisch durchzuführen. Das Ziel der Entwicklung muss deshalb weiterhin bleiben, die Grundlagenkenntnisse über Entwicklung und Beeinflussungsmöglichkeiten der pulmonalen Krankheiten zu vertiefen, die diagnostischen Möglichkeiten zu verfeinern und wenn möglich zu automatisieren, um sie einer grösseren Zahl von Patienten zur Verfügung zu stellen, sowie die Techniken der Beatmung in noch weiterem Masse der Spontanatmung anzunähern, damit die Applikation zu vereinfachen und die Sicherheit zu erhöhen. Da diese Ziele in absehbarer Zeit nicht befriedigend erreicht sein werden, stehen uns weiterhin viele Jahre bevor, in denen der mit physiologischen Grundlagenkenntnissen gut ausgebildete Arzt seine reiche klinische Erfahrung mit grosser Subtilität und intuitivem Wissen in der jeweils einzigartigen Situation am Krankenbett zum Nutzen des Patienten anwenden kann.

Muskelrelaxantien für verschiedene Altersgruppen und für Patienten mit eingeschränkter Organfunktion
Leitung: D. Langrehr, Groningen (NL) / W. Buzello, Freiburg i. Br. (D) / El Paso (USA)

H 18.1
Molekulare Pharmakologie und Kinetik der Muskelrelaxantien am Endorgan
P.G. Waser
Pharmakologisches Institut der Universität Zürich, Schweiz

Neben der motorischen Endplatte als Zielorgan der meisten Muskelrelaxantien hat uns das elektrische Organ des Zitterrochens (Torpedo marmorata) zur Kenntnis der Struktur der cholinergen Rezeptoren und zum Verständnis der molekularen Pharmakologie dieser Medikamente, wie auch des Erregungsvorganges geholfen. In elektronenmikroskopischen Bildern finden wir in der postsynaptischen Membran eine Vielzahl von rosettenartigen Komplexen, welche bei starker Vergrösserung und Phasenmittlung durch Computer asymetrische Strukturen mit einem Loch zeigen. Aus diesen werden 4 verschiedene Rezeptorproteine mit Molekülgewichten von 42 - 68'000 isoliert, von denen zwei α-Proteine die cholinerge Rezeptorgruppe tragen. Der ganze Komplex (MG 270'000) ist für die Oeffnung der Membranporen verantwortlich, durch welche die Ionen bei der Depolarisation durchtreten.

Acetylcholin als Agonist ist ein kleines, schlankes und flexibles Molekül, das auf dem Rezeptorprotein gebunden, zu dessen Aktivierung, d.h. Konformationsänderung führt. Aehnliche Wirkungen haben Suxamethonium, Decamethonium, Hexamethonium, Carbachol oder Muscaron. Wir haben diese cholinergen Moleküle mit ^{14}C markiert und ihre Bindung in Muskelendplatten sowie die Kinetik an dieser Bindungsstelle untersucht.

Decamethonium wird an postsynaptischen Rezeptorstellen gebunden, welche innerhalb des Endplattenbereiches und "iuxtajunctional", d.h. direkt darum auf der Muskelfasermembran, liegen. Muscaron wird mit einer Sättigung von cholinergen Rezeptoren (7×10^7 Moleküle/Endplatte), Decamethonium aber ohne Sättigung gebunden. Decamethonium-Moleküle werden anscheinend von den peripheren Bindungsstellen nach innen transportiert, durchdringen die geöffneten Poren in der postsynaptischen Membran und diffundieren innerhalb des Sarcoplasmas wieder von den Endplatten nach aussen. Dadurch tritt nach 10-20 Minuten eine nicht depolarisierende Blockierung der Impulsübertragung in den Endplatten durch Verlegung der Poren ein, welche die Anästhesisten aus der langzeitigen Anwendung von Suxamethonium oder Decamethonium kennen.

Klassische Curarealkaloide, Alcuronium und Pancuronium oder Gallamin besetzen die Endplatten nur im Bereich der postsynaptischen Membran. Es kommt zu einer Sättigung mit $4-5 \times 10^6$ Molekülen (10'000 Curaremolekülen/μm^2). Eine Blockierung der neuromuskulären Transmission tritt schon mit kleineren Dosen ein, die genügen um das Endplattenpotential unterschwellig werden zu lassen. Erst bei der Sättigung sind alle Rezeptoren besetzt und die Poren verschlossen, so dass keine Endplattenpotentiale, höchstens noch einige Micropotentiale gefunden werden. Alle Curarestoffe, welche die postsynaptische Membran stabilisieren, benötigen die gleiche Zahl von Molekülen zur Sättigung und Unterdrückung der Endplattenpoten-

tiale. Wir können daher annehmen, dass sie die
gleichen Bindungsstellen im Rezeptorkomplex besetzen. Je nach Curaretyp werden auch unspezifische Acceptoren besetzt, z.B. im Bindegewebe,
Sehnen, Knorpel, wodurch verschieden grosse
Mengen dieser Moleküle aus dem Blutstrom und von
den Endplatten entfernt werden. Dadurch kann die
Wirkungsdauer, d.h. die Bindungszeit an den Endplatten verkürzt werden. Pancuronium, Alcuronium
und Norcuron werden in ihrer Wirkungszeit, Pancuronium und Norcuron auch durch Metabolismus
und Elimination, wesentlich verkürzt. Starke
Bindung an Rezeptoren verursacht natürlich auch
lange Wirkungszeit, wie dies besonders für Toxiferin deutlich ist. Andererseits ist Norcuron
monoquartär, kann allerdings vorübergehend protonisiert bisquartär werden, und wird daher vermutlich weniger stark in den Endplatten gebunden.
Neben der guten Elimination würde dies die
kürzere Wirkungszeit gegenüber Pancuronium erklären.

Waser P.G. (1968) Molecular Drug Kinetcis in Endplates. Il Farmaco 6:514-531. Waser P.G. (1971)
Eine molekulare Theorie zur Wirkungsweise curarisierender Stoffe. Der Anaesthesist 20:23-29.
Waser P.G. (1973) Localization of ^{14}C-Pancuronium
by Histo- and Wholebody-Autoradiography in Normal
and Pregnant Mice. Naunyn-Schmid Arch Pharmacol
279:399-412.

H 18.2
Pharmacology of Antagonists of Neuromuscular Blocking Drugs
W. C. Bowman

Department of Physiology and Pharmacology, University of Strathclyde, Glasgow G1 1XW, Scotland

Antagonists of neuromuscular blocking drugs fall
into two main classes: the more traditional anticholinesterase drugs, and the aminopyridines.
Although from time to time contrary opinions have
been put forward, the effects of anticholinesterase drugs at the neuromuscular junction are now
generally regarded as being a consequence of
their ability to inhibit acetylcholinesterase,
and thereby potentiate transmitter acetylcholine.
Anticholinesterase drugs of diverse chemical
types (carbamates, analinium ions, oxamides,
organophosphorous compounds) produce essentially
the same effects, the value of particular
members, in anaesthetic practice, being determined more by differences in their pharmacokinetics and metabolism than by any minor
differences in mechanism of action. In the
absence of a neuromuscular blocking drug, the
potentiated transmitter acetylcholine not only
causes a more prolonged postjunctional response
(endplate potential) and muscle repetitive
firing, but it may also excite some nerve endings
and thereby give rise to antidromic repetitive
firing in the axons. Such activity probably
propagates by axon reflex into all the branches
of the associated motor units. In large doses,
especially if the traffic of nerve impulses is
high, the excessive action of the transmitter may
produce both postjunctional and prejunctional
blocks by depolarization. These blocking actions
of excess transmitter cannot be manifested in the
presence of tubocurarine and related drugs.
Instead, the prolonged action of the released
transmitter overcomes the action of the neuromuscular blocking drug. That part of the action
of tubocurarine and related drugs that gives rise
to tetanic fade and train-of-four fade is
probably exerted on the nerve endings. Anticholinesterase drugs, by potentiating acetylcholine,
overcome both the prejunctional and the postjunctional actions of neuromuscular blocking
drugs.

Although most work with aminopyridines has
been done with 4-aminopyridine, the preferred
compound to use for its actions on neuromuscular
transmission seems to be 3,4-diaminopyridine,
because it is relatively less able to penetrate
the blood-brain barrier to exert central actions.
Aminopyridines block voltage-dependent potassium
channels in excitable membranes, including nerve
terminals. As a consequence, the repolarization
phase of the action potential is slowed, and the
more prolonged action potential that results
allows a greater influx of calcium ions to
activate the transmitter release mechanism.
Excess acetylcholine is therefore released to
compete with and antagonise neuromuscular
blocking drugs. The use of aminopyridines as
'anticurare' agents is associated with two main
problems. First these compounds are nonselective
in the sense that transmission at many (and
possibly all) types of synapse and neuro-effector
junction is enhanced. Secondly, the excessive
release evoked by early nerve impulses cannot be
maintained throughout a train of impulses, and so
tetanic fade becomes more pronounced, even though
the initial peak tension is augmented. This
problem may be overcome by mixing a small dose of
an anticholinesterase drug with the aminopyridine. Agoston and coworkers have shown that, for
pharmacokinetic reasons, pyridostigmine is the
most suitable anticholinesterase drug for this
purpose. Aminopyridine-anticholinesterase
mixtures may be of value in some conditions in
which anticholinesterase drugs alone are
inadequate (e.g. block that is complicated by
interaction with certain antibiotics or with
magnesium ions).

H 18.3
Recent Developments in the Field of Muscle Relaxants. Clinical Pharmacology and Pharmacokinetics

S. Agoston, J. Swen, F. J. Richardson, O. M. Rashkovsky, D. E. F. Newton, A. Bencini, J. M. Ket

Research Group of the Institutes of Anaesthesiology and Clinical Pharmacology, State University of Groningen, The Netherlands

During the last two years three new non-depolarizing neuromuscular blocking agents have either been introduced in clinical practice or reached the stage of clinical investigation. Vecuronium bromide (Org NC 45) and atracurium besylate are of short to intermediate duration of action whereas pipecuronium bromide is a long acting drug. The relative absence of cardiovascular or other unwanted effects seem to be a common feature of these newly developed compounds. In the present lecture the current literature as well as personal data regarding the potency, onset of action, clinical duration, recovery rate and the reversibility of vecuronium, pipecuronium and atracurium will be reviewed and compared to the neuromuscular effects of pancuronium bromide. The available knowledge of the pharmacokinetic properties of each of the above compounds will also be discussed.

Vecuronium bromide (1) is a monoquaternary derivative of pancuronium bromide. In man it is almost as potent as pancuronium - the ED90 dose is 0.05 mg/kg for both compounds. Vecuronium is characterized by a short duration of action and a fast and predictable recovery rate. The clinical duration of muscle paralysis following an intubating dose of vecuronium (2x ED90) averaged 25 mins and the corresponding recovery index 10-12 mins. Both indices are 2-3 times shorter than those following an equipotent dose of pancuronium. In contrast to pancuronium the duration of action of successive maintenance doses (1/4 of the initial dose) averaged 12-15 mins and remained constant even after 6 maintenance doses which suggests that vecuronium has no cumulative effects. The neuromuscular block induced by vecuronium is promptly and rapidly reversed by edrophonium or neostigmine. In numerous clinical studies no cardiovascular or other unwanted effects have been observed so far. The pharmacokinetic profile (2) of this compound is characterized by rapid total plasma clearance and consequently a fast decline of the plasma concentration during the distribution phase to pharmacologically inactive levels.

Atracurium besylate (3) is a bisquaternary tetrahydroisoquinoline derivative, which has been developed in an attempt to overcome the disadvantages of the currently used competitive neuromuscular blocking agents. It appears to be 5 times less potent than vecuronium bromide. Like vecuronium, it has a short duration of action, fast and predictable recovery rate and is promptly reversed by cholinesterase inhibitors. Atracurium does also not show any clinically important cumulative effects. Up to a dose of 0.6 mg/kg (2.5x ED90) no significant cardiovascular effects were reported, however, larger doses have been shown to cause a fall in the arterial blood pressure and an increase in the heart-rate. These cardiovascular changes were associated with slight facial flushing, presumably due to a weak histamine releasing property of this compound. In contrast to all known competitive neuromuscular blocking drugs the unique biotransformation pattern of atracurium besylate might explain its short duration of action and the lack of cumulative effects. It degrades spontaneously at physiologic pH and normal body temperature (Hoffman reaction) and undergoes enzymatic hydrolysis. The 4 different metabolites then formed have very little or no neuromuscular activity. However, each of the metabolites of atracurium might be pharmacologically active on other systems, an aspect which has still to be clarified by further investigations.

Pipecuronium bromide (4) is a bisquaternary analogue of pancuronium bromide. Preliminary clinical studies indicate that its potency is 1.2 times that of pancuronium. Its onset time, following the ED90 dose, appears to be similar to pancuronium's (2-3 mins), whilst the clinical duration of pipecuronium ($\pm$ 30 mins) and the recovery rate (25 mins) are both somewhat shorter than those reported after pancuronium. Both compounds cumulate after repeated clinical doses. In contrast to pancuronium, pipecuronium appears to be devoid of cardiovascular side effects (5). The pharmacokinetic profile of pipecuronium has yet not been fully elucidated.

References

1. Agoston, S., Salt, P., Newton, D., Bencini, A., Boomsma, P., Erdmann, W. (1980). The neuromuscular blocking action of Org NC 45, a new pancuronium derivative, in anaesthetized patients. Br. J. Anaesth. 52, suppl. 1, 53S.
2. Bencini, A. Personal communication.
3. Basta, S.J., Ali, H.H., Savarese, J.J., Sunder, N., Gionfriddo, M., Cloutier, G., Lineberry, C., Cato, A.E. (1982). Clinical pharmacology of atracurium besylate (BW 33A): A new non-depolarizing muscle relaxant. Anesth. Analg. 61, 723.
4. Classen, H.G., Schramm, V. (eds.) (1980). Pipecuronium bromide (Arduan[R]). Arzneim.Forsch./Drug Res. 30/2a, 341.
5. Newton, D.E.F., Richardson, F.J., Agoston, S. (1982). Preliminary studies in man with pipecuronium bromide (Arduan), a new steroid neuromuscular blocking agent. Br. J. Anaesth. 54, 789P.

H 18.4
Muscle Relaxants and Liver Disease

P. Duvaldestin, C. Lebrault

Département d'Anesthésie Réanimation, Hôpital Ambroise Paré, 92100 Boulogne sur Seine, France

The liver has an important role in the elimination of most non depolarizing muscle relaxants. Several processes participate in the hepatic elimination of muscle relaxants. Hepatic uptake of muscle relaxants is passive and limited to the unbound plasma fraction. Muscle relaxants can be metabolized in the liver. Pancuronium is deacetylated into 3, 17 or 3-17 hydroxyderivatives however this pathway of elimination accounts for only 10^{-1} of the dose. In the hepatocytes, muscle relaxants are stored and highly concentrated in the lysosomes. The biliary excretion consists in the breakdown of the lysosomes at in the lumen of the biliary canalicula.

Biliary excretion is highly variable according to the muscle relaxant and may vary from less than 0.5 % for gallamine to more than 20 % for vecuronium (Table 1).

Table I. Biliary excretion of non depolarizing muscle relaxants

Muscle Relaxants	Fraction of the dose (%) excreted in bile after 24 H
alcuronium	15
d-tubocurarine	12
fazadinium	3
gallamine	<0.5
pancuronium	5-10
vecuronium	40

In clinical practice resistance to d-tubocurarine and prolonged recovery after pancuronium were observed in patients with liver cirrhosis. It was suggested that resistance d-tubocurarine may have been related to raised gammaglobulin levels. However it was shown more recently (1) that the protein bound fraction of several muscle relaxants was inchanged in patients with cirrhosis (Table 2).

Table 2. Plasma protein bound fraction of muscle relaxants in controls and cirrhotics

Muscle Relaxants	bound fraction (%)	
	controls	cirrhosis
d-tubocurarine	56	44
fazadinium	51	57
pancuronium	29	38
vecuronium	30	24

The pharmacokinetics and the pharmacodynamics of muscle relaxants has been studied in patients with cirrhosis and in patients with cholestasis. In patients with cirrhosis there is a delayed elimination of muscle relaxants which is caused by a decreased plasma clearance or an increased volume of distribution or both (Table 3).

Table 3. Pharmacokinetics (mean values) of pancuronium (pc) gallamine (gl) and vecuronium (vc) in patients with liver disease

Muscle relaxants and patients	$T_{1/2}\beta$ (min)	Vd (l/kg)	Cl (ml/min)
pc controls	114	0.28	1.9
pc cirrhosis	208	0.42	1.5
pc cholestasis	270	0.31	1.0
gl controls	135	0.23	1.2
gl cholestasis	160	0.27	1.2
vc controls	55	0.27	5.1
vc cholestasis	73	0.23	2.7

The increase in the volume of distribution which was observed with pancuronium and fazadinium is probably explained by the increases extracellular fluid space. This change is an alternative explanation for the resistance to muscle relaxants in patients with cirrhosis (2). The pharmacokinetics of vecuronium also exhibit delayed elimination caused by a decreased elimination half life. The duration of action of vecuronium (interval between injection and 75 % recovery) was also prolonged by about 100% after a high single dose of 200 µg/kg from 75 min in normal patients to 137 min in patients with cirrhosis. The pharmacokinetics of muscle relaxants have also been investigated in patients with obstructive jaundice. A prolonged elimination half life of pancuronium from 100 to 270 min was observed which was caused by a decreased clearance (3). By contrast non significant change was observed with fazadinium and gallamine (4). A modification of the pharmacokinetics of gallamine in patients with cholestasis would have been surprising since nearly 100% of the dose is excreted inchanged by the kidneys.

References

Duvaldestin P., Henzel D.(1982) Binding of tubocurarine, fazadinium, pancuronium and Org NC 45 to serum proteins in patients with cirrhosis. Br.J.Anaesth. 54 : 513-516.
Duvaldestin P., Agoston A., Henzel D., Kersten U.W., Desmonts J.M. (1978) Pancuronium pharmacokinetics in patients with liver cirrhosis. Br.J.Anaesth. 50 : 1131-1136.
Somogyi A.A., Shanks C.A. and Triggs E.J. (1977) Disposition kinetics of pancuronium bromide in patients with total biliary obstruction. Br.J.Anaesth. 49 : 1103-1108.
Ramzan I.M., Shanks C.A., and Triggs E.J. (1981) Pharmacokinetics and pharmacodynamics of gallamine triethiodide in patients with total biliary obstruction. Anesth. Analg. 60 : 289-296.

H 18.5
Anwendung von Muskelrelaxantien bei Niereninsuffizienz
W. Buzello

Department of Anesthesiology, Texas Tech University, School of Medicine, 4800 Alberta Ave., El Paso, Tx 79905, USA und Institut für Anaesthesiologie der Universitätskliniken, Hugstetter Str. 55, 7800 Freiburg, BRD

Mit Ausnahme von Succinylcholin werden alle Muskelrelaxantien vorwiegend unveraendert ueber die Niere ausgeschieden mit Eliminationsraten von 30 - 60 % einer iv injizierten Einzeldosis innerhalb der ersten 6 Stunden. In der Galle erscheinen im gleichen Zeitraum hoechstens 10 %. Ein Abbau, und zwar in der gleichen geringen Groessenordnung, erfolgt nur bei Pancuronium und Fazadinium. Die Metaboliten von Pancuronium besitzen jedoch noch eine neuromuskulaere Restaktivitaet. Die restlichen 40 - 60 % der Dosis werden im Falle von Gallamin und Alcuronium nahezu vollstaendig innerhalb der ersten 24 Stunden ueber die Niere ausgeschieden, waehrend die anderen Substanzen in pharmakologisch inaktive Kompartimente umverteilt werden. Bei allen genannten Pharmaka ist nach gerade vollrelaxierenden Dosen die Wiederherstellung der neuromuskulaeren Uebertragung also ganz ueberwiegend die Folge einer Umverteilung. Die Eliminationsvorgaenge gewinnen erst bei groesseren Dosen an Bedeutung.

Die vorrangige Abhaengigkeit der Wirkungsbeendigung von der Umverteilung erklaert die haeufig beobachtete normale Wirkungsdauer der Initialdosis trotz ausgefallener Nierenfunktion. Die von einigen Autoren beschriebenen vergroesserten Verteilungsvoluminabei terminaler Niereninsuffizienz beguenstigen diesen Umstand. Das Nierenversagen wirkt sich jedoch auf die Wirkungsdauer grosser Initialdosen und Repetitionsdosen aus, die dann unverhaeltnismaessig stark kumulieren. Die biliaere Elimination verbleibt dann als einziger, wenngleich wenig aktiver Ausweg, dessen Kapazitaet sich als Folge der erhoehten Plasmakonzentration des Relaxans auf das Doppelte des Normalwerts steigern kann. Unter diesem Gesichtspunkt erscheinen Gallamin, Alcuronium und Metocurin fuer nierenlose Patienten ungeeignet, da sie kaum oder gar nicht biliaer eliminiert werden koennen. D-Tubocurarin und Pancuronium sind dagegen gleichrmassen geeignet und lassen sich in der Hand des Erfahrenen befriedigend steuern. Die pharmakokinetischen Bedingungen sind jedoch nicht im voraus kalkulierbar, so dass in jedem Fall die Titration der kleinsten erforderlichen Dosis mit Hilfe eines Nervstimulators anzuraten ist. Auchdie individuell ausserordentlich variable Wirkungsdauer dieser normalerweise schon lang wirksamen Pharmaka sollte hiermit ueberwacht werden. Fazadinium ist beim Menschen ebenfalls relativ lang wirksam, kumuliert aber bei anurischen Patienten weniger als die vorgenannten Pharmaka. Wegen seiner cardialen Nebenwirkungen konnte es sich jedoch nicht durchsetzen. Einen Fortschritt scheinen die neuen nicht depolarisierenden Substanzen Vecuronium und Atracurium darzustellen. Sie haben auch bei anurischen Patienten eine deutlich kuerzere Wirkungsdauer und eine geringere Kumulationsneigung als die herkoemmlichen Vergleichssubstanzen. Jedoch wird auch ihre Wirkungsdauer vorrangig durch Umverteilung beendet und nicht durch rasche metabolische Inaktivierung. Ob diese im Falle des Atracurium beim Menschen die gewuenschte Bedeutung hat, ist noch nicht entschieden. Weitere Untersuchungen sind erforderlich, um den Stellenwert der neuen Pharmaka endgueltig abzugrenzen und ihren Metabolismus beim Menschen vollends aufzuklaeren. Das ideale Muskelrelaxans fuer den anurischen Patienten ist zweifellos noch nicht gefunden.

H 18.6
Muskelrelaxantien bei Neugeborenen und Kindern
Ruth I. Gattiker
Institut für Anaesthesiologie, Universitätsspital Zürich, Schweiz

Pädiatrische Patienten zeigen im Vergleich zu älteren Kindern und Erwachsenen eine veränderte Empfindlichkeit gegenüber Muskelrelaxantien (MR). Gegenüber depolarisierenden MR nimmt die Empfindlichkeit vom Neugeborenenalter bis ungefähr zum 11. Lebensjahr zu und bleibt dann konstant (5). Neugeborene zeigen gegenüber depolarisierenden MR eine ausgesprochene Resistenz, die bis zum 2. Lebensjahr abnimmt. Dass es sich nicht um eine wahre, sondern um eine "Pseudoresistenz" handelt, zeigten spätere Untersucher (1), die Succinylcholin nicht pro kg Körpergewicht (KG), sondern pro m² Körperoberfläche (KOF) dosierten. Der Vergleich in dieser Form ergab eine für Säuglinge und ältere Patienten gemeinsame lineare Dosisabhängigkeit sowohl der Intensität des neuromuskulären Blocks als auch der Erholungszeit. Die "Pseudoresistenz" Neugeborener ist somit durch die anatomisch-physiologischen Besonderheiten dieser Altersgruppe zu erklären, wobei das gegenseitige Verhalten von KOF, KG und extracellulärem Flüssigkeitsvolumen (ECFV) ausschlaggebend ist. Währenddem das Verhältnis ECFV/KG beim Neugeborenen und Säugling sehr gross ist und mit zunehmendem Alter abnimmt, bleibt dasjenige von ECFV/KOF durch alle Lebensalter konstant. Das relativ hohe Verdünnungsvolumen beim Neugeborenen erklärt somit die scheinbare Resistenz gegenüber depolarisierenden Muskelrelaxantien, wenn dem Vergleich mit späteren Lebensaltern pro kg KG-Dosen zugrunde gelegt werden.

Mitteilungen über die Wirkung von nicht depolarisierenden MR bei Neugeborenen, Säuglingen und Kindern sind kontrovers. Aeltere Autoren, denen nur klinische Untersuchungsmethoden zur Verfügung standen, beschrieben im Gegensatz zum Verhalten gegenüber depolarisierenden MR eine erhöhte Empfindlichkeit der früh-pädiatrischen Altersgruppe gegenüber nicht depolarisierenden MR (4). Diese konnte von Goudsouzian et al. (2), welche mit der Methode der Neurostimulation arbeiteten, nicht bestätigt werden. Beim Vergleich von Gewichtsdosen benötigten sie im Gegenteil auch für nicht depolarisierende, kompetitive MR höhere Dosen zur Erreichung verschieden intensiver Blocks beim Säugling als beim Erwachsenen. Der Empfindlichkeitsunterschied beruht auf derselben Erklärung wie für die depolarisierenden MR. Die klinisch festgestellte "Pseudo-Empfindlichkeit" Neugeborener und Säuglinge gegenüber nicht depolarisierenden MR der älteren Autoren ist ebenfalls eine Folge der Besonderheiten des frühkindlichen Organismus, diesmal vor allem des Atemapparates: der instabile Thorax, eine relativ unoekonomische Atemarbeit und ein hohes "closing-volume" bedingen, dass Säuglinge und Kleinkinder einem neuromuskulären Block schneller unterliegen und eine längere Erholungszeit brauchen als der Erwachsene, wogegen die Reiz-Beantwortung auf Neurostimulation sich natürlich unabhängig davon verhält.

Verschiedene MR sind für die pädiatrische Altersgruppe inbezug auf Rhythmusstörungen (depolarisierende) und haemodynamische Auswirkungen (nicht-depolarisierende) untersucht worden. Eine eigene Untersuchung (3) befasste sich mit der Dosisfindung von Pancuronium zur endotrachealen Intubation sowie mit der Beeinflussung des arteriellen Blutdrucks und der Herzfrequenz durch dieses MR bei Säuglingen und Kindern von 1-24 Monaten bzw. 2-11 Jahren, die alle zur Korrektur eines angeborenen Herzvitiums operiert werden mussten. Die mittlere Dosis zur Erreichung eines Blocks von 90-100% war 0.08-0.14 mg/kg KG, die durchschnittliche Zeit bis zum Einsetzen der Wirkung 4,5 Min. Es konnten keine signifikanten Unterschiede zwischen Kindern mit L-R-Shunt, R-L-Shunt oder ohne Shunt festgestellt werden. Ebenso war die Zunahme der Herzfrequenz und des arteriellen Drucks unter Pancuronium (wie bei Erwachsenen beschrieben) in diesen Altersgruppen nicht signifikant. Pancuronium ist ein für Kinder aller Altersgruppen geeignetes MR.

Literatur:
1. Cook DR, Fischer CG (1975) Neuromuscular blocking effects of Succinylcholine in infants and children. Anesthesiology 42:663

2. Goudsouzian NG, Donlon JV, Savarese JJ, Ryan JF (1975) Re-evaluation of dosage and duration of action of d-Tubocurarine in the pediatric agegroup. Anesthesiology 41:95
3. Maunuksela EL, Gattiker RI (1981) Use of Pancuronium in children with congenital heart disease. Anesth Analg 60:798
4. Stead AL (1955) The response of the newborn infant to muscle relaxants. Brit J Anaesth 27:124
5. Telford J, Keats S (1957) Succinylcholine in cardiovascular surgery of infants and children. Anesthesiology 18:841

H 18.7
Muscle Relaxants in Geriatric Patients
d'Hollander, Capouet, Bomblet
Hôpital Universitaire Brugmann, Bruxelles, Belgium

Abstract

As compared to the datas obtained in young adult patients, numerous drugs, including neuromuscular blocking agents (NMBA), will have their pharmacokinetic and pharmacodynamic properties altered by the geriatric patients. The pharmacokinetics of pancuronium and vecuronium are modified by ageing ; schematically, the plasma disappearance of these non depolarizing drugs is decreased but their distribution volumes remain unmodified by the old subjects. By consequence, delayed paralysis recovery is observed by the geriatric patients for the forementionned drugs. These age limited alterations are also confirmed for vecuronium administered by the on-demand infusion method because requirement of the drug during steady state periods is reduced by subjects older than sixty years. According to the absence of distribution volumes alteration, the loading or first dosis of vecuronium must not be reduced by old subjects ; but the speed of paralysis establishment is delayed by ageing.

These age-linked reduction of drug requirement and of paralysis recovery rate were not observed for atracurium, a new autodegradable relaxant molecule when using on demand infusion method.

The effect of ageing upon the succinylcholine induced paralysis is actually not documented in the literature.

In conclusion, in comparison to the observations made in young adult subjects the loading dosis of NDNMBA must not be greatly modified by old subjects but delayed onset and offset of paralysis are commonly noted for these patients. Delayed offset of paralysis for the loading dosis indicates that increase the intervals between relaxant reinjections is necessary to avoid overdosage in geriatric patients.

1. Mc Leod K, Hull C, Watson M (1979) Effects of ageing on the pharmacokinetics of pancuronium. Br. J. Anaesth. 51 : 435

2. Duvaldestin P, Saada J, Berger J, d'Hollander A, Desmonts J (1982) Pharmacokinetics, pharmacodynamics, and dose-response relationships of pancuronium in control and elderly subjects. Anesthesiology 56 : 36

3. d'Hollander A, Massaux F, Nevelsteen M, Agoston S (1982) Age-dependent dose-response relationship of Org NC45 in anaesthetized patients. Br. J. Anaesth. 54 : 653

4. d'Hollander A, Nevelsteen M, Barvais L, Baurain M (in press) The effect of age on the establishment of muscle paralysis induced in anaesthetized adult subjects by Org NC45. Acta Anaesth. Scan.

5. d'Hollander A, Luyckx C, Barvais L, De Ville A (in press) Clinical evaluation of atracurium besylate requirement for a stable muscle relaxation during surgery. Lack of age related effects. Anesthesiology

H 18.8
The Impact of new Agents on the Clinical Use of Muscle Relaxants
Francis F. Foldes
Departments of Anesthesiology, Albert Einstein College of Medicine and Montefiore Medical Center, Bronx, N.Y. 10467, USA

The presently available neuromuscular (NM) blocking agents (muscle relaxants, MR) are far from ideal. Succinylcholine, the MR used most frequently to facilitate endotracheal intubation may cause serious complications in the presence of a variety of pathological conditions. The duration of action of "intubating doses" of the nondepolarizing MR is longer than necessary for the completion of most surgical procedures. Furthermore nondepolarizing MR may also have unwanted side effects.

Ever since the introduction of MR into clinical practice over 40 years ago the search continued for the "ideal" MR, that would be free from the shortcomings of the available compounds. In the last few years three relatively short acting, nondepolarizing MR, vecuronium, atracurium and Duador (RGH-4201; no generic name selected) have become available for clinical trials. In the following the significance of these new MR on the management of the anesthesia will be considered.

<u>Induction of Anesthesia.</u> Following the i.v. injection of 2xED95 doses of the new agents satisfactory conditions for endotracheal intubation develop in 2 to 3 min. These doses produce surgical relaxation for 30 to 40 min and NM transmission approaches normal in 50 to 60 min. Satisfactory intubating conditions can also be achieved in 2 to 3 min after comparable doses of pancuronium, the duration of surgical relaxation and the time required for the recovery of NM transmission, however, is about twice as long as with the new MR. Increasing the initial dose of the new MR will not shorten significantly the intubation time and unduly prolongs the NM blockade. In addition, increasing the initial dose of atracurium may cause histamine release and that of Duador excessive tachycardia.

<u>Maintenance of Anesthesia.</u> In long lasting operations muscular relaxation can be maintained by the repeated administration of 1/16 to 1/3 of the intubating dose of the new MR. There is no significant increase in the duration of repeated maintenance doses of these compounds.

<u>Termination of Anesthesia.</u> The residual NM blocking effect of the new agents can be antagonized with relatively small doses of anticholinesterases, within a short time after there is no further need for surgical relaxation. There is little likelihood that the effects of the MR will outlast those of the antagonist.

<u>Side Effect Liability.</u> So far no side effects have been encountered with vecuronium. A few instances of histamine release, causing hives, transient hypotension or bronchiolar constriction have been encountered, usually after larger than intubating doses of atracurium. Duador consistently causes elevation of the heart rate.

<u>Influence of Pathology on Pharmacokinetics.</u> Atracurium is inactivated by physicochemical reactions. Its duration of action does not seem to be significantly influenced by enzymes or liver and kidney function. Much of vecuronium is excreted in the bile therefore its use in severe liver disease is not advisable.

<u>Conclusions.</u> The new nondepolarizing MR, especially vecuronium and atracurium, have certain advantages over the presently available compounds. They are still far, however, from the concept of the "ideal" MR. There is no doubt, that when they become clinically available they will have considerable impact on the use of MR. This does not necessarily mean that they will completely replace the MR in clinical use at this time. Intubation can be performed within 1 min after the i.v. injection of succinylcholine without any danger in the vast majority of patients. After an intubating dose of succinylcholine, prolonged muscular relaxation can be initiated by half the intubating doses of the new MR. This will reduce the duration of NM blockade, which is desirable in short lasting operations and, what is more important, will reduce the incidence and severity of the dose-related histamine releasing effect of atracurium. During prolonged surgical procedures and/or when mechanical ventilation will be used postoperatively the use of long lasting nondepolarizing MR, after intubation with succinylcholine, may be more convenient

Wirkung von Anaesthetika und Psychopharmaka auf das Zentralnervensystem
Leitung: A. Borbély, Zürich (CH) / H. Schaer, Männedorf (CH)

19.1
Einleitung
H. Schaer
Anaesthesie-Abteilung, Kreisspital Männedorf-Zürich, Schweiz

Zur Vornahme von Allgemeinanästhesien haben sich heute Benzodiazepine, Opiate und Neuroleptika neben den früher dominierenden Barbituraten und Inhalationsanästhetika einen festen Platz geschaffen. Dementsprechend muss bei der Diskussion von sog. Narkosetheorien heutzutage ein bedeutend differenzierteres Bild gezeichnet werden. Während bei den Inhalationsanästhetika physikalisch-chemische Wirkungsmechanismen immer noch im Vordergrund stehen, werden die Wirkungen der oben erwähnten neu in die Anästhesie Einzug gehaltenen Substanzen auf bedeutend selektivere Mechanismen zurückgeführt. Diese pharmakologischen Erkenntnisse stehen in engem Zusammenhang mit vertieftem Wissen um die komplexen Funktionen von Neurotransmittoren im zentralen Nervensystem.

Für den Anästhesisten bedeutet dies jedoch nicht nur eine theoretische Erkenntnis, sondern besitzt eminente praktische Bedeutung. Durch die Möglichkeit, gewisse Wirkungen und/oder Nebenwirkungen dieser Präparate zu antagonisieren, ist das pharmakologische Armentarium enorm bereichert worden. Es ist das Ziel dieses Symposiums, Sie über die zentralnervösen Wirkungsmechanismen und deren Beeinflussung durch Antagonisten von Allgemeinanästhetika, Benzodiazepinen, Opiaten und Neuroleptika zu orientieren. Zur Erleichterung des Einstieges in diese recht komplexe Materie werden zwei physiologische Einführungsreferate vorangestellt.

H 19.2
Interaktionen von Neurotransmittoren
W. Lichtensteiger
Pharmakologisches Institut der Universität Zürich, Schweiz

Der Funktionszustand einzelner Nervenzellen wie auch ganzer neuronaler Systeme ist eine Resultante aus Einflüssen zahlreicher Neurotransmittersysteme; diese wiederum stellen den Angriffspunkt für spezifische Wirkungen von Neuro- und Psychopharmaka dar. Die heute bekannten Neurotransmitter sind Aminosäuren, Amine oder Polypeptide. Letztere kommen z.T. zusammen mit anderen Neurotransmittern in derselben Nervenzelle sowie auch in nicht-neuronalen Zellen vor, wodurch das Bild erheblich kompliziert wird. Neurotransmitter können direkte Stimulations- oder Hemmeffekte auf Nervenzellen ausüben, im Sinne der klassischen Neurotransmission, oder aber die Wirkung anderer Neurotransmitter modulieren. Für die Funktion ist dabei nicht nur die Richtung des Effektes - Stimulation oder Hemmung - von Bedeutung, sondern auch der Zeitfaktor (Geschwindigkeit des Wirkungseintrittes und Wirkungsdauer); hier bestehen grosse Unterschiede zwischen einzelnen Neurotransmittoren. Die Ansprechbarkeit von Nervenzellen wird nun nicht allein durch Neurotransmitter beeinflusst, sondern auch durch andere endogene Faktoren wie Hormone und durch Umwelteinflüsse, z.B. den Tag-Nach-Rhythmus. Sie verändert sich zudem nach längerfristiger Applikation von Pharmaka. Einige dieser Aspekte sollen an Hand von Beobachtungen an ausgewählten Nervenzellgruppen dargestellt werden, um einen Einblick in das breite Spektrum möglicher Interaktionen zwischen Neurotransmittersystemen zu vermitteln.

H 19.3
Physiologischer und pharmakologischer Schlaf
A. Borbély
Pharmakologisches Institut der Universität, Gloriastrasse 32, CH-8006 Zürich, Schweiz

Der physiologische Schlaf ist kein homogener Zustand, sondern ein zyklisch ablaufender Prozess. Phasen mit langsamwelligem EEG (nonREM Schlaf) alternieren mit Phasen, die ein hochfrequentes, niedergespanntes EEG (REM Schlaf) aufweisen. Nach Schlafbeginn herrschen im nonREM Schlaf gewöhnlich hohe, langsame Wellen vor, deren Häufigkeit und Amplitude im Laufe der Schlafperiode graduell abnimmt. Diese Veränderungen lassen sich mit der Ganznacht-EEG-Spektralanalyse quantitativ erfassen. Das EEG eines durch Narkosemittel induzierten "Schlafes" unterscheidet sich grundlegend vom physiologischen Schlafmuster. Die Unterschiede zwischen physiologischem und pharmakologischem Schlaf sind bei jenen Schlafmitteln gut zu erkennen, die in höherer Dosierung auch als Narkosemittel verwendet werden (z.B. Flunitrazepam). Eine einzige hypnotische Dosis von Benzodiazepin-Schlafmitteln bewirkt typische, Schlafstadien-spezifische Veränderungen der EEG-Leistungsspektren, die sich noch in der nachfolgenden Nacht nachweisen lassen. Zudem treten auch tagsüber objektive und subjektive Residualwirkungen in Erscheinung, die durch die langsame Ausscheidung dieser Pharmaka bedingt sind. Auf der andern Seite bewirken rasch eliminierte Hypnotika nach dem Absetzen eine Verschlechterung des Schlafes (Rebound-Insomnie). Diese Befunde weisen darauf hin, dass Hypnotika den physiologischen Schlaf und seine Regulation nachhaltig beeinflussen können.

H 19.4
Wirkungen der Allgemeinanaesthetika am Zentralnervensystem
J.O. Arndt
Abteilung für Experimentelle Anaesthesiologie, Universität Düsseldorf, Universitätsstr. 1, D-4000 Düsseldorf, BRD

Wie Allgemeinanaesthetika an erregbaren Zellen wirken ist ebenso rätselhaft wie das Wesen der Narkose selber. Einerseits ist fraglich, wie chemisch inerte Substanzen ohne definierte Struktur-Aktivitätsbeziehung, für die Struktur-spezifische Bindungsstellen, d.h. Rezeptoren als Mediatoren wohl nicht existieren, überhaupt pharmakologische Effekte erzeugen. Andererseits ist ungeklärt, warum Pharmaka, die Zellfunktionen generell hemmen, über eine primäre Funktionsstörung am ZNS Narkose auslösen.

Pharmakologie der Narkose: Alle Narkose-Theorien stellen die Zellmembran als den primären Wirkort in den Mittelpunkt. Stritig ist, mit welcher Komponente bzw. Phase der Zellmembran d.h. ob mit Lipoiden, Proteinen, Lipoproteinen oder der wäßrigen Phase Anaesthetika interagieren. In der Tat korreliert die anaesthetische Potenz der volatilen Anaesthetika ebenso eng mit ihrem Zellmembran/Wasser-Verteilungskoeffizienten wie mit ihrer Fett-/Wasserlöslichkeit, wobei die Konzentrationen verschiedener Inhalationsanaesthetika in der Zellmembran bei anaesthetischer Wirkung dicht beieinander liegen. Dadurch wird das Postulat von Meyer und Overton, Narkose entstehe, sofern eine chemisch inerte Substanz eine bestimmte Konzentration in den Zell-Lipiden erreicht hat, stark gestützt. Die Wirkung resultiert allem Anschein nach aus den physikalischen, keinesfalls den chemischen oder strukturellen Eigenschaften der Anaesthetika. Sie werden deshalb im Unterschied zu Struktur-spezifischen, wie z.B. die Opiate, als Struktur-unspezifische Pharmaka klassifiziert. Das Besondere und für praktische Überlegungen zur Steuerung und Antagonisierbarkeit der Narkose Wichtige ist das Fehlen spezifischer Rezeptoren, von Zellstrukturen also, die Anaesthetika "erkennen", sich mit ihnen verbinden und aus dieser Verbindung eine Wirkung auslösen könnten. Damit fehlen aber auch eine Reihe für Rezeptorprozesse typische Wirkungskriterien:
1. die Sättigung, 2. die Antagonisierbarkeit sowie 3. die Zell- bzw. Organspezifität der Effekte.
Mit ansteigender Konzentration erzeugen Anaesthetika Funktionsstörungen wie den Ausfall des Bewußtseins sowie somatischer und autonomer Reflexe zunächst am Nervensystem, aber als Folge der allgemeinen Zellschädigung auch an anderen Organen, z.B. am Herzen. Beachtenswerterweise sind die Wirkkonzentrationen im Millimol-Bereich für Anaesthetika außerordentlich hoch. Bei derartigen Konzentrationen treten z.B. schon die unspezifischen, toxischen Nebenwirkungen der Opiate auf, während die spezifischen, Rezeptor-vermittelten und antagonisierbaren Opiat-Effekte bei wesentlich niedrigeren Plasmakonzentrationen, nämlich im Mikromolbereich bereits voll entwickelt sind.
Neurophysiologie der Narkose: Neurophysiologische Studien weisen auf Synapsen als locus minoris resistentiae hin; denn anaesthetische Konzentrationen blockieren die synaptische Transmission, während zur Blockade der axonalen Leitung 10-20fach höhere Konzentrationen nötig sind. Anaesthetika unterscheiden sich insofern als sie teils die Transmitter-Freisetzung hemmen, teils aber die Empfindlichkeit der postsynaptischen Membran gegenüber Transmittern, speziell den exzitatorischen erniedrigen.

Acethylcholin spielt als exzitatorischer Transmitter allem Anschein nach u.a. für die Kontrolle des Bewußtseins eine Rolle. Nach neurochemischen Studien wird sein Umsatz im Cortex durch Anaesthetika generell vermindert, allerdings in subcorticalen Regionen als Ausdruck der Verschiedenartigkeit ihrer Wirkung am ZNS unterschiedlich beeinflußt. Diese Beobachtungen erklären zwar den Bewußtseinsverlust als Teilkomponente der Narkose wie übrigens auch den funktionellen Antagonismus anticholinerger Pharmaka, trotzdem aber bleibt Narkose in ihrer Vielgestaltigkeit im Hinblick auf Substanzspezifische Wirkungsunterschiede auf Analgesie, Atmung und Kreislauf im Dunkeln.

Narkose schaltet das Bewußtsein, vor allem aber auch die Reagibilität des Organismus gegenüber Schmerzreizen aus, sie führt also zu einem reversiblen Koma. Ist Narkose Folge einer toxischen Wirkung am ZNS? Die effektiven Konzentrationen sind bei den Allgemein-Anaesthetika außerordentlich hoch und sie liegen für das ZNS wie auch für andere Organe in enger Nachbarschaft, so daß sich Haupt- und Nebenwirkung kaum trennen lassen.

H 19.5
Wirkung von Benzodiazepinen auf das ZNS
W. Haefely
Pharmazeutische Forschungsabteilung, F. Hoffmann-La Roche & Co. AG, Basel, Schweiz

Der primäre Angriffspunkt der Benzodiazepine sind die hemmenden GABAergen Synapsen im Gehirn und im Rückenmark. Diese Pharmaka verstärken die GABAerge Uebertragung und die durch exogenes GABA hervorgerufene Permeabilitätssteigerung der subsynaptischen Membran für Chloridionen. Diese Wirkung beruht nicht auf einer Veränderung der Kinetik oder Konduktivität einzelner Chloridionenkanäle, sondern auf der Erhöhung der Wahrscheinlichkeit, dass sich solche Kanäle als Antwort auf eine konstante GABA-Konzentration eröffnen, also auf einer Erhöhung der Kanalöffnungsfrequenz. Die Interaktion der Benzodiazepine mit der GABAergen synaptischen Uebertragung wird durch hochspezifische Rezeptoren vermittelt. Diese Benzodiazepinrezeptoren sind integraler Teil eines supramolekularen Komplexes von GABA-Rezeptor/Benzodiazepinrezeptor/Chloridkanal. Eine offene Frage ist bis heute, ob der Benzodiazepinrezeptor eine physiologische Rolle spielt und ob es endogene Liganden gibt, die in physiologischen oder pathologischen Bedingungen am Rezeptor die Wirkung von Benzodiazepinen imitieren oder antagonisieren.

Hochspezifische kompetitive Blocker der Benzodiazepinrezeptoren sind kürzlich gefunden worden, und der erste Repräsentant, Ro 15-1788, hat seine spezifische, rasch einsetzende Benzodiazepin-antagonistische Wirkung sowie gute Verträglichkeit in der Klinik bewiesen. Es ist somit nach den Opiatantagonisten gelungen, spezifische Antagonisten für eine Substanzgruppe zu entwickeln, die über einen ganz spezifischen Rezeptor wirken. Der Vorteil solcher Antagonisten in der Anästhesiologie und Intensivmedizin ist selbstverständlich.

Neben den spezifischen kompetitiven Antagonisten sind kürzlich Substanzen gefunden worden, die am Benzodiazepinrezeptor angreifen, aber eine den Benzodiazepinen vollständig entgegengesetzte Wirkung ausüben, die wiederum mit einem kompetitiven Hemmer wie Ro 15-1788 aufgehoben werden kann.

Zwischen reinen Agonisten (bisherige "klassische" Benzodiazepine) am Benzodiazepinrezeptor, kompetitiven Antagonisten und inversen Agonisten gibt es alle Uebergangsgrade. Vor allem gemischte Agonisten (partielle Agonisten) des Benzodiazepinrezeptors könnten, in Analogie zu partiellen Opioid-Agonisten und β-adrenergen Agonisten, für die Therapie interessante Vorteile aufweisen.

H 19.6
Opiate und Endorphine – Aspekte der Anaesthesieologie
A. Herz

Max-Planck-Institut für Psychiatrie, Abt. Neuropharmakologie, München, BRD

Die Opiatforschung des letzten Jahrzehnts, bestimmt durch die Identifizierung der Opiatrezeptoren und die Entdeckung endogener Liganden dieser Rezeptoren (Endorphine), hat für die Anästhesiologie bedeutsame Ergebnisse erbracht. Vor dem Hintergrund dieser Entwicklung werden einige dieser neuen Aspekte diskutiert.

Wir unterscheiden heute verschiedene Typen von Opiatrezeptoren (u.a. μ-, δ-, κ- und σ-Rezeptoren). Sie sind unterschiedlich im Zentralnervensystem verteilt. Dieser Multiplizität der Rezeptoren steht eine ganze Reihe von Endorphinen gegenüber; diese stammen von drei Vorläuferpeptiden ab. Offenbar sind bestimmte Endorphine gewissen Opiatrezeptortypen zuzuordnen, z.B. die Enkephaline den δ-Rezeptoren und das Dynorphin den κ-Rezeptoren; diese Peptide sind als physiologische Liganden der jeweiligen Rezeptoren anzusehen. Nicht ganz geklärt ist dies für die μ-Rezeptoren, zu denen das Morphin eine hohe Affinität besitzt.

Die Frage, welche physiologischen Funktionen der Endorphine oder pharmakologischen Wirkungen von Opiaten mit der Aktivierung bestimmter Rezeptortypen verknüpft sind, kann heute erst teilweise beantwortet werden. Interessante Beziehungen ergeben sich hier im Hinblick auf die Analgesie. Das periaquäduktale Grau des Mittelhirns stellt einen wichtigen cerebralen Angriffspunkt opiatartiger Analgetika dar. Hier enden auch die Fasern des cerebralen ß-Endorphinsystems, das vom Hypothalamus seinen Ausgang nimmt; seine Ausschaltung führt zu einer Abschwächung der durch Streß bewirkten Analgesie. Aus diesen (und weiteren) Versuchen ist zu schließen, daß die cerebrale Analgesie durch μ-, evtl. auch durch δ-Rezeptoren vermittelt wird. κ-Rezeptoren spielen hier offenbar keine Rolle, denn Ketocyclazocin, ein Benzomorphanderivat mit bevorzugter Affinität zum κ-Rezeptor, sowie Dynorphin bewirken nach intracerebroventrikulärer Injektion oder Mikroinjektion in das periaquäduktale Grau keine Analgesie. Der nach systemischer Applikation von Ketocyclazocin zu beobachtenden Analgesie liegt offenbar ein spinaler Angriffspunkt zugrunde. Die relativ hohen Konzentrationen von Dynorphin und die hohe Dichte von κ-Rezeptoren im Hinterhorn des Rückenmarks stehen in Einklang mit einem bevorzugten spinalen Angriffspunkt von Liganden der κ-Rezeptoren bei der Schmerzmodulation. Die Wirksamkeit dieser Substanzen bei intrathekaler Injektion bestätigt diese Hypothese. Darüber hinaus spielen aber auch μ- und möglicherweise auch δ-Rezeptoren bei der spinalen Schmerzmodulation eine Rolle. Jüngste Ergebnisse zeigen, daß es offenbar auch von der Art des Schmerzreizes abhängt, welches der spinalen Rezeptor-/Ligandensysteme ins Spiel gebracht wird.

Diese Ergebnisse der Grundlagenforschung haben die Entwicklung neuer Analgetika vorangetrieben. Ein verschiedentlich verfolgtes Ziel war die Synthese von Substanzen mit bevorzugter Affinität zum κ-Rezeptor, da diesen, im Vergleich zu μ-Rezeptorliganden, ein niedrigeres Suchtpotential zugesprochen wird. Die Rezeptorselektivität solcher Substanzen kann mit Hilfe von "operant behaviour"-Methoden am intakten Tier untersucht werden. So wurde gezeigt, daß die an Ratten durch die Benzomorphanderivate Bremazocin oder MRZ 2033 ausgelösten "subjektiven" Wirkungen durch κ-Rezeptoren vermittelt werden. Diese Methode vermag auch über mögliche psychotomimetische Wirkungen solcher Substanzen Auskunft zu geben. Den δ-Rezeptoren wird hier eine besondere Rolle zugemessen.

Eine andere neuere Entwicklung nimmt ihren Ausgang von den Partialagonisten, Substanzen, welche sowohl agonistische als auch antagonistische Wirkungsspektren besitzen. Sie zeigen meist einen flachen Verlauf der Dosenwirkungskurve und erreichen u.U. ein Plateau der Wirkung, das auch durch Erhöhung der Dosis nicht überschritten wird; ihr Mißbrauchpotential ist niedriger als das reiner

Agonisten. Ein typischer Vertreter ist das Pentazocin. Das jüngst eingeführte Buprenorphin zeichnet sich durch eine sehr hohe Affinität, insbesondere zum µ-Rezeptor, aus; darüber hinaus haftet es sehr fest am Rezeptor, womit die schwere Antagonisierbarkeit der Buprenorphinwirkung durch Opiatantagonisten erklärt wird; dies ist bei therapeutischer Anwendung zu beachten.

H 19.7
Die zentralnervösen Effekte der Neuroleptika

C.J.E. Niemegeers
Janssen Pharmaceutica, Beerse, Belgien

Alle Neuroleptika besitzen als gemeinsame Eigenschaft den Dopaminantagonismus. Es ist daher logisch, dies als die Basis ihrer antipsychotischen Wirkung anzunehmen. Die quantitativen klinischen Unterschiede lassen sich anhand dieses Dopaminantagonismus erklären. Auf Milligrammbasis ist Haloperidol beispielsweise stärker wirksam als Chlorpromazin und dieses wiederum ist stärker als Klozapin oder Thioridazin. Qualitative Unterschiede sind auf das unterschiedliche biochemische und pharmakologische Profil zurückzuführen, d.h. auf die Interferenz mit anderen Mediatoren, z.B. Serotonin, Noradrenalin, Histamin oder Azetylcholin. Diese Unterschiede lassen sich sowohl in vitro durch Rezeptorbindungsstudien als auch in vivo durch geeignete tierpharmakologische Modelle bestimmen. Die Interferenz mit anderen Mediatoren als Dopamin kann zwar zum therapeutischen Effekt beitragen, doch gibt sie viel häufiger Anlass zu Nebenwirkungen.

Pharmakologische Probleme beim Neugeborenen
Leitung: G. Duc, Zürich (CH) / F. Sereni, Milano (I)

H 20.1 (a)
Pharmakologische Probleme beim Neugeborenen

G. Duc
Neonatologie, Universitäts-Frauenklinik, Frauenklinikstrasse 10, 8091 Zürich, Schweiz

Die neonatale Pharmakologie hat im Laufe der letzten Jahrzente grosse Fortschritte gemacht. Die Anwendung von neuen Methoden zur Bestimmung der Medikamenten-Konzentration im Organismus, zusammen mit der Entwicklung von Mikrotechniken haben zu einem besseren Verständnis derjenigen Mechanismen geführt, welche die Medikamentenverteilung in den verschiedenen Kompartimenten steuern. Dazu hat die Einführung von kontrollierten Methoden, um neue pharmazeutische Substanzen am Patienten zu testen, zu einer objektiveren Beurteilung der Wirkung und Nebenwirkung dieser Substanzen geführt.

In den letzten Jahren wurde der Kliniker zunehmend mit einer steigenden Zahl von Publikationen konfrontiert, die auf physiko-chemischen oder mathematischen Konzepten beruhen, mit welchen er nicht immer vertraut ist. Dies erklärt zum Teil den relativ grossen Verzug zwischen dem Bekanntwerden neuer Erkenntnisse und ihrer klinischen Anwendung.

Wir wollen heute versuchen, einen Teil dieser Lücke zu füllen und haben uns deshalb an Spezialisten gewandt, welche nicht nur mit den klinischen Problemen der Neonatologie vertraut sind, sondern auch mit denjenigen der Kliniker selbst, die Mühe haben, den Pharmakologen-Jargons zu verstehen. Die ausgewählten Themen beziehen sich unmittelbar auf jene Entscheidungen, die wir täglich am Krankenbett fällen müssen.

Um den Einstieg zu erleichtern, habe ich zuerst Prof. F. Sereni aus Mailand gebeten, uns die grundlegenden Prinzipien der Regulation von Verteilung und Anreicherung pharmakologischer Substanzen im Neugeborenen-Organismus darzulegen. Dies soll uns zur Besprechung spezifischer Medikamente überführen.

Wir haben folgende Themen ausgewählt: Der Gebrauch von Antibiotika, Xanthinen, Barbituraten und Diuretika in der Routine. Diese Themen erscheinen uns als wichtig, da sie häufige Probleme ansprechen, und die routinemässige Anwendung dieser Medikamente in den letzten Jahren umstritten war. Es erschien uns auch wichtig, in diesem Zusammenhang die Probleme der Flüssigkeitsverabreichung im Rahmen der Pathologie des Neugeborenen zu betrachten, denn diese gaben vielleicht, noch mehr als obige Probleme, Anlass zu heftigen Diskussionen in den Intensivpflegestationen.

Wir haben uns bemüht, zwischen jedem Vortrag genügend Zeit zu reservieren, um die Probleme gemeinsam zu diskutieren. Ich möchte Sie bitten, rege, an dieser Diskussion teilzunehmn.

H 20.1 (b)
Problèmes de pharmacologie néonatale
G. Duc

Néonatologie, Universitäts-Frauenklinik, Frauenklinikstr. 10, 8091 Zürich, Schweiz

La pharmacologie néonatale a connu au cours de cette dernière décade un développement spectaculaire, grâce à l'application de microtechniques associées à des nouvelles méthodes permettant la mesure des concentrations des médicaments dans l'organisme, à une meilleures compréhension des mécanismes règlant leur distribution dans les différents compartiments et à l'utilisation des méthodes contrôlées pour tester sur les malades eux-mêmes les nouvelles substances synthétisées par l'industrie pharmaceutique.

Les cliniciens engagés au lit du malade se sont vu confrontés avec un nombre croissant de publications spécialisées dont les conclusions font appel à des concepts physico-chimiques ou mathématiques qui ne leur sont pas toujours familiers, ce qui explique, en partie du moins, le retard existant entre la mise en évidence de nouvelles connaissances et leur application en clinique.

Nous avons voulu aujourd'hui tenter de combler en partie ce fossé en faisant appel à des spécialistes familiarisés non seulement avec les problèmes cliniques néonataux, mais aussi avec les difficultés des cliniciens eux-mêmes dans la compréhension du jargon des pharmacologistes. Les thèmes choisis sont en rapport étroit avec les décisions que nous avons à prendre chaque jour au lit du malade.

Pour permettre mieux leur compréhension, j'ai demandé d'abord au Prof. F. Sereni de Milan de nous rappeler les principes fondamentaux régularisant la distribution et la déposition des substances pharmacologiques dans l'organisme néonatal, ceci enfin des nous permettre de mieux suivre les exposés touchant à des médicaments specifiques. Nous avons choisi de discuter aujourd'hui l'utilisation des antibiotiques, des xanthines, du phénobarbital et des diurétiques en routine. Ces thèmes nous ont parus particulièrement importants, car ils touchent à des problèmes fréquents et controversés.
Il nous a de plus paru important de revoir ensemble la question de l'administration des fluides en pathologie néonatale car elle aussi et peut-être encore plus que les autres a donné lieu à des controverses dans nos centres de soins intensifs.

Nous nous sommes efforcés de réserver entre chaque exposé suffisamment du temps pour discuter ces problèmes ensemble. Nous comptons sur votre participation.

H 20.2
Drugdisposition and Dosage
F. Sereni

Istituto di pueri cultura, Milano, Italy

Abstract nicht eingegangen

H 20.3
Mikrobiologische und pharmakologische Grundlagen zur Antibiotikatherapie beim Neugeborenen
Hp. E. Gnehm

Universitäts-Kinderklinik Zürich, CH-8032 Zürich, Schweiz

Wahl und Dosierung der Antibiotika zur Behandlung von Infektionen des Neugeborenen (NG) richten sich nach den spezifischen Erregern (Tab.1) und den besonderen pharmakologischen Eigenheiten des NG.

Tabelle 1: Die häufigsten Erreger bakterieller Infektionen

Gram positive =	Gram negative =
Streptokokken Gruppe B	E. Coli
Staphylokokken	Klebsiellen, Enterobakter
Streptokokken Gruppen A,D,E	Pseudomonas aerug.
Listerien	Haemophilus influenzae
Anaerobier	Anaerobier

Je nach lokalen Verhältnissen sind Streptokokken der Gruppe B, Gram neg. Stäbchen oder Staphylokokken die häufigsten Verursacher von Sepsis und Meningitis. Bei der Wahl der Antibiotika sind diese Erreger unbedingt zu berücksichtigen. Wegen der physiologischen Unreife der Nieren und Leber, die zu verlängerten Halbwerts- und Eliminationszeiten führt, sind Dosis und Dosisintervall für Antibiotika den pharmakokinetischen Bedingungen in den ersten 4 Lebenswochen anzupassen und potentiell toxische Substanzen wie Aminoglykoside und Chloramphenicol mittels Serumspiegel zu überwachen.

Tabelle 2: Semisynthetische Penicilline

Wirksamkeit gegen:	Amoxicillin	Azlocillin	Piperacillin
Strepto Gr. B	+++	++	++
Staphylokokken	-	-	-
Enterokokken	+++	++	+++
Listerien	++	-	-
E. Coli	++	++	++
Klebsiellen	-	++	++
Enterobakter	-	+	+
Pseudomonas aerug.	-	++	+++
Bacteroides ssp.	+	++	++

- = keine + = geringe ++ = gute +++ = sehr gute

Tabelle 3: Cephalosporine der 3. Generation

Wirksamkeit gegen:	Moxalactam	Cefotaxim	Ceftriaxon
Strepto Gr. B	+	+++	+++
Staphylokokken	+	++	+
Enterokokken	-	-/+	-/+
Listerien	-	-	+
E. Coli	+++	+++	+++
Klebsiellen	++	++	+++
Enterobakter	+++	+++	++
Pseudomonas aerug.	++	+	+

In der Regel wird bei einem Infekt des NG mit unbekanntem Erreger ein Penicillin (Tab.2) oder Cephalosporin der 3. Generation (Tab.3) mit einem Aminoglykosid zur Initialtherapie kombiniert. Die Dosierungen sind der Tabelle 4 zu entnehmen.

Tabelle 4: Antibiotika-Dosierung beim NG (>2000g Geb.gew.)

Kurzbezeichnung	iv-Dosis/kg/24Std.*(Anz.Dosen)	
	<1 Woche alt	1-4 Wochen alt
Penicillin G	50'-100'000 IE in 2 x	100'-250'000 IE in 3 - 4 x
Penicillinasefeste Penicilline		
Flucloxacillin	50-100mg in 2x	100mg in 3-4x
Dicloxacillin/Cloxacillin	50-100mg in 2x	100mg in 3-4x
Breitspektrum Penicilline		
Amoxicillin	100-150mg in 2x	100-300mg in 3-4x
Ticarcillin	200mg in 2x	300-450mg in 4-6x
Azlozillin	200mg in 2x	300mg in 3x
Piperazillin	200mg in 2x	300mg in 2-3x
Cephalosporine		
Moxalactam	100mg in 2x	150mg in 3x
Cefotaxim	75mg in 3x	100mg in 4x
Ceftriaxon	50mg in 1-2x	50-100mg in 1-2x
Aminoglykoside		
Gentamicin	5mg in 2x	7,5mg in 3x
Tobramycin	4mg in 2x	6 mg in 3x
Amikacin	15mg in 2x	15-24mg in 3x
Vancomycin	30mg in 2x	45mg in 3x
Chloramphenicol	25mg in 2x	25-50mg in 2x

*Grundsätzlich können Penicilline, Cephalosporine und Aminoglykoside auch im. appliziert werden, jedoch nicht Vancomycin und Chloramphenicol.

Tab. 5 gibt therapeutische Peak- und Trough-Konzentrationen der Aminoglykoside an, innerhalb derer keine Oto- oder Nephro-Toxizität zu erwarten ist. Für Chloramphenicol darf die Serumkonzentration 15-25 µg/ml nicht überschreiten.

Tabelle 5: Therapeut. Serumkonzentration der Aminoglykoside

	Max.wert µg/ml (Peak)	Min.wert µg/ml (Trough)
Gentamicin	5 - 10	< 2
Tobramycin	5 - 10	< 2
Amikacin	15 - 30	< 10

Die Therapie ist den mikrobiologischen Resultaten anzupassen und je nach Infekt 10 Tage bis 3 Wochen oder länger durchzuführen.

H 20.4
Xanthine

P. Vert

Maternité régionale, Service de médicine néonatal, Nancy, France

Abstract nicht eingegangen

H 20.5
Phenobarbital in Newborn Infants

L. O. Boréus

Department of Clinical Pharmacology, Karolinska Hospital, S-104 01 Stockholm, Sweden

Phenobarbital has been used for many years as an anticonvulsant drug in neonates. When the phenomenon of enzyme induction had been described, phenobarbital was also tried as a prophylactic measure against neonatal hyperbilirubinemia. More recently, the drug has been claimed to protect the newborn infant against intracerebral hemorrhage and brain edema. All these various indications probably reflect different features in the pharmacodynamic profile of this barbiturate. The clinical results have been difficult to assess mainly due to methodological shortcomings. However, the possibilities to set up controlled clinical trials have greatly improved due to (1) increased knowledge about the pharmacokinetics of phenobarbital in the perinatal period, (2) the possibility of therapeutic drug monitoring, and (3) the availability of new and essentially non-invasive techniques of measuring clinical end points. The previous statements in the literature on the beneficial effects of phenobarbital in the newborn must be critically examined against this new background. Is there a future for this drug in neonatology?

H 20.6
Clinical Use of Diuretics in the Neonate

J.-P. Guignard

Service de Pediatrie, CHUV, Lausanne, Suisse

DIURETICS PROVOKE THE URINARY EXCRETION OF SODIUM AND WATER AND THEREBY DECREASE THE EXTRACELLULAR FLUID VOLUME. THEY CAN BE CLASSIFIED IN A) OSMOTIC DIURETICS, AND B) SALIURETIC DIURETICS. A RATIONAL USE OF DIURETICS IN THE NEONATAL PERIOD REQUIRES THAT DEVELOPMENTAL ASPECTS OF RENAL FUNCTION BE CLEARLY UNDERSTOOD.
DEVELOPMENT OF RENAL FUNCTION :

GLOMERULAR FILTRATION RATE IS LOW AT BIRTH, WITH A VALUE OF 20 ML/MIN x 1,73 M^2, AND IS EVEN LOWER IN VERY PREMATURE NEONATES. IT INCREASES RAPIDLY DURING THE FIRST MONTH OF LIFE. THE DILUTING CAPACITY IS FULLY EFFECTIVE, WHILE THE concentrating ability is limited in the newborn infant. The response to sodium loading is blunted in term-neonates, probably because of the high concentration of circulating aldosterone. Sodium wasting is present in very low-birth-weight infants. Because of the low GFR, the response to diuretic agents is rather weak, and exhibits remarkable variability.

CLINICAL USE :

Diuretics are used in the medical management of a) congestive heart failure, b) pulmonary edema and c) acute functional renal failure. Diuretics have also been recommended a) in patients with severe RDS, and b) for the prevention of indomethacin-induced renal dysfunction.

SIDE EFFECTS :

Common side effects include dehydration, hyperkaliemia and hyponatremia. Vascular thrombosis, deafness, blood dyscrasia, renal calcification and various forms of dermatitis have also been described. It has been suggested that furosemide might adversely influence the patency rate of the immature ductus arteriosus.

CLINICAL PHARMACOLOGY OF DIURETICS :

Mannitol : This osmotic diuretic is freely filterable across the glomerular membrane, and is not reabsorbed by the renal tubule. It promotes water and salt excretion by its osmotic effect in the tubule. It can decrease vascular cells edema in the renal microcirculation, and improve renal perfusion. Hypertonic mannitol, given in doses of 1G/KG/dose can reverse prerenal failure, and serves as a test of prerenal parenchymal integrity.

Furosemide : It impairs NaCl reabsorption in the ascending limb of Henle loop, acting on the luminal side of the tubule. The duration of action is prolonged in the neonate, amounting to 5-6h. It is bound to plasma proteins, but in doses of 1-1.5 mg/kg, the binding of bilirubin is only slightly altered. It is the drug of choice for the treatment of congestive heart failure and pulmonary edema. It has alternatively been claimed to prevent the renal side effects of indomethacin without affecting the efficacy of this drug in the closure of patent ductus arteriosus, or to increase the incidence of patent ductus arteriosus in premature infants with RDS, probably through a prostaglandin-mediated process.

Thiazides : They are weak diuretics acting on the distal tubule. Displacement of bilirubin by chlorothiazide may be clinically significant. These agents are not recommended in neonates.

Antikaliuretic natriuretic agents :

They promote sodium excretion and potassium retention. They compete with aldosterone (spironolactone) or act independently of aldosterone (amiloride, triamterene). These drugs should be used with caution in neonates.

CONCLUSION :

Diuretics are potent and life-saving drugs which carry important potential side-effects. They should be used with caution and only with thorough knowledge of the functional characteristics of the developing kidney.

REFERENCES :

Baillie M.D., Linshaw M.A., Stygles V.G. (1981). Diuretic pharmacology in infants and children. Pediat.Clin.N.Amer. 28 : 217.

Guignard J.-P. (1982). Renal function in the newborn infant. Pediat.Clin.N.Amer. 29 : 777.

H 20.7
Volumenersatztherapie beim Neugeborenen
O. Linderkamp, H. T. Versmold

Kinderklinik und II. Frauenklinik der Universität München, Lindwurmstr. 4, D-8000 München 2, BRD

Die Volumenzufuhr beim Neugeborenen verfolgt - nicht anders als bei Kindern und Erwachsenen - zwei Ziele:
(1) Ausgleich ständiger physiologischer Verluste zur Vermeidung eines Volumendefizits;
(2) Ausgleich eines bereits eingetretenen Volumendefizits.
Hier soll vor allem auf die spezielle Problematik von Diagnose und Behandlung eines Volumenmangels beim Neugeborenen eingegangen werden.

1. Schätzung des Flüssigkeitsbedarfs beim Neugeborenen

Beim Neugeborenen und insbesondere bei Frühgeborenen sind die "physiologischen" Flüssigkeitsverluste über Haut und Lunge (unsichtbarer Verlust), mit dem Urin und Stuhl in der Regel wesentlich höher und zudem variabler als bei Erwachsenen (Tabelle 1). Die Nieren des Neugeborenen können überdies wesentlich schlechter mangelhafte oder überreichliche Zufuhr von Wasser und Salzen durch Anpassung der Urinmenge ausgleichen. Das Erstellen möglichst genauer Flüssigkeitsbilanzen (Messung des Volumens von Urin und Stuhl durch Sammeln in Beuteln oder Wiegen der Windeln; Schätzung der unsichtbaren Wasserverluste; Körpergewicht ggf. mehrmals täglich) ist deshalb eine der Grundvoraussetzungen für jegliche Betreuung kranker Neugeborener.

Tabelle 1. Wasserabgabe des Neugeborenen (ml/kg/Tag)*

	<1000 g	1000-1500 g	1500-2000 g	>2000 g
unsichtbar (über Haut und Lungen bei etwa 60% Luftfeuchtigkeit)	65	45	25	20
Phototherapie (+50%)	30	20	10	10
Aktivität (+30%)	20	15	5	5
Radiant Wärmer (+50%)	30	20	10	10
Zunahme der Körpertemperatur um 1°C (+30%)	20	15	5	5
hohe Luftfeuchtigkeit (-30%)	-20	-15	-5	-5
Wärmeschutz (Folie, "heat shield") (-50%)	-30	-20	-10	-10
Beatmung mit angefeuchteter Luft (-30%)	-20	-15	-5	-5
Stuhl	7	7	7	7
Urin (nimmt mit dem Alter, der Protein- und Elektrolytzufuhr und bei geringer Konzentrierungsfähigkeit zu)	5-150	5-150	5-150	5-150
Beispiel:				
1. Tag, beatmet, Urin 30 ml/kg	75	60	50	45
1. Tag, nicht beatmet, Urin 30 ml/kg	95	75	55	50

* Aus Linderkamp O, Riegel K: Der Wasser-Elektrolyt-Haushalt und seine Störungen. In: Nickl KJ, Riegel K: Angewandte Perinatologie. 2. Aufl. Urban & Schwarzenberg, München Berlin Wien (in Druck)

2. Ursachen und Abgrenzung eines Volumenmangels beim Neugeborenen*

Tabelle 2. Ursachen von Volumenmangel und anderen Schockformen bei Neugeborenen (2,3)

VOLUMENMANGEL
- Abriß oder Einriß von Gefäßen der Plazenta oder Nabelschnur (Placenta praevia u.a.)
- Transfusionssyndrome (feto-maternal, feto-fetal, fetoplazentar)
- Innere Blutungen des Feten oder Neugeborenen
-- intrakraniell, Kephalhämatom, subgaleatisch
-- Leber-, Milzruptur, gastrointestinal, retroperitoneal
-- Lungenblutung; Katheter; intra-, postoperativ
- Dehydratation (Erbrechen, Diarrhoe u.a.; vgl. Tabelle 1)

CARDIOGENER SCHOCK
- Postasphyktisch, Hypoxie, Hypothermie, Hypoglykämie
- Obstruktion des venösen Einstroms u/o arteriellen Ausstroms (Beatmung, CPAP, PEEP, Pneumothorax, -pericard)
- Hypocarbie (Hyperventilation)
- Medikamente (an Mutter bzw. Kind)
- Arrhythmien, Herzfehler, Herzinsuffizienz
- Hypervolämie, Polyzythämie, Hyperviskosität
- Folge des hypovolämischen oder septischen Schocks

SEPTISCHER SCHOCK

*Die Abgrenzung des Volumenmangels von anderen Schockformen ist wichtig, da eine rasche Volumenexpansion beim cardiogenen oder septischen Schock gefährlich für das Neugeborene sein kann. Im Zweifelsfall hilft die Messung des zentralen Venendrucks; nicht aber der Pfortaderdruck bei falsch liegendem Nabelvenenkatheter.

3. Volumenersatz

Der Ausgleich eines Volumenmangels beim Neugeborenen hat folgende Besonderheiten zu berücksichtigen:

a) Das Blutvolumen des Neugeborenen ist entsprechend seinem Körpergewicht gering. Der normale Wert beträgt unabhängig vom Gestationsalter etwa 90 ml/kg.

b) Der normale arterielle Druck hängt vom Gestationsalter ab. D.h., bei kleinen Frühgeborenen wird ein geringerer Druck angestrebt als bei reifen Neugeborenen (4).

c) Azidose, Hypoxämie und Schock führen zu Erweiterung der cerebralen Arterien und Verlust der autonomen Regulation. D.h., ein plötzlicher Druckanstieg in den Arterien überträgt sich ungehindert auf die Kapillaren und kann zu Einriß der Kapillaren und intracerebraler Blutung führen.

d) Intrapulmonale Druckerhöhung durch Beatmung und CPAP ($> 4\,cmH_2O$) überträgt sich wegen der höheren Compliance der (gesunden) Lunge des Neugeborenen eher auf den Kreislauf.

e) Hypervolämie fördert die Entwicklung eines persistierenden Ductus arteriosus.

f) Die Schwundrate infundierten Albumins ist bei gesunden Neugeborenen mit 20 %/h höher als bei Erwachsenen (5 %/h) und kann bei Sepsis, Azidose, Hypoxämie und Hypervolämie bis 40 %/h steigen. Das in Gewebe ausgeschleuste Albumin nimmt Wasser mit führt so zu Ödemen (1).

g) Die Gabe von Plasmaexpandern (Dextran u.a.) kann die Blutungsneigung des Neugeborenen verstärken.

h) Neugeborene benötigen einen höheren Hämatokrit (>40), da die O_2-Affinität des fetalen Hämoglobins erhöht ist.

Folgende Volumenersatzmittel werden bei Neugeborenen eingesetzt:

a) Erythrozyten-Konzentrat: Bei Anämie ohne Hypovolämie (5-10 ml in 2-4 h)

b) Blut (20 ml/kg): Bei Hypovolämie (häufige Kontrollen des arteriellen Blutdrucks und ggf. ZVD!)

c) Austauschtransfusion: Bei Anämie und (V.a.) cardiogenen Schock; Sepsis; Rh-Inkompatibilität

d) Salz-Glucose-Lösungen: Ausgleich ständiger Flüssigkeitsverluste; im Schock unzureichend; fördern Ödemneigung

e) Serum (20 ml/kg): Bei Hypovolämie ohne Anämie; Fehlen verträglichen Blutes; Hypoproteinämie

f) Albumin 20%: Bei schwerer Hypoproteinämie

1. Bland RD (1982) Edema formation in the newborn lung. Clin. Perinatol. 9: 593
2. Linderkamp O (1979) Perinataler Blutverlust. Monatsschr. Kinderheilkd. 127: 592
3. Perkin RM, Levin DL (1982) Shock in the pediatric patient. Part I and II. J. Pediatr. 101: 163 and 319
4. Versmold HT, Kitterman JA, Phibbs RH, et al. (1981) Aortic blood pressure during the first 12 hours of life in infants with birth weight 610 to 4,220 g. Pediatrics 67: 607

Inhalationsnarkose im geschlossenen System (Closed Circuit Anaesthesia)

Leitung: M. Zindler, Düsseldorf (D) / A. M. Zbinden, Basel (CH)

H 21.1
Einleitung
M. Zindler
Institut für Anaesthesiologie der Universität Düsseldorf, BRD

Vor 30 Jahren wurde das geschlossene System überall als Routineverfahren für Cyclopropan-Narkosen verwendet. Es muß deshalb verwundern, daß heute das geschlossene System nur von sehr wenigen benutzt wird, obwohl es unbestrittene Vorteile hat, wie
- erhebliche Kosteneinsparung,
- keine Verseuchung der Luft im Operationssaal sowie
- weniger Verluste von Wärme und Wasserdampf für den Patienten.

Die Ansicht, daß man, zufrieden mit dem üblichen halboffenen System, keinen Anlaß sehe, sich mit dieser "Außenseitermethode" zu beschäftigen, erscheint doch wohl zu bequem und nicht stichhaltig. Zumindest zeigen diejenigen, die diese Zeilen lesen bzw. die an der Sitzung teilnehmen, Interesse dafür.

Wir sind davon überzeugt, daß das geschlossene System mit seinen drei Varianten nicht nur ein Fortschritt ist, sondern daß sich auch die Beschäftigung damit lohnt, weil sie neue Einblicke in die Vorgänge und den zeitlichen Ablauf der Aufnahme von volatilen Narkosemitteln und für ihre rationelle Dosierung bringt.

Ziel und Inhalt der Sitzung

Es ist die Aufgabe der Referate und der Paneldiskussion, über
- theoretische Grundlagen,
- technische Voraussetzungen und
- die praktische Anwendung

zu informieren, damit Sie ohne Schwierigkeiten das geschlossene System selbst anwenden können.

Zuerst wird Herr **Grote** (Düsseldorf) über die Grundlagen referieren. Besonders wichtig sind dabei die Faktoren und der zeitliche Ablauf der Aufnahme von Halothan oder Enflurane und von Lachgas.

Damit wird verständlich, warum bei dem sehr niedrigen Frischgaszustrom so hohe Konzentrationen am Verdampfer eingestellt werden müssen: bei Halothan zuerst 4-3 % und zur Unterhaltung der Narkose 2-1 %, bzw. bei Enflurane zuerst 5-4 % und später 3-2 %, um die erwünschte Narkosetiefe zu erreichen und aufrechtzuerhalten.

Dabei ist zu beachten, daß sich durch die Trägheit des Systems die inspiratorischen Konzentrationen nur langsam ändern.

Im zweiten Referat wird Herr **Schaer** (Männedorf-Zürich) die technischen Voraussetzungen besprechen.

Die derzeitigen Narkosegeräte wurden nicht für die Erfordernisse des geschlossenen Systems konstruiert. Jedoch wurden in letzter Zeit schon Fortschritte gemacht: So sind Rotameter erhältlich, mit denen weniger als 500 ml/Min genau eingestellt werden können.

Eine Reihe von anderen, für die Praxis wichtigen Problemen, wie Dichtigkeit des Kreislaufsystems, Leistungsfähigkeit der Verdampfer und der Geräte zur Messung der Konzentrationen von Sauerstoff und Narkosedämpfen, werden erörtert.

Nach diesen Referaten über die theoretischen und technischen Grundlagen kommt die Praxis zu Wort. Es werden die drei Methoden des geschlossenen Systems, die sich durch die Menge der zugeführten Frischgase unterscheiden, behandelt.

Herr **Spiess** (Bad Hersfeld) bespricht die Low Flow Methode (Frischgaszustrom 1000 ml) und das Minimal Flow Verfahren (Frischgaszustrom 500 ml); beide können als praktikable Methoden empfohlen werden.

Danach erörtert Herr **Zbinden** (Basel) Vorteile und Schwierigkeiten des total geschlossenen Systems, bei dem nur die vom Patienten aufgenommenen Sauerstoff- und Narkosegasmengen ersetzt werden.

Dabei werden auch neue zukunftsweisende Entwicklungen erwähnt, die mit einem Feedback Servo-System nach endexspiratorischen Konzentrationen die Zufuhr der Narkosemittel steuern.

An der Paneldiskussion nach der Pause nehmen zusätzlich zu den Referenten Herr **Mostert**, ein Pionier aus Pretoria/Südafrika, der seit zehn Jahren das geschlossene System konsequent anwendet, und Herr **Frankenberger** (Drägerwerk, Lübeck) teil. Es werden Fragen des Auditoriums beantwortet, Vor- und Nachteile erörtert und ausführlich die praktische Durchführung mit Hinweisen für Anfänger diskutiert.

Wenn es gelingt, nicht nur Interesse für das geschlossene System zu wecken und neue Erkenntnisse zu vermitteln, sondern auch zur eigenen Erprobung dieser Methode anzuregen, dann waren die Bemühungen erfolgreich.

Deutschsprachige Literatur (chronologisch)
1. Zinganell K: Halothan im geschlossenen Kreislauf (eine sichere wirtschaftliche Routine-Narkose). Anaesthesist 18: 88 (1969)
2. Droh R, Rothmann G: Das geschlossene Kreissystem. Eine diskreditierte Konzeption der Vergangenheit, durch Innovation die Methode der Wahl. Anaesthesist 26: 461 (1977)
3. Mostert JW, Goldberg IS, Lanzl EF, Lowe HJ: Das geschlossene System. Anaesthesist 26: 495 (1977)
4. Spiess W: Narkose im geschlossenen System mit kontinuierlicher inspiratorischer Sauerstoffmessung. Anaesthesist 26: 503 (1977)
5. Spiess W: Halothan-Lachgas-Narkose im geschlossenen System. In: Halothan (ed. Kirchner E) Anaesthesiologie und Wiederbelebung, Bd. 109 Springer-Verlag Berlin Heidelberg New York (1978)
6. Clasen R, Knitza R, Steingass U, Von der Schmitt H: Enflurane-(Ethrane-)Narkose im klinisch geschlossenen System. Prakt Anästh 14: 313 (1979)
7. Spiess W: Minimal-flow-Anaesthesie - eine zeitgemäße Alternative für die Klinikroutine. Anaesthesiol u Reanimat 5: 145 (1980)

H 21.2
Grundlagen des geschlossenen Systems
B. Grote
Institut für Anaesthesiologie, Universität Düsseldorf, BRD

Bei Inhalationsnarkosen im Geschlossenen System wird nur soviel an Sauerstoff, Lachgas und Inhalationsanästhetikum zugeführt, wie der Patient für eine sichere inspiratorische O_2-Konzentration bzw. für eine beliebige Narkosetiefe benötigt. O_2-Verbrauch und Aufnahme von Lachgas und Narkosedampf bestimmen für jeden Zeitpunkt die jeweils notwendige Zufuhr von Frischgas und Narkosedampfmenge. Diese Technik der Narkoseführung wurde grundsätzlich möglich durch die Entwicklung von leistungsfähigem CO_2-Absorberkalk und Kreissystem. Näherungsweise war die Methode relativ populär für die klinische Anwendung explosiver Narkosegase. Die theoretischen Grundlagen für eine zu jedem Zeitpunkt bedarfsgerechte und -begrenzte Applikation von Narkosegasen wurden aber erst in den letzten 30 Jahren gelegt.

In Narkose fällt der O_2-Verbrauch auf basale Werte ab und beträgt abhängig von der Narkosetiefe 2 - 7 ml/kg Körpergewicht (KG)/min. Im "steady-state" der Narkose bleibt er weitgehend konstant. Die inspiratorische O_2-Konzentration wird während einer Narkose mit guten Gründen deutlich über den notwendigen 21 Vol% der Raumluft gehalten und ist abhängig von der Frischgaszufuhr und ihrem prozentualen Anteil an O_2.

Der Lachgasbedarf für eine inspiratorische Konzentration von 60 bis 70 % N_2O fällt in der ersten Stunde steil ab und liegt danach bei ca. 100-150 ml/min. Eine korrekte Applikation der jeweils notwendigen N_2O-Menge in einem geschlossenen System verlangt daher eine häufige Korrektur der Frischgaszufuhr in diesem Zeitraum.

Wichtige Parameter für die Anwendung potenter Narkosedämpfe sind der sogenannte MAC-Wert bzw. seine für klinische Zwecke notwendige Korrektur und die Gewebeverteilungskoeffizienten, besonders der Blut-Gas-Löslichkeitskoeffizient. Mit der Meßbarkeit der Inhalationsanästhetika in Blut und Expirationsluft konnten Aufnahme und Kinetik bestimmt werden. Dabei zeigte sich, daß die Aufnahme potenter Narkosedämpfe mit zunehmender Narkosedauer durch Aufsättigung des Körpers stark abnimmt. Dieser komplizierte und nicht oder noch nicht völlig mathematisch beschreibbare Vorgang wurde von LOWE in einer vereinfachten Formel zusammengefaßt, nach der die Aufnahme potenter Narkosedämpfe neben dem Körpergewicht und einem geschätzten HZV abhängig ist von der Quadratwurzel der Zeit. Auf dieser Basis wurden zur Erleichterung der klinischen Anwendung Tabellen erstellt, die die notwendigen Dampfmengen für jeden Zeitpunkt angeben. Mit dieser Methode kalkulierte Konzentrationen werden durch Messung näherungsweise bestätigt. In der Regel wird das Inhalationsanästhetikum dabei in den patientenfernen Teil des Kreissystems injiziert.

Die Applikation von Narkosedampf bei niedriger Frischgaszufuhr verlangt die grundsätzliche Einsicht, daß auch die Inhalationsanästhetika in Mengen (ml Dampf oder Flüssigkeit) und nicht in Konzentrationen (Vol%) appliziert werden. In einem geringen Volumen Trägergas sind darum hohe Vaporkonzentrationen nötig, um die gleiche Menge von Narkosedampf pro Zeiteinheit zum Patienten zu transportieren wie bei hoher Frischgaszufuhr. Die benötigte Dampfmenge kann am Narkoseanfang nicht mit den herkömmlichen Vaporen im Geschlossenen System bereitgestellt werden. Deshalb und zur Auswaschung von Stickstoff in Kreissystem und Patient wird die Inhalationsnarkose zweckmäßigerweise mit höherer Frischgaszufuhr eingeleitet.

Eine durch die Technik des Geschlossenen Systems erhoffte rationale Anwendung von Inhalationsanästhetika bleibt aus theoretischen, apparativen und praktischen Gründen bis heute hinter den Erwartungen für eine weite klinische Verbreitung zurück. Dagegen sollten die inzwischen bekannten Fakten dazu führen, die unkritische Anwendung hoher Frischgaszufuhr im Kreissystem zu überprüfen.

Übergangsformen vom streng geschlossenen zum halb geschlossenen System - der sog. Minimal- bzw. Low-Flow - sind bei entsprechender Grundkenntnis und zusätzlichem Monitoring reale und leicht erlernbare Alternativen zur bisherigen Praxis der Inhalationsnarkose und erhalten mehr oder weniger ausgeprägt die Vorteile des Geschlossenen Systems: praktische Erfahrung der Aufnahme von Inhalationsanästhetika, Verhinderung von Temperaturverlust und Austrocknung der Atemwege und schließlich eine erhebliche Kosteneinsparung.

H 21.3
Technische Probleme des geschlossenen Systems
H. Schaer
Abteilung für Anaesthesie, Kreisspital Männedorf-Zürich, Schweiz

Mit der Minderung des Frischgasflusses vom Low Flow- über das Minimal Flow- zum völlig geschlossenen System ergeben sich bei Verwendung der gebräuchlichen Narkosegeräte verschiedene Probleme technischer Art.

1. Flow-Meter. Die normalerweise verwendeten Flow-Meter sind bis zu einem Bereich von 8-12 l/min ausgelegt. Während die im Low Flow verwendeten Gasflüsse noch zuverlässig eingestellt werden können, liegen die Durchflussmengen beim Minimal Flow und beim völlig geschlossenen System in einem Bereich, der nicht mehr zuverlässig und stabil eingestellt werden kann. In diesem Fall sind spezielle Rotameter zur O_2- und N_2O-Feindosierung erforderlich.

2. Verdampfer. Die von den verschiedenen Gewebskompartimenten aufgenommenen Mengen an potenten Inhalationsanästhetika sind theoretisch berechnet worden (1). Wenn diese berechneten Mengen auch etwas höher liegen als die tatsächliche Aufnahme, so ist es nicht möglich, bei Verwendung konventioneller Verdampfer und kleinen Frischgasflüssen die aufgenommene Menge an Inhalationsanästhetika ins System zu bringen, zum mindesten nicht während der initialen Aufnahmephase. Es ist deshalb erforderlich, zu Beginn der Anästhesie einen erheblich grösseren Gasfluss zu verwenden (Systemwechsel), oder Verdampfer mit grösserer Abgabeleistung (nicht offiziell zugelassen), oder das Anästhetikum in flüssiger Form in den Kreislauf zu injizieren.

3. Dichtigkeit des Systems. Die Theorie des geschlossenen Systems basiert auf einer im klinischen Routinebetrieb nicht realisierbaren Dichtigkeit. Ohne Inkaufnahme eines für die Routine nicht vertretbaren Aufwandes muss bei den herkömmlichen Narkosegeräten mit Verlusten von mindestens 100-200 ml/min gerechnet werden.

4. Abweichungen in der Zusammensetzung der Frisch- und inspiratorischen Gase. Je kleiner der Frischgasfluss, umso grösser werden die Abweichungen zwischen der Zusammensetzung der frischen Gase und der Gase im Kreissystem. Durch Messung der inspiratorischen O_2-Konzentration und der exspiratorischen Konzentration der Inhalationsanästhetika (z.B. EMMA) lassen sich diese Probleme meistern.

5. Trägheit des Systems. Je geringer der Frischgasfluss, umso schwieriger wird es, bei Verwendung konventioneller Verdampfer ohne Systemwechsel schnell die Narkosetiefe zu verändern. Als Alternative kann zur schnellen Narkosevertiefung das Anästhetikum in flüssiger Form ins Kreissystem injiziert werden.

6. Feuchtigkeit. Zur Verhinderung einer unerwünschten Kondensation im Narkosegerät ist die Verwendung von Wasser-Kondensatoren erforderlich

(z.B. Humid-Vent^R). Dies bringt gleichzeitig die erwünschte Befeuchtung der inspiratorischen Gase.

Schlussfolgerungen. Die heute gebräuchlichen und an den meisten Kliniken vorhandenen Narkosegeräte lassen sich ohne Anpassungen nicht im völlig geschlossenen System verwenden. Minimal Flow und noch eher Low Flow hingegen können problemlos angewendet werden.

Literatur

1. Lowe H J, Ernst E A (1981) The Quantitative Practice of Anesthesia. Use of Closed Circuit. Williams & Wilkins, Baltimore London

H 21.4
Low Flow und Minimal Flow: Methoden für die Routine
W. Spiess
Zentrale Anaesthesieabteilung, Kreiskrankenhaus Hersfeld, BRD

Die Bezeichnung low flow (LF) hat sich für eine Anaesthesietechnik eingebürgert, die mit einem Frischgasflow (FF) von 1 L min^{-1}, meist 500 ml O_2 u. 500 ml N_2O, arbeitet. Günstige Ergebnisse hiermit sowie mit dem von ihm minimal flow (MF) genannten nochmals halbierten FF mit 300 ml min^{-1} O_2 u. 200 ml min^{-1} N_2O publizierte Virtue (4) 1974. Beide Techniken sind mit dem heutigen Stand des Wissens, der technischen Ausrüstungen u. vorliegenden Erfahrungen für die klinische Arbeit geeignet.

Durchführung: 1. - 3. min FF von 8 - 10 L (Systemfüllung), 4. - (10.)- 15. min ca. 3 L FF, O_2 Monitorkontrolle (obligat!), Warnlimiteinstellung, bei kontroll. Beatmung PEEP von 5 cm H_2O, dann Flow-Reduktion auf LF oder MF. Im Falle von MF zweckmäßig bedarfsadaptierter FF (s.Tab. 1). Verdampfereinstellung gegenüber "high flow" bei MF um den Faktor 1,8 - 2, bei LF um 1,4 - 1,6 erhöhen. Bei unkompliziertem Verlauf nach 30 - 60 min. um 30 % reduzieren, nach etwa derselben Zeit nochmals. N_2O-Korrektur nach gemessenem inspir. O_2.

Ergebnisse: Die Stabilität der gemessenen O_2- u. N_2O-Konz. macht mit LF u. MF die Überwachung einfach. Bei MF mit FF-relationen von 1:1 für O_2:N_2O sind während 30 - 60 min inspir. 30 - 35 % O_2; bei 1: 0,8 $\geq$ 40 % zu erwarten, bei typischem LF $\geq$ 40 %. Die Verdampfereinstellung ist bei bedarfsadaptiertem MF weitgehend zu standardisieren. Mit 4 % Enflurane zu Beginn resultieren beim Durchschnittsfall endexsp. ca. 1 %. Eine Streubreite zwischen 3 - 5 % wird von individuellem HZV, MAC u. λ B/G diktiert. Klinische Abschätzung dieser Größen erwies sich als ausreichend. Sinkende Beatmungsdrücke zeigten unzureichenden Zufluß (Leckagen) u. zus. mit rasch sinkenden O_2-Konz. Luftansaugung an. Konsequenz: Ausspülen mit hohem flow, Gerät prüfen

Probleme: Das zentrale Problem aller LF-Techniken ist der große Unterschied zwischen Frischgas u. inspir. Gas. Zwei Problemlösungen wurden vorgeschlagen: Das streng uptake-orientierte mathematische Modell (2) u. das auf klinischer Beobachtung basierende (1). LF u. MF sind ein Mittelweg. Bei LF werden ca. 30 - 50 % der zugeführten Gase vom Patienten aufgenommen, bei MF ca. 50 - 80 %. Zumindest bei letzterem empfiehlt sich deshalb Anpassung des FF an den Bedarf. Andererseits sind hier z.B. O_2-Verbrauchs- u. uptake-Beobachtungen, wenn auch eingeschränkt, noch möglich. Die überraschende Stabilität der endexsp. Konz., d.h. der Narkosetiefe, wird in der ersten Stunde trotz der relativ steil abnehmenden uptake-Menge durch v.v. zunehmende Auswaschung aus dem System bewirkt. Im weiteren Verlauf sorgt die abflachende uptake Kurve zusätzlich für Stabilität (3). Beide Methoden lenken nicht von Patientenbeobachtung u. anderen Tätigkeiten ab. Beide können mit modernen Standardgeräten durchgeführt werden. Die Stabilität der Gaszusammensetzung durch große Zeitkonstanten (= $\frac{V}{FF}$, also für MF>LF>Normal-F) erhöht im Normalfall die Sicherheit u. ermöglicht frühzeitiges Verdampferschließen gegen Ende des Eingriffs. Zum raschen An- u. Abfluten sind v.v. nur hohe FF geeignet.

Tab. 1

①	100	90	80	70	60	50	40	kgKG
②	316	292	268	242	216	188	159	mlO_2min
③	395	365	335	300	270	235	200	②x1,25
④	380	350	330	300	280	250	220	② + 60

Legende: Relation von Körpergewicht (KG) u. O_2-FF bei MF. ② *Basaler O_2-Verbrauch* in Abhängigkeit vom KG nach Brody (2) (evtl.korrigieren entspr. Alter, Temp., Fettgehalt, Narkosetiefe etc.). ③ Brody x 1,25 (= prozentual gleichbleibende Überschußreserve). ④ Bei kontroll. Beatmung bewährt: (Brody + 60) ml min^{-1} (= für alle Pat. gleichbleibende Leckagereserve).

Literatur:

1. Hamilton WK (1980) Low flow systems without calculus - or even algebra. In: 31st Annual refresher course lectures. Copyright by ASA, Inc.
2. Lowe HJ, Ernst EA (1981) The quantitative practice of anesthesia. Use of closed circuit. Williams and Wilkins, Baltimore.
3. Spiess W (1983) Inhalationsnarkose im Minimal-flow-System. In: Geschlossenes System für Inhalationsnarkosen. Internat. Sympos. Düsseldorf 7/8.Mai 82. Anaesthesiologie u. Wiederbelebung. Springer, Berlin-Heidelberg-New York. Im Druck.
4. Virtue RW (1974) Minimal flow nitrous oxide anesthesia. Anesthesiology 40, 196.

H 21.5
Das Total Geschlossene System (TGS)
A. M. Zbinden, D. A. Thomson, F. J. Frei
Departement für Anaesthesie, Kantonsspital Basel, Schweiz

Die heute gebräuchliche Anästhesietechnik im halbgeschlossenen Kreissystem mit hohen Frischgasflüssen ist unökonomisch und verschmutzt die Luft im OP-Saal. Diesbezüglich günstiger ist die sog. low flow resp. minimalflow Technik. Dabei braucht man zwar kein neues Kreissystem aber wegen der begrenzten Leistungsfähigkeit herkömlicher Verdampfer kann die insp. Anästheticakonzentration nur langsam geändert werden. Der Gradient zwischen insp. und der am Verdampfer eingestellten Konzentration ist hoch und die tatsächlich eingeatmete Konzentration somit kaum voraussagbar. Die Aufnahme von Anästhesiegasen und von Sauerstoff kann nicht gemessen werden, womit wichtige Parameter über die Anästhesietiefe verloren gehen. Diese Möglichkeit ist jedoch in einem TGS gegeben. - Im Folgenden möchten wir auf einige Probleme des TGS eingehen.
1) Die Kostenersparnisse für den Betrieb eines TGS sind unbestritten, aber untenstehende Ausführungen zeigen, dass dafür ein neues (teures?) Kreissystem in toto angeschaffen werden muss.
2.) Zwar kommt der Anaesthesist weniger mit potentiell toxischen Abgasen in Kontakt, aber eine Schädigung des Patienten durch toxische Abbauprodukte von Halothan, die sich im TGS ansammeln, ist nicht ganz auszuschliessen (Sharp, Anesthesiology 1979).
3.) Zwar wird dem Patienten feuchte, warme Inspirationsluft angeboten, aber der hohe Anfall von Kondensationswasser im TGS führt zu Schwierigkeiten mit Messtransducern für Sauerstoff, Anästhesiegase und für den Gasfluss.
4.) In einem TGS kann die Sauerstoffaufnahme einfach gemessen werden. Bisher ist aber eine konstante Leckfreiheit unter 20 ml/min für kein heute erhältliches System garantiert. Bei einer O_2-Aufnahme von 200 ml/min wird das Messresultat somit um 10 % verfälscht. Hauptlecks bilden Metall- auf Metallverbindungen und Kanister für Absorberkalk. Ob die Messung der Sauerstoffaufnahme tatsächlich einen Vorteil bringt für die bessere Steuerung der Anästhesie, ist noch umstritten.
5.) Zwar kann die Aufnahme von Anästhetica gemessen werden, aber das Resultat wird verfälscht durch Diffusion und Adsorption von Anästhetica an Gummi und Adsorberkalk. Die Lösung dieses Problems liegt möglicherweise in der Anwendung von Teflon (teuer) und/oder metallbeschichteten Kunststoffen. Ob die Dosierung auf Grund der Anästheticaaufnahme statt der Konzentration - wie bisher üblich - überhaupt einen Vorteil bringt, ist unklar. H. Lowe gibt eine Berechnungsmethode an, wonach die kumulierte aufgenommene Menge proportional ist zum Produkt von alveolärer Konzentration, dem Blut-/Gas-Verteilungskoeffizienten, dem Herzminutenvolumen und der Wurzel Zeit ist. Die Methodik ist theoretisch einleuchtend, in der Praxis fraglich, weil a) die adäquate alveoläre Konzentration von Patient zu Patient und in Abhängigkeit vom chirurgischen Stimulus variert b) der Blut-Gas Verteilungskoeffizient beträchtlich variieren kann c) das Herzminutenvolumen meistens nicht bekannt ist (Lowe berechnet es auf grund des Körpergewichts gemäss Brody's Formel, wobei allerdings eine Abnahme des Herzminutenvolumens durch die Anästhesie selber nicht berücksichtigt wird) d) ein kurzes Oeffnen des Systems und/oder unbekannte Verluste die Berechnung durcheinander bringen.
Die Dosierung aufgrund der Differenz zwischen gemessener und gewünschter end-exspiratorischer Konzentration scheint deshalb am sinnvollsten. Diese Konzentration kann neuerdings mit einem Engström EMMA Gasanalyser gemessen werden. Das Gerät ist handlich, billig und die Messung trockener Gasgemische sehr zuverlässig. Feuchtigkeit verändert aber die Messung nicht linear um bis zu 0,3 Vol %, was nicht akzeptierbar ist. Andere Messmöglichkeiten wie Massenspektrometrie, Flammenphotometrie oder Infrarotanalyse sind zur Zeit noch zu aufwendig für die tägliche Routine. Zur Messung der endtidalen Konzentration sollte der Messkopf patientennahe angebracht werden, was bei herkömlichen Kreissystemen nicht gewährleistet ist, weil sich das Inspirationsgas aus einem unbekannten Gemisch von Expirationsgas und Frischgas zusammensetzt. Auch sollte das Analysegerät fähig sein, die verschiedenen Anästhesiegase voneinander zu unterscheiden. Auf Grund der Differenz zwischen gewünschtem und gemessenem Wert kann ein Dosiersystem angesteuert werden, welches das Anästheticum in das System befördert. Die Rückkoppelung zwischen endexpiratorischer Konzentration und Injection von volatilen Anästheticas muss analog sein d.h. die Geschwindigkeit der Anästheticaeinstroms in das Kreissystem proportional zur Differenz zwischen gewünschtem und gemessenem Wert. Sonst ist ein Ueberschiessen der Konzentration möglich. Ein solches System würde im Gegensatz zu einem herkömlichen Kreissystem eine genaue endtidale Konzentration gewähreisten.
6.) Herkömliche Verdampfer sind nicht elektronisch ansteuerbar und ihre Leistung ist zu niedrig. Soll die Konzentration von Inhalationsanaestheticas im System rasch geändert werden, muss das System kurzfristig geöffnet und die Frischgasflüsse erhöht werden. Volatile Anaesthetica werden deshalb besser in flüssiger Form in das System injiziert, und zwar entweder mit einer Spritze von Hand oder mit einer motorgesteuerten Pumpe. Wenn die Spritzenpumpe über dem Injectionsort im Kreissystem liegt und durch ein Leck zwischen Kolben und Spritzenwand Luft angesogen wird, können grosse Mengen volatiler Anästheticas der Schwerkraft folgend unkontrolliert in das System fliessen. Eine weitere Gefahr besteht in einem Ueberschiessen der Konzentration nach Abschalten der Pumpe, wenn sich grosse Mengen flüssiger volatiler Anästheticas unverdampft an einer Stelle des Kreissystemes ansammeln.
7.) Die Messung von Sauerstoff - und Anästheticaaufnahme verbessern zwar die Ueberwachung des Patienten, aber ein ständiges Nachjustieren der Frischgasströme an Lachgas und Sauerstoff sowie des Einstroms von volatilen Anaestheticas wird erforderlich, wodurch der Anaesthesist von der eigentlichen Ueberwachung des Patienten abgelenkt wird. Deshalb müssen automatische Rückkoppelungssysteme konstruiert werden zwischen
a) Volumenzustand des Systems - Lachgasfluss
b) Sauerstoffkonzentration - Sauerstofffluss
c) Endexsp. Anaestheticakonzentration - Anaestheticapumpe.
Der Volumenzustand des Systems kann anhand des Füllungszustand der Spirometerglocke bestimmt werden. Diesbezügliche Messmethoden (LVDT, Ultraschall, Photoelectroden) sind aber noch nicht marktreif. Die Messung der Sauerstoffkonzentration ist weitgehend gelöst, aber viele Geräte sind störanfällig.
Immer wieder wird behauptet, dass bei Verzicht auf Lachgas kein Sauerstoffmonitor benötigt wird. Dennoch kann unter solchen Umständen ein hypoxisches Gasgemisch auftreten, nämlich immer dann, wenn unbemerkt Zimmerluft angesogen wird; beispielsweise wird der Balg gewisser Respiratoren aktiv angehoben und ein Ventil zum Ansaugen von Zimmerluft geöffnet, wenn das Kreissystem ungenügend gefüllt ist.
8.) Die Sicherheit eines derartig komplexen Systems kann hoch sein, wenn das System "intelligent" ist, d.h. es müsste z.B. eine zu niedrige Halothane (Fehl)-Messung anhand eines unverhältnismässig hohen Halothaneverbrauches merken. Vitale Messungen, wie z.B. die Messung der Sauerstoffkonzentration, müssten doppelt - unabhängig voneinander - geführt werden.
9.) Es fehlt am theoretischen Grundlagen, Messmethoden Rückkoppelungssystemen, Injectionssystemen und leckfreien Kreissystemen. Wer mit eigenen Systemen arbeitet, handelt auf eigene Verantwortung und ist juristisch nicht gedeckt.

Postoperative Analgesie: Epidurale Lokalanaesthesie versus epidurale Opiate

Leitung: C.P. Naumann, St. Gallen (CH) / M. Zenz, Hannover (D)

H 22.1
Postoperative Epiduralanalgesie: Aktuelle Probleme

C.P. Naumann

Abteilung für Intensivmedizin, Institut für Anaesthesiologie, Kantonsspital, CH-9007 St. Gallen, Schweiz

Akuter Schmerz nach Trauma (durch Verletzung, Operation und interne Erkrankungen) kann subjektiv unerträglich werden. Objektiv sehen wir einen extrem unruhigen Patienten mit stöhnender oder ächzender, schwerbehinderter Atmung. Der Körper formt aus den Muskeln des Stammes einen festen Schild als Abwehr gegen weitere Verletzungen. Diese archaische, willkürlich nicht beeinflussbare Reaktion führt in der posttraumatischen Phase zur Gefährdung des Patienten. Die Schmerzbehandlung wird bis heute vorwiegend mit parenteralen, zentral wirkenden Opiatanalgetika durchgeführt; sie behebt nur die subjektiven Schmerzfolgen, das Motiv zur Schmerzbehandlung ist humanitärer Art. Der Preis für die subjektive Erleichterung des Patienten ist oft hoch: Kaum akzeptable Nebenwirkungen müssen in Kauf genommen werden. Wir finden die Patienten meist übermässig sediert und daher unkooperativ, tiefe Atemzüge und Husten werden vermieden, da der Schmerz dann wiederkehrt. Die objektiven Schmerzwirkungen werden durch intravenöse Analgetika kaum beeinflusst und Komplikationen, vor allem von Seiten der Lunge, werden gefördert. BROMAGE vergleicht (1967) die postoperative Analgesie mit parenteralen Opiaten mit dem Stand der intraoperativen Anästhesie zu Zeiten von WELLS und MORTON. Seit CLELAND 1949 die Vorteile einer postoperativen segmentalen Epiduralanalgesie beschrieb, wurde den Aerzten, die sich mit Schmerzbehandlung befassten, allmählich bewusst, dass auch die objektiven Schmerzfolgen rückgängig gemacht werden können.

Freilich hat diese neue Qualität der Analgesie ihren Preis:

- Zwar ist eine differenzierte Blockade der sensorischen und sympatischen Afferenzen ohne gleichzeitige Blockade der motorischen Efferenzen möglich, nicht aber die erwünschte selektive sensorische Blockade. Unerwünschte Nebenwirkungen infolge der obligaten Sympathikusblockade müssen in Kauf genommen werden. Eine sorgfältige (und aufwendige) Ueberwachung des Blutdrucks ist notwendig, allenfalls kann die Mobilisation des Patienten infolge orthostatischer Hypotonie oder akzidenteller Muskelblockade verhindert werden.

- Auch mit dem relativ lang wirkenden Lokalanästhetikum der Wahl, dem Bupivacain, sind häufige Nachinjektionen im Abstand von 60 bis 180 Minuten erforderlich. Die Notwendigkeit einer genauen Ueberwachung des Patienten durch speziell geschultes Personal einerseits, mangelnde Vertrautheit mit den speziellen Bedingungen andererseits, haben dazu geführt, dass die Epiduralanalgesie mit Lokalanästhetika nicht die verdiente Verbreitung gefunden hat, obwohl sie in den letzten 10 Jahren auch in Europa vielerorts mit ausserordentlichem Erfolg und einer sehr niedrigen Komplikationsrate angewendet wird. Auch unsere Erfahrungen mit 1000 Schmerzbehandlungen durch Epiduralanalgesie mit Lokalanästhetika zwischen 1975 und 1980 sind ausserordentlich gut.

Für eine weitere Verbreitung der Methode erhoffte man sich die Entwicklung von langwirkenden Lokalanästhetika mit selektiver sensorischer Blockade.

Als nach den grundlegenden Arbeiten von YAKSH die ersten Arbeiten über die klinische Anwendung der epiduralen und subarachnoidalen Opiatanalgesie erschienen (1979), sah man sich dem Ziel nahe: Erstmals war eine selektive und segmentale Schmerzausschaltung möglich, ohne die unerwünschten Nebenwirkungen systemisch applizierter Opiate einerseits und epiduraler Lokalanästhetika andererseits. Die wesentlich längere Wirkungsdauer epiduraler und subarachnoidal applizierter Opiate liess eine wesentlich breitere Anwendung bei weniger intensiver Ueberwachung der Patienten erhoffen. Nun endlich fand die Epiduralanalgesie eine schnell zunehmende Verbreitung. Es folgten aber auch zunehmend Berichte über lebensgefährliche Nebenwirkungen der epiduralen und subarachnoidalen Opiate: Frühe Atemdepression ist durch vaskuläre Resorption der Opiate möglich, spätere Atemdepressionen (nach 5 bis 6 Stunden) durch rostrale Ausbreitung der Opiate im Liquor. Zweifel kommen auf, ob nicht auch nach epiduraler Opiatanalgesie eine gleich intensive Ueberwachung notwendig ist wie nach epiduraler Lokalanalgesie. Gleichzeitig häufen sich die Berichte, nach denen die nicht-selektive Epiduralblockade durch Lokalanästhetika nicht nur unerwünschte, sondern auch sehr erwünschte Nebenwirkungen zeigt. Neben den subjektiven und objektiven Schmerzfolgen, werden auch die nicht über Schmerzfasern ausgelösten, endokrin-metabolischen Reaktionen des Organismus auf das Trauma blockiert, wenn nicht vollständig, so doch offenbar besser als durch epidurale Opiate.

Zahlreiche Studien belegen die Ueberlegenheit epiduraler Lokalanästhetika einerseits, epiduraler Opiate andererseits gegenüber parenteralen Opiaten. Vergleichende Untersuchungen der epiduralen Analgesiemethoden fehlen dagegen noch weitgehend. Sie dürfen sich nicht nur auf die unterschiedliche Beeinflussung einzelner Parameter beziehen, sondern müssen neben der subjektiven Erleichterung für den Patienten vermehrt auch das Endergebnis der Behandlung nach Dauer, Morbidität und Mortalität erfassen.

Die Beiträge dieses Symposiums und die anschliessende Podiumsdiskussion sollen das Verhältnis von Aufwand und Risiko zum Nutzen für den Patienten für beide Methoden der Epiduralanalgesie prüfen.

H 22.2
Postoperative Analgesie: Plädoyer für epidurale Opiate

M. Zenz
Zentrum für Anästhesiologie der Medizinischen Hochschule Hannover, Abt. IV, Krankenhaus Oststadt, Podbielskistraße 380, 3000 Hannover 51, BRD

Die epidurale Opiat-Analgesie ist inzwischen mehr als eine interessante neue Methode im Spektrum der Schmerztherapie. Sie hat ihren festen Platz in der postoperativen Analgesie gefunden und hier wichtige Vorteile gegenüber den Alternativen bestätigt. Dennoch ist die Anwendung von epiduralen Opiaten keineswegs ungefährlich und bedarf der Abgrenzung gegenüber Alternativmethoden sowie der Einschränkung auf bestimmte Indikationen.

Die Analgesiequalität ist gerade für die postoperative Phase besonders geeignet. Sie ist intensiver und länger anhaltend als bei systemischer Applikation von Opiaten (2). Zentrale Nebenwirkungen wie Sedierung, Atemdepression, vegetative Symptome sind weniger ausgeprägt als bei intravenöser Opiatgabe (1). Die Analgesie betrifft nur den dumpfen Wundschmerz, die Empfindung von spitzen äußeren Reizen oder von peritonealen Reizen bleibt unverändert. Auf diese Weise bleibt die Beurteilbarkeit des Operationssitus bei sonst guter Analgesie erhalten, ein wichtiger Vorteil gerade gegenüber der epiduralen Analgesie mit Lokalanästhetika. Dabei kann eine ausreichende Schmerzhemmung auch bei lumbaler Applikation der epiduralen Opiate erreicht werden, was bei Lokalanästhetika nur unter Gefahr von Motor- und Sympathikusblockade von einem lumbalen Zugang aus möglich wäre.

Die Nebenwirkungen der epiduralen Opiat-Analgesie sind bereits früh beschrieben worden (3) und treten weniger häufig auf als bei systemischer Opiat-Analgesie. Übelkeit und Erbrechen, Miktionsbeschwerden, Sedierung sind typische Nebenwirkungen jeder Opiat-Anwendung. Eine Atemdepression ist in etwa 0,3 % in der Literatur berichtet und meist in Kombination mit anderen Analgesiemethoden aufgetreten (1), in der postoperativen Phase nach Neuroleptanalgesien oder nach kleineren Eingriffen. Dagegen sind nach großen Baucheingriffen die Vorteile der epiduralen Opiat-Analgesie gegenüber Alternativmethoden überwiegend, wie klinische Untersuchungen belegen (4, 5).

Die Indikation zur Anwendung der epiduralen Opiat-Analgesie sollte auf größere Abdominal- und Thoraxeingriffe beschränkt bleiben (5); hier ist die Analgesie überzeugend gut und die Nebenwirkungsrate gerade im Vergleich zu Alternativen gering. Bei peripheren Eingriffen ist oft die komplette Analgesie durch epidurale Lokalanästhetika von Vorteil, ebenso bei Eingriffen an den großen Gefäßen die durch Epiduralanästhesie bewirkte Sympathikusblockade.
Wir wenden die epidurale Opiat-Analgesie als Standardmethode der postoperativen Analgesie nur nach größeren Eingriffen an (5). Zum Einsatz kommen die Präparate Morphin oder Buprenorphin, die wir meist bis zum zweiten oder dritten postoperativen Tag in 8- bis 12-stündigen Intervallen injizieren. Gegenüber der epiduralen Injektion von Lokalanästhetika ist es bei der Opiat-Analgesie möglich, einen lumbalen Zugang zu wählen. Fehlende Motor- und Sympathikusblockade lassen den Einsatz der epiduralen Opiat-Analgesie gerade bei Patienten, die früh mobilisiert werden sollen, als geeignet erscheinen.

Literatur:
1. de Castro J, Lecron L (1981) Peridurale Opiat-Analgesie. In: Zenz M (Hrsg.) Peridurale Opiat-Analgesie. Fischer, Stuttgart New York
2. Jørgensen B, Andersen B, Engquist A (1982) Influence of Epidural Morphine on Postoperative Pain, Endocrine-Metabolic, and Renal Responses to Surgery. A Controlled Study. Acta anaesth. scand. 26:63
3. Reiz S, Westberg M (1980) Side-Effects of Epidural Morphine. Lancet ii, 203
4. Scheinin B, Rosenberg P (1982) Effect of Prophylactic Epidural Morphine or Bupivacaine on Postoperative Pain after Upper Abdominal Surgery. Acta anaesth. scand. 26:474
5. Zenz M, Piepenbrock S, Tryba M, Brämswig H (1983) Peridurale Opiat-Analgesie: Klinische Ergebnisse einer 2-Jahres-Studie. Anaesthesist, im Druck

H 22.3
10 Jahre Erfahrung mit thorakaler Epiduralanalgesie (TEA)

Dr. M. Dittmann
Kreiskrankenhaus, D-7880 Bad Säckingen, BRD

Es werden die Erfahrungen seit 1973 mit thorakaler Epiduralanalgesie im Kantonsspital Basel auf der chirurgischen Intensivpflegestation, sowie seit 1980 in der Abteilung für Anästhesie und Intensivmedizin im Kreiskrankenhaus Bad Säckingen ausgewertet.

Die notwendige Technik zur thorakalen Epiduralanalgesie war standartisiert. Es wurde nur die Tuohy-Nadel mit Steg benutzt, der Patient befand sich in Seitenlage. Die Identifikation des Epiduralraumes erfolgte durch " loss of resistance " bzw. mit dem hängenden Tropfen. Das Stempeldruckverfahren war für den thorakalen Bereich nicht gestattet.

Im Rahmen der Basler Intensivpflegestation wurden bei total 283 thoraxtraumatisierten Patienten mit Rippenserienfrakturen 112 in alleiniger thorakaler Epiduralanalgesie behandelt. Von den letzteren wurden 65 Patienten nach frühestens sechs Monaten bis vier Jahre nach dem Unfall persönlich nachuntersucht.

Während der Akutphase kam es unter TEA zu einem signifikantem Anstieg des mittleren PaO_2 von 62 mmHg, auf 73 mmHg ($p<0,001$) und bei der mittleren Vitalkapazität (VK) von 900 ml auf 1570 ml ($p<0,001$). Im Spätverlauf ergaben die lungenmechanischen Messwerte für die VK, die funktionelle Residualkapazität (FRC) und das 1 Sekundenvolumen (FEV_1) nur geringe Einbussen von der Norm und müssen im Rahmen der vorbestehenden Grundkrankheiten der Patienten gewertet werden.

Als treffsicheres Prognostikon und als gleichzeitiger bedside-test hat sich die Messung der VK mit dem Wright-Respirometer bewährt. Im Rahmen der operativen und postoperativen Analgesie nimmt die TEA speziell bei pulmonal gefährdeten Patienten eine hervorragende Stellung ein. Im Zeitraum von August 1980 bis jetzt wurden 98 Patienten mit thorakaler Epiduralanalgesie operiert, davon waren 61 Patienten trotz großer abdomineller Eingriffe in reiner Spontanatmung. Selbst bei Gastrektomien, Gallengangsrevisionen, sowie großen Colonresektionen ist die thorakale Epiduralanalgesie nicht nur möglich sondern eröffnet als primäre Narkoseform eine neue Dimension. Voraussetzungen für ein Gelingen bei Oberbaucheingriffen ist aber die uneingeschränkte Kooperation von Seiten des Operateurs. Im postoperativen Verlauf hat sich die VK-Messung als ebenso nützlich erwiesen, wie bei den Patienten mit Rippenserienfrakturen.

Durch die Applikation von Bupivacain in Konzentrationen von 0,125% - 0,75% ist ein Spektrum vorhanden, das jedem Schmerzproblem gewachsen ist.

Vergleichende Messungen der VK bei 32 Patienten nach Analgesie mittels Bupivacain versus Morphin via Epiduralkatheter ergaben, dass die VK-Werte unter der Morphinmedikamentation um circa 30% unter denjenigen bei Bupivacain lagen. Die Morphineinzeldosis von 2 bis 4 mg via Epiduralkatheter erfüllte nicht, die vor wenigen Jahren erhofften Erwartungen in Bezug auf die Analgesietiefe, bei Betrachtung der VK-Messungen.

Zusammenfassung:

TEA kann bei vielen Patienten mit Rippenserienfrakturen die Beatmung ersetzen.

Durch TEA werden die Risiken in der Beatmung vermeidbar. Grosse abdominelle Eingriffe sind mit TEA in Spontanatmung durchführbar.

Epidural appliziertes Morphin hat nicht die analgetische Potenz um gleichgute VK-Werte zu erzielen wie herkömmliche Lokalanästhetika.

Literatur:

Dittmann M. (1982)

Thorakale Epiduralanalgesie (TEA)

Leitfaden für Anästhesie-Intensivschwestern und Ärzte

Springer-Verlag Berlin Heidelberg New York

H 22.4
Etude comparative par voie epidurale cervicale Buprenorphine-Bupivacaine 0.25%

C. Devaux

Consultation de la Douleur, Département de Neuro-Anesthésie, Hôpital Charles Nicolle, 1, rue de Germont, 76031 Rouen Cedex, France

INTRODUCTION - Les méthodes d'analgésie épidurale ont été utilisées de façon répétitive dans le cadre de la douleur post-opératoire. Peu de travaux rapportent des études sur l'analgésie épidurale cervicale. C'est la raison pour laquelle nous avons réalisé une étude prospective comparant les effets de la Buprénorphine et de la Bupivacaïne par voie épidurale cervicale.

I - PATIENTS ET METHODOLOGIE

Deux séries de 8 patients chacune ont été étudiées de façcon comparative sur le plan de l'analgésie et des répercussions cardio-respiratoires lors de la cinétique analgésique. Les paramètres suivants ont été étudiés par méthodes non invasives :

- Volume courant (Vt), Fréquence respiratoire (FR), Volume expiratoire maximum seconde ($VEMS_1$), Pression artérielle moyenne ($\overline{PAM}$), Fréquence cardiaque (Nc), Volume réserve expiratoire (VRE) couplés avec les gazomètres artériels.

L'analgésie débutante et maximale a été mesurée au moyen d'une échelle analogique a 4 niveaux, donnant le calcul des Différences d'Intensité Douloureuse (DID). On considère le début de l'analgésie pour $DID \geqslant 2,5$ et le stade d'analgésie maximale pour $DID \geqslant 3,5$.

Les paramètres sont mesurés toutes les 30 minutes pendant les trois premières heures post-opératoires, toutes les trois heures pendant les douze premières heures.

Les paramètres ventilatoires le sont au moyen d'un "Vitalograph", les paramètres hémodynamiques au moyen d'un Dynamap.

L'étude statistique réalisée au moyen du test de Student pour les paires appareillées, $p < 0,05$ sera considéré comme seuil de signification.

II - RESULTATS : sont rapportés sur les tableaux I et II.

III - DISCUSSION

La réalisation d'une analgésie épidurale cervicale, entraîne : un retentissement hémodynamique du fait de la proximité des nerfs cardio-accélérateurs, de même que l'incidence des anesthésiques locaux sur les paramètres ventilatoires mécaniques, par le biais des inter-costaux, et par leur diffusion au niveau du névrax, réalisant un blocage éventuel du phrénique, les actions comparatives des deux techniques et des deux médicaments sont mises en valeur.

IV - CONCLUSION

L'analgésie maximale obtenue par la Bupivacaïne est plus rapidement atteinte qu'avec la Buprénorphine qui est de plus longue durée et de retentissement ventilatoire moindre.

Tableau I

DROGUES		ANALGESIE		
		Début	Maximale	Résiduelle
Buprénorphine		27' ± 5'	1h47' ± 29'	26h13 ± 37'
SDID		2,6 ± 0,3	3,9 ± 0,1	3,5 ± 0,1
Bupivacaïne 0.25		29' ± 4'	1h18' ± 16'	16h20 ± 43'
SDID		2,5 ± 0,2	3,7 ± 0,1	2,9 ± 0,3

	0	Début	Maximale	12 h	24 h
Vt ml	275 ± 64	287 ± 34	295 ± 33	304 ± 29	317 ± 31
fr Cy.mn⁻¹	21 ± 3	19 ± 2	17 ± 1	18 ± 1	18 ± 3
VEMS₁ 1.sec⁻¹	2,87 ± 0,4	2,90 ± 0,6	3,47 ± 0,4	3,45 ± 0,3	3,39 ± 0,5
VEMS/CV %	70,1 ± 0,7	73,2 ± 0,97	80,1 ± 0,37	80,4 ± 0,42	79,7 ± 0,2
VRE 1	0,85 ± 0,30	0,97 ± 0,15	1,03 ± 0,4	1,01 ± 0,5	0,97 ± 0,2
Vt ml	280 ± 73	284 ± 65	290 ± 47	289 ± 36	293 ± 25
fr	22 ± 2	20 ± 4	18 ± 1	19 ± 3	20 ± 4
VEMS/CV	2,65 ± 0,5	2,70 ± 0,4	2,90 ± 0,3	2,87 ± 0,4	2,85 ± 0,6
VRE	72,2 ± 0,5	75,2 ± 0,5	76,3 ± 0,4	76,1 ± 0,3	75,6 ± 0,3
	0,84	0,85	0,89	0,89	0,86
SDID	0,3 ± 0,2	2,5 ± 0,2	3,7 ± 0,2	3,6 ± 0,2	2,9 ± 0,3

APDC Buprénorphine
APDC Bupivacaïne 0,25 %

Tableau II

H 22.5
Postoperative Schmerzbehandlung mit peridural applizierten Opiaten und Lokalanaesthetika

L. Grabow
Evangelische Krankenanstalten Duisburg-Nord, Zentrale Abteilung für Anaesthesiologie und Intensivmedizin, Fahrner Str. 135, 41 Duisburg 11, BRD

Die postoperative Schmerzbehandlung wird davon erschwert, daß diese Beschwerden von einer ganzen Reihe Variabler beeinflußt werden, die einerseits mit der Wunde und den sie herbeiführenden Faktoren (Lokalisation, Operationsdauer, Lagerung) und andererseits mit der Persönlichkeit des Patienten (Neurotizismus, Extra-, Introversion, Psychotizismus) zu beschreiben sind. Langdauernde Operationen in Bereichen, die schwer ruhigzustellen sind, verbunden mit einer emotional instabilen Persönlichkeit, machen die stärksten postoperativen Schmerzen. Die systemische Gabe von Opiaten erweist sich hierfür als unzureichend, die der Nichtopiate noch mehr.

Die Unterbrechung des Schmerzinformationsweges zum Hirn ist die wirksamste Form der postoperativen Schmerzbehandlung. Lokalanästhetika und Opiate in epiduraler Anwendung konkurrieren miteinander. Ziel der Untersuchung war, Unterschiede in der Wirkung beider Analgetikagruppen zu finden, die eine gezielte Anwendung erlauben würden.

Die explorative Analyse der Daten von 300 Patienten läßt folgende Auffälligkeiten erkennen:

Bei der Einmalgabe sind 2 - 5 mg Morphin, epidural bei Operationsende gegeben, eine geeignete Dosierung. Damit lassen sich postoperativ Schmerzen für ca. 12 - 20 Stunden blockieren. Danach kommt die normale Persönlichkeit in der Schmerzbehandlung mit Nichtopiaten aus. Für diese Behandlungsform kommen postoperative Schmerzen nach Thorakotomien, Laparotomien, Wirbelsäulenoperationen, Unterbauch- und Dammoperationen sowie Unfallfolgen in diesen Bereichen in Frage. Auch die Einmalgabe von Buprenorphin ist zu empfehlen.

Bei der diskontinuierlich-kontinuierlichen Applikation über einen Verweilkatheter erweitert sich der Katalog der zur Verfügung stehenden Medikamente auf die Lokalanästhetika. Mit letzteren ist auch im Thorakalbereich Schmerzfreiheit zu erreichen, wenn sie mit einem genügend großen Volumen, d. h. 1 - 2 ml Kochsalzlösung/1 Dermalsegment kranialwärts injiziert werden. Die Schmerzwirkung liegt bei etwa 6 Stunden, deutlich unter der des Morphins, was aber wegen der Möglichkeit der Nachinjektion kein Nachteil zu sein braucht. Der Nachteil dieser Art Schmerzbehandlung ist, daß recht hohe Dosierungen bis zur Schmerzfreiheit gebraucht werden, die dann zur kompletten Querschnittsanästhesie führen, wodurch die motorischen Fähigkeiten der blockierten Muskelmotoreinheiten mit beeinträchtigt werden, mit nachteiligen Folgen für die postoperative Erholung dieser Gebiete. Auch die chirurgische Beurteilung der Schmerzen wird davon erschwert.

Abgesehen vom Buprenorphin sind die Opiatsubstitute bei der epiduralen Anwendung weniger wirksam als das Morphin. Dies trifft auch auf Mischanwendungen mit den Lokalanästhetika zu. Der Gebrauch von einem oder zwei Medikamenten, deren

Wirkung, Applikationstechnik, Nebenwirkungen und Komplikationsmöglichkeiten bekannt sind, sollte bevorzugt werden. Für die Patienten, die unter dieser Art Schmerzbehandlung stehen, ist die Intensivbehandlung zwingend, was sich auch mit den Empfehlungen für die chirurgische postoperative Nachsorge nach diesen Operationen mühelos vereinbaren läßt.

H 22.6
A Controlled Study on the Effect of Epidural Analgesia (Local Anaesthetics + Morphine) on Pain, Endocrine-Metabolic Response and Morbidity Following Abdominal Surgery

H. Kehlet, N.-C. Hjortsø, T. Andersen, F. Frøsig, P. Neumann, E. Rogon, A. Lindhard, N. J. Christensen

Departmentment of Surgery 1 and Department of Anaesthesiology, Kommunehospitalet, 1399-Copenhagen and Medical Department F, Herlev Hospital, Denmark

<u>Method</u>: 100 elderly ($\geq$ 50 years) patients scheduled for elective abdominal surgery were randomized to either general anaesthesia (low-dose fentanyl, O_2 + N_2O and systemic morphine for postoperative pain) or the same general anaesthetic regimen <u>plus</u> epidural analgesia with etidocaine 1.5% intraoperatively ($T_4 - S_5$) and bupivacaine 0.5% 5 ml/4h for 24h together with morphine 4 mg/12h for 72h.

The <u>results</u> showed that postoperative pain was better controlled by the epidural regimen ($p < 0.0001$). However, postoperative (10th day) weight loss and decrease in s-albumin and s-transferrin were similar in the two groups as well as the incidence of pneumonia (20-25%) and recovery period for normalization of bowel function (flatus, bowel movement and food intake) were unaffected by epidural analgesia.

Furthermore, wound complications (12-15%), depression of delayed hypersensitivity, and thromboembolic complications (30-35%) (I^{125}-fibrinogen scan + phlebography) were similar in the two groups. Convalescence, as assessed by the postoperative period until the patients were selfaided at the preoperative level, and recovery from postoperative fatigue were also similar in the two groups. Measurement of urinary excretion of cortisol, adrenaline, noradrenaline and nitrogen during the first four postoperative days in two subgroups of the patients showed a slight, but insignificant, inhibition of the catabolic response to surgery by the epidural analgesic regimen. No correlation was found between degree of pain alleviation and endocrine-metabolic parameters. No complications to the epidural analgesic regimen were observed except for urinary retention.

In conclusion, this epidural analgesic regimen, predominantly consisting of epidural morphine, provides satisfactory postoperative pain relief but has no clinically important influence on postoperative morbidity following major abdominal surgery in elderly patients.

Anaesthesie-Kardiologie-Herzchirurgie beim Erwachsenen
Leitung: J. Tarnow, Berlin (D) / K. van Ackern, München (D)

H 24.1
Regionale Myokarddurchblutung beim Koronarpatienten; Möglichkeiten der pharmakologischen Beeinflussung

P. R. Lichtlen

Abteilung für Kardiologie, Medizinische Hochschule Hannover, BRD

Zwei Typen der Angina pectoris (AP) bzw. der regionalen Ischämie (ISCH) stehen heute im Vordergrund: 1. die <u>belastungsabhängige AP</u>, wobei - bedingt durch eine höhergradige Stenosierung in einem großen extramuralen Ast (z.B. R. interventr. ant.) (> 75 %ige Stenose, engster Durchmesser $< 1,5$ mm) es bei ungenügender Flußsteigerung bzw. O_2-Zufuhr zur ISCH vor allem in den endocardialen Schichten kommt bzw. ein transmuraler Flußgradient von normalen (epicardial) bis minimalen (endocardialen) Werten entsteht (high flow, low flow ISCH). Diese Art der ISCH tritt i.d.R. bei etwa gleicher Belastungsstufe (gleichem Frequenz-Druck-Produkt) auf. Bei <u>Ruhe-Angina</u> ist i.d.R. eine zunehmende Steigerung des Tonus der glatten Koronargefäßmuskulatur im Bereiche exzentrischer Stenosen bzw. Stenosen mit noch normaler Rest-Muskulatur oder auch außerhalb von Stenosen, bis zum totalen Verschluß (Spasmus) Ursache der ISCH bzw. eine primäre Flußabnahme; je nach Grad dieser "funktionellen", in ihrem Ausmaß variierenden Stenose resultiert eine Innenschicht (ST-Senkung) oder eine transmurale ISCH (ST-Hebung); seltener entsteht eine Ruhe-ISCH durch primäre Steigerung des O_2-Verbrauches (MVO_2) (z.B. Frequenzzunahme bei Aufregung etc.). - Die <u>medikamentöse prophylaktische Behandlung</u> hat zum Ziel, das Auftreten einer ISCH zu verhindern, bei der <u>Belastungs-ISCH</u> einerseits durch globale Senkung des MVO_2 und damit vor allem auch in den inneren Schichten aufgrund einer Reduktion der Nachlast (Senkung des peripheren Widerstandes) bzw. der Wandspannung, vor allem durch Ca-Antagonisten (Nifedipin, Verapamil, Diltiazem), durch Senkung der Vorlast, vor allem des enddiastolischen Volumens und Druckes (LVEDP) durch Nitrokörper (NTK) (Nitrite, Nitrate) und durch Reduktion von Herzfrequenz und Kontraktilität, zweier den MVO_2 wesentlich mitbestimmender Faktoren, durch Betarezeptoren-Blocker. Häufig ist eine Kombination dieser Prinzipien notwendig; andererseits durch Verbesserung der O_2-Zufuhr (Flußsteigerung) durch maximale Relaxation der restlichen noch normalen glatten Muskulatur, vor allem in exzentrischen Stenosen durch Ca-Antagonisten und NTK oder deren Kombination. Bei Ruhe-ISCH soll durch maximale Koronargefäß-Relaxation ein Anstieg des vaskulären Tonus in den extramuralen Arterien verhindert werden. Dieser Effekt wird, wie erwähnt, sowohl durch NTK wie vor allem durch Ca-Antagonisten erreicht. Unter beiden Wirkstoffen wurde angiographisch eine Erweiterung des engsten Durchmessers exzentrischer Stenosen von ca. 20 %, und mit deren Kombination von bis zu 50 % gemessen, wodurch oft eine Reduktion des Stenosegrades in den subklinischen Bereich erreicht wird (1). Der Wirkungsmechanismus ist verschieden: NTK wirken durch Verschiebung des intrazellulären CA weg vom kontraktilen Apparat, Ca-Antagonisten durch Hemmung des transmembranösen Ca-Einstromes durch die spezifischen Ca-Kanäle, wodurch im Gesamtherzen (Gefäße und Arbeitsmuskulatur) die Ca-Aufnahme um ca. 20 % reduziert wird (2). NTK, systematisch appliziert, führen vor allem zu einer Dilatation im venösen Bereich, sowie in den größeren Kapazitätsarterien (extramurale Koronargefäße), während der arterioläre Tonus und damit der periphere Widerstand unverändert bleiben. Entsprechend der Reduktion des MVO_2 nimmt die transmurale Koronardurchblutung auch im poststenotischen Bereich ab, obwohl im ISCH-Gebiet, endokardial, zusammen mit der Senkung des LVEDP wahrscheinlich eine Flußzunahme resultiert. Ca-Antagonisten dagegen führen nicht nur zur Erweiterung der extramuralen Gefäße und Stenosen, sondern auch zur arteriolären Dilatation, auch im poststenotischen Gebiet, woraus eine Zunahme des transmuralen Flusses resultiert trotz Abnahme des MVO_2. Die Kombination der beiden Wirkstoffe zur prophylaktischen Behandlung der myokardialen ISCH ist daher sinnvoll, insbesondere da bislang damit nie ein "steal-Phänomen" beobachtet wurde.

1. Rafflenbeul W, Lichtlen P (1983) Relase of residual vascular tone in coronary artery stenoses with nifedipine and glyceril trinitrate. In: 5th International Adalat Symposium, Excerpta Medica, Amsterdam, p. 300
2. Reil GH et al. (1981) Effects of Ca-antagonists on 47 Ca-exchange in the dog heart in situ. In: Unstable Angina pectoris, Thieme, Stuttgart, p. 88

H 24.2
Myokarddurchblutung und Anaesthesie
H. Sonntag, O. Hilfiker, R. Larsen
Zentrum Anaesthesiologie der Universität Göttingen, BRD

Struktur und Funktion der Herzmuskelzelle sind von einer ausreichenden Energieversorgung abhängig, daher ist eine dem Bedarf des Myokards angepaßte Durchblutung notwendig. Der Energiebedarf und die Durchblutung des Herzens werden von metabolischen, nervalen und humoralen Faktoren vorwiegend jedoch von hämodynamischen Größen bestimmt.
Unter physiologischen Bedingungen wird der Energiebedarf des Herzens ausschließlich aus dem oxydativen Abbau der zugeführten Substrate gedeckt. Die O_2-Extraktion aus dem Koronarblut ist physiologisch schon so groß, daß die Deckung eines erhöhten myokardialen O_2-Bedarfs nicht durch weitere Extraktion von Sauerstoff aus dem Koronarblut erreicht wird, sondern über eine Zunahme des Sauerstoffangebotes durch Steigerung der koronaren Durchblutung erfolgt. Voraussetzung dafür ist eine nicht eingeschränkte Regulationsfähigkeit des koronaren Gefäßsystems. Diese Voraussetzung ist beim gefäßgesunden Patienten gegeben, so daß unter hämodynamischen Gesichtspunkten die Wahl des für die Narkose verwendeten Anaesthetikums von untergeordneter Bedeutung ist, da auftretende Kreislaufveränderungen meist ohne Schwierigkeiten kompensiert werden können und eine Anpassung an einen geänderten Sauerstoffbedarf des Herzens über die Regulation der Koronardurchblutung erfolgt (Abb.1).

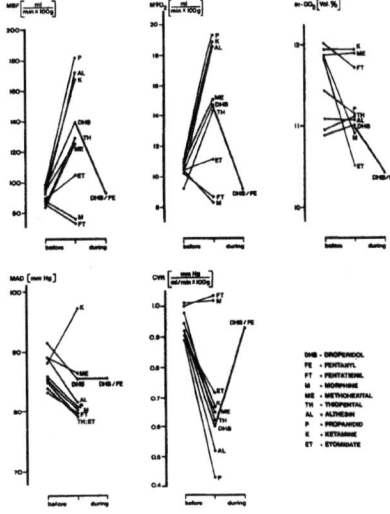

Die untersuchten Anaesthetika führen alle mit Ausnahme von Etomidate, Halothane und den Opioiden zu einer Steigerung der Herzfrequenz und mit Ausnahme von Ketamine zu einer Senkung des mittleren arteriellen Blutdruckes. Die Zunahme des linksventrikulären O_2-Verbrauches nach Gabe von Propanidid, Althesin, Ketamine, den Barbituraten und DHB ist vorwiegend auf den Anstieg der Herzfrequenz zurückzuführen. Unter Halothane und den Opioiden nimmt der O_2-Verbrauch des Herzens ab, bedingt durch eine Abnahme von Herzfrequenz und Kontraktilität. Bei keinem der herzgesunden Patienten wurde eine Umkehr der arterio-koronarvenösen Lactatbilanz -

die als Ausdruck einer regionalen oder allgemeinen Myokardischämie gewertet wird – beobachtet.

Das zentrale Problem bei Patienten mit koronarer Herzerkrankung ist die Einschränkung der autoregulativen Anpassung der Durchblutung an den Sauerstoffbedarf des Herzens. Die Anpassung der Durchblutung bei Belastung ist infolge einer Erhöhung der vaskulären und/oder myokardialen Komponente des Gefäßwiderstandes nicht oder nur bedingt möglich. Bei einer stenosierenden Koronarsklerose wird die Widerstandserhöhung im Bereich der großen Koronaräste durch eine kompensatorische Dilatation im Arteriolenbereich weitgehend ausgeglichen. Da der Schweregrad einer ischämischen Herzkrankheit weniger durch eine verminderte Ruhedurchblutung als vielmehr durch eine reduzierte Koronarreserve charakterisiert ist, geben Untersuchungen von Durchblutung und Strömungswiderstand des Koronarsystems unter Ruhebedingungen keine wesentlichen Informationen über den Grad der stenosierenden Koronarsklerose. Übersteigt der O_2-Bedarf nun im Rahmen einer Anaesthesie das verfügbare Sauerstoffangebot, so wird bei fehlender Anpassung der Organperfusion ein schneller Zusammenbruch der Herzfunktion die Folge sein. Unter Opiat-Monoanaesthesie bei Koronarpatienten kam es nach Narkoseeinleitung und bei chirurgischer Stimulation zu erheblichen Frequenz- und Druckveränderungen des Herzens sowohl im hypotensiven als auch im hypertensiven Sinne mit nachfolgender Störung der Sauerstoffversorgung des Myokards. So zeigten 5 von 9 Patienten, die eine 3-Gefäßerkrankung hatten, nach Narkoseeinleitung mit 100 Gamma/kg Fentanyl als Ausdruck einer regionalen oder globalen Ischämie eine negative Lactatbilanz. Ein ähnliches Verhalten zeigte eine andere Gruppe von Patienten, die 6 mg/kg Morphin anaesthesiert wurden.

Unter Halothane-N_2O-Anaesthesie kam es bei keinem der untersuchten Patienten zu einer globalen Störung zwischen Sauerstoffverbrauch und -angebot. Unter Halothane wird bei sorgfältiger Einstellung der Halothanekonzentration eine Tachykardie, Hypertonie und eine sympathische Hyperaktivität durch chirurgische Stimulation vermieden. Die Herzfrequenz blieb während der Untersuchung im Bereich der Ausgangswerte, ein erheblicher Abfall des mittleren arteriellen Druckes – wie unter hohen Dosen Fentanyl – wurde nicht beobachtet. Aufgrund der verminderten hämodynamischen Belastung nahmen Koronardurchblutung und linksventrikulärer Sauerstoffverbrauch signifikant ab.

H 24.3
Myokardprotektion – Prinzipien und derzeitiger Entwicklungsstand
H.J. Bretschneider
Zentrum Physiologie und Pathophysiologie, Universität Göttingen, Humboldtallee 7, D-3400 Göttingen, BRD

Das durch "Kardioplegie" reversibel stillgelegte und von der Blutversorgung vorübergehend abgeschnittene Herz muss sowohl hinsichtlich seines Energiestatus wie auch in Hinsicht auf seine Strukturerhaltung geschützt werden; wir sprechen daher von "energetischer Protektion" und von "Strukturprotektion". Bei der Anwendung dieser Begriffe ist drei verschiedenen Missverständnissen vorzubeugen: a) Dass die energetische Protektion des Herzens global durch eine Mittelwertsbildung befriedigend fassbar ist. b) Dass die Strukturprotektion zwangsläufig sehr eng mit der Qualität der energetischen Protektion korreliert ist. c) Dass die Qualität einer Strukturprotektion an einer einzelnen, ausgezeichneten Substruktur, wie den Mitochondrien, hinreichend zuverlässig zu erkennen ist. Die Fehlerhaftigkeit derartiger Schlussfolgerungen resultiert aus der grossen Differenziertheit des Organs – Arbeitsmyokard, Reizbildungs- und Erregungsleitungssystem, Rezeptoren verschiedenster Art, Herznerven, Gefässe mit Endothel – und seinen vielfältigen subzellulären Strukturen – kontraktiles System, Tubulus-System, Sarkolemm, Mitochondrien, Zellkerne. Die differenten Strukturen und Substrukturen werden durch bestimmte Verfahren des künstlichen Herzstillstandes unterschiedlich geschützt bzw. geschädigt. Eine Weiterentwicklung der Myokardprotektion muss daher vor allem die "schwächsten Glieder" berücksichtigen.

Eindeutige Beweise für die Effizienz protektiver Verfahren ergeben sich allein aus Wiederbelebungs-Experimenten nach längerer Ischämiebelastung die funktionell, biochemisch und feinstrukturell analysiert werden. Entsprechende Untersuchungen wurden am Hundeherzen für die klinisch eingesetzten Verfahren nach "Kirklin" nach dem "St. Thomas' Hospital" und nach dem von uns entwickelten "Prinzip einer natriumarmen, kalziumfreien und Histidingepufferten Lösung" (HKT) vorgenommen. Herzen, die mit der Kirklin-Lösung und der St. Thomas'-Lösung protektioniert waren, wurden einer Ischämiebehandlung von 210 min bei 22° C ausgesetzt. Herzen, die mit der von uns entwickelten Lösung protektioniert waren, wurden 300 min lang bei 22° C ischämiebelastet. Auf diese Weise war am Ende der Ischämie – vor der Wiederbelebung – ein gleicher Energiestatus von etwa 4 µmol ATP/gww in allen drei Gruppen gegeben.

Abgesehen von recht unterschiedlichem aeroben Energieumsatz und Arbeitsvermögen nach der Wiederbelebung, auf das hier nicht weiter eingegangen werden kann, ergab sich ein sehr auffallendes Verhalten des Koronarwiderstandes bei der Perfusion mit einer modifizierten Tyrode-Lösung bei 35° C. Der auf den diastolischen Perfusionsdruck bezogene Koronarwiderstand stieg postischämisch in allen drei Gruppen auf pathologische Werte an, am stärksten in der St. Thomas'-Gruppe, etwas weniger in der Kirklin-Gruppe und geringer in der HTK-Gruppe. In einer 4. Gruppe, die mit einer chininhaltigen (0,2 mg/l) HTK-Lösung protektioniert worden war, verhielt sich dagegen der Koronarwiderstand weitgehend normal. <u>Feinstruktu-</u>

relle Untersuchungen am Ende einer 20-25 min langen Wiederbelebungszeit führten zu folgenden überraschenden Resultaten:

1) Die hyperosmotische, kaliumreiche Kirklin-Lösung führt zu starken, teilweise extremen Endothel-Schwellungen und damit zu einer drastischen Widerstandssteigerung im Bereich der Mikrozirkulation.

2) Die St. Thomas'-Lösung bewirkt zwar eine weit bessere Protektion der Kapillar-Endothelien, hat aber ein ausgeprägtes intrazelluläres Ödem zur Folge; dadurch wird der extrazelluläre Raum und der Bereich der Mikrozirkulation - von aussen - so eingeengt, dass eine sehr starke Widerstandserhöhung resultiert.

3) Ein Zusatz von Chinin-Dihydrochlorid (0,2 mg/l) zu der von uns entwickelten Lösung führt zu einer erstaunlich guten Protektion des Endothels, das auf diesem Wege ähnlich lange geschützt wird, wie die Myozyten und deren Mitochondrien.

4) Reine Ischämiebelastung des Myokards bei 25° C - ohne vorhergehende Protektion - ist zwar mit einer sehr schlechten energetischen Protektion verbunden - die ATP-Zeit (Zeit bis zum Erreichen von 4 µmol ATP/gww) beträgt nur 40 min - geht aber mit einer relativ guten Strukturprotektion - auch im Bereich der Kapillaren - einher; noch nach 80 min ist das Kapillar-Endothel - besonders in der Nähe von Erythrozyten (Pufferung) weitgehend intakt.

5) Bei allen untersuchten klinisch angewandten Protektionsverfahren wird die energetische Protektion gegenüber reiner Ischämie mehr oder weniger ausgiebig - um den Faktor 3 bis 7 - verbessert. Das Verhältnis "Qualität der Kapillarprotektion zu Qualität der Mitochondrien-Protektion" kehrt sich aber um. Auch scheinen andere Substrukturen - wie das Sarkolemm - keineswegs immer der Höhe des Energiestatus entsprechend bei einer Herzprotektion geschützt zu werden.

6) Weitere Verbesserungen an den schwächsten Gliedern einer Myokardprotektion sind durchaus möglich, wie die protektive Wirkung des Chinins auf die Kapillar-Endothelien beweist.

Bevor das schwierige Gebiet einer differenzierten Strukturprotektion des Herzens nicht in jeder Hinsicht zufriedenstellend geklärt ist, sollten in der Praxis der Herzchirurgie die vom energetischen Aspekt möglichen sehr langen Ischämiebelastungen nicht ausgeschöpft werden.

Im Prinzip muss auch der Bereich der Mikrozirkulation mit abnehmender Temperatur besser geschützt werden. Es ist jedoch nicht zu erwarten, dass für sämtliche, so differenten Substrukturen ähnliche Temperatur-Koeffizienten gelten und dass diese den Temperatur-Koeffizienten des anaeroben Stoffwechsels gleichen.

7) Durch eine übermässige Drosselung des anaeroben Energiebedarfes - beispielsweise durch eine hohe Propranolol-Konzentration im kardioplegischen Perfusat - kann die Strukturdestruktion bei äusserst verlangsamtem ATP-Zerfall - stark beschleunigt werden.

H 24.4
Pathophysiologie der extrakorporalen Zirkulation
D. Birnbaum
Chirurgische Universitätsklinik im Klinikum Charlottenburg der Freien Universität Berlin, Spandauer Damm 130, D-1000 Berlin 19

Durch eine regelrecht verlaufende extrakorporale Zirkulation (EKZ) über einen kardiopulmonalen Bypass (CPB) scheinen die Patienten keine Früh- oder Spätschäden davonzutragen. Der CPB ist aber verknüpft mit pathophysiologischen Veränderungen von Organfunktionen, die offensichtlich passager und "physiologisch" tolerabel sind. Erst wenn die Toleranzgrenze überschritten oder die Toleranzbreite a priori zu klein sind, dann wird die funktionell kompensierte Veränderung zur klinisch offenkundigen Störung.

Die vielen Gründe für pathophysiologische Organbelastungen durch den CPB lassen sich reduzieren auf: anormale Hämodynamik und Veränderungen am Perfusat.

Der für den CPB gewöhnlich ermittelte "physiologische" Perfusatfluß hat in Wirklichkeit nur eine virtuelle Beziehung zu einem normalen Blutfluß. Phasen mit subnormalen Perfusionsdrucken, die Senkung der Kerntemperatur und der nichtpulsatile Fluß können als wahrscheinliche Ursachen für eine gestörte Blutverteilung angesehen werden. Da es derzeit noch nicht möglich ist, routinemäßig einen pulsatilen Fluß mit physiologischen Dimensionen herzustellen, sind viele bisherige Befunde widersprüchlich. Gemessen an einem relativ niedrigeren peripheren Gefäßwiderstand, höherem Sauerstoffverbrauch und reduzierter Laktatbildung dürfte die Gesamtgewebeperfusion unter pulsatilem Fluß verbessert sein.

Die Senkung der Kerntemperatur findet ihre Berechtigung darin, einerseits das Myokard kühl zu halten, andererseits den Perfusatfluß gegebenenfalls reduzieren zu können. Damit sind Auswirkungen verbunden, die letztlich Konsequenzen auf die Organperfusion nach sich ziehen: Anstieg der Viskosität des Blutes (in Grenzen auch bei Hämodilution), Verschiebung der Sauerstoffdissoziationskurve nach links, nicht uniformes Verhalten der Abkühl- und Aufwärmgeschwindigkeiten in den einzelnen Komponenten des Körpers, Auftreten von Gasblasen bei hohen Temperaturgradienten in sauerstoffgesättigtem Blut und Verlust wichtiger Thrombozytenfunktionen (möglicherweise unwiderbringlich). Bei einem Patientenkollektiv zur aorto-koronaren Bypass-Operation mit und ohne Senkung der Kerntemperatur wurde gezeigt, daß bei einer durchschnittlichen Rektaltemperatur von 29 Grad kein besserer Myokardschutz gewährt ist, wenn in jedem Fall gleichzeitig lokale Unterkühlungsmaßnahmen zur Myokardprotektion erfolgen. Von der Senkung der Rektaltemperatur unbeeinflußt verhielten sich die Verläufe der intramyokardialen Temperatur und der postoperativen CPK- bzw. CKMB-Werte. Patienten mit systemischer Hypothermie benötigten eine insgesamt längere Perfusionszeit, zeigten postoperativ häufiger einen Katecholaminbedarf und einen größeren Blutverlust, und die Wiederherstellung der geordneten Erregungsabläufe am Herzen war verzögert und erschwert.

Ein bisher kaum kalkulierbarer Faktor der Pathophysiologie der EKZ ergibt sich aus der Kombination von Biokompatibilität des Materials und Strömungsprofilen in den verschiedenen Bauteilen des CPB mit komplexen Einflüssen auf das Perfusat. Mit rheologischen Untersuchungsmethoden konnte gezeigt werden, daß Erythrozyten unter Schubspannungen von > 200 dyn/cm^2 bei Normothermie große Mengen ADP freisetzen, die die Thrombozytenaggregabilität beeinflussen. Präzisionsanalysen des Verhaltens von Bluteiweißkörpern im elektrischen Feld während und nach CBP haben ergeben, daß qualitative und quantitative Veränderungen nicht nur der an der Hämostaseolyse beteiligten, sondern auch der onkotisch wirksamen und der zur sogenannten akuten Phase der Entzündung zählenden Proteine auftreten. Auf der Grundlage dieser Methoden wurde vor einiger Zeit der Beweis geführt, daß der Membranoxygenator dem Bubble-Oxygenator überlegen ist.

Die künstlichen Oberflächen aller Komponenten des CPB wirken im Kontakt mit Blut aktivierend auf den Prozeß der Thrombose. Obwohl die Entwicklung blutkompatibler Oberflächen Fortschritte macht, wurde noch kein zuverlässig nicht thrombogenes Material vorgestellt. Daher wird bei allen Methoden der EKZ die hämostatische Hemmung durch Heparin erforderlich. Heparin aber verhindert nicht adhäsive Depositionen von Blutkorpuskeln an Oberflächen des CPB. Silikonelastomere, Polycarbonate, PVC und Urethane zeigen für Belange des CPB hervorragende Eigenschaften mit verhältnismäßig geringen oder keinen Einflüssen auf geformte und nicht geformte Blutelemente. Demgegenüber haben längerfristige Beobachtungen überraschend gezeigt, daß bestimmte Materialien entweder durch mechanische Belastung oder durch biologische Prozesse eine Biodegradation erfahren: Schrittmacherkabel werden ausgewechselt, weil die Polyurethanüberzüge sich nach einiger Zeit aufzulösen begannen, über kanzerogene Eigenschaften von Degradationsprodukten liegen Meldungen vor.

Es ist bislang nicht möglich, zahlenmäßig zu beschreiben, welche Morbidität sich aus den pathophysiologischen Veränderungen durch den CPB ergibt. Mit fatalen Ereignissen auf Grund von Malfunktion des CPB oder menschlicher Fehlleistung werden in einer von 300 Anwendungen der EKZ gerechnet, in einem von 1000 Fällen mit irreversibler Schädigung oder mit dem Tod. Auf eine höhere Sicherheit bei Anwendung der EKZ durch Verbesserung sowohl der Herzlungenmaschine als auch unseres Verständnisses des CPB ist durch weitere konzentrierte Anstrengung von Kardio-Chirurgen, Anästhesisten, Physiologen, Biochemikern, Ingenieuren und Perfusionisten zu hoffen. (Literatur beim Verfasser zu erfragen)

H 24.5
Mechanische Kreislaufassistenz: IABP, Linksherzbypass, implantierter Hilfsventrikel

M. Turina

Chirurgische Klinik A, Universitätsspital, 8091 Zürich, Schweiz

Der Begriff der mechanischen Kreislaufassistenz umfasst alle Methoden, welche den Kreislauf des Patienten mit extern zugeführter Energie unterstützen. In Bezug auf ihre klinische Anwendbarkeit können diese Systeme in drei Gruppen unterteilt werden:
1. <u>Klinisch etabliert</u>: Intraaortale Ballonpumpe (IABP)
2. <u>In klinischer Erprobung</u>: Links- und Rechtsherzbypass
3. <u>Experimentelle Entwicklung</u>: Totalherzersatz mit Prothese, sowie implantierbare Ventrikel.

Von allen Methoden der mechanischen Kreislaufassistenz hat lediglich die IABP eine weite Verbreitung gefunden, alle anderen Techniken bleiben wenigen Forschungszentren vorbehalten.

<u>IABP</u>
Die Kreislaufassistenz mittels IABP beruht auf einem EKG getriggerten Aufblasen und Ablassen eines Ballons in der descendierenden thorakalen Aorta. Die Einführung geschieht heutzutage vorwiegend perkutan mittels Seldinger-Technik. Die kreislaufassistierende Wirkung beruht auf einer Erhöhung des diastolischen Aortendruckes (Verbesserung der koronaren Perfusion) und Abnahme des präsystolischen Druckes in der Aorta (Afterloadsenkung). Die IABP wird meistens für einige Tage bis höchstens 2 Wochen verwendet; es sind jedoch erfolgreiche Applikationen für die Dauer von mehreren Monaten beschrieben. Indikationen: Herzversagen nach Operationen am offenen Herzen, Stabilisierung der instabilen Angina pectoris, persistierende Angina nach Herzinfarkt, kardiogener Schock infolge der mechanischen Komplikationen des Herzinfarktes (Mitralinsuffizienz, Infarkt-VSD), Inzidente während der Koronarographie oder perkutaner Dilatation der Koronarstenosen. Sehr selten ist heute die prophylaktische Anwendung der IABP bei Hauptstammstenosen der linken Koronararterie. Die einzigen Kontraindikationen bilden die Insuffizienz der Aortenklappe und die Aortendissektion; die Resultate der IABP sind jedoch schlechter bei Kindern (Elastizität der Aorta), bei "high output failure" (Sepsis, Leberversagen) und bei schweren, irreversiblen Störungen der linksventrikulären Funktion. Die Anwendung der IABP bei postoperativem Herzversagen zeigt eine Erfolgsrate von 50-70%; die IABP sollte möglichst früh, vor dem Eintreten des Schockzustandes eingesetzt werden. Die Arrhythmien verhindern die Effektivität der IABP und ein stabiler Rhythmus soll pharmakologisch oder mittels Stimulation aufrechterhalten werden. Das Einführen der IABP durch die Beckenstammarterien misslingt in 10-20%, wobei die neue perkutane IABP eine höhere Erfolgsrate aufweist. Lebensbedrohliche Komplikationen der IABP (Perforation) sind selten, die Extremitätenischämie dagegen häufig (10-30%). In Zürich kam 1982 die IABP bei 2,2% der chirurgischen Patienten (prä- und postoperativ) zur Anwendung.

<u>Links- und Rechtsherzbypass</u>
Diese energetisch wesentlich wirksamere Methode der Kreislaufassistenz beruht auf einer Umleitung des Blutstromes in eine mechanische Pumpe, womit der versagende Herzabschnitt in gewünschtem Masse entlastet werden kann. Die Technik zielt einerseits auf die Uebernahme der Körper- oder Lungenperfusion durch eine künstliche Pumpe, mit Aufrechterhaltung des Blutdruckes und Verhinderung des Schocks; andererseits kommt es zu einer Herzentlastung mit Abnahme des enddiastolischen Volu-

mens und Verminderung des myokardialen O_2- Verbrauchs. Der Nachteil der Methode besteht in der Notwendigkeit des direkten Kanülierens der betreffenden Herzabschnitte, weswegen eine Thorakotomie unumgänglich ist. Zur Verwendung kommen Rollen oder Zentrifugalpumpen, sowie verschiedene pneumatisch angetriebene, entweder im menschlichen Körper implantierte oder parakorporal gelegene Kunstherzventrikel. Alle Methoden benötigen eine gewisse Antikoagulation und diese stellt in der unmittelbar postoperativen Phase ein schweres Problem dar. Zur Zeit stellt das therapeutisch refraktäre postoperative Herzversagen die einzige klare Indikation für die Anwendung dieser Technik dar. Ihr Einsatz ist nach chirurgischer Revaskularisation des akuten Myokardinfarktes in kardiogenem Schock geplant. Die bisherigen Erfahrungen sind enttäuschend und nur wenige Zentren arbeiten heute klinisch mit dieser Methode. Die Verbesserung des intraoperativen Myokardschutzes (hypotherme Kaliumkardioplegie) hat das postoperative Herzversagen weitgehend eliminiert, womit der Bedarf nach solcher Kreislaufassistenz stark zurückgegangen ist. In Zürich konnten 1977/78 zwei von sechs Patienten mit postoperativem Herzversagen soweit gebessert werden, dass eine Spitalentlassung möglich war. Die letzten Berichte über den Einsatz des biventrikulären Bypasses bei postoperativem Herzversagen zeigen eine Erfolgsrate von etwa 50%; das Fehlen eines kommerziell erhältlichen Systems verhindert eine Verbreitung dieser Methode.

Implantierbare Langzeitventrikel und künstliches Herz

Experimentelle Erfahrung zeigt, dass ein mehrmonatiges Pumpen mit einem parallel geschalteten künstlichen linken Ventrikel oder totaler Herzprothese möglich ist; die klinische Erfahrung ist jedoch sehr gering. Der im Abdomen implantierte künstliche Ventrikel für die Behandlung des postop. Herzversagens erbrachte keine Langzeitüberlebende; der totale Herzersatz mit der Prothese als Vorbereitung für die Herztransplantation hatte ebenfalls keinen Langzeiterfolg.
Der elektive Herzersatz mit biventrikulärer Prothese (Salt Lake City, 1982) hat - trotz zahlreicher Komplikationen - die erstaunlichen Möglichkeiten des künstlichen Herzens demonstriert. Die ungelösten Probleme betreffen die Thrombose an den künstlichen Oberflächen sowie eine Mikroembolisierung des Patienten; ferner fehlt eine dem Bedarf angepasste Steuerung und eine Miniaturisierung des Antriebsaggregates zwecks besserer Mobilität des Patienten.

H 24.6
Psychopathologische und neurologische Störungen nach Herzoperationen
P. Götze
Psychiatrische Universitätsklinik Martinistraße 52, 2000 Hamburg 20, BRD

Einleitung

Seit Beginn der modernen Herzchirurgie treten die hohen Inzidenzraten postoperativer psychischer und neurologischer Störungen auf der herzchirurgischen Intensivstation mehr und mehr in den Blickpunkt. Während nach Allgemein-Operationen nur bis zu 0,5% postoperativ auftretende schwere psychische Störungen genannt werden, so werden nach Herzoperationen im Mittel 30-60% erwähnt. Hinsichtlich neurologischer Komplikationen fanden wir für Allgemein-Operationen keine verläßlichen Angaben; für die Herzoperationen lag der Durchschnitt bei 32%.

Die in der Literatur mitgeteilten Befunde u.a. nach der Art der Störungen und der Inzidenzraten zu vergleichen, ist aus vielerlei Gründen fragwürdig, so daß Fragen nach der Ätiologie und Pathogenese sowie nach Prädiktoren bisher noch weitgehend offen sind. Im Rahmen des Sonderforschungsbereiches 115, sind wir daher diesen Fragen in interdisziplinärer Kooperation nachgegangen. Es wurde zunächst versucht, unter möglichst einheitlichen und weitgehend reproduzierbaren Bedingungen Voraussetzungen zur weiteren interdisziplinären Erforschung der ätiopathogenetischen Zusammenhänge postoperativ auftretender psychischer und neurologischer Störungen nach Herzoperationen zu schaffen.

Material und Methodik

Es wurden 100 am offenen Herzen zu operierende Patienten im Alter von 20-59 Jahren, beiderlei Geschlechts, (Durchschnittsalter 48 Jahre) untersucht. Es handelte sich um 12 Patienten mit angeborenen Vitien, um 57 mit Klappenvitien, um 26 mit einer koronaren Herzkrankheit und um 5 Patienten, die eine Kombination zweier dieser Krankheiten aufwiesen.
Wir untersuchten die Patienten in der letzten präoperativen Woche, an jedem der ersten 4 postoperativen Tage, in der 3.-4. postoperativen Woche sowie im Rahmen einer Katamneseerhebung nach 3-5 Jahren (im folgenden wird nur auf die früh-postoperative Untersuchungsphase eingegangen).
Als Grundlage der standardisierten psychiatrischen Befunddokumentation wurde das AMDP-System (Arbeitsgemeinschaft für Methodik und Dokumentation in der Psychiatrie) gewählt und für die vorliegende Untersuchung entsprechend modifiziert. Ziel der psychischen Befunderhebung war es, durch geeignetes multivariates statistisches Verfahren (hier:Clusteranalyse) Gruppen von Patienten zu bilden, deren psychopathologische Merkmale sich in Ausprägung und Verlauf ähnlich waren.
Die gleichzeitig standardisiert erhobenen neurologischen Befunde wurden auf einem eigens für diese Untersuchung entwickelten Dokumentationsbogen festgehalten.

Ergebnisse

Postoperativ ließen sich 5 psychopathologische Syndrome unterscheiden (n=99, 1 Patient verstarb unmittelbar postoperativ): 1. "Unauffällig" (n=49). 2. "Leichtes psychoorganisches Syndrom mit affektiv-emotionalen und psychomotorischen Störungen" (n=33). 3. "Schweres psychoorganisches Syndrom mit Sinnestäuschungen und psychomotorischen Störungen" (n=4). 4. "Paranoid-halluzinatorisches Syndrom mit affektiv-emotionalen und psychomotorischen Störungen" (n=9). 5. "Delirantes Syndrom" (n=4).

- Fast jeder 5. Patient war psychotisch. Ein sog. freies Intervall - wie in der Literatur beschrieben - fand sich nicht.

- Patienten mit einer koronaren Herzkrankheit wurden postoperativ etwas auffälliger als Patienten mit Klappenvitien, jedoch wurden nur Klappenpatienten delirant. Aortenvitien wurden häufiger, aber leichter, Mitralvitien etwas seltener, aber schwerer psychisch auffällig.

- 39% der Patienten wiesen postoperativ neurologische Befundveränderungen auf. Generell wurden präoperativ gestör-

te Patienten postoperativ nicht signifikant neurologisch häufiger auffällig als die präoperativ unauffälligen Patienten.
- Signifikante Unterschiede zwischen neurologisch "unauffällig"/"auffällig" bzgl. Alter und Geschlecht wurden nicht gefunden.
- Postoperativ wurden Patienten mit einer koronaren Herzkrankheit häufiger neurologisch auffällig als Patienten mit einem Klappenvitium.
- Da die neurologischen Störungen bereits überwiegend am 1. postoperativen Tag verzeichnet wurden und in der 3.-4. Woche nur noch 5,2% der Patienten Befundveränderungen aufwiesen, darf angenommen werden, daß es sich überwiegend um intra- und unmittelbar postoperativ verursachte, reversible funktionelle neurologische Störungen handelt.
- Je schwerer die psycho-organischen Störungen, desto häufiger (nicht aber schwerer) traten auch neurologische Ausfälle auf.
- Eine eindeutige Vorhersage jedoch, wer von den Patienten postoperativ psychotisch wird, ist nach den bisher vorliegenden psychiatrisch-neurologischen Untersuchungsergebnissen nicht ausreichend gesichert zu treffen.

Anaesthesie und postoperative Betreuung im Neugeborenen-, Säuglings- und Kindesalter
Leitung: J. Pfenninger, Bern (CH) / P. Dangel, Zürich (CH)

H 25.1
Physiologie und Pathophysiologie der Atmung

J. Pfenninger

Abteilung für Intensivpflege, Universitäts-Kinderklinik, CH-3010 Bern, Schweiz

Einleitung: Die Atmung des Neugeborenen und Säuglings erfordern im Hinblick auf Anästhesie und postoperative Betreuung eine ganzheitliche Betrachtungsweise. Die arteriellen Blutgase (p_aO_2, p_aCO_2) werden nicht nur durch den Zustand der Lungen, sondern auch durch die Effizienz des neuromuskulären Apparates, den Verbrauch in der Peripherie und die Konzentration der Gase in der inspirierten Luft bestimmt.
Obere Atemwege: Im Verhältnis zum Erwachsenen können beim Neugeborenen und Säugling folgende Gegebenheiten Schwierigkeiten verursachen: relativ grosser Kopf, leichte Obstruktion des Pharynx durch Druck auf den Mundboden, hohe und nach vorne geneigte Lage des Larynx, lange und U-förmige Epiglottis, enger subglottischer Raum, kurze Trachea, enge Endotrachealtuben und Vergrösserung des anatomischen Totraumes durch Masken. Die entsprechenden Probleme können lauten: schwierige Intubation, Probleme bei der Maskenbeatmung, subglottisches Trauma, einseitige Intubation und Tubusobstruktion.
Tiefere Atemwege und Lungen: Während die kleineren Atemwege proximal der respiratorischen Bronchiolen bei Geburt ihre definitive Anzahl erreicht haben, nehmen Alveolisierungsgrad bis zum 7. Altersjahr und alveoläre Differenzierung bis in die Adoleszenz zu (vergrösserte Diffusionskapazität). Die Bronchiolen weisen bis ins 1.-2. Lebensjahr sehr wenig glatte Muskulatur auf (fehlendes Ansprechen auf Bronchodilatatoren). Anatomischer Totraum, Atemzugvolumen und Totraumventilation, ausgedrückt pro kg Körpergewicht, sind beim Neugeborenen und Erwachsenen identisch, Atemminutenvolumen und O_2-Verbrauch liegen jedoch ca. 2 Mal höher. Die funktionelle Residualkapazität ist bis ins Alter von 6-7 Jahren kleiner als das sogenannte Closing Volume. Aus diesem Grund liegen die Normalwerte des p_aO_2 beim Neugeborenen und Säugling tiefer als beim jungen Erwachsenen. Perioperativ muss die Erhaltung einer genügenden FRC als eines der vordringlichen Probleme erachtet werden. Die elastischen Eigenschaften der Lungen bleiben während des Wachstums konstant (ausgedrückt als spezifische Compliance), die Zunahme der statischen Compliance bedeutet lediglich, dass der Erwachsene eine grössere Lunge hat. Die Frage des Atemwegswiderstandes ist offenbar noch nicht vollständig gelöst.
Neuromuskulärer Apparat: Veränderungen im Laufe des Wachstums finden auf Niveau des Atemzentrums, des Thorax und des Zwerchfelles statt. Beim Neugeborenen und Säugling wird die Atemarbeit fast ausschliesslich vom Zwerchfell geleistet. Bei kompromittierter Funktion desselben ist deshalb mit einem raschen Auftreten einer respiratorischen Insuffizienz zu rechnen.
Stoffwechsel: Die O_2-Aufnahme/kg Körpergewicht/Minute ist beim Neugeborenen doppelt so hoch wie beim Erwachsenen. Kälteexposition kann zu einer enormen Steigerung des O_2-Verbrauches führen (entsprechender Wärmeschutz). Ebenfalls können Fieber, Aufregung u. a. den Stoffwechsel ganz wesentlich steigern. In der Beatmung sind Atemminutenvolumen und Frischglasflow jeweils den individuellen metabolischen Bedürfnissen anzupassen.
Schlussfolgerungen: Durch eine wohlüberlegte, angewandte Pathophysiologie und laufende Ueberprüfung am Patienten kann auch eine Routine-Anästhesie zur Herausforderung werden, welche schliesslich zur weiteren Qualitätssteigerung unserer klinischen Tätigkeit führen wird.

Literatur:
Brown TCK, Fisk GC: Anaesthesia for children. Blackwell, Oxford, 1979: 1-20.
Hatch DJ: Respiratory measurements in infancy. In: Paediatric anaesthesia, trends in current practice. Butterworth, London 1981: 27-40.
Müller NL, Bryan ACH: Chest wall mechanics and respiratory muscles in infants. Pediatr. Clin. North Am. 26: 503-516, 1979.

H 25.2
Pediatric Anesthesia: Particularities of the Cardiovascular System

J.-C. Rouge

Unité d'Anesthésiologie Pédiatrique, Département d'Anesthésiologie, Hôpital cantonal universitaire, 1211 Genève 4, Suisse

Several anatomic and physiologic features make the infant's cardiovascular system different from the adult.

The newborn converts the fetal circulation (pulmonary and systemic circuit in serie) to the adult pattern (circuits in parallel). In the first month of life, pulmonary vascular resistance is extremely sensitive to change in PaO_2 and pH. It may constrict in response to hypoxemia, hypercapnia, acidemia and to low F_IO_2. Failure to decrease pulmonary vascular resistance causes persistence of the fetal circulation (transitional), resulting in severe hypoxemia (e.g. RDS, diaphragmatic hernia).

Heart rate increases during the first month : 120 to 160/min. and then declines : 120/min at 6 months, 100/min. at 6 years. Systolic blood pressure : 70 to 90 mm Hg rises to about 100 between 1 and 5 years.

Cardiac output falls after birth as physiological shunts close. At one week, it reaches 150-250 ml/kg/min. Stroke volume is roughly proportional to that of the adult : 4-5 ml/kg. Due to a rapid heart rate, cardiac output is twice that the adult, to compensate for the relative greater metabolic rate and the high oxygen consumption.

Autonomic control of the fetal heart is principally parasympathetic. At birth, autonomic and reflex control of the cardiovascular system is well developped. A reduction in heart rate occurs with an increase in vagal tone as a reflex response to surgical stimulation, tracheal intubation or with severe hypoxemia. As long as ventricular filling is maintained, an increase in heart rate produces a proportional increase in cardiac output, while a decrease in heart rate does not reduce proportionately cardiac output since stroke volume increases. In young children however, cardiac output is more dependant on heart rate than in adults. Bradycardia is badly tolerated in infants. Inversely tachycardia is tolerated in infancy, since ventricular filling of the heart is less critical.

Right atrial pressure, unlike in adults almost always reflects left atrial pressure, but it should be measured by pressure transducer, since water monometer produces falsely high reading due to poor equilibration at fast rate.

Myocardial contractibility is under adrenergic control. Its stimulation seems less efficient in infants in whom less contractile tissue is present. Decreased contractibility occurs with severe hypoxemia, acidosis or hypoglycemia, producing reduction in stroke volume and in cardiac output. Oxygen transport is dependent on hemoglobin concentration. For the first two months, fetal hemoglobin moves oxygen dissociation curve to the left, but this is usually compensate by an increased hemoglobin level, a greater cardiac output and a greater blood volume. In case of anemia, less reserve is available. Blood loss should then be compensated and F_IO_2 increased.

Infants not uncommonly have hematocrit lower than 30 %. Decision to postpone surgery in case of anemia must consider : risk of postponement, likelihood of blood loss and general conditions. In infancy, blood volume is 85 ml/kg and decreases to 70-80 ml/kg in chilhood. Numerous variables affect the decision to replace blood loss. Calculation of the estimated blood volume and of the acceptable blood loss allows to maintain the desired hematocrit and a normal blood volume with others fluids.

Regulation of body heat shows an exagerated response during childhood. Infants lose heat rapidly because a large surface area relative to weight, a lack of subcutaneous fat and a non-shivering thermogenesis. Heat loss must be minimized to avoid an increased oxygen consumption. Older children show greater tendency toward hyperthermia. During anesthesia, body temperature should be measured in all patients.

Although the principles of infants' monitoring are the same as in adults, difference in size and physiology require some modifications. Continuous clinical observation assists monitoring devices : heart rate, pulse volume, heart tones, capillary filling. The latter gives a good indication of peripheral perfusion. It should be less than 2 seconds. If greater than 3 seconds, it indicates poor systemic blood flow. Blood pressure should also be measured in infancy with a cuff or with an intra-arterial catheter, which allows blood sampling.

Anesthesiologist should react to early signs of abnormal function, since compensatory mechanisms are frequently utilized in infancy and childhood, due to a high metabolic rate and oxygen consumption.

H 25.3
Renale Funktionen in Abhängigkeit von Wachstum und prärenal bedingte Dysfunktion beim Neugeborenen und Säugling
O. Oetliker
Abteilung für Pädiatrische Nephrologie, Universitäts-Kinderklinik Bern, Schweiz

Auch wenn die meisten renalen Teilfunktionen sich beim Neugeborenen und beim Säugling qualitativ und quantitativ von denen des älteren Kindes und des Erwachsenen unterscheiden, genügen sie der Aufrechterhaltung der altersentsprechenden Homeostase. Das Erkennen der Qualität einzelner Funktionen dient der Erfassung des Status, während die Kenntnis der Qualität, bzw. der altersspezifischen Belastbarkeit der Einzelfunktionen bei der Behandlung, z.B. während der Anästhesie und postoperativ von Bedeutung ist.
Anatomisch werden die Nierenfunktionen durch die Gesamtheit der vorhandenen Funktionseinheiten und deren Beziehung zum Blutgefässystem bestimmt. Die Funktionseinheiten sind beim Neugeborenen und beim Säugling in zweierlei Hinsicht deutlich von späteren Entwicklungsstadien zu unterscheiden: Man findet im Vergleich zu den Glomerula ausgesprochen kurze Tubuli, und es bestehen deutliche Unterschiede zwischen den weniger entwickelten Funktionseinheiten der äusseren Rinde und den "älteren" juxtamedullären Nephronen; eine Konsequenz der intrauterinen Entwicklung des Organs. Die zu den Funktionseinheiten gehörenden vaskulären Elemente zeigen entsprechende Entwicklung. Postpartal entstehen keine neuen Funktionseinheiten. Die glomeruläre Filtrationsleistung beträgt beim Neugeborenen umgerechnet auf 1 m^2 Körperoberfläche 1/4 bis 1/3 der Erwachsenenleistung. Diese wird erst im

Alter von 1-2 Jahren erreicht. Der Plasma-Kreatininwert, der sich sehr gut zur Schätzung der Nierenfunktion eignet, ist deutlich altersabhängig und beträgt bei Säuglingen 30-50 umol/L. Der Plasmadurchfluss beträgt beim Neugeborenen 60-70 ml mit 1 Jahr ca. 100 ml/min/1,73 m^2 und erreicht im Alter von 2 Jahren etwa normale Erwachsenenwerte. Glomeruläre Filtrationsrate und renaler Plasmadurchfluss hängen einerseits vom arteriellen Druck und andererseits von der vaskulären Resistenz ab. Beide ändern sich physiologischerweise in den ersten Lebenstagen und -wochen sehr rasch. Die tubulären Funktionen sind beim Neugeborenen und beim Säugling anders als später. So sind z.B. die Fähigkeit zur Adaptation der Natriumrückresorption an eine Na - Belastung geringer, ebenso die Möglichkeit H$^+$-Ionen auszuscheiden, oder Bikarbonat zurückzuresorbieren, oder den Harn sehr stark zu konzentrieren. Es ist nicht ganz klar, ob diese als "tubuläre Unreife" bezeichneten Beobachtungen nur eine Reflexion der anatomischen Verhältnisse sind, oder ob sie Ausdruck altersspezifischer Physiologie sind, die ihren Ursprung anderswo im Säuglingsorganismus hat. Die Partialfunktionen, die ein anderes extrazelluläres Flüssigkeitsvolumen aufrecht erhalten als später und die durch diätetische und hormonale Einflüsse anders gesteuert werden, sind quantitativ anders belastbar als beim Kind, oder Erwachsenen.

Während die in Entwicklung begriffenen Nieren des Neugeborenen und des Säuglings normalerweise das altersentsprechende Gleichgewicht aufrecht zu erhalten vermögen, entsprechen prärenal bedingte Dysfunktionen Zuständen, wo diese Nieren zur Erhaltung des Gleichgewichtes nicht mehr genügen. Die Ursachen sind folgende: Inadäquate Flüssigkeits- und Elektrolytverabreichung, Blutungen (Operationen, Trauma), Volumenkontraktion ("third space", Diuretika), Hypotonie (Sepsis, Trauma), Störungen der Haemodynamik (Herzoperationen). Es kommt zur verminderten Durchblutung der Nieren, was zu Oligo-, oder Anurie, zum Anstieg der Plasmakreatininwerte, oder zu verminderter Harnkonzentrierungsfähigkeit führen kann. Die Symptome der beginnenden prärenal bedingten Dysfunktion müssen durch genaue Verlaufsdokumentation möglichst frühzeitig erfasst werden. Die Therapie besteht in der Steuerung der renalen Durchblutung und in korrektem Flüssigkeits- und Elektrolytangebot, wenn nötig aber auch in vorübergehendem Funktionsersatz in Form von akuter Peritonealdialyse. Diese Therapieform ist immer dann angezeigt, wenn die Steuerung der Körperhomeostase wegen schlechter Nierenfunktion schwierig wird. Die Prävention, oder die Therapie prärenal bedingter Dysfunktion lässt sich nur auf Grund der Kenntnis der normalen Entwicklungsphysiologie der Nieren sinnvoll durchführen.

<u>Weiterführende Literatur:</u> Edelmann, Pediatric Kidney Disease 1978, Little, Brown, Boston - Houston/Oetliker in Davis/Dobbing: Scientific Foundations of Paediatrics, 1981, Heinemann, London - Valtin, Renal Dysfunction, 1979, Little, Brown, Boston

25.4
Perioperative Flüssigkeitstherapie im Kindesalter

K.-H. Altemeyer, Th. Fösel

Zentrum für Anaesthesiologie, Klinikum der Universität Ulm, Steinhövelstraße 9, D-7900 Ulm/Donau, BRD

In der p e r i o p e r a t i v e n Flüssigkeitstherapie kann man drei Abschnitte voneinander unterscheiden:

a) die p r ä o p e r a t i v e Phase
b) die i n t r a o p e r a t i v e Phase
c) die p o s t o p e r a t i v e Phase

In der p r ä o p e r a t i v e n Zeitspanne kann man bei der Infusionstherapie in aller Regel sowohl für den Normalbedarf als auch für einen möglichen Korrekturbedarf die Empfehlungen aus der Pädiatrie zu Grunde legen (siehe unten). Im Gegensatz dazu wird die i n t r a - und p o s t o p e r a t i v e Phase durch streßinduzierte Reaktionen verändert, die auf den Wasser- und Elektrolythaushalt sowie auf die Glukoseregulation Einfluß nehmen. Vereinfachend kann man für den Wasser- und Elektrolythaushalt feststellen, daß durch eine vermehrte Adiuretinsekretion primär eine Tendenz zur Wasserretention besteht. Um eine Isotonie im Extrazellulärraum in dieser Phase zur erhalten, muß die Natriumzufuhr höher als im Normalfall sein, damit es bei den altersentsprechenden Flüssigkeitsmengen nicht zu einer Wasserintoxikation kommt. Die ebenfalls erhöhte Aldosteronsekretion reicht dabei oft zur Kompensation allein nicht aus, zudem hätte diese Reaktion bei zu starker Beanspruchung auf der anderen Seite einen vermehrten renalen Kaliumverlust zur Folge.
I n t r a o p e r a t i v sollten deshalb natriumreiche Lösungen (70 - 100 mmol/l) verwandt werden. Die Bemessung der Flüssigkeitsmenge richtet sich dabei nach dem Alter der Kinder und der Lokalisation des Eingriffs:

1. - 5. Lebensjahr	6 - 10 ml/kg KG/Std.
6. - 9. Lebensjahr	4 - 8 ml/kg KG/Std.
10. - 14. Lebensjahr	2 - 6 ml/kg KG/Std.

Für den Basisbedarf postoperativ empfehlen wir die folgenden Dosierungen:

<u>Basisbedarf postoperativ</u>
(Dosierung pro kg Körpergewicht und Tag)

<u>1. Wasser</u>

1. Lebensjahr	100 - 140 ml
2. Lebensjahr	80 - 120 ml
3. - 5. Lebensjahr	80 - 100 ml
6. - 10. Lebensjahr	60 - 80 ml
10. - 14. Lebensjahr	50 - 70 ml

<u>2. Elektrolyte</u>

Natrium	3 - 5	mmol
Kalium	1 - 3	mmol
Kalzium	0,1 - 1	mmol
Magnesium	0,1 - 0,7	mmol
Chlorid	3 - 5	mmol
Phosphat	0,5 - 1	mmol

Postoperativ und posttraumatisch besteht ebenfalls noch die Tendenz zur Wasserretention, daher sollte die Natriumzufuhr an der oberen und die Wasserzufuhr an der unteren Grenze bemessen werden. Bei zusätzlichen Verlusten (Drainagen, Magensonde) muß der entsprechende Korrekturbedarf ermittelt und substituiert werden.

Für den Kohlenhydratstoffwechsel besteht posttraumatisch zunächst streßbedingt die Situation eines a b s o l u t e n oder r e l a t i v e n Insulinmangels mit einer reaktiven Hyperglykämie. Das Ausmaß und die Dauer dieser Situation korreliert dabei mit der Schwere des Traumas. Deshalb muß in dieser Phase die Kohlenhydratzufuhr zurückhaltend erfolgen, um hyperosmolare Derangierungen zu vermeiden.

H 25.5
Obstruktion der oberen Atemwege
M. Sutter

Abteilung für Intensivpflege, Universitäts-Kinderklinik Bern, Schweiz

Obstruktion der oberen Atemwege (OoA)

Die OoA - supraglottisch, glottisch oder subglottisch - stellt in der Pädiatrie ein häufiges Problem dar. Die Symptome variieren je nach Lokalisation der Obstruktion. Auf Grund einer genauen Anamnese und klinischen Untersuchung des Kindes, kann in der Mehrzahl der Fälle die Diagnose stark vermutet und somit ein therapiegerichtetes Prozedere eingeschlagen werden.
Die oberen Atemwege des Kindes sind besonders obstruktionsgefährdet: kleinere Verhältnisse als beim Erwachsenen, kindliche Epiglottis lang und tubulär, grosse aryepiglottische Falten, die knorpeligen Anteile der kindlichen Anatomie sind weich und elastisch, das submucöse Gewebe schwillt rasch oedematös an.
Das Kind kann zwar initial eine Obstruktion der oberen Atemwege gut kompensieren; die Phase der Dekompensation ist jedoch sehr kurz, so dass eine anscheinend stabile Situation rasch zum Notfall werden kann.
Die häufigsten Symptome zur Differenzierung von supra- und subglottischen Störungen sind folgende: Stridor (laut, leise), Stimme (gedämpft, verwaschen, heiser), Dysphagie (vorhanden oder nicht), Kopf und Körperhaltung (sitzt, liegt, Opisthotonus, Kopf nach vorne gestreckt), bellender Husten (vorhanden oder fehlend), toxisches Aussehen. Dazu kommen je nach Ausprägungsgrad subcostale, suprasternale Einziehungen, Tachypnoe, Tachykardie. Die Cyanose ist ein Spätsymptom, besonders bei Kindern unter einem Jahr (physiologische Anämie). Angst, Unruhe und Tachykardie sind Warnzeichen für eine Hypoxie.
Die Differentialdiagnose der OoA umfasst folgende drei Hauptgruppen: 1. supraglottisch (Epiglottitis, Tonsillitis, Peritonsillar- und Retropharyngealabszess, Missbildungen wie Pierre Robin-Syndrom, Choanalatresie); 2. glottisch (Laryngomalacie, Stimmbandparesen, Larynxhypoplasie, -atresie) und 3. subglottisch (Krupp-Syndrom, Tracheomalacie, Stenosen (congenital/nach Intubation), FK-Aspiration, Gefässanomalien).
Vorgehen bei OoA: zu beachten sind folgende Punkte:
- Bagatellisierung einer kindlichen Atemnot ist zu vermeiden.
- Keine überstürzte Untersuchung des Kindes.
- Verzicht auf unnötige Labor- und Röntgenuntersuchungen.
- Jede Aufregung durch obenerwähnte Punkte oder Trennung von den Eltern vermeiden.
- Kind diejenige Position einnehmen lassen, in der es ihm wohl ist.

Für den Transport in ein Zentrum:
- Sauerstoffzufuhr (Eltern oder Kind sollen die Maske halten).
- Raschmöglichster Transport.
- Begleitung durch Person, die eine sichere Maskenbeatmung durchführen kann.
- Intubation vor Transport, je nach Schwere der Situation, Erfahrung der behandelnden Equipe und Entfernung vom Zentrum.

Im entsprechenden Zentrum:
Bei Verdacht auf FK-Aspiration oder Stenose der Trachea empfiehlt es sich, folgende Massnahmen in Bronchoskopiebereitschaft durchzuführen:
- Uebliche Vorbereitungen, wie vor jeder Narkose.
- Tiefe Halothan-Sauerstoff-Narkose, Legen einer iv-Leitung, Gabe von Atropin und Inspektion von Rachen und Larynx. Dann Prozedere je nach Befund. Für die zwei häufigsten Atemwegsobstruktionen gilt folgendes:
- Epiglottitis: Nasotracheale Intubation mit relativ kleinem Tubus, Antibiotika, Kind optimal befeuchtete Luft spontan atmen lassen, Extubation nach 24-48 Stunden.
- Akuter infektiöser Krupp: Intubation möglichst vermeiden. Zufuhr von Feuchtigkeit und Sauerstoff, gute Sedation. Bei Verschlechterung Inhalation von Adrenalinaerosolen. Bei schwersten Verläufen (massive Stenose und/oder viel Sekret) Intubation mit undicht sitzendem Tubus. Intubationsdauer im Allgemeinen 3-7 Tage. Optimale Tubuspflege sehr wichtig.

Für andere, seltenere Obstruktionen der oberen Atemwege gelten entsprechende, spezifische Massnahmen.

H 25.6
Erstversorgung und Anaesthesie nach Trauma
P. Dangel

Anaesthesie- und Intensivbehandlungsabteilung, Universitätskinderklinik Zürich, Schweiz

Die Notfallmassnahmen am lebensgefährlich verletzten Kind bezwecken neben der Erhaltung des Lebens die Verhinderung von Sekundärschäden durch Störungen von Atmung und Kreislauf. Im Vordergrund stehen die Prävention von Hypoxie- und Schockfolgen an lebenswichtigen Organen und die Erhaltung der Funktion des zentralen Nervensystems. Das verletzte Kind soll durch einen in Notfall- und Intensivmedizin erfahrenen Arzt beurteilt werden. Die Behandlung folgt einer Prioritätenliste: an der Spitze stehen die Massnahmen zur Erhaltung der Atemfunktion (Sauerstofftherapie, Intubation, Beatmung) und des Kreislaufs (Schockbehandlung). Diesem Zweck dienen auch die chirurgischen Notfalleingriffe zur Verbesserung der Atmung (Dekompression eines Pneumothorax) und des Kreislaufs (Blutstillung, Operation bei Ruptur innerer Organe, Perikardentlastung). Beim Kind mit Schädelhirntrauma (SHT) ist schon zu Beginn der Behandlung mit zusätzlichen Massnahmen für die Erhaltung der Hirnperfusion zu sorgen (Kopfhochlage, Hyperventilation, Barbiturate, evtl. Steroide). Bei akuten raumfordernden intrakraniellen Blutungen und offenen Hirnverletzungen folgt jetzt die Kraniotomie. Immer erst nach Behebung der akuten Kreislauf- und Atemstörungen werden die organspezifischen Operationen zur Versorgung von Verletzungen des gastrointestinalen und urologischen Systems vorgenommen, gefolgt von der Behandlung der Verletzungen peripherer Gefässe, des Skeletts, der Muskulatur und der Haut.

Die Indikation zu Intubation und Beatmung ist grosszügig zu stellen. Früher Beginn der Infusionsbehandlung kann beim Polytrauma und bei ausgedehnten Verbrennungen den gefährlichen Schockzustand verhindern. Die Art des immer notwendigen venösen und evtl. arteriellen Zuganges hängt von der Schwere der Verletzungen und des Schocks, von der Menge der benötigten Flüssigkeitszufuhr und von der Notwendigkeit wiederholter Laboruntersuchungen ab. Zur Schockbehandlung werden ausschliesslich Ringerlösung oder kolloidale Lösungen mit physiologischem Elektrolytgehalt verwendet. Die Indikation zur Bluttransfusion ergibt sich aus dem bei jedem Kind individuell festzulegenden untersten tolerablen Hämatokritwert. Unfallverletzte Kinder benötigen neben der oft sehr dringlichen radiologischen Abklärung nur wenige Routine-Laboruntersuchungen: Hämatokrit, arterielle Blutgasanalyse, Urinsediment, Bereitstellung von Blutkonserven. Die neurologische Beurteilung bei SHT wird durch Aufnahme des Glasgow-Coma-Scale ergänzt. Diese Patienten benötigen neuroradiologische Diagnostik, Bereitschaft zur Kraniotomie und Monitoring des intrakraniellen Druckes (ICP). Die Art der oft unvermeidbaren Allgemeinanästhesie ist so zu wählen, dass keine weitere Kreislaufdepression, bei SHT keine Steigerung des ICP ausgelöst wird.

Durch die Anwendung moderner (Neuro-)Intensivbehandlungsmassnahmen, im Idealfall schon am Unfallort beginnend und während des Notfalltransportes in das richtige Zentrum weitergeführt, liess sich das Schicksal schwerverletzter Kinder in den letzten Jahren wesentlich verbessern.

II Freie Vorträge

Intensivmedizin I

V 1.1
The Influence of Cimetidine on Fentanyl Pharmacokinetics in Critically Ill Patients

J. d'Enfert*, J.C. Levron**, P. Strumza***, B. Flaisler**, C. Conseiller*

*Département d'Anesthésie, Hôpital Cochin, 27 rue du faubourg Saint-Jacques, 75014 Paris, France. **Département d'Anesthésie, Hôpital A. Paré, 92100 Boulogne-Billancourt, France. ***Laboratoires Janssen Lebrun, 5 rue de Lübeck, 75116 Paris, France

Introduction. Presently, the pharmacokinetics of fentanyl (F) have been examined in several physiological and pathological situations in humans. However, there is no data available concerning the pharmacokinetics of F in critically ill patients. Such patients are often treated with cimetidine to prevent gastrointestinal bleeding. Cimetidine has been shown to impair elimination of a number of drugs metabolized by the liver (4). The purpose of this study was to examine the disposition of F in critically ill patients with and without concomitant cimetidine administration.

Methods. After informed consent and institutional approval 10 patients were studied, 5 of them (Nl) aged (mean$\pm$SD) 55.4$\pm$15yrs did not receive cimetidine and the other 5 (Ci) aged 51.6$\pm$19yrs received cimetidine 1000-1200mg/24h. All patients were under controlled ventilation and had normal hepatic and renal function. A single bolus IV dose of F (10µg/kg) was administered. Arterial blood samples were obtained at 1,3,7,15,30 min and at 1,2,3,4,6,10,12,16,24hours after F injection. All samples were assayed for plasma concentration (Cp) of F by radioimmunoassay. The lower limit of sensitivity is 50pg/ml and the method has a coefficient of variation of 5% for a concentration of 1ng/ml. Pharmacokinetic variables were calculated by using non-linear, least squares regression analysis. F protein binding was performed in 8 patients by equilibrium dialysis at Cp of 10 and 1000 ng/ml using purified ^{3}H-Fentanyl (pH=7.35, temperature=37°C). The Student t-test was used for intergroup comparisons. Significance was defined as p$<$.05.

Results. The pharmacokinetic parameters summarized in tableI, were not significantly different between the two groups. The bound fraction of F was 71$\pm$7.2 and 72.9$\pm$4.8% at Cp of 10 and 1000ng/ml respectively.

Discussion. Fentanyl pharmacokinetic parameters found in this study were similar in Nl and Ci patients. However, these results are different from those previously found by Mc Lain and Hug (2) in normal patients. In our study, F elimination half-life and Vd are increased (x2.5) without any change in clearance. In critically ill patients these findings may result from several physiologic changes : hypoproteinaemia, hypoalbuminaemia (tableII) and increase of interstitial protein concentrations (5). These changes may cause the 15% increase in the free fraction of F compared with normal patients (3). Cimetidine has been shown to inhibit the hepatic P 450 metabolism of many drugs and to decrease liver blood flow (4). Both effects lead to decrease drug clearance and to increase elimination half-life. Clearance is not reduced in Ci patients. The effect of cimetidine on hepatic blood flow may have been suppressed by the relative hemodilution in such patients (tableII). In our study F enzymatic metabolism does not seem to be modified by cimetidine, which is similar to results found by Duvaldestin in patients with cirrhosis. Our results show that the duration of action of F in critically ill patients is longer than in normal patients and is not impaired by cimetidine

Table I. Pharmacokinetic parameters (mean$\pm$SD)

	t 1/2β (h)	Cl (ml/kg/min)	Vd (l/kg)
Nl	11 $\pm$2.6	12.3$\pm$4.9	11.1$\pm$2.8
Ci	10.4$\pm$5.1	12.1$\pm$6.5	9.9$\pm$3.7

Table II. Biologic parameters   (mean±SD)

	Hte (%)	Protein (g/l)	Albumin (g/l)
Nl	31.4+1.9	58 +4.6	24.2+7.1
Ci	33.1+4.8	60.6+1.7	23.2+3

References.
1. Haberer JP, Schoeffler P, Couderc E, Duvaldestin P (1982) Fentanyl pharmacokinetics in anesthetized patients with cirrhosis. Br.J.Anaesth.54:1267
2. McLain DA, Hug CC (1980) Intravenous fentanyl kinetics. Clin.Pharmacol.Ther.28:106
3. Meuldermans WEG, Hurkmans RMA, Heykants JJP (1982) Plasma protein binding and distribution of fentanyl, sulfentanil, alfentanil and lofentanil in blood. Arch.Int.Pharmacodyn.257:4
4. Somogyi A, Gugler R (1982) Drug interactions with cimetidine. Clin.Pharmacokinetics 7:23
5. Tillement JP, Lhoste F, Giudicelli JF (1978) Diseases and drug protein binding. Clin Pharmacokinetics.3:144

V 1.2
Das schwere Alkoholentzugsdelir. Praktische Erfahrungen mit einem neuen Behandlungskonzept

G. Metz, B. Nebel, M. Olschewski, P. Wetzel

Abteilung für Anaesthesie und Intensivmedizin, Kreiskrankenhaus Emmendingen, D-7830 Emmendingen, BRD

Das schwere Alkoholentzugsdelir gefährdet Patient und Operationsergebnis. Die bisherige Behandlung mit Clomethiazol, Butyrophenonen und Benzodiazepinen erfordert hohe Dosierungen. Die medikamentöse und mechanische Ruhigstellung behindert die Physiotherapie und Pflege, oft wird eine maschinelle Beatmung erforderlich.

Klinisch zeigen sich beim Delirium tremens die Wirkungen eines " adrenergen Sturmes " auf Atmung, Kreislauf, Magen-Darm-Trakt, Urinausscheidung, Stoffwechsel und ZNS bis zu zerebralen Krampfanfällen.
Entsprechend finden sich erhöhte Noradrenalinspiegel (2), die auf eine Überaktivität vor allem des Locus coeruleus (LC) zurückzuführen sein dürften. Bilaterale Läsionen des LC im Tierexperiment verringern das Entzugssyndrom, günstig wirkt auch Clonidin (Catapresan (R)) (3), ein Sympathikolytikum mit Wirkung über zentrale Alpha-2-Rezeptoren. Clonidin wurde beim leichten Alkoholentzugsdelir eingesetzt (1), nicht jedoch beim Delirium tremens.

Im historischen Vergleich berichten wir über 39 Patienten mit Delirium tremens, 19 wurden mit Sedativa behandelt.
Ab 1980 wurde bei 20 Patienten Clonidin eingesetzt. Die Initialdosen lagen zwischen 0,15 und 1,2 mg, die Tagesdosen zwischen 1 und 3 mg :

Dosierung nach Wirkung mit Perfusor entsprechend der noch bestehenden Delir-Symptomatik.
Auch die Clonidin-Gruppe erhielt Sedativa in geringerer Dosierung.

Nach unserer Erfahrung verkürzt Clonidin die Behandlung und erleichtert die Pflege. Der Patient ist meist schläfrig, weckbar und bedingt kooperativ. Er kann früher mobilisiert und oral ernährt werden, Pneumonie- und Dekubitusrisiko sind geringer.

Mittelwert/Tage	ohne Clonidin n = 19	mit Clonidin n = 20
Behandlung	14,2	9,4
Symptome	9,8	5,6
parent. Ernährung	8,5	5,2
Beatmungsfälle	6	1

Die Nebenwirkungen des Clonidins - Hypotonie und Bradycardie - waren selten, meist kam es nur zur Normalisierung einer vorbestehenden Hypertonie und Tachycardie.

Die Kreislaufwirkung des Clonidins erfordert stets eine kontinuierliche EKG- Pulsfrequenz- und Blutdruckmessung. Die Behandlung ist nur unter intensivmedizinischen Bedingungen zu vertreten.

Überzeugend waren die Auslaßversuche. Alle Patienten zeigten nach 1 - 2 Stunden ängstlich-aggressive Unruhe und Desorientiertheit; unter Clonidin waren die Patienten innerhalb von ca. 30 Min. wieder ruhig und meist kooperativ.

Literatur:

(1) Bjorkqvist S E (1975)
Clonidine in alcohol withdrawal
Acta Psychiat. Scand. 52: 256

(2) Hawley R J, Major L F, Schulman E A, Lake C R (1981)
CSF Levels of Norepinephrine during alcohol withdrawal
Arch. Neurol. 38: 289

(3) Kostowski W, Trzaskowska E (1980)
Effects of lesion of the locus coeruleus and clonidine treatment on ethanol withdrawal syndrome in rats.
Pol. J. Pharmacol. Pharm. 32: 167

V 1.3
Neue Vorschläge zur medikamentösen Therapie der Eklampsie auf der interdisziplinären Intensivstation

U. Lips
Zentrum für Anaesthesiologie der Medizinischen Hochschule Hannover, Abt. IV, Krankenhaus Oststadt, Podbielskistr. 380, 3000 Hannover 51, BRD

Einleitung:
Die Eklampsie ist hinsichtlich der vitalen Bedrohung für Mutter und ungeborenes Kind auch heute noch eine sehr schwere geburtshilfliche Komplikation. Im Rahmen der Entwicklung der Intensivmedizin werden in unserer Zeit zunehmend auch Anästhesisten mit dieser seltenen, aber lebensbedrohlichen Erkrankung konfrontiert. Entsprechend der unbekannten Ätiologie der Erkrankung muß jede Therapieform symptomatisch bleiben: Oberstes Ziel ist die Verhinderung von Konvulsionen und weiteren Komplikationen des ZNS. Eine rasche Stabilisierung der vitalen Parameter (Kreislauf, Nierenfunktion) ist erforderlich, um sobald wie möglich die einzige kausale Therapie - die Beendigung der Schwangerschaft - einzuleiten.

Während über die Therapie der Kreislauf- und Nierenfunktion weitgehend Einigkeit herrscht, werden für die antikonvulsive Therapie im angloamerikanischen Bereich vorwiegend die Anwendung von Magnesiumsulfat und Barbituraten, im europäischen Bereich vielfach auch noch die "massive Sedierung" bis hin zur iatrogenen Beatmungspflichtigkeit empfohlen.

Eigenes Vorgehen:
Aufgrund der pathophysiologischen Geschehnisse wird die Anfallsgenese auf Störungen des cerebralen Kreislaufs und eine vermehrte Volumenbelastung des intrakraniellen Raumes zurückgeführt und daher ein Therapieschema entwickelt, das diese Überlegungen berücksichtigt und cerebroprotektive Potenzen beinhaltet:

Behandlungsschema:

Erhöhung der intrakraniellen Compliance (Vermeidung plötzlicher intrakranieller Druckschwankungen)	Dexamethason (mittelhohe Dosierung)
Kreislaufstabilisierung	Dihydralazin und Nitroglycerin Volumensubst. HA 20 %
Verringerung der zentralnervösen Übererregbarkeit	Phenytoin
Verbesserung der Nierenfunktion	Flüssigkeitsangebot Dopamin, Furosemid
Vorgehen im akuten status eklampticus	kurzwirksame Barbiturate: Thiopental

Ergebnisse:
Das angegebene Therapiekonzept konnte in den Jahren 1978 bis 1982 an 13 interdisziplinär zu behandelnden Patientinnen klinisch erprobt werden. In allen Fällen wurde eine vollkommene Anfallsfreiheit bei voll erhaltener Vigilanz und Kooperationsbereitschaft erzielt. Die Neugeborenen waren in einem ihren Reifegrad entsprechenden, befriedigenden Zustand. - Die erhaltene Vigilanz erwies sich als besonderer Vorteil hinsichtlich der Pneumonie- und Thromboseprophylaxe. Trotz der kleinen Patientenzahl lassen sich diese guten Ergebnisse durchaus mit denen von PRITCHARD bei Anwendung der Magnesiumtherapie vergleichen. Da die vorgestellte Therapie auch bei eingeschränkten Überwachungsmöglichkeiten gefahrlos einzusetzen ist, stellt sie eine brauchbare Alternative zur Magnesiumbehandlung dar, die parallel weiter verfolgt werden sollte, um sie auch an größeren Patientenzahlen zu bestätigen.

Literatur:
Pritchard, J.A., Pritchard, S.A.:
Standardized treatment of 154 conceсutive cases of eclampsia
Am. J. Obstet. Gynec. 99 (1967) 754

V 1.4
Zum Verhalten des Plasmavolumens und abgeleiteter Größen über mehrere Wochen nach Polytrauma

U. Finsterer, A. Beyer, U. Jensen, A. Butz, W. Kellermann, K. Unertl
Institut für Anaesthesiologie der Ludwig-Maximilians-Universität München, Klinikum Großhadern, D-8000 München 70, Marchioninistr. 15, BRD

Überlegungen zur Größe des Blutvolumens und zu dessen Manipulation durch therapeutische Maßnahmen werden bei Intensivpflegepatienten vielfach angestellt, ohne jedoch in aller Regel den Absolutwert des Blut- oder Plasmavolumens zu kennen. Systematische Untersuchungen zur Größe und zum Verhalten des Plasma- und/oder Blutvolumens unter den Bedingungen einer länger dauernden Intensivtherapie, und speziell nach Polytrauma, liegen überhaupt noch nicht vor, und wir wollten in der vorliegenden Studie prüfen, ob das Plasmavolumen in den ersten Wochen nach schwerem Kombinationstrauma unter den Bedingungen der Intensivtherapie typische Werte zeigt und in welcher Größenordnung diese liegen. Dazu wurden bei insgesamt 29 Patienten mit überwiegendem Schädelhirntrauma neben einem umfangreichen Monitoring der Nierenfunktion Messungen des Plasmavolumens mit der Evans-Blue-Methode (1) durchgeführt. Es handelte sich um 11 Patienten mit intakter Nierenfunktion, um 3 Patienten mit temporär deutlich beeinträchtigter Nierenfunktion und um 2 Patienten mit dialysepflichtigem, akutem Nierenversagen, die über längere Zeit (14 bis 59 Tage) beobachtet werden konnten, und bei denen zwischen 3 und 15 konsekutive Messungen des Plasmavolumens erfolgten. Weitere

13 Patienten konnten nach schweren Unfällen nur über kürzere Zeit (4 bis 15 Tage) beobachtet werden, wobei in der Regel nur 1 bis 2 Messungen des Plasmavolumens möglich waren. Der Mittelwert aller Messungen des Plasmavolumens (n = 117) ergab einen Wert von 122,2 ± 23,3% vom Sollwert (2), wobei typische Veränderungen in Abhängigkeit von der Zeit nach dem Unfall nicht beobachtet wurden. Bei einem mittleren Haematokrit von 32,1 ± 4,1 vol% ergab sich ein mittleres Erythrozytenvolumen von 76,4 ± 15,0% vom Sollwert und ein mittleres Blutvolumen von 102,7 ± 16,9% vom Sollwert. Das heißt, daß auf Grund einer mäßigen Anaemie bei diesen Patienten nach schwerem Unfall ein gegenüber der Norm erhöhtes Plasmavolumen zusammen mit einem erniedrigten Erythrozytenvolumen im Mittel gerade eben in Normovolaemie resultierte. Die Plasmaproteinkonzentration zeigte nach dem Unfall steigende Tendenz und ebenso die intravasale Proteinmenge. Gleichzeitig nahm aber die Albuminfraktion bedeutend ab und die Gammaglobulinfraktion deutlich zu, so daß die Hyperproteinaemie in der späten Phase nach schwerem Trauma aus einer Kombination von relativ niedriger intravasaler Albuminmenge und deutlich erhöhter intravasaler Globulinmenge resultierte. Insgesamt fanden wir eine relativ enge Beziehung zwischen intravasaler Proteinmenge und Plasmavolumen, wobei, statistisch betrachtet, ein Gramm Protein etwa 16 ml Wasser bindet. Es konnte weiterhin gezeigt werden, daß eine sichere Beziehung zwischen Veränderungen der kumulierten Natriumbilanz und Veränderungen des Plasmavolumens nicht bestand. Dies wird mit der variablen Ausbildung eines sog. "dritten Raumes" nach dem Trauma erklärt. Von den 117 an unserem Patientenkollektiv durchgeführten Plasmavolumenmessungen wurden 78 unter maschineller Dauerbeatmung erstellt. Dabei lag der endinspiratorische Plateaudruck bevorzugt zwischen 20 und 40 cm H_2O. Insgesamt wurden nur 9 Messungen unter PEEP-Beatmung mit einem positiven endexspiratorischen Druck zwischen 5 und 10 cm H_2O durchgeführt. Überraschenderweise fand sich keine Beziehung zwischen der Höhe des endinspiratorischen Plateaudrucks und dem Blutvolumen, so daß geschlossen werden muß, daß in dem untersuchten Bereich die Erhöhung des intrathorakalen Mitteldrucks bei maschineller Beatmung nicht mit einer therapeutischen Hypervolaemie verbunden ist.

Schlußfolgerung: Über mehrere Wochen nach schwerem Kombinationstrauma besteht bei einem durch Anaemie reduzierten Erythrozytenvolumen und einem um etwa 20% gegenüber dem Sollwert erhöhten Plasmavolumen im Mittel gerade eben Normovolaemie. Eine Beziehung des Blutvolumens zur kumulierten Natriumbilanz und zur Höhe des endinspiratorischen Plateaudrucks bei maschineller Beatmung läßt sich nicht erkennen.

1. Linderkamp O, Mader T, Butenandt O, Riegel KP (1977) Plasma volume estimation in severely ill infants and children using a simplified Evans-Blues method. Europ J Pediat 125: 135
2. Hurley PJ (1975) Red cell and plasma volumes in normal adults J Nucl med 16: 46

V 1.5
Sekretionsmuster von antidiuretischem Hormon und Nierenfunktion bei operativen Intensivpatienten
R. Dennhardt, H. J. Gramm
Klinik für Anaesthesiologie und operative Intensivmedizin, Universitätsklinikum Steglitz, Freie Universität Berlin, D-1000 Berlin

Die Regulation des Flüssigkeitshaushalts unterliegt überwiegend hormoneller Kontrolle (1); eine Schlüsselstellung nimmt hierbei das antidiuretische Hormon (ADH) ein. In der perioperativen Periode führen hormonelle und metabolische Veränderungen zu Flüssigkeits- und Salzretention. Eine relative Oligurie wird häufig als Folge großer chirurgischer Eingriffe beobachtet - trotz entsprechender Substitutionstherapie in der perioperativen Phase. Gerade Intensivpatienten zeigen vielfach eine ausgeprägte interkompartimentelle Umverteilung von Wasser und Elektrolyten. Dies läßt die Vermutung zu, daß das hypothalamisch - hypophysäre antidiuretische System bei diesen Patienten zu Störungen der Regulation des Plasmavolumens und des Wasserhaushalts führt.

Material und Methodik:
Bei 65 operativen Intensivpatienten, die seit mindestens 3 Tagen kontrolliert / assistiert beatmet und parenteral ernährt wurden, haben wir Plasma-ADH-Spiegel, Natrium-, Kalium-, Chlorid-Konzentrationen sowie die Osmolalitäten in Plasma und Urin bestimmt. Voraussetzung für die Aufnahme in die Untersuchung war, daß die Kreatinin-Clearance nicht pathologisch verändert war.
Die Plasma-Konzentrationen von ADH wurden entsprechend der von Röcker et al. (2) angegebenen Methode bestimmt. Die Standardabweichung innerhalb eines Assays liegt für niedrige ADH-Konzentrationen (1 - 5 pg/ml) unter 15%, für höhere Konzentrationen bei 10%. Die Osmolalitäten in Plasma und Urin wurden mittels Gefrierpunktsosmometrie analysiert.

Ergebnisse:
Während die unmittelbare postoperative Phase durch hohe ADH-Spiegel gekennzeichnet ist, weisen die untersuchten Intensivpatienten unter der gegebenen Behandlung Variationen zwischen 0,5 und 8,9 pg/ml auf. Bei diesen Patienten zeigt die Freie Wasser-Clearance keine signifikanten Unterschiede in Abhängigkeit von den Plasma-ADH-Spiegeln; sie liegt im Mittel bei -2 ml/min. Ebensowenig konnten deutliche Unterschiede in der osmolalen Clearance beobachtet werden. Bei Patienten, die eine Symptomekombination Hyponatriämie bei Normovolämie und Ausscheidung eines Natriumreichen Urins aufwiesen, konnten keine erhöhten ADH-Spiegel gemessen werden.

Diskussion:

Die Reabsorption von Salz und Wasser erfolgt unter der hormonellen Kontrolle von ADH und Aldosteron im Wesentlichen im distalen Tubulusapparat und den Sammelrohren der Niere. Eine erhöhte ADH-Sekretion vermag zu exzessiver Wasserabsorption zu führen. Überraschenderweise zeigen die vorliegenden Befunde eine Dissoziation der gemessenen ADH-Spiegel von den Nierenfunktionswerten. Bei den untersuchten operativen Intensivpatienten ließen sich keine extremen ADH-Konzentrationen im Plasma beobachten - trotz kontrollierter Beatmung mit PEEP. Eine Erklärung kann darin gesehen werden, daß die sedierende / analgesierende Begleittherapie eine überschießende ADH-Sekretion hemmt.

Es erscheint nach den bisherigen Ergebnissen nicht zulässig, aufgrund der oben angesprochenen Symptomkombination auf eine inadäquate Sekretion von ADH im Sinne eines SIADH zu schließen. Die hohe Freie Wasser-Clearance läßt zwei Interpretationen zu: (1) die Ansprechbarkeit der Membranrezeptoren für ADH in den distalen Tubuli und Sammelrohren ist erhöht, (2) andere Faktoren als ADH sind für die anhaltende Dysregulation der Wasserbilanz verantwortlich.

Literatur:

(1) Anderson B (1978) Regulation of water intake Physiol.Rev. 58:582

(2) Röcker L, Kirsch K, Agrawal B (1982) Long-term observations on plasma antidiuretic hormone levels during and after heat stress. Eur J Appl Physiol (1982) 49:59

V 1.6
Veränderungen des Spiegels von Somatostatin und Gastrin unter Calcitonineinfluß

A. Benke, K. Dinstl, B. Reich-Hilscher, W. Woloszczuk*
K. A. Rudolfstiftung, Inst. f. Anaesthesiologie und I. Chir. Abt.,
*Hormonlabor II. Med. Klinik

Somatostatin zählt zu den gastrointestinalen Hormonen und wird speziell in der Intensivmedizin zur Behandlung der akuten Pankreatitiden eingesetzt, weil die Substanz eine sehr starke sekretions - und motilitätshemmende Wirkung an Pankreas und Magen aufweist (NEUMAYR). Nachteilig ist die kurze Halbwertszeit (1 - 3 min), die eine Dauerinfusion von 250 μg/h (rund um die Uhr) erforderlich macht. Ökonomischer ist der Einsatz von Calcitonin, das ebenfalls die Sekretion im oberen Gastrointestinaltrakt hemmt, jedoch eine HWZ von 1,1 h aufweist. Die Dosierung beträgt 8 Amp. Lachs - Calcitonin zu 100 MRC als Infusion über 24 h. Eine prospektive Doppelblindstudie ließ erkennen, daß Calcitonin den Verlauf der akuten Pankreatitis günstig zu beeinflussen vermag (PAUL, OHNHAUS et.al.)

1980 konnte die Arbeitsgruppe CHIBA, TAMINATO et al. zeigen, daß Calcitonin im Experiment die Freisetzung von Somatostatin aus Pankreas und Magen der Ratte bewirkt und auch eine Senkung des Gastrinspiegels ausgelöst wird (Abb. 1)

Es war der Mühe wert, die Untersuchungen der Gruppe CHIBA unter klinischen Bedingungen nachzuvollziehen und die Ergebnisse zu überprüfen.

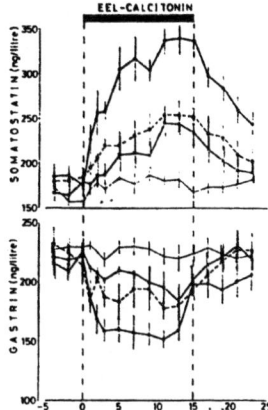

Fig. 1 *Gastric somatostatin and gastrin responses to the $10^{-9}M$ (×—×), $10^{-8}M$ (■—■), and $10^{-7}M$ (●—●) of [ASU^{1,7}]-eel calcitonin for 15 minutes. The light solid line (———) also indicates the control group. Each value represents the mean ± SEM.*

Methodik: Abnahme von Blutproben von chirurgischen Patienten intraoperativ aus peripherer Vene, Pfortader (V.portae) und V.hepatica, jeweils -30 min, +30 min und +60 min nach Beginn der Calcitonininfusion. Die radioimmunologische Analyse umfaßte Somatostatin, Gastrin, Trypsin und Glucagon. Die statistische Auswertung erfolgte mit Hilfe des ti – Tests.

Ergebnisse:

1. Somatostatin (pg/ml), Bestimmung aus Pfortaderblut zum Zeitpunkt 1 (-30 min), 2 (30 min später) u. 3 (+60 min) Vergleich 1 : 2 (n = 14), 1 : 3 (n = 12), 2 : 3 (n = 12)

				Differenz
1:2	x̄	45,58	101,02	-55,44 ***
	SEM	8,65	17,70	14,45
				P = < 0,01 !
1:3	x̄	50,73	133,37	-82,64 **
	SEM	9,30	25,50	23,70
				P = < 0,01 !
2:3	x̄	113,21	133,37	-20,16
	SEM	18,36	25,50	n.s.

2. Somatostatin (pg/ml), Vergleich Pfortader : v.hepatica (a=V.port.,b=V.hep.) zum Zeitpunkt 1,2,3, n = 7

	a1	b1	a2	b2	a3	b3
x̄	47,60	14,67	109,06	32,21	109,50	28,51
SEM	11,24	2,54	28,31	7,49	20,71	5,45
x̄ Differenz	32,93*		76,84*		80,99**	

3. Somatostatin (pg/ml), Vergleich periphere Vene (a) und V.hepatica (b), Zeitpunkte 1,2,3; n = 7

	a1	b1	a2	b2	a3	b3
x̄	13,04	14,67	24,57	32,21	23,91	28,51
Diff.	-1,63		-7,64		-4,60	
	n.s.!		n.s.!		n.s.!	

4. Gastrin (pg/ml): Senkung in allen 3 Meßbereichen, jedoch nur im Pfortaderblut Unterschiede statistisch signifikant:

Vergleich 1 : 2 -21,48*, Vergleich 1 : 3 -23,84*

Die Untersuchung von Glucagon und Trypsin unter gleichen Bedingungen: negativ.

Calcitonin bewirkt also in allen Meßbereichen eine Erhöhung des Somatostatinspiegels, die am deutlichsten im Pfortaderblut nachweislich ist. Posthepatisch sind die Meßwerte im (Normbereich), wahrscheinlich durch Inaktivierung in der Leber.

Klinische Relevanz: Einsatz der Substanzen bei
1. Konservative Therapie der akuten Pankreatitis (P)
2. Prophylaxe gegenüber der postoperativen P nach Pankreaschirurgie
3. Sekretionshemmung von Darmfisteln, um ihre Abheilung zu begünstigen.

Literatur

Neumayr A 1980 Konservative Therapie der akuten Pankreatitis. Acta med. Austriaca 7 : 11

Chiba T, Taminato T, Kadowaki S, Goto Y, Mori K, Seino Y, Abe H, Chihara K, Matskura S, Fujita T, Kondo T. (1980) Effects of (Asu¹,⁷) - eel calcitonin on gastric somatostatin and gastrin release. Gut 21: 94.

Paul F, Ohnhaus E E, Hesch R D, Chemnitz G, Hoppe-Seyler R, Henrichs H R, Hartung H, Waldmann D, Kunze K, Barth E, Nüesch E, Abt K. (1979) Einfluß von Salm-Calcitonin auf den Verlauf der akuten Pankreatitis Ergebnisse einer prospektiven Doppelblindstudie Dtsch.med.Wschr. 104:615

V 1.7
Weaning mit Inspiratory Flow Assistance (IFA)
J. Hansen, G. Dormann, K.-H. Jeroschewski
Klinik für Anaesthesiologie und operative Intensivmedizin der Westf. Wilhelms-Universität Münster, BRD

In der Entwöhnungsphase nach Langzeitbeatmung bedeutet der Übergang von der maschinellen Beatmung auf die Spontanatmung für den Patienten eine große Veränderung. Immer wieder sind vor allem langzeitbeatmete Patienten nicht in der Lage, auf die maschinelle Beatmung aus physischen und psychischen Gründen zu verzichten. Als Atemmuster, die die Entwöhnungsphase erleichtern sollen, wurden bisher IMV- oder CPAP-Atmung benutzt. In einigen neueren Beatmungsgeräten wird nunmehr eine druckgesteuerte Inspiratory Flow Assistance (IFA) angeboten (Dräger UV-1 mit Zusatzschaltung, Servo 900 C von Siemens, Erica von Engström), wozu bisher keine Publikationen erschienen sind. Diese Atemform soll den Patienten von einem Teil seiner Atemarbeit entlasten, so daß aber ein Trainingseffekt erhalten bleibt.

10 Patienten, die zwischen 48 Stunden und 45 Tagen beatmet wurden wegen einer pulmonalen Insuffizienz, z.B. infolge hämorrhag. Schocks, Sepsis, Pneumonie, konnten mit Hilfe der IFA vom Respirator entwöhnt werden. Bei allen mußten schon Versuche abgebrochen werden, sie mittels konventioneller Methoden wie IMV oder CPAP zur Spontanatmung zu bringen. Während der Weaning-Phase wurden bei gleichen Einstellungen die bereits genannten Geräte untereinander gewechselt. Eingestellt wurden PEEP 0,5, 10 und jeweils dazu IFA-Druckstufen von 0,5, 10, 20, 30 cm H_2O eingestellt. Bei der Erica wurde ein mittlerer Flow-Bereich gewählt, während bei den anderen Geräten eine Veränderung des Flows nicht möglich ist. Es wurden Flow, Volumen sowie Atemwegsdruck kontinuierlich registriert. Zusätzlich wurde mit Hilfe eines Computers der Druck über dem Flow sowie der Druck über dem Volumen graphisch dargestellt. Aus diesen Messungen ließ sich der Anteil an Eigenarbeit und der Anteil an Maschinenarbeit nicht herauslesen. Aus dem O_2-Verbrauch und der CO_2-Produktion ließen sich jedoch Hinweise auf eine Beatmung gewinnen. Der Atemwegsdruck sollte nach diesen Messungen den Wert von 10 cm H_2O über dem PEEP-Niveau nicht überschreiten, da sonst nur noch eine assistierte Beatmung durchgeführt wird. Durch zu hohe Umschaltdrücke kam es zu unkontrolliert hohen Atemzugvolumina von bis zu 2,5 Litern. Husten des Patienten ist ohne die Gefahr eines maschinellen Barotraumas der Lunge möglich, da oberhalb des eingestellten Druckes das Exspirationsventil sofort geöffnet wird.

Unterschiede zwischen den Geräten konnten vor allem im Flow- und Druckverhalten festgestellt werden. Ein proportional zur Druckdifferenz ansteigender Flow mit entsprechend langsamen Druckanstieg scheint dem Patienten die größte Möglichkeit zu geben, auch Spontanatmung zu leisten. Ein fast senkrecht ansteigender Flow und Druck gleicht einer assistierten Ventilation.
Bei einem Gerät waren negative Drücke von bis zu - 5 cm H_2O erforderlich, bis der inspiratorische Flow einsetzte. Die Empfindlichkeit des Triggers bedeutet für den Patienten einen großen Einfluß auf die Atemarbeit.
Ungedämpfte Schwingungen von Ventilen und kurzfristigen Druckunterschieden von 10 cm H_2O müssen geräteseitig vermieden werden, da dieses den Patienten in seiner eventuell vorhandenen subjektiven Atemnot bestärkt.

Der Vorteil der inspiratorischen Flow Assistance ist die für den Patienten fast unmerkliche und doch stetige Heranführung an die Spontanatmung, wobei zusätzlich ein PEEP aufrecht erhalten werden kann.

V 1.8
Eine einfache Methode zur Absaugung und Spülung des subglottischen Raumes, der "Jammerecke" beim tracheotomierten Langzeitbeatmungspatienten
P. Milewski, G. Ernst
Institut für klinische Anaesthesiologie und operative Intensivmedizin, Klinik am Eichert, 7320 Göppingen, BRD

Bei jedem intubierten Patienten mit geblocktem Endotrachealtubus sammelt sich Sekret zwischen Cuff-Oberrand und Stimmritze an. Dieser Bereich wird im folgenden als "subglottischer Raum" bezeichnet. Bei längerfristiger Intubation und Beatmung über orale Intubation oder Tracheostoma erlangen diese Sekretansammlungen Bedeutung. Sie sammeln sich subglottisch an der tiefsten Stelle an und können mit den üblichen Absauggepflogenheiten des Rachens und der Trachea nicht entfernt werden. So kommt es sekundär zur Keimbesiedelung, wodurch deszendierend laufend ein pulmonaler Infekt unterhalten wird und lokal kann sich eine chronische Perichondritis der Stützstrukturen entwickeln und die Ursache für eine später auftretende Trachealstenose sein. Zu bedenken ist auch, daß beim Intensivpatienten via Leitschiene Magensonde ständig mit dem Rückfluß von Sekreten aus dem Magen-Darm-Trakt und ihrer Ansammlung in diesem Bereich zu rechnen ist. Der hier angesprochene Raum läßt sich durch Kontrastmittel röntgenologisch gut darstellen (siehe Abb. 1) und faßt beim tracheotomierten Patienten ca. 10 ml Flüssigkeit.

Es gibt Empfehlungen, laryngoskopisch unter Sicht regelmäßig diesen Bereich abzusaugen, was jedoch im intensivmedizinischen Routinebetrieb sicherlich nicht in der erforderlichen Frequenz durchzuführen sein wird, ganz abgesehen von den dazu erforderlichen Sedierungsmaßnahmen. Andere Vorschläge gehen dahin, regelmäßig den Cuff zu entblocken und das dann die Trachealhinterwand hinablaufende Sekret im Rahmen der üblichen Trachealtoilette wieder abzusaugen. Die Gefahr der pulmonalen Kontamination liegt auf der Hand.

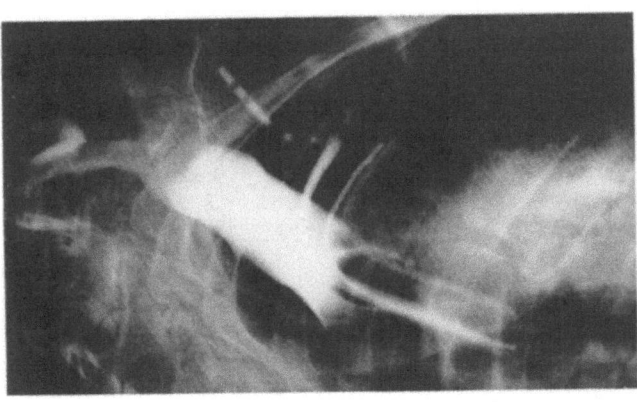

Abb. 1

Wir haben daher auf Grund unserer Erfahrungen in den letzten 2 1/2 Jahren an über 100 tracheotomierten Langzeitbeatmungspatienten folgendes praktikable Vorgehen entwickelt, um tracheolen und pulmonalen Schädigungen zu begegnen. Wir verwenden grundsätzlich nur noch Trachealkanülen mit Niederdruck-Cuffs unter routinemäßiger kontinuierlicher Kontrolle der Cuff-Drucke. Eine Sanierungsmöglichkeit für den subglottischen Raum haben wir uns durch eine leichte Modifikation der PITT-Trachealkanüle der Firma Mallinckrodt geschaffen. Diese in Pittsburgh entwickelte Kanüle besitzt zusätzlich neben der Zuleitung zur Cuff-Blockierung eine weitere Leitung, die an der dorsalen Seite der Krümmung der Trachealkanüle oberhalb des Cuffs mündet (s. Abb. 2). Diese Zuleitung war ursprünglich unter Verwendung eines speziellen Zwischenstücks dazu konzipiert worden, dem Patienten durch Hineinblasen von Luft oder Sauerstoff ein Phonieren zu ermöglichen. Während die Kanüle zu diesem Zweck jedoch kaum brauchbar ist und den Patienten wenig Erleichterung verschafft, läßt sie sich durch wenige Handgriffe so verändern, daß der subglottische Raum regelmäßig und vollständig abgesaugt werden kann, zudem ist eine Spülung mit desinfizierenden Lösungen möglich. Wir mußten mit Erstaunen feststellen, welche Sekretmengen bei manchen Patienten auf diese Art entfernt werden konnten, und haben den Sanierungseffekt durch unsere laufenden bakteriologischen Kontrollen belegt.

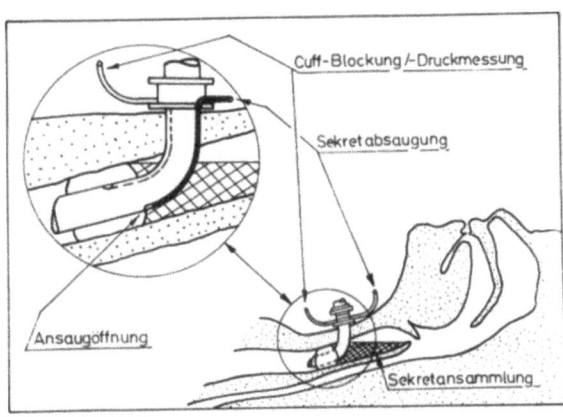

Abb. 2

V 1.9
Einfluß eines Atemwegswiderstandes auf die Ventilation
H.-G. Dormann, U. Schneider, M. Miladinovic
Klinik für Anaesthesiologie und operative Intensivmedizin der Universität Münster, BRD

Es wird über die Bestimmung der Strömungswiderstände von Endotrachealtuben berichtet. Aktualisiert wird das Problem des Strömungswiderstandes für Intensivpatienten durch eine Verschiebung von der reinen Beatmung, bei der die zusätzliche Atemarbeit vom Respirator aufgebracht wird, zur unterstützten oder nicht unterstützten Spontanatmung, bei der eine Erhöhung des Strömungswiderstandes eine wesentliche Zunahme der aufzuwendenden Atemarbeit bedeutet.
Die Strömungswiderstände von verschiedenen nasalen, oralen oder trachealen Endotrachealtuben (Portex, Woodbridge, Rüsch Super Safety, Robert Shaw, Tracheoflex) wurden mit Hilfe von Druck-Flow-Kurven gemessen, wobei sowohl vom Tubusende wie auch von der Tubusspitze als Simulation für Spontanatmung registriert wurde. Weiter wurde geprüft, wie sich der Strömungswiderstand verhält bei aufgesetzten sauberen sowie durch Sekret verschmutzten künstlichen Nasen. Bei den Woodbridge-Tuben wurden künstlich Cuffhernien provoziert.
Daneben wurde das dynamische Atemverhalten von gesunden Versuchspersonen registriert, neun die unter Verwendung von linearen Resistoren spontan atmeten. Es konnte gezeigt werden, daß die Strömungswiderstände zum Teil erheblich

sind. So verdoppelte sich der Strömungswiderstand bei einem Portex-Tubus Gr. 7, wenn dieser mit einer mit Sekret verschmutzten künstlichen Nase versehen wurde. Weiter nahm der Strömungswiderstand fast um das Vierfache zu, wenn ein Portex-Tubus Gr. 8 um ein Viertel gekürzt wurde (Beispiel orale Intubation), was wohl auf eine Veränderung des Strömungsverhaltens zurückzuführen ist.

Unter Verwendung von linearen Resistoren erhöhte sich bei gesunden, spontanatmenden Probanden die funktionelle Residualkapazität. Das Verhältnis von Inspiration zu Exspiration verlängerte sich zugunsten der Exspiration. Das intrathorakale Gasvolumen wurde durch einen hohen Inspirationsflow schnell erhöht, so daß eventuell Dehnungsrezeptoren der Lunge die Inspirationszeit verkürzten.

Für die Klinik läßt sich folgern, möglichst einen großlumigen Tubus zu wählen, jegliche Abknickung, Verkürzung sowie Inkrustationen mit folgender Lumeneinengung zu vermeiden, um die aufzuwendende Atemarbeit eines Patienten während Spontanatmung bei der Entwöhnung vom Respirator so klein wie möglich zu halten.

Literatur

1. West J B (1977) Bioengineering aspects of the lung. Marcel Dekker, New York, Basel

2. Prandte C (1960) Strömungslehre. Vieweg & Sohn Braunschweig

V 1.10
Transcutane O_2- und CO_2-Messung — Eine geeignete Überwachungsmethode auf einer operativen Intensivstation?

P. Reinhold, J. Zander, K. Jeroschewski

Klinik für Anaesthesiologie und operative Intensivmedizin der Universität Münster, BRD

Da die transcutane Gasmessung neben anderen Faktoren (Lübbers) entscheidend vom Blutfluß in der Epidermis abhängig ist und der Flow wiederum eine Funktion des Herzzeitvolumens und der peripheren Durchblutung darstellt - beide Größen gerade bei Patienten einer operativen Intensivstation häufigen und raschen Wechseln unterworfen sind -, galt zu prüfen, inwieweit sich dieses Meßverfahren als Überwachungsmethode auf einer solchen Station eignet.

Bei 30 Patienten mit einem mittleren Alter von 45,6 Jahren, die wegen einer Gasaustauschstörung und einer instabilen Hämodynamik auf der Intensivstation therapiert wurden, und adrenalin-, dopamin- und/oder nitroglycerinpflichtig waren, wurden die transcutanen O_2 und CO_2 Werte infraclaviculär bei 44°C Elektrodentemperatur gemessen. Weiterhin wurden registriert: Heizleistung, arterielle und kapilläre O_2- und CO_2-Partialdrucke, sowie Blutdruck, Pulsfrequenz, Rectal- und Hauttemperatur. Ausgewertet wurden die Korrelationen zwischen den einzelnen Partialdrucken, die Abhängigkeit von Δt, der Heizleistung, dem Krankheitsbild und den verwendeten Pharmaka. Auf das Gesamtkollektiv bezogen, ergeben sich gute Korrelationen zwischen der arteriellen und transcutanen Messung sowohl für die O_2 als auch für die CO_2 Pertialdrucke (tcO_2/paO_2: y= 6,77 + 0,57x, r= 0,82; $tcCO_2/paCO_2$: y= -16,97 + 2,03x, r= 0,68).

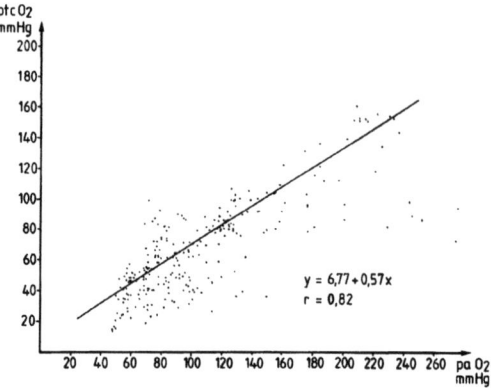

Abb. 1

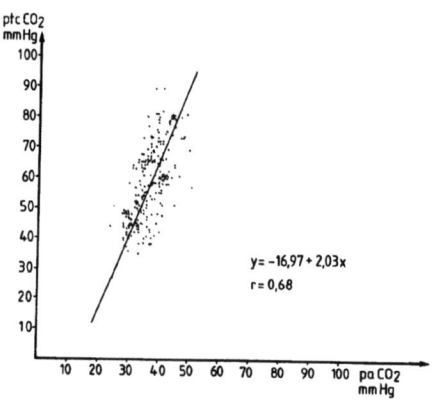

Abb. 2

Zur Korrelation der arteriellen und kapillären Werte ergeben sich nur geringe Unterschiede. Bei der Einzelbetrachtung der Patienten jedoch findet sich eine breite Streuung der Korrelationen. Der individuelle Korrelationsfaktor kann weder mit der Elektrodenheizleistung noch mit der cutan-rectalen Temperaturdifferenz in Beziehung gesetzt werden: Es läßt sich auch keine Differenzierung zwischen Gasaustausch- und Durchblutungsalteration ableiten. Auch die applizierten Pharmaka und einzelnen Krankheitsbilder lassen im Einzelfall keine zuverlässigen Schlüsse auf den jeweiligen Korrekturfaktor zu.

Die transcutane O_2- und CO_2-Partialdruckmessung stellt keine adaequate Überwachungsmethode für den operativen Intensivpatienten dar, denn es lassen sich im Einzelfall keine vorhersehbaren, konstanten Korrelationen zwischen transcutanen und arteriellen Partialdrucken ableiten. Gleichbleibend gute Korrelationen, wie bei Patientenkollektiven anderer Autoren (Tremper) konnten bei uns nicht bestätigt werden.

Dies Meßverfahren erübrigt kein invasives Monitroing, denn es ersetzt weder die arterielle Blutgasanalyse, noch überwacht es ausreichend die Hämodynamik. Aufgrund der Korrelationskoeffizienten ist die Transcutanmessung der kapillaren Messung gleichzusetzen. Sie ist weniger als quantitative Überwachungsmethode denn als qualitative Trendbeobachtung geeignet.

V 1.11
Fachkrankenpflege im Verbundsystem am Klinikum Aachen. Modell-Erfahrungen-Zukunftsperspektiven

G. Kalff*, F.G. Müller*, W. Behrendt*, H. Hörnchen**

Abteilung für Anaesthesiologie* und der Abteilung für Kinderheilkunde** der Medizinischen Fakultät an der Rheinisch-Westfälischen Technischen Hochschule Aachen, BRD

Die Abteilung für Anaesthesiologie der Medizinischen Fakultät an der Rheinisch-Westfälischen Technischen Hochschule Aachen führt seit 1978 die Weiterbildung in Fachkrankenpflege mit intensivmedizinischen Versorgungsaufgaben nach den Empfehlungen (Abb.1): "Muster für eine landesrechtliche Ordnung der Weiterbildung und Prüfung zu Krankenschwestern, Krankenpflegern und Kinderkrankenschwestern in der Intensivpflege (Deutsche Krankenhausgesellschaft 1976)" im Verbundsystem durch. Am 1. Januar 1982 wurde die Weiterbildungsmaßnahme auch auf den Weiterbildungszweig "Pädiatrie und Intensivmedizin" ausgedehnt. Nach dem heutigen Stand umfaßt das Verbundsystem insgesamt 1o Weiterbildungsstätten. Vorteile der Weiterbildung im Verbundsystem: Abb. 2a
1. An einem Großklinikum könnte eine integrierte Weiterbildung in mehreren Fachgebieten durchgeführt werden (z.B. Anaesthesie, Pädiatrie, Innere Medizin).
2. Im Rahmen eines Fachgebietes (Intensivmedizin) ist die freie Gestaltung einer Fachrichtung möglich (nach dem 1. Ausbildungsjahr).
3. Falls eines oder mehrere Krankenhäuser die Mindestvoraussetzungen für die praktische Unterweisung nicht erfüllen, so besteht die Möglichkeit die Weiterbildung an einem der angeschlossenen Verbundkrankenhäuser abzuleisten.
4. Der theoretische Unterricht kann von einer zentralen Stelle gemäß Lehrplan für einen größeren Zuhörerkreis angeboten werden.
5. Die dem Verbund angeschlossenen Krankenhäuser zusammen besitzen alle operativen Spezialdisziplinen; somit besteht die Möglichkeit über einen Austausch einen weitgehend einheitlichen Weiterbildungsstand zu erreichen.
6. Eine von Krankenhaus zu Krankenhaus unterschiedliche apparative diagnostische Ausstattung kann durch Rotation und Hospitation ausgeglichen werden.

Abb. 2b: Nachteile: Die praktische Unterweisung in den Verbundkrankenhäusern beruht auf dem Vertrauensgrundsatz und kann vom Maßnahmeträger kaum kontrolliert werden.

Abb. 4: ERGEBNISSE und FOLGERUNGEN

Im Zeitraum von Januar 1978 bis Dezember 1982 wurden am Verbundsystem Aachen insgesamt 95 Schwestern/Pfleger ausgebildet. 14 Schwestern/Pfleger konnten die geforderten Leistungen der Abschlußprüfung nicht erfüllen. 8 Lehrgangsteilnehmer mußten aus der Weiterbildungsmaßnahme wegen Überschreitung der festgesetzten Fehlzeiten (Krankheit, Schwangerschaft) vorzeitig herausgelöst werden. Durch abnehmende Fluktuation unter den Krankenpflegekräften ist davon auszugehen, daß der Bedarf an Fachkräften im Jahre 1985 abgedeckt sein wird.

Nach den uns vorliegenden Erfahrungen ist die Weiterbildung in Fachkrankenpflege im Verbundsystem durchaus sinnvoll und aus ökonomischen Gründen ratsam. Die Deutsche Krankenhausgesellschaft (Gesundheitsminister der Länder) sollte jedoch die Größe eines Verbundsystems eingrenzen. Die praktische Weiterbildung muß stets gewährleistet sein, da sie den größten Anteil der gesamten Maßnahme umfaßt. Bei der Vielzahl von Weiterbildungsstätten (185 Krankenhäuser: Stand: 31.Dez.1982) könnten sich arbeitsmarkpolitische Konsequenzen ergeben. Abb. 5a u. Abb. 5b.

Literatur

1. Ahnefeld FW, Dick W, Halmagyi M, Valerius Th (1975) Fachschwestern/-pfleger, Anaesthesie-Intensivmedizin Weiterbildung 1. Springer Verlag Berlin Heidelberg New York
2. Deutsche Interdisziplinäre Vereinigung für Insivmedizin (1979) Stellungnahme zur Besetzung von Intensiveinheiten mit Pflegepersonal In: Anaesthesiologie-Intensivmedizin 2o:152 Perimed Erlangen
3. Deutsche Krankenhausgesellschaft (1976) Muster für eine landesrechtliche Ordnung der Weiterbildung und Prüfung zu Krankenschwestern, Kranpflegern und Kinderkrankenschwestern in der Intensivpflege 12:1o96 Das Krankenhaus
4. Klose R, Lutz H (1978) Weiterbildung zur Fachkrankenschwester/-pfleger für Anaesthesie und Intensivmedizin In: Praktische Anaesthesie-Wiederbelebung und Intensivtherapie 13:2o7
5. Müller FG, Kalff G, Gielkens M (1978) Erfahrungen mit der interdisziplinären Weiterbil-

dung an Großkliniken. 27. Kongreß für ärztliche Fortbildung 16.-2o.Mai 1978. Kongreßband p 16. Medicus Berlin. Medicus-Verlag Berlin

Kinderanaesthesie

V 2.1
Orale Prämedikation im Kindesalter ohne und mit Cimetidin
F. Yildiz, E. Kuse, M. Tryba
Abt. f. Anaesthesiologie III, Klinikum Süd, Medizinische Hochschule Hannover, BRD

Für die Prämedikation von Kindern stehen verschiedene Substanzen und Applikationsformen zur Verfügung. Die orale Prämedikation wird von vielen Anästhesisten bevorzugt, da sie für das Kind die angenehmste Form darstellt (1,2). Die hierfür benutzten Präparate sind zumeist zuckerhaltig und könnten somit zu einer erhöhten Magensaftproduktion führen. Dies würde die Gefahr einer Regurgitation erhöhen und eine Aspiration möglich machen. Ein pH unter 2,5 und ein Volumen über 0,4 ml/kg KG des Aspirates wird von mehreren Autoren als entscheidend für die Entwicklung einer säurebedingten Aspirationspneumonie angesehen. Hier hat sich die präoperative orale Gabe von H_2-Rezeptor-Antagonisten Cimetidin als wirksames Mittel zur Anhebung des pH und zur Reduktion des Magensaftvolumens auch bei Kindern erwiesen (3).

In der vorliegenden Studie sollten folgende Fragen geklärt werden: Ist bei oral prämedizierten Kindern die Magensaftproduktion wirklich so hoch, dass zum Zeitpunkt der Narkoseeinleitung eine erhöhte Regurgitationsgefahr besteht? Kann durch eine bei der oralen Prämedikation gleichzeitig erfolgende Cimetidingabe die Azidität und das Volumen des Magensaftes soweit vermindert werden, dass im Falle einer Aspiration eine schwere pulmonale Schädigung nicht zu erwarten ist?

<u>Patienten:</u> In die Studie wurden bisher 80 Kinder der ASA-Gruppen I und II im Alter von 1 bis 8 Jahren aufgenommen, die sich elektiven chirurgischen Eingriffen zu unterziehen hatten. Die Aufteilung der Kinder in 3 Gruppen erfolgte folgendermassen: Gruppe I: 30 Kinder, keine Prämedikation (Kontrolle); Gruppe II_1: 10 Kinder, Pethidin 2 mg/kg KG und Promethazin 2 mg/kg KG; Gruppe II_2: 10 Kinder, Diazepam 0,25 mg/kg KG; Gruppe II_3: 10 Kinder, Chlorprotexin 1 mg/kg KG; Gruppe III: 20 Kinder, Pethidin 2 mg/kg KG, Promethazin 2 mg/kg KG, Cimetidin 10 mg/kg KG.

<u>Methodisches Vorgehen und Ergebnisse:</u> Die Kinder erhielten die Prämedikation oral etwa 90 Minuten vor Narkoseeinleitung. Nach der Intubation wurde der Mageninhalt möglichst vollständig abgesaugt. Das aspirierte Volumen wurde in ml/kg KG umgerechnet und der pH bestimmt. Die Ergebnisse sind aus der nachstehenden Tabelle zu ersehen:

Gruppe	n	Volumen Mittelwert	Volumen Bereich	pH<2,5	pH<2,5 und Vol>0,4 ml/kg
I	30	0,6	0,1-0,9	27 (93 %)	20 (67 %)
II_1	10	1,1	0,6-2,0	10 (100%)	10 (100%)
II_2	10	1,0	0,4-1,4	10 (100%)	8 (80 %)
II_3	10	0,8	0,4-1,4	9 (90 %)	8 (80 %)
III	20	0,53	0,18-0,9	1 (5 %)	1 (5 %)

<u>Diskussion:</u> Aspiration steht heute noch an vorderer Stelle anästhesiebedingter Komplikationen. Eine Erhöhung des Magensaftvolumens durch orale Prämedikation haben auch Lindgren et al (1) gefunden. Unsere Vorstellungen der oralen Prämedikation Cimetidin 10 mg/kg KG zuzufügen, ergeben durch die Magensaftreduktion und die Anhebung des pH eine deutliche Verminderung des Risikos in der Kinderanästhesie.

<u>Literatur:</u> 1. Lindgren L, Saarnivaara L, Himberg JJ (1980) Comparison of oral triclofos, diazepam and flunitrazepam as premedicants in children undergoing otolaryngological surgery. Br.J.Anaesth.52:283. 2. Suess H (1982) Alternative Prämedikation im Kindesalter: Die orale Applikation. Anästh.Intensivmed. 23:144.

3. Yildiz F, Tryba M (1983) Aspirationsprophylaxe bei Kinderanästhesien. Anästhesist 32:50 (Abstract)

V 2.2
Rektale Narkoseeinleitung mit Barbituraten bei Kindern
M. Leuwer, A.-K. Rogowski Weber
Zentrum der Anaesthesiologie und Wiederbelebung am Klinikum der J.W. Goethe-Universität, Frankfurt am Main, BRD

Zweck der Untersuchung ist es, die Eignung verschiedener Barbiturate zur rektalen Narkoseeinleitung bei Kindern speziell unter den Gesichtspunkten: Anwendbarkeit im klinischen Routinebetrieb und Sicherheit vor Atem- und Kreislaufdepression zu überprüfen. Im Rahmen einer kontrollierten, prospektiven klinischen Studie wurde jeweils 15 Kindern (Alter: 1-6 Jahre, Gewicht: 10-20 kg) entweder 25 mg/kg KG Methohexital, 30 mg/kg KG Thiopental, 40 mg/kg KG Thiobutobarbital oder 40 mg/kg KG Hexobarbital in einer 10%igen Aqua dest. Lösung rektal instilliert. Die Einschlafzeiten, das Verhalten von Puls und Blutdruck sowie alle Besonderheiten wurden protokolliert. Bei den Kindern, die einschliefen, wurde 5 min nach dem Lidschluß Blut aus einer hyperämisierten Fingerbeere für eine Blutgasanalyse entnommen. Anschliessend wurde die Narkose standardisiert vertieft und fortgeführt, um die Aufwachzeiten nach Narkoseende vergleichen zu können. Ergebnisse: Für Methohexital konnten die von Kraus und Taeger beobachteten Einschlafzeiten(1) bestätigt werden. 14 Kinder schliefen nach durchschnittlich 6 min ein, 1 Kind war nur wenig sediert. Die Blutgasanalysen zeigten einen leicht erniedrigten pCO_2 (34,5 ± 4,1) bei normalem pO_2 (85,3 ± 13,8). Das Puls-Blutdruckverhalten war stabil, Nebenwirkungen traten nur selten auf und waren harmlos. Postoperativ erwachten die Kinder auch nach kurzen Eingriffen sehr schnell. Nach Gabe von Thiobutobarbital schliefen nur 4 Kinder innerhalb der ersten 10 und weitere 3 innerhalb der ersten 20 min ein, nach Hexobarbital innerhalb der ersten 10 1 Kind und innerhalb der ersten 20 min weitere 3. In beiden Gruppen schliefen die Kinder erheblich unruhiger ein als nach Methohexital. Die Blutgasanalysen zeigten allerdings auch hier keine bedeutsame Hypoventilation. Nach Thiopentalgabe schliefen die Kinder ähnlich schnell und ruhig ein wie nach Methohexital, die Blutgasanalysen waren in Einzelfällen nicht mehr optimal (pO_2 74,8 ± 10,8, pCO_2 35,6 ± 3,5). Sowohl nach Thiopental, als auch nach Thiobutobarbital und Hexobarbital war der postoperative Nachschlaf deutlich länger als nach Methohexital, insbesondere in der Thiopentalgruppe mußte einigen Kindern der Kiefer bis zu 20 min gehalten werden. Diese Beobachtungen lassen die Schlussfolgerung zu, daß von den geprüften Barbituraten nur Methohexital für die rektale Einleitung von Kindernarkosen in Frage kommt. Die Resorption von Thiobutobarbital bzw. Hexobarbital scheint langsamer und unsicherer zu verlaufen, so daß ein hoher Anteil an Versagern in Kauf genommen werden müsste. Thiopental wird offensichtlich ähnlich gut resorbiert wie Methohexital, allerdings scheint die Sicherheit vor Atemdepression geringer zu sein. Ein weiterer Nachteil der 3 letztgenannten Substanzen ist der lange und in Einzelfällen bedrohlich tiefe Nachschlaf.

Literatur:
(1) Kraus, G., Taeger, K. (1982)
Methohexital zur rektalen Narkoseeinleitung bei Kindern
Anaesth. Intensivther. Notfallmed., 17:285

V 2.3
Alfentanil in der Kinderanaesthesie
K. Kühn, J. Hausdörfer, K.F. Rothe
Abteilung Anaesthesie III, Medizinische Hochschule, Hannover, BRD

Bei insgesamt 100 Kindern wurde Alfentanil in der Kinderanästhesie verwandt. Es handelt sich entweder um eine Kombinationsnarkose Alfentanil/Enflurane oder aber Alfentanil wurde als Mononarkotikum eingesetzt. Die eingesetzten Dosierungen waren: 1.) 25 ng, 2.) 40 ng, 3.) 80 ng, 4.) 100 ng/kg Körpergewicht. Das Alter der Kinder lag zwischen 1 Tag und 13 Jahren. Das Gewicht lag zwischen 1,2 kg und 39 kg. Im Hinblick auf die Geschlechtsverteilung zeigte sich kein signifikanter Unterschied.

Die Dosierungen 25, 40 und 80 ng/kg Körpergewicht für Alfentanil wurden in Verbindung mit dem volatilen Anästhetikum Enflurane angewandt. In der Dosierung von 80 bzw. 100 ng/kg KG wurde Alfentanil als Mononarkotikum verwandt. Die Narkoseeinleitung erfolgte mittels Natriumbrevimytal rectal, i.v. oder über Maske mit dem dampfförmigen Narkotikum Enflurane. Nach Venenpunktion und Legen einer Venenverweilkanüle wurden die Kinder in jedem Fall relaxiert, intubiert und kontrolliert beatmet. Alfentanil wurde in der überwiegenden Anzahl der Fälle erst nach der Intubation und der vorausgegangenen Relaxation injiziert.

Alfentanil führt sowohl als Mononarkotikum in der Dosierung von 80 bzw. 100 ng/kg KG bei Kindern zu einer befriedigend tiefen Narkose, in Verbindung mit einem Lachgas/Sauerstoff-Gemisch für 15 Minuten. Unter dieser Dosierung kommt es zu keinem Druck- und Pulsanstieg und keinerlei Reaktionen des vegetativen Nervensystems, die auf ein, wenn auch im Unterbewusstsein, wahrgenommenes Schmerzempfinden hinweisen. In Verbindung mit dem genannten volatilen Narkotikum Enflurane kann Alfentanil seine hohe analgetische Potenz entfalten und führt zu einer ausserordentlichen Einsparung des dampfförmigen Narkotikums Enflurane.

Sowohl bei einem Einsatz als Mononarkotikum, wie auch mit Enflurane ist eine ausreichende retrograde Amnesie gewährleistet.

Direkt nach der Injektion von Alfentanil wurde von uns eine ausgeprägte Bradycardie in 100 % der Fälle beobachtet. Bei einem Teil der Patienten kam es nach der Alfentanilgabe neben der Bradycardie zu einem weniger gravierenden Blutdruckabfall bis zu 20 % des präoperativen Ausgangswertes. Da der Blutdruckabfall nahezu ausschliesslich bei den Patienten beobachtet wurde, die eine Kombinationsnarkose Alfentanil/Enflurane erhalten haben, ist zu diskutieren, ob die Kombination dieser beiden Narkotika den Blutdruckabfall bewirkt, zumal es unter Enfluranenarkose zu einem 5 - 10 %igen Blutdruckabfall kommt. Beim Einsatz von Alfentanil als Mononarkotikum wurden bisher derartige Blutsruckabfälle noch nicht beobachtet. Die oft beschriebene Thoraxrigidität nach Alfentanilgaben wurde von uns in nur wenigen Fällen beobachtet.

Postop. sind die Kinder sehr schnell und explosionsartig wach. Atemdepressionen wurden von uns nicht beobachtet. Alfentanil-Serum-Spiegel wurden nach der Extubation bei 50 Kindern bestimmt, ebenso wie die Blutgase. Die Alfentanilspiegel lagen in einem Bereich zwischen 20 und 160 ng/ml Serum.

V 2.4
Mathematical Analysis and Application of Capnogram During Anaesthesia of Infants and Children

György Bogányi, Tibor Hirsch

Kandó Kálmán College for Electrical Engineering MITI, Heim Pál Hospital for Children

CO_2 analysers were regularly used during anaesthesia in the years gone by. Many types are known, which have a common characteristic. The gas sample can be registered delayed to the gas flow and through a part of dominant time constant. Therefore the gas analyser can be characterized by the following simple, linear model /Figure 1./

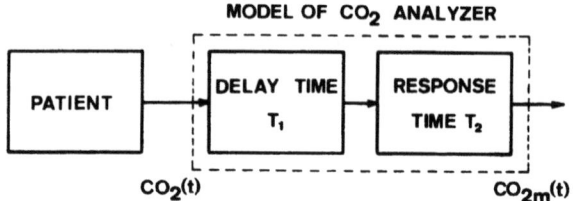

TRANSFER FUNCTION OF THE CO_2 ANALYZER $W(S) = \frac{EXP(-ST_1)}{1+ST_2}$

$CO_2/t/$ time function is the gas analyser's input sign and its quantitative and qualitative characteristics can be determined with the knowledge of the measured time function $CO_{2m}/t/$. Because of the gas analyser's delay time and dominant time constant $CO_{2m}/t/ \neq CO_2/t/$. Therefore $CO_{2m}/t/$ is loaded with a systematical error. The size and direction of this is determined by the gas analyser's T_1 delay time and T_2 time constant /3/.

Our aim is to determine $CO_2/t/$ time function with the knowledge of $CO_{2m}/t/$ and of the model's parameters and to use this time function for all further data processing /1/. The differential equation defining the correction algorhythm is

$$CO_2/t/ = CO_{2m}/t + T_1/ + T_2 \dot{CO}_{2m}/t + T_1/$$

Figure 2. shows the capnogram's typical time function, which can be described by the following simple mathematical model.

The boundary condition of the approximation is $T_2 > 5T_1$. In this case the steeply rising part of the capnogram will be represented by the two first members of the approximate equation and the slightly rising part equal to the alveolar plateau by the third member /2/. The model's parameters can be determined according to the following relations:

$$\overset{\bullet}{CO}_2/t/ = A\left[\frac{1}{T_2} + \frac{1}{T_1}\exp/-\frac{t}{T_1}/\right]$$

$$\lim_{t\to 0}\overset{\bullet}{CO}_2/t/ = A\left[\frac{1}{T_1} + \frac{1}{T_2}\right] \quad \lim_{t\to\infty}\overset{\bullet}{CO}_2/t/ = \frac{A}{T_2}$$

$$\overset{\bullet\bullet}{CO}_2/t/ = -\frac{A}{T_1^2}\exp/-\frac{t}{T_1}/ \quad \lim_{t\to 0}\overset{\bullet\bullet}{CO}_2/t/ = -\frac{A}{T_1^2}$$

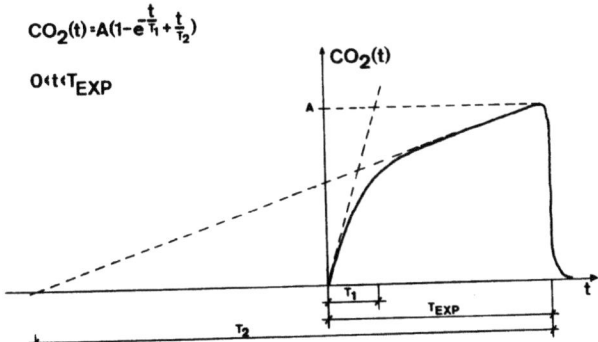

$CO_2(t) = A(1 - e^{\frac{t}{T_1} + \frac{t}{T_2}})$

$0 < t < T_{EXP}$

The model's parameters are the characteristics of the healthy and pathological condition, respectively. A further advantage of the model is, that the mixed CO_2 concentration, which is giving informations about the dead spaces of the lungs, too, can be determined by simple relations.

References:

1/ Bogányi Gy. /1978/ Design of automatic measurement of physiological parameters during anaesthesia. Diploma work.

2/ Murányi L., Osváth P., Osváth P. /1969/ Continuous registration of the CO_2 contents in expired air /capnography/ in the inhalative provocation of children. Acta Paediat. Acad. Sci. Hung. 10:133.

3/ Noguchi H., Ogushi Y., Yoshiya I., Itakura N., Yamabayashi H. /1982/ Breath-by-breath $\overset{\bullet}{V}_{CO_2}$ and $\overset{\bullet}{V}_{O_2}$ require compensation for transport delay and dynamic response. J. Appl. Physiol. 52:79.

V 2.5
Experimentelle Untersuchungen zur Präzision von Monitoren zur Messung des endexspiratorischen CO_2 im Säuglings- und Kleinkindesalter

Th. Fösel, K.-H. Altemeyer, H. Heinrich

Zentrum für Anaesthesiologie des Klinikums der Universität Ulm, Steinhövelstraße 9, D-7900 Ulm/Donau, BRD

Einleitung:
Die end-exspiratorische CO_2-Messung stellt eine nicht-invasive Methode zur Beatmungsüberwachung dar. Die herkömmlichen Monitore verwenden das Prinzip der CO_2-Absorption im infraroten Bereich.

Die Beatmung von Säuglingen und Kleinkindern wird mit hohen Frequenzen und niedrigen Hubvolumina durchgeführt. Ziel der vorliegenden Untersuchung war, die Monitore unter diesen Gesichtspunkten anhand eines Lungenmodells auf ihre Präzision zu überprüfen.

Material und Methodik
Es wurden folgende Geräte verwendet:
Geräte, die im Nebenschluß arbeiten:
Normocap der Fa. Datex, Absauggeschwindigkeit 50 und 150 ml/min.
Capnograph 3 der Fa. Gould Goddart, Absauggeschwindigkeit 50 und 500 ml.
Geräte, die direkt im Atemstrom messen:
Capnolog der Fa. Dräger mit Erwachsenen-Küvette.
CO_2-Modul des Sirecust 404 der Fa. Siemens mit der Kinder-Küvette und der Erwachsenen-Küvette.
Capnometer der Fa. Hewlett-Packard mit runden Küvetten mit einem Innendurchmesser von 3,0 und 3,8 mm sowie einer ovalen Küvette von einem Innendurchmesser von 5,0 mm.

Versuchsaufbau:
Das verwendete Lungenmodell ist beschrieben (1), bei Messungen mit dem Massenspektrometer zeigte sich eine Rückatmung von maximal 0,2 Vol % CO_2. Als Testgas wurde Carbogen mit einem CO_2-Anteil von 5 % verwendet. Wir variierten die Atemfrequenz zwischen 10 und 60/Min. in 10er Abständen und die Hubvolumina zwischen 10 und 100 ml in Schritten zu je 10 ml. Die Messung bei einem Hubvolumen von 100 ml und einer Frequenz von 20/Min. wurde für das jeweilige Gerät als 100 % Meßgenauigkeit definiert, um Abweichungen wie unterschiedliche Raumtemperatur oder Luftdruck zu eliminieren. Abweichungen bis zu 10 % wurden als tolerabel erachtet.

Ergebnisse:
Die Grenzbereiche für die einzelnen Geräte sind in Tab. 1 zusammengefaßt. Zum Capnolog der Fa. Dräger ist anzumerken, daß laut Firmenangabe 80 ml Hubvolumen zur Analyse notwendig sind, die Ergebnisse sind unter diesem Vorbehalt zu werten.

Diskussion:
Bei keinem Gerät konnte die geforderte Präzision für alle Hubvolumina und Frequenzen erreicht werden. Geräte zur indirekten Messung im Nebenschluß sind insgesamt nicht so günstig zu beurteilen, da wegen der Transportstrecke die Anzeige sich verzögert und die Gase leicht vermischt werden können, so daß ein falscher end-exspiratorischer CO_2-Wert angezeigt wird (2). Dies trifft auch bei den von uns getesteten Geräten dieses Typs zu.

Die Geräte von Dräger und Siemens verwenden als Nullpunkt das Inspirationsgas, so daß bei partieller Rückatmung mit CO_2-haltiger Inspirationsluft ein falsch niedriger end-exspiratorischer CO_2-Wert angegeben wird. Dies scheint die Ursache für die schlechteren Ergebnisse dieser Geräte zu sein.

Im Bereich von niedrigen Hubvolumina von 10 und 20 ml konnten nur mit dem Capnometer der Fa. Hewlett Packard hinreichend genaue Analysen erreicht werden. Dabei liegt bei der runden Küvette mit einem Innendurchmesser von 3,0 mm die Fehlerquote bei einem Hubvolumen von 20 ml noch unter 5 %, bei 10 ml zwischen 11 und 15 %. Bei der ovalen Küvette mit Innendurchmesser von 5 mm lagen die Analysen bei einem Hubvolumen von 20 ml und Frequenzen von 50 und 60/Min. sowie bei einem Hubvolumen von 10 ml und einer Frequenz von 10/Min. zwischen 11 und 14 %, alle übrigen Ergebnisse waren innerhalb des 10 % Fehlerbereiches.

Nach diesen Untersuchungen genügt nur das Gerät der Fa. Hewlett Packard bei Verwendung einer geeigneten Küvette den Anforderungen für die Messung des end-exspiratorischen CO_2 im Säuglingsalter.

Literatur:
1. Altemeyer, K.-H., Breucking, E., Rintelen, G., Schmitz, J.-E., Dick, W.:
   Vergleichende Untersuchungen zum Einsatz verschiedener Narkosesysteme in der Kinderanästhesie.
   Anästhesist 31 (1982) 271
2. Snyder, J. V., Elliot, J. L., Grenvik, A.:
   Capnography, in: Respiratory Monitoring in Intensive Care. Ed.: A.A. Spence, 1982 Churchill Livingstone, Edinburgh, London, Melbourne, New York.

Tab. 1	Hubvol. bei dem in allen Frequenzen die Fehlerquote > 10 % war	Hubvol. bei dem bei einer Frequenz von 60/Min d. Fehlerquote > 10 % war
Datex	30 ml	80 ml
Gould Goddart	20 ml	30 ml
Dräger	40 ml	80 ml
Siemens	30 ml	60 ml
Hewlett Packard 5,0 I.D. oval	∅	nur bei 20 ml nicht bei 10 ml
3,0 I.D. rund	alle	20 ml
3,8 I.D. rund	10 ml	30 ml

V 2.6
Die Messung des Atemgasstromes beim Neugeborenen und Säugling mit Hilfe eines Computer-gestützten Meßprinzips
W. Büttner, H.-D. Papenfuß

Marienhospital Herne 1, Ruhruniversität Bochum, BRD. Institut für Anaesthesiologie, Institut für Thermo- und Fluiddynamik, Ruhruniversität Bochum, BRD

Für die Kontrolle der ventilatorischen Größen Atemzugvolumen und Atemstromstärke von beatmeten Neugeborenen und Säuglingen stehen derzeit keine befriedigenden Methoden zur Verfügung. Dies hängt u.a. damit zusammen, daß Störfaktoren, wie Totraum des Beatmungssystems, dessen Compliance, aber auch Temperaturunterschiede von In- und Expiration sowie Strömungswiderstände im gesamten System ein sehr großes Ausmaß annehmen können. Zusätzlich besteht die Schwierigkeit der Messung der respiratorischen Gasströmung bei Neugeborenen und Säuglingen in den sehr geringen Stromstärken. Obwohl diese niedrig sind, kommt es während des instationären Wechsels zwischen Inspiration und Expiration zu einem periodisch sich wiederholenden Umschlag vom laminaren zum turbulenten Strömungstypus.

Material und Methodik
Unter Berücksichtigung der genannten Gesichtspunkte wurde ein Meßverfahren auf der Basis des Hitzdrahtsprinzips entwickelt, das die instationären Vorgänge während der Beatmung detailliert und trägheitsfrei auflöst und zu keiner Vergrößerung des Totraumvolumens führt. Es handelt sich hierbei um zwei gekreuzte Hitzdrähte, die über den gesamten Querschnitt eines Meßkopfes gespannt sind und mittels eines elektronischen Regelkreises auf einer konstanten Temperatur gehalten werden. Mit dieser Anordnung ist es möglich, nach Eichung der Hitzdrähte eine Messung des Volumenstromes durchzuführen, ohne daß es nötig ist, Einzelheiten des Strömungsprofiles in der radialen Richtung des Meßkopfes zu erfassen. Ein derartiger Meßkopf befindet sowohl in der inspiratorischen als auch in der expiratorischen Zuleitung, weil erhebliche Unterschiede des zeitlichen Atemprofils und des Atemvolumens zwischen inspiratorischer und expiratorischer Phase bestehen.

Die von dem Hitzdrahtanemometer kommenden Meßsignale werden mittels eines Analog-Digitalwandlers mit einer Frequenz von 200 Hz abgetastet und in einem Rechner gespeichert. Nach einer beliebig einstellbaren Anzahl von Atemperioden werden die gesammelten Daten vom Rechner nach einer Eichkurve, deren Erzeugung weiter unten besprochen wird, auf Atemströme umgerechnet. Simultan werden die Werte für den Atemstrom zeitlich integriert. Aus der ebenfalls vom Rechner ermittelten Atemfrequenz und dem integrierten Atemvolumen wird das Atemminutenvolumen errechnet. Ein Monitor liefert eine graphische Darstellung des zeitlichen Ablaufes des Atemstromes während der inspiratorischen und expiratorischen Phase und listet Atemfrequenz, inspiratorisches und expiratorisches Atemvolumen, Maximalwerte der Atemströme und Atemminutenvolumen auf.

Die Eichung der Hitzdrähte erfolgt unter stationären Strömungsbedingungen mittels eines sogenannten Seifenblasenanemometers. Dies ist ein aus der Gas-Chromatographie bekanntes Meßgerät, das die Messung auch kleinster Volumenströme mit einer hohen Präzision ermöglicht (Fehler kleiner als $\pm$ 1 %). Die damit erhaltenen Eichkurven für die Hitzdrahtanemometer strebten für große Volumenströme einem aus der Literatur bekannten Verhalten zu (lineares Kingsches Gesetz). Für kleine Volumenströme, die für die Beatmung von Neugeborenen und Säuglingen relevant sind, verliert das Kingsche Gesetz seine Gültigkeit. Die gemessenen Eichkurven bestätigen diese Tatsache und zeigen drastische Abweichungen vom linearen Gesetz.

Nach experimenteller Bestimmung der Eichkurven für die Hitzdrähte mittels stationärer Strömungen wurde überprüft, ob die beschriebene Hitzdrahtanordnung in der Lage ist, instationäre Volumenströme richtig zu messen. Hierzu wurde unter Verwendung eines Kolbens ein vorgegebenes Luftvolumen mit einem der Atemströmung grob angenäherten Strömungsverlauf durch die Meßstrecke geschickt. Die Abweichungen zwischen gemessenen und vorgegebenen Volumina lagen in sämtlichen Versuchen unter 3 %. Damit ist die Zuverlässigkeit der Messungen der Atemströmung speziell bei Neugeborenen und Säuglingen gewährleistet.

Die Messungen unter kontrollierten Bedingungen an Säuglingen in Narkose zeigen, daß unsere bisherigen Vorstellungen über Atemzugvolumina und Atemstromstärke bei Säuglingen revisionsbedürftig sind.

Schlußfolgerung

Aufgrund der ersten Meßergebnisse an Säuglingen ist damit zu rechnen, daß für die Beatmung von Neugeborenen und Säuglingen exaktere Nomogramme erstellt werden müssen.

V 2.7
Messung des Atemminutenvolumens im Kindesalter: Experimentelle Untersuchungen zur Genauigkeit von Volumenmeßgeräten für die Narkosebeatmung

H. Heinrich, K.-H. Altemeyer, Th. Fösel, F.W. Ahnefeld
Zentrum für Anaesthesiologie des Klinikums der Universität Ulm, Steinhövelstraße 9, D-7900 Ulm, BRD

Die Messung des Atemminutenvolumens im Kindesalter ist schwierig. In der Anästhesie ist sie ohne großen Aufwand nur bei halboffenen Ventilsystemen und halbgeschlossenen Narkosekreissystemen möglich.

Nach Untersuchungen der Ulmer Arbeitsgruppe ist das modifizierte Dräger-Erwachsenenkreisteil bei allen Altersstufen des Kindesalter geeignet (1). Fragestellung der Untersuchungen war es, wie genau handelsübliche Volumenmeßgeräte im Kreisteil anzeigen, wenn physiologische Atemgrößen des Kindesalters simuliert werden.

Material und Methodik

Untersuchte Volumenmeßgeräte: Dräger-Kindervolumeter, Bourns-Spirometer, Envit-Spiroflo, Haloscale-Spirometer.

Versuchsaufbau: Dräger-Narkose-Kreisteil 7a, Kinderbeatmungsschläuche und Konnektoren (Fa. Rüsch), Glasflaschen als Testlungen (Compliance), Widerstände als Resistance, UV I-Ventilator als Volumenpumpe. Zur Bestimmung des tatsächlich geförderten Volumens (Referenzvolumen) wurden Druck-Volumen-Geraden aufgestellt. Dazu wurden mit einer Glasspritze definierte Luftvolumina in das System eingebracht und die Druckanstiege gemessen. Jeder gemessene Druck entsprach somit einem ganz bestimmten geförderten Volumen. Anhand einer kontinuierlichen Druckmessung und Schreiberaufzeichnung konnte aus der Druckamplitude das vom UV I- Ventilator geförderte Volumen genau bestimmt und mit dem vom Volumenmeßgerät angezeigten Volumen verglichen werden. Variiert wurden Atemminutenvolumen (AMV), Atemfrequenz (f), Atemzugvolumen (V_t), Compliance (C) und Resistance (R).

Meßbereiche: AMV 4000 ml (Kleinkinder und Schulkinder), f = 10 - 50/min, V_t = 80 - 400 ml, C = 60 ml/cm H_2O, R = 10 cm H_2O/l/s.
AMV 2000 ml (Kleinkinder), f = 28 - 50/min, V_t = 40 - 70 ml, C = 20 ml/cm H_2O, R = 10 cm H_2O/l/s.
AMV 1200 ml (Säuglinge), f = 24 - 60/min, V_t = 20 - 50 ml, C = 10 ml/cm H_2O, R = 30 cm H_2O/l/s.
AMV 600 ml (Neugeborene), f = 30 - 60/min, V_t = 10 - 20 ml, C = 6 ml/cm H_2O, R = 40 cm H_2O/l/s.

Zur Bewertung der Ergebnisse wurden Abweichungen bis ± 10 % vom Sollwert als zulässig erachtet.

Ergebnisse

AMV 4000 ml: Nur Dräger-Kindervolumeter und Bourns Spirometer zeigen hinreichend genau an. Der Envit Spiroflo und das Haloscale Spirometer liegen außerhalb des Referenzbereiches.

AMV 2000 ml: Alle Volumenmeßgeräte liegen außerhalb des Referenzbereiches.

AMV 1200 ml: Alle Volumenmeßgeräte noch weiter außerhalb des Referenzbereiches, beim Dräger-Kindervolumeter und beim Haloscale Spirometer erscheinen teilweise keine Anzeigen mehr.

AMV 600 ml: Gemessen wurde nur das Dräger-Kindervolumeter, was jedoch keine Anzeige mehr erbrachte.

Schlußfolgerung

Eine genaue Messung des Atemminutenvolumens im Narkosekreisteil 7a bei Narkosebeatmung im Kindesalter unterhalb der Altersgruppe Klein- und Schulkinder (AMV 4000 ml) ist mit den untersuchten Geräten nicht möglich.

Bei Kindern mit einem Atemminutenvolumen < 4000 ml sollten andere Methoden der Ventilationsüberwachung in Narkose angewendet werden (z. B. endexspiratorische CO_2-Messung).

Literatur:

Altemeyer K-H, Breucking E, Rintelen G, Schmitz J-E, Dick W (1982) Vergleichende Untersuchungen zum Einsatz verschiedener Narkosesysteme in der Kinderanästhesie Anaesthesist, 31: 271

V 2.8
Die postoperative Behandlung der Gastroschisis und der Omphalocele

P. Hoffmann, A. Franz, W. Sigge*
Abteilung für Anaesthesiologie I, *Kinderchirurgische Klinik, Städtische Kliniken Dortmund, BRD

Die Behandlung Neugeborener nach ausgedehnten Operationen einer Gastroschisis oder Omphalocele bedarf einer interdisziplinären ärztlichen Betreuung, teilweise eingreifender intensivtherapeutischer Maßnahmen, der Pflege durch geschulte Schwestern und kontinuierlicher apparativer Überwachung. Diese Voraussetzungen sind auf einer kinderchirurgischen Intensivstation gegeben, wenn die Zusammenarbeit zwischen Operateur und Anaesthesist gut ist.

Fast immer bringen in der postoperativen Behandlung rezidivierende Passagestörungen des Magen-Darm-Traktes Probleme mit sich. Wiederholte subakute Obstruktionen mit Reflux von Magen-Darm-Sekret aus der Magensonde können zu Entgleisungen im Elektrolythaushalt führen. Hierdurch wird eine über Wochen durchzuführende komplette parenterale Ernährung notwendig. Voraussetzung dazu ist ein zentraler Venenkatheterismus, der allerdings neben den Vorteilen einer optimalen kalorischen Ernährung die Gefahren der bakteriellen Infektion in sich birgt. Frühgeborene und Neugeborene haben eine physiologischerweise unzureichende immunologische Abwehr, sodaß sie durch Infektionen, besonders durch eine Sepsis, stark gefährdet sind.

In den Jahren 1981 - 1983 wurden auf unserer Intensivstation 6 Neugeborene mit Gastroschisis und 12 Neugeborene mit Omphalocele behandelt. Die operative Behandlung der Neugeborenen mit Gastroschisis bestand immer im primären Bauchdeckenverschluß mit Dura-Patch. Von den 12 Neugeborenen mit Omphalocele wurden 4 konservativ behandelt, bei den übrigen erfolgte der primäre Verschluß der Bauchdecke.

Begleitende Mißbildungen traten in einem Fall von Gastroschisis auf, dagegen bei 4 Neugeborenen mit Omphalocele.

Bei den Neugeborenen mit Gastroschisis traten im postoperativen Verlauf häufigere und schwerwiegendere Komplikationen auf. Sie wurden im Durchschnitt 8 Tage beatmet (1-23), wurden im Durchschnitt 16,5 Tage komplett parenteral ernährt (7-28), hatten im Durchschnitt 24 Tage einen zentralvenösen Katheter (7-38) und verblieben im Durchschnitt 34 Tage auf der Intensivstation (17-64). Bei drei Neugeborenen dieser Gruppe wurde eine Dopamin-Therapie durchgeführt. Insgesamt wurde viermal eine Relaparatomie wegen Ileussymptomatik erforderlich, hiervon wurde ein Neugeborenes zweimal relaparatomiert.

Von den 12 Neugeborenen mit Omphalocele wurden 6 postoperativ beatmet, im Durchschnitt 16 Tage (4-38), wobei hier die Indikation im Wesentlichen durch die Begleitmißbildungen, wie Dünndarmatresie, Zwerchfelldefekt und Vitium cordis bedingt waren. Eine komplette parenterale Ernährung erfolgte im Durchschnitt 10 Tage (1-44), eine zentralvenöse Katheterisierung wurde im Durchschnitt über 12 Tage durchgeführt (3-58). Die Verweildauer auf der Intensivstation betrug im Durchschnitt 16 Tage (2-83).

Während aus der Gruppe mit Gastroschisis alle Neugeborenen überlebten, verstarben aus der Gruppe mit Omphalocele 3 Neugeborene mit schwerem Mißbildungssyndrom.

Opiatanaesthesie I

V 3.1
Antagonisierung von Fentanyl-induzierter Atemdepression durch Nalbuphin nach Neuroleptanalgesie
L. Latasch, S. Probst
Universitätsklinik Frankfurt, Abteilung: ZAW, Theodor-Stern-Kai 7, 6000 Frankfurt am Main, BRD

Nalbuphine hydrochlorid (Nubain) wurde schon in einer vorherigen Studie (1) dazu benutzt, eine durch ein "Narkotika" ausgelöste Atemdepression zu antagonisieren. Dabei handelt es sich um solche vom Morphin-Typ.
Die um ein vielfaches höhere atemdepressorische Wirkung von Fentanyl, war bisher nur durch wenige Medikamente zu antagonisieren. Es war daher das Ziel dieser Untersuchung, festzustellen, ob Fentanyl auch durch Nalbuphin, ein Analgetika vom Agonist-Antagonist Typ, antagonisiert werden kann.
60 Patienten wurden nach einer Neurolept-Narkose mit Nalbuphin "antagonisiert" und anschließend folgende Werte bestimmt:
Blutgase, Atemminutenvolumen und Atemzugvolumen, Atemfrequenz sowie Schmerzintensität bzw. Dauer (durch visuelle Analogskala).

Ergebnisse:
Nalbuphin ist in der Lage, selbst größere Mengen von Fentanyl (3 mg in 2,5 Std.) zu antagonisieren. Blutgaswerte und Ventilationsgrössen zeigten eine Steigerung der Atmung, die sich über den gesamten ersten (1 Std.) Beobachtungszeitraum erstreckte. Gleichzeitig wurde in den meisten Fällen eine sofort postoperativ einsetzende und langanhaltende Analgesie, bei guter Verträglichkeit, erzielt.

(1) Magruder, Michael R.; Delaney, R.D.; Difazio, C.A.,
: Reversal of narcotic induced respiratory depression with nalbuphine hydrochloride Anaesthesiology Review (In print)

V 3.2
Intra- und postoperative "analgetische" Blutkonzentrationen von Fentanyl

A. Lehmann, D. Daub

Abteilung Anaesthesiologie der Medizinischen Fakultät an der Rhein.-Westf. Techn. Hochschule Aachen, Goethestr. 27/29, D-5100 Aachen, BRD

Trotz langjähriger Erfahrung im Umgang mit Fentanyl sind gesicherte Informationen über effektive Dosierung, Wirkstärke und -dauer kaum verfügbar. Ziel der vorliegenden Studien war es, den Konzentrationsbereich von Fentanyl im menschlichen Plasma zu bestimmen, der intra- und postoperativ eine ausreichende Analgesie gewährleistet.

Untersucht wurden vier Kollektive von Patienten beiderlei Geschlechts (ASA I-III), die sich elektiven abdominal-chirurgischen und orthopädischen Eingriffen unterziehen mußten (modifizierte Neuroleptanalgesie). Die i.m. Prämedikation 60 Minuten vor OP-Beginn bestand in Gruppe I aus Diazepam 10 mg (n=72), in Gruppe II aus Piritramid 15 mg (n=40) und in den Gruppen III und IV aus Thalamonal 2 ml (n=72/40), jeweils kombiniert mit Atropin 0,5 mg. Die Narkose wurde eingeleitet mit Diazepam 10 mg, Alcuronium 3 mg, Hexobarbital 3 mg/kg und Fentanyl 0,004 mg/kg. Nach Succinylcholin 1 mg/kg wurde endotracheal intubiert und mit N_2O/O_2 (60:40) kontrolliert beatmet. Alcuronium und Fentanyl wurden bei klinischem Bedarf verabreicht; für Fentanyl galten als Kriterien für eine Nachinjektion ein Anstieg von Blutdruck u./od. Puls auf über 20% des Ausgangswerts, Tränensekretion oder deutliches Schwitzen. Die Narkose wurde nach Antagonisierung der neuromuskulären Blockade mit Prostigmin/Atropin ohne Opiatantagonisten ausgeleitet.

In den Gruppen I-III wurden intraoperativ venöse Blutproben jeweils unmittelbar vor klinisch notwendigen Fentanylinjektionen entnommen, Patienten der Gruppe IV wurden postoperativ für 24 h an ein Gerät zur Selbstapplikation kleiner i.v. Fentanylboli (30 mcg) angeschlossen (On-Demand Analgesia Computer, ODAC); bei ihnen wurden ebenfalls Blutproben jeweils unmittelbar vor einer Fentanylanforderung entnommen. Die Bestimmung der Plasmakonzentrationen erfolgte mittels Radioimmunassay. Die zum Zeitpunkt nachlassender Analgesie bestimmten Fentanylspiegel gehorchen in allen Fällen einer annähernd log-normalen Verteilung. Abbildung 1 zeigt die postoperative Häufigkeitsverteilung nach Selbstapplikation. Die gemessenen Werte überstreichen in beiden Untersuchungsansätzen zwei Zehnerpotenzen; die intraoperativen Mittelwerte liegen bei etwa 2,8 ng/ml, die postoperativen bei 1,4 ng/ml (p=0,01). Es konnte kein Einfluß der unterschiedlichen Prämedikation auf die intraoperativen "Minimalblutspiegel" gefunden werden, noch unterschieden sich abdominal- und peripher-chirurgische hinsichtlich dieser Meßgröße.

Während die starken Schwankungen der "analgetischen" Blutkonzentrationen in den Gruppen I-III wegen der Fragwürdigkeit klinischer Parameter als Indikatoren nachlassender Analgesie zunächst kritisch betrachtet werden müssen, legen die vergleichbaren Befunde aus Gruppe IV (Selbstapplikation) nahe, daß die Dosierung von Fentanyl möglichst individuell erfolgen sollte. Sie widersprechen somit dem Konzept kontrollierter Infusionen zur Erzeugung konstanter Plasmaspiegel ebenso wie dem der häufig angewandten "prophylaktischen" Nachinjektionen von Fentanyl in festen Intervallen bei der Neuroleptanalgesie. Ferner plädieren sie für eine Individualisierung der postoperativen Schmerztherapie.

Abbildung 1:

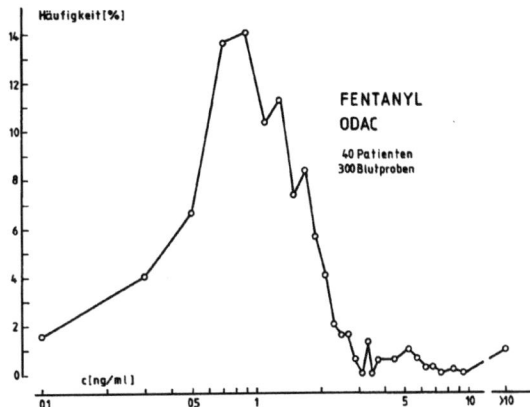

V 3.3
Auswirkungen der Variation von Haematokrit, Gesamteiweiß- und Wasserstoffionenkonzentration auf die Distribution von Fentanyl im menschlichen Blut in vitro

K. Taeger, E. Kremmer, E. Weissauer

Institut für Anaesthesiologie, Ludwig-Maximilians-Universität München, Klinikum Großhadern, Marchioninistr. 15, 8000 München 70, BRD

Einführung: Blutfluß und Fentanyl-(F-)Gehalt des Blutes determinieren Liefer- und Abtransportraten von Arzneimitteln an den Organen. Die Konzentration der extrem fettlöslichen F-Base des Plasmawassers bestimmt nach Einstellung des Fließgleichgewichts zwischen Plasma- und Gewebswasser u.a. den F-Gehalt der Organe. Der F-Gehalt des Blutes hängt vor allem ab vom Ausmaß der F-Absorption an die Proteine des Plasmas (PPB) und der F-Aufnahme in die Erythrozyten. Die Anwendbarkeit zweier Publikationen (1,2) zur F-Distribution im Blut gesunder Freiwilliger auf Patienten in der Streßsituation unmittelbar vor OP ist nicht belegt. Bezüglich der PPB von F bestehen wesentliche Widersprüche. Ziel unserer Studie war es, die Auswirkungen der präoperativen Situation auf die F-Distribution im Blut möglichst wirklichkeitsgetreu zu erfassen und die Bedeutung häufig variierender Parameter (Haematokrit, Prot.-Konz. des Plasmas, pCO_2) auf die F-Distribution zu erfassen.

Methoden: Blutproben von prämedizierten, organgesunden, chirurgischen Patienten mittleren Alters unmittelbar vor Narkoseeinleitung. Individuelle Prämedikation mit Dolantin, Atosil und Atropin. Nach Zentrifugation der Blutproben wurde das Plasma abgehoben, der buffy coat entfernt und die Erythrozyten für maximal 3 Stunden in Eiswasser aufbewahrt. Gewinnung von Plasmawasser und eingedicktem Plasma mittels Ultrafiltration zur Herstellung der gewünschten Proteinkonzentrationen. Äquilibrierung der Ansätze aus Plasma, F-Stammlösung und Erythrozyten im Tonometer unter wasserdampfgesättigter Atmosphäre aus 15% O_2, 3 bzw. 6 oder 9% CO_2 und N_2. Fentanyl wurde mittels RIA bestimmt. Die F-PPB wurde durch 3-stündige Dialyse bestimmt (nach 3 Stunden ist Verteilungsgleichgewicht erreicht (2); eine mehr als 6-stündige Dialyse führt zur Denaturierung von Lipoproteinen, die für die F-PPB wesentlich sein dürften). Da Basen wie F außer an Albumin auch wesentlich an saures Alpha-1-Glycoprotein und Lipoproteine des Plasmas gebunden werden (2), haben wir die Konzentration dieser und einiger weiterer Proteine des Plasmas, seines Cholesterins und der Triglyceride bestimmt.

Ergebnisse:

a) Einfluß des Haematokrits auf die F-Distribution (Prot.konz. Plasma 65 g/l, pCO_2 = 40 torr)

Hkt(vol%)	0	20	40	60
Fentanylbase (%)	1,3	1,1	0,9	0,7
extrazellulär (%)	100	91,7	83,5	70,7
PPB (%)	84,6	85,3	86,2	85,9
im Ery gebunden (%)		63,9	55,2	56,3

b) Einfluß der CO_2-Spannung auf die Distribution (Hkt 40 vol%, Prot.konz. Plasma 65 g/l)

pCO_2 (mmHg)	20	40	60
Fentanylbase (%)	0,8	0,8	0,7
extrazellulär (%)	86,8	84,0	79,1
PPB (%)	91,7	88,1	86,2
im Ery gebunden (%)	61,4	61,3	68,9

c) Einfluß der Plasmaeiweißkonzentration auf die F-Distribution (Hkt 40 vol%, pCO_2 40 torr)

Proteinkonzentration (g/l)	40	65	90
Fentanylbase (%)	1,1	0,9	0,7
extrazellulär (%)	72,4	76,9	76,4
PPB (%)	80,7	85,6	88,0
im Ery gebunden (%)	67,4	68,8	73,3

d) Die statistische Analyse der Abhängigkeit der PPB's von den Konzentrationen verschiedener Plasmaproteine, des Cholesterins und der Triglyceride ergab keine signifikante Korrelation.

Diskussion: Im Vergleich zu anderen (1, 2) haben wir eine beträchtliche interindividuelle Variation der PPB von F im Blut unserer Patienten gefunden. Die Binderaten stimmen mit (2) überein. Wir haben keinen statistisch gesicherten Zusammenhang zwischen der bei unseren Patienten durchschnittlichen Konzentration des sauren Alpha-1-Glycoproteins und den Binderaten gefunden. Wir fanden weniger Fentanyl in den Erythrozyten, als von anderen Untersuchern berichtet (2,3). Dies könnte methodisch, aber auch durch die Streßsituation der Patienten unmittelbar vor Narkoseeinleitung bedingt sein.

Literatur:
1. Bower S (1981) Plasma protein binding of fentanyl. J. Pharm. Pharmacol. 33: 507
2. Meuldermans WEG, Hurkmans RMA, Heykants JJP (1982) Plasma protein binding and distribution of fentanyl, sufentanil, alfentanil and lofentanil in blood. Arch.Int.Pharmacodyn. 257: 4
3. Bower S (1982) The uptake of fentanyl by erythrocytes. J. Pharm.Pharmacol. 34: 181

V 3.4
Nalbuphin antagonisiert EEG-Veränderungen und hebt die Beeinträchtigung der ventilatorischen CO_2-Antwort nach Fentanylnarkose auf
E. Freye, M. Segeth
Institut für Anaesthesiologie der Universität Düsseldorf und Abteilung für zentrale Diagnostik der Universität Essen, BRD

Einleitung: Der Einsatz von Opioiden in der Anästhesie ist im Gegensatz zu den Inhalationsanästhetika durch eine Atemdepression gekennzeichnet die besonders unter Fentanyl ausgeprägt ist. Denn auf Grund der langen terminalen Eliminationszeit kann es zu Rückdiffusion mit Refentanylisierung und Atemdepression kommen. Der Antagonist Naloxon kann eine akute Exzitationssymptomatik induzieren und muß wegen seiner kurzen Halbwertzeit fraktioniert injiziert werden. Bei der Suche nach einem Antagonisten mit optimalerem Wirkprofil erscheint der gemischte Agonist-Antagonist Nalbuphine, der chemisch mit Naloxon verwandt ist, von großem Interesse.

Methodik: 15 nicht prämedizierte Patienten (11M/4F), Alter 40$\pm$3 Jahre, Gewicht 72$\pm$3 kg, Größe 173$\pm$2 cm, ASA I-II, die sich orthopädischen Operationen von gleicher Zeitdauer unterziehen mußten (95$\pm$7 min), wurden mit Hypnomidate (0.3 mg/kg) und Fentanyl (50 µg/kg) eingeleitet. Nach Intubation wurden sie mit N_2O/O_2 (3:1) beatmet. Bei nachlassender Analgesie, d.h. bei Blutdruck-und Frequenzanstieg wurde Fentanyl (25 µg/kg) nachinjiziert. Am Ende der Operation erfolgte die Antagonisierung mit Nalbuphine (100 µg/kg). Nach dem Antagonisten wurde in der 5.-15.-30.-45.-und 60. Minute die CO_2-Antwortkurve unter Rückatmung registriert. Herzfrequenz (HF), Blutdruck (Pa) und EEG-Powerspektren (P_3-O_1) wurden zusätzlich bestimmt. 2 Präoperative CO_2-Rückatmungsversuche dienten als Kontrolle.Zur Erfassung eines evtl. Durchgangssyndrom(Mnestische Leistung) wurden gezielte Fragen zur Person, zum Ort und zur Zeit estellt.

Ergebnisse: Nalbuphine hebt die durch Fentanyl induzierte totale Atemdepression innerhalb von 2 min auf. Dies wird nicht nur durch Zunahme des Steigungswinkels(Minutenvolumenänderung/PCO_2)-der Empfindlichkeit des Atemzentrums - sondern auch durch eine Zunahme des Minutenvolumens bei einem PCO_2 von 60 Torr (V_E60)- der Ansprechbarkeit des Atemzentrums - erkennbar.Die Empfindlichkeit steigt nach der 15.min über den wachen Ausgangswert an, während die Ansprechbarkeit bis zu 20% unterhalb des Kontrollwertes bleibt. Herzfrequenz und Blutdruck weisen bis zur 30.min nach Nalbuphin eine signifikante Steigerung um 13%zum Ausgangswert auf (Tabelle).Im EEG-Powerspektrum wird wird der alpha-Anteil(8-12 Hz)um +50%und der beta Bereich (13-25 Hz) um +20% verändert, während delta(0.5-2.5 Hz) um fast 40% verringert wird.Die nach der 45.min um 70% Zunahme in delta-bei einer Abnahme im beta-Band (-30%)korreliert nicht mit einer Empfindlichkeitsänderung der CO_2-Antwortkurve. Ein Durchgangssyndrom mit mnestischen Störungen ist 2 min nach der Injektion und in der Folgezeit nicht nachweisbar.

Diskussion: Die Opioid-induzierte Empfindlichkeitsverminderung des Atemzentrums als auch die Zunahme der Ansprechschwelle auf CO_2-Reiz werden durch Nalbuphin aufgehoben. Dies scheint auf einer antagonistischen Wirkweise mit µ-Rezeptoren zu beruhen, während die späte Zunahme der Poweranteile im EEG von theta und delta auf eine agonistisch-sedierende Wirkkomponente beruht.Dies drückt sich auch in der bleibenden Rechtsverschiebung der CO_2-Antwortkurve aus. Dieser Effekt könnte der Interaktion mit kappa-Bindestellen zugesprochen werden. Ein dysphorischer Effekt der auf eine Wechselwirkung mit sigma-Rezeptoren beruhen soll, war nicht nachzuweisen(1).

	Steigung	V_E60	Pa	HF
Kontrolle	1.3±0.2	38 ± 4	101±3	82±4
5 min	1.2±0.2	25 ± 3	115±6	94±6
15 min	1.3±0.3	29 ± 4	113±5	95±5
30 min	1.5±0.2	30 ± 4	115±4	93±5
45 min	1.6±0.2	30 ± 3	114±4	86±5
60 min	1.6±0.2	30 ± 4	108±4	87±5

Die Effekte von Nalbuphin auf die Steigung der CO_2-Antwortkurve, auf die Minutenvolumina bei PCO_2 60 Torr (V_E60), mittl. art. Druck (Pa) und Herzfrequenz (HF) nach Fentanylnarkose. Mittelwert ± mittl. Fehler, n=15.

Literatur:
1. Martin WR, Eades CG, Thompson JA, Huppler RE, Gilbert PE (1962) The effects of morphine and nalorphine-like drugs in the non-dependent chronic spinal dog. J Pharmac Exp Ther 197:517

V 3.5
Die Beeinflussung somatosensorisch-evozierter Potentiale durch µ- und κ-selektive Opioide

E. Freye, M. Segeth

Institut für Anaesthesiologie der Universität Düsseldorf und Abteilung für zentrale Diagnostik der Universität Essen, BRD

Einleitung: Als verläßliches Meßverfahren zum Nachweis analgetischer Wirkungen von Pharmaka sind somatosensorisch-evozierte Potentiale (SS-EVP) die Methode der Wahl. Die Summation der evozierten Potentiale mehrerer Reize, welche sich entweder als positive (P) oder negative (N) Deflektion bzw. einer Latenzverschiebung in ms (z.B P_{45}) darstellt, vermittelt einen Einblick in die Leitung der großkalibrigen sensiblen Nerven, der Hinterstränge des Rückenmarks, der medialen Schleife des Hirnstamms und der thalamokortikalen Projektionsbahnen. Besonders erscheint es von Interesse die Wirkweise von Opioiden, die vorzugsweise mit den µ-Rezeptoren interagieren (Fentanyl, Alfentanil) von den Benzomorphanabkömmlingen (Bremazocine, MRZ-2549), die durch eine fehlende Atemdepression charakterisiert sind, abzugrenzen.

Methodik: Mittels zweier Skalpelektroden wurde am Hund in der Position C_z-O_z die kortikale Antwort nach peripherer elektrischer Reizung des nervus medianus (70 mA, 0.1 ms, 60/min) abgeleitet und on-line über einen Rechner (Plurimat-S) gemittelt Untersucht wurde, inwieweit durch Fentanyl (3-6-12-24 µg/kg), Alfentanil (3-30-60-120 µg/kg), Bremazocine (5-10-20-40 µg/kg) und MRZ-2549 (3-6-12-24 µg/kg) die Deflektionswellen im SS-EVP beeinflusst werden. Anschließend wurde geprüft, ob die Effekte durch Naloxon und/oder durch den kappa-selektiven Antagonisten Mr 2266 umkehrbar waren.

Ergebnisse: Sowohl Fentanyl als auch Alfentanil führen zu einer dosisabhängigen Unterdrückung des N_{70}-und N_{100}-Peaks. Der Effekt ist durch Naloxon reversibel (Abb.). Bremazocine und MRZ-2549 induzieren primär eine Latenzverschiebung der N_{150}-Deflektion nach N_{250}. Dieser Effekt ist schlecht durch Naloxon, besser durch den kappa-selektiven Antagonisten Mr 2266 umkehrbar.

Diskussion: Fentanyl und Alfentanil, die vorzugsweise mit den µ-Opioidbindestellen interagieren sind durch eine Unterbrechung in der sensiblen Nervenleitung - sichtbar an einer Suppression im SS-EVP - charakterisiert. Die kappa-Agonisten Bremazocine und MRZ-2549 führen zu einer Latenzverschiebung der späten Deflektionswelle, ein Effekt, der für einen den Ableitungselektroden nahe gelegenen, kortikalen Wirkort spricht. Tatsächlich sind kappa-spezifische Bindestellen für Bremazocine vermehrt in den tieferen Schichten des Cortex nachgewiesen worden. Mit diesem kortikalen Angriffsort kann evtl. das geringere Suchtpotential sowie die fehlende Atemdepression der kappa-Agonisten erklärt werden. Ihr analgetischer Wirkeffekt dürfte über eine Beeinflussung der von den tieferen Cortexschichten zum Thalamus ziehenden Fasern, wo sensible Reize für den Cortex ausgefiltert werden, erfolgen. Dagegen induzieren die µ-selektiven Opioide eine Suppression der frühen Deflektionswellen, so daß als primärer Wirkort der Hirnstamm angesehen werden kann. Dort finden sich reichlich µ-Bindestellen und die atem-und kreislaufregulatorischen Zentren. Aufgrund dieser anatomischen Nähe könnte die Bradycardie und die Atemdepression, wie sie nach Fentanyl und Alfentanil beobachtet wird, zu erklären sein.

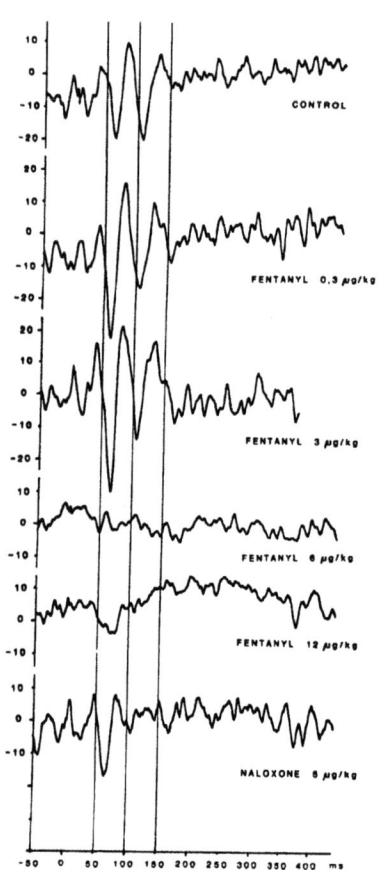

Abb.: SS-EVP unter steigenden Dosen von Fentanyl. Naloxon-reversible Suppression von N_{70}, N_{100}

V 3.6
Kombinationsnarkose mit kontrollierter 0,2% Tramadol-Infusion

J. Stoffregen

Zentralinstitut für Anaesthesie und Intensivbehandlung der Krankenhäuser St. Marien, St. Josef und St. Johannes, Bergstraße 56, D-5800 Hagen 1, BRD

Nach 15-jhrg. Erfahrung mit kontrollierter NLA-Infusion bei Kombinationsnarkosen als Standardverfahren infundieren wir seit Juli 1978 bei sonst gleicher Technik Tramadol. Mit/ohne Prämedikation wird die Narkose 20 Sek. nach i.v.-Injektion von Pancuroniumbromid (0,06 mg/kg) mit "Schuß"-Injektion von Metohexital (1,5mg/kg) und Succinylcholinchlorid (0,7 mg/kg) eingeleitet, die Tramadol-Infusion gestartet, der Patient intubiert und mit kontrollierten 75-79% N_2O mit Takaoka-Respirator (nicht-Rückatmungssystem) beatmet (pCO_2 um 38 Torr). Mit zunehmender Erfahrung und Entwicklung entsprechender Infusionsmaschinen (z.B. IMED 960) haben wir die Infusionstechnik bis zum Optimum verbessern können (Tab. 1):

Tab. 1: Dosierungstabelle für Kombinationsnarkose mit 6-fach abgestufter 0,2% Tramadol-Infusion.

Die angenäherte e-Funktion berücksichtigt klinische Erfahrung und Tramadol-Pharmakokinetik-Daten und horizontalisiert die Serumkonzentration auch bei extrem langer Narkosezeit im erforderlichen analgetischen Bereich.

Mit dieser Narkoseart (Einleitungszeit etwa 20 Sek., Aufwachphase 2 Min.) übersehen wir 31.000 Narkosen, bei denen sie sich hervorragend bewährt hat, unabhängig von Eingriffsart, -Größe und -Dauer, vom Patienten-Allgemeinzustand und -Lebensalter einschließlich termingerechter Schnittentbindung (standardisierte Einleitung mit 80 mg Metohexital, 100 mg Succinylcholinchlorid, Synchronisation von Intubation und Hautschnitt).

Diese Narkosetechnik erfüllt optimal die Voraussetzungen des sog. Dreiecks der balancierten Narkose: jeder der 3 Faktoren - Bewußtlosigkeit, Analgesie und Muskelerschlaffung - wird ohne Zwischenwirkung durch Lachgas, Tramadol und Pancuroniumbromid für sich gesteuert. Unserer Erfahrung nach ist es die schonendste, am besten steuerbare Kombinationsnarkose und hat keine Kontraindikation.

V 3.7
Tramadol-Infusionsanaesthesie mit differenten Lachgaskonzentrationen

D. Paravicini, K. Trauner
Klinik für Anaesthesiologie und operative Intensivmedizin der Westfälischen Wilhelms-Universität Münster, BRD

Das synthetische Opioid Tramadol gilt als Analgetikum mit geringen Nebenwirkungen auf Kreislauf und Atmung (1, 3). In der postoperativen Phase (4, 5) sowie in der inneren Medizin (2) konnten diese Erfahrungen bestätigt werden. In der vorliegenden Arbeit sollte die Brauchbarkeit von Tramadol als intraoperativ angewandtes Infusionsanalgetikum überprüft werden.

Material und Methodik:
Bei 40 Patienten der ASA-Klasse I oder II, die sich orthopädischen Extremitäteneingriffen unterziehen mußten, wurde eine Tramadol-Infusionsanästhesie durchgeführt. Kardiale oder pulmonale Vorerkrankungen bestanden nicht. Die Narkoseeinleitung erfolgte mit Thiopental, nach Vorgabe einer kleinen Dosis Pancuroniumbromid wurden die Patienten unter Succinylbischolin endotracheal intubiert und anschließend mit einem O_2/N_2O-Gemisch von 40 : 60 % (Gruppe I) oder 25 : 75 % entsprechend einer vorherigen Randomisierung im halboffenen System (Engström 2000) beatmet. Zum Narkosebeginn wurde für die ersten 20 min eine Tramadolinfusion mit 12 mg/kg KG/h angeschlossen, d.h. eine effektive Dosis von 4 mg/kg KG verabreicht. Danach wurde die Tramadolgabe auf 1 mg/kg KG/h reduziert.

Intra- und postoperativ wurden Herzfrequenz, arterieller Blutdruck, systolische Zeitintervalle (STI) und arterielle Blutgase bestimmt. Postoperativ wurden zusätzlich Ansprechbarkeit, Schmerzfreiheit und mögliche Nebenwirkungen (Übelkeit oder Erbrechen) überprüft.

Ergebnisse:
Die Tramadol-Infusionsanästhesie zeichnete sich durch eine hohe Kreislaufstabilität aus. Vorübergehende Puls- oder besonders Blutdruckanstiege bedurften in 24 von 40 Fällen der zusätzlichen Gabe von Enfluran in niedriger Dosierung (0,2-1,0 Vol.-%). Dies war stets mit einer deutlichen Kontraktilitätsabnahme des Herzens (Anstieg von PEP/LVET) verbunden, hingegen zeigte Tramadol alleine einen eher positiv inotropen Effekt.
Die postoperative Analgesie während der ersten sechs Stunden war gut, nur 6 Patienten (15 %) benötigten in dieser Zeit ein Analgetikum.
Die Patienten waren gut ansprechbar, bei 3 Fällen wurde aber Naloxon in niedriger Dosierung (max. 0,16 mg i.v.) benötigt. Übelkeit und Erbrechen war selten und konnte durch DHBP prompt behoben werden.
Die postoperativen Blutgasanalysen zeigten einen signifikanten pCO_2-Anstieg als Zeichen einer gewissen Atemdepression. Allerdings waren die Werte durchaus im Normbereich (unter 45 mm Hg), und präoperativ bestand eine leichte Hyperventilation (pCO_2 um 36 mm Hg).

Diskussion und Schlußfolgerungen:
Die Tramadol-Infusionsanästhesie zeichnet sich durch leichte und sichere Anwendbarkeit, geringe Beeinträchtigung der Hämodynamik, schnelles postoperatives Erwachen und gute postoperative Analgesie aus. Eine häufig zu flache Narkose machte allerdings die Gabe von Enfluran erforderlich, besonders in Gruppe I. Eine gewisse CO_2-Retention und der selten erforderliche Naloxon-Bedarf lassen eine gute postoperative Überwachung des Patienten angeraten erscheinen.

Literatur:
1. Friderichs E, Felgenhauer F, Jongschaap R, Osterloh G (1978) Pharmakologische Untersuchungen zur Analgesie, Abhängigkeits- und Toleranzentwicklung von Tramadol einem stark wirkenden Analgetikum. Arzneim.Forsch/Drug Res. 28(I):122
2. Karsch R, Wiegand V, Blanke H, Kreuzer H (1979) Wirkung eines neuen Analgetikums (Tramadol) auf die Hämodynamik bei Patienten mit koronarer Herzkrankheit. Z.Kardiol.68:599
3. Osterloh G, Friderichs E, Felgenhauer F, Günzler WA.et al (1978) Allgemeine pharmakologische Untersuchungen mit Tramadol, einem stark wirkenden Analgetikum. Arzneim.Forsch./Drug Res. 28(I):135
4. Paravicini D, Schöngart C, Lawin P (1981) Tramadol in der postoperativen Phase. Anästh. Intensivther.Notfallmed. 16:191
5. Vogel W, Burchardi H, Sihler K, Valic L (1978) Über die Wirkung von Tramadol auf Atmung und Kreislauf. Arzneim.Forsch./Drug Res. 28(I):183

V 3.8
Hämodynamische und respiratorische Wirkung von Pentazocin unter N_2O/O_2-Anaesthesie sowie in der unmittelbar postoperativen Phase

M. Neumann, G. Böckler

Abteilung für Anaesthesiologie und operative Intensivmedizin am Klinikum der Justus Liebig-Universität Gießen, Klinikstraße 29, D-6300 Gießen, BRD

Pentazocin nimmt als Partialantagonist unter den Opioiden eine gewisse Sonderstellung ein (1). Auf Grund seiner verhältnismäßig geringen hämodynamischen und respiratorischen Nebenwirkungen erwies sich Pentazocin in einer großen Zahl von tierexperimentellen und klinischen Studien als gut verträgliches Analgetikum. Die Frage nach seiner hämodynamischen Wirkung unter N_2O/O_2-Anaesthesie und seiner Verwendung nach Neuroleptanaesthesie veranlaßte uns zu einer Prüfung seiner hämodynamischen und respiratorischen Wirkung unter diesen Bedingungen.

Methodik:
Die hämodynamischen Messungen nach Gabe von 0,5 mg/kg KG Pentazocin wurden an 20 gynäkologischen Patientinnen (ASA I) unter N_2O/O_2-Anaesthesie und Relaxierung mit Pancuronium durchgeführt. Kanülierung der A. radialis, der oberen Hohlvene und der A. pulmonalis ermöglichten die Messung von: Herzfrequenz, arteriellem Druck, pulmonalarteriellem Mitteldruck, pulmonalem Kapillardruck, zentralvenösem Druck und Herzminutenvolumen. Daraus errechnet wurden: Schlagvolumen, Herzindex, peripherer Gesamtwiderstand, pulmonaler Gefäßwiderstand, linksventrikulärer und rechtsventrikulärer Schlagarbeitsindex und Cardiac-Effort-Index. Nach Abschluß der Messunggen wurde die geplante OP durchgeführt. Bei weiteren 20 Patientinnen wurden nach Pentazocingabe in der unmittelbar postoperativen Phase untersucht: arterieller Blutdruck (A. rad.), arterielle Blutgase, sowie Atemfrequenz und Atemamplitude mittels Atemimpedanzmessung. 10 Probanden hatten eine modifizierte NLA (Einleitung mit Etomidate, Succinylcholin, Fentanyl nach Bedarf, Relaxierung mit Pancuroniumbromid), die anderen eine opiatfreie Anaesthesie (PDA mit N_2O/O_2 und Relaxation) erhalten. Bei jeweils 4 Probanden wurde 0,2 mg Naloxon 25 min. nach Pentazocingabe injiziert. Besonderheiten im Verhalten der Patienten (Erbrechen, Vigilanz, Schmerzäußerungen) wurden registriert.

Ergebnisse:
Während N_2O/O_2-Anaesthesie wurden nach Pentazocingabe insgesamt nur geringe Änderungen der hämodynamischen Parameter beobachtet: geringer Anstieg von arteriellem Druck (von 140 mm Hg auf 147 mm Hg) und systemischem Gefäßwiderstand (24 % des Ausgangswertes), leichte Abnahme des pulmonalen Mitteldrucks (von 15,4 mm Hg auf 14,2 mm Hg), sowie leichte Abnahme von Herzindex und Schlagvolumen.

Die unmittelbar postoperative Gabe von Pentazocin führte sowohl in der opiatfreien Gruppe als auch nach NLA zu einem leichten Blutdruckanstieg (von 130 mm Hg syst. auf 145 mm Hg bzw. von 128 mm Hg auf 143 mm Hg). Eine signifikante Beeinträchtigung der Atmung konnte in beiden Gruppen nicht beobachtet werden. Auch hinsichtlich des subjektiven Schmerzempfindens ergaben sich keine Unterschiede. Nach Naloxon kam es in beiden Gruppen gleichermaßen zu einer Aufwachreaktion, Blutdruck- und Herzfrequenzanstieg und teilweisem Aufheben der Analgesie.

Diskussion:
Im Gegensatz zu früheren hämodynamischen Untersuchungen an Patienten mit Mykardinfarkt (2) konnten wir unter N_2O/O_2-Anaesthesie keine wesentlichen Herz-Kreislauf-Veränderungen, insbesondere keine Erhöhung des Pulmonalisdrucks nachweisen. Die Abweichungen gegenüber der Literatur erklären sich wahrscheinlich aus den unterschiedlichen Untersuchungsbedingungen (Wahl des Patientenguts, Messung an narkotisierten Patienten). In der angegebenen Dosierung hatte Pentazocin nach NLA weder einen Einfluß auf die Atmung, noch führte es zu einer Aufwachreaktion mit Schmerzverstärkung. Seine opiatantagonistischen Eigenschaften kommen wohl erst in höherer Dosierung zum Tragen (1). Somit erscheint uns Pentazocin durchaus für den Einsatz als Analgetikum in der unmittelbar postoperativen Phase geeignet zu sein, ohne daß es zu unerwünschten Wirkungen wie Schmerzverstärkung oder aber Atemdepression kommt.

Literatur:
1 De Castro J, Viars P (1968) Utilisation pratique des analgésiques centraux en anesthesie et réanimation. Ars.Med. (Gand)23:170
2 Jewitt, DE, Maurer PJ, Hubner B (1970) Increased pulmonary arterial pressure after pentazocine in myocardial infarction. Brit. med. J. 1:795

V 3.9
Hämodynamische und Respiratorische Effekte von Nefopam bei Lachgas-Sauerstoff-Beatmung und in der postoperativen Phase

J. Boldt, D. Joos

Abteilung für Anaesthesiologie und operative Intensivmedizin am Klinikum der Justus-Liebig-Universität, Klinikstr. 29, D-6300 Gießen, BRD

Mit dem Nefopam (AJAN[R]) steht ein potentes zentral wirkendes Analgetikum zur Verfügung, das in seiner chemischen Struktur von den Analgetika der Opioid-Gruppe abweicht (Derivat des Diphenhydramin). Ziel der Untersuchung war die Frage, ob dieses zur Behandlung postoperativer Schmerzen geeignete Analgetikum trotz der unterschiedlichen Struktur Ähnlichkeiten im Hinblick auf die bekannten respiratorischen und haemodynamischen Effekte der Opioide aufweist.

Methodik:
1. Hämodynamische Effekte von Nefopam unter Lachgas-Sauerstoff-Beatmung: Bei 10 Patientinnen gynäkologischen Krankenguts (ASA-Score I) erfolgte nach Praemedikation mit Diazepam und Atropin die Narkoseeinleitung mit Etomidat und Succinylcholin; unter Relaxation mit Pancuronium wurde mit $N_2O:O_2 = 3:1$ kontrolliert beatmet. Nach Korrektur des Säure-Basen- und Elektrolythaushaltes wurden 20 mg Nefopam innerhalb 1 Min. i.v. injiziert. Vor sowie 1,2,3,...10 und 15 Min. nach Nefopamgabe wurden folgende haemodynamische Parameter bestimmt: Herzfrequenz (HR), art. Blutdruck (Part) mittl. Pulmonalarteriendruck (PAP), mittlerer pulm. Kapillardruck (PCP), zentralvenöser Druck (CVP), Herzminutenvolumen (HMV), Schlagvolumen (SV), peripherer Gesamtwiderstand (TSR) pulm. Gefäßwiderstand (TPR), links- und rechtsventrikulärer Schlagarbeitsindex (LVSWI/RVSWI), Cardiac-Effort-Index (CE).

2. Haemodynamische und respiratorische Effekte von Nefopam in der postoperativen Phase: Sowohl nach reiner NLA (13 Patienten) als auch nach opiatfreier PDA (17 Patienten) erfolgte die Bestimmung folgender Parameter vor sowie über 45 Min. nach Nefopamgabe - Part, HR, art. Blutgase (p_aO_2 und p_aCO_2), Atemfrequenz (AF), Atemamplitude (AA) mittels Atemimpedanzmessung. Bei 5 Patienten der PDA-Gruppe wurde in der 25. Min. nach Nefopamgabe 0,2 mg Naloxon verabreicht. Daneben interessierten auch Besonderheiten im allgemeinen Verhalten der Patienten.

Ergebnisse:
Das haemodynamische Verhalten von Nefopam unter Lachgas-Sauerstoff-Beatmung ist durch einen Anstieg aller Kreislaufparameter gekennzeichnet. Dabei war der Anstieg von HR, CI und CVP nur geringfügig, wohingegen die Steigerung beim PAP, TSR, LVSWI und Part deutlicher zu erkennen war. Hierbei lag das Maximum in der 1.-4. Min. Bei unmittelbar postoperativem Gebrauch war in beiden Gruppen ein Anstieg des arteriellen Drucks zu beobachten (bis zu 30 mmHg), auch die Herzfrequenz zeigte leicht ansteigende Tendenz. Bei den art. Blutgasen verhielt sich der p_aO_2 unauffällig. Der p_aCO_2 wies dagegen nach beiden Verfahren einen deutlichen Anstieg auf bei Abfall der Atemamplitude und gleichbleibender Atemfrequenz. Die Naloxongabe in der 25. Min. führte zu keinen Veränderungen der gemessenen Parameter. Kurz nach Nefopamgabe zeigten 5 Patienten Übelkeit und Unruhe, ansonsten sistierten postoperatives Zittern und evtl. Schmerzangaben unmittelbar nach Verabreichung des Analgetikums.

Diskussion:
Die sowohl intra- als auch postoperativ nachgewiesenen haemodynamischen Veränderungen durch Nefopam lassen sich als sympathikomimetische Effekte deuten, ähnlich den peripheren, unspezifischen Kreislaufwirkungen wenig potenter Opioide - z.B. Pentazocin, Tramadol - (2). Diese Kreislaufstimulation muß bei kardialen Risikopatienten als nicht unbedenklich angesehen werden. Auch die respiratorischen Wirkungen des Nefopam bei unmittelbar postoperativer Gabe ähneln der durch zentrale Atempression hervorgerufenen Ventilationsstörung bei Opioidanwendung. Trotz dieser Parallelen war eine Antagonisierung der negativen respiratorischen Effekte durch Naloxon nicht möglich. Nefopam setzt also bei unmittelbar postoperativer Applikation ähnliche Vorsichtsmaßnahmen wie bei Opioidanwendung voraus.

Literatur:
1. Gerbershagen H U et al. (1979) Gustav-Fischer-Verlag Stuttgart, New York
2. Müller H et al. (1982) Anaesthesist 31: 604

V 3.10
Die hochdosierte Piritramid-Basisanaesthesie als tierexperimentelles Standardmodell bei der Untersuchung von Hämodynamik und Mikrozirkulation

H. U. Spiegel, J. Hauss, M. Bergermann, K. Schönleben
Chirurgische Universitätsklinik Münster, Jungeblodtplatz 1, D-4400 Münster, BRD

In tierexperimentellen Studien, in welchen die Auswirkungen von verschiedenen Medikationen und OP-Methoden auf die Hämodynamik und die Mikrozirkulation der Versuchstiere untersucht werden sollen, wird häufig der Einfluß des jeweiligen Anästhesie- und Beatmungsverfahrens unterschätzt. Zudem sind Ergebnisse verschiedener Arbeitsgruppen, die unter unterschiedlichen Versuchsbedingungen gewonnen werden, nur schwer miteinander vergleichbar. Ziel dieser Untersuchung war die exakte Standardisierung eines Tiermodells für die Untersuchung von Makro- und Mikrozirkulation über einen Zeitraum von 4 Stunden. Als Anästhesieverfahren wurde eine hochdosierte Piritramid-Basisanästhesie gewählt (2).

Methode: Die Tiere (3 Gruppen mit je 7 Bastard-Hunden, 22 - 28 kg KG) wurden nach einer Nahrungskarenz von 12 - 18 Stunden prämediziert. Die Prämedikation erfolgte 30 Minuten vor Narkosebeginn durch intramuskuläre Injektion von 0.01-0.02 mg/kg KG Atropin, 0.5 mg/kg KG Droperidol und 0.01 mg/kg KG Fentanyl. Nach Applikation einer Initialdosis von 0.7 mg/kg KG Piritramid und 0.15 mg/kg KG Pancuroniumbromid wurden die

Tiere intubiert und mit einem Servo 900 C kontrolliert mit einem $FIO_2=0.21$ beatmet. Aufrechterhalten wurde die "hochdosierte Piritramid-Basisanästhesie" durch kontinuierliche Infusion von 1.0-2.0 mg/kg KG/h Piritramid plus 0.08mg/kg KG/h Pancuroniumbromid. Zur Messung der hämodynamischen und respirationsabhängigen Parameter wurden Pulmonalis-Katheter, Links-Herz-Katheter und Cava-Katheter gelegt.

<u>Kontinuierlich</u> wurden die Herzfrequenz (HF), das EKG, der systemisch-arterielle Blutdruck (P_{art}), der pulmonal-arterielle Druck (P_{pulm}), der zentralvenöse Druck (ZVD) und die zentrale und rektale Temperatur (Temp) registriert. <u>Diskontinuierlich</u> wurden das Herzzeitvolumen (HZV), der pulmonal-kapilläre Verschlußdruck (P_{cap}), die arteriellen und gemischt-venösen Blutgase, O_2-Gehalt, Hämoglobin, Hämatokrit, sowie Erythrozyten, Leukozyten, Elektrolyte (Na,K,Ca,Cl), Laktat, Pyruvat und die Urinproduktion über 4 h bestimmt.

Als wesentlicher Parameter wurde der lokale Gewebe-pO_2 mit der Mehrdrahtoberflächenelektrode (MDO) nach KESSLER und LÜBBERS nach Haut- und Fascienincision auf dem linken <u>Musculus gracilis</u>, nach Laparotomie auf der <u>Leber</u> und nach Thorakotomie und Perikarderöffnung auf dem <u>linken Ventrikel</u> gemessen (1).

<u>Ergebnisse:</u> In der Gruppe der thorakotomierten Hunde waren das Herzzeitvolumen, der systemisch-arterielle und pulmonal-arterielle Druck erhöht, der arterielle pO_2 erniedrigt. In allen Gruppen waren keine signifikanten Änderungen über die Zeit festzustellen. Die Gewebe-pO_2-Histogramme der verschiedenen Organe zu Beginn, nach 2 h, 3 h und 4 h waren nur unwesentlich verändert. Die Normalverteilung der pO_2-Histogramme blieb erhalten.

Die Ergebnisse dieser Untersuchung unter der "hochdosierten Piritramid-Basisanästhesie" zeigen, daß es möglich ist, "steady state-Bedingungen" der Makro- und Mikrozirkulation über eine Zeit von mindestens 4 Stunden aufrechtzuerhalten. Unter diesen exakt definierten experimentellen Konditionen ist es daher möglich, eintretende Veränderungen tatsächlich auf eine Medikation oder therapeutische Intervention zurückzuführen.

Es erscheint wesentlich für den Vergleich von Ergebnissen unterschiedlicher Arbeitsgruppen, daß die Versuchsbedingungen definiert und standardisiert sind und Kontrollgruppen geschaffen werden, da andernfalls experimentell gewonnene Resultate kaum vergleichbar sind. Außerdem werden durch die standardisierten Versuchsmodelle Kontrollgruppen geschaffen, auf die jeder Untersucher, der eine ähnliche Fragestellung behandelt, zurückgreifen kann. Die Notwendigkeit bei jeder Untersuchungsserie eine Kontrollgruppe zu untersuchen, würde in vielen Fällen entfallen, so daß eine erhebliche Anzahl von Versuchstieren eingespart werden könnte.

<u>Literatur:</u>
1. Hauss J, Schönleben K, Spiegel H U (1982) Therapiekontrolle durch Überwachung des Gewebe-pO_2. Hans Huber, Bern Stuttgart Wien
2. Zimmermann G, Hess W, Johannsen H, Patschke D (1977) Der Einfluß der inspiratorischen N_2O-Konzentration auf das kardio-vaskuläre System. Tierexperimentelle Untersuchungen in hochdosierter Piritramid-Basisnarkose. Anästhesist, 26, 257

V 3.11
Hämodynamik und Metabolismus nach Laparotomie in Neurolept N_2O Analgesie

E. Turner, L. Drobnik, O. Hilfiker, J. Radke, U. Braun
Zentrum Anaesthesiologie der Medizinischen Einrichtungen der Universität Göttingen, BRD

Das Ende der N_2O-Analgesie nach größeren Laparotomien leitet eine kritische Phase im perioperativen Geschehen ein. Nicht selten kommt es zu erheblichen Kreislaufreaktionen und Stoffwechselsteigerungen, auf deren potentielle Gefährlichkeit in einigen Arbeiten bereits hingewiesen wurde. In der vorliegenden Untersuchung sollte nun an 10 allgemeinchirurgischen Patienten das metabolische und hämodynamische Verhalten in der Aufwachphase näher untersucht und beschrieben werden.

10 allgemeinchirurgische Patienten der ASA Risikogruppen III u. IV, bei denen Laparotomien von über 2 Stunden Dauer durchgeführt werden sollten, wurden untersucht. Das Narkoseverfahren war die bei uns übliche Neurolept-(Fentanylinfusion/DHB/N_2O)Analgesie mit Muskelrelaxierung (Pancuroniumbromid). Rechter Vorhofdruck, pulmonalarterieller Druck, arterieller Druck, EKG und Sauerstoffaufnahme aus den Atemgasen (Beckman MMC) wurden kontinuierlich gemessen und registriert. Herzzeitvolumen, arterielle und pulmonalvenöse Blutgase sowie Lactat, Pyruvat und Glucose punktuell bestimmt. Die Patienten wurden im normalen Stationsbett ausgeleitet und über den nasotrachealen Tubus nachbeatmet. Vor Ausleitung der Narkose wurden bei erhöhtem Blutdruck 10 mg Valium und 15 mg Dipidolor intravenös appliziert, andernfalls erst bei Bedarf mit denselben Pharmaka sediert.

Die Abbildung zeigt das Kreislaufverhalten einer Patientin, die 10 Minuten vor Ende der N_2O-Analgesie 10 mg Valium und 15 mg Dipidolor erhalten hatte. Man sieht vor allem eine Steigerung des Herzzeitvolumens etwa 10 Minuten nach Ende der N_2O-Analgesie.

Die Tabelle zeigt die Mittelwerte der in der Aufwachphase gemessenen Parameter aller Patienten. Neben einer glykämischen Reaktion fällt vor allem die erhöhte Lactatproduktion in Verbindung mit der maximalen Steigerung des Sauerstoffverbrauchs auf.

Die intravenöse Medikation von Dipidolor und Valium konnte die postoperative Kreislaufstimulation und Stoffwechselsteigerung nicht unterdrücken, auch wenn ihre Gabe vor dem Abklingen der N_2O-Analgesie erfolgte. Dem Lachgas kommt offensichtlich eine stärkere "anästhetische" Wirkung zu als allgemein vermutet wird. Die Pharmakokinetik der Lachgaselimination könnte das Kreislaufverhalten beeinflussen, da das Lachgas im zentralen Kompartiment schneller eliminiert wird als in der Kreislaufperipherie. Auslöser der postoperativen Reaktion sind außerdem thermoregulatorische Vorgänge und endokrine Antworten im Sinne des "general adaption syndroms", deren Ausmaß vom Eingriff abhängig sind. Bei der Frage nach dem Op-Risiko muß die unmittelbare postoperative Phase besonders berücksichtigt werden, da hohe Ansprüche an Herzleistung und Atmung bestehen.

Hämodynamik und Metabolismus nach Laparotomie

	Vor N_2O Ende	Nach N_2O Ende 15 min.	30 min.	60 min.	120 min.	180 min.
HR [min^{-1}]	58 ± 10	78 ± 25	83 ± 20	94 ± 30	76 ± 16	76 ± 18
MAP [mm Hg]	92 ± 11	123 ± 19	120 ± 11	114 ± 15	102 ± 14	89 ± 12
CI [$l/min \cdot m^2$]	2,7 ± 0,5	4,1 ± 2	4,4 ± 0,7	4,6 ± 1,4	4,8 ± 2	3,8 ± 0,4
PAP [mm Hg]	16 ± 5	25 ± 6	23 ± 6	21 ± 6	14 ± 2	15 ± 2
SVR [$dyn \cdot sec / cm^5$]	1598 ± 350	1425 ± 302	1262 ± 328	1245 ± 450	1177 ± 619	1043 ± 220
$\dot{V}O_2$ [$ml/min \cdot m^2$ STPD]	94 ± 14	160 ± 66	229 ± 90	245 ± 134	167 ± 66	140 ± 31
$a\bar{v}DO_2$ [$ml/100\,ml$]	4,3 ± 0,7	4,7 ± 1,5	6,5 ± 1,7	6,6 ± 2	4,3 ± 1,2	4,6 ± 1,2
Lactat Art. [$mmol/l$]	1,4 ± 0,4	2,0 ± 0,6	2,7 ± 0,4	2,8 ± 0,8	2,1 ± 0,6	1,8 ± 0,5
Art. Glucose $mg/100ml$	100 ± 16	103 ± 15	114 ± 12	120 ± 16	120 ± 25	116 ± 18
T Ösoph [°C]	34,8 ± 0,3	35,1 ± 0,5	35,7 ± 0,3	36,9 ± 0,9	37,9 ± 1	37,8 ± 0,8

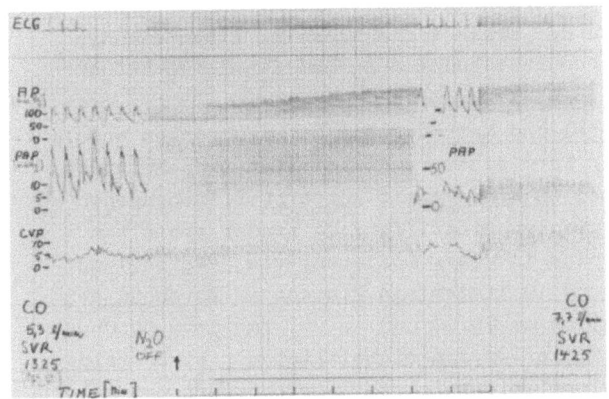

Muskelrelaxantien/Varia

V 4.1
"In vitro" Potenzierung der pancuroniuminduzierten Blockade durch Calzium-Antagonisten*)

W. Ilias, K. Steinbereithner
Ludwig Boltzmann-Institut für experimentelle Anaesthesiologie und intensivmedizinische Forschung und Experimentelle Abteilung, Klinik für Anaesthesie und Allgemeine Intensivmedizin, Universität Wien, Österreich

Einleitung:

Ca-Antagonisten werden seit einiger Zeit zur Therapie von Herzrhythmusstörungen und Bluthochdruck eingesetzt. Sie beeinflussen die Erregungs-Kontraktions-Koppelung durch Hemmung des transmembranalen Ca-Ionen-Transportes (4,5). Im allgemeinen reagieren die glatte Gefäß- und die Herzmuskulatur weitaus empfindlicher auf diese Substanzen als die Skelettmuskulatur (4). Bei kombinierter Anwendung von Ca-Antagonisten und Muskelrelaxantien kann jedoch auch schon bei relativ niedrigen Dosen eine additive Kontraktilitätsminderung am Skelettmuskel erwartet werden.

Methodik:

Die Untersuchungen wurden am Nerv-Muskel-Präparat des Rattenhemidiaphragmas durchgeführt (Sprague-Dawley Ratten, mittleres Körpergewicht: 300-350 g). Die Präparate wurden in der von BURKETT beschriebenen Weise eingespannt (2) und bei 37°C in modifizierter Krebs-Ringer-Lösung (1) mit O_2 95%-CO_2 5% Gasgemisch oxygeniert. Die indirekte, supramaximale Stimulation erfolgte durch Rechteckimpulse (0,2 msec, 0,1 Hz). Nach Erreichen des "steady state" wurde eine kumulative Dosis-Effekt-Kurve für Pancuronium in Dosierungsschritten zu je 0,5 µM/ml bestimmt. Nach Auswaschung und Wiedererreichen der Ausgangsspannung wurden Verapamil bzw. Diltiazem (Endkonzentration jeweils 20 µM/ml Gewebsbad) einpipettiert. 40 Minuten später wurde die kumulative Dosis-Effekt-Kurve für Pancuronium wiederholt; der statistische Vergleich erfolgte mittels Student t-Test für gepaarte Beobachtungen.

Ergebnisse:

Die Tabelle zeigt die Mittelwerte der durch steigende Pancuroniumkonzentrationen induzierten Twitch-Depression und den Einfluß der Ca-Antagonisten in % der Ausgangsspannung. Man erkennt deutlich, daß die durch Pancuronium induzierte Twitch-Depression durch jeden der geprüften Ca-Antagonisten hochsignifikant um das 2- bis 3-fache verstärkt wird. Die Ca-Antagonisten selbst verursachten eine Twitch-Depression von 15,6 % für Verapamil und 12,3 % für Diltiazem, welche auch nach Auswaschung der Serie mit Ca-Antagonisten als Residualblock feststellbar und mit 4-Aminopyridin 2,5 µg/ml antagonisierbar war. Vor der statistischen Auswertung wurde daher die durch Ca-Antagonisten induzierte Twitch-Depression vom jeweiligen in der Tabelle angegebenen Gesamtwert subtrahiert.

---

*) Mit Unterstützung aus Mitteln der Hochschuljubiläumsstiftung der Stadt Wien

Tabelle:
Pancuroniumkonzentration in µM/ml Gewebsbad:

	0.5	1.0	1.5	2.0	2.5	3.0	3.5	4.0
Twitch-Depression % ohne = a) und nach Diltiazem = b) n=7								
a)	4.0	8.1	16.2	32.9	57.2	78.2	90.9	97.9
	(1.4)	(1.6)	(2.5)	(6.9)	(9.2)	(6.9)	(3.9)	(2.7)
	+	++	+++	+++	+++	+++		
b)	25.6	39.1	62.1	81.2	93.0	98.5	----	----
	(9.2)	(9.5)	(14.9)	(13.8)	(8.2)	(2.5)	----	----
Twitch-Depression % ohne = c) und nach Verapamil = d) n=9								
c)	3.4	11.4	28.3	61.7	85.7	97.2	----	----
	(2.4)	(2.3)	(4.5)	(7.5)	(7.1)	(2.8)	----	----
	+++	+++	+++	+++				
d)	30.8	59.6	85.5	96.0	----	----		
	(6.0)	(9.9)	(11.2)	(6.9)	----	----		

+ = $p < 0.05$, ++ = $p < 0.01$, +++ = $p < 0.005$

Diskussion:
Die Ergebnisse zeigen deutlich, daß ausgeprägte Wechselwirkungen zwischen den untersuchten Ca-Antagonisten und Muskelrelaxantien des nichtdepolarisierenden Typs (Pancuronium) bestehen. Allerdings liegen die verwendeten Konzentrationen der Ca-Antagonisten zwar nur wenig höher, als sie zur Blockade eines Säugetier-Atriums in vitro erforderlich sind (5 µM/ml f. Verapamil, 10 µM f. Diltiazem) (5), übertreffen jedoch die in vivo herzwirksamen Plasmaspiegel (ca. 0.5 µM/ml beträchtlich (3). Inwieweit diese "in vitro" nachgewiesene Wechselwirkung von Ca-Antagonisten und Pancuronium klinische Relevanz erlangt, kann erst eine weitere experimentelle Verfolgung dieses Problems zeigen.

Literaturnachweis:
1) Bikhazy G.B., Thomas K.C., Foldes F.F.: Effect of Verapamil and EGTA on mammalian muscle in vitro. Anesthesiology 51, S275, 1979
2) Burkett L., Bikhazy G.B., Thomas K.C., Rosenthal D.A., Wirta M.G., Foldes F.F.: Mutual potentiation of the neuromuscular effects of antibiotics and relaxants. Anesth. Analg. 58, 107-115, 1979
3) Mangiardi L.M., Hariman R.J., McAllister R.G., Bhargava V., Surawicz B., Shabetai R.: Electrophysiologic and hemodynamic effects of Verapamil. Circulation 57, 366-372, 1978
4) Reves J.G., Kissin I., Lell W.A., Tosone S.: Calcium entry blockers: Uses and implication for Anesthesiologists. Anesthesiology 57, 504-518, 1982
5) Späh F., Fleckenstein A.: In: Calcium-Antagonismus, Hrsg. A.Fleckenstein, H.Roskamm, Springer, Berlin-Heidelberg-New York 1980, S. 29-41

V 4.2
Das Reaktionsmuster der Skeletmuskulatur auf Succinylcholin und der Einfluß einer Vorbehandlung mit Dantrolen
J. Plötz, W. Schreiber
Krankenhausstiftung Bamberg, Bamberg, BRD

Die Skeletmuskulatur reagiert auf Succinylcholin (SCh) nicht nur mit dem erstrebten Effekt (Lähmung), sondern auch mit weiteren Effekten, z. B. Erregungsphänomenen und Freisetzung intrazellulärer Bestandteile. Dies findet seinen Niederschlag in Form von Faszikulationen bzw. Anstiegen von Kalium, Creatinphosphokinase (CK) und Myoglobin (2). Kenntnislücken beziehen sich beim Myoglobin auf den Verlauf der Serum-Konzentration und bei allen Befunden mit Ausnahme der CK (2) auf den Einfluß von Dantrolen. - Es war das Ziel der vorliegenden Untersuchung, das Reaktionsmuster unter Einschluß von Myoglobin über einen Zeitraum von ca. 24 h hinweg zu erfassen. Gleichzeitig sollte der Einfluß von Dantrolen auf die einzelnen Befunde dieses Reaktionsmusters untersucht werden. Desweiteren sollte der Frage eines kausalen Zusammenhangs zwischen Faszikulationen und den Serum-Befunden nachgegangen werden.

Material und Methode. Die Untersuchungen erfolgten in Form einer randomisierten Doppelblindstudie bei 40 Kindern mit körperoberflächennahen urologischen Eingriffen. 21 Kinder erhielten Dantrolen in einer Dosierung von jeweils 1 mg·kg^{-1} und 19 Kinder ein Placebo am Vorabend der Operation um 20.00 und am Op.-Tag um 6.00 Uhr. Alle Kinder wurden einheitlich mit einer Halothan-Inhalationsnarkose anaesthesiert und relaxiert mit SCh 1,0 mg·kg^{-1} i. v. Laboruntersuchungen betrafen u. a. die Gesamtaktivität der CK und die Konzentration von Kalium und Myoglobin im Serum zu festgelegten Zeitpunkten vom Vorabend der Operation bis zum 1. postoperativen Tag. Klinische Untersuchungen betrafen die Faszikulationen.

Ergebnisse. Die Ergebnisse sind auszugsweise in Tabelle 1 zusammengestellt. Eine Korrelation zwischen den Faszikulationen einerseits und den Veränderungen im Serum andererseits war weder in der Placebo- noch in der Dantrolen-Gruppe herzustellen.

Diskussion. Das Reaktionsmuster der Skeletmuskulatur auf eine Einzelinjektion von SCh 1,0 mg·kg^{-1} umfaßt offenbar neben Faszikulationen, temporärer Hyperkaliämie und Anstieg der Serum-CK-Aktivität auch eine Hypermyoglobinämie, die bereits 15 min nach Injektion nachweisbar ist und mindestens bis zum Abend des Operationstags fortbesteht. Dies bedeutet eine stundenlange Konfrontation des Organismus mit Myoglobin. Dantrolen erwies sich als wirksam zur Abschwächung bzw. Unterdrückung aller SCh-induzierten Veränderungen. Das Ausbleiben einer Korrelation zwischen Faszikulationen und den Veränderungen im Serum spricht zusammen mit früheren Befunden gegen das hypothetische Konzept einer ursächlichen Beziehung und gibt Anlaß zu alternativen Überlegungen.

Literatur.
1. Plötz J, Braun J, Stallenberger R (1981) Inhibitorische Wirkung von Dantrolene auf den Aktivitätsanstieg der Serum-CK nach gemeinsamer

Anwendung von Halothan und Succinylcholin beim Menschen. Anaesthesist 30:338

2. Ryan JF, Kagen LJ, Hyman AI (1971) Myoglobinemia after a single dose of succinylcholine. N. Engl. J. Med. 285:824

Tabelle 1. Befunde nach Succinylcholin (SCh) 1,0 mg·kg^{-1} i. v. (Placebo) und unter dem Einfluß einer Vorbehandlung mit Dantrolen 2 x 1 mg·kg^{-1} oral. Inzidenz sichtbarer Faszikulationen (%), Mittelwerte des maximalen Anstiegs von Kalium (mmol·l^{-1}), der CK-Aktivität (U·l^{-1}) und Myoglobinkonzentration (ng·ml^{-1}) im Serum zu verschiedenen Zeitpunkten (1 = nach Narkoseeinleitung und vor SCh, 6 = 15 min nach SCh, 7 = Op.-Tag 18.00 Uhr, 8 = 1. postop. Tag 10.00 Uhr; * = signifikanter, n. s. = nichtsignifikanter Unterschied).

	Placebo	Dantrolen	p
Faszikulationen	97,7	52,4*	<0,004
$\Delta Ka_{max}-K_1$	0,63	0,47*	<0,04
CK_1	41,9	43,5	n.s.
CK_7	463,0	78,0*	<0,01
CK_8	308,0	67,7*	<0,01
Myo_1	17,7	13,5	n.s.
Myo_6	377,1	62,6*	=0,025
Myo_7	110,3	38,0*	=0,0006
Myo_8	27,6	20,2	n.s.

V 4.3
Hämodynamische Wirkungen der Antagonisierung der Neuromuskulären Blockade: Atropin-Pyridostigmin versus Ipratropiumbromid-Pyridostigmin

M. Stoyanov

Abteilung für Anaesthesiologie und operative Intensivmedizin am Klinikum der Justus Liebig-Universität Gießen, Klinikstr. 29, D-6300 Gießen, BRD

Zur Verringerung der muskarinartigen Nebenwirkungen von Cholinesterasehemmern (Bradykardie, Bronchokonstriktion, Steigerung der Darmperistaltik und der Bronchial- und Speichelsekretion)(1) wird bei der Antagonisierung der nichtdepolarisierenden Muskelrelaxantien zusätzlich Atropin verabreicht. Nachteile des Atropins sind die Arrhythmieneigung, die kurze Wirkdauer und die Passage der Blut-Hirnschranke. Das neue Anticholinergikum Ipratropiumbromid hat wegen seiner quarternären Ammoniumverbindung eine wesentlich längere Wirkdauer und passiert nicht die Blut-Hirnschranke. In dieser Studie werden die hämodynamischen Wirkungen der beiden Anticholinergika im Rahmen der Antagonisierung der Muskelrelaxation verglichen.

Material und Methodik: Die Untersuchung erfolgte an 20 Patienten (ASA I-II), die sich einer hyperthermen Zytostatikaperfusion der unteren Extremität wegen malignem Melanom in Kombinationsnarkose (ITN+PDA, Panucroniumbromid) unterzogen. Die Antagonisierung des neuromuskulären Bocks (0,01 mg/kg KG Atropin + 0,15 mg/kg KG Pyridostigmin, n=10 ((A-Gruppe)) bzw. 0,01 mg/kg KG Ipratropiumbromid + 0,15 mg/kg KG Pyridostigmin, n=10 ((I-Gruppe)), in einer Mischspritze, IV über 60 sec.) erfolgte am Ende der Operation. Aus den invasiv gemessenen Parametern (HR,Psyst,Pdiast,CVP,$\bar{P}$ap,PCP,HZV) wurden folgende Größen errechnet: $\bar{P}$art,CI,SV,SI,TSR,TPR,LVSWI,RVSWI sowie rpp. Die Messungen wurden vor sowie 1,2,3,4,5,6,7,8,9,10 und 15 Min. nach der Medikamentengabe durchgeführt. Weiterhin wurden nach 30 und nach 60 Min. nach der Antagonisierung, bei inzwischen extubierten Patienten Blutdruck und Herzfrequenz gemessen und das rpp errechnet. Der zeitliche Ablauf der Decurarisierung wurde mit einem Myotest-Gerät (Fa.Biometer) über die T4-Reizung überwacht und mit einem Myograph 2000 (Fa.Biometer) registriert.

Ergebnisse: Die Herzfrequenz stieg signifikant an und erreichte ihr Maximum in der A-Gruppe nach 1 Min. (von 80,7 min^{-1} auf 90,1 min^{-1}) und in der I-Gruppe nach 1 Min. (von 76,7 min^{-1} auf 91,2 min^{-1}). In der A-Gruppe fiel sie schnell ab, erreichte in der 4. Min. den Ausgangswert und blieb danach darunter (nach 10 Min. 71 min^{-1}, nach 15 Min. 68,8 min^{-1}, nach 30 Min. 72,2 min^{-1}, nach 60 Min. 75,3 min^{-1}). In der I-Gruppe nahm die Herzfrequenz langsam ab und blieb bis zur 30. Minute signifikant über den Ausgangswert (nach 10 Min. 83,9 min^{-1}, nach 15 Min. 83,1 min^{-1}, nach 30 Min. 79,8 min^{-1}, nach 60 Min. 78,1 min^{-1}). Der arterielle Blutdruck blieb in der A-Grjppe nahezu konstant, stieg in der I-Gruppe nach 1 Min. signifikant an und blieb bis zur 60. Min. über dem Ausgangswert. $\bar{P}$ap,PCP,CVP,CI,TSR,TPR,LVSWI, RVSWI wiesen keine klinisch relevanten Änderungen auf. Auf Grund der anfänglichen Tachykardie bei nahezu konstantem HZV kam es zunächst zu einem signifikanten Abfall des Schlagindex in beiden Gruppen. Nur in der A-Gruppe stieg dieser Parameter wegen zunehmender Bradykardie nach 15 Min. signifikant an. Das rate-pressure-product erreichte sein Maximum in der A-Gruppe nach 1 Min. (von 9151,4 auf 10415,6) und in der I-Gruppe nach 2 Min. (von 8107,2 auf 10415,1). In dieser Gruppe blieb dieser Parameter auch weiterhin über dem Ausgangswert. In der A-Gruppe wurde das Ausgangsniveau nach 3 Min. unterschritten. Ventrikuläre Extrasystolen traten bei 3 Patienten in jeder Gruppe auf und hielten in der A-Gruppe länger an. Zum Zeitpunkt der Extubation waren alle Patienten wach und ausreichend antagonisiert (T4-Quotient über 0,8).

Diskussion: Die Gabe von Atropin und Pyridostigmin bewirkt eine anfängliche Tachykardie, die innerhalb von einigen Minuten in eine zum Teil erhebliche Bradykardie übergeht. Die Gabe von Ipratropiumbromid und Pyridostigmin verursacht einen deutlicheren Frequenzanstieg, der zudem für längere Zeit persistiert. Weiterhin besitzt Ipratropiumbromid eine milde blutdrucksteigernde Wirkung. Die daraus resultierende Steigerung des myokardialen Sauerstoffverbrauchs muß bei koronarkranken Patienten in Betracht gezogen werden. Bei Patienten mit niedriger Ausgangsfrequenz oder bradykarden Rhythmusstörungen stellt Ipratropiumbromid bei der Antagonisierung von nichtdepolarisierenden Muskelrelaxantien eine sinnvolle Alternative zum Atropin dar.

Literatur: Feldmann SA (1972) Cholinesterases and Anticholinesterases. In: Wylie WD and Churchill-Davidson HC: A Practice of Anesthesia 900-908

V 4.4
Auftreten des Phase II-Blocks und Erholungszeit nach Relaxierung mit einer Succinylcholin-Infusion in Abhängigkeit von der Dosis

M. Schultz, W. Friesdorf, H.-H. Mehrkens

Zentrum für Anaesthesiologie, Klinikum der Universität Ulm, Steinhövelstraße 9, D-7900 Ulm/Donau, BRD

Material und Methodik:
Für Eingriffe mittlerer Dauer (60-120') erhielten 21 Patienten zur Muskelrelaxierung eine Succinylcholininfusion. Die Narkosen wurden nach Einleitung mit 0,1 mg Fentanyl und 3 - 5 mg/kg Thiopental als Inhalationsanästhesien mit Enflurane-Lachgas-Sauerstoff durchgeführt. Nach Vorgabe von 2 mg Alloferin wurden die Patienten mit 2 mg/kg Succinylcholin zur Intubation relaxiert. Der Relaxierungsgrad wurde nach der "train-of-four" Methode (1) im Abstand von 12 s mit Hilfe einer selbstentwickelten Meßvorrichtung gemessen und dokumentiert. Die Relaxierung erfolgte anfangs mit 5 mg/kg/h Succinylcholin und wurde alle 10 Minuten um 2 mg/kg/h erhöht, bis ein >95%-Block erreicht wurde. Dann wurde die Infusion unterbrochen und die Erholung beobachtet.

Ergebnisse:

Ein Phase II-Block war bei 20 Patienten aufgetreten, die spontane Erholung war bei 14 Patienten ausreichend ($T_4 > 0,7$ nach 15 min), während sich 7 Patienten nur unvollständig erholten ($T_4 < 0,7$ nach 15 min). 10 Patienten mit guter spontaner Erholung erhielten nochmals für 10 Minuten Succinylcholin mit der Infusionsgeschwindigkeit, welche zuvor einen >95%-Block bewirkt hatte. Bei allen Patienten zeigte sich hier mit beginnender Relaxierung sofort ein Phase II-Block. Der Relaxierungsgrad (gemessen am "first twitch") lag bei 6 Patienten zwischen 80 - 90 % und damit deutlich niedriger als zuvor. Nach Unterbrechung der Succinylcholininfusion wurde dann erneut die Erholung beobachtet: 4 Patienten erholten sich spontan ausreichend, während sich 6 Patienten nur verzögert erholten.

Diskussion und Schlußfolgerung:
Die Untersuchung zeigt, daß mit zunehmender Dauer des Phase II-Blocks die Spontanerholung verzögert einsetzte. Der niedrige Relaxierungsgrad bei der 2. Infusionsphase wird von uns in Übereinstimmung mit der Literatur als Tachyphylaxie interpretiert (2, 3). Der Phase II-Block trat häufiger auf und die notwendige Succinylcholininfusionsgeschwindigkeit zur Erzielung eines >95%-Blocks lag höher als in anderen Publikationen (4). Möglicherweise übt die Vorgabe von Alloferin einen ungünstigen Effekt in diesem Sinne aus.

Literatur:
1. Ali HH, Savarese JJ (1976) Monitoring of neuromuscular function. Anesthesiology 45:216
2. Durant NN, Katz RL (1982) Suxamethonium. Br J Anaesth 54:195
3. Lee C (1975) Dose relationships of phase II, tachyphylaxis of train-of-four fade in suxamethonium-induced dual neuromuscular block in man. Br J Anaesth 47:481
4. Ramsey FM, Lebowitz PW, Savarese JJ, Ali HH (1980) Clinical characteristics of long-term succinylcholine neuromuscular blockade during balanced anesthsia. Anesth Analg 95:110

V 4.5
Veränderungen der durch nicht depolarisierende Muskelrelaxantien hervorgerufenen neuromuskulären Blockade unter hypothermer extrakorporaler Zirkulation

D. Schlürmann, T. Pollmächer, W. Buzello

Institut für Anaesthesiologie der Universität Freiburg/Breisgau, BRD

Über die Wirkung der Unterkühlung auf verschiedene Muskelrelaxantien gibt es zahlreiche tierexperimentelle Untersuchungen in vivo und in vitro. Die Ergebnisse sind jedoch uneinheitlich. Nur spärliche Befunde gibt es aus dem klinischen Bereich. Da die künstliche Hypothermie heute ihre größte Rolle bei der Anwendung des extrakorporalen Kreislaufes während der Operation am offenen Herzen spielt, wird in der vorliegende Studie das Verhalten von verschiedenen Muskelrelaxantien unter den Bedingungen der hypothermen extrakorporalen Zirkulation aufgezeigt.

Material und Methodik:

31 Patienten, ASA-Klasse III, die sich alle einer Operation am offenen Herzen unterziehen mußten, wurden randomisiert untersucht. Die mit Curare relaxierte Gruppe (n = 10) erhielt initial einen Bolus von 0,3 mg/kg und weiterhin 0,06 mg/kg und h als Infusion. Die mit Vecuronium relaxierte Gruppe (n = 11) erhielt initial 0,05 mg/kg und 0,05 mg/kg und h als Infusion. Als Vergleichsgruppe erhielten 10 Patienten kein Muskelrelaxans während der Operation. Das Ausmaß der neuromuskulären Blockade wurde mit Hilfe des evozierten EMG über dem M. adductor pollicis durch supramaximale Stimulation des N. ulnaris registriert. Simultan erfolgte die Aufzeichnung der pharyngealen Temperatur. Verglichen wird das evozierte EMG (in % des Ausgangswertes) der drei Patientenkollektive nach Erreichen eines Gleichgewichtes jeweils vor Beginn der extrakorporalen Zirkulation, nach Erreichen der maximalen Unterkühlung (26 - 28°C) und nach Beendigung der extrakorporalen Zirkulation.

Ergebnisse:

Das Patientenkollektiv, welches Curare zur Muskelrelaxation erhielt, zeigte folgende Veränderungen im evozierten EMG (in % des Ausgangswertes): Vor Beginn der extrakorporalen Zirkulation war das Gleichgewicht bei 30% ± 18 erreicht, unter Temperaturminimum bei 41% ± 24 und nach extrakorporaler Zirkulation weiterer Anstieg auf 61% ± 23. In der Vecuroniumgruppe findet sich das Gleichgewicht vor extrakorporaler Zirkulation bei 36% ± 23, weiteres Absinken unter Hypothermie auf 13% ± 10, leichter Anstieg nach Beendigung der extrakorporalen Zirkulation auf 16% ± 16. Bei dem Patientenkollektiv, welches kein Muskelrelaxans erhielt, lag das Gleichgewicht über den gesamtem Beobachtungszeitraum bei 95%.

Diskussion:

Die Ergebnisse veranschaulichen einerseits, daß sich im evozierten EMG, im Gegensatz zum MMG, wie es Feldmann 1973 nachgewiesen hat, in Abwesenheit eines an der neuromuskulären Endplatte wirksamen Pharmakons keine partielle neuromuskuläre Blockade unter hypothermen Bedingungen bis 26°C zeigt. Weiterhin bieten Curare und Vecuronium, obgleich beide kompetitiv wirksam, un ter Hypothermie ein gegensinniges Verhalten. Der Curareblock wird antagonisiert während der Vecuroniumblock erheblich verstärkt wird.

Von klinischer Bedeutung ist die langdauernde Blockverstärkung von Vecuronium über die extrakorporale Zirkulation hinaus bezüglich einer sorgfältigen Dosierung und Warnung vor frühzeitiger Extubation nach extrakorporaler Zirkulation.

V 4.6
Neuer Respirator mit präziser Flußsteuerung und Flußmessung
A. Meier
Hamilton Medical Engineering, Bonaduz, Schweiz

Dem Wunsch nach zweckmässiger Optimierung beliebig kontrollierter Beatmung oder assistierter Atmung an den ständig variierenden Bedürfnissen des kritischen Patienten kann nur dann entsprochen werden, wenn die Steuerung und die Messung des inspiratorischen und expiratorischen Flusses sehr präzise ist.

Um diesen hohen Anforderungen nachzukommen, entwickelte Hamilton sowohl ein neues, selbstkalibrierendes Longrange-Dosierventil, welches mittels modernster Microprocessor-Technik unbegrenzte Gasdosierungsarten anzusteuern vermag, als auch einen patientennahen, bi-directionalen Fluss-Sensor.

Aus dem Dosierventil und Flussmessungs-Konzept wurde ein Respirator entwickelt, der es als erster erlaubt, durch ventilatorisches Monitoring mit Trends und voller Betriebssicherheit jegliche Atmungs- und Beatmungsmode durchzuführen.

Der ergonomische Aufbau des Systems - unmissverständliche und präzise Bedienung, Monitoring und Alarms in Klartext - eignet sich in geradezu optimaler Form für das klinisch-funktionelle Interface zwischen Patienten - Operator - Maschine.

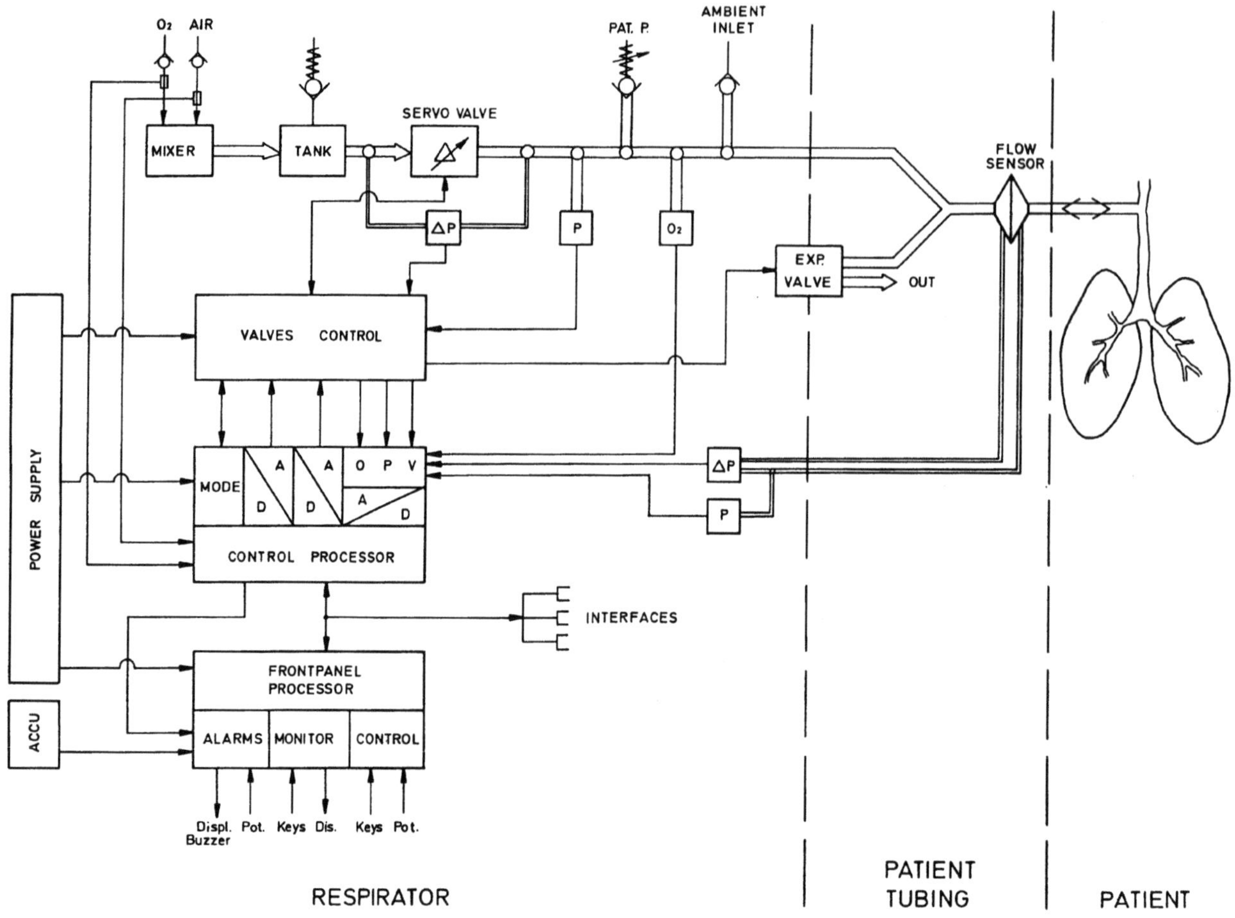

Blockschema des elektronischen Respirators

V 4.7
Cardiac Patient and Labour
Mila Šlibar-Gorkič, Vera Meglic
University Medical Center, University Department of Obstetrics and Gynecology, Ljubljana, Yugoslavia

In University Clinic of Gynecology and Obstetrics in Ljubljana (Yugoslavia), where we have about 8000 deliveries per year, in the period of 1975 - 1982 delivered 203 patients (0,3%) (4) with heart disease.

Rheumatic heart disease still account for most cases. The proportion between rheumatic and congenital heart disease is relatively constant.

Because of better medical care and higher corrective operations on the heart (5,4% in our material), increased number of complications.

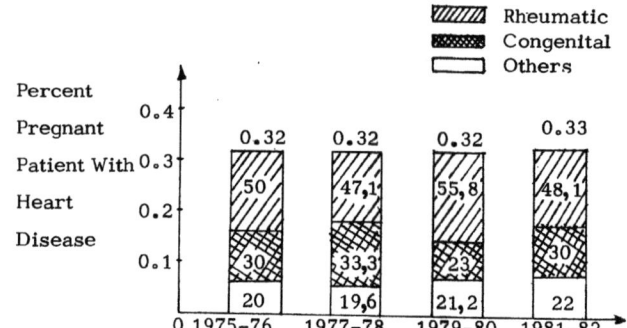

Figure 1. Incidence and distribution of heart disease during pregnancy in the period from Jan 1975 till Dec 1982 (Data were drawn from a review of 52.500 cases). Others = Cardiomyopathies, Cardiac dysrhythmias, Prolapsus valvulae mitralis, Syndroma Marfani.

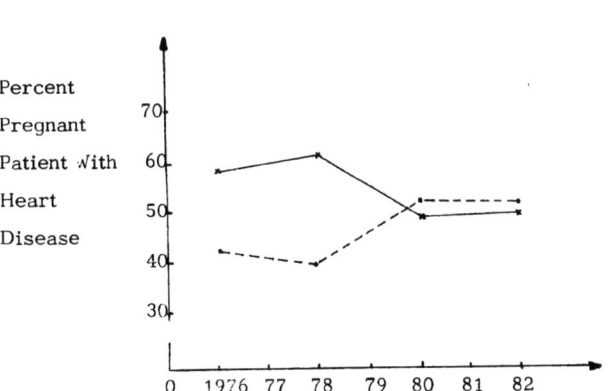

Figure 2. Changing relationship between multiparas and primiparas in years 1975 - 1982.

Cesarean section has been performed in 14%. In 1,4% was medical indication. Maternal mortality was 1,9%, all were women which insisted in pregnancy against doctor's advice (2, 3).
None of them, where we have done cesarean section, died during or after operation inspite of that two patients were classificated in IV. group (1, 5).
Pre-term infants were born in 24% and 52,3% of all infants were female. Mortality among infants was 2%.

Our opinion is that with intensive care and modern anaesthesia we can conduct pregnancy, labour and puerperium safely and with good results regarding mother and child even in the presence of advanced heart disease.

References

1. Albright G A (1978) Anesthesia in Obstetrics, Maternal, Fetal and Neonatal Aspects. Addison-Wesley Publishing Company, Medical/Nursing Division, Menlo Park California 295
2. Hollmen A J Routine anti-natal care. What the anaestetist can offer in high-risk cases. In: Crawford J S et all (1980) Obstetric Clinical Care. Elsevier/North-Holland Amsterdam New York Oxford 113
3. Mangano D T Anesthesia for the Pregnant Cardiac Patient. In: Shnider S M, Levinson G (1981) Anesthesia for Obstetrics. Williams and Wilkins, Baltimore London 180
4. Müller K, Dohrn D (1979) Zur Entbindung von Schwangeren mit Vitium cordis. Zbl. Gynäkol. 101:1059
5. Wanina L W (1979) Schwangerenbetreung und Geburtsleitung bei Patientinnen mit rheumatischen Herzfelern. Zbl. Gynäkol. 101:561

Volumenersatz

V 5.1
Autotransfusion mit dem Cell Saver bei Operationen mit großem und mit geringem Blutverlust

E. Hansen

Institut für Anaesthesiologie der Universität München, Klinikum Großhadern, München, BRD

Die erheblichen Nachteile und Risiken der homologen Transfusion ermahnen zu einer kritischen Anwendung und zu dem Bestreben, woimmer möglich, die Gabe von Fremdblut einzuschränken. Ein Weg dahin ist die Rücktransfusion eines Teiles des während einer Operation abgesaugten Blutes an den Patienten: die intraoperative Autotransfusion. Wegen des Gehaltes an Produkten aus Hämolyse und traumatisiertem Gewebe erscheint eine Aufbereitung dieses Blutes bei elektivchirurgischen Eingriffen unbedingt geboten. Der von der Firma Hemonetics entwickelte Cell Saver erlaubt es, aus dem angesaugten Blut ein gewaschenes Erythrozytenkonzentrat herzustellen.
Beim Einsatz dieses Gerätes bei 70, hauptsächlich orthopädischen Operationen innerhalb eines Jahres interessierten uns vor allem folgende Fragen:
1) Welcher Teil des Blutverlustes kann dem Patienten zurückgegeben werden?
2) In welchem Maße führt dies zu einer Einsparung an homologer Transfusion?
Wegen der hohen Kosten des Cell Savers und der sterilen Einmalteile wird der Einsatz dieses Gerätes erst ab einem Blutverlust von mindestens 1.5 l (im Sauger) als wirtschaftlich erachtet und empfohlen. Wir stellten uns die Frage:
3) Kann der Cell Saver auch bei Operationen mit geringem Blutverlust sinnvoll eingesetzt werden?
Methode: Intraoperative Autotransfusion wurde durchgeführt mit einem Cell Saver III der Firma Hemonetics. Unabhängig davon wurde in etwa 2/3 der Fälle isovolämische Hämodilution angewandt. Der Hämoglobingehalt des Blutes im Reservoir und im Transfusionsbeutel wurde für jede aufgearbeitete Portion bestimmt. Der Blutverlust in Tüchern und Tupfern wurde durch Wiegen ermittelt. Postoperativ wurde für 5 Tage der Verlauf der Laborwerte des Patienten und etwaige weitere homologe Transfusion erfaßt.
Ergebnisse: 1) Durch den Cell Saver aufgearbeitet werden kann nur das angesaugte Blut; in den vorgetragenen Fällen waren dies nur 65 ±12% des Gesamtblutverlustes. Der Quotient
$$\frac{\text{rücktransfundiertes Volumen} \times \text{Hb der Transfusion}}{\text{angesaugtes Blutvolumen} \times \text{Hb im Reservoir}}$$
ergab eine Ausbeute von 80 ±10% für die Aufarbeitung. Daraus folgt, daß (0.65×0.8=) ca. 52% des Gesamtblutverlustes eingespart werden konnten.

Tabelle 1	KONTROLLE	CELL SAVER
DORSALE SPONDYLODESE	(N=10)	(N=32)
BLUTVERLUST	4.7 L	4.2 L
HOM. TRANSFUSION	6.7 TE	3.2 TE
VENTRALE SPONDYLODESE	(N=5)	(N=6)
BLUTVERLUST	2.2 L	2.2 L
HOM. TRANSFUSION	3.8 TE	1.7 TE
TEP-WECHSEL	(N=5)	(N=5)
BLUTVERLUST	3.5 L	2.9 L
HOM. TRANSFUSION	6.4 TE	3.8 TE
THORAK. AORTENANEURYSMA	(N=10)	(N=9)
BLUTVERLUST	2.4 L	2.2 L
HOM. TRANSFUSION	5.3 TE	2.3 TE

TE = Transfusionseinheiten

2) Die Einsparung an homologer Transfusion betrug bei verschiedenen Operationen gleichermaßen etwa 50% (Tab.1), d.h. daß die Verringerung des effektiven Blutverlustes auf die Hälfte auch zu einer entsprechenden Einschränkung der Fremdblutgabe führte. Unter Einbeziehung der, genauso wie bei Verwendung homologer Erythrozytenkonzentrate häufig notwendigen, Gabe von fresh-frozen-plasma betrug die Einsparung an Gesamttransfusionseinheiten immer noch ca. 40%.

3) Als Beispiel für Autotransfusion bei geringerem Blutverlust wurde eine Operation gewählt, wie sie bei angeborener Hüftdysplasie durchgeführt wird. Die Patienten waren dabei zumeist Jugendliche (Durchschnittsalter 17J); der Blutverlust lag bei durchschnittlich 1.5 l, d.h. nur 1 l im Sauger (Tab.2). Die Einsparung an homologer Transfusion betrug ca. 1.5 TE; der Anteil der Patienten, die ganz ohne Fremdblut auskamen konnte wesentlich angehoben werden.

Tab.2 VARISIERUNGSOSTEOTOMIE MIT PFANNENDACH-APPOSITIONSPLASIK ODER CHIARI-BECKENOSTEOTOMIE

	KONTROLLE (N=11)	CELL SAVER (N=9)
BLUTVERLUST	1.5 L	1.6 L
HOM. TRANSFUSION	1.8 TE	0.3 TE
PATIENTEN OHNE HOM. TRANSFUSION	4/11	7/9

Diskussion: Die Reduktion von effektivem Blutverlust und homologer Transfusion auf die Hälfte spricht für den Einsatz des Cell Savers bei blutreichen Operationen.
Daneben scheint aber sein Einsatz bei geringerem Blutverlust sinnvoll, wenn dadurch bei jungen Patienten eine homologe Transfusion evtl. ganz vermieden werden kann. Auch in denjenigen Patienten dabei, die sowieso ohne Fremdblut ausgekommen wären, ist anzunehmen, daß durch die autologe Transfusion der Hb-Wert angehoben wird und damit der klinische Verlauf günstig beeinflußt.

V 5.2
Ist die maschinelle intraoperative Autotransfusion in der Tumorchirurgie zulässig?
B. Homann, H.P. Zenner, J. Schauber, R. Ackermann
Institut für Anaesthesiologie, Hals-Nasen-Ohren-Klinik und Urologische Klinik der Universität Würzburg, BRD

Bisher war die Frage ungeklärt, ob in der Tumorchirurgie Blut autotransfundiert werden darf. Yaw (1) fand in solchem Blut Tumorzellen, deren maligne Dignität er jedoch nicht beweisen konnte. Diese Frage soll untersucht werden.

Material und Methode: Im Laborversuch wurden je 3×10^7 Carcinomzellen (Larynx-Ca-WC 66, Nieren-Ca Caki 1 (80), Prostata-Ca PC3 (23) in 2 L Medium RPMi wurden unter Maximaldruck bis 5mal durch den Filter des Bentley-Autotransfusionsgerätes gepumpt. Anschließend wurde nach Zentrifugieren (1200 U/10') die Zahl der Tumorzellen ermittelt, mit diesen Zellen in RPMi unter Zusatz von fetalem Kälberserum (FCS) eine Kultur angelegt und die Wachstumsrate bestimmt. Bei ausreichendem Zellwachstum wurden 3×10^6 Zellen auf athymische Mäuse inocculiert und die Zeit bis zur Entstehung eines Tumors erfaßt. Die histologische Übereinstimmung mit dem Primärtumor des Menschen wurde überprüft.

Ergebnisse: In 10 Versuchen wurden nach der ersten Filterpassage bis maximal 25% der ursprünglichen Zellen wieder gefunden, bis zur 5.Filterpassage ergab sich eine Reduzierung der Zellzahl in exakt arithmetischer Reihe gegen 0. Zellzüchtungsversuche gelangen nur nach der 1.Filterpassage. Beim Larynx-Ca zeigte sich eine erheblich verlängerte Anwachsphase und eine im Vergleich mit dem Normalwachstum gering verzögerte Zellvermehrung. Nieren- und Prostata-Carcinomzellen wuchsen umgehend an, die Zellvermehrung war kaum gestört. Die erfolgreiche Transplantation der Zellen auf die Maus gelang beim Larynx-Ca erst nach 46 Tagen und nur bei einem von 10 Tieren nach Erhöhung der Injektionsdosis auf $1,2 \times 10^7$ Zellen. Die Transplantation von Nieren- und Prostata-Carcinomzellen gelang bei allen Tieren umgehend nach der Injektion von 3×10^6 Zellen. Die histologische Untersuchung des Mäusetumors ergab Identität mit dem menschlichen Primärtumor.

Diskussion: Mit dieser Untersuchung gelang es erstmalig, nachzuweisen, daß lebensfrische Carcinomzellen nach Druckpassage durch einen Autotransfusionsfilter wieder gefunden werden können. Die "recovery rate" bis zu 25% der Originalzellen ist wohl auf Schwankungen in der Porengröße des Autotransfusionsfilters zurückzuführen. Es ließ sich kein Bezug zwischen wiedergefundener Zellmenge und Zelldurchmesser herstellen. Die Tumorzüchtung auf der Maus erwies sich nur beim Larynx-Ca schwierig. Bei den klinisch jedoch im Hinblick auf eine bei einer Operation voraussehbar umfangreichen Blutung, wichtigen Nieren- oder Prostata-Carcinom gelang diese umgehend. Die Histologie des Mäusetumors deckte sich mit derjenigen des menschlichen Tumors. Diese Ergebnisse beweisen eindeutig, daß bei klinischer maschineller Autotransfusion möglicherweise lebensfrische Carcinomzellen mit erhaltener maligner Potenz reinfundiert werden können, auch wenn es sich in den vorliegenden Untersuchungen um experimentelle, in einem Medium ohne Killerzellen und immunologische Abwehr, gewonnene Ergebnisse handelt. So halten wir die Autotransfusion für in der Tumorchirurgie verboten.

Zusammenfassung: Von 3×10^7 Larynx-, Nieren- oder Prostata-Ca-Zellen, die unter Maximaldruck im Laborversuch durch einen Autotransfusionsfilter gepumpt wurden, fanden sich bis zu 25% der ursprünglichen Zellen nach der 1. Filterpassage wieder, gegen 0% in der 5. Filterpassage wieder. Es gelang die Anzüchtung in der Kultur sowie die erfolgreiche Passagierung der angezüchteten Zellen auf athymische Mäuse. Die Histologie des Heterotransplantates war mit der des Originaltumors identisch.

Literatur:

1 Yaw PB (1975) Tumorcells carried through autotransfusion. Contraindication to intraoperative blood recovery? JAMA 231:490.

Abb.1.: a) menschlicher Primärtumor, b) Mäusetumor

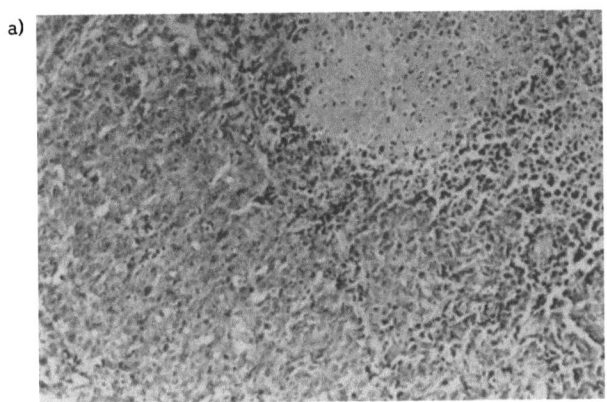

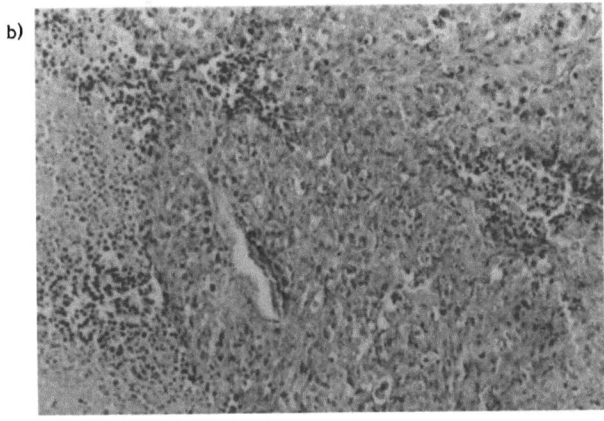

V 5.3
Zur Praktikabilität der Autotransfusion mit dem Sörensen-Gerät

B. Homann, M. Sperling, S. Franke

Institut für Anaesthesiologie der Universität Würzburg, Chirurgische Universitätsklinik Würzburg, BRD

Einleitung: 1981 wurde in Würzburg das Sörensen-Autotransfusionsgerät eingeführt. Mit diesem Gerät wird das Patientenblut aspiriert über einen innerhalb und außerhalb eines entfaltbaren Plastikbeutels (1900ml Kapazität) in einem graduierten Zylinder wirksamen Zweiphasensog von 60-100 Torr, der einem Wandanschluß entnommen wird. Die Antikoagulation des Blutes erfolgt entweder durch Citrataspiration (70ml/500ml Blut) oder in der Gefäßchirurgie durch eine i.v.Injektion von 10.000 IE Heparin. Für die Reinfusion nimmt man den Plastikbeutel aus dem Kanister und setzt ein Transfusionssystem ein. Die Überdruckreinfusion erfolgt pneumatisch von außen. Das Gerät wurde hinsichtlich seiner Praktikabilität, Vor- und Nachteile untersucht.

Material und Methode: Bisher wurden 48 Patienten unter Anwendung des Sörensen-Geräts versorgt. 35 von ihnen erhielten Gefäßoperationen, davon 29 ($59^{\pm}14$ Jahre) mit vergleichbaren Eigenblutumsätzen: 4mal bei Aortenaneurysma, 6mal bei Beckenvenenthrombektomien, 21mal bei Aortengabelimplantat.

Es wurden die technische Anwendbarkeit des Gerätes und mit gängigen Labormethoden die prae- und postoper. Werte für Hb/Hk, Thrombozyten, Quickwert, PTT und Thrombinzeit ermittelt.

Ergebnisse: In Tabelle 1 sind sämtliche, während der intraoperativen Autotransfusion mit dem Sörensen-Gerät umgesetzten Flüssigkeitsvolumina aufgeführt. Tab. 2 enthält die prae- und postoperativen Meßergebnisse für 29 Patienten für Hb/Hk, Thrombozyten, Quickwert, PTT und Thrombinzeit.

Diskussion: Das preiswerte Gerät (DM 75.--/Beutel) erwies sich als sofort einsetzbar, einfach in der Bedienung und sicher für den Patienten. Es eignete sich jedoch für die Autotransfusion kleinerer, langsam anfallender Blutmengen: der Beutelwechsel war im Notfall zu zeitaufwendig, imSchwall anfallende Blutungen gerieten leicht in die Wandsaugleitung. Für die Retransfundierbarkeit des Blutes war eine besonders exakte Antikoagulation nötig. Übereinstimmend mit anderen Autoren (1,2) kam es zu einer geringen Abnahme von Hb/Hk und Blutplättchen. Fremdblut diente ausschließlich dem Ersatz nicht aufgefangenen Blutes. Die Blutgerinnung bedurfte keiner Therapie: die postoperative Thrombinzeit lag nach Antagonisierung für den Arbeitsgang nötigen Heparins im gleichen Bereich wie am Anfang. Die Abnahme des Quickwertes und die Verlängerung der PTT wiesen neben dem gewünschten Restheparineffekt auf einen nur geringen Verbrauch plasmatischer Gerinnungsfaktoren hin.

Das Fehlen einer postoperativen Hämolyse i.S. bestätigte eine exakte Antikoagulation und schonenden Umgang mit dem Blut während des Arbeitsgangs. Trotz Nachteilen sollte diese Methode beibehalten werden. Sie eignet sich optimal für die schadfreie Reinfusion kleinerer Mengen Blutes und kann so erheblich zur Einsparung von Fremdblut beitragen.

Zusammenfassung: Das 1981 eingeführte Sörensen-Gerät wurde in klinischer Anwendung bei insgesamt 48 Patienten auf Vor- und Nachteile überprüft. Von Vorteil erwies sich: der Preis des Gerätes, Einfachheit und Sicherheit in der Bedienung, Sicherheit für den Patienten, das Fehlen einer postoperativen Hämolyse i.S. und i.U., sowie einer therapiebedürftigen Gerinnungsstörung. Von Nachteil ist die aufwendige Antikoagulation des Blutes und zugleich als limitierender Faktor in der Anwendbarkeit der Zeitaufwand beim Reservoirwechsel und das Versagen, wenn schwallartige Blutungen anfallen.

Literatur:
1 Adhoute BG, Nahaboo K, Reymondon L, Lancelle B, Orsini P, Bleyn JA (1979): Autotransfusion applied in elective vascular surgery. J.Cardiovasc.Surg.20:177
2 Noon GP, Solis RT, Natelson EA (1967): A simple method of intraoperative Autotransfusion. Surg.Gynec.Obstet 143:65

Tab.1: Volumenumsätze bei der Autotransfusion in ml ausgedrückt

Retrans.Vol.:	1205 ± 828	Frischplasma:	0
Verlust:	638 ± 588	Ersatzmittel:	770 ± 269
Fremdblut (n=7):	1500 ± 866	Elektrolyt-L.:	2010 ± 952
PPL:	594 ± 375	Freies Hb i.S.,i.U.:	0

Tab.2: Prae- und postoperative Ergebnisse des Blutbilds und der Blutgerinnung

	prae	post		prae	post
Hb	13,5±2	11,4±2	Quick	86±21	72±16
Hk	41 ±6	36 ±5	PTT	38± 6	71±46
Thrombo (x 10³)	248±64	188±67	TZ	22± 7	23± 8

V 5.4
Überlebenszeit von Erythrozyten nach intraoperativer Autotransfusion mit dem Haemonetics Cell Saver — Eine tierexperimentelle Studie

D. Paravicini[1], J. Thys[1], A. H. Wasylewski[2]

[1]Klinik für Anaesthesiologie und operative Intensivmedizin und [2]Nuklearmedizinische Abteilung der Medizinischen Klinik, Abteilung B der Westfälischen Wilhelms-Universität Münster, BRD

Durch Einsatz der intraoperativen Autotransfusion (IAT) kann der Bedarf an Fremdblut bei blutreichen Operationen entscheidend gesenkt werden (2, 3). Allerdings kann beispielsweise im orthopädischen Bereich auf ein aufwendiges Verfahren mit Separation und Waschen der autologen Erythrozyten nicht verzichtet werden (1, 4). Die vorliegenden Untersuchungen sollen Aufschluß darüber geben, ob die autologen Erythrozyten nach IAT mit dem Haemonetics Cell Saver eine gegenüber unbehandelten Erythrozyten verkürzte Überlebenszeit aufweisen.

Material und Methodik:

An neun weißen, weiblichen Neuseelandkaninchen mit einem Körpergewicht zwischen 3,5 und 4,5 kg wurde eine IAT mit dem Haemonetics Cell Saver durchgeführt. Nach dem Aufarbeitungsvorgang wurden die autologen Erythrozyten mit ^{111}Indium radioaktiv markiert. Jedes Versuchstier diente als seine eigene Kontrolle, indem gleichzeitig unbehandelte Erythrozyten desselben Tieres mit ^{51}Chrom markiert wurden. Blutentnahmen zur Bestimmung des roten Blutbildes sowie der Radioaktivität der Erythrozyten erfolgten am 1., 3., 5., 7., 14. und 21. Tag nach der Autotransfusion.

Ergebnisse:

Die Aktivitäten der unbehandelten, mit ^{51}Cr-markierten Erythrozyten fielen bis zum 21. Tag nahezu linear bis auf 35,8 ± 7,6 % des Ausgangswertes ab, der gleich 100 % gesetzt wurde (Tab.1). Die mit dem Haemonetics Cell Saver aufgearbeiteten, ^{111}In-markierten Erythrozyten zeigten am 21. Tag eine Restaktivität von 33,8 ± 5,8 % des Ausgangswertes (Tab. 1). Signifikanzen zwischen den beiden Untersuchungsreihen konnten nicht gefunden werden.

Tab. 1 Überlebenszeiten von unbehandelten Erythrozyten (^{51}Cr-markiert) und Erythrozyten nach IAT (^{111}In-markiert), in % des Ausgangswertes

Tage nach IAT	^{51}Cr	^{111}In
3	93,9±6,7	90,5±4,6
5	84,1±10,3	78,8±9,4
7	75,8±8,9	70,2±11,4
14	56,1±10,3	51,3±8,4
21	35,8±7,6	33,8±5,8

Diskussion und Schlußfolgerungen:

Die Vorteile der IAT (Minderung des Hepatitisrisikos, der Blutgruppenverwechslung sowie sofortige Verfügbarkeit des Blutes) sind hinreichend bekannt. Durch Separation und Waschen der autologen Erythrozyten können alle im Autotransfusionsblut vorhandenen, unerwünschten Blutbestandteile (Heparin, freies Hb, Zelldetritus usw.) sicher eliminiert werden. Die Ergebnisse dieser Studie zeigen darüber hinaus, daß die Erythrozyten nach IAT voll lebensfähig sind.

Literatur:
1. Blumenberg D, Homann B, Küsswetter W, Engelhardt W (1981) Die IAT mit dem Haemonetics Cell Saver in der Orthopädie, ZAK Berlin
2. Emminizer S, Klopr EH, Hauer JM (1981) Autotransfusion: Current status. Heart&Lung 10:83
3. Mattox KL (1978) Comparison of techniques of autotransfusion. Surgery 84:700
4. Paravicini D, Frisch R, Stinnesbeck B, Lawin P (1983) IAT bei großen orthopädischen Eingriffen Z.Orthop., im Druck

V 5.5
Elimination und Metabolismus von Hydroxyaethylstärke mit verschiedenem Molekulargewicht und unterschiedlichem Substitutionsgrad

H. Ferber, H. Förster

Abteilung für experimentelle Anaesthesiologie, Zentrum der Anaesthesiologie und Wiederbelebung, Universität Frankfurt, Theodor-Stern-Kai 7, D-6000 Frankfurt, BRD

Ziel dieser Studie war es, die Elimination und den Metabolismus einer nach einem neuen Verfahren - Enzymhydrolyse - hergestellten Hydroxyaethylstärke (HES) mit verschiedenem Molekulargewicht und unterschiedlichem Substitutionsgrad zu untersuchen.

Material und Methode: An dieser Studie nahmen 38 männliche Probanden teil, die in 4 Gruppen eingeteilt wurden. Nach einer Randomisierung entfielen auf die 1. Gruppe 10 Probanden, auf die 2. Gruppe 4 Probanden, 3. Gruppe 13 Probanden und auf die 4. Gruppe 11 Probanden. Die Dosierung betrug in der 1. Gruppe 500 ml einer 6 % HES 450/07 in 30 Minuten, in der 2. Gruppe 1500 ml einer 6 % HES 450/07 in 90 Minuten, in der 3. Gruppe 500 ml einer 10 % HES 450/05 und in der 4. Gruppe 500 ml einer 10 % HES 200/05, die in 30 Minuten infundiert wurden.

Die Bestimmungen der HES im Serum und im Harn wurden mit einer modifizierten Bestimmung aus dem Hydrolysat der Polysaccharide durchgeführt.

Ergebnisse: Die durchschnittliche Serumkonzentration der HES betrug nach Infusionsende in der 1. Gruppe 8,68 ± 1,81 mg/ml, in der 2. Gruppe 17,09 ± 0,31 mg/ml, in der 3. Gruppe 7,96 ± 1,52 mg/ml und in der 4. Gruppe 9,26 mg/ml. Die Serumspiegel fielen vom 1. auf den 2. Tag in allen Gruppen rasch ab, so fanden wir am Ende der Beobachtungsphase, am 10. Tag, in der 1. Gruppe einen Wert von 0,96 ± 0,41 mg/ml. Dies entspricht 11 % des Ausgangswertes, in der 2. Gruppe 17,07 mg/ml, entspricht 17,48 %. In der 3. und 4. Gruppe fanden wir am 10. Tag noch Werte, die den Leerwerten entsprachen (Abb. 1 und 2).

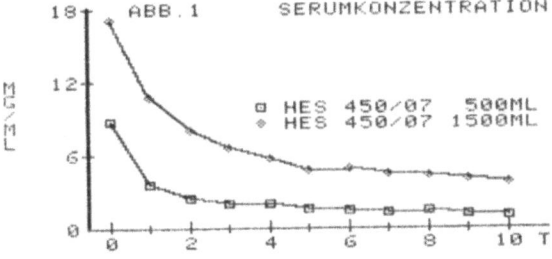

In allen Gruppen kam es in den ersten beiden Tagen zu einem Anstieg der α-Amylase, die sich parallel zur Serumkonzentration der HES verhielt. Die Ausscheidung der HES im Harn betrug in der 1. und 2. Gruppe 63,46 %, in der 3. Gruppe 34,37 % und in der 4. Gruppe 22,32 % der zugeführten Menge (Abb. 3).

Diskussion: Die HES ist durch das Molekulargewicht und durch den Substitutionsgrad charakterisiert. Durch die Veränderung des Substitutionsgrades kann die Elimination bzw. die Verweildauer variiert werden. Wie sich aus diesen Ergebnissen zeigen läßt, wird die HES 450/05 ebenso schnell eliminiert wie die HES 200/05.

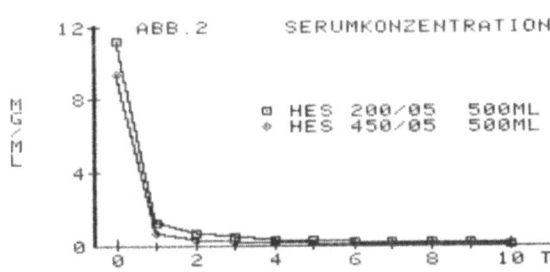

Die Eliminationshalbwertszeit im 'Open Two Compartment Modell' beträgt bei HES 450/05 als auch bei HES 200/05 für die α-Phase 9 Stunden, wogegen sie bei HES 450/07 10 Stunden beträgt, und für die β-Phase 161 Stunden. Im Gegensatz dazu ist die Elimination bei HES 450/05 und bei HES 200/05 wesentlich verkürzt. Obwohl bei diesen Untersuchungen höhere mittlere Serumspiegel erreicht wurden, war der Serumabfall rascher als bei vergleichbarer HES, welche mit Säurehydrolyse hergestellt wurde, und dem Dextran 60 vergleichbar. Dieses günstigere Verhalten könnte auf die homogenere bzw. engere Molekulargewichtsverteilung zurückzuführen zu sein. Die Aktivität der Serumamylase steigt nach der HES-Infusion um ungefähr das Doppelte des Ausgangswertes an. Dieser Enzym-Substrat-Komplex verschwindet nach zwei bis fünf Tagen und bedarf keiner diagnostischen und therapeutischen Maßnahmen. (1)

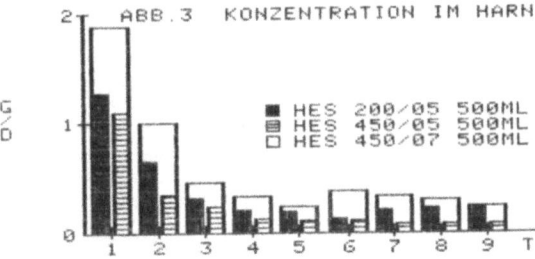

Für die Beurteilung des Verbleibs von HES ist deren kumulative Ausscheidung im Sammelurin von Bedeutung. Zunächst verläuft die Ausscheidung in allen Gruppen parallel zur Serumkonzentration, jedoch konnten bei der Bilanzierung für die einzelnen HES-Typen erhebliche Unterschiede festgestellt werden. Die Ursache dieses Verhaltens wird die Aufgabe weiterer Untersuchungen sein.

(1) Förster H, Wikarczyk C, Dudziak R (1981) Bestimmung der Plasmaelimination von Hydroxyaethylstärke und von Dextran. Infusionstherapie 2:88

V 5.6
Ringerlactat oder Ringeracetat? Unterschiede in den metabolischen Auswirkungen von intravenöser Lactat- und Acetat-Gabe

M. Jahn, K. Wyss, M. Derron

Anaesthesieabteilung Zieglerspital/Tiefenauspital Bern, Schweiz

Ausgewogene Elektrolytlösungen ("balanced salt solutions"), die dem primären parenteralen Flüssigkeitsersatz dienen, enthalten meistens Lactat als organisches Säureanion(1). Galenische Gründe verbieten den Zusatz von Bicarbonat. In gewissen Stoffwechsellagen ist jedoch die massive intravenöse Zufuhr lactathaltiger Lösungen nicht unbedenklich(2). Als Alternative zu Lactat bietet sich Acetat an, das wegen seiner besonderen Stellung im Intermediärstoffwechsel, selbst unter ungünstigen Kreislauf- und Oxygenationsverhältnissen, ausserordentlich rasch metabolisiert wird(3,4).

7 stoffwechselgesunde Probanden erhielten in abwechselnder Reihenfolge Mengen von je 100 mmol Lactat und Acetat in geeigneter Lösung (pH=7,40) intravenös. Der zeitliche Verlauf verschiedener Stoffwechselvariablen im Plasma und der Einfluss auf den Säure-Basehaushalt wurden untersucht. Besondere Aufmerksamkeit galt den Plasma-Ketokörpern nach Acetatbelastung.

Acetat wird nach intravenöser Gabe wesentlich schneller metabolisiert als Lactat. Nach Acetatbelastung kehren die Plasmaacetatwerte bereits nach 6 Minuten wieder auf die Ausgangswerte zurück, unter Lactatbelastung dagegen dauert es 96 Minuten bis die Plasmalactatwerte wieder im Normbereich sind. Acetat und Lactat führen zu einer etwa gleich starken metabolischen Alkalinisierung mässigen Ausmasses. Eine Erhöhung der Plasma-Ketokörperspiegel (Beta-Hydroxybutyrat) wurde weder unter Lactat- noch unter Acetatbelastung beobachtet. Zusammen mit früheren Untersuchungen deuten die Ergebnisse darauf hin, dass Acetat als Bestandteil ausgewogener Elektrolytlösungen Lactat überlegen ist.

1. Coran A.G., Ballantine T.V., Horwitz D.L., Herman C.M. (1971) The effect of crystalloid resuscitation in hemorrhagic skock on acid-base balance: A comparison between normal saline and Ringer's lactate solution
surgery 69:874
2. Alberti K.G.M.M., Nattrass M. (1977) Lactic acidosis
Lancet 2:25
3. Watten R.H., Gutmann R.A., Fresh J.W. (1969) Comparison of acetate, lactate and bicarbonate in treating the acidosis of cholera
Lancet 2:512
4. Kveim M.H. (1977) The acetate ion as a source of base. Experimental and clinical studies. Institut for Surgical Research Universitiy of Oslo, Norway.

V 5.7
Konzentrations- und Aktivitätsmessungen wichtiger Serumproteinanteile in Serumkonserven und FFP
G.U. Wollmann, V. Hempel, R. Schorer
Zentralinstitut für Anaesthesiologie der Universität Tübingen, BRD

Serumkonserven werden in unterschiedlichen Aufarbeitungsverfahren aus gepooltem Plasma bzw. Serum gesunder Blutspender hergestellt. Einige von diesen in der Klinik vorhandenen Konserven wurden unabhängig ihrer Charge (Verfallsdatum 1985) auf verschiedene Plasmaproteinkonzentrationen hin untersucht und teilweise ihren biologischen Aktivitäten gegenübergestellt. Mit Hilfe der Laser-Nephelometrie wurden die Plasmaproteinkonzentration und mit Hilfe chromogener Substrate die biologische Aktivität bestimmt.

Zur Untersuchung gelangten einige Transportproteine wie: Albumin, Präalbumin, Haptoglobin, Transferrin, Coeculoplasmin.
Immunglobuline: IgG, IgA, IgM.
Aus dem Komplementsystem: C1q, C3a, C3c, C4, C3-Aktivator.
Aus dem inhibitorischen System: C1-Inhibitor, Antithrombin III[1], Antiplasmin[2], alpha1-Antitrypsin[1], alpha2-Makroglobulin[2], alpha1-Antichymotrypsin, Inter-alpha-Trypsin-Inhibitor.
Plasminogen[1], Präkallikrein[2], Kallikrein[2].
Die Fibrinogen-Spaltprodukte und Faktor XIII-S.
Die akute Phase-Proteine: CRP, Saures-alpha-1-Glycoprotein.
[1] Durchführung von Konzentrations- und Aktivitätsmessung
[2] Nur Aktivitätsmessung

Die einzelnen Untersuchungsserien aus der großen Zahl der Serumproteine sollten ihr quantitatives wie qualitatives Vorkommen in den Serumkonserven im Verhältnis zu den Normalwerten aufzeigen. Es wurden daher die charakteristischen, für eine Infusion vorrangigen Serumproteine bestimmt. Hierbei wurde die Laser-Nephelometrie angewandt: eine Messung der Änderung der Streulichtintensität der entstandenen Antigen- Antikörperpräzipitate. Zusätzlich wurde mittels chromogener Substrate die Aktivität einzelner Serumproteine festgestellt. Summarisch ergaben sich bei Globulinen Werte von etwa 50% und bei dem Albumin von etwa 70% der Normalkonzentration. Die Aktivitätswerte lagen teilweise noch niedriger. Vor der Anwendung einer Serumkonserve sollte der hohe Anteil aktiven Kallikreins beachtet werden. Das Kallikrein ist in der Lage, folgende vier Systeme zu aktivieren:

1. das Gerinnungssystem über den Hagemann-Faktor (Faktor XIII),
2. das HMW-Kininogen: Entstehung des Bradykinin (Blutdruckabfall),
3. das Plasminogen zu Plasmin, womit die Fibrinolyse eingeleitet wird.
4. das Komplementsystem: Entstehung des Anaphylatoxin C3a.

Wir halten aufgrund der Untersuchungsergebnisse vor der Anwendung einer Serumkonserve die Bestimmung folgender Laborparameter für unerläßlich: Präalbumin, alpha-2-HS-Glycoprotein (unpublished data), Quickwert und Thrombinzeit. Wenn die Syntheseleistung leberspezifischer Proteine derart gestört ist, daß es zu Gerinnungsstörungen kommt, wird die Anwendung einer Serumkonserve fragwürdig. Ihr fehlen nämlich die für das hämostasiologische Gleichgewicht notwendigen Gerinnungsfaktoren!

Die Faktoren des Gerinnungs- und fibrinolytischen Systems fanden sich im FFP an der oberen Grenze des Normbereichs. Es handelte sich jedoch nur um Aktivitätsmessungen. Aufgrund dieser Befunde eröffnen sich für das FFP vielfältige Anwendungsmöglichkeiten insbesondere bei hämostasiologischen Störungen.

V 5.8
Das Verhalten von Plasmafibronectin bei isovolämischer Hämodilution

R. Khosropour, W. Graninger, F. Lackner

Klinik für Anaesthesie und Allgemeine Intensivmedizin der Universität Wien, Österreich

Einleitung: Das opsonische Glykoprotein Fibronectin (FN) wurde als wichtiger Indikator der Funktion des reticulo-endothelialen Systems (RES) herausgestellt (2). Die prä- bzw. intraoperative Hämodilution (HD) stellt heute für chirurgische Großeingriffe, wie Operationen an großen Gefäßen, aber auch massive onkologische Ingressionen ein anerkanntes Standardverfahren dar. Die Frage der Auswirkungen dieses Verfahrens auf das Immunsystem wurde bisher hauptsächlich nur für die zellulären Faktoren desselben untersucht (1). Die Zielsetzung dieser Studie besteht in der Definition des Verhaltens von FN als wichtigem Bestandteil der unspezifischen Abwehr.

Methodik: Mindestens 24 Stunden vor dem geplanten Eingriff wurde den Patienten etwa 15 ml/kg Blut unter gleichzeitiger Gabe einer identen Menge von 6%iger Hydroxyäthylstärke 450.000 (HÄS) entzogen, mit dem Ziel, den Hämatokrit (HK) um 20-25, jedoch nicht unter 30% abzusenken. Untersucht wurden 6 Patienten im Alter von 54 bis 60 Jahren (ASA I-II). Kardiopulmonal weder anamnestisch noch klinische Anhaltspunkte für Erkrankung; Leber-, Nieren- und Gerinnungsbefunde im Normbereich. Bestimmung von: FN, Serumalbumin (SA) und HK. FN-Bestimmung mittels Immunoassay, das Albumin wurde quantitativ immunologisch erfaßt.

Ergebnisse: 30 Minuten nach Beendigung des HD-Verfahrens war eine 35 ± 4%ige signifikante Abnahme des FN festzustellen, welche auch noch 24 Stunden später im etwa gleichen Ausmaß vorhanden war (Tab.1). Das SA zeigte mit $6,9\pm3,7$% eine wesentlich geringere Reduktion, welche nur nach 4 Stunden bei 10% signifikant, aber bereits nach 24 Stunden dem Normbereich angenähert war. Die gesicherte HK-Abnahme um $27\pm3,06$ entsprach in etwa der 25%igen Reduktion der Erythrozytenmenge und wies im Laufe der 24-stündigen Beobachtungsdauer eine mäßige Anstiegstendenz auf.

Diskussion: Die klassischen Kontrollparameter der Verdünnung, nämlich HK und SA, zeigten eine wesentlich geringere Abnahme als dies bei FN festzustellen war. Unter der Voraussetzung, daß das intravasale Albumin durch den raschen Austausch mit dem Intrazellulärraum ein Eigenverhalten zeigt, kann für den HK postuliert werden, daß unter Berücksichtigung der Trägheit des hämatopoetischen Systems sich darin die quantitativen Verhältnisse des etwa 25%igen Blutersatzes am besten manifestieren. In die Überlegung ist mit einzubeziehen, daß die Verweildauer der verwendeten Lösung etwa 8-10 Stunden beträgt und danach das intravasale Flüssigkeitsvolumen durch die Körpereigenregulation bestimmt wird. Alle diese Aussagen können bis dato nur für die gegenständliche Substanz, nämlich HÄS, gemacht werden, von der eine gewisse Leberspeicherung beschrieben wurde (4). Das FN-Verhalten bei der Verwendung anderer Plasmasubstituenten kann derzeit nur spekulativ diskutiert werden. Lahnborg u.Mitarb. konnten für Dextran eine RES blockierende Wirkung nachweisen, und es besteht die Möglichkeit, daß über den Mechanismus der Opsonisation auch das FN-Verhalten spezifisch beeinflußt werden könnte (3). Wenn man nun davon ausgeht, daß FN als prognostischer Parameter der antiinfektiösen Abwehr in der perioperativen Phase Bedeutung hat, so muß festgestellt werden, daß bei der präoperativen isovolämischen HD unter Verwendung von HÄS eine mehr als dem entzogenen Volumen entsprechende massive Absenkung stattfindet.

1. Khosropour, R., Cerni, Ch., Lackner, F., Watzek, Ch. (1983): Der Einfluß von Dextran 60.000 und Hydroxyäthylstärke 450.000 auf die Lymphozytentransformation. Anaesthesist 32:25.
2. Lanser, MC, Saba TM (1982): Opsonic Fibronectin, Deficiency and Sepsis. Ann.Surg.195:340.
3. Lahnborg, G., Berghem, L., Jarstrand, C. (1979) Effect of Dextran infusion on the phagocytic and metabolic function of the RES in man. Acta.Chir. Scand.489:271.
4. Messmer, K., Jesch, F. (1978): Volumenersatz und Hämodilution durch Hydroxyäthylstärke. Infusionstherapie 5:169.

Tabelle 1

	Kontrolle	post dilutionem		
		30'	4 h	24 h
Fibrinonectin µg/ml	435 ± 33	282 ± 26 ***	267 ± 24 ***	292 ± 21 **
Albumin g/l	36 ± 2	33 ± 1	32 ± 2 *	35 ± 2
HK %	48 ± 3	36 ± 2 **	40 ± 3 **	39 ± 3 **

Signifikanz zur Kontrolle: * $p<0,05$, ** $p<0,01$, *** $p<0,001$. Mittelwerte ± S.E.M.

V 5.9
Veränderungen des Viskositätsverhaltens von Vollblut und Plasma durch Dextran 40 und Hydroxyäthylstärke 200/0,5

R. Klose, U. Feldmann, P. Hoecker

Institut für Anaesthesiologie und Reanimation und Institut für Medizinische Statistik, Biomathematik und Informationsverarbeitung an der Fakultät für klinische Medizin Mannheim der Universität Heidelberg, BRD

Bei der Behandlung zerebraler und peripherer Durchblutungsstörungen wird die Verbesserung der Fließeigenschaften des Blutes durch körperfremde kolloidale Plasmaersatzmittel genutzt. Die Perfusion kann durch Absenkung der Gesamtblutviskosität entscheidend verstärkt werden. Die Blutviskosität ist dabei im wesentlichen abhängig vom Hämatokrit (Erythrozyten-Volumen), der Plasmaviskosität (Protein-, besonders Fibrinogen-Konzentration) und der Verformbarkeit der Erythrozyten (Fluidität). In der Studie wird die Wirksamkeit von 10 % Dextran 40 sowie 10 % Hydroxyäthylstärke 200/0,5 in bezug auf Veränderungen im Verhalten der Viskosität und der Gerinnung in vivo analysiert.

Material und Methode: Untersucht wurden 18 Patienten mit minimalstem Blutverlust, die in zufälliger Zuteilung präoperativ innerhalb von 30 min entweder 500 ml 10 % Dextran 40 (Rheomacrodex) (n = 8) oder 500 ml 10 % HES 200/05 (HAES steril 10 %) (n = 10) infundiert bekamen. Danach erhielten alle Patienten über 12 Stunden 1 000 ml Ringerlösung. Die Blutentnahmen erfolgten unmittelbar vor und nach Infusion des Plasmaexpanders sowie 30, 60, 120, 240 min und 24 Std. nach Infusion. Im einzelnen wurden bestimmt: Hgb, Hkt, Gesamtprotein, Thrombozyten, PTT, PTZ, Quick sowie die Plasma- und Blutviskosität. Die Blutviskositätsbestimmungen wurden bei 8 verschiedenen Schergraden (Shear rate) zwischen 1,24 und 91,0 sec^{-1} mit dem "low-Shear-Rheometer LS 2" (Fa. Contraves AG, Zürich) gemessen.

Statistik: Der funktionelle Zusammenhang zwischen dynamischer Viskosität und Schergrad (Shear rate) des Blutes wird durch ein mathematisches Modell dargestellt, das eine hohe intraindividuelle Präzision der Meßwertanpassung ($r^2 \approx 0,97$) gewährleistet und die gemessene Viskositäts-Schergrad-Relation auf 3 interpretierbare Modellparameter reduziert. Zur Bewertung des zeitlichen Viskositäts- und Gerinnungsverhaltens sowie des Wirksamkeitsvergleiches werden nichtparametrische statistische Methoden verwendet.

Ergebnisse: Beide Plasmaersatzstoffe senken den Hkt signifikant im Mittel auf 83,5 ± 3,6 % (HES) bzw. 85,4 ± 7,6 % (Dextran) des Ausgangswertes unmittelbar nach Infusionsende. Nach 24 Std. ist ein Anstieg auf 92,1 ± 4,8 bzw. 91,5 ± 7,9 % des Ausgangswertes erfolgt.

Im Verhalten der Gerinnung finden sich keine signifikanten Änderungen in beiden Kollektiven. Signifikante Änderungen der Plasmaviskosität sind bei HÄS 200/0,5 nicht nachweisbar; vor der Infusion beträgt sie 1,42 ± 0,31 c.P., unmittelbar post infus. 1,47 ± 0,33 c.P. und nach 24 Std. 1,36 ± 40 c.P. Dextran 40 bewirkt einen signifikanten Anstieg der Plasmaviskosität von 1,31 ± 0,22 c.P. auf 1,51 ± 0,25 c.P. unmittelbar nach Infusion, nach 24 Std.: 1,37 ± 0,26 c.P.

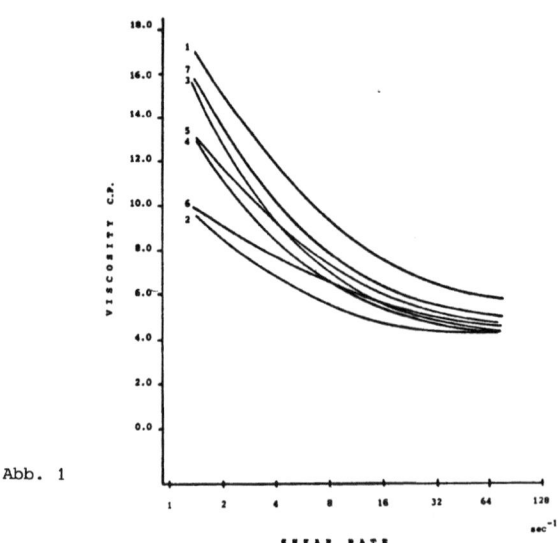

Abb. 1

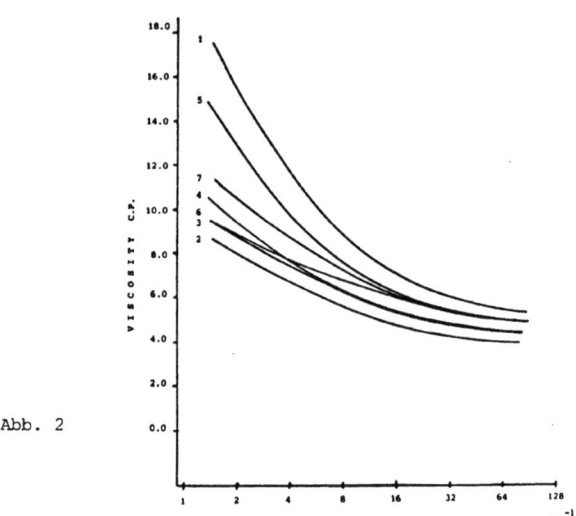

Abb. 2

Verhalten der relativen Blutviskosität vor und nach Infusion von 500 ml 10 % HES 200/0,5 (Abb. 1) oder von 500 ml 10 % Dextran 40 (Abb. 2) in Abhängigkeit vom Schergrad. Meßzeitpunkte: 1= vor, 2= unmittelbar nach, 3= 30 min, 4= 60 min, 5= 120 min, 6= 240 min, 7= 24 Std. nach Beendigung der Infusion.

Das Verhalten der Blutviskosität in Abhängigkeit vom Schergrad zeigt nach dem mathematischen Modell die graphische Darstellung in den Abb. 1 u. 2. Bei beiden Plasmaersatzstoffen ist eine signifikante Verringerung der Viskosität nachweisbar. Entscheidende Unterschiede für den klinischen Einsatz sind weder aus dem Verhalten der Gerinnung noch aus den Veränderungen der Blutviskosität erkennbar.

V 5.10
Prä- und intraoperative Kreislaufstabilisierung durch "Volumen". Abschätzung der Infusionsmenge.

E. Kirchner

Zentrum Anaesthesie, Medizinische Hochschule Hannover, BRD

3 Fakten machen eine Erinnerung an die Methoden der "kontrollierten Volumenanpassung" (kV) und der "induzierten Hypervolämie" (iH) notwendig:

1. die negativen Auswirkungen der Schocktherapie mit 6 - 8 l Ringerlösung,

2. die Zunahme der Mißerfolge nach der Anwendung von Dopamin u.a. unter Vernachlässigung der Volumenkorrektur und
3. die noch immer verbreitete Angst vor der Anwendung von Dextranen und HÄS.

Sowohl die kV, als auch die iH bewirken eine langfristige Stabilisierung der Durchströmung aller Gefäßgebiete; Puls, Blutdruck und zentraler Venendruck (ZVD) werden normalisiert. Beide Methoden dienen der Behandlung oder Prophylaxe akuter Kreislaufveränderungen.

Die Möglichkeit der Stabilisierung des Kreislaufs durch Hypervolämie ergibt sich aus der Tatsache, daß die Faßkraft des Gefäßsystems oberhalb von 120ml/kgKG liegt (70kg-Mann). Bei erhaltenem Reaktionsvermögen des Kreislaufs werden nur 75ml/kg gebraucht. 10-15% BV-Anhebung ergeben ein BV von 100ml/kg, es bleibt demnach ein Sicherheitsbereich von 20ml/kg (= 1.400ml!).

Mit der Hypervolämie von 10-15(-20)% wird die Blutverteilungsstörung, das Unvermögen des Organismus zu notwendiger Verschiebung von Anteilen des normalen BV, überspielt. Bei der Anwendung von Dextran ergibt sich zur Normalisierung der Drucke eine optimale Durchströmung und die schnelle Kompensation von O_2-Defizit und Azidose.

1. Unabhängig vom Volumenbestand systolischen Druck durch Schnellinfusion (100ml/min) von Dextran 60 + Ringer in die Nähe des Normalwertes (100+Alter) bringen.
2. 1,5 mg Hydergin^R i.v. geben.
3. Bei Druckabfall (Volumen ist noch zuwenig) Druck mit Infusion wieder hochtreiben.
4. Ggf. erneut 1,5 mg Hydergin^R i.v. geben.
5. Erst wenn Druckabfall gering ist oder ausbleibt, Infusion langsam stellen.
6. ZVD-Kontrolle zunächst nicht notwendig! Wenn Niere noch nicht sezerniert, Hyponatriämie kompensieren, bevor Dopamin eingesetzt wird!

Einzeldosen Vasopressor empfehlenswert, wenn nicht schnell genug infundiert werden kann. Vasopressor muß nach spätestens 2 std überflüssig sein! Vasopressor verhindert optimale Volumeneinstellung.

Technik der "induzierten (prophylaktischen) Hypervolämie". (z.B. vor der Narkoseeinleitung)

500ml Dextran 60 + 500 ml Ringer im Strahl durch großlumige Kanüle infundieren.

Zum Infusionsende ergibt sich eine Hypervolämie von ca. 10%. Genug, um z.B. einen anästhesiebedingten BV-Abfall zu kompensieren.
Ein Lungenödem ist nicht zu erwarten, weil nur wenige kleine Dextranmoleküle die Blutbahn verlassen. Das Interstitium wird nicht entleert!
1,5 mg Hydergin^R je 500ml Infusion, könnte in der Phase der Einarbeitung die Angst nehmen (es macht Platz für die Infusion).

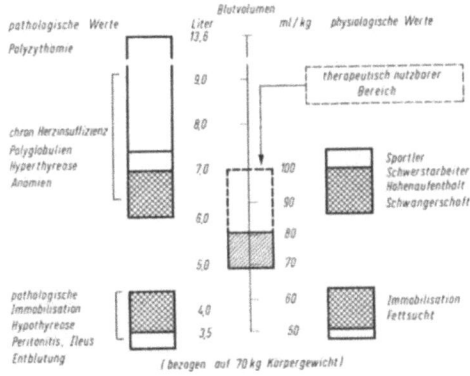

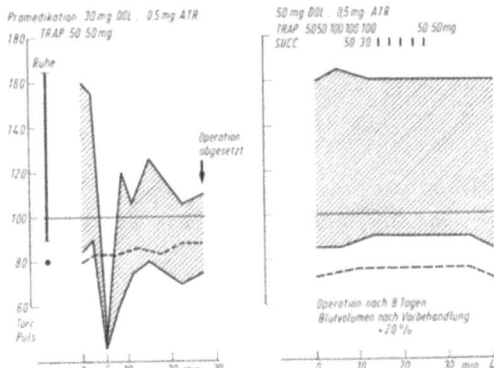

Die Abbildung führt Beispiele an, in denen der Organismus - wenn er genügend Zeit dazu hat - das Blutvolumen vermehrt, wenn eine beginnende Herzinsuffizienz kompensiert, bei einer Anämie die Sauerstoffversorgung garantiert oder bei der Hyperthyreose die Auswirkung der Tachycardie kompensiert werden muß.
Bei Leistungssportlern und in der Schwangerschaft führt ein Anstieg des BV zu größerer Leistung.

Technik der "kontrollierten Volumenanpassung".
(Zur akuten Korrektur eines absoluten oder relativen BV-Mangels).

Nach 36 std hat sich das BV wieder normalisiert. Es stellt sich bei anhaltender Immobilisation auf ein Minus von 10% ein. Täglich 500ml Dextran halten das BV normal, bis der Patient mobilisiert werden kann.

Sollte sich ein septisches Geschehen einstellen, oder stoffwechselbedingte Kreislaufbeeinflussung (Azidose mit oder ohne Vasopressortropf) die Oberhand bekommen, ist ein SWAN-GANZ-Katheter zum Monitoring der Volumentherapie angezeigt. Eine Zurückhaltung mit Albumingaben ist angezeigt. Albumin nicht als "volumenwirksame Infusion" einsetzen!

Regionalanaesthesie und On-Demand-Opiate

V 6.1
Das Integral des EMG zur Beschreibung der motorischen Blockade bei Regionalanaesthesie

D. Theiß, A. Klein, E. Lanz
Institut für Anaesthesiologie der Johannes Gutenberg-Universität Mainz, BRD

Bei isometrischer Kontraktion ist das EMG-Integral der Kraftentfaltung proportional. Wir versuchten deshalb die Ausbildung der motorischen Blockade bei Regionalanästhesie mit Hilfe des EMG-Integrals zu beschreiben.

Methodik:

Das EMG wurde mittels Oberflächenelektroden über Muskeln abgeleitet, die vom Patienten durch einfache Bewegungen auf dem Operationstisch isome-

trisch angespannt werden können (M. quadriceps fem.: Strecken des im Knie leicht gebeugten, fixierten Beines; M. tibialis ant.: Dorsalflexion des Fußes bei in Mittelstellung fixiertem Sprunggelenk).
Die mit dieser Muskelaktivität einhergehenden Potentialschwankungen wurden verstärkt, vollweggleichgerichtet und integriert. Das EMG-Integral wurde vor Anlegen der Regionalanästhesie und während der Ausbreitung der motorischen Blockade registriert und in Prozent des Ausgangswertes normiert.

Ergebnisse:

Nach Injektion des Lokalanästhetikums entspricht der zeitliche Verlauf des EMG-Integrals bei maximal möglicher isometrischer Muskelanspannung mit guter Übereinstimmung einer e-Funktion:

$y = y_0 x e^{\alpha t}$ y: EMG-Integral zur Zeit t
y_0: EMG-Integral vor Injektion des Lokalanästhetikums
$t_{1/2} = \frac{\ln 2}{\alpha}$ e: Basis des natürlichen Logarithmus
α: Exponent der e-Funktion
t: Zeit nach der Injektion des Lokalanästhetikums
$t_{1/2}$: Halbwertzeit der e-Funktion

Der Exponent α bzw. die Halbwertzeit $t_{1/2}$ ist ein Maß für die Geschwindigkeit, mit der sich die motorische Blockade ausbildet.
Die Differenz zwischen der Zeitspanne bis zum Abfall des EMG-Integrals auf 50% des Ausgangswertes und der Halbwertzeit der e-Funktion entspricht der Latenzzeit des motorischen Blockadebeginns.
Das EMG-Integral bei maximaler Ausbildung der motorischen Blockade kennzeichnet ihre maximale Intensität.
Zum Vergleich verschiedener Lokalanästhetika oder Patienten-Parameter können Mittelwert-e-Funktionen verwendet werden, deren Exponent α und y-Achsen-Abschnitt y_0 dem arithmetischen Mittel dieser Determinanten der individuellen e-Funktionen entspricht.

Diskussion:

Der zeitliche Verlauf des EMG-Integrals beschreibt die Entwicklung der motorischen Blockade genauer als das Bromage-Schema.
Die Beschreibung der motorischen Blockade als e-Funktion steht im Einklang mit den die Blockade-Entwicklung bedingenden Diffusionsvorgängen.
Die direkte Messung der Muskelkraft ist nicht weniger aufwendig als die Messung des EMG-Integrals.
An der Kraftentfaltung sind meist mehrere Muskeln beteiligt, so daß aus der Abnahme der Kraft weniger zuverlässig auf die motorische Blockade eines bestimmten Nerven oder eines bestimmten nervalen Segmentbereiches geschlossen werden kann als aus der Abnahme des EMG-Integrals über einem bestimmten Muskel.

Literatur:

Klein A. (1983): Das Integral des EMG zur Beurteilung der motorischen Blockade. Dissertation, Mainz.

V 6.2
Laktat, Pyruvat und Excesslaktatverhalten unter verschiedenen Narkoseverfahren

U. Föhring, R. Dennhardt, M. Schäfer
Klinik für Anaesthesiologie und operative Intensivmedizin des Klinikums Steglitz der FU-Berlin, D-1000 Berlin

Einleitung:

Unterschiedliches Verhalten von Laktat und Pyruvat in Abhängigkeit vom Narkoseverfahren ist bekannt. Zusammenhänge zwischen Plasmaadrenalinspiegeln und der Art des Narkotikums werden u. a. dafür verantwortlich gemacht (3). So konnten Brewster et al. (1) die metabolische Antwort des Hundes auf Äther, die eine Hyperlaktatämie einschließt - durch eine totale präganglionäre sympathische Blockade, hemmen. Die sonst unter Äthernarkose auch am Menschen (3) beobachtete Adrenalin und Noradrenalinfreisetzung blieb unter diesen Bedingungen aus.
Andererseits kommt es nach dem Freigeben der Aorta zu beträchtlichen, ischämiebedingten Laktatanstiegen (5). Ziel unserer Untersuchung war es: a) festzustellen, ob es bis zu dem Zeitpunkt vor dem Freigeben der Aorta Unterschiede im Laktat und Pyruvatverhalten in Abhängigkeit vom Narkoseverfahren gibt und b) inwieweit die zusätzliche Pyruvatbestimmung, die nach Huckabee (4) die Berechnung eines "Excess-Laktats" ermöglicht, einen besseren Anhalt für das Ausmaß der Hypoxie in den abgeklemmten Gewebearealen gibt, als die alleinige Laktatbestimmung.

Patienten und Methode:

Untersucht wurden 29 Patienten, die wegen arterieller Verschlußkrankheit oder eines infrarenalen Aortenaneurysmas mit einem aorto-(bi-) femoralen Bypass versorgt wurden. Nach dem Zufallsprinzip wurden sie folgenden Narkoseverfahren zugeordnet:

Gruppe I   n = 10   Neuroleptanalgesie
Gruppe II   n = 9   Halothan
Gruppe III n = 10   Kombinierte Allgemein- Regionalanästhesie in Form einer thorakalen

PDA mit sensiblem Niveau zwischen Th_5 und Th_3 und gleichzeitiger Intubation. Die Patienten dieser Gruppe erhielten neben der N_2O/O_2 Beatmung, die in allen Gruppen im Verhältnis 2:1 durchgeführt wurde zwischen 15 und 30 mg Diazepam. Die Narkoseeinleitung war für alle Gruppen mit 4 mg/kg Thiopental und 1 - 1,5 mg Succinylcholin gleich. Alle Patienten wurden einem erweiterten hämodynamischen Monitoring einschließlich Swan-Ganz Thermodilutionskatheter unterworfen. Im Zusammenhang mit der Erstellung eines hämodynamischen Profils wurden zu folgenden Zeitpunkten Blut aus der A.pulmonalis zur Laktat und Pyruvatbestimmung entnommen. Nach Legen der Katheter, nach Intubation, vor Abklemmen der Aorta, vor und nach Freigabe der Aorta, nach Öffnen des 1. Beins, nach Öffnen des 2. Beins und am Op.-Ende. Die Probenaufbereitung erfolgte unmittelbar nach Abnahme. Die Laktat- bzw. Pyruvatbestimmung erfolgte mittels enzymatischer UV-Tests der Fa. Boehringer Mannheim.

Ergebnisse:

Die Werte für Laktat und Pyruvat zu den betreffenden Zeitpunkten gehen aus der Tabelle hervor. Bezüglich der hämodynamischen Parameter einschließlich des O_2- Verbrauchs zu den Abnahmepunkten für Laktat und Pyruvat gibt es gleichgerichtete Trends zwischen den einzelnen Narkoseverfahren, die durch eine Abnahme des O_2-Verbrauchs gekennzeichnet sind. In allen 3 Gruppen nimmt intraoperativ die arterie-venöse O_2-Differenz bei gleichzeitiger Zunahme der Sauerstoffsättigung in der A.pulmonalis ab.

Diskussion:
Der hämodynamische Verlauf in allen 3 Gruppen bietet keinen Hinweis auf wesentliche Unterschiede im Sauerstoffangebot zwischen den Gruppen. Differenzen im Laktat und

		HALOTHAN		NLA		PDA + Intub.	
		Laktat mmol/l	Pyru. umol/l	Laktat mmol/l	Pyru. umol/l	Laktat mmol/l	Pyru. umol/l
Vor Einl.	$\bar{x}$	0.91	46.3	1.07	48.3	0.89	52.6
	$s\bar{x}$	±0.29	± 5.9	±0.23	± 4.4	±0.14	±13.9
Nach Intub.	$\bar{x}$	1.10	53.5	1.13	43.9	0.91	29.2
	$s\bar{x}$	±0.37	±13.1	±0.22	±13.8	±0.15	±19.1
Vor Abkl.	$\bar{x}$	1.46	38.4	1.03	35.1	1.02	20.4
	$s\bar{x}$	±0.54	± 6.5	±0.32	±13.9	±0.34	± 6.8
Vor Öffnen	$\bar{x}$	1.33	44.4	1.20	52.6	1.24	23.9
	$s\bar{x}$	±0.29	± 4.7	±0.32	±21.3	±0.39	± 4.9
Nach Öffnen	$\bar{x}$	1.90	48.4	2.43	57.8	1.72	40.8
	$s\bar{x}$	±0.51	± 8.4	±0.45	±14.7	±0.30	±18.3
Öffnen 1.Bein	$\bar{x}$	1.89	53.9	2.10	32.5	1.94	33.3
	$s\bar{x}$	±0.31	±18.9	±0.17	± 6.3	±0.39	± 9.0
Öffnen 2.Bein	$\bar{x}$	2.14	68.0	1.81	43.6	2.62	45.2
	$s\bar{x}$	±0.27	±31.8	±0.30	±21.0	±0.38	±31.6
Op-Ende	$\bar{x}$	2.16	41.7	2.22	26.2	2.35	44.7
	$s\bar{x}$	±0.47	±16.7	±0.61	±15.0	±0.41	±11.9

Pyruvatverhalten zwischen den Gruppen legen deshalb andere indirekte Einflüsse des Narkoseverfahrens auf diese Parameter nahe. Die deutliche Erniedrigung des Pyruvats unter PDA könnte als Minderung der adreno-kortikalen Reaktion durch diese Narkoseform interpretiert werden. Sowohl vom Adrenalin als auch vom Cortisol sind Einflüsse auf die aerobe Glykolyse und damit auch auf das Pyruvat bekannt (3). Nach dem Öffnen der Aorta kommt es in allen Gruppen erwartungsgemäß zu einem deutlichen Anstieg des Laktats, der von einem im Verhältnis dazu weniger ausgeprägten Anstieg des Pyruvats begleitet wird. Die Bildung des Laktat/Pyruvat Quotienten bzw. die Berechnung des "Excesslaktates" ergibt für die Halothangruppe die niedrigsten Werte. Ob dies wirklich Ausdruck eines geringeren anaeroben Stoffwechsels unter dem Abklemmen der Aorta ist, muß weiteren Untersuchungen vorbehalten bleiben.

1) Brewster, W.R., Bunker Jr. and Beecher, H.K.: (1952) Metabolics effects of anesthesia; mechanism of metabolic acidosis and hyperglycemia during ether anesthesia in the dog. Amer.J.Physiol 171 : 37
2) Bromage P.R., Shibato H.R., Willoughby H.W. (1971) Influence of prolonged epidural blockade on blood sugar and cortisol responses to operations upon the upper part of the abdomen and thorax. Surg. Gynec. Obstet. 6, 1971
3) Greene N.M. (1961) Lactate, pyruvate, and excesslactate production in anesthetized man. Anaesthesiology 22 : 3, 404
5) Wüst H.J., Spirigates W.D., Sandmann W., Krian A., Richter O. (1980) Laktatverhalten während aortofemoraler Bypass-Operationen unter verschiedenen Narkoseverfahren. Anästh. Intensivmed. Notfallmed. 15 (1980) 87

V 6.3
Postoperative Schmerzbekämpfung durch Nalbuphin gegenüber Temgesic nach Abdominaleingriffen

S. Probst, L. Latasch

Universitätsklinik Frankfurt, Abteilung: ZAW, Theodor-Stern-Kai 7, 6000 Frankfurt am Main, BRD

In der vorliegenden Studie wurde Nubain, (Nalbuphine hydrochloride) ein Analgetika vom Agonist-Antagonist Typ (1), nach Enflurannarkose im Vergleich gegen Temgesic getestet. Das Kollektiv umfaßte 60 Patienten, die Dauer der Untersuchung erstreckte sich über einen Zeitraum von 48 Std. Es wurden ausschließlich Abdominaleingriffe zur Untersuchung gewählt, da hier davon ausgegangen werden kann, das unabhängig vom Schmerzempfinden einzelner Patienten, jeder nach Beendigung des Eingriffes Schmerzen zeigt. Gemessen wurde postoperativ (2 Std.) die Blutgase, Atemminutenvolumen, Vitalkapazität und Atemzugvolumen. Schmerzintensität sowie Dauer der Schmerzfreiheit wurden mit einer visuellen Analogskala (VAS) ermittelt.

Ergebnisse:
Nalbuphin zeigt von Seiten der Blutgasanalysen, das es selbst bei hoher Dosierung keine nennenswerte Atemdepression verursacht. Die Dauer und Stärke der Analgesie ist mit der von Temgesic vergleichbar.

(1) Miller, Russel (1980)
: Evaluation of nalbuphine hydrochloride, Am. J. Hosp. Pharm. 1980, 37:942

V 6.4
Codic – Die Mikroprozessor-programmierte "Intelligenz" für Infusionsmaschinen

J. Stoffregen

Zentralinstitut für Anaesthesie und Intensivbehandlung der Krankenhäuser St. Marien, St. Josef und St. Johannes, Bergstr. 56, D-5800 Hagen 1, BRD

Nach 4-jähriger Entwicklung einschließlich zweier Prototypen in TTL-Technik läuft das Nullgerät CODIC (Computerized On Demand Infusion Control) seit Anfang des Jahres in der Klinik. Es enthält den Mikroprozessor 6502 und Eproms für Mathematik, Programme, Drucker und Dialog mit der über die serielle V24-Schnittstelle angeschlossenen Infusionspumpe IMED 929. Vorgängern wie ODAC, P.A.I.N. und ähnlichen ist es prinzipiell überlegen.
Die e-Funktionskurve im no-demand Modus entspricht dem prinzipiellen medikamentösen Infusionsprofil. Sie kann stufenlos vor Programmstart, während der initialen Plateaugeschwindigkeit (5 Min), der Decreasingphase (220 Min) und nach Erreichen der Basisgeschwindigkeit bis +/-

50% variiert werden (z.B. zur Entwicklung von Infusionsprofilen anderer Medikamente).
Bisher ist CODIC mit 0,2% Tramadol programmiert für die intraoperative Anwendung in der Kombinationsnarkose (anstelle sog. Chloroformoide), die postoperative Schmerzausschaltung und die Schmerzbehandlung unter der Geburt.
Die "Infusionsnarkose" wird automatisch kontrolliert. Die on-demand Programme ermöglichen dem Patienten, sich die individuell erforderliche Menge des Analgetikums durch Tastendruck selbst zu applizieren; die darauf folgende refraktäre Pause und das gegen die Zeit verminderte Infusionsprofil verhindern eine Überdosierung.
Die Bedienung von CODIC ist einfach. Das Display führt den Arzt im Dialog schrittweise über die Patienten-Daten (kg,cm) und die Alternative "älter als 15 Jahre ja/nein" bis zur Aufforderung, das Programm zu starten.
Die Display-Angaben werden ausgedruckt: während des Programmablaufes die aktuellen Daten - Laufzeit, Infusionsgeschwindigkeit und applizierte

Die Laufzeit ist begrenzt und beträgt für die Narkose 12', die postoperative Schmerztherapie 16 und in der Geburtshilfe 6 Stunden.
CODIC hat eine Schnittstelle für einen weiteren Computer mit x/y-Plotter. Es kann durch Austausch eines Eproms mit entsprechenden Infusionsprofilen für andere Aufgaben eingesetzt werden, auch über die V24-Schnittstelle mit einer Spritzenpumpe kombiniert (z.B. für kleine Labortiere). In Vorbereitung sind Profile für 0,04% Nalbuphine, 0,004 % Pancuroniumbromid und NLA.

CODIC ist logisch das letzte Glied der Kette seit Erfindung der Spritze durch Pravaz (1852), über Verweilkanülen, industrielle Infusionslösungen und seit 15 Jahren ständig weiterentwickelte Infusionsmaschinen; es ist ihre "Intelligenz".

V 6.5
Postoperative "On-Demand" Analgesie: eine vergleichende Untersuchung mit 5 Schmerzmitteln

K. A. Lehmann, Caroline Jung, Nicole Ribbert, R. van Heihs, D. Daub
Abteilung Anaesthesiologie der Medizinischen Fakultät an der Rhein.- Westf. Techn. Hochschule Aachen, Goethestr. 27/29, D-5100 Aachen, BRD

Die breite Palette klinisch verfügbarer Analgetika darf nicht darüber hinwegtäuschen, daß die postoperative Schmerztherapie bislang als Stiefkind angesehen werden muß. Starre Dosierungsrichtlinien, meist dem Pflegepersonal quasi als Dienstanweisung übertragen, erlauben keine Anpassung der Analgetikamenge bzw. Applikationsintervalle an Schmerzniveau und -verarbeitung. Die i.m.- Injektion ist ferner mit beträchtlichen Bioverfügbarkeitsproblemen belastet; weder der Zeitraum bis zum Wirkungseintritt noch die schließlich verfügbare Konzentration des Pharmakons am Wirkort lassen sich zuverlässig voraussagen. Das Konzept der Demand Analgesie gestattet dem Patienten dagegen, sich bei Bedarf repetitiv kleine Mengen eines beliebigen Schmerzmittels i.v. zu verabreichen. Das Wirkprinzip beruht auf der Realisierung eines geschlossenen Regelkreises, in dem der Patient sowohl als Fühler als auch als Stellglied fungiert (Abb. 1). Die komplette Bioverfügbarkeit läßt einen unmittelbaren Zusammenhang zwischen Anforderung und Wirkung erkennen. Mit der Gewißheit, unverzüglich Linderung erfahren zu können, bestimmt der Patient sein noch tolerierbares Schmerzniveau selbst und ist eher bereit, dieses allmählich zu erhöhen. Das Abhängigkeitsgefühl vom Pflegepersonal wird vermindert. Mit Hilfe des On-Demand Analgesia Computers ODAC wurde der individuelle Verbrauch von Fentanyl, Alfentanil, Pethidin, Tramadol und Metamizol bei jeweils 40 postoperativen Patienten in den ersten 24 Stunden nach der Operation gemessen; weitere Analgetika werden z.Zt. untersucht.

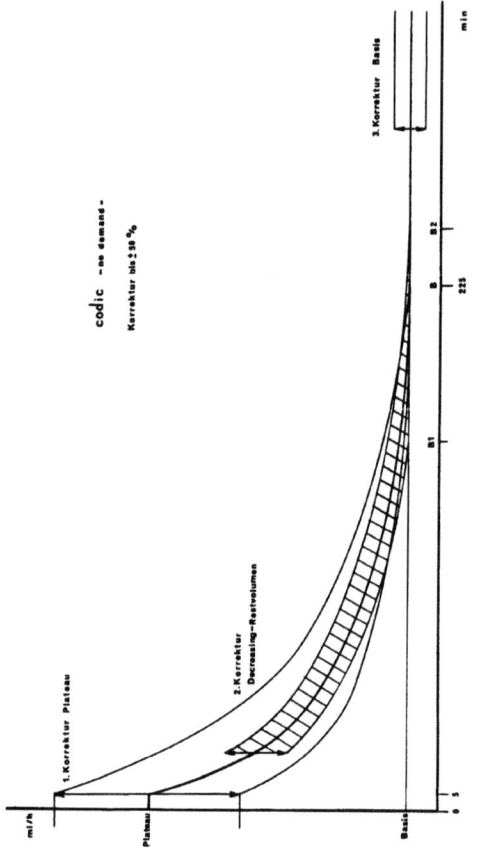

Abb.1: CODIC-Prinzip im no-demand Modus mit Korrekturmöglichkeiten.

Menge - im 5-Min.-Abstand, beim on-demand Betrieb zusätzlich bei jedem Tastendruck. Auch nicht wirksame Tastendrucke in der programmierten Refraktärpause werden im Display fortlaufend gezählt.

Bei Fentanyl und Alfentanil wurden venöse Blutproben zu den Zeitpunkten entnommen, zu denen die Patienten über behandlungsbedüftige Schmerzen klagten. Die Bestimmung der Plasmakonzentrationen erfolgten mit Hilfe des Radioimmunassays.
Die On-Demand-Dosierung erfolgte bei allen untersuchten Analgetika außerordentlich variabel. Die für eine effektive Analgesie erforderlichen Plasmaspiegel von Fentanyl und Alfentanil waren log-normal verteilt und überstrichen zwei Zehnerpotenzen (Abb. 2). Kumulation oder Toleranzentwicklung ließ sich nicht erkennen.
Die Effektivität der ODAC-Therapie wurde von Patienten, die bereits Erfahrungen mit der konventionellen i.m. Schmerzbehandlung hatten, als deutlich besser angegeben. Die Wirksamkeit war dabei proportional zur analgetischen Potenz des jeweils verwendeten Schmerzmittels und konnte bei den schwächeren Substanzen (Tramadol, Metamizol) selbst durch Dosissteigerung nicht verbessert werden. Ein deutlich höherer Analgetikabedarf nach abdominal-chirurgischen Operationen im Vergleich zu orthopädischen Eingriffen ließ sich nicht beobachten.
Die Erfahrungen sind geeignet, die Effektivität der postoperativen Schmerztherapie zu steigern. Der gewählte therapeutische Ansatz bietet sich ferner für vergleichende Untersuchungen von Wirkstärke und -dauer bekannter und neu entwickelter Analgetika an; der Einfluß unterschiedlicher Narkosetechniken auf den postoperativen Schmerz ist einfach darstellbar; die Bedeutung von pharmakodynamischen Arzneimittelinteraktionen läßt sich objektivieren und für Erkenntnisse über die Schmerzverarbeitung verwenden.

V 6.6
Liquorkonzentrationen bei Spinalanaesthesie nach Anwendung von Bupivacain/Mepivacain-Mischungen
J. Biscoping, A. v. Klinckowstroem, G. Hempelmann
Abteilung für Anaesthesiologie und operative Intensivmedizin der Justus-Liebig-Universität, D-6300 Gießen, BRD

Der häufig verzögerte Wirkungseintritt nach Bupivacain 0.5% zur Spinalanaesthesie und die noch immer nicht entschiedene Frage nach der Dosierung dieser Substanz bei Spinalanaesthesien haben dazu geführt, daß Mischungen von Bupivacain 0.5 % und Mepivacain 4 % hyperbar mit Erfolg Eingang in die klinische Routine gefunden haben (2). Konzentrationsuntersuchungen im lumbalen Liquor cerebrospinalis sollten daher Aufschluß über Konzentrationen und Konzentrationsverläufe bei dieser schnell einsetzenden und lang anhaltenden Form der Spinalanaesthesie geben.

Material und Methodik

Bei 2 Gruppen zu je 5 Patienten, die sich orthopädischen Eingriffen im Bereich von Hüfte oder Knie unterziehen mußten, wurden nach zuvor gegebenem Einverständnis Katheterspinalanaesthesien (19 Gauge) bei $L_{3/4}$ durchgeführt.

GRUPPE I erhielt 1,5 ml Bupivacain 0,5% ≙ 7.5 mg gemischt mit 1,5 ml Mepivacain 4% hyperbar ≙ 60 mg ,

GRUPPE II jeweils 2,0 ml Bupivacain 0,5% ≙ 10 mg gemischt mit 1,0 ml Mepivacain 4% hyperbar ≙ 40 mg .

Nach 1,3,5,10,20,30,60 und 90 min wurden jeweils 0,5 ml Liquor entnommen und zur quantitativen Analyse verwandt. Die Konzentrationsbestimmungen wurden mittels Gaschromatographie durchgeführt. Dazu wurden zunächst Eichkurven erstellt, die es nach Zugabe eines inneren Standards (I.S.) ermöglichten, aus der Peak-Höhen-Relation (PHR) zwischen gesuchter Substanz und I.S. direkt die Konzentrationen zu bestimmen. Zwischen den einzelnen Meßpunkten der Eichkurve und einer idealen Geraden bestand hohe positive Korrelation (r = 0,9993).

Ergebnisse

	Gruppe I		Gruppe II	
t	Mepivacain	Bupivacain	Mepivacain	Bupivacain
(min)	$\bar{x}$ (µg / ml)	$\bar{x}$(µg / ml)	$\bar{x}$ (µg / ml)	$\bar{x}$(µg / ml)
1	403,09	48,90	2203,42	590,30
3	554,85	62,56	1445,48	371,50
5	655,16	69,18	1115,01	280,45
10	766,18	76,76	738,13	179,56
20	756,82	66,73	427,89	102,05
30	629,51	57,69	310,45	75,17
60	399,45	37,07	138,21	39,58
90	205,70	21,97	51,95	23,50

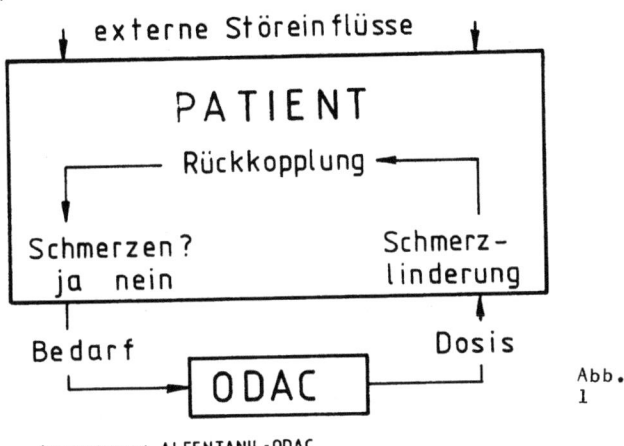

Abb. 1

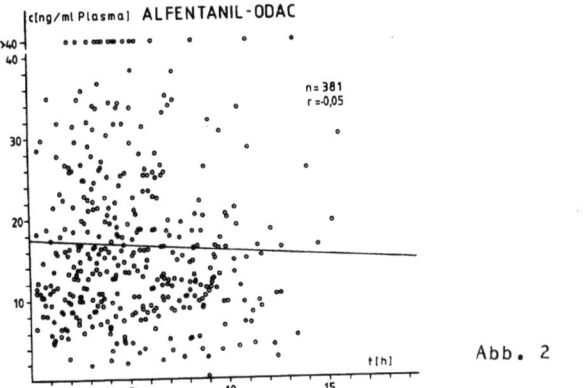

Abb. 2

Diskussion

Wie zu erwarten, sind die Bupivacainspiegel in Gruppe I (≙ 7,5 mg) initial niedriger als zu gleichen Zeiten in Gruppe II (≙10 mg). Nach 60 min ist ein Konzentrationsausgleich beider Gruppen eingetreten, die Liquorspiegel nach 90 min entsprechen denen anderer Untersucher bei alleiniger Anwendung von Bupivacain (3). Die durchschnittlichen initialen Konzentrationen beider Gruppen liegen deutlich unter denen, die von DUDZIAK (1) als grenzwertig zur Überschreitung des Löslichkeitsproduktes angegeben werden. Sowohl die 1 : 1 Mischung (Gruppe I), als auch die 2 : 1 Mischung (Gruppe II) stellen eine gute Möglichkeit für schnell eintretende und lang anhaltende Spinalanaesthesien dar.

Literatur

1. Dudziak R, Uihlein M (1978) Löslichkeit von Lokalanaesthetika im Liquor cerebrospinalis und ihre Abhängigkeit von der Wasserstoffionenkonzentration. Regional-Anaesthesie 1:32
2. Jungck E, Blendl M, Berg D (1981) Erfahrungen mit der Mischung von hyperbarem Mepivacain 4% ig und Bupivacain 0,5% ig zur Spinalanaesthesie. Regional-Anaesthesie 4:63
3. Meyer J, Nolte H (1978) Liquorkonzentrationen von Bupivacain nach subduraler Applikation. Regional-Anaesthesie 1:38

V 6.7
Die supraclaviculäre Blockade des Plexus brachialis in der Unfallchirurgie

W. Scherzer, P. Klinger, P. Prusa, E. Tipold, W. Todt, W. Zechner
Unfallkrankenhaus Wien XII der Allgemeinen Unfallversicherungsanstalt, Wien, Österreich

Im Unfallkrankenhaus Wien XII wurden im Jahr 1982 von 5 Fachanästhesisten mit Unterstützung durch 5 Fachschwestern für Anästhesie 2898 Anästhesien durchgeführt und 455 schwerverletzte Patienten im Schockraum erstversorgt, sowie auf der 8-Betten-Intensivstation weiterversorgt. 939, das sind 32% der 2898 Anästhesien, waren Regionalanästhesien, wovon wieder etwa zwei Drittel auf rückenmarksnahe Leitungsanästhesien und ein Drittel auf Leitungsanästhesien im Bereich der oberen Extremitäten entfallen.

Bei der aus diesen Zahlen leicht ersichtlichen großen Belastung des fachärztlichen Anästhesiepersonals erschien es besonders wichtig, vor allem für die oft langdauernden Wiederherstellungsoperationen an der Oberextremität ein Regionalanästhesieverfahren mit möglichst hoher Erfolgsquote zu wählen, wodurch eine größere Anzahl von Patienten nach Durchführung derselben meist der alleinigen Observanz einer Anästhesie-Fachschwester überlassen werden kann.

Die supraclaviculäre Plexusanästhesie nach Kulenkampff und Quenu erschien uns dafür geeignet. Die Punktionstechnik entsprach mit geringen Abweichungen der von Auberger im Lehrbuch von Killian(1) angegebenen Vorgangsweise. Nach den ausgezeichneten ersten Eindrücken, die bei allen Durchführenden entstanden, obwohl alle zuvor ausschließlich in der axillären Punktionstechnik ausgebildet worden waren, überblicken wir nun einen prospektiv erfaßten und nachuntersuchten Zeitraum von 12 Monaten.

Als Lokalanästhetika verwendet wurden Mepivacain oder Bupivacain. Die Ergebnisse zeigt folgende Tabelle:

SUPRACLAVICULÄRE PLEXUSBLOCKADEN

Gesamtzahl	♂	♀	Erfolg 1	2	3
358	221	137	329	27	2
	62%	38%	92%	7%	1%

Erfolgsbeurteilung:
1: sehr gut
2: Operation mit Analgetika-Zugabe möglich
3: Narkose nötig

Als Komplikationen wurden in 17 Fällen harmlose lokale Hämatome, zwei mal durch Lokalanästhetika bedingte Nebenwirkungen wie Bradycardie, Übelkeit, Schüttelfrost und Blutdruckabfall beobachtet. Bei den routinemäßig angefertigten Thoraxröntgenaufnahmen entdeckten wir zwei mal einen Pneumothorax, wobei in einem Fall es zur spontanen Resorption kam, im anderen Fall war eine Entlastungsdrainage nötig. Phrenicusparesen wurden nie beobachtet.
Neurologische Spätschäden, die nicht mit an Sicherheit grenzender Wahrscheinlichkeit der primären Verletzung zuzuordnen gewesen wären, konnten nicht festgestellt werden.

Aus diesen Ergebnissen geht für uns hervor, daß die supraclaviculäre Blockade des Plexus brachialis die eingangs gestellten Anforderungen, die sich in vielen unfallchirurgischen Abteilungen aus organisatorischen Gründen ergeben, in kaum zu übertreffender Weise erfüllt.

Literatur:

1) Auberger H. Supraclaviculäre Plexusanästhesie nach Kulenkampff und Quenu in: Killian H.(1973) Lokalanästhesie und Lokalanästhetika. Georg Thieme Verlag Stuttgart.

V 6.8
Spätfolgen und Patientenbeurteilung nach der intravenösen Regionalanaesthesie der unteren Extremität mit 0,75% Chloroprocain

Departement für Anaesthesie, Kantonsspital Basel, Schweiz

Komplikationen nach der intravenösen Regionalanaesthesie (IVRA) der unteren Extremität können einmal von der Druckmanschette stammen (Schädigung des N.fibularis), zum anderen vom Lokalanaesthetikum. Chloroprocain für die IVRA wurde in früheren Arbeiten mit dem Auftreten einer Thrombophlebitis an der betroffenen Extremität in Zusammenhang gebracht [2]. Andererseits ist Chloroprocain durch seine geringe Toxizität und rasche Metabolisierung besonders für die IVRA der unteren Extremität geeignet, da dort grössere Volumina gebraucht werden [1]. Die Sicherheit und Wirksamkeit konnte bei über 200 Patienten (Pt) gezeigt werden [3]. Ziel dieser Arbeit ist, eventuelle neurologische und vaskuläre Spätfolgen zu entdecken, sowie die Pt nach ihrer Beurteilung dieser Anaesthesiemethode zu befragen.

Methode
An 177 Pt, die in den letzten 18 Monaten eine IVRA der unteren Extremität mit 60 ml 0.75% Chloroprocain erhalten hatten, wurde ein Fragebogen versandt. Die Fragen waren so gestellt, dass Hinweise auf postoperativ aufgetretene Venenprobleme, postoperative Sensibilitätsstörungen und subjektive Beurteilung der Anaesthesiemethode erhalten werden konnten.

Resultat
141 Pt (80%) haben den Fragebogen beantwortet.
1. Neurologische Veränderungen: 7 Pt (5%) gaben Paraesthesien an der operierten Extremität an. Alle wurden zu einer neurologischen Nachuntersuchung eingeladen, aber nur zwei Pt nahmen diese Gelegenheit wahr. Sowohl die klinische Untersuchung als auch das Elektromyogramm ergaben operationsbedingte Paraesthesien im Fussbereich distal von der Doppelmanschette.
2. Vaskuläre Veränderungen: 5 Pt (3,5%) berichteten über einen geschwollenen Fuss, wobei zwischen operationsbedingten Veränderungen und anaesthesiebedingten Veränderungen nicht unterschieden werden kann.
3. Subjektive Beurteilung der IVRA als Anaesthesiemethode: 23 Pt (16%) waren mit der Anaesthesiemethode unzufrieden. Als Gründe wurden angegeben:
a) Schwierigkeiten mit der Venenkanülierung (5 Pt)
b) Schmerzen beim Auswickeln mit der Esmarch-Binde (3 Pt)
c) Druckschmerzen durch die Doppelmanschette proximal und/oder distal (7 Pt)
d) Zentrale Nebenwirkungen wie Schwindel, Ohrensausen, bewusstlos nach Ablassen der Manschette (3 Pt).

Mehr als eine der obengenannten Beschwerden wurden von 11 Pt angegeben. Darunter waren vor allem solche, bei denen die Prämedikation zu spät bzw. überhaupt nicht verabreicht wurde.

Schlussfolgerung
Die neurologischen und vaskulären Veränderungen nach einer IVRA der unteren Extremität mit der Doppelmanschette distal des Kniegelenks sind gering (5% resp. 3,5%) und nach Operationen in diesem Gebiet nicht unerwartet. Die Unzufriedenheit mit dieser Anaesthesieart in 16% der Pt ist hoch und zum grössten Teil durch die technische Durchführung bedingt. (Auswickeln, Druck der Doppelmanschette, Venenkanülierung) Bei der IVRA am Unterschenkel sollte deshalb auf
1) gute Prämedikation
2) perioperative Sedierung und
3) optimale Technik unter Vermeidung zu langer Ischämiezeit geachtet werden.

Literatur
1. Foldes FF, Molloy R, McNall PG, Koukal LR (1960) Comparison of toxicity of intravenously given local anesthetic agents in man. JAMA 172:1493
2. Harris WH, Slater EM, Bell HM (1965) Regional anesthesia by the intravenous route. JAMA 194:1273
3. Palas TAR, Gerber HR (1982) Intravenous regional anesthesia for operations in the lower limb. Effect of two different concentrations of chloroprocaine. Regional Anaesth. 7:29

V 6.9
Kombinierte Spinal- und Epiduralanaesthesie
F. John
Pulmologisches Zentrum der Stadt Wien, Sanatoriumstraße 2, 1140 Wien, Österreich

Zweck der Studie: Intraoperative und postoperative Schmerzfreiheit. (Postoperative Schmerzfreiheit bei alten othopädischen Patienten, bezogen auf 2 - 4 Tage p. o.)

Methodik: Spinalpunktion mit 20Gx3 entweder in Sitzposition oder in Seitenlage im Intraspinalraum L3-L4 oder L4-L5 oder L5-S1.
Nach genauer Messung des Röntgenbildes im LWS-Bereich seitlich und a. p. erfolgt die Punktion.
Je nach Körperlänge wird 2,5ml - 3,5ml Carbostesin 0,5% in den Spinalraum eingebracht. Beim Herausziehen der Spinalnadel, gleich nach Aufhören des Liquorabflusses:
1. Aspiration; bei Drehung auf 180°: 2. Aspiration.
Dann wird 1ml Fentanil + 4ml physiologische Kochsalzlösung (Gesamtmenge 5ml) in den Epiduralraum eingebracht.

Ergebnis: 64 Patienten im Alter von 75 - 84 Jahren wurden bei TEP Hüfte, beziehungsweise Duopatella Knie oder GSP mit spinal-Carbostesin 0,5% und epidural Block mit Fentanil behandelt.
Die Schmerzfreiheit intraoperativ war 100%.
Postoperative Schmerzfreiheit: 48% d. Pat. für 24 Std.
                                    22% d. Pat. für 48 Std.
                                    11% d. Pat. für 4 Tage.

Diskussion: Der Erfolg der Behandlung kann als sehr gut bezeichnet werden. Besondere Vorteile der Behandlung sind: 1. Unbegrenztes Operationsalter, unabhängig von zerebraler Dekompensation; 2. Kreislaufstabilität; 3. Epiduraler Plomb-Effekt: a. fast kein Liquorverlust, b. beruhigender psychischer Effekt, c. Verlängerung der Spinalanaesthesie um 25%.

Literatur:

Bonica J. (1976) Advances in pain research and therapy1 Raven Press New York

Bonica J. (1982) Advances in pain research and therapy4 Raven Press New York

Eriksson Ejnar (1969) Atlas der Lokalanaesthesie AB Astra Sörensen & Co. Kopenhagen;

Moore D. C. (1976) A Handbook for use in the clinical practice of medicine and surgery. Charles C Thomas, Ill.

Stanton-Hicks M.(1982) Chronic low back pain. Raven Press New York

V 6.10
Ausbreitung von Kontrastmitteln und anderen Lösungen wie Lokalanaesthetika und Analgetica im Periduralraum. Eine radiologische Untersuchung

E. Gebert, H. Nagel, W. Grimm*, H. Scheid*

Anaesthesieabteilung und *Röntgenabteilung des Krankenhauses Maria-Hilf, Bad Neuenahr-Ahrweiler, BRD

Ziel der Untersuchung war es, die Diskrepanz zwischen injizierter Menge des Lokalanaestheticums, der effektiven Wirkungsgrenze und dem Ausbreitungsmodus nach cranial und caudal zu klären sowie eine Interpretation für die erheblich unterschiedlichen Komplikationsraten vor allem bei der periduralen und eventuell damit auch bei der intrathekalen Morphinapplikation zu ermöglichen (2). Die bisherigen röntgenologischen Studien konnten auf Grund der hohen Viskosität des Kontrastmittels keine befriedigende Analogie herstellen (3, 4).

Die Untersuchungen wurden bei 33 Patienten mit Metrizamid (Amipaque$^{(R)}$) durchgeführt. Der Periduralraum wurde in Höhe von L_2/L_3 oder L_3/L_4 punktiert und der Katheter zwischen 1 und 3 cm in den Periduralraum vorgeschoben. Es wurden Kontrastmittelmengen von 10, 15 und 20 ml benutzt.

Bei Anwendung von 15 ml Metrizamid (215 mg Jod/ml) ist die Sicherheit der Erfassung von 18 Segmenten 100%, während die Menge von 10 ml eine erheblich größere Streuung der Ausbreitung aufweist. Die 25% Sicherheitszone beider Mengen ist identisch. Bei tiefer gelegenem Einstichort ist die sichere Erfassung von 8 Segmenten größer als bei höherer Einstichlokalisation. Die obere Ausbreitungsgrenze ist für Lokalanaesthetica und Kontrastmittel zeitlich nur sehr kurz identisch, da das Kontrastmittel sehr schnell resorbiert wird. Der Verlust an Kontrastmittel durch Austritt aus dem Periduralraum entlang der Wurzeltaschen oder entlang des Einstichkanals ist bei allen Gruppen annähernd gleich. Eine Abknickung oder Schlingenbildung wurde nicht beobachtet, desgl. keine Unverträglichkeitsreaktionen (1).

Bei der kleinen Fallzahl konnte keine Korrelation zwischen Alter, Geschlecht, Größe und Gewicht einerseits und Kontrastmittelausbreitung anderseits aufgezeigt werden.

Somit ist es möglich, durch die beschriebene Methode ohne kontrastmittelbedingte Komplikationen befürchten zu müssen:

1.) die Katheterlage,
2.) die zu erwartende Ausbreitung des Lokalanaestheticums bzw. Analgeticums bei Verwendung einer bestimmten Menge an Trägerflüssigkeit,
3.) in etwa die zu erwartende Verlustmenge an injizierter Flüssigkeit,
4.) sowie die erforderliche Dosis - etwa von Morphin - und die benötigte Menge an Trägerflüssigkeit zu bestimmen.

1) Bromage P.R., Bramwell R.S.B., Catchlove R.F.H. Belanger G., Pearce C.G.A. (1978) Peridurography with metrizamide: Animal and human studies. Radiology 128, 123

2) Gebert E., Kam C., Nagel H., Serubin J. (1982) Schmerzbekämpfung mit intrathekaler und epiduraler Applikation von Morphin: Ein Vergleich von Effektivität und Komplikationen, 54-58 in Brückner J.B., Schmerzbehandlung- Epidurale Opiatanalgesie; Anaesthesiologie und Intensivmedizin Bd 153, Springer-Verlag Berlin, Heidelberg, New York

3) Jacobs S., Mc Cormick C.C. (1979) Some observations of the spread of solution in the cervical epidural space using metrizamide Anaesth Inters Care 7, 350

4) Schulte-Steinberg O., Rahlfs V.W. (1977) Spread of extradural analgesia following caudal injection in children Br J Anaesth 49 (1027)

V 6.11
Der Einfluß der Periduralanaesthesie auf Kreislaufparameter von Schwangeren

P. Meyer-Breiting, R. Schuhmann, E. Halberstadt, K. Friedrich

Zentrum der Anaesthesiologie und Wiederbelebung und Zentrum der Frauenheilkunde und Geburtshilfe des Universitätsklinikums Frankfurt/M, BRD

Änderungen der mütterlichen Hämodynamik haben Einfluss auf den Zustand des Feten und des Neugeborenen. Um exaktere Aussagen über die Auswirkungen der Periduralanaesthesie (PDA) bei deren Einsatz im Kreiss-Saal machen zu können, haben wir mit der Impedanz-Kardiographie, einer nicht invasiven Methode, die Kreislaufveränderungen unter PDA gemessen.

Material und Methode

30 gesunde schwangere Frauen am Termin erhielten einen PD-Katheter bei L 2/3. Vom Zeitpunkt 0 bis

20 Minuten nach der Injektion von entweder 10 ml Bupivacain 0,5 % oder 10 ml 2-Chloroprocain 3% wurden die Kreislaufveränderungen mittels Impedanzkardiographie gemessen. Hierbei sind je 2 streifenförmige Aluminiumelektroden um den Hals und die obere Thoraxapertur gelegt. Die beiden äusseren Elektroden sind mit einem Wechselstromgenerator von 4 mA und 100 kHz verbunden, die beiden inneren Informationselektroden mit einem Impedanzverstärker. Während des Herzzyklus tritt eine kleine Impedanzänderung dZ/dt auf (KUBICEK 1966). So lässt sich aus der thorakalen Impedanzänderung das Schlagvolumen (SV) berechnen. Herzminutenvolumen (HZV), Herzindex (HI) und gesamter peripherer Widerstand (TPR) werden mit Hilfe des Schlagvolumens berechnet.

Ergebnisse

Die Mittelwerte der Schlagvolumenänderungen aller Patienten steigen nach 5 Min. leicht an, fallen 10 Minuten nach epiduraler Injektion geringfügig ab, erreichen nach 15 Minuten einen maximalen Anstieg, um dann nach 20 Minuten wieder leicht abzufallen.
Die Verläufe der Kurven von HMV und HI sind ähnlich, da sie ja aus dem Schlagvolumen berechnet wurden.
Einen Unterschied zwischen den beiden Gruppen der Lokalanaesthetika konnten wir nicht finden.

Diskussion

Der Anstieg der Schlagvolumina ist der Kompensationsmechanismus des Herzens auf den erniedrigten TPR, hervorgerufen durch die Sympathicusblockade durch die PDA. Ein leicht gefallener mittlerer arterieller Druck kann als Zeichen einer guten cardiovaskulären Reaktion gewertet werden.
Die Impedanzkardiographie zeigte sich als eine einfache und praktisch bei jedem Patienten anwendbare Methode, insbesondere zur Überwachung bei Risikopatienten. Fehlerquellen wie unexakte Elektrodenlage und falsche Hämatokritbestimmungen können ausgeschaltet werden.
Andere Methoden zur Bestimmung der Kreislaufgrössen unter PDA wie die Farbstoffverdünnungsmethode (LEES und SCOTT 1970, UELAND und HANSEN 1969) und die Thermodilutionsmethode sind für die Patientinnen unter der Geburt untragbar, zu invasiv.

V 6.12
Katheterperiduralanaesthesie in der Geburtshilfe und postpartale Miktionsstörungen
R. Knitza, B. Schüssler
Universitäts-Frauenklinik des Saarlandes, 6650 Homburg (Saar), BRD

Eine geburtshilfliche KPDA ist nur dann analgetisch wirksam, wenn sie die sensiblen Afferenzen bis TH10 erreicht. Damit sind auch sämtliche, von der Harnblase kommenden Afferenzen blockiert, die von L2 bis TH10 einstrahlen sowie auch, abhängig von Konzentration und Lokalanaesthetikum, die aus S2 bis S4 austretenden motorischen Blasenafferenzen. Bis zum Abklingen der KPDA sind Blasenentleerungsstörungen (BES) unter der Geburt und direkt postpartal bekannt (1, 2). Es liegen allerdings keine Erfahrungen darüber vor, ob diese frühen Harnretentionen länger anhaltende BES nach sich ziehen und welcher Art diese Störungen sind.

Mat. u. Meth.: 18 bis 24 h postpartal, nach sicherem Abklingen der Analgesie, wurde an einem unausgewählten Patientengut von 54 Frauen nach KPDA mit 0,25 % Bupivacain und 50 Frauen mit einer Pudendusanalgesie (PA) mit 200 mg Prilocain eine Restharnuntersuchung durchgeführt. Als pathologisch wurden Restharnwerte 10 ml gewertet. Gleichzeitig erfolgte eine Befragung über Sensibilität der Blasenfüllung und Stärke des Harnstrahls. Bei BES mit längerer Dauer als 48 h erfolgte eine Miktiometrie.

Ergebn.: Subjektives und objektives Ausmaß des BES in beiden Gruppen ist in Tab. 1 zusammengefaßt.

Tab. 1	KPDA	PA
Restharn 10 ml	69 %	24 %
Restharnmenge ml	$\bar{x}$: 221 $\pm$ 63, max.: 1 800	$\bar{x}$: 330 $\pm$ 95 max.: 900
Subjektive Miktionsalteration	48 %	8 %
Restharn 48 h	26 %	$\emptyset$

In der PA-Gruppe war die Verteilung hinsichtlich Spontangeburt und vaginal-operativer Entbindung sowie der Geburtsdauer mit und ohne Restharnbildung nicht signifikant unterschiedlich. Obwohl in der KPDA-Gruppe auch bei der Spontangeburt die Rate von BES gegenüber der PA-Gruppe signifikant höher war, überwog dennoch innerhalb der KPDA-Gruppe die BES nach vaginal-operativem Entbindungsmodus deutlich (18/12 gegenüber 19/5 Pat.). Geburtsdauer und Gesamtdosis des Lokalanaesthetikums waren bei einer nachgewiesenen BES signifikant niedriger. Bei 10 von 14 Pat. wurde eine Miktiometrie durchgeführt. Dabei fanden sich 3mal präexistente Miktionsstörungen, 3mal bestand eine Störung der Blasensensibilität und 4mal eine passagere infravesicale Obstruktion. Eine Störung der Blasenmotorik konnte nicht nachgewiesen werden.

Disk.: Auch nach dem Abklingen des Lokalanaesthetikums weist eine KPDA eine deutlich höhere Rate von BES auf als eine PA, unabhängig von der Gesamtmenge des applizierten Bupivacains. Aufgrund unserer vorläufigen Daten ist eher eine individuell unterschiedliche Ansprechbarkeit der sensiblen Harnblasenafferenzen verantwortlich zu machen ohne Beeinflussung der Blasenmotorik. Weiterhin scheint ein schneller Geburtsfortschritt zusammen mit einem vaginal-operativen Entbindungsmodus wirksam zu sein, möglicherweise über ein infravesical obstruierendes Ödem. Der Einfluß einer KPDA-bedingten Überdehnung der Harnblase unter der Geburt oder in der postpartalen Phase bleibt ungeklärt.

1. GROVE, L. H.,
BACKACHE, HEADACHE AND BLADDER DYSFUNCTION AFTER DELIVERY. BR. J. ANAESTH. (1973), 45, 1147
2. JOUPPILA, R., PIHLAJANIEMI, R., HOLLMEN, A., JOUPPILA,P. SEGMENTAL EPIDURAL ANALGESIA AND POSTPARTUM SEQUELAE. ANNALES CHIRURGIAE ET GYNAECOLOGIAE,(1978), 67, 85 - 88

Inhalationsanaesthetika

V 7.1
Untersuchungen zur Beziehung zwischen myokardialer Aufnahme und Herz-Kreislaufwirkung von Isofluran unter Kontrollierter Beatmung

S. Fitzal, H. Gilly, K. Steinbereithner

Ludwig Boltzmann Institut für experimentelle Anaesthesiologie und intensivmedizinische Forschung und Experimentelle Abteilung der Klinik für Anaesthesie und Allgemeine Intensivmedizin der Universität Wien, Österreich

Einleitung: Alle halogenierten Anaesthetika zeigen grundsätzlich ähnliche, jedoch quantitativ unterschiedliche Effekte auf die Hämodynamik. Zur Frage, ob eine Beziehung zwischen Variationen des kardiovaskulären Wirkungsspektrums der einzelnen Inhalationsanaesthetika und der Geschwindigkeit der Sättigung bzw. Aufnahme im Herzmuskel nachzuweisen ist, liegen bislang kaum Daten vor. Im Rahmen von Untersuchungen über Hämodynamik und Myokardfunktion unter Isofluran wurde daher dieser Frage zusätzlich nachgegangen.

Methodik: Untersucht wurden 8 Bastardhunde, 27-40 kg. Basisanaesthesie: Pentobarbital 15 mg/kg i.v. initial, Piritramid 0,3 mg/kg/h und Alcuronium 0,04 mg/kg/h. Endotracheale Intubation und kontrollierte Normoventilation mit einem Luft-Sauerstoffgemisch (2:1). Vor und während Inhalation von 1 MAC Isofluran (1,41 Vol.%) wurden u.a. folgende Parameter gemessen bzw. errechnet: Arterieller (AP), pulmonalarterieller (PAP), zentralvenöser (RAP), linksventrikulärer (LVP), linksventrikulär enddiastolischer (LVEDP) Druck, Druckanstiegsgeschwindigkeit im linken Ventrikel (LV dp/dt max), Herzzeitvolumen (CO), Koronardurchblutung (Vcor), myokardialer Sauerstoffverbrauch (MVO_2) und peripherer, pulmonaler und koronarer Gefäßwiderstand (SVR, PVR, CVR). Nach gaschromatographischen Bestimmungen von Isofluran im arteriellen und koronarvenösen Blut wurden Organaufnahme, -sättigung und -content von Isofluran im Herzmuskel berechnet (2). Messung der arteriellen und koronarvenösen Konzentration von Laktat, freien Fettsäuren und Glukose, Berechnung der myokardialen Substrataufnahme und -extraktion.

Ergebnisse: Die wichtigsten hämodynamischen Determinanten des myokardialen Energiebedarfs unter 1 MAC Isofluran sind in Tab.1 zusammengefaßt. Isofluran führte zu einer signifikanten Abnahme des arteriellen Druckes um 31% und zu einem mässigen Abfall von CO und SV um rund 10%. Obwohl die Koronardurchblutung nur geringfügig abnahm, war ein deutlich verminderter Energiebedarf des Herzens zu beobachten. Systemischer und koronarer Gefäßwiderstand sanken um rund 30 bzw. 15% ab. Die myokardiale Substratextraktion und -aufnahme von Glukose und freien Fettsäuren blieb unverändert, hingegen stieg die Laktatextraktion von $19^{\pm}7,2$ auf $29^{\pm}4,5$ % an (p<0,025), der Laktat-uptake nahm von $0,29^{\pm}0,18$ auf $0,42^{\pm}0,16$ mg/100 g/min zu (p<0,025). Wie Tab.2 zeigt, wird 8 min nach Beginn der Inhalation mit Isofluran eine myokardiale Sättigung von mehr als 80% erreicht, diese steigt im weiteren Verlauf kaum mehr an. Analog dazu ist ab diesem Zeitpunkt nur mehr eine relativ geringe Aufnahme von Isofluran im Herzmuskel zu beobachten.

Diskussion: Wie schon von anderen Arbeitsgruppen beschrieben (4), kommt es unter Isofluran zu einer Blutdrucksenkung, die im wesentlichen auf die deutliche Erniedrigung des Gesamtwiderstandes zurückzuführen ist. Hingegen scheint die negativ inotrope Komponente weitgehend in den Hintergrund zu treten. Die Myokarddurchblutung erfährt keine wesentliche Einschränkung, das O_2-Angebot ist relativ zum erniedrigten O_2-Verbrauch erhöht, dementsprechend kommt es auch zu vermehrter Ausnützung von Laktat. Die Aufnahme des Anaesthetikums zeigt im Vergleich zu den Ergebnissen eigener Untersuchungen mit Enfluran und Halothan (1) keine wesentlichen Unterschiede, weshalb ein Zusammenhang zwischen Ausmaß der myokardialen Aufnahme und Herzwirkung eher verneint werden muß. Die Unterschiede in den durch die einzelnen Inhalationsanaesthetika verursachten hämodynamischen Veränderungen müssen daher als substanzspezifischer Effekt weitgehend unbekannter Genese (3) betrachtet werden.

Tab.1: Hämodynamik unter 1 MAC Isofluran (n=8)

Parameter	K	
MAP (kPa)	15,9±0,8	11,0±0,4 *
CO (ml/min/kg)	104,4±16,1	96,5±11,2
Vcor (ml/min/100g)	83,1±12,6	72,7±11,8
MVO_2 (ml/min/100g)	10,5±1,3	5,6±0,7 *
SVR (kPa/ml/min.kg)	0,17±0,03	0,12±0,02 *
$AVDO_2$ cor (Vol.%)	13,3±0,8	8,9±1,0 *

* $p < 0.01$

Tab.2: Sättigung und Aufnahme von Isofluran

	2'	4'	6'	8'	10'	20'	40'
Sättigung (%)	45	64	75	82	84	84	85
Aufnahme (ml/min)	0,6	0,4	0,3	0,2	0,2	0,2	0,2

Literatur
1 Fitzal, S.: In Druck
2 Lowe, H.J., Ernst, E.A.: The Quantitative Practice of Anesthesia. Williams & Wilkins, 1981.
3 Merin, R.G.: Anesthesiology 39:216, 1973.
4 Tarnow, J. et al.: Anaesthesist 26:220, 1977.

V 7.2
Hämodynamische und endokrine Veränderungen nach i.v. Naloxongabe während Halothannarkose

A.F. Hammerle, J. Neumark

Klinik für Anaesthesie und Allgemeine Intensivmedizin, Universität Wien, Österreich

Die steigende Zahl von Berichten über Nebenwirkungen des Opiatantagonisten Naloxon wie z.B. Blutdruckanstieg, Herzfrequenzerhöhung und kardiale Arrhythmien weisen auf eine pharmakologische Wirkung hin, die möglicherweise über die opiatantagonistischen Effekte hinausgeht (1). Als Erklärung für die Nebenwirkungen wird auf eine erhöhte sympathische Aktivität hingewiesen. Tatsächlich konnten wir bei Patienten mit Neuroleptanästhesie einen massiven Anstieg von Plasmakatecholaminen nach i.v.-Gabe von Naloxon feststellen (3). Da man annimmt, daß Inhalationsanästhetika an Opiatrezeptoren wirken, prüften wir den Einfluß von Naloxon auf Kreislaufverhalten und endokrine Veränderungen während N2O/O2-Halothannarkose.

Methodik:
An acht nicht prämedizierten, gesunden Frauen (Durchschnittsalter 24, von 17-33 Jahren), die wegen primärer Sterilität laparoskopiert wurden, führten wir eine Inhalationsnarkose in kontrollierter Beatmung durch. Venöse Blutabnahmen wurden vor Einleitung der Narkose, nach Beendigung des operativen Eingriffes und 10 bis 15 Minuten nach i.v.-Gabe von 0.4mg Naloxon für die Bestimmung von Beta-Endorphin, Adrenalin, Noradrenalin Cortisol und Reninaktivität im Plasma gewonnen. Die Plasmakatecholamine wurden radioenzymatisch, die anderen Plasmaparameter radioimmunologisch bestimmt. Die durchschnittliche Narkosedauer betrug 60 min. Herzfrequenz und RR wurden alle drei Minuten oszillometrisch gemessen und ausgedruckt. Nach Überprüfung auf Normalverteilung wurden die Werte vor Narkose, vor Naloxongabe in Narkose und nach Naloxongabe mit dem nach Bonferroni korrigierten gepaarten t-Test verglichen.

Ergebnisse:
Die Plasmakatecholamine Adrenalin und Noradrenalin zeigten bei allen drei Blutabnahmen keinen signifikanten Unterschied. Die Ergebnisse der Beta-Endorphinbestimmungen waren zum Zeitpunkt der Verfassung des Abstrakts noch nicht verfügbar. Reninaktivität und Cortisol zeigten während der Narkose gegenüber dem Kontrollwert einen hochsignifikanten Anstieg und blieben nach Naloxongabe vergleichbar hoch (Abb.1). Das Blutdruckverhalten (systolisch,diastolisch,MAP) zeigte eine abfallende, nicht signifikante Tendenz im Beobachtungszeitraum. Die Herzfrequenz, die während der gesammten Anästhesiezeit bis zur Naloxongabe stabil blieb, fiel nach Naloxon hochsignifikant ab (p<0.01) (Abb.2).

Diskussion:
Zum Unterschied von den eigenen Untersuchungen mit Naloxongabe in Neuroleptanästhesie (3) kam es bei den Halothannarkosen nach Naloxoninjektion zu keinen signifikanten Veränderungen der gemessenen endokrinen und Kreislaufparameter mit Ausnahme einer hochsignifikanten Abnahme der Herzfrequenz. Sieht man von dieser ab, stimmen unsere Ergebnisse mit denen von Estilo und Cottrell (2) überein. Patschke und Ma.(5) fanden bei Hunden, die mit Piritramid prämediziert wurden, in Halothannarkose nach Naloxongabe einen signifikanten Anstieg von Herzfrequenz und MAP. Da diese Ergebnisse mit unserer Studie in Neuroleptanästhesie (3) übereinstimmen, nehmen wir an, daß die Stimulation des Kreislaufs nach Naloxongabe auf die Opiatprämedikation zurückzuführen ist. Horita und Carino (4) wiesen bei Kaninchen einen zentral cholinergen Effekt von Naloxon nach, was den Abfall der Herzfrequenz bei unseren Patienten erklären könnte.

Literatur:
1. Azar J, Patel AK, Phan CQ (1981) Cardiovascular response following naloxone administration during enflurane anesthesia. Anesth Analg 60:237
2. Estilo AE, Cottrell JE (1982) Hemodynamic and catecholamine changes after administration of naloxone. Anesth Analg 61:349
3. Hammerle AF, Neumark J, Sandtner W (1982) Plasma catecholamine levels following iv naloxone. Anaesthesia 6th Eur.Congr.Anaesth. Volume of Summeries London (S.405)
4. Horita A, Carino MA (1978) Analeptic and antianaleptic effects of naloxone and naltrexone in rabbits. Life Sci.23,16:1681
5. Patschke D, Eberlein HJ, Hess W, Tarnow J Zimmermann G (1977) Antagonism of morphine with naloxone in dogs: Cardiovascular effects with special reference to the coronary circulation. Br.J.Anaesth.49:525

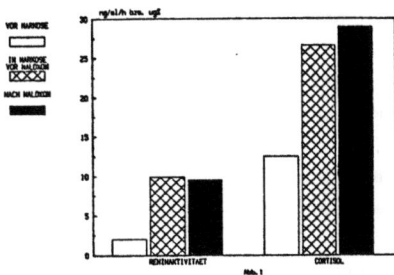

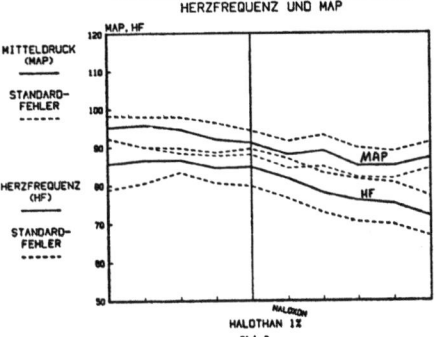

V 7.3
Aufnahme und Elimination von Isofluran beim Menschen
H. Schmidt, F. Asskali

Zentrum der Anaesthesiologie und Wiederbelebung und Abteilung für Experimentelle Anaesthesie der Johann-Wolfgang-Goethe-Universität, D-6000 Frankfurt am Main 70, BRD

Bei 15 erwachsenen Patienten im Alter zwischen 22 und 69 Jahren, die weder an Herz-Kreislauferkrankungen noch an Störungen der Lungenfunktion litten, wurden unter den Bedingungen einer weitgehend standardisierten Narkose während der Zufuhr von 1,5 Vol% Isofluran für 60 min. und einer Meßperiode von 4 Stunden Dauer nach Unterbrechung der Narkosemittelapplikation simultan die arteriellen und zentralvenösen Blutspiegel von Isofluran gaschromatographisch mittels Dampfraumanalyse bestimmt. Die Narkosebeatmung erfolgte über den gesamten Zeitraum mit 8,0 ml/kg Körpergewicht eines Lachgas-Sauerstoff-Gemisches (FiO_2 = 0,32) im halboffenen Narkosekreissystem. Physiologische Parameter - wie das Herzminutenvolumen und die Körpertemperatur -, welche die Kinetik eines Inhalationsanästhetikums nachhaltig beeinflussen können, wurden zusätzlich gemessen.

Während der Expositionszeit steigen die Isofluranspiegel im arteriellen Blut zunächst sehr rasch an, nehmen im weiteren Verlauf langsamer zu und erreichen zwischen der 45. und 60. min. nahezu ein steady state mit einer maximalen Konzentration von im Mittel 85 mg/l. Demgegenüber verläuft die Kurve der Isofluranspiegel im zentralvenösen Blut wesentlich flacher. Die mittlere Konzentration am Ende der Expositionszeit beträgt 65,3 mg/l. Nach Unterbrechung der Isofluranzufuhr fällt die Narkosemittelkonzentration im arteriellen Blut wesentlich schneller ab als im zentralvenösen Blut. Am Ende der Meßperiode ist die Isoflurankonzentration im arteriellen Blut auf 1,8 mg/l, im zentralvenösen Blut auf 2,3 mg/l abgesunken. Insgesamt lassen die Einzelmeßwerte bei den jeweiligen Patienten im arteriellen Blut gegenüber den im zentralvenösen Blut ermittelten Konzentrationen eine deutlich geringere Streubreite erkennen.

Das Herzminutenvolumen nahm während der Meßperiode um maximal 15% ab, die Körpertemperatur fiel im Mittel um 1,2°C. Daraus resultiert ein nur geringer Einfluß dieser physiologischen Parameter auf die Kinetik von Isofluran in den vorliegenden Untersuchungen. Ebensowenig ist eine Abhängigkeit der Aufnahme und Elimination des Inhalationsnarkotikums vom Lebensalter oder vom Körpergewicht der Patienten statistisch zu sichern.

Aufnahme und Elimination von Inhalationsanästhetika wurden bisher vorwiegend mit Hilfe analoger Modellberechnungen dargestellt, denen Messungen der inspiratorischen und endexspiratorischen Narkosemittel konzentrationen sowie Untersuchungen der Löslichkeit der Anästhetika im Blut und in den verschiedenen Geweben zu Grunde lagen (2). Demgegenüber bieten simultane Bestimmungen der Narkosemittelkonzentrationen im arteriellen und zentralvenösen Blut den Vorteil, die Aufnahme und Elimination eines Inhalationsnarkotikums unter klinischen Bedingungen exakt zu berechnen. Aus den vorliegenden Untersuchungsergebnissen ist abzuleiten, daß die arteriellen Blutspiegel von Isofluran während der Aufnahme- und Eliminationsphase nur geringen individuellen Schwankungen unterliegen, während die große Streubreite der bei den einzelnen Patienten jeweils ermittelten zentralvenösen Blutkonzentrationen den Schluß zulassen, daß die Aufnahme eines Inhalationsanästhetikums im menschlichen Organismus individuell erheblich voneinander abweichen kann. Ein ursächlicher Zusammenhang zwischen diesem Phänomen und der von Mensch zu Mensch unterschiedlichen Durchblutung der verschiedenen Organe und Organsysteme wurde von uns anhand von Untersuchungen über das Verhalten der venösen Blutspiegel von Halothane und Enfluran bereits zur Diskussion gestellt (1). Insgesamt ist bei Berücksichtigung der in einer früheren Untersuchungsreihe unter den gleichen Versuchsbedingungen für Halothane und Enfluran während der Eliminationsphase gemessenen zentralvenösen Blutspiegel festzustellen, daß Isofluran schneller aus dem Organismus eliminiert wird als Halothane oder Enfluran (3).

Literatur:

(1) Dudziak,R.,Schmidt,H.(1982): Pharmakokinetik der Aufwachphase: Inhalationsanaesthetika Klinische Anästhesiologie und Wiederbelebung 25:56

(2) Eger,E I,II (1976): Anesthetic uptake and action. Williams & Wilkens Company, Baltimore, Maryland

(3) Schmidt,H. (1981): Das Verhalten der venösen Blutspiegel von Halothane und Enfluran unter den Bedingungen einer weitgehend standardisierten Narkose. Habilitationsschrift, Frankfurt am Main

V 7.4
Variations hemodynamiques pendant l'anesthesie avec Isoflurane en Oto-Rhino-Laryngologie
Vera Weiss

Unité d'Anesthésiologie ONO, Département d'Anesthésiologie, Hôpital cantonal universitaire, 1211 Genève 4, Suisse

Depuis sa première introduction en expérimentation et en clinique, l'Isoflurane est réputé pour avoir moins d'effets dépresseurs sur le système cardiovasculaire que l'Halothane ou l'Ethrane. Néanmoins, on a pu prouver qu'il existe une relation entre la concentration administrée pendant l'anesthésie et la dépression cardiocirculatoire. Cependant, les effets hémodynamiques restent controversés. Il nous a paru intéressant d'évaluer quelles sont les variations hémodynamiques cliniques décelables pendant une anesthésie pour une intervention de routine en oto-rhino-laryngologie.

MATERIEL ET METHODES

30 malades adultes (ASA I et II) ont été anesthésiés avec l'Isoflurane pour des interventions de courte durée en oto-rhino-laryngologie telles que tonsillectomies et repositions nasales.

La prémédication a été faite avec 1-1,5 ml de Thalamonal et 0,5 mg d'Atropine 30 à 60 minutes avant l'anesthésie. A l'induction, 0,1 mg de Fentanyl a été donné par voie intraveineuse et 4-5 mg /kg de Thiopental comme agent inducteur. L'intubation nasale ou orale a été facilitée avec 1 mg/kg de Succinylcholine. Ventilation manuelle avec N_2O/O_2 60/40 % comme gaz porteur et adjonction des concentrations de l'Isoflurane 0,5-1,5 Vol.%. La myorésolution était assurée avec Norallyltoxiférine.

La fréquence cardiaque ainsi que les tensions systolique, moyenne et diastolique ont été enregistrées avec une manchette automatique (SENTRON posée sur le bras gauche) et transcription digitale toutes les 3 minutes.

RESULTATS

Les valeurs obtenues sont représentées sur les figures 1 et 2. Les tensions artérielles ainsi que la fréquence cardiaque montrent à l'induction anesthésique des variations considérables. Les tensions systolique, moyenne et diastolique augmentent de façon très significative (** $p < 0,01$) pour revenir aux valeurs de contrôle avant le coup de bistouri. Dès le début de l'intervention chirurgicale, les tensions montent de nouveau pour se stabiliser pendant environ 40 minutes sur un certain plateau; tension artérielle systolique entre 125-130 mmHg (SD $\pm$ 30) (* $p < 0,05$). La fréquence cardiaque augmente également par rapport aux valeurs pré-anesthésiques de façon significative (** $p < 0,01$). Pendant environ 45 minutes, les valeurs restent élevées (100 battements/min.). Après ce temps, les variations dûes au réveil ont influencé nos résultats.

En conclusion, on peut dire que l'Isoflurane ne provoque pas de très grandes variations de tension, plutôt de hyper- que d'hypotension. Par contre, on constate une augmentation significative de la fréquence cardiaque pendant toute l'anesthésie.

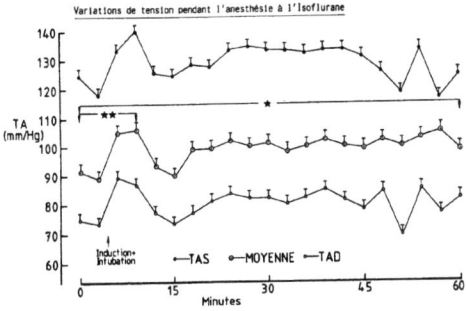

Figure 1

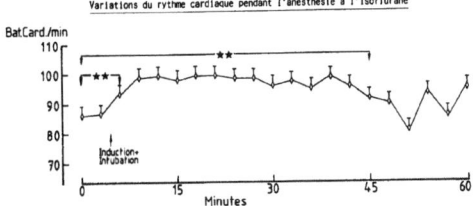

Figure 2

V 7.5
Fluoridkonzentration im Blutserum von übergewichtigen und normalgewichtigen Personen nach Inhalationsanaesthesie mit Isofluran

K. L. Scholler, S. G. Götz, H. Rönz

Abteilung für Experimentelle Anaesthesiologie am Anaesthesiologischen Institut der Kliniken der Universität Freiburg i. Br., BRD

Übergewichtige Personen metabolisieren halogenierte Inhalationsnarkotika in der Regel in stärkerem Umfang als normalgewichtige. Nach einer zweistündigen Anaesthesie mit Enfluran kann bei Adipösen die Serumkonzentration an Fluoridionen den als nephrotoxisch geltenden Grenzwert von 50 Mikromol/l erreichen (1). Bei Patienten mit Nierenkrankheiten und bei Nierentransplantationen wird von einer längerdauernden Anaesthesie mit Enfluran abgeraten (2). Obwohl die Freisetzung von Fluoridionen bei dem neuen Inhalationsnarkotikum Isofluran, einem Isomeren des Enfluran, geringer ist, war der Umfang der Biotransformation bei Adipösen von klinischem Interesse. Wir verglichen deshalb die Serumfluoridkonzentration bei übergewichtigen (+ 50 % nach Broca) mit normalgewichtigen Patienten. Die Anaesthesie mit Isofluran erfolgte im Gemisch mit 60 - 70 % N_2O im geschlossenen System unter Verwendung eines Verdampfers und eines Oxycom-O_2-Meßgerätes der Drägerwerke Lübeck. Die Applikation von Isofluran dauerte jeweils 90 Min., die gemittelte Verdampfereinstellung betrug 1,3 Vol%. Die Operationen bestanden aus gynäkologischen Eingriffen mit geringem Blutverlust.

Die Fluoridkonzentration im Serum wurde mit Hilfe einer ionenselektiven Elektrode vor Beginn der Anaesthesie und 6 Stunden später zum Zeitpunkt des erwarteten Fluorid-Maximums bestimmt (3). Die Haemodilution durch die Infusionstherapie mit fluoridfreien Lösungen wurde durch den Haematokrit überprüft.

Wir fanden nach der Anaesthesie mit Isofluran keinen Unterschied in der Serumkonzentration von Fluorid zwischen übergewichtigen und normalgewichtigen Patienten. Der höchste von uns gemessene Fluoridwert von 3,7 Mikromol/l fand sich im Serum einer normalgewichtigen Patientin (Ausgangswert 0,6 Mikromol/l). Die Fluoridfreisetzung aus Isofluran ließ sich ebenso wie diejenige aus Enfluran durch den Enzyminhibitor Disulfiram unterdrücken (4).

Das Ergebnis bestätigt die auffallend niedrige Biotransformationsrate von Isofluran im menschlichen Organismus (3). Ergänzend ließ sich zeigen, daß auch bei übergewichtigen Patienten keine höhere Fluoridfreisetzung zu erwarten ist. Isofluran ist daher für längerdauernde Eingriffe bei Übergewichtigen und Nierenkranken aus der Sicht der Biotransformation dem Enfluran überlegen.

Literatur

1. Bentley JB, Vaugham RW, Miller MS, Calcins JM, Gandolfi AJ (1979) Serum inorganic fluoride levels in obese patients during and after Enflurane anesthesia. Anesth. Analg. 58:409
2. Wickström I (1981) Enflurane anesthesia in living donor renal transplantation. Acta Anaesth. Scand. 25:263

3. Mazze RI, Cousins MJ, Barr GA (1974) Renal effects and metabolism of Isoflurane in man. Anesthesiology 40:536

4. Scholler KL, Meuret G, Bahner W, George G (1981) Hemmung der Biotransformation von Halothan, Enfluran und Methoxyfluran durch Disulfiram. Zentraleurop. Anaesthesiekongress Berlin 1981

V 7.6
Auswirkungen von Halothan auf die Hämodynamik, koronare Durchblutung und regionale Funktion des rechten Ventrikels im Tierexperiment

H.-J. Priebe, K. Skarvan, P. Stulz

Kantonsspital Basel, Departemente fuer Anaesthesie und Chirurgie, 4031 Basel, Schweiz

Einleitung. Die Auswirkungen von Halothan auf die globale Hämodynamik (1,4) und die regionale Funktion des linken Ventrikels (3,5) sind an Mensch und Tier untersucht worden. Entsprechende Arbeiten über den Einfluss des Halothans auf den rechten Ventrikel (RV) liegen nicht vor. Kenntnisse darüber erscheinen umso wichtiger, da es unter Halothananaesthesie durch akute rechtsventrikuläre Afterload- oder Preloaderhöhungen zu zusätzlichen Belastungen des RV kommen kann. Unsere Untersuchung diente dem Ziel, die Auswirkungen von Halothan auf die regionale und globale Funktion des RV zu definieren.

Methodik. Die Untersuchungen erfolgten im akuten Versuch an 8 Hunden mit einem Körpergewicht von 27-47 kg. Die Anaesthesie wurde mit einer kontinuierlichen Infusion von Pentobarbital (1 mg/kg/hr), Fentanyl (15 µg/kg/hr) und Pancuronium (0,06 mg/kg/hr) unterhalten. Die künstliche Beatmung erfolgte mit ca. 50 % O_2 in Luft. Zugang zum Thorax und Herzen erfolgten über Sternumlängsspaltung und Perikarderöffnung. Die Beurteilung der regionalen Myokardfunktion erfolgte nach dem Ultraschall-Laufzeitprinzip (2): Ein Paar piezoelektrischer Kristalle wurde subendokardial im Einflusstrakt des rechten Ventrikels, im Versorgungsbereich der rechten Koronararterie, implantiert. Die quantitative Analyse der kontinuierlich aufgezeichneten Segmentkontraktion erfolgte durch Bestimmung der maximalen diastolischen (L_D) und minimalen systolischen Segmentlänge (L_S), sowie der Berechnung der prozentualen Verkürzung zwischen L_D und L_S (ΔL). Die Messungen des rechten Koronarflows (CBF) und Aortenflows (AoF) erfolgten über einen elektromagnetischen Flowmeter. Daneben wurden rechtsventrikulärer systolischer (RVP) und enddiastolischer (RVEDP) Druck (Kathetertipmanometer), Aortenmittel- (AoP) und diastolischer (AoD) Aortendruck, Herzfrequenz (HF) und Schlagvolumen (SV) bestimmt. Die Messungen erfolgten unter Kontrollbedingungen (Pentobarbital-Fentanyl-Anaesthesie), Halothan 0,8 % und 1,6 %. Die statistische Auswertung erfolgte mit Hilfe des Wilcoxon-"signed-rank"-Test.

Die Ergebnisse sind in der Tabelle zusammengefasst. Aufgeführt sind die Mittelwerte ± SE. Der mit "*" gekennzeichnete Wert weist einen statistisch signifikanten Unterschied ($p < 0,05$) zum vorangehenden auf. Halothan bewirkte eine Zunahme von L_D und L_S und eine deutliche Abnahme der Kontraktionsamplitude (ΔL) um 35 %. Die Formanalyse der Segmentkontraktion ergab eine deutlich verzögerte Verkürzung. RVP, AoF, SV und CBF gingen zurück, während RVEDP und HF unverändert blieben. Das Verhältnis von CBF/AoF blieb konstant. AoP und AoD fielen deutlich ab.

VARIABLE	KONTROLLE	HAL 0,8 %	HAL 1,6 %
L_D (mm)	11,7 ± 0,6	11,6 ± 0,7	11,9 ± 0,6*
L_S (mm)	9,9 ± 0,5	10,1 ± 0,5*	10,7 ± 0,5*
ΔL (%)	15,4 ± 1,6	12,9 ± 1,8*	10,0 ± 1,2*
RVP (mm)	25 ± 1	22 ± 1*	20 ± 1*
RVEDP (mm)	3 ± 0,5	3 ± 0,5	3 ± 0,5
CBF (ml/min)	15 ± 2	13 ± 1*	9 ± 1*
AoF (l/min)	2,7 ± 0,3	2,3 ± 0,2*	1,7 ± 0,2*
SV (ml/Schlag)	27 ± 3	23 ± 3*	17 ± 2*
AoP (mmHg)	79 ± 7	72 ± 4	55 ± 4*
AoD (mmHg)	68 ± 4	57 ± 4*	44 ± 5*
HF	101 ± 10	103 ± 8	103 ± 7

Diskussion. Die Resultate dieser Untersuchung verdeutlichen die myokarddepressive Wirkung von Halothan auf den RV: Trotz Zunahme von L_D nahmen sowohl RVP als auch SV ab. Die geometrischen und hämodynamischen Veränderungen können nicht durch direkte Einflüsse des Halothans auf Preload oder Herzfrequenz erklärt werden, da sowohl RVEDP als auch HF unverändert blieben. Hinweise auf eine rechtsventrikuläre Ischämie liegen unter diesen Versuchsbedingungen nicht vor: Die Formanalyse der Segmentkontraktion liess weder ein systolisches "bulging" noch eine diastolische Verkürzung erkennen. Es ist wahrscheinlich, dass mit Abnahme des RVP und SV unter Halothan auch der Sauerstoffbedarf entsprechend abnimmt und deshalb die O_2-Versorgung des RV, trotz deutlich reduziertem CBF, noch ausreichend ist. Es muss allerdings damit gerechnet werden, dass ein derart funktionseingeschränkter RV zusätzliche Druck- oder Volumenbelastungen, wie sie intraoperativ nicht selten auftreten, nur schlecht toleriert. Literatur.

1. Eger EI, Smith NT, Stoelting RK, Cullen DJ, Kadis LB, Whitcher CE (1970) Cardiovascular effects of halothane in man. Anesthesiology 32:396.

2. Franklin DL, Kemper WS, Patrick T, McKown D (1973) Technique for continuous measurement of regional myocardial segment dimensions in chronic animal preparations. Fed. Proc. 32:343.

3. Lowenstein E, Foex P, Francis (CM), Davis WL, Yusuf S, Ryder WA (1981) Regional ischemic ventricular dysfunction in myocardium supplied by a narrowed coronarry artery with increasing halothane concentration in the dog. Anesthesiology 55:349.

4. Vatner SF, Smith NT (1974) Effects of halothane on left ventricular function and distribution of regional blood flow in dogs and primates. Circ. Res. 34:155.

5. Verrier ED, Edelist G, Consigny M, Robinson S, Hoffman JIE (1980) Greater coronary vascular reserve in dogs anesthetized with halothane. Anesthesiology 53: 445.

V 7.7
Objective Evidence of Enflurane Analgesia
S. Firn
Pinderfields General Hospital, Wakefield, England

Four years ago at this Congress the author reported the results of a preliminary trial of the use of an Air-Enflurane mixture for Inhalation Analgesia in conscious patients undergoing painful procedures, such as burns dressings (1) Further investigation has established that the critical concentration of Enflurane in air that produces good analgesia in the absence of anaesthesia is approximately 1%. A more detailed report of the use of Enflurane analgesia for 32 burned patients undergoing 101 dressing procedures was published in 1982.(2)
This present paper sets out the objective evidence of Enflurane analgesia obtained by studying the effect of the air-enflurane mixture, in a varied group of patients receiving physiotherapy for mobilisation of joints made painful and stiff by injury, disease or immobilisation. Initially the Enflurane was administered by the author, but once the safe analgesia range had been established Physiotherapists were encouraged to use the air-enflurane mixture unsupervised, but with the ruling that it was not used by an anaesthetist-operator (i.e. one physiotherapist controlled the inhalation and another physiotherapist carried out the treatment.)
A new calibrated, air draw-over flow and temperature compensated vaporiser, which has been developed by Cyprane Limited was subjected to a field trial during the course of this investigation.

Method
Patients were not starved prior to the procedure. The range of movement in the affected joint or joints was measured carefully with the patients breathing air. The patient then breathed the air-enflurane mixture for 3 minutes before physiotherapy of the joint was commenced. During inhalation the joints were put through a series of voluntary, passive and forced passive movements. The range of movement at the end of the treatment was, also, carefully measured.

Results
The ages of the patients in this study ranged from 17 years to 67 years. The inhalations formed part of the physiotherapy regimen over a number of days or even weeks. Under the influence of the air-enflurane mixture the patients were relaxed and co-operative. Progressive increase in the range of movement was obtained, with successive treatments. In some synovectomy patients, the range of movement obtained during physiotherapy with enflurane analgesia equalled that obtained by the Orthopaedic surgeon during manipulation under full General Anaesthesia. Some spectacular improvements in the treatment and management of joint contractures in young patients who had survived severe head injuries were, also, seen. The analgesic effect of the air-enflurane mixture was independent of the individual administrator.

Conclusions
Enflurane analgesia has a definite role to play in the rehabilitation of some patients with painful, stiffened joints. In addition to allowing better and more comfortable rehabilitation, the duration of the rehabilitation is shortened.

References
1. Firn S. (1981) Enflurane Analgesia Anaesthesiology & Intensive Care Medicine Zenraleuropaischer Anaesthesiekongress Band 2 Ed. B Haid & G Mitterschiffhaler. Spinger-Verlag, Berlin Heidelberg, New York; vol. 140 p 172
2. Firn S. (1982) Enflurane Analgesia: J. R. Soc. Med. supplement No. 1, vol. 75 p.36

V 7.8
Neurohumorale und Hämodynamische Adaptationsmechanismen an akute Hypovolämie und deren Beeinflussung durch Enfluran
M. Zimpfer, E. Kotai, N. Mayer, P. Placheta
Klinik für Anaesthesie und Allg. Intensivmed., Pharmakologisches Institut und Ludwig Boltzmann-Institut für Exper. Anaesthesiologie u. Intensivmed. Forsch., Wien, Österreich

Einleitung. Die hämodynamische Adaptation an akute Hypovolämie wird in erster Linie durch eine neural und neurohumoral vermittelte periphere Gefäßkonstriktion ermöglicht. In der vorliegenden Studie sollte der Einfluß von Enfluran auf die Kreislaufkontrolle während akuter, progressiver Hypovolämie untersucht werden.

Methodik. Bei 6 Bastardhunden wurden elektromagnetische Flußmeßsonden um die Aorta ascendens und Druckkatheter in die Aorta thoracica implantiert. Nach Erholung wurde den Tieren Blut venös mit einer Geschwindigkeit von 1 ml/s entzogen. Dies geschah in randomisierter Reihenfolge, an verschiedenen Versuchstagen, entweder wach oder anaesthesiert (3% Enfluran in einem Sauerstoff-Luftgemisch). Nach Beendigung der einzelnen Untersuchungen wurde das jeweils entzogene Blut rückinfundiert. Die Bestimmung der Plasma-Katecholaminspiegel und der Plasma-Renin-Aktivität erfolgte mittels sensitiver radiometrischer Assays.

Ergebnisse (Tabelle). Im Gegensatz zur Hämodynamik wacher Tiere (Abb.1) kam es während Hämorrhagie unter Enfluran (Abb.2), bei im Mittel gleicher Abnahme des Herzzeitvolumens (HZV), zu einem starken Abfall des mittleren arteriellen Druckes (MAP) mit einer verminderten Zunahme von Herzfrequenz (HF) und totalem peripheren Widerstand (TPR). Enfluran bewirkte reziproke Aktivierungsgrade des sympathoadrenalen und des Renin-Angiotensin-Systems; die Adrenalin (PA)- und Noradrenalinspiegel (PNA) waren vermindert, die Plasma-Renin-Aktivität (PRA) war jedoch gesteigert.

Diskussion. Enfluran, ohne chirurgische Stimulation, bewirkte eine hochgradige Verminderung der Hypovolämietoleranz. Wie in Barbiturat=

narkose (1), jedoch im Gegensatz zur humoralen Kreislaufsteuerung bei den wachen Tieren, war eine starke Aktivitätszunahme des Renin-Angiotensin-Systems zu beobachten. Angesichts defekter neuraler und sympathoadrenaler Kontrollmechanismen reichte diese jedoch nicht aus, den starken Blutdruckabfall bei Hämorrhagie in Enflurannarkose zu verhindern.

Literatur. (1) Zimpfer M, Manders WT, Barger AC, Vatner SF (1982) Pentobarbital alters compensatory neural and humoral mechanisms in response to hemorrhage. Am. J. Physiol. 243: H713-721.

	Wach	Änderung bei Hämorrhagie (15 ml/kg)
MAP (mmHg)		
Wach	95.0 ± 5.0	-3.3 ± 1.1
Anaesthesiert	79.2 ± 4.0*	-23.8 ± 3.9**
CO (l/min)		
Wach	2.55 ± 0.18	-0.95 ± 0.08
Anaesthesiert	2.09 ± 0.08*	-0.95 ± 0.02
TPR (mmHg/l/min)		
Wach	37.2 ± 4.6	20.1 ± 3.1
Anaesthesiert	37.9 ± 3.6	10.7 ± 2.3*
HF (Schläge/min)		
Wach	93.7 ± 4.3	47.3 ± 4.6
Anaesthesiert	127.5 ± 8.1**	15.5 ± 4.6**
PRA (ng/ml/h)		
Wach	0.7 ± 0.1	1.4 ± 0.3
Anaesthesiert	2.9 ± 0.4**	5.0 ± 0.8**
PA (pg/ml)		
Wach	163 ± 59	609 ± 157
Anaesthesiert	163 ± 56	106 ± 43**
PNA (pg/ml)		
Wach	126 ± 33	269 ± 88
Anaesthesiert	164 ± 41	190 ± 51

Mittelwerte ± S.E.M.; Anaesthesiert signifikant von Wach verschieden: *p<0.05, **p<0.01.

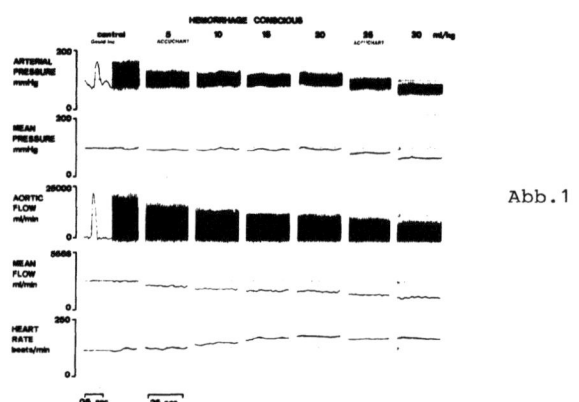

Abb.1

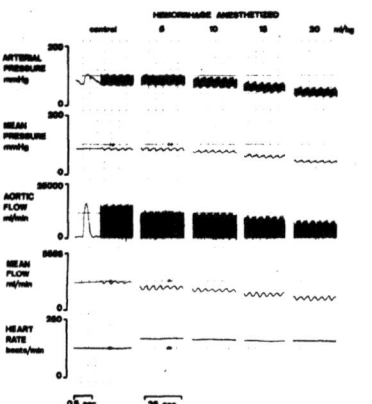

Abb.2

V 7.9
Genauigkeit von Halothanverdampfern unter praxisnahen Betriebsbedingungen

K. Züchner, E. M. Raffauf, H. Sonntag

Zentrum Anaesthesiologie der Universität Göttingen, BRD

Die Inhalationsanästhesie mit Halothan nimmt in der großen Anzahl von Narkoseverfahren einen wichtigen Platz ein. Zur Dosierung der gewünschten Konzentration sind verschiedene Verdampfer-Fabrikate im Einsatz. Eine kontinuierliche, genaue Messung der Halothankonzentration im Atemgas ist während einer Routinenarkose nicht möglich.

In einer Untersuchung wurden 30 Halothanverdampfer (13 Vapor 19, Dräger-Werk; 13 Fluotec Mark 3, Cyprane Ltd.; 4 Abbingdon, Penlon) aus dem Routineeinsatz des Klinikums Göttingen einem Funktionstest unterzogen.

Die Genauigkeit der abgegebenen Halothankonzentration wurde mit einem Massenspektrometer (Perkin Elmer, MGA 1100A) bei den Flüssen 3, 5, und 8 l/min und den Teperaturen 10, 21 und 35°C und einer Gasmischung O_2/N_2O im Verhältnis 1:2 bestimmt. Weiterhin wurden die abgegebenen Halothankonzentrationen bei einem Fluß von 5 l/min für reinen Sauerstoff bei den angegebenen Temperaturen gemessen.

Ergebnisse

Die Geräte der Firma Dräger zeigten keine Abhängigkeit vom Gasfluß, jedoch eine leichte Abhängigkeit von der Gasart und das Genauigkeitsoptimum lag bei 35°C.

Die Cyprane-Verdampfer zeigten bei insgesamt etwas größerer Ungenauigkeit eine leichte Flußabhängigkeit und eine Temperaturabhängigkeit mit dem Optimum bei 21°C.

Die Penlon-Verdampfer versagten bei höheren Temperaturen vollständig, so daß alle Geräte dieses Typs ab sofort nicht mehr am Patienten eingesetzt werden.

Die Ergebnisse werden anhand empirischer Verteilungsfunktionen dargestellt und besonders unter dem Gesichtspunkt der Problematik eines trügerischen Gerätesicherheitsaspektes diskutiert.

ARDS

V 8.1
Einfluß der alveolären Hypoxie auf das Prostaglandinsystem der Lunge — Mögliche Beteiligung an der Entstehung des ARDS

A. Goetz, P. Conzen, W. Oettinger, W. Brendel
Institut für Chirurgische Forschung, Marchioninistr. 15, D-8000 München 70, BRD

Den Metaboliten der Arachidonsäure - speziell den Prostaglandinen - wird derzeit eine zentrale Bedeutung bei der Entstehung des posttraumatischen progressiven Lungenversagens (ARDS) zugesprochen (2). Es besteht jedoch weitgehend Unklarheit darüber, welche Mechanismen im einzelnen die Veränderungen im Prostaglandinhaushalt der Lunge auslösen.

Inwieweit die bei einer Vielzahl polytraumatisierter Patienten zu beobachtende alveoläre Hypoxie hierbei als Initiator wirken kann, sollte im Tierexperiment untersucht werden. Dies umso mehr, als ebenfalls im Tierexperiment nach Injektion von aktiviertem Komplement Lungenveränderungen im Sinne eines ARDS nur im Zusammenhang mit alveolärer Hypoxie oder einem zusätzlichen Trauma erzeugt werden konnte (1).

Methode: 10 Schweine mit einem mittleren Körpergewicht von 21,5 kg wurden in Barbituratnarkose mit hypoxischem Gasgemischen (12 % Sauerstoff, Rest Stickstoff) beatmet. Nach jeweils 2,5 und 10 Minuten erfolgte die Abnahme arterieller und venöser Blutproben zur Bestimmung der Prostaglandine im Serum. Folgende Prostaglandine wurden mittels Radioimmun-Assay gemessen: Prostaglandin $F_{2\alpha}$, der Metabolit von $PGF_{2\alpha}$ (13,14-Dihydro-15-Keto-$PGF_{2\alpha}$), Prostacyclin (gemessener Metabolit: 6-Keto-Prostaglandin $F_{1\alpha}$), Thromboxan A2 (gemessener Metabolit: Thromboxan B2).

Zum hämodynamischen Monitoring der Tiere wurden folgende Parameter erfaßt: Arterieller und pulmonalarterieller Mitteldruck, lungenkapillärer Verschlußdruck, Herzminutenvolumen, zentral-venöser Druck, Herzfrequenz. PO_2 und PCO_2 wurden intraarteriell kontinuierlich gemessen. Die statistische Auswertung der Ergebnisse erfolgte mit dem T-Test nach Student für paarige Stichproben.

Ergebnisse: Die Veränderungen der Hämodynamik im Sinne einer sympatho-adrenergen Reaktion im Systemkreislauf, sowie einer hochsignifikanten Widerstandserhöhung in der Lungenstrombahn entsprachen im wesentlichen den bekannten Literaturangaben.
Im Prostaglandinsystem zeigten sich folgende Veränderungen: Die Werte von Prostaglandin $F_{2\alpha}$ und Prostacyclin blieben über die gesamte Versuchsdauer konstant. Der Metabolit von Prostaglandin $F_{2\alpha}$ 13,14-Dihydro-15-Keto-$PGF_{2\alpha}$ wurde bereits nach 2 Minuten hypoxischer Beatmung signifikant ($p < 0,02$) und nach 10 Minuten hochsignifikant ($p < 0,001$) erhöht gemessen. Ebenfalls signifikant erhöht waren die Konzentrationen Thromboxan A2 nach 10 Minuten ($p < 0,05$).

Zusammenfassung: Die dargestellten Ergebnisse belegen eine, durch alveoläre Hypoxie ausgelöste Aktivierung des Prostaglandinsystems der Lunge, gekennzeichnet durch eine deutliche Steigerung des Umsatzes von Prostaglandin $F_{2\alpha}$ sowie eine vermehrte Freisetzung von Thromboxan A2. Unter Berücksichtigung der Ergebnisse von Lefer (2) beim traumatischen, sowie von Oettinger (3) beim Endotoxinschock, die übereinstimmend diesen Arachidonsäuremetaboliten eine erhebliche Bedeutung bei der Entstehung des ARDS zusprechen, läßt sich somit eine solche auch für die isolierte alveoläre Hypoxie postulieren.

Schlußfolgerung: Die vorliegenden Befunde unterstreichen die Notwendigkeit einer frühzeitigen therapeutischen Intervention zur Verhinderung oder Beseitigung der alveolären Hypoxie bei polytraumatisierten Patienten.

Literatur:
1. Henson P M, Larson G L, Webster R O, Mitchell B C, Goins A J, Henson J E (1982) Pulmonary microvascular alterations and injury induced by complement fragments: Synergistic effect of complement activation, neutrophil sequestration, and prostaglandins. In: Malik A B, Staub N C (Hrsg.) "Mechanisms of Lung Microvascular Injury" The New York Academy of Sciences, New York 1982
2. Lefer A M (1979) Editorial: Role of the prostaglandin-thromboxan system in vascular homeostasis during shock. Circulatory Shock 6:297
3. Oettinger W, Beyer A, Jensen U, Zumtobel V (1981) Endogenous thromboxan and prostacyclin activity regarding cardiopulmonary disorders and early renal failure in septic surgical patients. Europ. Surg. Res. 13:23

V 8.2
Pulmonale Gasaustauschstörung als Todesursache bei langzeitbeatmeten Patienten? Retrospektive Analyse präfinaler Gasaustausch- und Kreislaufwerte 1977-1982

G. Lazarus, K.-H. Weis, A. Amschler
Institut für Anaesthesiologie der Universität Würzburg, BRD

Die akute respiratorische Insuffizienz ist noch immer eine gefürchtete Komplikation traumatischer und septischer Grunderkrankungen. An hand retrospektiver Daten untersuchten wir die Frage, welchen Stellenwert die vordergründige Störung des pulmonalen Gasaustauschs i.S. eines limitierenden Faktors der Intensivtherapie im eigenen Patientengut derzeit einnimmt.

Methodik:

Ausgewertet wurden 273 Patienten, die in den Jahren 1977-1982 auf unserer Intensivstation (6 Betten) unter maschineller Atemhilfe von mehr als eintägiger Dauer verstarben. Erfaßt wurden die letzten dokumentierten arteriellen Blutgaswerte paO_2 und $paCO_2$, erhoben in den letzten 24 Stunden ante Exitum, sowie die zugrundeliegenden Beatmungsbedingungen FIO_2 und PEEP. Als globale Kenngröße der pulmonalen Gasaustauschstörung wurde der Quotient $AaDO_2/pAO_2$ gewählt. Die praefinale Kreislaufsituation wurde beschrieben durch den unblutig gemessenen systolischen und diastolischen Druck, sowie den zentralen Venendruck (ZVD), jeweils 6 Stunden ante Finem.

Ergebnisse:

Die Ergebnisse sind aus der Tabelle ersichtlich. Bei vergleichbarer Beatmungsdauer sank im Beobachtungszeitraum die Mortalität auf die Hälfte. Bei den verstorbenen Patienten des Jahres 1982 war am letzten Lebenstag zur Aufrechterhaltung normoxämischer Bedingungen nur noch eine FIO_2 von 0,35 erforderlich, gegenüber 0,65 im Jahr 1977. Der Quotient $AaDO_2/pAO_2$ sank von 0,78 auf 0,54, ohne daß sich zu diesem Zeitpunkt die Beatmungsbedingungen (PEEP, Normokapnie) wesentlich unterschieden. Andererseits verringerten sich bei vergleichbarem ZVD signifikant die arteriellen Blutdruckwerte.

Diskussion:

Die Ergebnisse lassen, mit den bekannten Vorbehalten gegenüber retrospektiven Studien, den Schluß zu, daß die Störung des Gasaustauschs ateminsuffizienter Patienten nur noch in Ausnahmefällen das zentrale und limitierende Problem der Intensivtherapie darstellt. Bei keinem der 1981 und 1982 verstorbenen Patienten waren zum Zeitpunkt des Todes die konventionellen Beeinflussungsmöglichkeiten der pulmonalen Oxygenierung (FIO_2 und PEEP) auch nur annähernd ausgeschöpft. Als Gründe für diese positive Entwicklung sind zu diskutieren: 1. eine verbesserte Primärversorgung, 2. eine frühzeitigere Indikationsstellung zur Beatmung, 3. individuellere Beatmungstechnik, 4. verbesserte technische Möglichkeiten zur Flüssigkeitsbilanzierung bei Niereninsuffizienz.

Als unmittelbare Todesursache tritt in unserem Arbeitsbereich erkennbar die therapieresistente Kreislaufinsuffizienz bei nicht beherrschten septisch-toxischen Zustandsbildern in den Vordergrund.

Tabelle: Ergebnisse (M± SD). Die Signifikanzangaben 1982 beziehen sich auf das Jahr 1977.

Jahr	1977	1978	1979	1980	1981	1982	p
n	66	64	32	29	44	38	
Mortalität %	58	50	32	25	32	29	
Beatm.-tage	9 ± 7	8 ± 6	15 ± 15	14 ± 15	10 ± 7	8 ± 6	ns
paO_2 (mmHg)	69 ± 25	74 ± 32	79 ± 31	75 ± 22	82 ± 26	78 ± 24	ns
FIO_2	.65 ± .25	.67 ± .27	.49 ± .24	.55 ± .25	.43 ± .22	.35 ± .13	0.001
$AaDO_2/pAO_2$	.78 ± .14	.76 ± .19	.66 ± .20	.71 ± .17	.58 ± .21	.54 ± .23	0.001
$paCO_2$ (mmHg)	44 ± 12	42 ± 12	42 ± 9	40 ± 12	42 ± 8	38 ± 10	0.01
PEEP (cmH_2O)	4.3 ± 3.9	4.9 ± 3.6	6.1 ± 4.2	7.1 ± 3.5	5.4 ± 2.7	4.9 ± 3.6	ns
RR_{sys} (mmHg)	109 ± 26	106 ± 26	95 ± 30	92 ± 29	88 ± 27	88 ± 31	0.001
RR_{dia} (mmHg)	57 ± 23	60 ± 20	50 ± 27	48 ± 25	49 ± 24	44 ± 26	0.01
ZVD (cmH_2O)	10 ± 4	12 ± 5	12 ± 5	11 ± 4	11 ± 5	11 ± 4	ns

V 8.3
Fat Embolism Syndrome (FES) and Acute Respiratory Failure (ARF)

M. Langer, A. Pesenti, R. Marcolin, E. Beck, L. Gattinoni
Istituto di Anestesiologia e Rianimazione, Universita' di Milano, Via F. Sforza 35, 20122 Milano, Italy

FES may cause acute respiratory failure (ARF) of variable severity in trauma patients.

FES was the primary diagnosis in 5 out of 90 severe ARF pts in the american Extracorporeal Membrane Lung Oxygenation study (1). In our patients undergoing extracorporeal support as low frequency positive pressure ventilation with extracorporeal CO_2 removal (LFPPV-$ECCO_2R$) the incidence of FES is 2/22. In the years 1981-1982 we treated 6 pts with FES (long bone fractures 4; bilateral leg fracture 1; monolateral leg fracture 1) diagnosed according to generally accepted clinical criteria, i.e. the presence 24-48 hrs after the trauma of sudden onset of hypoxia, fever, anemia, petechial rush, CNS involvement. Relevant parameters collected during CPPV within 24 hrs from admission to ICU are reported in the following table. Stars indicate 2 pts transferred from other ICUs (observations made more than 48 hrs from onset of symptomatology).

Pts are grouped according to their evolution:

Group 1 (2 pts) : transient respiratory impairment (less than 12 hrs) with prevalent CNS involvement;

Group 2 (2 pts) : required positive airways pressure therapy (CPAP) for 4 and 5 days after a few hours of CPPV;

Group 3 (2 pts) : after 48 hrs of CPPV incurred in further deterioration of lung function and underwent LFPPV-$ECCO_2R$.

References

1) Extracorporeal support for respiratory insufficiency: a collaborative study in response to Request for Proposal, NHLI-73-20, NHLBI 1979.
2) GATTINONI L., PESENTI A., PELIZZOLA A. et al.: (1981) Reversal of terminal acute respiratory failure by low frequency positive pressure ventilation with extracorporeal removal of CO_2. Trans. Am. Soc. Artif. Intern. Organs. 27, 289.

Patient	Group 1		Group 2		Group 3	
	P*	M	R	S	A	C*
Qva/Q	0.10	0.06	0.34	0.42	0.32	0.50
FRC l	1.9	2.9	2.2	1.9	–	0.4
TSLC ml cmH$_2$O^{-1}	60	60	53	45	33	26
PVR dyne sec cm^{-5}	101	177	130	169	400	212

Qva/Q = venous admixture
FRC = functional residual capacity by helium dilution
TSLC = total static lung compliance measured under anesthesia and paralysis at 8-10 ml kg^{-1} (2)
PVR = pulmonary vascular resistances $\frac{PAP - WP}{CO} \times 79.9$

All pts survived and were eventually discharged from the hospital.

In group 1 the FES resulted in a predominant CNS impairment with only transient changes in lung function.

In group 2 the pulmonary lesion had evolved to a full blown ARDS, showing an uncommon dissociation between acceptable lung mechanics and a severely impaired gas exchange.

The lower compliance in group 3 pts (resulting either from a more severe syndrome and/or inadequate treatment) caused the failure of the conventional respiratory treatment. In these two pts pulmonary hypertension was also observed.

It is possible that an early and aggressive airways pressure therapy combined with a very careful fluid management might avoid the progression of the disease towards stiff lungs.

LFPPV-ECCO$_2$R appears an adequate treatment in the most severe cases of FES + ARF.

V 8.4
Pulmonalarterielle Verschlußangiographie beim septischen Intensivpatienten mit akutem Lungenversagen

E. Zadrobilek, W. Mauritz, R. Waneck, V. Draxler, P. Sporn
Intensivbehandlungsstation I der Klinik für Anaesthesie und allgemeine Intensivmedizin der Universität Wien und Röntgenabteilung der I. Chirurgischen Universitätsklinik Wien, Österreich

PROBLEMSTELLUNG. Die schwere Verlaufsform des akuten Lungenversagens beim septischen Intensivpatienten ist durch deutlichen Anstieg der pulmonalarteriellen Drücke mit Vergrößerung des pulmonalarteriellen diastolisch/kapillären Druckgradienten (PADP-PCWP) und Erhöhung des pulmonalen Gefäßwiderstandes mit entsprechender rechtsventrikulärer Belastung gekennzeichnet (2,3). Verschiedene Mechanismen können bei deren Entstehung beteiligt sein: interstitielles Ödem durch Verlust der Kapillarintegrität, Mediator-induzierte Gefäßengstellung, Verlegung der Endstrombahn durch Mikrothromben und Embolisation von Pulmonalarterien sowie Gefäßrarefizierung im Spätstadium. Mit der Methode der pulmonalarteriellen Verschlußangiographie über einen liegenden Einschwemmkatheter können Veränderungen in der Röntgenmorphologie der Gefäße beurteilt werden (1). Ziel dieser Untersuchung war es, den einzelnen Ursachen für die Einengung des effektiven pulmonalen Gefäßquerschnittes nachzugehen und davon differenzierte Behandlungsmaßnahmen abzuleiten.

PATIENTEN UND METHODIK. Die vorliegende Untersuchung umfaßt 16 Patienten mit septischem Zustandsbild (vorwiegend abdominale Sepsis) und akutem Lungenversagen. Das Durchschnittsalter betrug 34 (15-62) Jahre. Zehn Patienten verstarben an Mehrfachorganversagen. Die kontinuierliche Verabreichung von niedrig dosiertem Heparin sowie Dopamin und Dobutamin in einer Dosierung von 2 bzw 5-12 µg/kg/min waren standardisierte Maßnahmen. Die Indikation für den pulmonalarteriellen Einschwemmkatheter (in zwei Fällen war diese Intervention zu einem späteren Zeitpunkt erneut erforderlich, daher Gesamtkollektiv n = 18) wurde zur erweiterten Überwachung und Therapiesteuerung nach einer durchschnittlichen Behandlungsdauer von 5.5 (2-16) Tagen gestellt. Die pulmonalarterielle Verschlußangiographie (mindestens 18 ml 70 %iges wäßriges Kontrastmittel) erfolgte bettseitig unmittelbar nach Positionierung des Katheters. Die Ergebnisse der anschließend durchgeführten hämodynamischen Messung wurden für die Untersuchung ausgewertet (pulmonalarterieller Hochdruck: PADP-PCWP ≥ 5 mm Hg bei PAMP ≥ 20 mm Hg). Die Ergebnisse werden als Mittelwerte (Standardfehler der Mittelwerte) dargestellt. Als statistische Verfahren wurden t-Test für unverbundene Stichproben und exakter Test von FISHER angewendet.

ERGEBNISSE. Die hämodynamischen Daten der untersuchten Patienten (Gruppe 1: normale pulmonalarterielle Druckverhältnisse, Gruppe 2: pulmonalart-

Tabelle 1: Übersicht über die hämodynamischen und respiratorischen Daten.

	Gruppe 1 (n = 5)	Gruppe 2 (n = 13)	
PADP-PCWP (mm Hg)	2.0 (0.5)	7.0 (0.3)	p<0.001
PAMP (mm Hg)	20.2 (2.1)	30.1 (1.6)	p<0.01
PCWP (mm Hg)	10.8 (1.6)	14.3 (1.0)	NS
CI (l min^{-1})	4.90 (0.49)	4.41 (0.25)	NS
PVRI (dyn s cm^{-5})	158.0 (20.8)	296.4 (21.8)	p<0.01
RVSWI (g m)	12.5 (1.9)	14.7 (1.0)	NS
FIO$_2$	0.47 (0.04)	0.60 (0.04)	NS
AaDO$_2$ (mm Hg)	155.1 (39.0)	278.8 (31.0)	p<0.05
QS/QT	0.150 (0.047)	0.301 (0.028)	p<0.05

erieller Hochdruck) sind in Tabelle 1 zusammengefaßt. Beim Vergleich der beiden Gruppen zeigen PADP-PCWP, PAMP, PVRI, AaDO$_2$ und QS/QT statistisch signifikante Unterschiede. Bei der pulmonalarteriellen Verschlußangiographie konnten Veränderungen im dargestellten Versorgungsbereich der entsprechenden Pulmonalarterien nicht nur an großen Gefäßen, sondern bis in die Peripherie beurteilt werden. Die Kontrastdarstellung der Parenchymphase (Endstromgebiet) und der abführenden Venen war wegen der Strukturdichte der Lungen nur in Einzelfällen bewertbar. In der Tabelle 2 werden

Tabelle 2: Befunde der pulmonalarteriellen Verschlußangiographie.			
	Gruppe 1 (n = 5)	Gruppe 2 (n = 13)	
Normalbefund	3	1	$p<0.05$
Gefäßengstellung	0	12	$p<0.001$
Abbrüche und Füllungsdefekte in segmentalen und subsegmentalen Pulmonalarterien	0	7	$p\leq0.05$
Abbrüche in kleinen Gefäßen	2	4	NS
Gefäßrarefizierung	0	6	NS

die Befunde gegenübergestellt. In Fällen mit pulmonalarteriellem Hochdruck (Gruppe 2) waren Unterschiede in der Inzidenz von Normalbefund, Gefäßengstellung und Füllungsdefekte (Embolisation) im Vergleich zur Gruppe 1 statistisch zu sichern.

DISKUSSION. Die Auswertung pulmonalarterieller Verschlußangiographien bei septischen Intensivpatienten mit akutem Lungenversagen zeigte, daß Gefäßengstellung und Embolisation von Pulmonalarterien als wesentliche Ursache für die Entstehung des pulmonalarteriellen Hochdruckes angesehen werden können. Im Einzelfall werden diese Befunde zu gezielten Behandlungsmaßnahmen veranlassen: bei Gefäßengstellung pharmakologische Beeinflussung der pulmonalen Hämodynamik mit Nitroglyzerin oder Isosorbiddinitrat und positiv inotrope Wirkstoffe (Orciprenalin) bzw bei Füllungsdefekten die Auflösung und Vermeidung weiterer Makroembolien durch hochdosierte Heparintherapie. Zusammenfassend kann gesagt werden, daß die bettseitig durchführbare pulmonalarterielle Verschlußangiographie eine Bereicherung zur Differenzierung der verschiedenen Veränderungen in der Lungenstrombahn bei erhöhten pulmonalarteriellen Drücken darstellt.

LITERATUR:

(1) Greene R, Zapol WM, Snider MT, Reid L, Snow R, O'Connell RS, Novelline RA (1981) Early bedside detection of pulmonary vascular occlusion during acute respiratory failure. Am Rev Respir Dis 124: 593

(2) Marland AM, Glauser FL (1982) Significance of the pulmonary artery diastolic - pulmonary wedge pressure gradient in sepsis. Crit Care Med 10: 658

(3) Sibbald WJ, Paterson NAM, Holliday RL, Anderson RA, Lobb TR, Duff JH (1978) Pulmonary hypertension in sepsis. Measurement by the pulmonary arterial diastolic - pulmonary wedge pressure gradient and the influence of passive and active factors. Chest 73: 583

V 8.5
Wechselwirkung zwischen Granulozyten und der Lunge nach hypovolämisch-traumatischem Schock

H. Redl, G. Schlag, H. Lamche
Ludwig Boltzmann Institut für experimentelle Traumatologie, A-1200 Wien, Donaueschingenstraße 13, Österreich

Ziel der Studie:
Aufgrund von experimentellen Untersuchungen vermutete Ratliff schon 1971 [2], daß Granulozyten eine bedeutende Rolle in der Entwicklung des Schocklungensyndroms spielen können.

Frühere ultrastrukturelle Studien am Menschen u. in Tiermodellen zeigten, daß Granulozytenakkumulation und Endothelzellschwellungen die wichtigsten Veränderungen der Lunge im Schock sind [5]. Wir haben daher in weiterer Folge versucht mit quantitativen Techniken (Morphometrie und Indiumoxinmarkierung von Granulozyten) die Ansammlung von polymorphkernigen Leukozyten in der Lunge nach einem hypovolämisch-traumatischen Schock zu erfassen. Gleichzeitig haben wir *in vitro* verschiedene Granulozytenfunktionen untersucht.

Methodik:
Bastardhunde wurden einem standardisierten hypovolämisch-traumatischen Schock unterzogen [5]. Die Isolierung der Granulozyten erfolgte jeweils mit einer Einstufenmethode, die Markierung von Hundegranulozyten, die spezifische polymorphkernige Neutrophilen -(PMN)-Darstellung und Quantifizierung entsprechend Redl [3], die Aggregationsuntersuchungen erfolgten wie bei Redl [4].

Resultate und Diskussion:
Entsprechend den früheren morphologischen Ergebnissen beim Menschen und am Hund haben wir eine massive Leukostase in der Lunge nach Schock auch quantitativ mit Hilfe In^{111}-markierter PMN (2- bis 5-fache Aktivität in der Lunge nach Schock) und mit Hilfe der Morphometrie - spezifische Darstellung der PMN mit Immunperoxidase (spezielles Antiserum gegen Hunde PMN) - nachweisen können.

Die Ansammlung der PMN in der Lunge mit anschließender Degranulierung könnte durch Auftreten von aktivierten Komplementkomponenten (C5a, C3a) verursacht werden, wie wir in Einzelfällen auch direkt nachweisen konnten (PMN-Aggregation). In der Mehrzahl der Fälle scheint der Nachweis durch die kurze C5a-Halbzeit (Rezeptorbindung) behindert. *In vitro* konnten wir erstmals eine massive Verstärkung der Granulozytenaggregation durch Thrombozyten oder deren Lyseprodukte nachweisen, welche auch möglicherweise *in vivo* (gemischte Aggregate) von Bedeutung sein könnten. Dies um so mehr, da von Boogaerts et al. [1] berichtet wurde, daß *in vitro* auch die Endothelschädigung durch aktivierte Granulozyten (via reaktive Sauerstoffverbindung) unter Anwesenheit von Thrombozyten verschlimmert wird.

Die Freisetzung von Sauerstoffradikalen nach PMN-Stimulierung mit akt. Komplement konnte von uns *in vitro* mit Hilfe der Chemilumineszenz verfolgt werden. Ebenso wie die Aggregation und Freisetzung von lysosomalen Enzymen konnte die Chemilumineszenz mit Steroiden und nicht steroidalen Entzündungshemmern vermindert beziehungsweise verhindert werden.

Somit ergeben sich therapeutische Möglichkeiten zur Beeinflußung des Beginns der Wechselwirkung zwischen Granulozyten und der Lunge im Schock, die insgesamt etwa folgendermaßen verlaufen könnte:
1. Aggregation von Granulozyten infolge der Aktivierung des Komplementsystems;
2. Leukostase in der Lunge;
3. Endothelschädigung mit nachfolgendem interstitiellen Ödem;
4. Auswanderung von PMN ins Interstitium mit Freisetzung von lysosomalen Enzymen und folgender Verschlimmerung des interstitiellen Ödems mit Ausbildung eines typischen Schocklungensyndroms (ARDS).

Literatur:
1 Boogaerts MA, Yamada O, Jacob HS, Moldow CF (1982) Enhancement of granulocyte-endothelial cell adherence and granulocyte-induced cytotoxicity by platelet release products. Proc. Natl.Acad.Sci.USA, 79: 7019
2 Ratliff NB, Wilson JW, Mikat E, Hackel DB, Graham TC (1971) The lung in hemorrhagic shock. IV. The role of neutrophilic polymorphnuclear leukocytes. Amer.J. Pathol. 65: 325
3 Redl H, Dinges HP (1982) Immun- und enzymhistochemische Darstellung von Granulozyten - Versuch einer quantitativen Auswertung. Microscopica Acta 86: 207
4 Redl H, Flynn PJ, Lamche H, Schiesser A, Schlag G, Hammerschmidt DE (in press) Aggregation, Chemotaxis and Chemiluminescence of Canine Granulocytes. Inflammation.
5 Schlag G, Voigt WH, Redl H, Glatzl A (1980) Vergleichende Morphologie des posttraumatischen Lungenversagens. Anästh.Intensivther.Nofallmed. 15: 315

V 8.6
Veränderungen des Bindegewebes im Spätstadium des posttraumatischen ARDS
A. Nerlich, M. Nerlich+, P.K. Müller
Max-Planck Institut für Biochemie, D-8033 Martinsried und +Unfallchirurgische Klinik, Medizinische Hochschule, D-3000 Hannover, BRD

Das respiratorische Versagen nach schwerem Schock und Trauma stellt heute eine der gefürchtetsten Hauptkomplikationen im Gefolge schwerer Verletzungen dar. Durch therapeutische Verbesserungen konnten zwar die Mortalität gesenkt und die Überlebenszeit verlängert werden, doch besonders das Spätstadium des ARDS ist nach wie vor von hoher Mortalität und bislang geringer therapeutischer Beeinflußbarkeit gekennzeichnet. Frühere Untersuchungen zeigten, daß im Spätstadium des ARDS sowohl morphologisch (3) als auch biochemisch (2) nachweisbar eine drastische Bindegewebsvermehrung stattfindet. So stieg bei Patienten mit einer Überlebenszeit von mehr als 2 Wochen der Gehalt an Kollagen, dem Hauptbestandteil des Bindegewebes der Lunge, linear zur Überlebenszeit bis zum 4 fachen der Norm an (2).

Für die mechanischen Eigenschaften des Kollagens, dem vor allem eine Mitbeteiligung an der Einschränkung der Lungendehnbarkeit zugeschrieben wird, sind jedoch auch das Verhältnis der verschiedenen Kollagentypen mit ihren unterschiedlichen mechanischen Eigenschaften sowie der Grad der intermolekularen Quervernetzung von großer Bedeutung. Anhand von Lungengewebe von Patienten mit einer biochemisch manifesten posttraumatischen Lungenfibrose wurde die Gewebsfestigkeit gegenüber enzymatischem Abbau, die Löslichkeit des Kollagens unter verschiedenen Bedingungen entsprechend dem Quervernetzungsgrad der Moleküle sowie die Relation der löslichen Kollagentypen zueinander im Vergleich zu normalen Kontrollungen ermittelt. Desweiteren konnte die molekulare Zusammensetzung des Kollagens und die Menge der für die Quervernetzung der Moleküle verantwortliche Aminosäure Hydroxylysin bestimmt werden.

Die von uns untersuchten Patientenlungen zeigten im Vergleich zu den Kontrollen bereits eine leichte, jedoch nicht signifikante Verminderung der Gewebsfestigkeit gegenüber enzymatischem Abbau. So ließen sich bei den Patienten 72.0 ± 12.5 % gegenüber normal 60.1 ± 8.7 % des Gesamtgewebes mit Pepsin abbauen. Desgleichen war die Löslichkeit des Kollagens bei den Patienten in saurem Medium verdoppelt (4.5 ± 1.1 % gegenüber 2.7 ± 0.5 %), während mit Pepsin gar 51.2 ± 5.4 % des Gesamtkollagens gegenüber normal 33.4 ± 2.9 % in Lösung gebracht werden konnte. Die Analyse der Aminosäurezusammensetzung zeigte eine deutliche Verminderung der für die Kollagenquervernetzung entscheidenden Aminosäure Hydroxylysin bei den Patienten. Die lösliche Menge an Kollagen Typ III, dem Hauptbestandteil des feinen retikulären Bindegewebes mit elastischen Eigenschaften, war von normal 17.4 ± 0.2 % auf 25.4 ± 1.8 % erhöht.

Die vorliegenden Daten zeigen, daß das im Laufe des Gewebsumbauprozesses nach Schock und Trauma akut gebildete und akkumulierte Kollagen geringer quervernetzt ist und somit eine geringere Stabilität ergibt. Als Grund hierfür ist ein Mangel der für die Quervernetzung verantwortlichen Aminosäure Hydroxylysin anzusehen, die durch einen besonderen enzymatischen Schritt im Laufe der Kollagenbiosynthese gebildet wird. Gleichzeitig ist die Menge an Kollagen Typ III mit mehr elastischen Eigenschaften im Gegensatz zum mechanisch rigiden Kollagen Typ I vermehrt. Insgesamt zeigen die Ergebnisse, daß die pulmonalen, mechanischen Veränderungen in der Lungenfibrose im Spätstadium des ARDS nicht durch eine vermehrte molekulare Gewebsfestigkeit hervorgerufen werden, sondern daß hierfür mehr die rein mengenmäßige Akkumulation von Gewebesubstanz relativ minderer Qualität verantwortlich zu machen ist. Als wichtiger prognostischer Effekt ergibt sich, daß das geringer quervernetzte Kollagen durch Proteasen leichter abbaubar ist. Die posttraumatische Lungenfibrose scheint also durchaus "überlebbar" zu sein, sofern An- und Abbauregulationssysteme des Körpers wieder ausreichend funktionieren. Bislang beschriebene Fälle von überlebter posttraumatischer Lungenfibrose (1) könnten durch ein solch funktionierendes System bedingt sein.

Literatur:
1. Mittermayer,C. et al., Is the so-called Shock lung reversible, Path.Res.Pract. 162,73 (1978)
2. Nerlich,A. et al., Biochemisch feststellbare Veränderungen in der Lunge im posttraumatisch-respiratorischen Versagen, Hefte z.Unfallheilk. (im Druck) (1982)
3. Porte,A. et al., Acute Interstitial Pulmonary Fibrosis, Intens. Care Med. 4,181 (1978)

V 8.7
Prognose der Schocklunge bei Fibrinolysetherapie
H. Harke, S. Rahman
Abteilung Anaesthesiologie am Klinikum der Christian-Albrechts-Universität Kiel, BRD

Einleitung: Nach Untersuchungen verschiedener Autoren(1,3,4,5)liegt die Letalität des ARDS bei 77 bis 92%.Nach einem symptomlosen Intervall droht im Stadium der klinischen Manifestation ein interstitielles plasma- und fibrinreiches Ödem.Infolge einer vorzeitigen Erschöpfung physiologischer Fibrinolyseaktivatoren(2) besteht die Gefahr einer interstitiellen Fibrose.In der vorliegenden Beobachtungsreihe wurde daher der Einfluß einer Fibrinolysetherapie auf die Prognose des ARDS untersucht.
Material und Methodik: 1.Krankengut. Bei 24 Patienten mit ARDS (Tab.1)wurde in der frühen postoperativen oder posttraumatischen Phase eine hoch dosierte Streptokinase(SK)-Therapie eingeleitet. Zur Vermeidung Plasmin-induzierter Blutungskomplikationen wurde das intravasale Plasminogen durch äquimolare Bindung mit SK und Bildung von Plasminogen-Aktivator-Komplexen erschöpft. Der SK - Aktivator sollte seinerseits die endothelialen Lecks der Lungenkapillaren passieren,um das im Interstitium abgelagerte Plasminogen zu Plasmin zu aktivieren und eine interstitielle Fibrinolyse zu induzieren.(Abb.1) Dosierungsschema:
a)Initialdosis(ID)=4 Mill.E SK /30 min
b)Erhaltungsdosis(ED)= 1 Mill.E SK /h
Die ED wurde bei einem Anstieg der partiellen Thromboplastinzeit(PTT) auf 45 s bzw. der Thrombin-Coagulase-Zeit(TC) auf 30 s auf 1,5Mill.E/h erhöht. Bei Werten über 50 s bzw. 35 s wurde die ED auf 2 Mill.E/h gesteigert.
2.Laboruntersuchungen. Bei allen Patienten wurden 3-6 stündliche Analysen durchgeführt. Die Bestimmung von PTT,Quick,TC erfolgte mit handelsüblichen Reagenzien der Behringwerke. Der PaO_2 wurde mit dem Bloodgasanalyser 413 (Instrumentation Laboratories) gemessen.

Tabelle 1:Klinische Daten

Prognose der Schocklunge bei Fibrinolysetherapie						
Grunderkrankung	Patientenzahl	Alter (J)	Therapiedauer (Std)	PaO_2 - FIO_2 =1 vor	nach mmHg	Letalität
Polytrauma	11	29	45	103	322	36
Sepsis	6	27	56	100	285	66
Gastrointestinale Blutungen	4	38	49	67	250	50
Aspiration	3	18	60	109	370	33
Insgesamt	24	29	51	98	301	54%

Ergebnisse: Bei 24 Patienten war als Ausdruck eines ARDS der PaO_2 (FIO_2=1)auf im Mittel 98mmHg abgesenkt(Tab.1). Nach Einleitung einer etwa 50-stündigen SK-Therapie konnte der PaO_2 um durchschnittlich 200 auf 301 mmHg gesteigert werden. Gleichzeitig war eine Abnahme des Shunts von 52 auf 10 % nachweisbar.Während der Therapie kam es als Ausdruck einer interstitiellen Proteofibrinolyse zu einem Anstieg des Harnstoff-N von 25 auf mehr als 60 mg%.Insgesamt überlebten 11 von 24 Patienten, das sind 46 %.
Diskussion: Die frühzeitige Erschöpfung des Fibrinolysepotentials beim ARDS ist wiederholt nachgewiesen worden.Zur Vermeidung einer interstitiellen Fibrinablagerung erscheint daher die Substitution von Fibrinolyseaktivatoren als logische Konsequenz.In der vorliegenden Beobachtungsreihe wurde während der SK-Therapie in nahezu allen Fällen eine Normalisierung des Gasstoffwechsels erreicht.Dieser günstige Effekt konnte jedoch bei 54% der Patienten aufgrund von Drittkomplikationen nicht stabilisiert werden. Bedenkt man jedoch daß die Letalität bei einem vergleichbaren Krankengut mit 77- 92% angegeben wird, so ist die

Abb. 1
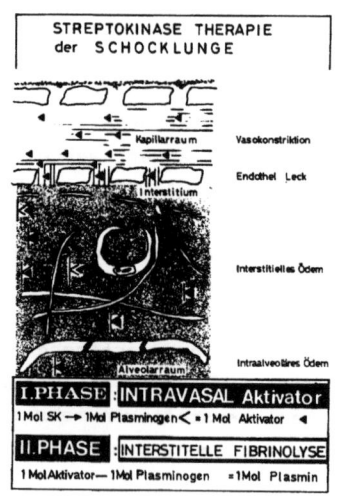

Aussage gestattet, daß die Fibrinolysetherapie
die Prognose des ARDS entscheidend verbessert.

Literatur
1. Fallat RJ (1979) Pathophysiologic Correlates in Adult Resp.Distress Syndrome
2. Harke H (1979) Plasminogen-adaptierte SK-Therapie der Schocklunge. Anaesthesist 28:259
3. Schwarzhoff W (1980) In: Anaesthesiologie und Intensivmedizin Bd 130 Springer Berlin
4. Weilemann LS (1981) Klin.Wschr.59:607
5. Wilson RF (1969) Clinical Respiratory Failure after Shock or Trauma. Surg.98: 539

V 8.8
Einfluß der Synchronisation auf Hämodynamik und Gasaustausch bei der seitenunabhängigen Beatmung im Tierexperiment

P. Reinhold, R. Scherer, J. Zander

Klinik für Anaesthesiologie und operative Intensivmedizin der Universität Münster, BRD

In den letzten Jahren hat sich bei der Therapie seitendifferenter Lungenerkrankungen die seitenunabhängige Beatmung etablieren können. Bislang ist jedoch die Frage, ob die Independent Lung Ventilation mit 2 Respiratoren synchronisiert erfolgen soll oder ob beide Ventilatoren zeitlich unabhängig voneinander arbeiten können, ungeklärt. Es wurde deshalb in einer tierexperimentellen Untersuchung der Einfluß von Synchronisation und Asynchronisation auf Hämodynamik und Gasaustausch untersucht.

7 Bastardhunde mit einem mittleren Gewicht von 21,7 kg wurden über einen Doppellumentubus zunächst mit einem Respirator mit 15 ml/kg KG bei einer Frequenz von 10/min ventiliert. Sodann wurden die Lungen über 2 Ventilatoren (DRÄGER UV 1) mit jeweils 7,5 ml/kg KG Atemzugvolumen synchron und asynchron beatmet. Die Synchronisation erfolgte über eine elektronische Schaltung, die mittels einem variablen Delay alle zeitlichen Kombinationen der beiden Geräte erlaubte. Die Verzögerung eines Respirators wurde so gewählt, daß sich eine alternierende Lungenventilation ergab, d.h. die Inspiration der einen Lunge fiel mit der Exspiration der anderen zusammen. Dies wurde als konstante asynchrone Ventilation angesehen.
Mit Hilfe eines Swan-Ganz-Katheters wurde das cardiorespiratorische Profil erstellt. Die Ventilationsgrößen wurden Atemzug zu Atemzug mittels Pneumotachygraphie überwacht. O_2-Aufnahme und CO_2-Produktion der rechten und linken Lunge wurden separat gemessen. Nach dem Fickschen Prinzip wurde daraus die Verteilung des Herzzeitvolumens auf die rechte und linke Lunge ermittelt. Die Parameter wurden in 8 Meßabschnitten über einen Zeitraum von jeweils 30 Minuten erfaßt:

1. 1 Respirator, PEEP 0 torr
2. 1 Resp., PEEP 7,5 torr
3. seitengleich, 2 Resp., PEEP 0 torr, synchr.,
4. seitengleich, 2 Resp., PEEP 0 torr, asynchr.,
5. seitengleich, 2 Resp., PEEP 7,5torr, synchron,
6. seitengleich, 2 Resp., PEEP 7,5torr, asynchr.,
7. seitendiff., 2 Resp., PEEP 0/7,5torr, synchr.,
8. seitendiff., 2 Resp., PEEP 0/7,5torr, asynchr.,

Unter asynchroner Ventilation wurde ein höherer Cardiac Output gemessen als bei Synchronisation. Bei PEEP-Beatmung verstärkt sich diese Veränderung (5. zu 6. 6,45%). Die Shuntfraktion nimmt bei Desynchronisation zu (3. zu 4. +12,3%, 5. zu 6. + 50,7%). Der Pulmonalvaskuläre Widerstand hingegen fällt ab (5. zu 6. - 22,7%).
Bei seitendifferentem PEEP-Niveau sind die Änderungen des Cardiac Outputs stärker ausgeprägt als bei seitengleichem (7. zu 8. +9,1%).
Eine Irritation des Elektrokardiogramms wurde nicht beobachtet.

Die unterschiedlichen intrapulmonalen Drucke unter asynchroner Ventilation begünstigen die Perfusion der Lunge, die sich in der Exspiration befindet. Entsprechend der gesteigerten Perfusion scheinen auch minderbelüftete Anteile verstärkt durchblutet zu werden, was eine venöse Beimischung bedeutet.
Bei Beatmung mit seitendifferentem PEEP konnte anhand der CO_2-Produktion und der O_2-Aufnahme eine deutlich vermehrte Perfusion der Lunge mit dem niedrigeren intrapulmonalen Druckniveau nachgewiesen werden. Dieser Unterschied wurde bei asynchroner Beatmung besonders deutlich.

V 8.9
Effekte kontinuierlicher arteriovenöser Hämofiltration bei akutem Lungenversagen nach kardiochirurgischen Eingriffen

F. Coraim, Ch. Spiss, M. Zimpfer

Klinik für Anaesthesie und Allgemeine Intensivmedizin der Universität Wien und Forschungsstelle für Intensivtherapie, Wien, Österreich

Einleitung

Humoral toxische Agentien konnten bei einer Reihe von Schockformen nachgewiesen werden und stellen möglicherweise einen gemeinsamen Nenner für deren klinisches Erscheinungsbild dar. Durch kontinuierliche Hämofiltration ist eine Elimination vasoaktiver Moleküle möglich (1). In der vorliegenden Untersuchung sollte das therapeutische Potential einer kontinuierlichen arteriovenösen Hämofiltration bei akutem Lungenversagen nach kardiochirurgischen Eingriffen untersucht werden.

Patientengut und Methodik

18 Patienten im Alter von 31 bis 68 Jahren nach aorto-coronaren Bypass-Operationen (n=5),

nach Aortenklappenersatz (n=3), nach Mitral=
klappenersatz (n=5) oder nach kombinierten
Eingriffen am Herzen (n=5) wurden untersucht. Bei
allen Patienten bestand trotz mechanischer
Atemhilfe (kontrollierte Beatmung, PEEP) ein
akutes Lungenversagen, das eine Beatmung mit
hoher inspiratorischer Sauerstoffkonzentration
erforderlich machte. - Der arterielle Druck und
der Linksvorhofdruck wurden direkt und konti=
nuierlich gemessen. Bei 8 Patienten wurde ein
Swan-Ganz Katheter in die Lungenstrombahn
eingeschwemmt. Nach Punktion der Femoralgefäße
mit der Seldingertechnik wurde ein Hämofilter
(Amicon D_{20}^R) in einen arteriovenösen extra=
korporalen Shunt eingeschaltet. Im Sinne einer
ausgeglichenen Flüssigkeitsbilanz wurde das
Filtrat immer vollständig mit einer Elektrolyt=
lösung ersetzt (Diaflex^R).

Ergebnisse

In zeitlichem Zusammenhang mit Beginn der
Hämofiltration war bei abnehmenden linksventri=
kulären Füllungsdrucken ein Blutdruckanstieg
mit einer Zunahme des totalen peripheren
Widerstandes zu verzeichnen. Dies ging Hand in
Hand mit einer dramatischen Besserung des
pulmonalen Gasaustausches (Abbildung). Es konnte
somit die inspiratorische Sauerstoffkonzen=
tration und die Menge der infundierten Katechol=
amine signifikant reduziert werden.

Diskussion

Die vorliegende empirische Untersuchung legt
die Spekulation nahe, daß ein kausaler
Zusammenhang zwischen der beobachteten Besserung
des klinischen Zustandsbildes und der Eliminas=
tion von kardiopulmonal toxischen Stoffen
besteht. Eine laborchemische Beweisführung muß
jedoch künftigen Analysen vorbehalten bleiben.

Literatur

(1) Wagensteen SL, deHoll DJ, Kiechel SF,
Martin J, Lefer AM (1970). Influence of
hemodialysis on a myocardial depressant factor
in hemorrhagic shock. Surgery 67: 935-943.

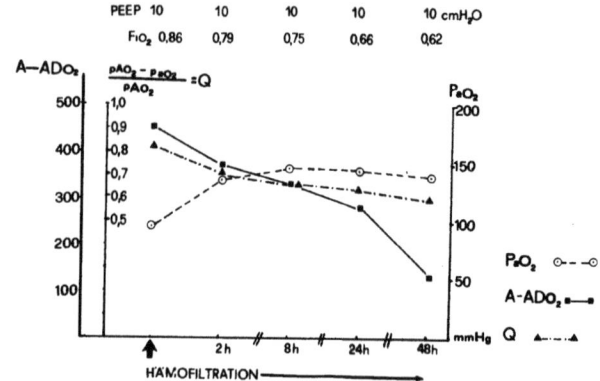

V 8.10
Hypoproteinämie als Sicherheitsfaktor gegen pulmonale Ödembildung

C.-J. Kant, M. L. Nerlich, H. P. Lobenhoffer, H.-J. Oestern, J. A. Sturm
Unfallchirurgische Klinik der Medizinischen Hochschule Hannover,
D-3000 Hannover, Konstanty-Gutschow-Str. 8, BRD

Die Infusionsbehandlung des hämorrhagischen
Schocks mit bilanzierten Elektrolytlösungen führt
zu einer Reduktion des kolloid-osmotischen Druckes
(KOD) im Plasma. Die Bedeutung des KOD bei der
Ödembildung in der Lunge ist unklar und umstritten.
Unsere früheren Untersuchungen zeigten, daß die
Reduktion des KOD per se nicht zur pulmonalen
Ödembildung führt (1). Die Flüssigkeitsfiltration
wird bei intakter Kapillarmembran durch den hydro-
statischen und den kolloid-osmotischen transvaskulären Druckgradienten zwischen Kapillare und Inter-
stitium bestimmt. Unser Ziel war es, den Einfluß
eines reduzierten KOD auf die transvaskuläre
Flüssigkeitsfiltration und die Flüssigkeitsakkumulation in der Lunge bei hydrostatisch erzeugtem
Lungenödem zu untersuchen.
Wir verwendeten die chronische Lungenlymphfistel-
präparation nach STAUB bei 7 erwachsenen Schafen.
In diesem Modell entspricht der Lymphfluß (Q_L) der
transvaskulären Flüssigkeitsfiltrationsrate und
der KOD der Lymphe dem interstitiellen onkotischen
Druck. Entsprechend reflektiert die Lymph zu
Plasma Protein-Ratio die Permeabilitätscharakteri-
stik der mikrovaskulären Membran. Die Lymphfistel-
präparation wurde durch einen linksatrialen
Ballonkatheter sowie einen arteriellen Lungenwas-
serkatheter und einen Pulmonalarterienkatheter ergänzt. 5 Tage nach der Präparation wurde am wachen
Schaf unter steady-state Bedingungen durch Aufblasen des Ballonkatheters stufenweise der linksatriale (LA) Druck erhöht und so ein hydrostati-
sches Lungenödem erzeugt. Nach Erholung von diesem
Experiment reduzierten wir den KOD um 40-50% durch
akute Plasmapherese und wiederholten unter steady-
state-Bedingungen die gleichen hydrostatischen
Druckerhöhungen. Wir verfolgten den Lymphfluß, die
Hämodynamik, das extravaskuläre Lungenwasser mit
der thermo-dye-Dilutionsmethode, die Blutgase, die

Proteinkonzentration und den onkotischen Druck in Plasma und Lymphe.

Von einem Ausgangs-LA-Druck von 6 mmHg erfolgte eine Druckerhöhung in 3 Stufen auf 13,20 und 28 mmHg. Dieselben Druckerhöhungen konnten nach Plasmapherese am gleichen Tier durchgeführt werden. Durch die Plasmapherese konnte der KOD von 18,8 mmHg auf 10,1 mmHg reduziert werden und auf diesem Niveau während des Versuches gehalten werden. Während der Plasmapherese wurde auf einen konstanten, eher niedrigen LA-Druck geachtet.

Der Lymphfluß stieg nach Plasmapherese vom Ausgangswert von 5,8 ml/h auf 15.5 ml/h unter konstanten hydrostatischen Drucken signifikant an. Das EVLW war durch die KOD-Reduktion unbeeinflußt, von 6,2 ml/kgKG bzw. 6,6 ml/kgKG. Die erste Druckerhöhung bewirkte eine Q_L Zunahme auf 9,0 ml unter normalem KOD. Bei reduziertem KOD stieg der Q_L auf 21,3 ml/h. EVLW blieb mit 6,2 bzw. 6,6 ml/kgKG unverändert. Der arterielle Sauerstoffpartialdruck PO_2 stieg von 78 mmHg auf 85 mmHg zur 1. Druckerhöhung in beiden Gruppen gleich an. Ein LA-Druck von 20 mmHg erhöhte den Lymphfluß bei normalem KOD auf 19,3 ml/h, bei reduziertem KOD auf 33,4 ml/h. Das EVLW stieg dabei auf 7,6 ml/kgKG, bzw. auf 8,7 ml/kgKG an. Der PO_2 sank dabei auf 74 mmHg. Ein LA-Druck von 28 mmHg ergab bei normalem KOD einen Q_L von 36,0 ml/h, bei reduziertem KOD eine Q_L von 47,2 ml/h. Das EVLW stieg auf 9,9 ml/kgKG bzw. auf 10,1 ml/kgKG in beiden Gruppen an. der PO_2 betrug dabei 68 mmHg.

Das Phänomen der Lymphflußzunahme unter Hypoproteinämie bei wiederhergestelltem onkotischen Gradienten wird von KRAMER (2) auf einen Anstieg des Flüssigkeitsfiltrationskoeffizienten durch Erhöhung der hydraulischen Konduktivität der interstitiellen Gelmatrix zurückgeführt. Eine Reduktion des KOD führt demnach zu einer Erleichterung des transvaskulären Flüssigkeitstransportes und nicht zu einer vermehrten Flüssigkeitsakkumulation in der Lunge. Dies gilt auch bei schweren hydrostatisch bedingten Ödemformen. Wir führen diese Befunde auf eine Steigerung der lymphatischen Sicherheitsfaktoren unter Hypoproteinämie zurück. Neben dem erhöhten Lymphfluß sind die Reduktion des interstitiellen onkotischen Druckes und die Veränderungen der interstitiellen Gelmatrix die wesentlichen Sicherheitsfaktoren gegen die Ödembildung in der Lunge. Es wäre denkbar, daß auf der Aktivierung dieser Sicherheitsmechanismen die positiven Effekte der Schocktherapie mit Elektrolytlösungen beruhen.

1. Kramer, G.C. et al. The Effects of Hypoproteinemia on Blood-to-Lymph Fluid Transport in Sheep Lung Circ. Res. 49 (5): 1173-1180 (1981)
2. Nerlich, M.L. et al. Die Rolle des plasmakolloidosmotischen Druckes im hämorrhagischen Schock und bei der pulmonalen und systemischen Ödembildung. Langenbecks Arch. Chir., Chir. Forum 83 im Druck

V 8.11
Katecholamine als Schrittmacher eines ARDS
P. Sefrin, H. Heine, H. Henrich, E. Appel
Institut für Anaesthesiologie, Anatomisches Institut, Physiologisches Institut der Universität Würzburg und Zentrum der Pharmakologie der Universität Frankfurt/Main, BRD

Infolge einer massiven Traumatisierung kommt es nicht nur zu lokalen Schädigungen, sondern auch zu einer Umstellung des genannten Stoffwechsels, was nicht nur als Folge des resultierenden hypovolämischen Schocks angesehen werden kann. Der vermehrten Freisetzung der Katecholamine Adrenalin und Noradrenalin, die für die Gegenregulation im Sinne der sympho-adrenergen Stimulation verantwortlich sind, kommt eine Schrittmacher-Funktion für die Frühveränderungen der Lunge zu.

Grundlage eines ARDS nach Polytrauma sind im Frühstadium im Bereich der Mirkozirkulation Störungen. In den Alveolarkapillaren kommt es zu Veränderungen der Erythrozyten im Sinne eines "Geldrollenphänomens", dem sich eine zunehmende Leukozytose neutrophiler Granulozyten in der Endstombahn aufpropft. Diejenigen Granulozyten, die zwischen diese Erythrozytensäulen geraten, runden sich ab und verlegen das Kapillarlumen durch engen Kontakt zum Kapillarendothel.

Um diese Veränderungen zu belegen, wurden im Tierexperiment der Serumkatecholaminspiegel

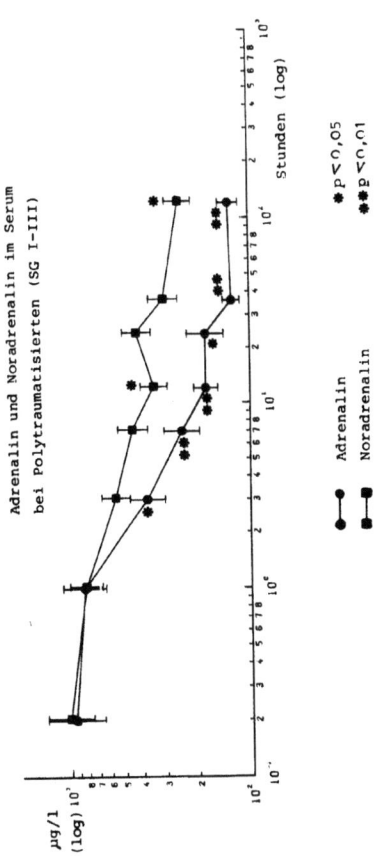

und die Verformbarkeit der Erythrozyten mit Hilfe Einloch-Erythrozyten-Rigidometers gemessen. Trauma und Schmerzreize wurden bei 20 Ratten simuliert. Bei den reologischen Untersuchungen zeigte sich eine Zunahme der Passagezeit. Nach 30 Minuten Simulationsdauer stieg auch die Rigidität der Erythrozyten deutlich an.

Obwohl die gefundenen pathologisch-anatomischen Veränderungen durch mehrere perpetuierende Veränderungen intensiviert werden, kommt der sympatho-adrenergen Reaktion eine zentrale Bedeutung bei der Entwicklung der morphologisch nachweisbaren Organveränderungen in der Frühphase des traumatischen Schocks zu.

Neben einer frühzeitigen und ausreichenden Volumensubstitution, die am Notfallort beginnen muß, läßt sich aus den erhobenen Befunden die Forderung nach einer ebenfalls frühzeitigen Dämpfung des erhöhten Sympathikotonus durch eine ausreichende Analgesie bei Polytraumatisierten ableiten.

Herzchirurgie I

V 9.1
Herzreizleitungsstörungen nach hypothermer Kardioplegie: Vergleich von zwei Lösungen (St. Thomas' I und II)

J. Blaess, J. Niederberger, E. Graedel

Kantonsspital, Departement für Anaesthesie, Klinik für Herz- und Thoraxchirurgie, Basel, Schweiz

Nach aortokoronaren Bypassoperationen (AKB) in hypothermer Kardioplegie finden sich häufig faszikuläre und AV-Ueberleitungsstörungen [2]. Sowohl irreversible als auch nur vorübergehende Reizleitungsstörungen können den peri- und postoperativen Verlauf komplizieren und das Risiko erhöhen. Neu auftretende Schenkelblockaden nach AKB waren mit einer erhöhten Mortalität und Infarktrate verbunden [4]. Da wir ihre Häufigkeit von über 30% als unannehmbar hoch betrachten, führten wir eine Untersuchung durch, von der wir uns mehr Einsicht in die ursächlichen Mechanismen der erwähnten Reizleitungsstörungen sowie Hinweise auf eine Verbesserung unserer Methode der Myokardprotektion versprachen.

Material und Methodik Es handelt sich um eine prospektive, randomisierte Untersuchung in der 2 modifizierte Kardioplegielösungen (St. Thomas I und II) anhand zweier Gruppen zu je 25 Patienten (Pt) verglichen wurden:
St. Thomas I (pH = 6,8), St. Thomas II (reduzierte Na-K-, Ca-Konzentration, gepuffert auf pH = 7,8). Die Anfangsdosis der Kardioplegie richtete sich nach der erreichten Myokardtemperatur (Ziel 10°C) und betrug in der Regel 800-900 ml. Die Reperfusion erfolgte nach 45 ± 10 min. Eine weitere Kardioplegiegabe erfolgte je nach Myokardtemperatur und voraussichtlicher Ischämiedauer. Defibrillation mit 25 Ws bei 31-32°C nasopharyngealer Temperatur. Eine bestehende Therapie mit β-Blocker und/oder Ca-Antagonisten wurde mit der Prämedikation und bei Bedarf intraoperativ fortgeführt. 23 Pt der Gruppe I und 19 Pt in II erhielten einen Pulmonaliskatheter. Die Auswertung des EKG's erfolgte präoperativ, unmittelbar nach Ischämie (E-IS) und Ende der Reperfusion (E-HLM), OP-Ende (E-OP), an den ersten drei Tage postoperativ sowie 14 Tage postoperativ (14-PO). Mögliche ursächliche Faktoren der Reizleitungsstörungen wie Medikamente präoperativ und vor HLM, Ischämiezeit und Myokardendtemperaturen in Region der Faszikel (Septum=S, rechte Vorderwand=RV) sowie die Zeit für Anastomosen an der Hinterwand (potentielle Ueberdehnung) wurden ebenfalls zur Auswertung herangezogen.

Resultate Der Prozentsatz an A-V Reizleitungsstörungen war am höchsten in der unmittelbar postischämischen Phase (Tab.1) Die Wahrscheinlichkeit ihres Auftretens nimmt mit der Ischämiedauer zu. Der Bedarf an sequentiellem Pacing (SQP) reduzierte sich jedoch weitgehend bis zum Operationsende. Die übrigen faszikulären Blockaden (LAHB, RBB, LBB) persistierten in über 30% bis zur Entlassung. Es konnte keine Beziehung zwischen dem Bedarf an SQP und einer β-Blocker- und/oder Nifedipin- Gabe vor HLM, den Myokardtemperaturen, dem Serum-K sowie der Herztorsion während der RCX Anastomosierung gefunden werden (Tab.2).

Tab. 1 Reizleitungsstörungen nach St.Thomas I und II

	E + IS		E-HLM		E-OP		1-PO		14-PO	
	I	II	I	II	I	II	I	II	I	II
Faszikulär	32%	32%	36%	20%	20%	28%	40%	32%	32%	28%
AVB 3°	36%	48%	16%	20%	0%	12%	0%	0%	0%	0%

Tab. 2 Faktorenvergleich für Pt mit (+) und ohne (-) SQP nach Ischämie

	Ischämie Min.	Endtemp. C° S	RV	Serum-K mval/l	RCX-Graft n
SQP +	79 ± 31	17±3	17±3	4.5 ± 4	20
SQP -	70 ± 26	17±3	17±3	4.6 ± 6	20

Diskussion Auch nach hypothermer Kardioplegie mit St.Thomas II traten häufig faszikuläre und AV-Reizleitungsstörungen auf. Deren Auftreten steht somit in keinem Zusammenhang mit dem angewandten Verfahren der Kardioplegie. Es konnte lediglich eine erhöhte Tendenz für SQP mit Zunahme der Ischämiedauer [3] festgestellt werden. Für andere mögliche kausale Faktoren wie die präoperative Medikation [1], dem Serum-Kalium, Anastomosen der Hinterwand und den Myokardtemperaturen konnte keine Beziehung nachgewiesen werden. Weitere differenzierende Untersuchungen vor allem im Bereich des atrialen Septums (A-V Region) sind zur Klärung des Zusammenhangs zwischen kardioplegischer Myokardprotektion und Reizleitungsstörungen erforderlich.

Literatur

1. Boudoulas H, Snyder GL, Lewis RP Kates RE, Karayasus PE, Vasco JS (1978): Safety and rationale for

continuation of propranolol therapy during coronary bypass operation. Ann. Thorac. Surg. 26:222.
2. O'Connel JB, Wallis D, Johnson SA, Piffarse R, Gonnar RM (1982): Transient bundle branch block following use of hypothermic cardioplegia in coronary artery bypass surgery: high incidence without perioperative infarction. Am. Heart J. 103:85.
3. Engelmann RM, Rouson JH, Vertrees RA, Rohrer C, Auriel J (1980) Safety of prolonged ischemic arrest using hypothermic cardioplegia. J. Thorac. Cardiovasc. Surg. 79:705.
4. Zeldis SM, Morganroth JM, Horowitz LN, Michelson EL, Josephson ME, Lozner EC, Vaugh H, Kastor JA (1978) Fascicular conduction disturbances after coronary bypass surgery. Am. J. Cardiology. 41:860.

V 9.2
Der Einfluß von Aspartatverbindungen und Insulin auf den Gehalt des menschlichen Myocards an energiereichen Phosphaten vor und nach ischämischem Herzstillstand

B. v. Bormann, H. H. Scheld, B. Weidler, T. Podzuweit, H. Netz, G. Hempelmann
Abteilung für Anaesthesiologie und operative Intensivmedizin und Abteilung für kardiovaskuläre Chirurgie der Justus-Liebig-Universität, D-6300 Gießen, BRD

EINLEITUNG: Cardiochirurgische Eingriffe am ischämisch stillgestellten Herzen sind möglich durch Behandlungsverfahren, welche die Ischämietoleranz des Myocards verändern (1). Neben Hypothermie und verschiedenen Formen der Cardioplegie haben auch unterschiedliche Narkoseverfahren unterschiedliche Auswirkungen auf Größen des myocardialen Energiestoffwechsels (2). Bereits in den 60-er Jahren sind Einflüsse von Aspartatverbindungen auf den Energie-Stoffwechsel der Zelle und die damit verbundenen aktiven Transportvorgänge nachgewiesen worden (NIEPER, 1961). Neuere Untersuchungen zeigen, daß die Zufuhr von Insulin und Glucose vor cardiopulmonalem Bypass bei Patienten mit Mitralklappenersatz mit einer signifikanten Steigerung des ATP- und CP-Gehaltes im Papillarmuskel gegenüber Kontrollpatienten verbunden ist (HAIDER, 1982).
Zur Bestätigung dieser Befunde wurde der Gehalt an energiereichen Phosphaten im linksventrikulären Myocard unter verschiedenartiger Substitution vor und nach cardiopulmonalem Bypass untersucht.
METHODIK: 43 Patienten, welche sich einer Herzoperation zum Ersatz der Aortenklappe unterziehen mussten, wurden in drei Gruppen unterteilt: Gruppe A (n=9) erhielt zur Elektrolytsubstitution (orientiert am Serum-Kalium) eine ausbalancierte Lösung von Elektrolyten und Spurenelementen mit Aspartat als Anion; Gruppe B (n=12) erhielt zusätzlich ein Glucose-Insulingemisch (0,5 g Glucose mit 1 U Insulin) entsprechend 1 U Insulin/kgKG/h bis zum Abklemmen der Aorta und bei Wiedereröffnung der Aorta 1 U Insulin/kgKG als Einzeldosis; in Gruppe C (n=22) wurde lediglich KCl- und NaCl-Lösung gegeben. Biometrische Daten und ähnliche cardiozirkulatorische Ausgangswerte sowie das für alle Patienten gleiche Narkoseverfahren (kombinierte Opiatanalgesie mit hochdosierter Fentanylgabe) sorgten für eine Vergleichbarkeit der verschiedenen Gruppen. Zu drei verschiedenen Zeitpunkten wurden mit einer "Travenol-True-Cut-Needle" Gewebeproben von der Spitze des linken Ventrikels entnommen: 1. direkt vor Bypass-(CPB) Beginn, 2. am Ende der Ischämiezeit, unmittelbar vor Wiedereröffnen der Aorta, 3. nach 10 Minuten Reperfusion. Enzymatisch erfolgte die Bestimmung folgender biochemischer Parameter in jeder Gewebeprobe: ATP, CP, ADP und Lactat in µmol/gdw.

ERGEBNISSE: Die verschiedenen Bypasszeiten werden aus Tabelle 1 ersichtlich.

Tab. 1 Bypasszeiten in Minuten ($\bar{x} \pm$ SD)

	Gruppe A	Gruppe B	Gruppe C
Bypasszeit	92 $\pm$ 36	109 $\pm$ 29	101 $\pm$ 40
Ischämiezeit	59 $\pm$ 13	51 $\pm$ 16	43 $\pm$ 13
Reperfusionszeit	19 $\pm$ 27	17 $\pm$ 9	26 $\pm$ 11

Der Bedarf an positiv inotropen Medikamenten (Adrenalin, Calcium) und Antiarrhythmika (Xylocain) war in Gruppe C (KCl) höher als in Gruppe A und B. Unterschiede der biochemischen Parameter traten sowohl in Abhängigkeit vom Entnahmezeitpunkt als auch von der Art der Substitution auf und sind Tabelle 2 zu entnehmen.

Tab. 2 Biochemische Kenngrößen des myocardialen Energiestoffwechsels in µmol/gdw (dryweight) $\bar{x} \pm$ SD

BYPASSBEGINN	ATP	CP	ADP	Lactat
Gruppe A	18,40$\pm$2,54	16,36$\pm$3,44	3,62$\pm$1,71	5,56$\pm$2,49
Gruppe B	19,33$\pm$4,43	17,02$\pm$3,77	4,88$\pm$1,97	4,99$\pm$1,12
Gruppe C	12,74$\pm$4,47	8,61$\pm$4,61	4,89$\pm$1,81	15,42$\pm$8,49
BYPASSENDE				
Gruppe A	14,82$\pm$4,53	4,74$\pm$3,55	5,98$\pm$1,96	50,10$\pm$29,80
Gruppe B	12,97$\pm$2,32	5,66$\pm$2,10	6,02$\pm$0,91	44,78$\pm$15,25
Gruppe C	12,15$\pm$4,50	2,23$\pm$2,31	6,42$\pm$2,77	62,15$\pm$23,05
NACH 10 MIN. REPERFUSION				
Gruppe A	15,88$\pm$3,32	13,08$\pm$4,76	4,26$\pm$1,61	36,26$\pm$19,78
Gruppe B	13,44$\pm$6,53	16,85$\pm$7,08	4,01$\pm$1,10	30,47$\pm$14,94
Gruppe C	11,38$\pm$3,77	4,54$\pm$2,07	6,23$\pm$2,48	61,93$\pm$16,91

DISKUSSION: Die vorgelegten Befunde zeigen, daß die Zufuhr von Aspartaten mit und ohne Glucose/Insulin offenbar mit einer besseren Verstoffwechselung des biochemischen Energiepotentials im Gewebe der Arbeitsmuskulatur des Herzens verbunden ist. Im einzelnen lassen sich folgende Hinweise entnehmen: 1. Die Verabreichung von Elektrolyten und Spurenelementen als Aspartatverbindung führte zu höheren Konzentrationen energiereicher Phosphate im Herzmuskel gegenüber der Therapie mit Chloridverbindungen. 2. Dieser Effekt war durch zusätzliche Insulin/Glucose-Gabe nicht zu steigern. 3. Die Werte für ADP und Lac-

tat verhielten sich analog zu diesen Befunden.
LITERATUR: 1.Borman JB(1981) Myocardial protection during open heart surgery. Isr J Med Sci 17:1
2.Spieckermann PG (1973) Überlebens- und Wiederbelebungszeit des Herzens. Springer Verlag, Berlin

V 9.3
Hämodynamische Änderungen nach Injektion des Calciumantagonisten Lidoflazine bei koronarchirurgischen Patienten

D. Kling, H. H. Scheld*, H. Schäfer
Abteilung für Anaesthesiologie und operative Intensivmedizin und
*Abteilung für kardiovaskuläre Chirurgie, Justus-Liebig-Universität,
D-6300 Gießen, BRD

Einleitung. Der Calcium-Antagonist Lidoflazine (1) schützte im Tierversuch das Myokard vor den Folgen einer normothermen globalen Ischämie wirkungsvoll (2). Für Patienten, die sich einer Herzoperation unterziehen mußten, wurde ein kardioprotektiver Effekt von Lidoflazine postuliert, wenn es vor der extrakorporalen Zirkulation (EKZ) intravenös appliziert wurde (3). In der vorliegenden Studie sollten hämodynamische Änderungen vor und nach EKZ nach intravenöser Gabe von Lidoflazine untersucht werden bei Patienten, die sich einer aortocoronaren Bypassoperation unterziehen mußten.

Material und Methodik. 14 männliche Patienten, die sich einer Koronaroperation unterziehen mußten, gingen in die Untersuchung ein. 6 Patienten bekamen 0,5 mg/kg KG Lidoflazine über 10 Minuten injiziert, bevor die großen Gefäße zum Anschluß an die Herz-Lungen-Maschine kanüliert wurden. 8 Patienten erhielten anstelle von Lidoflazine das gleiche Volumen an 0,9 % NaCl-Lösung (Kontrollgruppe). Folgende hämodynamische Parameter wurden kontinuierlich gemessen: systolischer und diastolischer arterieller Blutdruck (psyst, pdiast), Herzfrequenz (HR), mittlerer Pulmonalarteriendruck ($\bar{P}AP$), rechter Vorhofdruck ($\bar{p}RA$), Druck im linken Ventrikel (PLV), linksventrikulärer enddiastolischer Druck (PLVED), Druckanstiegsgeschwindigkeit im linken Ventrikel (dp/dt); das Herzzeitvolumen wurde in 1-3-minütlichen Abständen während des Untersuchungszeitraumes von 15 Minuten bestimmt. Nach Beendigung der EKZ wurden oben genannte Messungen an zwei Meßpunkten (t_1, t_2) mit unterschiedlicher PLVED-Höhe durchgeführt (t_1: PLVED = 6 mmHg; t_2: PLVED = 10 mmHg). Bei allen Patienten wurde das gleiche Narkoseverfahren angewandt: Etomidate, Fentanyl, Pancuroniumbromid und kontrollierte Beatmung mit einem Lachgas-Sauerstoffgemisch (1:1). Die statistische Auswertung erfolgte nach dem Student-t-Test für verbundene Stichproben und dem Mann-Whitney-U-Test.

Ergebnisse. Tabelle 1: Patienten der Lidoflazinegruppe (n = 6) $\bar{x} \pm s\bar{x}$

Meßzeitpunkte	0	15 min	t_1	t_2
$\bar{p}$art (mmHg)	77±5	80±7	72±7	79±7
PLV (mmHg)	97±5	103±8	101±7	110±6
PLVED (mmHg)	4±0,4	4,5±1	6±1,6	10±1,6
dp/dt (mmHg/s)	1200	1166	1788	1921
CI (l/min·m²)	2,97±0,29	2,66±0,34	3,18±0,19	3,72±0,07
SI (ml/m²)	36±3	37±4	34±2	39±2
HR (min^{-1})	82±5	73±4	92±2	96±4
TSR ($\frac{dyn \cdot s}{cm^5}$)	1045±103	1230±152	842±81	785±72

Tabelle 2: Patienten der Kontrollgruppe (n = 8) $\bar{x} \pm s\bar{x}$

$\bar{p}$art (mmHg)	80±4	82±4	63±5	72±7
PLV (mmHg)	102±5	107±7	88±6	104±9
PLVED (mmHg)	6±1,5	6±1,6	6±1,3	10±1,2
dp/dt (mmHg/s)	1299	1399	1616	1649
CI (l/min·m²)	2,75±0,23	2,55±0,24	4,11±0,39	5,06±0,43
SI (ml/m²)	31±2	30±2	43±5	52±5
HR (min^{-1})	87±5	83±5	97±6	98±5
TSR ($\frac{dyn \cdot s}{cm^5}$)	1245±140	1380±157	659±108	588±85

Wie in den Tabellen demonstriert beeinflußt Lidoflazine nicht alle hämodynamischen Parameter. Der Gesamtwiderstand im Körperkreislauf (TSR) stieg signifikant während der Applikation von Lidoflazine an, während Herzindex (CI) und Herzfrequenz (HR) - ebenfalls signifikant - abfielen. Mit Ausnahme des Herzindex blieben in der Kontrollgruppe alle Parameter nahezu unverändert. Nach der EKZ (t_1) waren der arterielle Mitteldruck ($\bar{p}$art) und PLV im Vergleich zu den Untersuchungen vor EKZ erniedrigt; der Herzindex stieg nach der EKZ in beiden Gruppen an, zum Meßpunkt t_2 war der Herzindex in der Kontrollgruppe jedoch signifikant höher als in der mit Lidoflazine behandelten Gruppe. dp/dt stieg in beiden Gruppen nach der EKZ an, während der TSR abnahm.

Diskussion. Die vorliegenden Ergebnisse zeigen, daß Lidoflazine, wenn es vor Beginn der EKZ intravenös appliziert wird, zu einer deutlichen Reduktion des Herzindex führt, bedingt durch eine Frequenzabnahme (Tab. 1). Somit können unsere Untersuchungen die Ergebnisse von Demeyere (3) nicht bestätigen, der keine Verminderung des CI unter Lidoflazine fand. Wir meinen, daß Lidoflazine die myokardiale Funktion beeinträchtigen kann und deshalb mit Vorsicht eingesetzt werden sollte, besonders bei Patienten mit eingeschränkter Ventrikelfunktion.

Literatur. 1. Schper WRA et al. (1966) J Pharmacol Exp Ther 152:265 2. Flameng W et al. (1981) Circulation 64:796 3. Demeyere R (1982) Europ Congr Anaesth, London, Suppl. Summ 355, p. 197

V 9.5
Ionisiertes und Gesamtcalcium während herzchirurgischer Operationen: Der Einfluß von extrakorporaler Zirkulation und von Konservenblut

H. Vogel, M. Krüger-Franke, H.G. Lühr, U. Finsterer
Institut für Anaesthesiologie der Ludwig-Maximilians-Universität, Klinikum Großhadern, München, BRD

Calcium (Ca) spielt eine wichtige Rolle für Kontraktilität und Sauerstoffverbrauch des Myokards. Mit Hilfe ionenselektiver Elektroden ist es möglich, den biologisch aktiven Anteil am Gesamt-Ca, das ionisierte Ca direkt zu bestimmen. Die Studie untersucht den Einfluß von extrakorporaler Zirkulation (ECC) und von Konservenblut auf die Blutspiegel von ionisiertem Ca (cCa^{2+}) und Gesamt-Ca (cCa).

Die Untersuchung umfaßt 18 kardiochirurgische Patienten (14 aortokoronare Bypassoperationen, 3 Aortenklappenimplantationen, 1 Mitralkomissurotomie). Für die Narkose wurde Fentanyl und Flunitrazepam verwendet. Die Beatmung erfolgte mit Lachgas und Sauerstoff im Verhältnis 1 : 1, wozu 0,5 bis 1,0 MAC Enflurane beigemischt wurden. Bis zum Beginn der ECC wurden als Volumenersatz 7 ml/kg KG Dextran 60 infundiert. Spätere Blutverluste wurden mit Konservenblut ersetzt. Mit Beginn der ECC kamen zwei unterschiedliche Verfahren zur Anwendung: Bei Gruppe A (n=9) wurde die Herzlungenmaschine mit 2000 ml Vollelektrolytlösung (VE) gefüllt, bei Gruppe B (n=9) bestand die Vorfüllung aus 1500 ml VE und 500 ml ACD-Vollblut. Die mittlere Dauer der ECC war 67 (Gr.A) bzw. 89 min. (Gr.B). Die Körpertemperatur lag bei allen Patienten bei 29°C, als Kardioplegie wurden 7 ml/kg KG Kirklinsche Lösung verwendet. Bestimmt wurden folgende Größen: cCa^{2+} mit einer Ionenelektrode (ICA1,Radiometer), cCa mit der Atomabsorptionsspektrographie (Perkin-Elmer, 372), ferner Gesamteiweiß, Plasmazitrat und arterielle Blutgase. Die Meßzeitpunkte waren: vor und nach Narkoseeinleitung, vor und nach Heparingabe (375 mg/kg KG), 5, 30 und 60 Minuten nach ECC-Beginn, 15 min. nach ECC-Ende, kurz nach Gabe von Protamin (5,75 mg/kg KG) 2 Stunden nach ECC und am 1. postoperativen Tag.

Literatur:
1. Auffant,R.A., Downs, J.B., Amick, R. (1981) Jonized calcium concentration and cardiovascular function after cardiopulmonary bypass. Arch.Surg. 116:1072-76, 2. Schaer, H., (1976) Effects on ionized calcium of a correction of acidosis with alkalinizing agents. Brit.J.Anaesth. 48:327-332
3. Henry,P.D., Shuchleib, R., Davis, J., Weiss, E.S., Sobel, B.E. (1974) Myokardial contracture and accumulation of calcium in ischämic rabbit heart Am.J.Physiol. 233:H677-H684

Ergebnisse (Auszug): $m \pm s$, *: $p < 0.01$

	Gruppe A cCa	Gruppe A cCa^{2+}	Gruppe B cCa	Gruppe B cCa^{2+}
Kontrolle	2,20 ±0,19	1,26 ±0,03	2,18 ±0,13	1,26 ±0,03
vor ECC	1,93 ±0,15	1,20 ±0,05	1,89 ±0,16	1,19 ±0,05
5' ECC	1,42 ±0,17	0,97 ±0,02	1,50 ±0,12	0,79 ±0,09 *
60' ECC	1,61 ±0,29	1,06 ±0,10	1,66 ±0,09	1,00 ±0,06
15' nach ECC	1,67 ±0,14	1.05 ±0,07	1,68 ±0,16	1,02 ±0,11
120' nach ECC	1,89 ±0,16	1,07 ±0,08	1,91 ±0,20	1,09 ±0,09

Die cCa^{2+}-Werte wurden auf einen pH von 7.4 korrigiert. Der Plasmacitratspiegel stieg in Gruppe B zu Beginn der ECC auf das 10fache des Ausgangswertes an und fiel bis zum Ende der ECC auf das 3fache des Kontrollwertes. In Gruppe A blieb der Citratspiegel während ECC unverändert.

Diskussion: Der in beiden Gruppen vor ECC beobachtete Abfall von cCa (-11%) und von cCa^{2+} (-5%) ist Folge der in dieser Phase erfolgten Hämodilution. Zu Beginn der ECC sank in Gr.A, ebenfalls dilutionsbedingt, cCa um weitere 26%, cCa^{2+} um 19%. Der relativ geringere Abfall von cCa^{2+} in beiden Phasen erklärt sich vor allem aus der Verminderung des Ca-bindenden Serumproteins. In Gr.B ist der Abfall von cCa^{2+} weit stärker ausgeprägt (-35%) als der von cCa (-20%). Dies ist vor allem auf den erhöhten Citratspiegel zurückzuführen, der den Anteil des gebundenen Ca erhöht. Infolge des raschen Abbaus von Citrat steigt jedoch cCa^{2+} während ECC wieder auf mäßig erniedrigte Werte an, bei denen hämodynamische Auswirkungen noch nicht zu erwarten sind (1). Die routinemäßige Gabe von Ca erscheint unter diesen Bedingungen nicht erforderlich. Mehrfachtransfusionen oder der Ausgleich einer Azidose können jedoch eine Ca-Substitution erforderlich machen (2). Im Hinblick auf die in der postischämischen Phase myokardschädigende Wirkung erhöhter Ca-Spiegel (3) sollten Ca-Gaben jedoch gezielt, d.h. nach vorheriger Bestimmung von cCa^{2+} erfolgen.

V 9.5
Verlauf der Aktivitäten von Gerinnungsfaktoren und Inhibitoren der Kontaktphase während kardiochirurgischer Eingriffe mit Membranoxygenatoren

D. U. Preiss, K. Bauer, H. E. Karges*
Benedikt Kreutz Rehabilitationszentrum, D-7812 Bad Krozingen.
*Forschungslaboratorien der Behringwerke AG, Marburg (Lahn), BRD

Einleitung:

Über das Verhalten einzelner Gerinnungsfaktoren während kardiochirurgischer Eingriffe unter Benutzung von Kolobow-Membran-Oxygenatoren liegen bisher keine Untersuchungen vor. Da durch den Extrakorporalkreislauf bei Gerinnungsfaktoren der Kontaktphase am ehesten Änderungen zu erwarten waren, wurden vor, während und nach extrakorporaler Zirkulation die Aktivitäten der Faktoren XI und XII und die Konzentrationen ihrer Inhibitoren Antithrombin III und C_1 - Inaktivator (C_1- INH) gemessen.

Methode:

Die Untersuchungen wurden an insgesamt 7 herzchirurgischen Patienten mit präoperativ normalem Gerinnungsstatus durchgeführt, von denen 5 männlichen und 2 weiblichen Geschlechtes waren. Bei 6 Patienten wurde eine 3 - bis 6 - fach Revaskularisation des Myokards durchgeführt, in 2 Fällen verbunden mit einem Aortenklappenersatz. Bei einem Patienten wurde nur die Aortenklappe ersetzt. Die Patienten waren 39 bis 59 Jahre alt und ihr Gewicht betrug 68 bis 89 kg. Die initiale Heparinisierung erfolgte mit 360 I.E./kg KG Heparin i.v., zusätzlich enthielt die Herz - Lungen - Maschine (HLM) noch 120 I.E./kg KG Heparin. Heparinnachgabe und Heparinneutralisierung mit Protaminchlorid wurden nach der ACT - Dosis - Wirkungskurve berechnet (1). Für die extrakorporale Zirkulation (EKZ) wurden Stöckert Maschinen mit Kolobow - Oxygenatoren (SciMed, Minneapolis, Minnesota) verwandt, gefüllt mit 1500 ml Ringer - Lactat und 500 ml 5% iger Glucoselösung.
Die Dauer der EKZ betrug 111 bis 196 min.

Blutentnahmen erfolgten mit Einmalspritzen unter Vorlage von 1 Teil Citratpufferlösung auf 9 Teile Venenblut aus einem Vena - jug. int. - Katheter unmittelbar nach Narkoseeinleitung, 1,4 und 24 Stunden nach EKZ oder direkt aus der HLM nach 10,60 und 120 min. Proben wurden unmittelbar nach Entnahme 10 min lang mit 3000 rpm zentrifugiert und bei $-40°$ C eingefroren. Die Testung der Gerinnungsfaktoren XI und XII erfolgte nach der Vorschrift und mit den Reagenzien der Behringwerke AG. Aktivitätsbestimmungen der Gerinnungsfaktoren XI und XII erfolgten nach Neutralisation des Heparins mit Protaminsulfat. Antithrombin III - und C_1 - INH - Konzentrationen wurden mit Partigenplatten ® bestimmt, unter Verwendung einer Eichkurve, erstellt mit Proteinstandardplasma (Behringwerke AG).

Ergebnisse:

Unmittelbar nach Beginn der EKZ erreichten die Aktivitäten der Faktoren XI und XII ihr Minimum und blieben bis zum Ende der EKZ signifikant erniedrigt gegenüber den Kontrollen (Tabelle 1). Ihr leichter Anstieg von der 10. bis 120. min der EKZ war statistisch nicht signifikant. Nach Protamingabe bis 24 Stunden nach EKZ unterschieden sich die Aktivitäten der Faktoren XI und XII nicht signifikant von den Kontrollen.

Tabelle 1:

Verlauf der Faktor XI und XII Aktivitäten vor, während und nach extrakorporaler Zirkulation unter Verwendung von Kolobow - Membran - Oxygenatoren.

	Faktor XI (%)*	n	p<	Faktor XII (%)*	n	p<
OP - Beginn (Kontrollen)	103.3 ± 8.2	6		80.5 ± 5.5	6	
10 min. EKZ	34.8 ± 4.4	6	0.005	37.3 ± 1.1	6	0.005
60 min. EKZ	67.5 ± 7.4	6	0.005	53.3 ± 9.1	6	0.02
120 min. EKZ	55.6 ± 6.5	5	0.005	53.0 ± 7.5	4	0.05
nach Protamin	85.2 ± 12.9	5	n.s.	71.7 ± 9.4	6	n.s.
1 Std. nach EKZ	90.5 ± 7.8	6	n.s.	71.8 ± 9.4	6	n.s.
4 Std. nach EKZ	99.5 ± 4.6	6	n.s.	80.7 ± 6.7	6	n.s.
24 Std. nach EKZ	96.0 ± 3.8	6	n.s.	86.5 ± 5.7	6	n.s.

* Mittelwerte ± SE_M

Tabelle 2:

Verlauf der AT III und C_1 - INH - Konzentrationen vor, während und nach extrakorporaler Zirkulation unter Verwendung von Kolobow - Membran - Oxygenatoren.

	AT III (mg/dl)*	n	p<	C_1 - Inaktivator (mg/dl)*	n	p<
OP - Beginn (Kontrollen)	29.7 ± 2.6	6		32.1 ± 3.4	6	
10 min. EKZ	15.1 ± 1.6	6	0.005	15.4 ± 2.3	6	0.005
60 min. EKZ	16.6 ± 1.2	6	0.005	15.9 ± 1.7	6	0.005
120 min. EKZ	12.3 ± 0.7	5	0.005	16.1 ± 1.4	5	0.005
nach Protamin	19.2 ± 2.2	6	0.005	18.8 ± 2.7	5	0.005
1 Std. nach EKZ	21.2 ± 2.3	6	0.005	21.6 ± 3.2	6	0.005
4 Std. nach EKZ	22.5 ± 1.9	6	0.005	23.6 ± 2.4	6	0.005
24 Std. nach EKZ	25.3 ± 2.0	6	0.005	27.0 ± 3.8	6	0.02

* Mittelwerte ± SE_M

Auch die C_1 - INH - und die ATIII - Konzentration waren zu Beginn der EKZ signifikant erniedrigt (Tabelle 2). Im Gegensatz zu den Faktoren XI und XII blieben sie aber signifikant erniedrigt bis zum Ende der Meßperiode, 24 Std. nach EKZ. Während der EKZ fielen die AT III - Konzentrationen leicht ab, während die C_1 - INH - Konzentrationen einen leichten Anstieg zeigten. Beide Änderungen waren statistisch nicht signifikant.

Diskussion:

Zu Beginn der EKZ traten die größten Änderungen der gemessenen Parameter auf. Sowohl Faktor XI und XII als auch C_1 - INH und AT III fallen stärker ab, als es der Hämodilution entspricht. In einer ähnlichen Untersuchung von Karges et al. (2) fielen Faktor XI und XII Aktivitäten und C_1 - INH - Konzentration an der HLM sehr viel stärker ab, bis nahe oder unter die Meßbarkeitsgrenze. Im Unterschied zu unseren Untersuchungen wurden Blasen - Oxygenatoren verwandt, aber auch um 50 % niedrigere Heparinspiegel in den Proben aus der HLM gemessen.
Der Abfall der AT III - Konzentration an der HLM und ihr langsamer Anstieg in der postoperativen Phase in unseren Untersuchungen ist vergleichbar mit den Befunden von Thies et al. (3) und Tilsner et al. (4).
Ein auffallendes Ergebnis unserer Messungen ist, daß die Faktoren XI und XII nach Protamingabe wieder den Normalwert erreichen, während die C_1 - INH - und AT III - Konzentrationen wie auch in anderen Untersuchungen über einen längeren Zeitraum erniedrigt bleiben. Dieser Befund kann nicht ohne weiteres erklärt werden und bedarf weiterer Untersuchungen.

Referenzen:

1. Preiss DU, Duttlinger J, Ritter B, Berguson P (1981)
Calculating heparin and protamine requirements by computer from individual dose - response curves of the activated clotting time (ACT). ZAK 1981, Berlin.

2. Karges HE, Naumann H, Heimburger N (1982)
Hämostase Thrombophilie und Arteriosklerose. F. K. Schattauer, Stuttgart - New York.

3. Thies WR, v. Kries R, Dettmeier R, Falke K, Schulte HD, Göbel U (1983)
The pattern of Antithrombin III during and after extracorporeal circulation. Thorac. cardiovasc. Surgeon 31 : 12

4. Tilsner V, Reuter H, Kalmar P, Pokar H (1981)
Mikrozirkulation und Prostaglandinstoffwechsel, Interaktion von Blutgerinnung und Fibrinolyse mit anderen proteolytischen Enzymsystemen, Neues über Fibrinogen, Fibrin und Fibrinkleber. F. K. Schattauer, Stuttgart - New York.

V 9.6

Das Verhalten von Präkallikrein, Kallikrein, Plasminogen, Antiplasmin, AT III und Fibronectin bei extrakorporalem Kreislauf

D. Gulba, Ch. Huth, H.-E. Hoffmeister

Eberhard-Karls-Universität Tübingen, Abt. für Thorax-, Herz- und Gefäßchirurgie, Calwer Straße 7, D-7400 Tübingen, BRD

Trotz moderner technischer Ausrüstung ersetzt die Herz-Lungen-Maschine die physiologische Kreislaufpumpe nicht vollständig. Häufig läßt sich der periphere Druck nicht über die gesamte Operationsdauer konstant halten. Letztendlich liegt bei den Patienten, die sich einer Operation unter extrakorporalem Kreislauf unterziehen müssen, ein kompensierter und kontrollierter Schockzustand vor. So kommt es dann zu einem Abfall des Kininogenspiegels mit konsekutivem Kininanstieg. Ein Bradykininanstieg hat einen Plasmakininogenabfall zur Folge.
Zwischen Blutgerinnung, Fibrinolyse und Kininogen-Kininsystem besteht ein enger Zusammenhang. Die vorliegende Untersuchung soll daher einen Beitrag zur Aufklärung dieses Fragenkomplexes bei extrakorporalem Kreislauf leisten.
Sie umfasst 25 Patienten - 2 weiblichen und 23 männlichen Geschlechts - mit einem mittleren

Alter von 54,9 Jahren und einem mittleren Körpergewicht von 76,3 kg. Venöse Blutproben wurden an sechs definierten Zeitpunkten abgenommen, die erste Abnahme erfolgte dabei praeoperativ, die letzte sechs Stunden post operativ. Daneben wurden die Elektrolytkonzentrationen im Füllungsvolumen der Herz-Lungen-Maschine bestimmt, das zur Hälfte aus Ringer-Lactat-Lösung und zur anderen Hälfte aus Frsichblut bestand. Die mittlere Perfusionszeit betrug 94,2 min, davon 51,2 min im totalen Bypass.

Die Antikoagulation wurde mit Heparin nach dem Schema: Mittel aus 400 IU/kg Körpergewicht und 9000 IU/m^2 Körperoberfläche vorgenommen. Nach einer Stunde extracorporaler Zirkulation wurde abhängig von der noch zu erwartenden Bypassdauer 1/3 bis 1/2 der Initialdosis nachinjiziert. Als cardioplegische Lösung verwendeten wir die Lösung LK 352 der Fa. Dr. Franz Köhler Chemie.
In den ersten 24 Stunden post operativ wurde den Patienten ca. 1000 ml/m^2 Körperoberfläche infundiert. In diesem Volumen waren stets 500 ml der Elektrolyt-Aspartat Lösung Inzolen Infusio^R ebenfalls von Dr. Franz Köhler Chemie enthalten.
Folgende Parameter wurden von uns untersucht und in ihrer Bedeutung interpretiert: 1. das Kallikrein-Kininsystem, 2. Fibronectin, 3. Fibrinmonomere, 4. Fibrinspaltprodukte, 5. Antithrombin III und 6. Plasminogen-Antiplasmin. Die Untersuchungen wurden in venösem, arteriellem und coronarvenösem Blut vorgenommen. Dabei konnten für diese Parameter die folgenden Ergebnisse erzielt werden:

Als wesentlicher Inhalt kann herausgestellt werden, daß sich während extrakorporaler Zirkulation eine diffuse Aktivierung der Gerinnung und eine massive Aktivierung der Fibrinolyse einstellt. Es finden sich im wesentlichen die Endstufen der Gerinnung in den aufgearbeiteten Plasmen. Nicht nachgewiesen wurden jedoch Fibrinogenspaltprodukte. Modellversuche mit Fibronectin-Kryopräzipitaten könnten dabei interessante Hinweise hinsichtlich des Ablaufs in der Herz-Lungen-Maschine geben. Durch Heparin wird das Präkallikrein im Plasma maskiert (Heparineffekt). Aus diesem Grund lassen sich über das Präkallikrein-Kallikreinsystem keine klaren Aussagen machen. Der sogenannte "Heparineffekt" ist daher bei extracorporaler Zirkulation in einem neuen Zusammenhang zu sehen.

V 9.7
Perioperative Antithrombin-III-Änderungen bei kardiochirurgischen Eingriffen im Säuglings- und Kleinkindesalter
K. Hiotakis, H. Metzler, H. Gombotz
Institut für Anaesthesiologie der Universität Graz, Österreich

Einleitung: Antithrombin III (AT III) spielt eine wichtige Rolle als Proteaseninhibitor und Heparinkofaktor. Dem bei Kindern mit angeborenen zyanotischen Herzfehlern beobachteten thrombohämorrhagischen Syndrom (1) liegen neben thrombozytären Störungen auch solche der plasmatischen Gerinnung durch reduzierte Syntheseleistung und pathologische Umsatzsteigerung zugrunde. Im Zusammenhang mit Koagulationsstörungen wurde AT III von Leveson auch als "Indikatorprotein" bezeichnet (2).

Patienten und Methodik: Zur Feststellung der Plasmaaktivitäten von AT III wurde dieses bei 20 Kindern im Alter zwischen 1 Monat und 6 Jahren (mittleres Alter 2,5 Jahre) und einem Gewicht zwischen 3 - 21 kg (mittleres Gewicht 10,6 kg) im Rahmen kardiochirurgischer Korrektureingriffe mit extrakorporaler Zirkulation zum Zeitpunkt der Narkoseeinleitung, nach Bypassende sowie 1, 6, 24 und, falls bis dahin noch nicht im Normbereich, nach 48 Stunden postoperativ bestimmt. Die Kinder wurden 3 Gruppen zugeordnet:
Gruppe I: zyanotische und komplexe Vitien (1)
Gruppe II: azyanotische Vitien (7)
Gruppe III: 2 Kinder, die in schlechtem Kreislaufzustand wegen schwerer Restdefekte zur Reoperation kamen.

Die Bestimmung von AT III wurde mit dem Antithrombin III-Schnelltest (Koagulometermethode) von Behring durchgeführt. Simultan wurden Quick, PTT, TZ, Thrombozyten und Fibrinogen bestimmt. Eine hämatokritadaptierte Korrektur der Zitratmenge erfolgte nicht.

Ergebnisse: In Gruppe I hatten zum Zeitpunkt der Narkoseeinleitung 3 von 11 Kindern pathologisch erniedrigte AT III-Werte, nach Bypassende 7 von 11. In Gruppe II hatte keines der Kinder zum Zeitpunkt 1 niedrige AT III-Aktivitäten, nach Bypassende 3 von 7.
Beide Kinder der Gruppe III hatten vor und nach Bypass deutlich verminderte AT III-Werte.
Die AT-III Aktivitäten normalisierten sich mit Ausnahme von 3 Kindern der Gruppe I nach 24 Stunden.

Diskussion: Eine präoperative AT-Substitution scheint vor allem wegen der Thrombosegefahr in Verbindung mit hohem Haematokrit und möglichem RR-Abfall bei Narkoseeinleitung überlegenswert, wurde aber bei den Kindern dieser Studie nicht durchgeführt. Postoperativ wurde bei einem 9 Monate alten Kind mit Transposition der großen Arterien, das nach Mustard korrigiert wurde und noch nach 24 Stunden eine deutlich erniedrigte AT III-Aktivität von 42 % (Referenzbereich 70 - 100 %) zeigte, AT III-Konzentrat in einer Dosierung von E = kgKG x % (Soll - ist) durchgeführt.

Literatur:
1. Göbel U: Veränderungen der plasmatischen Blutgerinnung bei angeborenen Herzfehlern. In: Schreiber H (1981) Hämostase bei Herzfehlern und Angiopathien. Müller & Steinicke, München

2. Leveson J E, Winford J, Iden J, Marengo-Rowe A J, Race G J (1981) Investigation of the Relationship Between Preoperative Chromogenic Antithrombin III Assays and Hemorrhage Following Heart Surgery. Thrombosis and Hemostasis 46:299

V 9.8
Leberfunktion und Antithrombin-III-Aktivität bei Herzinsuffizienz
W. Schregel, H. Straub, H.D. Kuntz, W.T. Ulmer
Medizinische Universitätsklinik "Bergmannsheil", Bochum, BRD

Patienten mit dekompensierter Herzinsuffizienz (HI) haben, insbesondere perioperativ, ein stark erhöhtes Risiko (2). Die gestörte Hämodynamik führt via Leberstauung zu Veränderungen der Serumproteine, Leberfunktionsstörungen und einer veränderten Elimination verschiedener Medikamente (1, 4). Über gehäufte thromboembolische Komplikationen bei HI wurde berichtet (5). Verminderungen der Antithrombin-III-Aktivität (AT-III), u. a. bei Leberschädigungen nachgewiesen, sind als thrombogener Risikofaktor beschrieben worden. In der vorliegenden Untersuchung werden die Auswirkungen einer gestörten Hämodynamik auf Leberfunktionsproben und AT-III untersucht.

Bei 55 klinisch herzinsuffizienten Patienten wurden u. a. untersucht: Einschwemmkatheter, die Indocyaningrün-Halbwertszeit (ICG-HWZ) als Maßstab für die leberdurchblutungsabhängige Elimination; die Bromsulphalein-Halbwertszeit I (BSP-HWZ) als Maß für die hepatozelluläre Aufnahme und Verstoffwechselung; die Galaktose-Eliminationskapazität (GEK) als Maß für die funktionsfähige Leberzellmasse und die Theophyllin-HWZ (Theo-HWZ) als Maß für hepatische Demethylierungsreaktionen.

Bei 43 Patienten mit Zeichen der HI oder erhöhten Drucken im rechten Vorhof (Ad_m) wurden bestimmt: Einschwemmkatheter, röntgenologisches Herzvolumen, Leberwerte, AT-III sowie ebenfalls ICG- und BSP-HWZ. Mittelwert und Standardabweichung der einzelnen Parameter wurden berechnet sowie Korrelationen zwischen Leberfunktion, AT-III und den übrigen Parametern berechnet.

Es ergaben sich:
1. erhebliche Verlängerungen der ICG- und BSP-HWZ, die statistisch signifikant ($p<0,001$) mit Ad_m und Cardiac Index korreliert waren;
2. erhebliche, gegenüber einem Normalkollektiv statistisch signifikante ($p<0,01$) Veränderungen der Theo-HWZ und der GEK, ohne Korrelation zu hämodynamischen Parametern, wobei das Spektrum der Ergebnisse von normal bis fast grotesk variiert;
3. bei einem Unterkollektiv von 17 Pat. mit hydropisch dekompensierter HI stark erniedrigte AT-III-Aktivitäten mit statistisch signifikanten Korrelationen ($p<0,05$) zum Druck im rechten und linken Vorhof, zum rHV, der BSP-HWZ, dem Bilirubinspiegel und der γ-Glutamyltransferase (γ-GT). Bei Pat. mit klinischen Zeichen der Linksherzinsuffizienz und solchen mit erhöhtem Druck im rechten Vorhof fand sich ebenfalls ein signifikant erniedrigtes AT-III.

Der pathologische Ausfall der ICG- und BSP-HWZ war bei erniedrigtem Herzminutenvolumen zu erwarten. Ursachen sind verminderte hepatische Durchblutung und verminderte Sekretion in die Galle, evtl. auch ein Funktionsausfall durch Hypoxie. Durchblutungsabhängig verstoffwechselte Medikamente mit Kumulationsneigung bei HI sind z. B. Lidocain und Propanolol.

Überraschender ist der pathologische Ausfall der durchblutungsunabhängigen Tests. Druckatrophien von Leberzellen, zelluläre Hypoxie und Ödem der perisinusoidalen Region mit Verlängerung der Transitstrecke kommen als Erklärung in Frage. Chinidin, Procainamid und Mexiletin (4), aber auch viele andere in Anästhesie und Intensivmedizin verwendete Pharmaka hängen in ihrer Elimination von der metabolischen Kapazität der Leberzelle ab, die, wie aus unseren Untersuchungen hervorgeht, bei HI sehr variabel sein kann.

Die Angaben über Thrombosen bei HI schwanken zwischen 9 und 45 %. Wir glauben, daß das erniedrigte AT-III bei HI als thrombogener Faktor in Betracht gezogen werden muß, insbesondere, da laufende Untersuchungen eine weitgehend normale Aktivität der Gerinnungsfaktoren bei HI andeuten. Perioperativ kommt es zu einer zusätzlichen AT-III-Verminderung. Als Ursache für die niedrigen AT-III-Aktivitäten bei HI kommen eine gestörte hepatische Synthesefunktion, eine Plasmaverdünnung und ein Eiweißverlust in Betracht.

1) Caesar K, Kaufmann W Leber und Herz-Kreislauf-System Kap. 8.1 - 12 in Kühn HA, Wernze H (1979) Klinische Hepatologie. G. Thieme, Stuttgart New York

2) Goldman L (1977) Multifactorial index of cardiac risk in non cardiac surgical procedures. N. Engl. J. Med. 297:84

3) Lechner K, Thaler E (1982) Antithrombin-III-Mangel, ein wichtiger Risikofaktor für venöse Thromboembolien. Dtsch. med. Wschr. 107:145

4) Paumgartner G (1982) Der Einfluß von Herzinsuffizienz und kardiogenem Schock auf die Pharmakokinetik. Internist 23:441

5) Rogers PH, Sherry S (1976) Current status of antithrombotic therapy in cardiovascular disease. Prog. Cardiovasc. Dis. 19:235

V 9.9
Einfluß von Antithrombin-III-Konzentration und -Substitution auf den Heparinverbrauch während extrakorporaler Zirkulation
W. Dietrich, A. Schroll
Institut für Anaesthesiologie und Klinik für Herz- und Gefäßchirurgie, Deutsches Herzzentrum München, Lothstr. 11, 8000 München 2, BRD

Antithrombin 3 (AT_3), ein Glycoprotein, das alle Gerinnungsfaktoren mit proteolytischer Wirkung hemmt, spielt eine zentrale Rolle im Gleichgewicht der Hämostase (3). Schon eine Verminderung der

Konzentration unter 80 % der Norm führt zu einer deutlichen Einschränkung seiner physiologischen Schutzwirkung gegen pathologische Gerinnungsaktivierung. Die progressive Wirkung des AT_3 wird durch Heparin katalysiert und um ein Vielfaches beschleunigt. Da der Heparinbedarf während extrakorporaler Zirkulation (EKZ) große interindividuelle Schwankungen aufweist und nicht vorhersagbar ist (1), untersuchten wir, ob diese unterschiedliche Wirksamkeit des Heparins zum AT_3-Spiegel in Beziehung steht und ob eine AT_3-Substitution zu einer Verminderung des Heparinbedarfs führt.

Methode: Bei 28 Patienten, die für eine EKZ mit 375 E/kgKG heparinisiert wurden, bestimmten wir AT_3 präoperativ und nach Heparinisierung in 10 Minuten Abständen (amidolytisch mit Chromozym TH). Dilutionsbedingte Konzentrationsabnahmen wurden durch Korrektur der aktuell gemessenen AT_3-Werte auf den Ausgangshämatokrit ausgeglichen. Die Heparinwirkung wurde mit der aktivierten Gerinnungszeit (ACT) in zehnminütigen Abständen kontrolliert. Der Heparinbedarf wurde als Heparinkoeffizient in E Heparin/kgKG/min, die Heparinsensibilität als ACT-Anstieg in sec/E Heparin errechnet. 5 Patienten, die auf Heparininjektion eine ACT < 400 sec zeigten, wurden mit 1000 E AT_3 substituiert.

Ergebnisse: Präoperativ lag das AT_3 im Mittel unserer Patienten mit 9,5 IU/ml unterhalb der Normgrenzen von 11-14 IU/ml. 7 Patienten zeigten einen Wert, der unter 80 % der unteren Normgrenze lag. Es kam zu keinem signifikanten AT_3-Abfall nach Heparinisierung und in den korrigierten Werten während der EKZ (Abb. 1). Der Heparinbedarf schwankte zwischen 1,5 und 10,4 E/kgKG/min, die Heparinsensibilität zwischen 0,7 und 3,6 sec/E Heparin. 5 Patienten, denen AT_3 bei geringer Heparinsensibilität substituiert wurde, benötigten bei einer vergleichbaren mittleren ACT 3,1 E Heparin/kgKG/min. 4 Patienten, die präoperativ mit Marcumar behandelt worden waren, erhielten 3,2 E Heparin kgKG/min, zeigten aber eine deutlich erhöhte Heparinsensibilität.

Diskussion: Wie andere Untersucher sahen wir, daß eine Heparinbolusinjektion an sich keinen AT_3-Abfall verursacht (2). Die EKZ brachte einen dilutionsbedingten signifikanten Abfall ($p < 0.01$), während die korrigierten Werte nicht signifikant abfielen. Sie wiesen eine breite Streuung auf.

AT_3-Gabe erbrachte eine deutliche Heparineinsparung auch bei normalen AT_3-Ausgangswerten. Patienten mit einem präoperativ erniedrigten AT_3 hatten einen höheren Heparinbedarf (Tab. 1). Von 7 Patienten, die präoperativ einen AT_3-Wert unter 80 % der Norm aufwiesen, zeigte einer einen extrem hohen Heparinverbrauch. Eine routinemäßige präoperative AT_3-Bestimmung bei Patienten mit EKZ-Operationen erscheint deshalb sinnvoll.

Tab. 1:	n	Heparinverbrauch E/kgKG/min $\pm$ SD
AT_3 > 10 IU/ml	8	5,4 $\pm$ 2,48
AT_3 8,8-9,9 IU/ml	6	6,2 $\pm$ 1.42
AT_3 < 8,8 IU/ml	4	7,0 $\pm$ 2,50
AT_3-Substitution	5	3,1 $\pm$ 0,68
präop. Marcumar	4	3,2 $\pm$ 1.84

Literatur:
1. Bull BS, Korpman RA, Huse WM, Briggs BD (1975) Heparintherapy during extracorporal circulation J cardiovasc Surg 69:674
2. Marciniac E, Gockerman JP (1977) Heparin induced decrease in circulating antithrombin 3 Lancet ii 581
3. Rosenberg RD (1975) Actions and interactions of antithrombin and heparin. New Engl J Med 292:156

V 9.10
Das Verhalten von Zink, Magnesium und Calcium im koronaren und peripheren Blut unter den Bedingungen der extrakorporalen Zirkulation

D. Gulba[1], W. Heller[2], H.-E. Hoffmeister[2], H. Walker[2]
[1]Medizinische Hochschule Hannover, Abtl. Kardiologie, Konstanty-Gutschow-Str. 8, D-3000 Hannover, BRD
[2]Eberhard-Karls-Universität Tübingen, Abtl. Thorax-, Herz- und Gefäßchirurgie, Calwer Str. 7, D-7400 Tübingen, BRD

Die Gradienten zwischen den intra- und extrazellulären Elektrolytkonzentrationen stellen labile Gleichgewichte dar, die durch aktive, energieverbrauchende Mechanismen aufrechterhalten werden. Diese Mechanismen sind sehr störanfällig. Die Behandlung mit der HLM (Herz-Lungen-Maschine) ist als klinisch induzierter Schockzustand zu betrachten. Es sind daher starke Auswirkungen auf die Elektrolytspiegel zu erwarten.

Die vorliegende Untersuchung befaßt sich mit Zn^{2+}, Mg^{2+} und Ca^{2+}. In einer ersten Serie wurden Proben zu sechs definierten Zeitpunkten abgenommen, die erste präoperativ, die letzte 6h postoperativ. Als 7. Probe wurde das 'prime volume' analysiert. Um die Auswirkungen der HLM auf das Herz

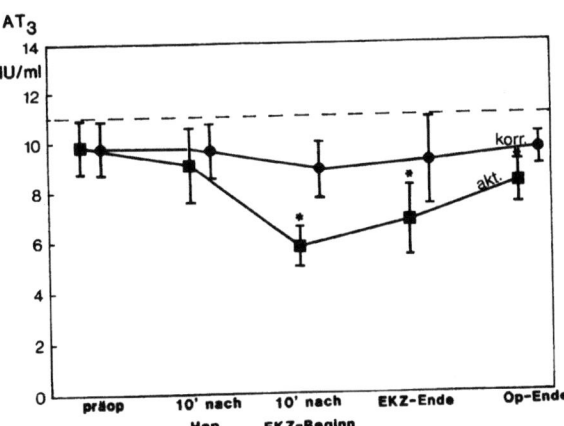

Abb 1: AT_3-Konzentrationen vor, während und nach EKZ. Die aktuell gemessenen Werte (akt) wurden auf den Ausgangshämatokrit korrigiert (korr).
$\bar{x} \pm$ SD, * $p < 0,01$.

von denen auf den Gesamtorganismus getrennt betrachten zu können, wurde in einer zweiten Serie die Elektrolytspiegel gleichzeitig im venösen, arteriellen und coronarvenösen Blut während bis 10' nach dem totalen CPB (cardiopulmonalen Bypass) bestimmt.

Zu Beginn der Operation wird als Wirkung des Operationsstreß' Zink in die Zellen verlagert (4,5). Während bis 10' nach dem totalen CPB kommt es zu einem Zinkspiegelanstieg ($p < 0.01$). Diesen Spiegelverlauf schreiben wir einem Zink-'Wash Out' aus ischämischen Zellen aufgrund lokaler Hypozirkulation bei bestehendem kompensierten Schockgeschehen zu. Diesem Anstieg ist der streßbedingte Zinkabfall überlagert. Bei fortbestehendem postop. Streß (Beatmung etc.) setzt sich der Zinkabfall auch bis 6h postop. fort ($p < 0.001$). Die Magnesiumspiegel verändern sich während des CPB nur aufgrund der Verdünnung durch das 'prime volume'. Auch der Serum-Calcium-Spiegel zeigt über den Verlauf nur geringfügige Änderungen. Lediglich in der postop. Phase sinkt er nicht signifikant ab.

Auffällig ist das bei 4 Patienten, die in nicht zu beherrschender cardialer Insuffizienz verstarben, gegenüber dem Gesamtkollektiv unterschiedliche Elektrolytmuster. So werden die präop. Zinkspiegel signifikant höher gemessen ($p < 0.05$). In der postop. Phase steigen Zn^{2+} ($p < 0.025$), Mg^{2+} ($p < 0.05$) und Ca^{2+} ($p < 0.025$) verglichen zum Gesamtkollektiv an. Bei schlechter cardialer Gesamtsituation sind Bedingungen denkbar, bei denen es nicht gelingt, den kompensierten Schockzustand postop. wieder zu durchbrechen. Bei persistierender fokaler, schockbedingter Ischämie kommt es zu Zelluntergängen, die wir für die beobachteten Elektrolytspiegelanstiege verantwortlich machen. Die ansteigenden Spiegel von Zn^{2+}, Mg^{2+} und Ca^{2+} könnten ein prognostisches Kriterium darstellen. In der zweiten Serie wird Zink coronarvenös gegenüber der Peripherie erhöht gemessen. Dieses Ergebnis findet Parallelen in Untersuchungen von Spieckermann et al. (1) bei experimentellen Infarkten von Bastardhunden. Ein gleichzeitiger Mg^{2+}-Anstieg im coronarvenösen Blut gegenüber der Peripherie am Ende des totalen CPB ist deutlich signifikant ($p < 0.01$ gegen venös; $p < 0.05$ gegen arteriell). Ein Mg^{2+}-Verlust des Myocards wird von Lehr als frühester Indikator einer Myocard-Ischämie betrachtet (2). Der Calciumabfall im coronarvenösen gegenüber dem peripheren Blut ($p < 0.025$ gegen venös; $p < 0.05$ gegen arteriell) am Ende des totalen CPB entspricht einer Ca^{2+}-Aufnahme durch das Myocard. Wie Shen und Jennings zeigen (3), erfolgt eine Ca^{2+}-Anreicherung im ischämisch geschädigten Herzmuskel nur bei irreversiblen, nicht aber bei reversiblem Schaden. Der Calciumabfall im coronarvenösen Blut muß daher als beweisend für eine irreversible ischämische Myocardschädigung gelten. Verstärkung erfahren die gleichlautenden Ergebnisse über Zn^{2+}, Mg^{2+} und Ca^{2+} durch einen im coronarvenösen - gegenüber dem peripheren Blut abfallenden - ßHydroxybutyratspiegel, einem Substrat, das bei der ischämischen Ca^{2+}-Anreicherung im Myocard verbraucht wird (3). Die ischämische Myocardschädigung erfolgt trotz angewendeter Hypothermie ($27.4 \pm 1.5^{\circ}C$ rektal) und Kardioplegie bei Perfusionszeiten in totalen CPB von 45.3 ± 17.6 Minuten. Es läßt sich jedoch kein Zusammenhang des Ausmaßes der Elektrolytveränderungen mit der Dauer des totalen CPB, der Körpertemperatur oder dem Blut-pH-Wert zeigen. Dies, sowie die große interindividuelle Streubreite weisen auf ausgeprägte Unterschiede in der Toleranz der HLM durch die Patienten. Ein präop. Kriterium, anhand dessen man eine Vorhersage für die Bypasstoleranz treffen könnte, wird in der vorliegenden Studie nicht erkennbar. Der hohe präop. Zinkspiegel bei den postop. verstorbenen Patienten muß jedoch auf seine Eigenschaften als 'Risikofaktor' für die HLM weiter untersucht werden.

1) Kahles H, Fuchs C, Nordbeck H, Preusse CJ, Spieckermann PG (1975) Zinkgehalt im Myokard, im Serum und in der Herzlymphe bei experimentellem Infarkt. Kalium-, Magnesium-, Zink-Aspartat, Kronschwitz H (Hrg), 15. Kolloquium, 15.3.1975 in Frankfurt/Main; 2) Lehr D (1981) Magnesium and Cardiac Necrosis. Magnesium Bulletin $\underline{3}$, 178; 3) Shen AC, Jennings RB (1972) Kinetics of calcium accumulation in acute myocardial ischemic injury. Am. J. Pathol. $\underline{67}$, 441; 4) Tawodzera PBP, Bell RMS, Jones JJ (1972) Plasma zinc levels and corticotrophin gel. Lancet $\underline{I}$, 1072 (1972); 5) Tawodzera, PBP, Bell RMS, Jones JJ (1972) Corticotrophin and serum zinc. Lancet $\underline{II}$, 767 (1972).

V 9.11
Das Renin-System während extrakorporaler Zirkulation
I. Heck, *G. Hack
Medizinische Universitäts Poliklinik, *Institut für Anaesthesiologie
Bonn, BRD

Das Renin-Angiotensin-System(RAS) spielt in der Elektrolyt- und Kreislaufregulation eine wichtige Rolle. In der Herzchirurgie ergibt sich durch den Einsatz der Herzlungenmaschine(HLM) insofern eine besondere Situation, als der für die Konversion von Angiotensin I(AI) wichtige Lungenkreislauf zeitweise umgangen wird. Die sonst hauptsächlich im Endothel der Lungenkapillaren stattfindende Umwandlung von AI in Angiotensin II (AII) muß für diese Zeit andernorts erfolgen. Welche Auswirkung diese Umstellung auf die Parameter des RAS hat, ob sie reversibel ist und ob es klinisch fassbare Veränderungen gibt, war Gegenstand dieser Untersuchung an 15 Patienten während einer Klappenoperation.

Gemessen wurden jeweils vor und nach dem kleinen Kreislauf, sowie vor, während und nach cardiopulmonalem Bypass(CPB) die Parameter des RAS wie AI, AII, AII/AI und ACE.

Bereits vor Operationsbeginn lagen in der Regel deutlich stimulierte AI, AII - Werte vor, die während des CPB signifikant abfielen, nach 3o Min. ihr Minimum erreichten und schon vor CPB--Ende wieder anstiegen. Nach der Operation lagen die Werte signifikant unter den Ausgangswerten. Für AII bestand vor dem CPB eine venös-arterielle Differenz mit höheren Werten nach der

Lungenpassage. Dieser Befund war während des CPB aufgehoben, jedoch anschließend wieder nachweisbar. Der Abfall der AII Konzentrationen war stärker ausgeprägt als der von AI (Abb.1).

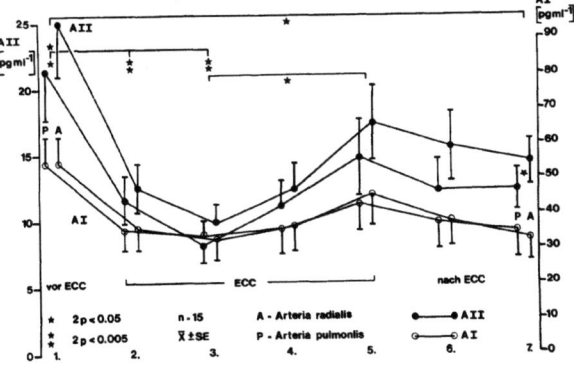

Die endogene Konversionsrate von AI fiel während des CPB von ca 40% auf 25 % und erreichte gegen Ende wieder Ausgangswerte (Abb.2).

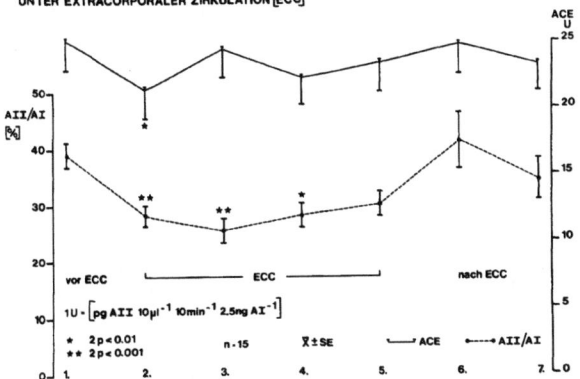

Die gezeigten Daten lassen sich als eine partielle und passagere Hemmung der Converting-Enzym (ACE) - Aktivität der Gesamtzirkulation durch Wegnahme des kleinen Kreislaufs deuten. Teilweise wird diese ausgefallene Funktion durch den großen Kreislauf nach einer kurzen Adaptationszeit mit übernommen. Die normalerweise bei einer Operation auftretende Stimulation des RAS ist unter der Bypass-situation in das Gegenteil verkehrt. Über die kältebedingte Enzymhemmung hinaus könnte der cardiorenale Reflexbogen eine Erklärung bieten, indem die perioperative myocardiale Ischämie zu einer Hemmung des RAS mit Zunahme der Nierendurchblutung führt.

Literatur :
1. Favre L, Vallotton MB, Muller AF (1974) Relationship between plasma concentrations of angiotensin I, II and plasma renin activity during cardiopulmonary bypass in man. Europ. J.Clin.Invest. 4:135

2. Livnat A, Zehr JE (1982) Acute inhibition of renin release during left circumflex coronary occlusion in dogs. Am.J.Physiol.242 (Heart Circ.Physiol. 11) :H 1o7

V 9.12
Kolloidosmotischer Druck während extrakorporaler Zirkulation und in der postoperativen Phase nach Herzoperationen

E. Lüllwitz, K. Bodammer

Zentrum Anaesthesiologie, Abtl. I der Med. Hochschule Hannover und Abtl. Anaesthesiologie des Zentrums Chirurgie der JLU Gießen, BRD

Bei 5o cardio-chirurgischen Patienten wurde der Verlauf des kolloidosmotischen Druckes (COP) vor, während und nach Korrektur erworbener oder angeborener Herzfehler in extrakorporaler Zirkulation (EKZ) gemessen. Die Veränderungen des COP wurden mit hämodynamischen und laborchemischen Parametern sowie mit Ein- u. Ausfuhr in Korrelation gesetzt. Der mit 21,2 mm Hg im Normbereich gelegene mittlere Ausgangswert des COP fiel dilutionsbedingt nach Beginn der EKZ um 35 % des Ausgangswertes ab, wobei das priming volume einen COP von 8,3 mm Hg aufwies. In den ersten 3 postoperativen Stunden wurde der Ausgangswert wieder erreicht.
Bei der Betrachtung der Hb- und Hkt-Werte stellten wir einen fast synchronen Verlauf beider Größen zum COP fest.

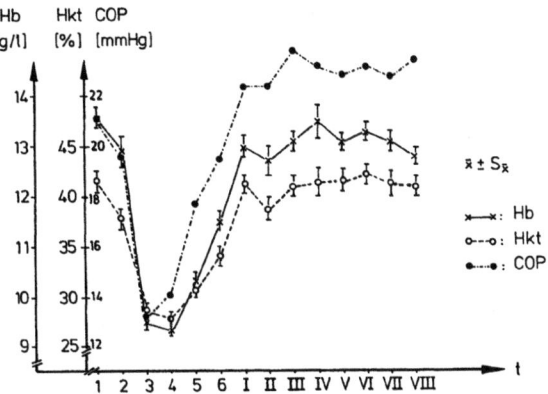

COP, Hb und Hkt vor, während und nach herzchirurgischen Eingriffen

Ein signifikanter Zusammenhang zwischen dem COP und dem Gesamt-Eiweiß ergab sich nur für den Leerwert. Zufuhr von Kristalloiden oder von Humanalbumin 3,5 % führte zu keiner Erniedrigung bzw. Erhöhung des COP. Gabe von Blut und Humanalbumin 2o % ebenso wie die Urinausscheidung bei forcierter Diurese ließen einen Zusammenhang zum COP erkennen.

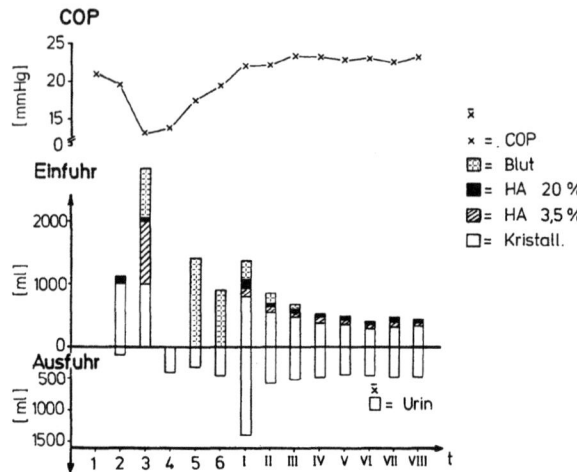

Verlauf des kolloidosmotischen Druckes (COP). Einfuhr u. Ausfuhr vor, während und nach herzchirurgischen Eingriffen.

Die für die Ausbildung eines interstitiellen Lungenoedems angeschuldigte Erniedrigung des hydrostatisch-kolloidosmotischen Druckgradienten führte bei unserem Krankengut zu keiner Beeinträchtigung der Lungenfunktion.

Es zeigte sich also, daß der Abfall des COP während extrakorporaler Zirkulation keine Gefährdung des Patienten darstellt, wenn der Ausgangswert durch eine adäquate Therapie rasch wieder erreicht wird.

Anaesthesie in der Neurochirurgie

V 10.1
Hormonelle Reaktionen bei der kontrollierten Hypotension mit Vasodilatatoren und Captopril

H. Götz, Th. Pasch, C. Kleierl, J. Pichl

Institut für Anaesthesiologie und Medizinische Klinik mit Poliklinik der Universität Erlangen-Nürnberg, BRD

Die intraoperative kontrollierte Hypotension mit Natrium-Nitroprussid (NNP) führt durch Aktivierung gegenregulatorischer Mechanismen zum Anstieg der Plasmakatecholamine und der Plasma-Reninaktivität (PRA). Diese Reaktionen, in erster Linie die erhöhte PRA, scheinen für den nach Absetzen des NNP beobachtbaren überschießenden Blutdruckanstieg ("Rebound hypertension") verantwortlich zu sein. Werden vorher ß-Blocker gegeben, kommt es fast nie zum Rebound, und die Hormonanstiege fallen geringer aus (1, 3). Wir haben untersucht, ob durch pränarkotische Gabe des Angiotensin converting enzyme (ACE)-Hemmers Captopril die nachteiligen hämodynamischen Effekte der gesteigerten Reninausschüttung vermieden werden können.

Methodik

20 Patienten, die sich ausgedehnten Nasennebenhöhlen-Operationen unterziehen mußten, wurden nach Aufklärung und schriftlich erteiltem Einverständnis randomisiert auf 2 Gruppen von je 10 Patienten verteilt. In Gruppe I wurde eine kontrollierte Hypotension nur mit NNP durchgeführt. Die Patienten der Gruppe II erhielten mit der Prämedikation 25 mg Captopril oral; die Drucksenkung erfolgte ebenfalls mit NNP. Die Narkose war eine Diazepam-Fentanyl-Kombination mit Zugabe kleiner Enflurankonzentrationen. Systolischer (SAP), diastolischer (DAP) und mittlerer (MAP) arterieller Druck, die Herzfrequenz (HR) und die PRA wurden (1) als Kontrollwert am Tag vor der Operation, (2) vor Beginn der Hypotension, (3) 30 min nach Beginn und (4) am Ende der NNP-Applikation sowie (5) 30 min und (6) 60 min nach NNP-Ende protokolliert (in Gruppe I wurde die PRA am Vortag nicht bestimmt). PRA wurde mittels Radioimmunassays gemessen. Zur statistischen Prüfung auf Unterschiede zwischen den Gruppen I und II diente der t-Test, innerhalb der Gruppen der t-Test für gepaarte Werte.

Ergebnisse

Die Hypotensionsdauer war für beide Gruppen mit 145 + 14 (I) bzw. 153 + 25 min (II) praktisch identisch. Nach Captopril-Vorbehandlung (Gruppe II) betrug der mittlere NNP-Dosisstrom 1,52 + 0,48 µg/kg/min, dagegen in Gruppe I 2,22 + 0,42 µg/kg/min. Dieser Unterschied war allerdings nicht signifikant. Vor und während der Hypotension waren SAP, MAP, DAP und HR in beiden Gruppen gleich, PRA in der Captoprilgruppe höher (Abb. 1 u.2). 30 min nach NNP war PRA in der Gruppe I immer noch gegenüber dem Wert vor NNP gesteigert (p< 0,05) und erst 60 min nach NNP nicht mehr von diesem Wert verschieden. Wesentlich höher war PRA in Gruppe II (Abb. 2). 60 min nach NNP war MAP in Gruppe I größer als in Gruppe II (Abb. 1), ohne jedoch vom Kontrollwert oder vom Wert vor NNP verschieden zu sein.

Diskussion

Vorbehandlung mit einer oralen Einzeldosis von 25 mg Captopril führt zu geringerem NNP-Bedarf (2) und dämpft das Überschießen des Blutdruckes nach Absetzen des NNP. Wie auf Grund des Wirkungsmechanismus zu erwarten, steigen die durch NNP erhöhten PRA-Werte noch weiter an, ohne wegen der Hemmung des ACE hämodynamisch wirksam zu werden (4). Um eine Verminderung des NNP-Bedarfs zu erzielen und die "Rebound hypertension" zu verhindern, stellt nach unseren Befunden Captopril eine Alternative zu ß-Blockern dar, ohne daß die Steuerbarkeit der NNP-Wirkung negativ beeinflußt wird.

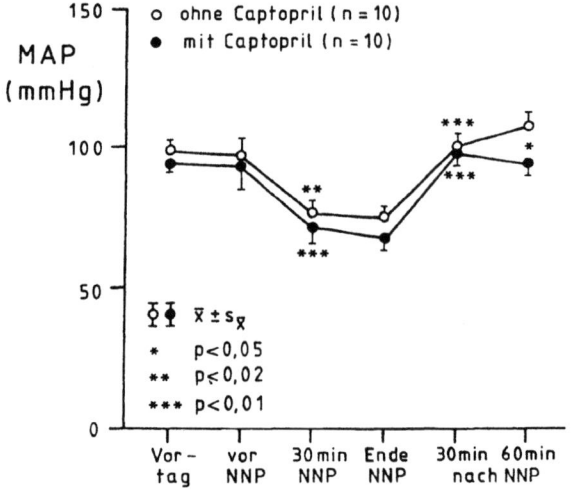

Abb.1. Verlauf des mittleren arteriellen Drucks (MAP). Mit * sind die Unterschiede zum vorherigen Wert bzw. zwischen beiden Gruppen gekennzeichnet.

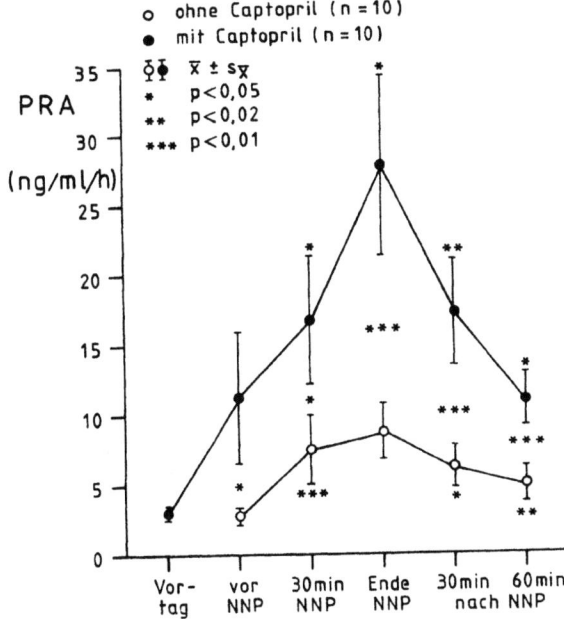

Abb.2. Verlauf der Plasma-Reninaktivität (PRA).

Literatur

1. Fahmy NP (1981) Rebound arterial hypertension following discontinuation of sodium nitroprusside. Br J Anaesth 54: 253P
2. Jennings GL, Gelman JS, Stockigt JR, Korner PI (1981) Accentuated hypotensive effect of sodium nitroprusside in man after captopril. Clin Sci 61: 521
3. Khambatta HJ, Stone JG, Khan E (1981) Propranolol alters renin release during nitroprusside induced hypotension and prevents hypertension on discontinuation of nitroprusside. Anesth Analg 60: 569
4. Woodside JR, Garner L, Bedford RF, Miller ED, Longnecker DE, Epstein RM (1982) Captopril reduces the dose requirement for SNP-induced hypotension. Anesthesiology 57: A61

V 10.2
Frühdiagnose von Luftembolien durch Ultraschall-Doppler-Verfahren bei Operationen in sitzender Position

G. Reinery, F. Fischer, O. Hey, D. Knorre

Institut für Anaesthesiologie der Johannes Gutenberg-Universität Mainz, BRD

In einer Studie wurden bei Operationen in sitzender Position die Eignung verschiedener Überwachungsverfahren zu einer zuverlässigen und frühzeitigen Erkennung von Luftembolien, ihre Häufigkeit sowie der Einfluß des Aufrichtungsgrades geprüft. Bei 270 aufeinanderfolgenden Patienten wurden folgende Parameter gemessen: Typische Geräusche durch Lufteintritt mit dem Ultraschall-Doppler-Gerät präkordial, endexspiratorische CO_2-Konzentration ($F_{ET}CO_2$), arterieller Mitteldruck (MAP) und Herzfrequenz (HR). Die Luftembolie galt als gesichert bei typischer Geräuschveränderung und Luftabsaugung über einen im rechten Vorhof liegenden Katheter.

Luftembolien traten insgesamt bei 11% der Patienten auf. Bei Kindern waren sie häufiger als bei Erwachsenen. In steiler Position waren sie häufiger als in halbsitzender (Tab. 1). Es konnten zwischen weniger als 2 bis 90 ml luft abgesaugt werden.

Das Ultraschall-Doppler-Gerät zeigte Geräuschveränderungen bereits bei Luftmengen, die entweder nicht absaugbar oder sehr gering waren. Mit grösseren Luftmengen fielen die endexspiratorische CO_2-Konzentration sowie der arterielle Mitteldruck ab, und die Herzfrequenz nahm zu. Ein Abfall der endexspiratorischen CO_2-Konzentration um $\geq 0,4$ Vol%, ein Abfall des arteriellen Mitteldruckes um ≥ 10 mmHg und eine Steigerung der Herzfrequenz um ≥ 10 min^{-1} traten jeweils bei etwa einem Drittel der Lufteintritte auf (Tab. 2).

Das Ultraschall-Doppler-Gerät ist ein anderen Methoden überlegenes Frühwarnsystem, das eine Mortalität und Morbidität durch Luftembolie verhinderte. Deshalb ist seine Anwendung während Operationen in sitzender Position zu fordern.

Tabelle 1
Anzahl der Operationen in steiler und halbsitzender Position und Häufigkeit der Luftembolien*
(Patienten und Ereignisse)

	Steile Position		
	Operierte Patienten n	Patienten mit Luftembolien n	Luftembolien n
Kinder	9	4	6
Erwachsene	11	2	2
Gesamt	20	6	8

	Halbsitzende Position		
	Operierte Patienten n	Patienten mit Luftembolien n	Luftembolien n
Kinder	41	8	12
Erwachsene	209	16	23
Gesamt	250	24	35

*Luftembolie = Geräuschveränderung im Ultraschall-Doppler-Gerät und Luftabsaugung

Tabelle 2
Veränderungen von endexspiratorischer CO_2-Konzentration ($F_{ET}CO_2$), arteriellem Mitteldruck (MAP) und Herzfrequenz (HR) bei 43 Luftembolien

	Steile Position n	Halbsitzende Position n	Gesamt n
Luftembolie*	8	35	43
↓ $F_{ET}CO_2$ (0,4-1,9 Vol%)	4	11	15
↓ MAP (10 - 29 mmHg)	5	10	15
↑ HR (10 - 44 min^{-1})	6	10	16

*Luftembolie = Geräuschveränderung im Ultraschall-Doppler-Gerät und Luftabsaugung

↓ = Abfall   ↑ = Anstieg
( ) = Streubereich

V 10.3
Somatosensorisch und visuell evozierte Potentiale bei komatösen Patienten nach Schädel-Hirn-Trauma

G. Schwarz, G. Pfurtscheller, W. F. List

Institut für Anaesthesiologie der Universität, Institut für elektro- und biomedizinische Technik, Graz, Österreich

Als Reaktion auf exogene Reize treten bioelektrische Aktivitäten des Gehirns in Form evozierter Potentiale (EP) auf, die im Rahmen cerebraler Schädigungen typischen Veränderungen unterworfen sein können.

Mit Hilfe einer multifunktionellen Computerauswerteeinheit wurden 17 komatöse Patienten nach geschlossenen und offenen Schädel-Hirn-Verletzungen in Form von Untersuchungsserien auf das Verhalten von somatosensorisch (SEP) und visuell evozierten Potentialen (VEO) beurteilt.

Die Bestimmung des klinischen Status erfolgte an Hand des Glasgow Coma Scale (3) einer computergerechten neurologischen Datenliste und dem Glasgow Outcome Scale (2).

Im Rahmen eines Untersuchungsganges wurden je 60 optische und taktile Stimuli von 1 Sekunde Dauer in einem 10-Sekundenintervall gesetzt. Die Ableitung des Elektroenzephalogramms erfolgte über 5 Kanäle (F_3-F_4, O_1-O_2, C_z-C_3, C_z-C_4 und Vertex-Mastoid).

Um der großen Variabilität langsamer EP-Komponenten und den oft extrem kleinen EP-Amplituden bei komatösen Patienten Rechnung zu tragen, wurde das Signal-Störverhältnis (SNR) aus der größten peak-to-peak-Amplitude im Bereich von 0-300 ms nach der Stimulation und der mittleren EEG-Amplitude vor der Stimulation ermittelt. Kontrollmessungen an neurologisch gesunden Personen ergaben ein SNR von $13,0 \pm 4,6$ für SEP und ein SNR von $6,7 \pm 2,6$ für VEP über dem Vertex. Auf die statistisch gesicherte Existenz eines EP konnte bei einem SNR von $\geq 2,3$ geschlossen werden.

Bei 8 der 17 Patienten konnten eindeutige SEP nachgewiesen werden; davon hatten 6 Patienten ein gutes Remissionsergebnis. Von den restlichen 9 Patienten, bei denen kein SEP abgeleitet werden konnte, zeigten lediglich 2 eine klinische Besserung innerhalb der ersten 6 Monate nach dem Unfallgeschehen.

Untersuchungen an Personen ohne neurologische Ausfälle ergaben, daß im Mittel die VEP am Vertex (SNR = $6,7 \pm 2,6$) größer waren als occipital (SNR = $4,0 \pm 2,6$). 15 unserer 17 Patienten hatten ein signifikantes occipitales VEP; dieses war jedoch bei 6 Patienten occipital um 50 % größer als über dem Vertex. Bei 3 dieser Patienten trat mit der klinischen Besserung gleichzeitig auch eine Verlagerung des VEP-Maximums von occipital in Richtung Vertex auf, was dem Bild einer intakten Rindenfunktion entspricht.

Die Beurteilung der topographischen Verteilung langsamer VEP unterstützt die Dokumentation regionaler Funktionsstörungen der Hirnrinde; der Existenz bzw. dem Fehlen der SEP kommt eine aussagekräftige prognostische Bedeutung zu (1).

Literatur:
1. Greenberg R P, Becker D P, Miller J D, Mayer D J (1977) Evaluation of Brain Function in Severe Human Head Trauma with Multimodality Evoked Potentials
Part 2: Localisation of Brain Dysfunction and Correlation with Posttraumatic Neurological Conditions. J. Neurosurg 47:163
2. Jennett B, Bond M (1975) Assessment of Outcome After Servere Brain Damage. Lancet 1, 1:80
3. Teasdale G, Jennett B (1974) Assessment of Coma and Impaired Consciousness. Lancet 2:81

V 10.4
Blutdrucksenkung mit Adenosintriphosphat

C. Puchstein, P. Lunkenheimer

Klinik f. Anaesthesiologie und operative Intensivmedizin der Universität Münster, BRD

Die blutdrucksenkende Wirkung von Adenosintriphosphat (ATP) ist seit den Untersuchungen von Drury und Szent-György bekannt. Vieles spricht dafür, daß ATP und andere Purinnukleotide eine physiologische Rolle in der Regulation des koronaren Blutflusses spielen. Seit einiger Zeit wird ATP in Japan intraoperativ erfolgreich zur kontrollierten Blutdrucksenkung eingesetzt. Vermutlich werden die physiologischen und pharmakologischen Wirkungen durch spezifische Rezeptoren an der äußeren Zellmembran vermittelt

In tierexperimentellen Untersuchungen an Hunden wurde der Einfluß von ATP auf Myokardkontraktilität und Kreislaufverhalten überprüft.

Methodik:

Sechs Bastardhunde wurden mit 0,15 ml/kg Thalamonal^R (2,5 mg/ml Droperidol, 0,05 µg/ml Fentanylbase) prämediziert. Die Einleitung der Narkose erfolgte mit 1 mg/kg Piritramid. Zur Muskelrelaxierung wurde 0,1 mg/kg Pancuroniumbromid intravenös (i.v.) verabreicht. Aufrechterhalten wurde die Anästhesie mit 15 mg/h Piritramid, 2 mg/h Pancuroniumbromid und einem Gemisch aus

70 % Lachgas und 30 % Sauerstoff. Die Beatmung erfolgte mit einem UV1 Ventilator (Dräger, Lübeck) über einen geblockten Trachealtubus.
Während des gesamten Versuchsablaufes wurde ein arterieller pO_2 von 100 - 140 Torr und ein arterieller pCO_2 von 30 - 34 Torr aufrechterhalten (ABL, Radiometer, Kopenhagen). Über die Vena jugularis wurde ein Swan-Ganz-Thermodilutionskatheter in die Arteria pulmonalis eingeschwemmt. Die arterille Blutdruckmessung erfolgte über einen 20 Gauge Katheter in der Arteria femoralis. Um den durch ATP hervorgerufenen Abfall des koronaren Perfusionsdruckes zu vermeiden, wird der systemische Blutdruck durch einen geblockten Fogarty -Katheter in der Aorta thoracalis konstant gehalten. Damit ist es möglich, den Einfluß von ATP auf das Myokard unabhängig von Änderungen des koronaren Perfusionsdruckes zu untersuchen. Die Registrierung der systemischen arteriellen Drucke, systolischer (SAP), diastolischer (DAP) und mittlerer (MAP), der pulmonalarteriellen Drucke, systolisch (PAS), diastolisch (PAD) und mittlerer (PAP), sowie des pulmonalkapillären Verschlußdruckes (POP) erfolgte über Druckaufnehmer (Gould Statham, Modell P23 JD). Die Herzfrequenz (HR) wurde kontinuierlich registriert. Das Herzzeitvolumen (CO) wurde mit 5 ml eiskalter Lösung mit der Thermodilutionsmethode bestimmt. Der periphere Gefäßwiderstand (SVR) sowie das Schlagvolumen (SV) wurden berechnet.
Über eine linksseitige Thorakotomie wurden ein Kathetertip-Manometer (Philips) in den linken Ventrikel eingebracht, um die Geschwindigkeit von Druckanstieg und Druckabfall im linken Ventrikel zu bestimmen. Nach Erhebung der Ausgangswerte wurde mit einer Dauerinfusion von 1 mg/kg · min ATP (Na - ATP 60 mg/ml gelöst in Glucose 5 %) begonnen. Alle 5 Minuten wurde die ATP-Dosis um 1 mg/kg min erhöht, bis 5 mg/kg · min erreicht waren. Die statistische Auswertung erfolgte mit dem t-Test für verbundene Stichproben.

Ergebnisse und Diskussion:
Die Veränderungen von Hämodynamik nach i.v. ATP ist in Tabelle 1 und 2 dargestellt.
Mit ATP kann eine signifikante Blutdrucksenkung hervorgerufen werden.
Die Wirkung ist dosisabhängig und Folge einer raschen Senkung des Afterloads. Die Abnahme von +dp/dt und -dp/dt während Blutdrucksenkung mit ATP wird bei mechanischer Aufrechterhaltung des koronaren Perfusionsdruckes nicht beobachtet. Eine direkte negative Inotropie durch ATP scheint nicht aufzutreten (Tab. 2)

ATP mg/kg·min	0	1	2	3	4	5
HR 1/min	79 ± 12	109 ± 21	112 ± 19	127 ± 19	112 ± 17	111 ± 18
CO 1/min	5,8 ± 1,3	7,3 ± 2,6	8,1 ± 3,3	8,1 ± 3,3	8,3 ± 2,9	8,4 ± 2,4
SAP mmHg	149 ± 16	110 ± 15	92 ± 16	82 ± 14	78 ± 12	73 ± 12
DAP mm Hg	83 ± 4	66 ± 4	51 ± 6	41 ± 5	37 ± 4	31 ± 2
MAP mm Hg	103 ± 10	86 ± 7	66 ± 8	55 ± 8	55 ± 8	46 ± 6
PAS mm Hg	20 ± 5	18 ± 4	15 ± 2	14 ± 3	13 ± 3	12 ± 2
PAD mm Hg	8 ± 2	6 ± 2	5 ± 1	6 ± 2	5 ± 2	6 ± 2
PAP mm Hg	14 ± 2	12 ± 2	9 ± 2	10 ± 1	10 ± 1	9 ± 1
POP mm Hg	6 ± 2	5 ± 2	4 ± 2	3 ± 1	4 ± 2	3 ± 1
CVP mm Hg	5 ± 1	3 ± 1	3 ± 1	2 ± 1	3 ± 1	3 ± 1
SVR dyn sec/cm⁵	1535 ± 255	857 ± 250	721 ± 187	582 ± 163	493 ± 145	465 ± 123
SV ml	74 ± 13	68 ± 11	73 ± 16	73 ± 11	74 ± 16	74 ± 13

ATP mg/kg·min	+dp/dt mm Hg/sec		-dp/dt mm Hg/sec	
		Aortenblock		Aortenblock
0	3753 ± 278	3812 ± 278	3062 ± 584	2789 ± 367
1	3428 ± 904	3725 ± 414	2502 ± 690	2963 ± 464
2	3512 ± 549	3709 ± 159	2050 ± 536	2788 ± 289
3	3382 ± 280	3638 ± 199	1757 ± 330	2714 ± 376
4	3058 ± 240	3504 ± 430	1444 ± 174	3034 ± 369
5	2733 ± 80	3593 ± 171	1320 ± 80	2993 ± 372

V 10.5
Der Einfluß von Adenosintriphosphat auf den intrakraniellen Druck und intrakranielle Compliance

H. van Aken, C. Anger, C. Puchstein
Klinik für Anaesthesiologie und operative Intensivmedizin der Universität Münster, BRD

Wegen der besonderen Beziehungen zwischen intrakraniellen Raumforderungen und intrakraniellem Druck müssen bei Untersuchungen des Einflusses von verschiedenen Pharmaka auf den Hirndruck sowohl die Bedingungen eines normalen intrazerebralen Drucks als auch eines erhöhten intrakraniellen Drucks mit verminderter zerebraler Compliance berücksichtigt werden. Ein erhöhter intrakranieller Druck mit verminderter zerebraler Compliance entspricht der Situation von neurochirurgischen Patienten mit intrakraniellen Tumoren oder Hämatomen, bei denen die Kompensationsmechanismen bereits erschöpft sind und geringfügige Zunahmen des zerebralen Blutvolumens einen erheblichen Anstieg des intrakraniellen Drucks verursachen.
Untersucht wurde der Einfluß von Adenosintriphosphat (ATP) auf den intrakraniellen Druck und die intrakranielle Compliance bei Hunden mit normalem (Gruppe I) und erhöhtem intrakraniellen Druck (Gruppe II).

Material und Methodik
12 Hunde wurden nach Prämedikation mit Thalamonal^R 0,15 ml/kg (2,5 mg/ml Droperidol, 0,05 mg/ml Fentanylbase) mit Piritramid und 70 % N_2O narkotisiert. Unter kontinuierlicher Druckkontrolle wurde ein Swan-Ganz Thermodilutionskatheter über eine Vena jugularis in die Pulmonalarterie eingeschwemmt. Über einen Katheter in einer Arteria femoralis erfolgte die Messung des arteriellen Blutdrucks und die intermittierende arterielle Blutgasanalyse. Der arterielle pO_2 wurde zwischen 90 - 150 Torr, der arte-

rielle pCO_2 zwischen 28 - 32 Torr gehalten.
Zur Messung des intrakraniellen Drucks wurde ein
Katheter über ein temporales Bohrloch in den
Seitenventrikel eingeführt.
Bei den Hunden der Gruppe II (n = 6) wurde zusätzlich ein Foley-Ballon Katheter in den kontralateralen temporo-frontalen Epiduralraum eingeführt. Durch schrittweises Füllen des Ballons
wurde der intrakranielle Druck solange erhöht,
bis er stabil über 20 mm Hg betrug.
Der arterielle Mitteldruck (MAP) und der mittlere intrakranielle Druck (ICP) (Gould Statham
Model P 23 ID) wurden kontinuierlich registriert.
Das Herzzeitvolumen (CO) wurde mit der Thermodilutionsmethode gemessen. Mit Hilfe der VolumenDruck-Antwort-Kurve (VPR), - der zeitliche Verlauf des intrakraniellen Drucks nach einer Bolusinjektion von 1 ml Flüssigkeit in den Ventrikelkatheter - wurde die intrakranielle Compliance bestimmt.
Nach Bestimmung der ersten VPR-Kurve konnte sich
in den folgenden 30 Min. die intrakranielle Situation stabilisieren. Nach Kontrollmessungen erhielten alle Tiere eine steigende ATP-Infusion
(1 - 5 mg/kg ·min). Nachdem die Blutdruckwerte
etwa um 50 % reduziert waren (3 mg/kg · min ATP)
erfolgte wiederum eine VPR-Bestimmung.
Die statistische Auswertung erfolgte mit dem
Student's t-Test für verbundene und unverbundene
Stichproben.

	ATP mg/kg min	0	1	2	3	4	5
Gruppe I	MAP mm Hg	103 ± 10	86 ± 7	66 ± 8	61 ± 10	55 ± 8	46 ± 8
	ICP mmHg	11 ± 3	12 ± 4	14 ± 4	16 ± 3	16 ± 3	16 ± 3
Gruppe II	MAP mm Hg	114 ± 8	93 ± 10	76 ± 11	65 ± 4	58 ± 3	50 ± 4
	ICP mmHg	28 ± 2	40 ± 4	38 ± 3	38 ± 3	37 ± 4	36 ± 4

Resultate und Diskussion

In Tabelle 1 sind die Veränderungen des MAP und
ICP dargestellt. Bei Abfall des MAP mit steigender ATP-Dosierung kann es zu einer Steigerung des
ICP ($p < 0,05$).
Bei den Versuchstieren der Gruppe II nimmt unter
ATP zusätzlich die intrakranielle Compliance ab.
Hieraus läßt sich schließen, daß ATP in Situationen mit erhöhtem ICP nur mit Vorsicht angewendet
werden darf.

Literatur
Puchstein C, Van Aken H, Anger C, Thys J, Lawin P
(1982) Kontrollierte Hypotension an Hunden.
Anästh. Intensivther. Notfallmed. 17, 281-284

V 10.6
Vergleichende Untersuchung von Diazepem/Etomidate und
Flunitrazepam zur Sedierung in der Neuroradiologie

G. Buss, J. Simon, K. Hutschenreuter
Institut für Anaesthesie der Universitätskliniken des Saarlandes,
D-6650 Homburg-Saar, BRD

Untersucht wurden Auswirkungen der Sedierungsverfahren
auf Herz-Kreislauf-System, Blutgase und Hirnstoffwechsel.

30 Patienten der ASA-Risikogruppen I und II, die sich einer Carotis- oder Vertebralisangiographie unterzogen, wurden in zwei gleichgroße Gruppen unterteilt. Anamnestisch
wurden insbesondere Erkrankungen des Herz-KreislaufSystems, der Atemwege und Stoffwechselkrankheiten ausgeschlossen. Auf eine Praemedikation wurde verzichtet.

Gruppe I erhielt 10 mg Diazepam in 100 ml Laevulose über
3 - 5 Minuten als Kurzinfusion. Die Punktion der A. brachialis bzw. A. carotis erfolgte danach in Lokalanaesthesie. Unmittelbar vor Injektion des Kontrastmittels wurde
Etomidate in einer Dosierung von 0.08 bis 0,15 mg/kg KG
langsam intravenös gegeben.

Gruppe II wurde mit Flunitrazepam in Schritten von 0,1 mg
nach Wirkung sediert. Die individuellen Dosierungen befanden sich in einem Bereich von 0,005 mg/kg KG bis
0,01 mg/kg KG.

Bei allen spontan Raumluft atmenden Patienten wurden
systolischer und diastolischer Blutdruck, arterieller
Mitteldruck und Herzfrequenz monitorisiert. Außerdem
wurden arterielle Blutgase und Sauerstoffsättigung vor
Sedierung, vor Gabe des Kontrastmittels sowie 5, 10 und
15 Minuten nach Kontrastmittelinjektion bestimmt. In den
gleichen Zeitintervallen wurden aus dem Blut des Bulbus
venae jugularis folgende Parameter bestimmt: Sauerstoff,
Blutgase, Laktat, Pyruvat und Glucose. Katamnestische
Untersuchungen erfaßten Amnesie, Schmerz und subjektives Befinden.

Die gemessenen Herz-Kreislauf-Parameter wurden durch
beide Sedierungsverfahren nur gering beeinflußt. Weiterhin wurde bei den untersuchten Stoffwechselgrößen kein
signifikanter Unterschied festgestellt. In Gruppe II fiel
gegenüber Gruppe I eine deutliche Hypventilation auf.
Katamnestisch hatten mehr Patienten der Gruppe I für
die Kontrastmittelinjektion eine Amnesie. Verglichen mit
Gruppe II empfanden in der Gruppe I weniger Patienten
die Untersuchung als schmerzhaft. Im Durchschnitt wurde
die Sedierung mit Diazepam/Etomidate von den Patienten
besser beurteilt als alleinige Sedierung mit Flunitrazepam.

V 10.7
Prävention posthypotensiver Hypertension nach kontrollierter Hypotension bei neurochirurgischen Eingriffen: Pharmakologische und pathophysiologische Aspekte einer klinischen Vergleichsstudie zwischen Propranolol und Urapidil

D. Heuser, H. Guggenberger, R. Schneble, J. Ebeling
Zentralinstitut für Anaesthesie der Universität, Calwerstr. 7, 7400 Tübingen, BRD

Kontrollierte Hypotension ist zu einer wohletablierten anaesthesiologischen Technik bei neurochirurgischen Eingriffen insbesondere bei Aneurysmen und gefäßreichen Tumoren, geworden. Neuere Arbeiten (2) zeigen die Überlegenheit von Natriumnitroprussid (NNP) hinsichtlich cerebraler Ionenhomöostase, O_2-Versorgung und Durchblutung gegenüber Ganglienblocker, z.B. Trimetaphan. Die reaktive Blutdrucksteigerung nach Absetzen von NNP, ausgelöst durch Aktivierung des Renin-Angiotensin-Systems sowie Freisetzung von Katecholaminen, wurde in jüngster Zeit mit Propranolol erfolgreich angegangen. Die relativ breite Palette von Kontraindikationen sowie im Einzelfall refraktäres Verhalten gegenüber dieser Substanz, war Anlaß, eine neue antihypertensiv wirksame Substanz, Urapidil, bezüglich ihrer Fähigkeit, derartige Reaktionen zu verhüten, in einer kontrollierten klinischen Vergleichsstudie zu untersuchen.

50 Patienten, alle in NLA, wurden nach entsprechender Aufklärung und Einverständnis nach Zufallskriterien in 4 Gruppen eingeteilt: Gruppe 1 (n=8) erhielt Propranolol, Gruppe 2 (n=7) Urapidil vor Operationsbeginn i.v.. Beide mußten sich einer Bandscheiben operation unterziehen. Gruppe 3 (n=12) erhielt Propranolol, Gruppe 4 (n=14) Urapidil wie die beiden ersten und wurden intracraniellen Eingriffen unterzogen. In allen Gruppen wurde mit Operationsbeginn der arterielle Mitteldruck (MABP) mit NNP je nach Ausgangsdruck auf 60-80mmHg gesenkt. Nach mindestens 20 Min. oder vor Verschluß der Schädelkalotte wurde NNP rasch (5-10Min.) ausgeschlichen. Drohte der MABP den Ausgangswert zu überschreiten, wurde Propranolol (bis 4mg) oder Urapidil (bis 250mg) nachgegeben. Bei einem Anstieg auf mehr als 110% des Ausgangswertes wurde NNP wieder angesetzt. An 12 Zeitpunkten vor Absetzen von NNP und in 10minütigen Abständen danach wurden Dopamin, PRA, Adrenalin, Noradrenalin, FFA, arterielle Blutgase, Elektrolyte, Hämoglobin, Hämatokrit und Blutzucker bestimmt. Arterieller Mitteldruck, ZVD und endexspiratorische CO_2-Konzentration wurden fortlaufend gemessen. Die Gruppe 4 (intracranielle Eingriffe und Urapidil) benötigte significant weniger NNP zur Blutdrucksenkung (0.47 vs 0.78ug/kg/min). Adrenalin und Noradrenalin stieg in beiden Gruppen an, unter Urapidil trat das Maximum erst nach Absetzen von NNP auf. Die FFA fielen in beiden Gruppen ab und erreichten nur in der Urapidilgruppe wieder den Ausgangswert. Die PRA steigt unter Propranolol stärker an als unter Urapidil. Der diastolische Blutdruck war unter Urapidil während und nach der Hypotension im Vergleich zu Propranolol niedriger, ebenso der Ausgangswert der Herzfrequenz (Kontraindikationen). In den Gruppen 1 und 2 war unter Propranolol die NNP Dosis am höchsten, und der Dopaminsieg ausgeprägter. Adrenalin und Noradrenalin stiegen in beiden Gruppen an und erreichten den Ausgangswert nicht mehr. Die FFA stiegen in beiden Gruppen an. Im Vergleich intracranielle Eingriffe - Bandscheibe benötigten die Urapidilgruppen signifikant weniger NNP, ebenfalls die intracraniellen Gruppen gegenüber den Bandscheiben. Nicht ausgeschlichen werden konnte NNP selten bei Bandscheibenoperationen unter Urapidil, am häufigsten bei intracraniellen Eingriffen unter Propranolol.

Die signifikante Reduktion der NNP Dosis sowohl im Vergleich zu Propranolol als auch zu anderen Verfahren (Barbituratnarkose)(3) und die gute Wirksamkeit zusammen mit einer niedrigeren Versagerquote läßt Urapidil als geeignet erscheinen, die posthypotensive Hypertension zu verhindern. Das weitgehende Fehlen von Kontraindikationen, die größere therapeutische Breite, die gute Steuerbarkeit sowie die ausgeprägte Stabilisierung des postoperativen Blutdruckverhaltens (1) stellen weitere Vorteile für den unmittelbar postoperativen Verlauf dar.

Literatur:
1. Junger H, vanDeyk K, Kopp M : (1982) Urapidil, Darstellung einer neuen hypertensiven Substanz. W.Kaufmann, E.G.Bruck'schen (Hrsg.) Excerpta Medica 139-153.
2. Morris PJ, Heuser D, McDowall DG, Hashiba M : (1982) Extracellular pH and potassium-activity in the cerebral cortex during hypotension induced with Trimetaphan or sodium nitroprusside. Anaesthesiology - in press -
3. Spring A, Spring G, Liebau H, Kirchner E :(1983) Der Einfluß von Thiopental-Narkosen auf Plasma-Renin, Adrenalin und Noradrenalin bei neurochirurgischen Operationen in Hypotension. Anaesthesist 32: 12-17.

V 10.8
Prävention ischämiebedingter Entgleisungen in der cerebralen Ionenhomöostase durch hochdosierte Etomidat-Applikation: Tierexperimentelle Studie zur Anaesthesie unter Bedingungen cerebraler Minderperfusion

H. Guggenberger, D. Heuser
Zentralinstitut für Anaesthesie der Universität, Calwerstr. 7, D-7400 Tübingen, BRD

Eine große Anzahl neuer tierexperimenteller als auch klinischer Studien haben deutliche Hinweise

auf einen benefiziellen Effekt hochdosierter
stoffwechseldepressiver Pharmaka bei Zuständen
fokaler, regionaler und globaler inkompletter
cerebraler Ischämie erbringen können. Ziel dieses
therapeutischen Regimes des "low flow and low
metabolism" ist es, den Energieverbrauch des Gehirns an die gestörte Versorgung des Gewebes anzupassen (1) und durch Verhinderung von excessiver
Hyperperfusion Ödementstehung, nachfolgende
Steigerung des intrakraniellen Drucks mit konsecutiver Störung der Mikrozirkulation zu vermeiden (3). Inwieweit ionale Prozesse in diese
pathophysiologisch und pathobiochemischen Vorgänge involviert sind, war Ziel einer tierexperimentellen Studie an insgesamt 36 Katzen in
Allgemeinanästhesie (Halothan, N_2O/O_2) und unter
kontrollierter Beatmung. Nach erfolgter Intubation wurden bds. Katheter in die Femoralgefäße
eingeführt. Nachdem die Tiere in Sphinx-Position
gebracht und der Kopf in einem Stereotaktor
fixiert war, wurde bds. des Sinus sagittalis sup.
eine Craniotomie (1 cm^2) durchgeführt, die Dura
mater in dem Bezirk entfernt und danach EEG-Elektroden in fronto-occipitaler Richtung an den
Knochenrändern fixiert. Zur kontinuierlichen Erfassung von pH- und Kaliumveränderungen im Extracellulärraum implantierten wir ionenselektive
Mikroelektroden (1-10 um Spitzendurchmesser), die
lokale Hirndurchblutung wurde mit Hilfe der H_2-Inhalationsclearance bestimmt. Incomplette cerebrale Ischämie wurde für 10 Min. durch Kombination von Carotisdrosselung und Entblutungshypotension etabliert. Danach wurde eine Normalisierung der Verhältnisse durch Öffnen der Carotiden und Retransfusion des Blutes angestrebt.

Arterielle Blutgase, Hämoglobin, Hämatokrit,
Blutzucker, EEG und lokale Hirndurchblutung
(Wasserstoffclearance) wurden an 6 Zeitpunkten
bestimmt. Die Tiere wurden in 3 Gruppen eingeteilt: die erste Gruppe erhielt physiol. Kochsalzlösung, die zweite Etomidat unmittelbar nach
Öffnen der Carotiden und die dritte Gruppe bereits präischämisch bei Erreichen eines Mitteldrucks von 70 mmHg während der Entblutung (Bolus
5mg/kg in 5 Min., dann 4 mg/kg/h).

Ergebnisse:
In den mit Etomidat behandelten Gruppen zeigte
sich nach Öffen der Carotiden zunächst eine signifikante Zunahme der Acidose, bevor der extracelluläre pH-Wert sich in Richtung des Ausgangswertes
bewegte. Die Normalisierung des unter Ischämie
eingestellten pH-Wertes ist in beiden Gruppen
deutlich verlängert. Die Spitzenwerte der Azidose
waren in der Gruppe 2 (Etomidat nach Öffnen der
Carotiden) am höchsten und in der Gruppe 3 (Etomidatgabe vor Erreichen des niedrigen Systemdrucks) am niedrigsten. Der Spitzenwert der postischämischen Durchblutung ist in den Etomidatgruppen deutlich reduziert und wird später erreicht. Die Normalisierung des extracellulären
Kaliums verläuft in den Etomidatgruppen zunächst
schneller, dann aber deutlich verzögert. Die
Ergebnisse lassen den Schluß zu, daß eine unkritische hochdosierte Etomidattherapie, insbesondere bei schon schlechten Kreislaufverhältnissen sowohl wegen der bei niedrigen Systemdrucken auftretenden cardiozirkulatorischen
Nebenwirkungen als auch wegen der Verstärkung
der cerebralen Acidose problematisch erscheint.
(2). Die postischämische Hyperperfusion und damit auch die Gefahr der sekundären Ischämie infolge intrakranieller Drucksteigerung kann durch
Etomidat unterdrückt werden.
Es empfiehlt sich daher, den Einsatz dieser Substanz der jeweilig herrschenden pathophysiologischen Bedingungen bei Patienten anzupassen.

Literatur:
1. Astrup J, Møller Sørensen P, Rahbek Sørensen H :
(1981) Inhibition of cerebral oxygen and glucose
consumption in the dog by hypothermia, pentobarbital and lidocain. Anesthesiology 55:263-268.
2. Heuser D : (1982) Möglichkeiten und Grenzen
cerebraler Protektion. Versuch einer Bestandsaufnahme. Anaesth.Intensivmed.23:315-324.
3. Renou AM, Vernhiet J, Macrez P, Constant P :
(1978) Cerebral blood flow and metabolism during
etomidat anaesthesia in man. Br.J.Anaesth. 50:
1047.

V 10.9
Microcirculation and Local Tissue PO_2 in Experimental Brain Edema-Effect of Dexamethasone and Nimodipine

M. Sold, B. Poch, V. Heller, M. Gaab

Department of Anaesthetics, University Hospital, D-8700 Würzburg, FRG. Neurosurgical Clinic, University Hospital, A-1040 Vienna, Austria

The aim of this investigation was to study the pathophysiological changes following cold brain injury in rats and to examine the effect of dexamethasone (D) and nimodipine (N).

Methods. A freezing lesion was inflicted on the intact skull over the right hemisphere of rats anaesthetized with pentobarbital. The animals were then treated with either placebo or D given 5' after trauma (2 mg/kg), 6 hr later (1 mg/kg), and subsequently every 6th hr (0.5 mg/kg). In a further study, 24 hr after producing the cold lesion, N (300 ug/kg) was infused over 15' and measurements carried out for 40'. Local tissue PO_2 (tPO_2) was recorded using a multichannel surface microelectrode. Oxygen disappearance rates (ODR), indicative of oxygen consumption, were determined after interruption of blood flow with a tourniquet around the neck. ODR was correlated to the PO_2 measured immediately prior to interruption of blood flow (IPO_2). Local cerebral flow was determined using the H_2 clearance technique.

Results. In healthy brain (fig.1, upper row) tPO_2 histograms were normal, mean local flow was 43 ± 16 ml/100 g x min ($\bar{x}$ ± SD). The correlation between ODR and IPO_2 yielded a straight line (slope: -0.108 sec^{-1}). 24 hr after cold injury the tPO_2 histogram was shifted to the right and oxygen consumption significantly decreased (fig.1). Whereas mean CBF changed very little there was a large deviation in flow rates. There was also a flattening of the ODR/IPO_2 regression line. After 72 hr parameters improved. There was no significant difference between D and placebo therapy after 24 hr. 72 hr after injury D treated animals exhibited a significantly higher flow (62.8 ± 18.8 vs. 41.7 ± 12.8 ml/100 g x min) and a decreased oxygen consumption (-0.50 ± 0.33 vs. -0.71 ± 0.39 kPa/sec); the right-shift of the tPO_2 histogram was more pronounced when compared to placebo (5.57 ± 2.73 vs. 4.30 ± 1.81 kPa), although in both groups it was less marked than after 24 hr. in the injured area N led to a significant decrease in cerebral blood flow which outlasted the brief period of systemic hypotension (50.7 ± 38.4   33.0 ± 17.4 ml/100 g x min). The tPO_2 histogram showed a significant shift to the left (6.61 ± 1.65   5.42 ± 1.28 kPa). ODR increased (-0.44 ± 0.39   -1.02 ± 0.89 kPa/sec). In the contralateral hemisphere, there were no significant changes after N.

The long lasting decrease in CBF that occured solely in injured tissue probably is the result of a steal phenomenon as it was not observed in the contralateral hemisphere nor in healthy brain. Together with the increase in metabolism it led to a left-shift of the tPO_2 histogram.

fig.1 tPO_2 histograms, oxygen disappearance rates, and local cerebral blood flow of healthy an injured rat brain.

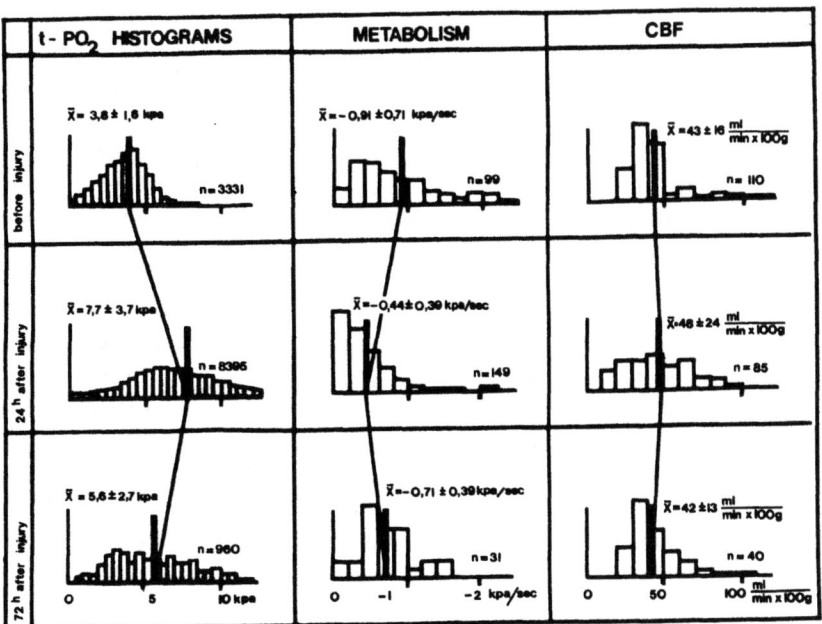

Discussion. In experimental vasogenic brain edema there was a right-shift of the tPO_2 histogram which was due to a decrease in oxygen consumption rather than reactive hyperaemia. Unfortunately our technique does not permit evaluation of the biochemical mechanisms responsible for the decrease in aerobic metabolism which occured in spite of adequate oxygen transport. The impaired ODR/IPO_2 relationship suggests that the close coupling between flow and metabolism was lost. D did not have a convincing effect.

Conclusion. Development of experimental vasogenic cerebral edema always led to a loss of autoregulation with a right-shift of the tPO_2 histogram, a decrease in oxygen consumption and increased variance in the pattern of flow distribution. In edematous tissue dexamethasone did not prove to be beneficial. In the injured hemisphere nimodipine produced a fall in blood flow which at least partially reflects a steal effect.

V 10.10
Die Beeinflussung des Liquordruckes durch Midazolam während Ethrane-N_2O-O_2-Narkose

H. V. Schalk, G. Clarici, W. F. List

Institut für Anaesthesiologie der Universität, Universitätsklinik für Neurochirurgie, Graz, Österreich

Patienten und Methodik: 11 Patienten, bei denen in Vollnarkose (Ethrane 0,8 - 1,2 Vol% in $N_2O:O_2$ = 2:1) und kontrollierter Beatmung in Seitenlagerung eine lumbale Laminektomie durchgeführt worden war, erhielten vor dem Wundverschluß 0,15 mg/kgKG Midazolam i.v. Dabei wurden der lumbale Liquordruck (CSFP), Blutdruck, Herzfrequenz und Blutgaswerte gemessen.

Ergebnisse: Nach der Gabe von 0,15 mg/kg Midazolam i.v. nahm der CSFP innerhalb der 1. Minute um 30 % (p < 0,001) ab. Nach der 3. Minute war ein Plateau, das 38 % unter dem Ausgangswert lag, erreicht:

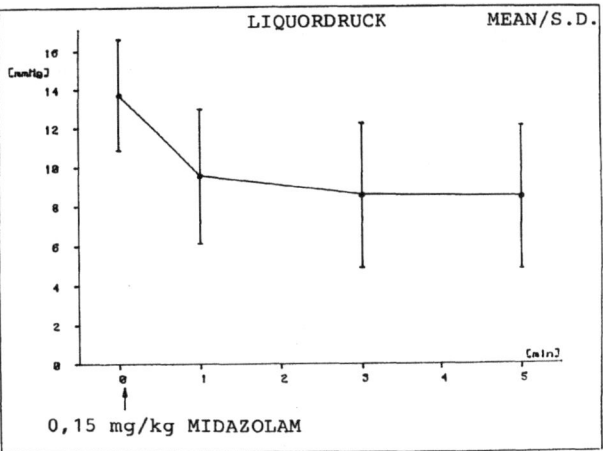

Die geringe Abnahme des systolischen (von 114 ± 19 auf 105 ± 19 mmHg) und diastolischen (von 82 ± 6 auf 74 ± 7 mmHg) Blutdruckes erschien statistisch signifikant (p < 0,01); Herzfrequenz (76 ± 9) und arterieller pCO_2 (32,7 ± 4) zeigten keine Veränderungen.

Diskussion und Schlußfolgerung: Ethrane unter mäßigen Hyperventilationsbedingungen hatte bei den untersuchten 11 Patienten keinen erhöhten CSFP verursacht. Die additive Gabe von 0,15 mg/kg Midazolam i.v. führte zu einer deutlichen Senkung des CSFP; Blutdruck und Herzfrequenz erschienen nur unwesentlich beeinflußt. Diese Befunde entsprechen denen anderer Autoren (1, 2), die ebenfalls eine günstige Wirkung von Midazolam bei drohendem bzw. bestehendem erhöhten Hirndruck fanden.

Literatur:
1. Larsen R, Hilfiker O, Radke J, Sonntag H (1981) Midazolam: Wirkung auf allgemeine Hämodynamik, Hirndurchblutung und cerebralen Sauerstoffverbrauch bei neurochirurgischen Patienten. Anaesthesist 30:18
2. Nugent M, Artru A A, Michenfelder J D (1982) Cerebral Metabolic, Vascular and Protective Effects of Midazolam Maleate. Anesthesiology 56:172

V 10.11
Zur Relevanz laborchemischer Parameter bei der Beurteilung und Behandlung von Bluthirnschrankenstörungen bei neurochirurgischen Patienten unter Barbiturattherapie

H.J. Klein, K. Seitz, H.-P. Richter, M. Schäfer

Neurochirurgische Abteilung der Universität Ulm am Bezirkskrankenhaus Günzburg, Reisensburger Straße 2, D-8870 Günzburg, BRD

Bei Patienten mit ausgeprägter Bluthirnschrankenstörung kommt es sehr schnell zu einem Versagen der Osmotherapie, da die hyperonkotischen Substanzen in das membrangestörte Hirnareal abfließen und so einen zusätzlichen Hirndruckanstieg bewirken(2,3).
Kontinuierliche epidurale Druckmessungen bei Patienten mit diesen Schrankenströungen zeigen, daß langfristig nur die Therapie mit Barbituraten und mit Etomidat krisenhafte Hirndruckanstiege verringern können und einen Strukturerhaltungsumsatz der gefährdeten Hirnareale sichert(1,3,4).
Um Rückschlüsse auf die Dosierung von Phenobarbital zu erzielen, kontrollierten wir bei 25 Patienten die Serum- und Liquorspiegel dieses Medikamentes und korrelierten diese Konzentrationen mit etwaigen systemischen Zeichen einer Intoxikation wie Serumbilirubinanstieg, Transaminasenanstieg und Abfall der Serumcholinesterase (E).

Die Bluthirnschrankenstörungen wurden nach Reiber (5) durch die Quotienten der Liquor- und Serumkonzentrationen von Albumin und Alpha$_2$-Makroglobulin quantifiziert.

Es zeigte sich (Abb.1), daß das Maximum der Bluthirnschrankenstörung am 4.Tag nach Trauma oder Operation auftrat. Während die Konzentrationen von Alpha$_2$-Makroglobulin rasch abfielen, sistierte Albumin in seinen hohen Konzentrationen über den ganzen Beobachtungszeitraum. Bei Patienten mit letalen Verläufen fällt auf, daß hier die Albuminquotienten sehr viel höher liegen als die Durchschnittswerte bei allen Patienten.

Die Bestimmung der Serum- und Liquorkonzentrationen von Phenobarbital erbrachte letztlich sehr starke interindividuelle Schwankungen.

Bis zu der ersten Dosisreduktion nach 6 Tagen stiegen die Konzentrationen auf 120-170 mikrogramm/ml im Liquor und 160-215 im Serum. Auch nach der Reduktion kam es, wahrscheinlich aufgrund von Rückverteilungsvorgängen aus dem Fettgewebe zu einem weitern Ansteigen, wobei nun die Konzentrationen im Liquor sogar diejenigen des Serums überstiegen.

Unter allen laborchemischen Parametern war nur die Serumcholinesterase (E) zuverlässig. Dieser Wert veränderte sich sehr schnell im Sinne eines Abfalls auf pathologische Werte unter 3000 U/l bei länger anhaltender Phenobarbitaltherapie und normalisierte sich bei Dosisreduktion auch sehr schnell, bevor entsprechende Veränderungen bei Transaminasen und Serumbilirubin beobachtet werden konnten.

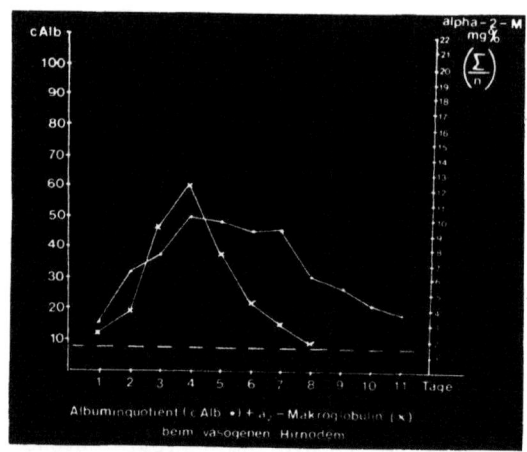

Abb.1: Quotient cAlb aus Liquor-/Serumkonzentrationen von Albumin und Absolutwert von Alpha$_2$-Makroglobulin (Durchschnittswerte von 25 Patienten)

Literatur:
1. Bruce,D.A.,Raphaely,R.A.,Swedlow,D.,Shut,L. (1980) The effectiveness of iatronic barbiturate coma in controlling increased ICP in 61

children. In: Intracranial Pressure IV, pp.630 Springer Berlin Heidelberg New York.
2. Klein, H.J., Schmidt, K. (1982) Hyperosmolar solutions and diuretics in the treatment of brain edema. In: Treatment of cerebral edema, pp.81 Springer Berlin Heidelberg
3. Klein, H.J. (1982) Kontinuierliche Hirndruckregistrierung. Teil jeder Hirndrucktherapie? Klinikarzt 5:520.
4. Marshall, L.F., Smith, R.W., Shapiro, H.M. (1979) Acute and chronic administration of barbiturate in the management of head injury. J.Neurosurg. 50:26
5. Reiber, H. (1980) Eine aktuelle Darstellung des Liquorprotein-Profils zur Differentialdiagnose von Schrankenfunktionsstörungen und entzündlichen Prozessen des Zentralnervensystems. Akt.neurol. 7:127.

Postoperative Analgesie und Schmerztherapie

V 11.1
Calcitonin – Ein neuer Weg zur Analgesie bei terminalen Karzinomzuständen mit osteoklastischen Knochenmetastasen

S. Pohl, W. Völker

Zentrum für Anaesthesiologie der Medizinischen Hochschule Hannover, Abteilung IV, Krankenhaus Oststadt, Podbielskistraße 380, 3000 Hannover 51, BRD

Einleitung und Fragestellung:
Der Karzinomschmerz muß per se als ein therapeutisches Problem angesehen werden, dessen Bewältigung häufig nur mangelhaft gelingt.
Karzinome mit Metastasierungen im Skelettsystem bedingen eine Steigerung der Schmerzsymptomatik und führen oft zusätzlich zur Immobilisation des Patienten. Die vorherrschende Therapie mit Analgetika ist teilweise unbefriedigend, da ausreichende Schmerzdämpfung nur durch hohe Dosierung mit den entsprechenden bekannten Nebenwirkungen erreichbar ist. Aus dem Jahre 1968 (1) datieren erste Berichte über analgetische Wirkungen des Calcitonin, einem Hormon der C-Zellen der Schilddrüse. Tumorbedingte Schmerzen, insbesondere Knochenschmerzen, wurden erstmals 1977 (2) mit Calcitonin therapiert.

Methodik:
Wir behandelten zehn Patienten mit Knochenschmerzen durch Metastasen gynäkologischer Primärtumoren mit Calcitonin.

Ergebnisse:
Die Gesamtergebnisse der Untersuchung zeigen eine gute Schmerzremission in ca. 50 % der behandelten Patientinnen, die bis zu sieben Tagen anhielt und wiederholbar ist; damit ist eine Analgesiemöglichkeit gegeben, die für den Patienten kaum belastend ist und vor allem in der terminalen Phase der Karzinomerkrankung ein überzeugendes therapeutisches Konzept darstellt.

Literatur:
1. Bijvoet OLM, van der Sluysveer J, Jansen AP (1968) Effects of calcitonine on patients with Paget's disease thyrotoxicosis or hypercalcemia. Lancet I:876
2. Coute N, Manente P, Fioretti D, Gasparoni R, Valmachino VG (1977) La sindrome ipercalcemia nelle neoplasie maligne. Rec. Progr. Med. 62:528

V 11.2
Schmerztherapie in der Anaesthesie (Übersicht der Behandlungsfrequenz, -art und Erfolg in den Jahren 1979–1982)

S. Pohl, I. Pichlmayr

Zentrum für Anaesthesiologie der Medizinischen Hochschule Hannover, Abteilung IV, Krankenhaus Oststadt, Podbielskistraße 380, 3000 Hannover 51, BRD

Einleitung:
Kausal nicht therapierbare Schmerzsyndrome führen häufig zum Analgetikaabusus mit physischen und psychischen Folgeschäden einerseits bzw. mit unwürdigen Lebensumständen der terminalen Phase bei konsumierenden Erkrankungen andererseits. Der Aufgabenbereich anästhesiologischer Abteilungen hat sich in den letzten Jahren zunehmend um die symptomatische Schmerztherapie erweitert. Eigene Ergebnisse werden vorgestellt.

Methodik:
In den Jahren 1979 - 1982 wurden insgesamt 763 Patienten in der Schmerzambulanz der Medizinischen Hochschule Hannover im Oststadtkrankenhaus behandelt. Das Verhältnis malignombedingter Schmerzen zu symptomatischen Schmerzsyndromen betrug 1:6.

Ergebnisse:
Unabhängig von der Diagnose konnte eine dauerhafte Heilung in 32,4 %, ein temporärer Erfolg in 6,4 % erzielt werden. 53,0 % der Patienten konnte nicht geholfen werden; sie waren mit den Mitteln einer Schmerzambulanz nicht therapierbar. Die Therapieformen umfaßten verschiedene periphere Nervenblockaden mit Lokalanästhetika (mit gelegentlichen Kortikoidbeimischungen), die trans-

kutane elektrische Nervenstimulation (TENS), die orale Opiatverabreichung (ausschließlich bei Karzinomschmerzen) sowie die peridurale Opiatapplikation. Begleitende neurologisch-psychologische Betreuungen wurden bei entsprechender Indikation durchgeführt. Die relativ geringe Erfolgsquote wird zum Teil auf den langen Krankheitsverlauf mit veränderter seelischer Einstellung zum Schmerzerlebnis zurückgeführt. Allein 10,5 % aller Patienten zeigten ein Überwiegen der psychischen Schmerzkomponente über die rein somatische. Die Einrichtung der Schmerzambulanz erscheint im Hinblick auf das einzelne Patientenschicksal dennoch als wertvoll und erhaltenswert.

V 11.3
Diagnostische und therapeutische Probleme bei der Behandlung von Kopfschmerzen

B. Kossmann, I. Bowdler, S. Berg-Seiter, W. Schleinzer
Zentrum für Anaesthesiologie der Universität Ulm, BRD

In einer englischen Studie konnte gezeigt werden, daß 82 % der männlichen Bevölkerung und 93 % der weiblichen Bevölkerung unter Kopfschmerzen leiden. Immerhin 20,6 % der Männer und 32,3 % der Frauen befanden sich in medizinischer Behandlung. Wobei es nur in 40 % der Patienten unter medikamentöser Behandlung zu einer Besserung der Schmerzsymptomatik kam. Wir nahmen dies zum Anlaß, das Patientengut unserer Schmerzambulanz hinsichtlich der Diagnose und therapeutischen Ergebnisse zu untersuchen.

Methode: In den Jahren 1979-1981 haben wir insgesamt 571 Patienten mit Schmerzsyndromen, denen keine maligne Erkrankung zugrunde lag, behandelt. 113 dieser Patienten, also rund 20 %, waren Kopfschmerzpatienten. In einer retrospektiven Studie wurden die Behandlungsergebnisse und Therapieverfahren, die angewendet wurden, untersucht. Bei allen Patienten war der Behandlung eine ausführliche allgemeine Untersuchung, Röntgen des Schädels, der Halswirbelsäule und eine Computer-Tomographie vorangegangen. Die Einschätzung der Schmerzintensität erfolgte anhand einer verbalen Skala durch die Auswerter.

Ergebnisse: 1. Triggerpunktsyndrome: Bei 12 Patienten fanden wir myofasziale Triggerpunktsyndrome im Bereich des Nacken- und Schultergürtels, die neben Schulter-Nacken-Schmerzen über Kopfschmerzen klagten. Bei 9 Patienten wurden solche Triggerpunkte im Bereich des Musculus masseter und des Musculus splenius capitis gefunden. Diese Patienten klagten lediglich über Kopfschmerzen. Durch 2- bis 3-malige Triggerpunktinfiltrationen pro Woche konnten alle Patienten bis auf 2 in ihrer Schmerzsymptomatik verbessert werden.
2. HWS-Syndrome: Von insgesamt 21 Patienten, bei denen degenerative Veränderungen der Halswirbelsäule Ursachen ihrer Kopfschmerzen waren, konnten 18 Patienten durch regelmäßige Anwendung von transcutaner Nervenstimulation verbessert werden. 3. Spannungskopfschmerzen: Spannungskopfschmerz wurde nur bei jenen Patienten diagnostiziert, bei denen keinerlei organische Ursache gefunden wurde und deren Kopfschmerz nicht migräneartig war. 22 dieser Patienten behandelten wir mit Akupunktur, 9 mit transcutaner Nervenstimulation. 10 Patienten wurden unter der Therapie völlig schmerzfrei, und 7 Patienten sprachen auf die Therapie nur ungenügend an.
4. Migräne: 42 unserer Patienten klagten über typische Migräneattacken. Bei allen diesen Patienten setzten wir Akupunktur ein. 34 dieser Patienten konnten anschließend an die Akupunktur ihre Medikamenteneinnahme stoppen.

Diskussion: Von der anfangs erwähnten englischen Studie ausgehend, können wir annehmen, daß zwischen 20 und 30 % der Bevölkerung unter Kopfschmerzen leiden, die eine medikamentöse Behandlung notwendig machen. Besonders bei Kopfschmerzen werden Kombinationspräparate, die Barbiturate und Koffein enthalten und zu Suchtverhalten führen, häufig eingesetzt. Alternative Therapieverfahren der Schmerzbehandlung erscheinen uns deshalb besonders indiziert. Nach Behandlungsserien mit Nervenblockaden, Akupunktur und TNS (in manchen Fällen unterstützt durch Physiotherapie) wurden 36 % unserer Patienten völlig beschwerdefrei. 46 % waren von der Schmerzintensität her so verbessert, daß sie keine weitere medikamentöse Behandlung benötigten. 20 Patienten (18 %) sprachen auf die von uns angewandten Therapieverfahren überhaupt nicht an. Unsere Ergebnisse basieren auf einer Kurzzeitnachbeobachtung. Die Langzeitergebnisse dürften vermutlich ein schlechteres Ergebnis aufweisen. Wir hoffen, durch zusätzlichen Einsatz von psychologischen Behandlungsmethoden unsere Behandlungsergebnisse weiter verbessern zu können.

V 11.4
Hämodynamische Auswirkung der regionalen Sympathikusblockade mit Guanethidin

H. R. Gerber, R. Rickli
Kantonsspital Basel, Departement für Anaesthesie, 4031 Basel, Schweiz

Die intravenöse (i.v.) regionale Sympathikusblockade mit Guanethidin an der oberen und unteren Extremität hat in der Behandlung der postoperativen und posttraumatischen Causalgie und Algodystrophie (SUEDECK-Syndrom) erhebliche Bedeutung erlangt [1,2,3]. Die systemische Wirkung von Guanethidin nach Ablassen der Manschette ist potentiell gefährlich. Ziel dieser Untersuchung ist, die hämodynamischen Auswirkungen von Guanethidin nach Ablassen der Manschette zu messen und die Sicherheit der ambulanten Behandlung zu klären.

Methode

Bei 11 Patienten (Pt) wurden 18 Behandlungen mit i.v. regionalem Guanethidin 20 mg in 0.25%igem Lidocain 40 ml und 500 E. Heparin an der oberen Extremität durchgeführt. 8 Pt hatten eine Algodystrophie nach einer Aponeurektomie der Hand, 1 Pt nach einer Operation bei Rhizarthrose und 2 Pt nach Trauma der Hand. Das Monitoring bestand aus:

1. EKG oder HOLTER-System
2. Automatische oszillometrische Blutdruckmessung und Pulsfrequenzmessung mit Schreiber (Intervall 1 Minute)
3. Hauttemperatur an den beiden Unterarmen

Nach Registration der Kontrollwerte, wurde die betroffene Extremität mit einer Esmarch-Binde ausgewickelt und die Doppelmanschette aufgeblasen. Nach der Injektion der Guanethidin-Lidocain-Lösung und 30 minütiger Ischämie, wurde die Blutsperre geöffnet.

Bei 3 Pt mit zusammen 5 Behandlungen, wurden Kipptischversuche (flach und 25 Grad Kopf hoch) vor und nach Ablassen der Manschette durchgeführt.

Resultate

1. Der arterielle Mitteldruck (MAP) fiel um 8%, die Pulsfrequenz um 7% gegenüber dem Kontrollwert
2. Von den 11 Pt hatten 5 Pt einen Ausgangsdruck von mehr als 100 mmHg (MAP). Sie zeigten einen Druckabfall von 10 % gegenüber dem Kontrollwert.
3. Die Kipptischversuche ergaben nur minimale Aenderungen von MAP und Pulsfrequenz vor und nach Ablassen der Manschette.
4. Alle Patienten konnten 2 Stunden nach der Behandlung ohne Zwischenfall entlassen werden.

Schlussfolgerung

Die i.v. regionale Sympathikusblockade mit Guanethidin 20 mg und 30 minütiger Ischämiezeit ist eine sichere und ungefährliche Methode, so lange die technischen Voraussetzungen (intakte, kontrollierbare Manschette) und die medizinischen Voraussetzungen (kontinuierliche Ueberwachung des Pt, Möglichkeit zur sofortigen Intervention) gegeben sind. Bei Pt mit Hypertonie (MAP > 100 mg) muss mit einem 10%igen Blutdruckabfall gerechnet werden.

Literatur

1. Hannington-Kiff JG (1979) Relief of causalgia in limbs by regional intravenous guanethidine. Br. Med. J. 11:367-8.
2. Jacquemoud G, Chamay A (1982) Treatment of Neuro-Algodystrophy (Südeck's Arthropathy) of the Hand by Regional Intravenous Guanethidin Block. Ann. Chir. Main 1:57-64.
3. Kepes ER, Raj SS, Vemulapalli R, Thomas PS, Kaplan R (1982) Regional Intravenous Guanethidine for Sympathetic Blockade. Report of Ten Cases. Reg. Anesth. 7:52-54.

V 11.5
Endogene Schmerzadaptation bei Schwangerschaft und Geburt

M. Rust, M. Gessler, R. Egbert, J. Johannigmann, W. Zieglgänsberger, A. Struppler

Institut für Anaesthesiologie, Neurologische Klinik und Frauenklinik der Technischen Universität, Max-Planck-Institut für Psychiatrie, München, BRD

Der Nachweis von Opioid-Peptiden im Plasma von Schwangeren und Gebärenden durch CSONTOS und RUST (Life Sciences 1979) ließ vermuten, daß es während der Schwangerschaft zu einer endorphinergen Schmerzadaptation kommt. Die von GINTZLER (Science 1980) bei trächtigen Ratten gefundene Erhöhung der Schmerzschwelle und deren Beeinflußbarkeit durch den reinen Opiatantagonisten Naltrexon sprach für eine Aktivierung solcher Mechanismen.

Wir versuchten deshalb, mögliche Veränderungen der Schmerzempfindung bei Schwangeren, Gebärenden und Wöchnerinnen durch Bestimmung der individuellen Schmerzschwelle mittels standardisierter Hitzestrahlung zu objektivieren.

Unsere Untersuchungen an 80 schwangeren Frauen ergaben, daß es am Ende des zweiten Trimenons gegenüber einer Kontrollgruppe von 18 nichtschwangeren Frauen zu einem Anstieg der Schmerzschwelle kommt. Am Geburtstermin waren die höchsten Werte meßbar (Abb. 1). Zu diesem Zeitpunkt bestand gegenüber dem Kontrollkollektiv ein hochsignifikanter Unterschied (U-Test = 0,07%). Bei 8 Frauen ergab der Vergleich der individuellen Schmerzschwellen unter und einen Tag nach der Geburt einen postpartalen, hochsignifikanten Abfall derselben in den Normbereich (Wilcoxon-Test 0,78%). Dieser Befund ist unabhängig vom Entbindungsmodus. Messungen in verschiedenen Dermatomen ergaben bei 9 Frauen keine Unterschiede der verbundenen Stichproben (T-Test = 16,90%) (Abb. 2). Zwischen mütterlichen und kindlichen Parametern sowie der Höhe der mütterlichen Schmerzschwellen ergaben sich keine statistischen Korrelationen. Somit zeigte sich lediglich eine Abhängigkeit der Schmerzschwelle von der Schwangerschaft und der Gestationsdauer.

Die Variabilität des Schmerzgeschehens unter der Geburt ist einerseits auf die Intensität schmerzhafter Stimuli, andererseits auf neuroaktive und psychische Faktoren zurückzuführen. Unsere Befunde sprechen, analog zu den tierexperimentellen Befunden von GINTZLER, für eine schwangerschaftsspezifische Aktivierung neuroaktiver Mechanismen auch beim Menschen. Auch die Befunde von PALANIUK (Anaesthesiology 1974) und RISS (Acta Ophthalmologica Basel, 1981) sprechen für eine solche Aktivierung physiologischer Komponenten. Diese führen im Sinne einer Schmerzadaptation zu einer individuell variablen Modulation des Schmerzgeschehens in der Schwangerschaft und unter der Geburt und haben ihr Äquivalent in einer mittels Hitzestrahlstimulation objektivierbaren Erhöhung der Schmerzschwelle. Die Frage, welcher Anteil endorphinergen Mechanismen an der Modulation des Schmerzgeschehens zukommt, ist Gegenstand gegenwärtiger Untersuchungen.

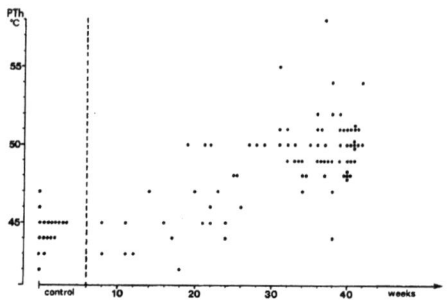

Abb. 1: Individuelle Schmerzschwellen von nichtschwangeren (N=18/control) und schwangeren (N=80) Frauen bei Hitzestrahlstimulation. Die Ordinate gibt die Höhe der Schmerzschwelle (P Th) in Grad Celsius (^{o}C), die Abszisse die Gestationsdauer in Wochen wieder.

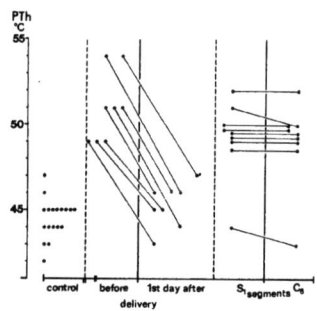

Abb. 2: Individuelle Schmerzschwellen von 8 Frauen unter sowie 1 Tag nach der Geburt. - Individuelle Schmerzschwellen von Schwangeren (N=9), gemessen in verschiedenen Dermatomen (segments S_1/C_6).

V 11.6
Objektive Schmerzerfassung — Psychophysiologisch relevante Faktoren unter Berücksichtigung der Vigilanz

W. Klement[1], E. David[1], J. Berlin[2], I. Kunze[1], W. Tolksdorf[3], W. Erdmann[2]

[1]Inst. f. Physiologie und Biokybernetik der Univ. Erlangen, BRD
[2]Inst. v. Anesthesiologie der Erasmus Univ. Rotterdam, Niederlande
[3]Inst. f. Anaesthesiologie der Univ. Heidelberg, Klinikum Mannheim, BRD

Trotz erheblicher Fortschritte der gerade in den letzten Jahren intensivierten Schmerzforschung mangelt es immer noch an Verfahren, die über die subjektive Bewertung des Patienten hinaus in der Lage sind, objektive Daten zur Schmerzerfassung und Therapiekontrolle zu liefern.
Das hier vorgestellte Modell beruht auf der gleichzeitigen Erfassung physiologischer und psychologischer Daten zusammen mit der subjektiven Reizbewertung.
Dabei galt unser überwiegendes Interesse den Auswirkungen der zentralen Schmerzverarbeitung.

Material und Methodik:
Untersucht wurden zwei in Alters- und Geschlechtsverteilung vergleichbare Gruppen von 11 gesunden Probanden und von 11 Patienten mit chronischen Schmerzsyndromen und mehrjähriger Anamnese.
Zur Erfassung des situativen psychischen Status diente der Mannheimer Erhebungsbogen der subjektiven Befindlichkeit (ESB).
Jede Versuchsperson erhielt zwei identische Serien von je 60 in der Reihenfolge zufälligen Reizen vier verschiedener Intensitäten. Die Reizgebung erfolgte dabei nach der von Reeh (2) entwickelten Methode am Zahn.
Das EEG wurde kontinuierlich abgeleitet (differente Elektrode am Vertex, Position C_z, Gegenelektrode am Mastoid). Aus dem EEG wurden nach Reizstärke und Serie getrennt gemittelte nociceptiv evozierte Potentiale (NEP) aufgezeichnet.
Mit einem Oszillometriegerät wurde der Druckverlauf über beiden Aa. rad. in regelmäßigen Abständen aufgenommen. Zur Bestimmung von Seitenunterschieden und deren Änderungen diente die Berechnung des Quotienten gemittelter Amplituden (Blutdruckamplitudenquotient, BAQ).
Die subjektive Bewertung der einzelnen Reize ermöglichte den Versuchspersonen eine zehnstufige Tastatur.

Ergebnisse:
Es ergaben sich ausgeprägte Zusammenhänge zwischen den Bewertungen im ESB und den Werten des BAQ als Maß für reizinduzierte, sympathikotone Gefäßreaktionen. So konnten für Korrelationen zwischen Einzelfaktoren des ESB und Änderungen des BAQ Koeffizienten bis r= 0,90 errechnet werden.
Bei der subjektiven Bewertung der Reize gaben unsere Probanden für die zweite Serie durchweg niedrigere, unsere Patienten jedoch höhere Bewertungen als in der ersten Serie ($\alpha < 0,05$).

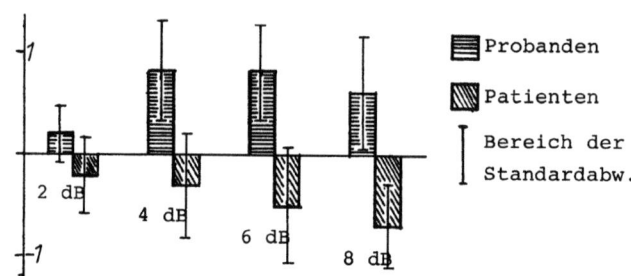

Abb.1: Darstellung der Bewertungsänderung Serie 1 - Serie 2 in Skalenteilen

Diese Unterschiede zwischen Patienten und Probanden sind auch in der Amplitude der späten NEP-Anteile N 165 - P 280 nachweisbar. Für den Zusammenhang zwischen subjektiver Bewertungsänderung und NEP- Amplitudenänderung errechnete sich ein Korrelationskoeffizient von r= 0,83

Schlußfolgerungen:
Der ESB erwies sich nicht nur für die präoperative (3) sondern auch für die Versuchssituation als geeignetes psychometrisches Instrument mit hohen psychophysiologischen Korrelationen.

Der BAQ zeigt als Parameter nicht nur Änderungen auf epikritische Laborreize sondern auch permanente Seitendifferenzen bei Patienten mit mehrjährigen Schmerzbildern. Sein Einsatz in der Therapiekontrolle erscheint vielversprechend.

Die unterschiedliche Reaktion von Patienten und Probanden auf Fortdauer der Reize erscheint uns als wichtiges und therapierelevantes Problem in der zentralen Verarbeitung des Schmerzes.

Die subjektive Reizbewertung und die Berechnung der Bewertungsabweichung soll als Möglichkeit der Aufmerksamkeitsbeurteilung vorgestellt werden.

Literatur:
1) Reeh PW, David E (1981) Objektive Algesimetrie mit dem evozierten Potential. In: Struppler A, Geßler M (hrsg): Schmerzforschung, Schmerzmessung, Brustschmerz. Springer, Berlin Heidelberg New York
2) Tolksdorf W (1982) Das präoperative Befinden. Habilitationsschrift Universität Heidelberg

V 11.7
Düsseldorfer Schmerzbogen: Eine Methode zur klinischen Schnellerfassung von Schmerzzuständen
R. Goepel, R. Pothmann
Anaesthesieabteilung und Kinderklinik der Universität Düsseldorf, BRD

In der klinischen Schmerzevaluation hat sich in der letzten Zeit die zunächst von Huskisson (1) entworfene visuelle Analog Skala(VAS) durchgesetzt Diese eindimensionale Schmerzbeurteilung hat zwar den Vorteil guter Reproduzierbarkeit, ist aber in ihrer Aussagekraft im klinischen Gebrauch nicht immer ausreichend.
In der "klinisch-analgetischen Studieneinheit" der Düsseldorfer Universität wurde deshalb ein Schmerzbogen entwickelt, der für Patient und/oder Pflegepersonal übersichtlich und einfach in der Handhabung ist und trotzdem eine Vielfalt von Daten über Schmerzzustand(mehrdimensional) und Befindlichkeit vermitteln kann. In Anlehnung an Arbeiten der"Clinic-Analgesic-Studies Section" des Sloan Kettering Memorial Hospital unter Houde und Wallenstein(2,3) hat der Fragebogen fünf Bewertungsspalten und eine Sechste für algemeine Bemrkungen. Diese Spalten können je nach Bedarf in ein-,zwei-oder mehrstündigen Abständen eingetragen werden. Die ersten fünf Spalten teilen sich auf in VAS, Lokalisation, Qualität, Kategorie und Befinden und haben einen numerischen Schlüssel von 0-9, um die Daten auch eventuell vom Computer auswerten zu können.
In der Praxis hat sich der Bogen bewährt bei der medikamentösen Schmerzbetreuung von Tumorpatienten, wo es besonders wichtig ist, innerhalb von zwei bis drei Tagen das individuell richtig angepasste Dosierungsintervall und die Dosis zu finden. Durch seine einfache Handhabung kann er auch von den niedergelassenen Kollegen benutzt werden. Ausserdem wurde er eingesetzt in einer Studie über postoperative transkutane Nervenstimulation und auch im Rahmen der Schmerzklinik. Im letzteren Rahmen soll und kann er allerdings nicht das eingehende Gespräch und andere psychometrische Bewertungsmethoden wie Befindlichkeitsskala, Beschwerdeliste, u.a.m. ersetzen. Einzele Parameter bedürfen noch einer eingehenden Validierung. Die positive Resonanz und das Interesse sowohl der niedergelassenen Kollegen im kleineren Umkreis als auch auf einigen internationalen Veranstaltungen zeigen jedoch die Notwendigkeit eines solchen Bogens(4).

1 Huskisson E C, (1974) Measurement of Pain Lancet 1,1127
2 Wallenstein S, Heidrich III G, Kaiko R, Houde R, Clinical Evaluation of Mild Analgesic Br.J.clin.Pharm.(1980),10, 319
3 Wallenstein S, Houde R in Ehrenpreis,Seymour and Neidle, Amos,Eds.(1975) Methods in Narcotic Research Marcel Dekker, New York
4 Diskussionen anlässlich des Symposium"La Douleur des vos Malades:Comment l'abordez-vous Dez.1982,C.H.U. Saint-Antoine,Paris und anlässlich des Australasian Meetings on Pain Regional Anesthesia, Perth Febr.1983

V 11.8
Experimentell induzierter Schmerz zur Messung der analgetischen Potenz von Pethidin und Tramadol
Pia Parth, R.F. Morawetz, W. Weber*
Institut für Medizinische Psychologie, Universität München, Schillerstraße 42, D 8000 München 2, BRD
*Institut für Anaesthesiologie, Klinikum Großhadern, Marchioninistr. 15, D 8000 München 70, BRD

Bei der Prüfung der Wirksamkeit verschiedener Analgetika stellt sich immer wieder das Problem der Objektivierbarkeit der analgetischen Potenz. Die vorliegende Arbeit soll eine Methodik aufzeigen, mit der die analgetische Wirkung verschiedener Substanzen überprüft werden kann.

Methodik:
12 gesunde Versuchspersonen erhielten im Doppelblindverfahren entweder Pethidin (1 mg/kg KG),

Tramadol (2 mg/kg KG) oder NaCl als Placebo intravenös injiziert. Zur Erzeugung des experimentellen Schmerzreizes wurde ein Konstantstromgerät verwendet, das die Kompensation inter- und intraindividueller Hautwiderstandsschwankungen ermöglicht. Mit Hilfe einer einheitlich am linken Unterarm befestigten Elektrode und einer von den Probanden selbst zu bedienenden Steuerungseinheit, durch die eine kontinuierliche Intensitätssteigerung gewährleistet war, markierten die Versuchspersonen das Erreichen folgender Schwellenwerte:
- Wahrnehmungsschwelle (erste Reizempfindung)
- Schmerzschwelle (erste schmerzhafte Empfindung)
- Toleranzschwelle (Proband schaltet das Gerät ab)

Nach Erhebung von Baselinedaten wurden die Substanzen injiziert. Die Zeitpunkte weiterer Messungen waren 15 min, 30 min und 60 min nach Applikation.

Ergebnisse:
Die Messung der verschiedenen Schwellen hat ergeben, daß die Wahrnehmungsschwelle durch keines der beiden Analgetika beeinflußt wurde, während sowohl die Schmerz- als auch die Toleranzschwelle bei beiden Medikamenten anstiegen. Nach Placebogabe blieben neben der Wahrnehmungsschwelle auch Schmerz- und Toleranzschwelle unverändert.

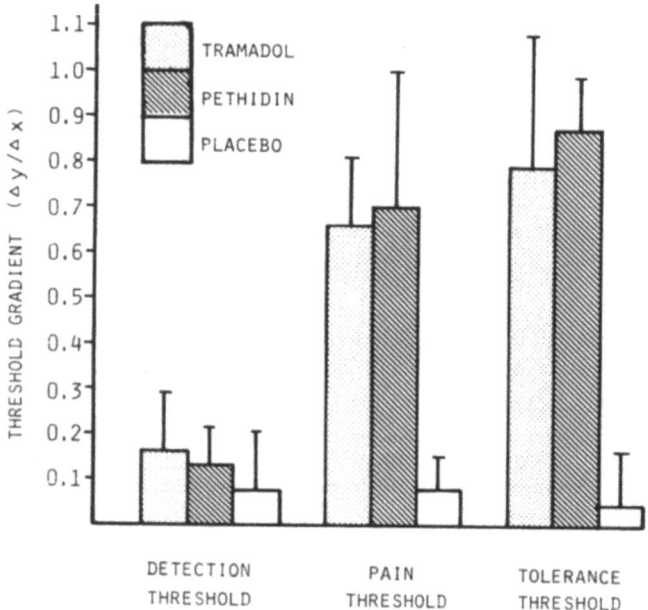

Abb. 1
Mittlere Steigung der Wahrnehmungsschwelle, Schmerzschwelle und Toleranzschwelle für Tramadol, Pethidin und Placebo zwischen dem 1. Meßzeitpunkt (vor Applikation der Substanz) und dem 2. Meßzeitpunkt (15 min nach i.v. Applikation der Substanz).

Diskussion:
Die Prüfung der analgetischen Hauptwirkung steht in der klinischen Situation besonders in der postoperativen Phase, in der die beiden getesteten Substanzen vorwiegend verwendet werden, einer Vielzahl von Problemen gegenüber, sodaß z.B. Nebenwirkungen häufig leichter beurteilbar sind als die originär von der Wirksubstanz ausgehenden analgetischen Effekte.
Die vorgestellte Methode zeigt einen zuverlässigen und interpretierbaren Weg zur Erfassung des analgetischen Haupteffektes unter strengen experimentellen Bedingungen.
Die Tatsache, daß die Wahrnehmungsschwelle über sämtliche Meßzeitpunkte unverändert blieb, sich aber Schmerz- und Toleranzschwelle bei den Verumgruppen deutlich erhöhten, spiegelt die selektive Wirkung der Analgetika auf Schmerz wider.

V 11.9
Transkutane Nervenstimulation in der postoperativen Phase: Eine Doppel-Blind-Studie

H. Goepel, H.J. Baatz, H.v. Trampisch[1], Matthiessen[2]
Institut für Anaesthesiologie, für Biomathematik[1] und Frauenklinik[2] der Universität Düsseldorf, BRD

An 30 gesunden, jungen Patientinnen der Frauenklinik der Universität Düsseldorf wurde eine randomisierte Doppel-Blind-Studie zur Bewertung der postoperativen transkutanen Nervenstimulation (TENS) zur Erzielung eines analgetischen Effekts durchgeführt.
Alle Patientinnen waren gesunde, N.Y.H.A. Klasse 1 Patientinnen, die zuvor unterrichtet waren und ihr Einverständnis zur Studie abgegeben hatten. Zwei Frauen mussten von der Studie ausgeschlossen werden, eine wegen sprachlicher, die andere wegen pschologischer Schwierigkeiten. Die Operation war die gleiche, mikroskopische Refertilisierungsoperation und in Allgemeinnarkose bei sämtlichen Frauen(Standard Flunitrazepam Prämedikation, nach Barbiturat-Induktion Ethran-N_2O,O_2-Narkose mit Relaxierung und Normoventilaiiton). In 23 Fällen wurde die Operation vom gleichen Operateur ausgeführt, die restlichen 7 Fälle teilten sich insgesamt 3 Operateure. In Alter, Gewicht und Oparationsdauer waren beide Gruppen mit je 15 Patientinnen vollkommen identisch.
Aufgrund von Voruntersuchungen entschieden wir uns, neben dem sterilen Elektrodenpaar am Wundrand(tranversaler Schnitt kurz oberhalb der Symphyse) noch ein Elektrodenpaar paravertebral an D10 bis L5 an den zwei-Kanal Stimulator (Tenzcare anzuschliessen. Die Elektroden wurden direkt nach der Operation angelegt und nach Erlangen des Bewusstseins der Patientinnen wurde mit der Stimulation begonnen. Bei der Standard Stimulation waren Pulsbreite (60-70 μsec) und Pulsfrequenz (70-85 Hz) fix, lediglich die Intensität (mA)wurde kurz unterhalb der Schmerzschwelle eingestellt. Bei der Nicht-Stimulationsgruppe wurde anschliessend der Apparat ausgeschaltet. Die Stimulation und die zweistündige Befragung zur Schmerzsituation wurden über 48 Stunden fortgesetzt. Verglichen wurde die Verminderung des Analgetikaverbrauchs(Pentazocin 30 mg i.m. nach Verlangen) und die Schmerzscores.

Im Gegensatz zu einigen Autoren (1,2) konnten wir keinen statistisch signifikanten Unterschied im Analgetikaverbrauch noch in den Schmerzscores (Visuelle Analogskale(VAS),Verbaler Expressions-Score(VES) zusammengestellt auf der Düsseldorfer

Schmerzskala) sehen, auch wenn wir die Patienten
mit Übergewicht besonders verglichen. Die Schmerz
befragung wurde immer vom gleichen Untersucher
bei den Patientinnen in ihrer Wachperiode durchgeführt. In beiden Gruppen gab es jeweils ein
oder zwei Patientinnen mit keiner und mit max.
fünf Injektionen von Pentazocin 30 mg i.m. über
48 Stunden. Die VAS-Werte reichten von 0 bis
max. 8 in beiden Gruppen. Maximale Schmerzwerte
waren nur in den ersten 24 Stunden erreicht, und
nach 36 Stunden brauchte keine Patientin ein
Analgetikum.   Interessant zu bemerken war, dass
ein grosser Teil der Patientinnen über Schmerzen
ausserhalb des strikten Operationsfeldes(Schulter,
Rippenboden, Brust,z.B.) klagten. Auf das
postoperative Schmerzverhalten im quantitativen
und qualitativen Ablauf wird nach Computerauswer-
tung an anderer Stelle eingegangen werden.
Unsere Ergebnisse zeigen also keinen Schmerz-
reduktions- oder Analgetikaverminderungseffekt,
der sich deutlich von der Kontrollgruppe abheben
würde. In welcher Groössenordnung allerdings
ein Placeboeffekt mitspielte, lässt sich aus
der Studie nicht ersehen.
Die"Plastizität" des Schmerzens im kleinen Becken
und die hohe Anzahl von Schmerzerlebnissen ausser
halb des strikten Wundschmerzes, können teilweise
für unsere schlechten Resultate verantwortlich
sein. Ausserdem ist nicht zu vergessen, dass wir
nur mit einer bestimmten Frequenz, mit einer bestimmten Pulsbreite(70-85Hz.60-70 μsec) stimuliert haben, und die Patientinnen diese Einstellung
nicht verändern durften. In der Praxis
würde man bei den Patientinnen, die nicht gut
reagieren, zunächst sowohl die Pulsbreite als
auch danach die Pulsfrequenz(z.B. low frequency,
acupuncture-like)verändern. Würde man diese
Variablen in eine Studie einführen, würden die
Resultate kaum so gut reproduzierbar sein und die
Ergebnisse eher den Charakter eines Erlebnisbe-
richtes annehmen, wobei sehr oft Placebo- und
TENS-Effekt gemessen wurden und als TENS-Effekt
betrachtet wurden. Ausserdem scheint auch die
technische Charakteristik der Stimulationskurven
verschiedener Stimulatoren zu variieren und damit
auch die mit ihnen erzielten Resultate.
Aus unseren Ergebnissen ergibt sich zwingend die
Notwendigkeit weiterer kontrollierter Studien
über postoperatives TENS, ehe man zu einem fun-
dierten Urteil über Sinn dieser Methoden im postoperativen Routinegebrauch kommen kann.

1. Rosenberg M, Curtis L, Bourke D (1978)
   Transkutaneous Electrical Nerve STimulation
   for the Relief of Postoperative Pain
   Pain 5,129
2. Solomon R, Viernstein M, Long D (1980)
   Reduction of Postoperative Pain and Narcotic
   Use by transcutaneous electrical Nerve Sti-
   mulation, Surgery 87. 142

V 11.10
Die Anwendung von Butorphanol in der Anaesthesie
A. Aronski, A. Kübler, T. Kaiser, J. Stolarski
Klinik für Anaesthesie und Intensivtherapie, Medizinische Akademie
Wrocław, Polen

Die respiratorische, metabolische und kardiovaskuläre Wirkung von Butorphanol /Stadol/ wurde bei 34 Patienten mit den mobilen, metabolischen Messsystem /MMC,Beckman/ beurteilt. Der
Abfall des Atemzugsvolumens und der alveolären
Ventilation mit der Verminderung des Sauerstoffverbrauchs und CO_2-Produktion wurden nach der
Anwendung von 4 mg Butorphanol beobachtet. Butorphanol wurde dann bei 114 Patienten während
der Kombinationsnarkose in Dosen 2-12 mg angewandt. Eine gute analgetische Wirkung von 60
bis 90 Min. Dauer wurde festgestellt. Keine
signifikante Veränderungen der hämodynamischen
Parameter wurden beobachtet. Die Anwendung von
Butorphanol in der Kombinationsnarkose hat aber
keine wesentlichen Vorteile in Verhältnis zu
Fentanyl nachgewiesen.

Literatur:

1. Del Pizzo A. /1978/ A double blind study of
   the effects of butorphanol compared with
   morphine in balanced anaesthesia. Canad.
   Anaesth.Soc.J.25:392.
2. Dobkin A.B., Arandia H.Y., Byles P.H. /1976/
   Butorphanol tartarate. Safety and efficacy
   in balanced anaesthesia. Canad.Anaesth.Soc.
   J.23:601.
3. Sederberg J., Stanley T.H., Reddy P. /1981/
   Hemodynamic effects of butorphanol anaesthesia in dogs. Anesth.Analg.60:715.

V 11.11
Individuelle postoperative Schmerzbehandlung durch kleine, extern tragbare, programmierbare Morphinpumpe
J. Chrubasik
Institut für Anaesthesiologie der Kliniken der Universität Freiburg,
Hugstetterstraße 55, 78 Freiburg, BRD

Ziel der Untersuchung war es, die Wirksamkeit
kontinuierlicher periduraler Morphininfusion zur
postoperativen Analgesie zu prüfen.
Material und Methodik:
22 Patienten (14 männl., 8 weibl., Alter 50 bis
83 Jahre), die sich verschiedenen abdominalen
Operationen unterziehen mußten, wurden in die
Untersuchung einbezogen. Der subjektive Schmerz
wurde auf einer Analogskala registriert (kein
Schmerz = 0, maximaler Schmerz = 10). Bei 16
Patienten (Gruppe I) begann die Untersuchung,
nachdem der Schmerz auf der Analogskala 10 erreicht hatte. Nach einem initialen 10 ml-Bolus
von 2 mg Morphin wurde eine kontinuierliche
Infusion von $2,6 \times 10^{-3}$ mg Morphin/Min. mittels
einer kleinen, programmierbaren Pumpe (Promedos
E 1, FA Siemens), die am Arm des Patienten
fixiert war, appliziert. 6 Patienten (Gruppe II)
erhielten von Beginn an eine kontinuierliche
Morphininfusion von 1×10^{-2} mg/Min.. Dem Wohlbefinden der Patienten wurde Rechnung getragen
durch Redukation der Dosisrate, dem Anstieg des
Schmerzes durch Zusatzbolen von $10,4 \times 10^{-3}$ mg
oder 2 mg Morphin. Der Morphinverbrauch bis 20
Uhr am Abend des 2. postoperativen Tages (PT)
wurde registriert. Daneben wurde zweimal täglich
Blut entnommen zur radioimmunologischen Bestimmung der freien Morphinäquivalente (fMÄ) (RIA,
Diagnostic Products Corporation, Los Angeles).
Die statistische Berechnung erfolgte mit dem
t-Test für unabhängige Stichproben.

Ergebnisse (Mittelwert ± SEM):
Der mittlere Morphinverbrauch von Gruppe I und Gruppe II am OP-Tag, am 1. PT und am 2. PT ist den Tabellen 1 und 2 zu entnehmen. Der zur Gruppe I korrespondierende Morphinspiegel ist in der Abbildung 1 dargestellt.

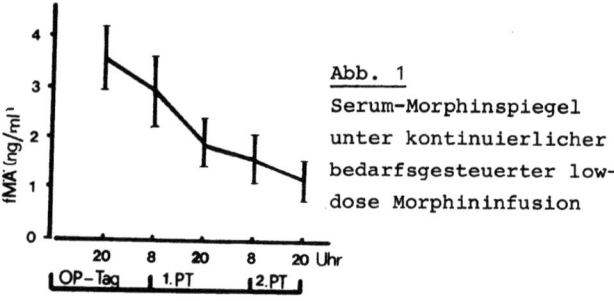

Abb. 1
Serum-Morphinspiegel unter kontinuierlicher bedarfsgesteuerter low-dose Morphininfusion

Tabelle 1
mittlerer Morphinverbrauch (mg)

	am OP-Tag	
	bis 20^{00}	$20^{00} - 8^{00}$
Gruppe I	$3,1 \pm 0,2$	$1,8 \pm 0,1$
	$p < 0,005$	$p < 0,005$
Gruppe II	$4,3 \pm 0,3$	$3,4 \pm 0,7$

Tabelle 2
mittlerer Morphinverbrauch (mg)

	1. PT		2. PT
	$8^{00} - 20^{00}$	$20^{00} - 8^{00}$	$8^{00} - 20^{00}$
Gruppe I	$1,6 \pm 0,2$	$1,4 \pm 0,2$	$1,2 \pm 0,2$
	N.S.	N.S.	N.S.
Gruppe II	$2,2 \pm 0,4$	$1,3 \pm 0,4$	$0,9 \pm 0,4$

Diskussion und Schlußfolgerungen:
Die intermittierende peridurale Bolusinjektion von Morphin zur postoperativen Schmerzbehandlung ist heute bei Risikopatienten zu einer Routinemethode geworden (2). Ebenso hat sich die kontinuierliche peridurale low-dose-Applikation von Morphin zur Analgesie bei Krebspatienten bewährt (1). Unsere Ergebnisse weisen darauf hin, daß durch die bedarfsgesteuerte Morphininfusion eine individuelle Schmerzbehandlung möglich ist. Der Gesamtmorphinverbrauch läßt sich durch einen Initialbolus reduzieren. Unter der Behandlung mit der kontinuierlichen low-dose-Morphininfusion muß weder mit einer Morphin-Kumulation im Serum, noch mit einem Morphinmehrverbrauch durch Gewöhnung gerechnet werden.

Literatur
1) Harbaugh R, Coombs D, Saunders R, Gaylor M, Pageau M (1982) Implanted continuous epidural morphine infusion system. J. Neurosurg. 56:803

2) Zenz M, Piepenbrock S, Otten B, Otten G, Neuhaus R (1981) Peridurale Morphinanalgesie. Anästhesist 30:77

Herzchirurgie II

V 12.1
Hämodynamisch orientierte Dosisfindung für Midazolam-Fentanyl bei koronarchirurgischen Eingriffen
E. Göb, A. Barankay, J. A. Richter
Institut für Anaesthesiologie, Deutsches Herzzentrum München, Lothstr. 11, D-8000 München, BRD

Die Kombination Midazolam-Fentanyl (M-F) wurde als geeignetes Anästhesieverfahren für Patienten mit koronarer Herzerkrankung (KHE) beschrieben. Pharmakokinetische Gründe sprechen für eine kontinuierliche Applikation von M-F (2, 3). Ziel unserer Untersuchung war eine Dosisfindung für unterschiedliche Midazolam-Fentanyl-Mischungen (M-F-M) unter Konstanterhaltung der Hämodynamik. Das Kreislaufverhalten sollte mit dem einer Ethrane-Anästhesie verglichen werden.
Methodik: Bei 42 KHE-Patienten wurde die Narkose mit 5 mcg/kg Fentanyl und 0,2 mg/kg Midazolam eingeleitet. Nach Intubation unter 0.07 mg/kg Pancuroniumbromid erfolgte die Ventilation mit $N_2O:O_2$ =1:1. Anschließend wurden die Ausgangswerte (=Control) folgender hämodynamischer Parameter gemessen: HR, SBP, DBP, MAP, CVP, PAP, PCWP, CO. Berechnet wurden: CI, SVI, LVSWI, PVR, SVR, TI (1). Als individuelle "loading dose" (1-2 ml M-F-M für 15-20 min. mittels einer Infusionspumpe) erhielten vor Operationsbeginn die Patienten der Gruppe (Gr.)
Gr. I (n=10) M-F-M mit 0.6 mg/ml Midazolam und 40 mcg/ml Fentanyl
Gr. II (n=20) M-F-M mit 0.3 mg/ml Midazolam und 40 mcg/ml Fentanyl
Gr. III (n=12) Ethrane bis maximal 2 Vol%.
Weitere hämodynamische Messungen erfolgten während des "loading" in 5-Minutenabständen, vor und nach Hautschnitt, vor und nach Sternotomie. Für den kumulativen, intraoperativen Verbrauch von M-F und die hämodynamischen Parameter wurden Mittelwerte, SD, SEM berechnet. Die Signifikanz wurde mit dem Student t-Test geprüft.
Ergebnisse: In Gr. I und Gr. II kam es während der Untersuchung zu keinen signifikanten Veränderungen der registrierten Parameter. In Gr. III fanden sich nach Hautschnitt (p<0.05) und Sternotomie (p<

0.01) signifikante Anstiege von MAP, PAP, PCWP, SVR, TI (Tab. 1). Über die gesamte Anästhesiedauer wurden in Gr. I 42.5±12 mcg/kg Fentanyl und 690±165 mcg/kg Midazolam, in Gr. II 49.7±14 mcg/kg Fentanyl und 530±98 mcg/kg Midazolam verbraucht.

Diskussion: In den Gr. I und II kommt es weder während des "loading" noch unter der chirurgischen Manipulation zu einer signifikanten Änderung der hämodynamischen Parameter. Die Anstiege von PCWP, MAP, SVR, TI in Gr. III können dagegen die myokardiale O_2-Bilanz negativ beeinflussen. Die in Gr. II verringerte Midazolam-Dosis geht mit einem höheren Fentanyl-Verbrauch als in Gr. I einher. Die große Interindividuelle Streuung im M-F-Verbrauch unterstreicht die Notwendigkeit der individuellen Dosierung. Während in der Ethrane-Gr. keine ausreichende Abschirmung gegen schmerzbedingte Reaktionen erreicht wurde, gelang es durch die kontinuierliche Applikation von M-F die Hämodynamik auch während der Operation stabil zu halten.

Literatur: 1. Göb E, Barankay A, Späth P, Richter JA (1982) Hämodynamische Wirkungen der Anästhesieeinleitung mit Midazolam-Fentanyl bei Patienten mit koronarer Herzerkrankung. Anaesthesist 31;493
2. Hengstmann J H, Stoeckel H, Schüttler J (1980) Infusion Model For Fentanyl Based On Pharmacokinetic Analysis. Brit.J.Anaesth. 52;1021
3. Lauven P M, Stoeckel H, Schwilden H (1982) Ein pharmakokinetisch begründetes Infusionsmodell für Midazolam. Anaesthesist 31;15.

Tabelle 1: Die hämodynamischen Parameter

	Gr.	Control	Preinc	Postster
HR (min^{-1})	I	57±4.2	55±6.6	59±8.9
	II	57±8.1	54±7.0	58±9.1
	III	57±7.0	57±7.6	65±10.2
MAP (mmHg)	I	80±11	75±8.6	87±5.9
	II	83±14	78±13	90±14
	III	77±8.2	64±8.5**	95±10**
PCWP (mmHg)	I	10±2.0	9±2.3	11±3.8
	II	12±2.5	13±2.4	13±2.6
	III	12±3.5	12±3.0	17±3.5**
CI (l/min/m²)	I	3.0±0.6	2.7±0.5	3.0±0.4
	II	2.4±0.4	2.3±0.3	2.4±0.3
	III	2.5±0.4	2.3±0.5	2.5±0.7
LVSWI (g·m/m²)	I	50±14	43±12	54±13
	II	41±11	38±8	44±11
	III	39±7	29±7	39±10
SVR ($dyn·s·cm^{-5}$)	I	1090±232	1100±208	1157±174
	II	1373±283	1342±326	1487±285
	III	1194±227	1044±212	1612±414**
TI×10³ (RPP·PCWP)	I	69±18	57±20	81±36
	II	94±41	77±27	96±33
	III	78±23	65±24	150±36**

Mittelwerte±SD; **: p<0.01 für Preinc vs Control und Postster vs Control; Control=Ausgangswert nach Narkoseeinleitung, Preinc=vor Hautschnitt, Postster=nach Sternotomie.

V 12.2
Hämodynamische Interaktion zwischen Midazolam und Alfentanil während Anaesthesieeinleitung bei Koronarkranken

W. Schwinn, J. Blaess
Departement für Anaesthesie, Kantonsspital Basel, Schweiz

Alfentanil (A), ein neues kurzwirksames Opiat wurde - wie das verwandte Fentanyl - bereits als Monoanaesthetikum bei koronarchirurgischen Patienten (Pt) eingesetzt (1). Die hochdosierte Opiatanaesthesie kann jedoch eine ungünstige hämodynamische Reaktion auf Intubation oder chirurgische Stimulation mit Gefahr der Myocardischämie nicht sicher verhindern (2, eigene Beobachtungen). Wird aber Fentanyl mit einem Benzodiazepin, z.B. Diazepam oder Flunitrazepam kombiniert, kommt es zu einer kardiovaskulären Depression mit Abfall von peripherem Widerstand, Blutdruck und Herzminutenvolumen (3,4, eigene Beobachtungen). Wir haben A bei Pt mit koronarer Herzkrankheit zusammen mit dem neuen kurzwirksamen Benzodiazepin Midazolam (M) angewendet, um zu klären, ob eine entsprechende hämodynamische Interaktion auch zwischen diesen beiden Substanzen besteht.

Methode Bei 18 koronarchirurgischen Patienten, eingeteilt in drei Gruppen (Gr) zu je 6 Pt, wurde die Anaesthesie entweder mit A allein oder mit M und A eingeleitet. 15 der 18 Pt erhielten bis zum Operationstag β-Blocker.
Gr M_0: Einleitung mit Placebo und danach 0,05 mg/kg A.
Gr M_1: Einleitung mit 0,05 mg/kg M und 0,05 mg/kg A.
Gr M_2: Einleitung mit 0,1 mg/kg M und 0,05 mg/kg A.
Pt, die nach 0,05 mg/kg A noch bei Bewusstsein waren, bekamen 0,025 mg/kg/min A bis zum Einschlafen. Als Relaxantien wurden vor der ersten Dosis A 0,02 mg/kg Pancuronium, zur Intubation 1,5 mg/kg Succinylcholin und 3 Minuten nach der Intubation 0,1 mg/kg Pancuronium verabreicht. Gemessen wurden Herzfrequenz (HF) arterieller Mitteldruck (MAP), Rechtsvorhofdruck (RAP), Pulmonalismitteldruck (PAP), Wedge-Druck (PCWP) und Herzminutenvolumen (Thermodilution), bzw. Herzindex (CI). Messzeitpunkte: 1. Ausgangswert, 2. nach M oder Placebo, 3. nach 0,05 mg/kg A, 4. vor Intubation, 5. nach der Intubation, 6. 5 Minuten nach Intubation bei Vollrelaxation und Ueberdruckbeatmung.

Ergebnisse Die Gesamtdosis A betrug in der Gr M_0 0.093 (± 0.018), in der Gr M_1 0.82 (± 0.019) und in der Gr M_2 0.062 (±0.013) mg/kg (alle Werte als $\bar{m}$ ± s). Mit Ausnahme eines mässigen Anstieges des RAP, PCWP und PAP vor der Intubation traten in Gr M_0 keine nennenswerten hämodynamischen Veränderungen auf. Einige Resultate werden als Beispiel tabellarisch aufgeführt. (Mittelwerte ± S.E.M.)

	Gr	Ausgangswert	M od. Plac	0,05 mg/kg A
HF	M_0	59 ± 2.06	58 ± 2.92	61 ± 3.19
	M_1	57 ± 4.13	69 ± 4.30	56 ± 4.50
	M_2	61 ± 4.27	65 ± 5.64	53 ± 4.31
MAP (mmHg)	M_0	87 ± 5.29	86 ± 5.64	74 ± 6.55
	M_1	89 ± 5.48	86 ± 4.35	63 ± 4.72
	M_2	92 ± 4.57	89 ± 4.47	59 ± 4.00
CI (l/m²)	M_0	2.58 ± 0.05	2.68 ± 0.15	2.59 ± 0.11
	M_1	2.79 ± 0.13	3.18 ± 0.18	2.62 ± 0.14
	M_2	3.19 ± 0.22	3.51 ± 0.25	2.79 ± 0.18

RAP, PCWP und PAP blieben in der Gr. M_1 und M_2 praktisch konstant. - Eine Thoraxwandrigidität trat bei vier Pt der Gr M_o auf, jedoch bei keinem Pt der Gr M_1 und nur bei einem Pt der Gr. M_2.

Diskussion Die Stabilität der Hämodynamik während der Anaesthesieeinleitung in der Gr. M_o entspricht den Ergebnissen von de Lange et al (1). Der Anstieg von RAP, PCWP und PAP in dieser Gr. resultierte aus der häufig auftretenden Thoraxwandrigidität, die sich erst nach Succinylcholin löste. Die prophylaktische Gabe von 0,02 mg/kg Pancuronium blieb wirkungslos. MAP und CI sanken nach 0,05 mg/kg A in den Gr M_1 und M_2 konstantem linksventrikulärem Füllungsdruck was als Zeichen einer gewissen cardialen Depression eingefasst werden kann. Stanley et al. und Tomichek et al. beobachteten ähnliche Kreislaufwirkungen bei der Kombination von Fentanyl und Diazepam (3,4). Die obigen Ergebnisse weisen auf eine Interaktion auch zwischen A und M hin, die bei der gleichzeitigen Verwendung der beiden Substanzen berücksichtigt werden muss. Darüberhinaus verhindert M weitgehend eine Thoraxwandrigidität nach A. Da bei keinem der 18 Pt eine im EKG manifeste Ischämie vorkam, erwiesen sich alle drei beschriebenen Anaesthesieverfahren für Koronarpatienten als geeignet.

Literatur
1. de Lange S, Stanley TH, Boscoe MJ (1981) Alfentanil-Oxygen Anaesthesia for Coronary Artery Surgery. Brit. J. Anaesth. 53:1291
2. Sonntag H, Larsen R, Hilfiker O, Kettler D, Brockschnieder B (1982) Myocardial Blood Flow and Oxygen Consumption during High-dose Fentanyl-Anesthesia in Patients with Coronary Artery Disease. Anesthesiology 56:417
3. Stanley TH, Webster LR (1978) Anesthetic Requirements and Cardiovascular Effects of Fentanyl-Oxygen and Fentanyl-Diazepam-Oxygen Anesthesia in Man. Anesth.Analg. 57:411
4. Tomichek, RC, Rosow CE, Schneider RC, Moss J, Philbin DM (1982) Cardiovascular Effects of Diazepam-Fentanyl Anesthesia in Patients with Coronary Artery Disease. Anesth. Analg 61:217

V 12.3
Präoperative Therapie mit β-Rezeptorenblockern, Halothananaesthesie und Calcium-Antagonisten: Hämodynamische Interaktionen und linksventrikuläre Kontraktilität bei Patienten mit koronarer Herzkrankheit
U. Schulte-Sasse, W. Heß, A. Markschies-Hornung, J. Tarnow
Institut für Anaesthesiologie, Klinikum Charlottenburg der Freien Universität Berlin, Spandauer Damm 130, D-1000 Berlin 19

Betarezeptorenblocker sind ein fester Bestandteil der medikamentösen Therapie der koronaren Herzkrankheit (KHK). Da bei der Angina pectoris häufiger als früher angenommen neben der pathologisch-anatomischen auch eine zusätzliche spastische Entstehungskomponente beteiligt ist, werden viele Patienten außerdem mit Calcium-Antagonisten behandelt. Umstritten ist bisher jedoch, ob sich die potentiell negativ inotropen Wirkungen dieser Pharmaka in einer Weise addieren können, die zu einer wesentlichen Beeinträchtigung der Pumpfunktion des Herzens und damit der Sauerstoffversorgung des Gesamtorganismus führt (1-3).

Von klinischer Bedeutung ist darüber hinaus die bisher nicht untersuchte Frage, wie Patienten mit KHK und präoperativer ß-Rezeptorenblocker-Medikation auf die Applikation von Calcium-Antagonisten unter den Bedingungen einer Allgemeinnarkose mit negativ inotrop wirkenden Anaesthetika (z.B. Halothan) reagieren.

Wir haben deshalb bei 8 mit verschiedenen ß-Rezeptorenblockern vorbehandelten koronarchirurgischen Patienten, die zum Zeitpunkt der diagnostischen Herzkatheteruntersuchung eine normale linksventrikuläre Funktion in Ruhe aufwiesen (LVEDP $<$ 14 mmHg, EF $>$ 0,5), den Einfluß von intravenös appliziertem Nifedipin (Initialdosis: 1 µg/kg · min, Erhaltungsdosis: 0,5 µg/kg · min) während einer Halothananaesthesie (0,5 MAC) untersucht.

Folgende allgemeine Kreislaufgrößen wurden erfasst: Herzfrequenz (EKG), arterieller Druck, zentraler Venendruck, Pulmonalarteriendruck und Herzzeitvolumen. Zur Beurteilung der myokardialen Kontraktilität wurde ein Mikrokathetertipmanometer unter Röntgenkontrolle in den linken Ventrikel vorgeschoben und neben dem enddiastolischen Druck (LVEDP) auch die Druckanstiegsgeschwindigkeit (LV dp/dt$_{max}$) gemessen. Zusätzlich wurde dp/dt zum Zeitpunkt eines entwickelten Ventrikeldruckes von 40 mm Hg (LV dp/dt /DP$_{40}$) ermittelt, um die Inotropie unabhängig von Einflüssen der Nachbelastung beurteilen zu können. Kontrollmessungen wurden beim wachen Patienten und im Anaesthesie-steady state vorgenommen.

Nifedipin führte unter den Bedingungen der Halothananaesthesie zu einer Senkung des arteriellen Mitteldruckes um durchschnittlich 6 mmHg sowie zu einer leichten Abnahme der linksventrikulären Kontraktilität. Die Herzfrequenz und der enddiastolische Druck im linken Ventrikel blieben weitgehend unbeeinflußt. Die Pumpfunktion des Herzens wurde nicht beeinträchtigt, bei 6 der 8 Patienten führte Nifedipin aufgrund seiner vasodilatierenden Eigenschaften zu einem Anstieg des Herzindex.

Die Ergebnisse zeigen, daß Nifedipin bei Patienten mit KHK und normaler linksventrikulärer Ruhefunktion auch unter den vorliegenden Untersuchungsbedingungen keine klinisch ins Gewicht fallende Myokarddepression verursacht.

1. Joshi PI, Dalal JJ, Ruttley MSJ, Sheridan DJ, Henderson AH (1981) Nifedipin and left ventricular function in beta-blocked patients. Br Heart J **45**:457
2. Krikler DM, Harris L, Rowland E (1982) Calcium-channel blockers and beta-blockers: advantages

and disadvantages of combination therapy in chronic stable angina pectoris. Am Heart J **104**:702

3. Zelis R (1982) Calcium-blocker therapy for unstable angina pectoris. N Engl J Med **306**:926

V 12.4
Cerebral Function and Level of Consciousness with High Dose Narcotic Anesthesia for Heart Surgery

K.D. Hall, Ingeborg H. Talton, Elisabeth Fox, F.F. Klein, C. Christian
Department of Anesthesiology, Duke University Medical Center, Durham, North Carolina, USA

PURPOSE: This study assessed the effect of high dose fentanyl on cerebral function. Two assumptions are made with an "ideal anesthetic". The first is that the anesthetic is totally reversible, renders the patient insensible to pain and other modalities, and is eventually eliminated from the body without causing any permanent physiologic damage. Secondly, it is hoped that the "ideal anesthetic" would reduce cerebral oxygen demand and perhaps the metabolic demand of other tissues, thereby, enhancing the oxygen supply/demand ratio, providing physiologic protection during the anesthetic experience. These two assumptions are, in part, tested by this study.

METHODS: High dose fentanyl anesthesia was administered in doses of 25 micrograms per kilogram body weight (ug/kg) and 50 ug/kg as a single bolus induction dose.

The electroencephalogram was monitored using the Klein Analyzer. Three channels on paper (Grass Polygraph Model 7 recorder) provided raw EEG, EEG frequency (FO), EEG amplitude (AO)[1]. In addition muscle activity was recorded at frequent intervals, manually copied on the recorder paper[2].

Selected patients were monitored for cerebral oxygen sufficiency using the Niroscope (Near infrared oxygen sufficiency scope). Both the EEG and Niroscope data collection systems are noninvasive and completely harmless to the patient.

In addition to the above, venous oxygen saturation via fiberoptic (Swan-Ganz) pulmonary artery catheter was recorded continuously on a separate strip chart in order to estimate total body metabolic oxygen supply/demand ratio. The usual hemodynamic parameters were recorded; including arterial blood pressure, pulmonary artery blood pressure, pulmonary artery occlusion pressure, heart rate, central venous pressure and V6 electrocardiogram.

Data was collected in the awake patient and during the first 3-1/2 minutes following the single bolus injection of fentanyl. All patients served as their own control.

RESULTS: With both doses of fentanyl (12 patients, 25 ug/kg, 11 patients 50 ug/kg) severe cerebral depression was seen within one minute of injection and reached a maximum within 3-1/2 minutes. A sharp drop in frequency (FO) was constant and was usually accompanied by a concomitant rise in amplitude (AO)[2]. There seemed to be no major difference between the two dosages of fentanyl.

Time in Min.	FO in Hertz 25 ug/kg		FO in Hertz 50 ug/kg		AO In Microvolts 25 ug/kg		AO In Microvolts 50 ug/kg	
	Mean	2xSEM	Mean	2xSEM	Mean	2xSEM	Mean	2xSEM
0	11.7	± 2.2	11.9	± 2.4	32	± 9.0	22	± 7.3
0.5	11.1	± 2.8	5.6	± 1.4	29	± 9.8	31	± 8.5
1.5*	3.7	$\pm .8$	2.7	$\pm .4$	41	± 11.5	45	± 7.1
2.5	3.0	$\pm .6$	2.3	$\pm .5$	44	± 10.5	47	± 6.4
3.5	3.3	$\pm .6$	2.5	$\pm .6$	41	± 10.2	45	± 5.2

*All patients clinically unconscious

Hemodynamic parameters were remarkably stable with even critically ill coronary artery bypass and aortic valve patients, as reported elsewhere.

DISCUSSION: As previously reported fentanyl seems to be a nearly "ideal" agent for the induction of anesthesia in critically ill cardiac patients. Remarkable hemodynamic stability can be maintained during induction, intubation, and chest opening.

Preliminary studies here also suggest that fentanyl has a salubrious effect upon the oxygen supply/demand ratio in that the oxygen supply remains constant and the demand is reduced during the induction phase adding a protective factor[3].

SUMMARY: Cerebral function was monitored using the Klein electroencephalographic analyzer. Preliminary results suggests a cerebral protecting faculty of this drug in that a reduced metabolic demand of the brain under fentanyl anesthesia with a constant oxygen supply led to a positive oxygen supply/demand ratio.

REFERENCES:
1. Klein,F.F., Davis,D.A.,(1981) The Use of the Time Domain Analyzed EEG in Conjunction with Cardiovascular Parameters for Monitoring. IEEE Trans. Biomed. Eng. 28-36
2. Harmel,M.H., Klein,F.F., Davis,D.A.,(1978) The EEMG- A Practical Index of Cortical Activity and Muscular Relaxation. Acta. anaesth. scand. Suppl. 70, 97-102
3. Sebel,P.S., Bovill,J.G., Wauquier, A.,(1981) Effects of high-dose fentanyl anesthesia on the electroencephalogram. Anesthesiology. 55(3) 203-11

V 12.5
Koronarspasmen nach aortokoronarer Bypassoperation
K. Skarvan, E. Graedel, J. Hasse, P. Stulz
Departement für Anaesthesie, Klinik für Herz- und Thoraxchirurgie, Departement für Chirurgie, Kantonsspital Basel, Schweiz

Einleitung Koronarspasmen (KS) stellen eine seltene, jedoch ausserordentlich gefährliche Komplikation der aortokoronaren Bypassoperation (AKB) dar. Sie treten in der Regel intraoperativ kurz nach dem Ende des extrakorporellen Kreislaufs (EKK) oder in der frühen postoperativen Phase auf. Die postoperativen KS sind häufiger bei Patienten (Pt) mit vasospastischer Angina, können jedoch auch bei typischer Anstrengungsangina auftreten. Sie sprechen schlecht auf Therapie an, befallen am häufigsten die A. coronaria dextra und weisen eine hohe Mortalität bis 50 % auf (1,2). Postoperative KS manifestieren sich durch ST Hebungen im EKG, bedrohliche Hypotension, Herzversagen mit Anstieg der Vorhofdrucke und Abfall des Herzminutenvolumens, Reizleitungsstörungen und maligne ventrikuläre Arrhythmien. Zwischen Nov. 1979 und Dez. 1982 haben wir bei 10 von insgesamt 397 Pt, die sich in dieser Zeit einer isolierten AKB Operation unterzogen, ein solches Bild beobachtet. Klinische Daten, Hämodynamik, Qualität der Myokardprotektion, Therapie und postoperativer Verlauf dieser 10 Pt wurden analysiert.

Resultate Unter den Pt befanden sich 9 Männer und 1 Frau (Alter 50,9 ± 9). Präoperativ hatten 8 Pt eine atypische Angina mit Ruhe- und/oder nächtlichen Schmerzen. 4 Pt hatten einen nichttransmuralen, 3 Pt einen transmuralen Myokardinfarkt 1-18 Monate vor der Operation erlitten. 6 Pt wurden präoperativ neben Nitropräparaten mit Nifedipin (N), 2 Pt mit Betablockern und 2 Pt mit N und Betablockern behandelt. 6 Pt litten an einer Depression oder Angstneurose. Im Koronarogramm fand sich bei 2 Pt eine isolierte RIVA Stenose, bei den übrigen 8 Pt eine Dreiasterkrankung, 5 Pt wiesen im Koronarogramm einen KS auf, präoperativer LVEDP betrug 21,5 ± 5 mmHg (SD). 7 von 8 Pt, die präoperativ ein Thalliumperfusionsszintigramm hatten, wiesen eine belastungsabhängige Ischämie auf. Die Operation wurde in hypothermer Kardioplegie nach St. Thomas Methode durchgeführt, die Aortenabklemmungszeit betrug 59 ± 23 min. und es wurden im Durchschnitt 3,1 ± 2°C am Anfang und 16,1 ± 4°C am Schluss der Kardioplegie. Während der Kardioplegie trat weder eine mechanische noch elektrische Herzaktivität auf. Die hämodynamischen Daten vor Anaesthesieeinleitung (A), vor EKK (B) sowie unmittelbar nach Ende des EKK (C) sind in der Tabelle 1 zusammengestellt. Die Myokardischämie trat bei 4 Pt bereits unmittelbar im Anschluss an den EKK auf, bei den übrigen bis zu 2 1/2 Std. postoperativ. Die ST Hebung wurde bei 8/10 Pt in den Unterwandableitungen registriert (II, III, avF). Wegen der sich infolge der Ischämie akut verschlechternden Kreislaufsituation mussten 3 Pt wieder an die Herz-Lungen-Maschine angeschlossen werden, bei 5 Pt war eine offene Herzmassage erforderlich und bei 6 Pt wurde ein IABP zur Kreislaufunterstützung gebraucht. Der erste Pt dieser Serie, ein im Nov. 1979 operierter 34 j. Mann mit isolierter RIVA Stenose verstarb trotz IABP, offener Herzmassage und hochdosierter Katecholamingabe nach 6 Std. erfolgloser Reanimation. Er erhielt N weder prä- noch peroperativ. Die Autopsie fand einen perakuten Vorderwandseptuminfarkt. Die entscheidende Wende bei den überlebenden Pt sahen wir nach N i.v. (0,8 - 2,0 mg, 6 Pt) oder sublingual (10-20 mg, 2 Pt) oder Nitroglyzerin (NG) intrakoronar (50-500 µg/min.). Intravenöse NG (150-450 µg/min.) allein vermochte die Ischämie nicht zu beheben. Nach 1/4-2 Std. kam es zur endgültigen Stabilisierung des Kreislaufs und Rückbildung der ST Veränderungen. Die Hämodynamik unter Beatmung am Abend der Operation (D) sowie am 1. postoperativen Tag unter Spontanatmung (E) ist in der Tabelle 1 angegeben. 21 ± 8 Std. nach Ende der Operation wurden die Pt extubiert. Die postoperative maximale CK-MB betrug 68 ± 37 U/l. Postoperative Kontrolluntersuchungen (EKG, Perfusionsszintigramm, Ventrikulo- und Koronarogramm) entdeckten bei 1 Pt einen sicheren, bei 1 Pt einen fraglichen perioperativen Myokardinfarkt. Alle überlebenden Pt konnten im erfreulichen Zustand aus dem Spital entlassen werden.

Zusammenfassung Wir berichten über 10 Pt, bei denen unmittelbar nach einer AKB Operation schwere Myokardischämie auftrat, der am wahrscheinlichsten ein KS zugrunde lag. Die Pathogenese der postoperativen KS ist komplex und noch nicht geklärt, wichtig ist jedoch, dass die KS mit N und NG behoben werden können. Bei allen Pt mit Verdacht auf Koronarspasmen ist die peroperative Fortsetzung der N, sowie strenge hämodynamische und EKG Ueberwachung angezeigt.

Tabelle 1
Untersuchung (siehe Text), $\bar{x} \pm SD$

	A	B	C	D	E
BP (mmHg)	86 ± 9	86 ± 17	75 ± 9	95 ± 19	84 ± 12
PCWP (mmHg)	10 ± 3	9 ± 3	12 ± 4	11 ± 2	11 ± 3
CI ($l \cdot min^{-1} \cdot m^{-2}$)	2,6±0,4	2,1±0,5	1,8±0,4	1,8±0,5	2,6±0,4
SVI ($ml \cdot m^{-2}$)	43 ± 10	29 ± 7	20 ± 6	18 ± 5	27 ± 6

Literatur
1. Buxton AE, Goldberg S, Harken A, Hirschfeld J Jr, Kastor JA (1981) Coronary-artery spasm immediately after myocardial revascularisation. N. Engl. J. Med. 304:1249
2. Pichard AD, Ambrose J, Mindich B, Midwall J, Gorlin R, Litwak RS, Herman MV (1980) Coronary artery spasm and perioperative cardiac arrest. J. Thorac. Cardiovasc. Surg. 80:249

V 12.6
Behandlung von Sinustachykardien bei herzchirurgischen Eingriffen mit AQ-A 39
R. Mück, G. Hack, H. Murday, I. Börsch-Supan
Institut für Anaesthesiologie der Universität Bonn, BRD

In einer klinischen Studie sollte die spezifisch bradykardisierende Wirkung von AQ-A 39, einer (1,2) chemisch dem Verapamil nahestehende Substanz, im

Rahmen der Therapie von Sinustachykardien während und nach herzchirurgischen Eingriffen überprüft werden.

Methodik: Untersucht wurden 45 Patienten (8 Frauen, 37 Männer mit einem Durchschnittsalter von 50 (21-63) Jahren (27 Patienten: aortokoronarer Venenbypass, 16 Patienten: Herzklappenersatz, 1 Patient: Fallot-Korrektur, 1 Patient: Entfernung eines Vorhofmyxoms). Indikation zum Einsatz von AQ-A 39 war ausnahmslos eine Sinustachykardie, die sich zu unterschiedlichen Zeitpunkten (bei 3 Patienten nach Intubation, bei 10 Patienten unmittelbar nach Sternotomie sowie bei 32 Patienten nach Ausleiten der extrakorporalen Zirkulation unter Katecholamin-Therapie) einstellte. Für eine inadäquate Analgesie oder Hypovolämie als mögliche Ursachen der Herzfrequenzzunahme fanden sich keine Hinweise. Neben der Beobachtung von Pulsfrequenz und arteriellem Blutdruck wurde bei 15 Patienten ein invasives hämodynamisches Monitoring mit dem Swan-Ganz Katheter durchgeführt, wobei pulmonal-arterieller und pulmonal-kapillärer Druck, der rechte Vorhofdruck und das Herzzeitvolumen bestimmt sowie der Herzindex, die ventrikulären Arbeitsindices, der Schlagvolumenindex und die Kreislaufwiderstände berechnet wurden.

Ergebnisse und Schlußfolgerungen:

Nach Bolusgabe von 100 - 150 mg AQ-A 39 über 2 Minuten ließ sich eine signifikante Abnahme der Herzfrequenz von 125 ± 11 Schlägen/Minute auf 98 ± 12 Schläge/Minute nachweisen. Systolischer und diastolischer arterieller Blutdruck fielen nur unwesentlich unter das Ausgangsniveau und rechter Vorhofdruck sowie pulmonal-arterieller und pulmonal-kapillärer Druck wiesen keine gerichteten Veränderungen auf. Die Untersuchungen mit dem Thermodilutionskatheter bei 15 der 45 Patienten erbrachten eine nur minimale, nicht signifikante Abnahme des Herzindex bei leichtem Anstieg des Schlagvolumenindex. Die Kreislaufwiderstände im großen und kleinen Kreislauf und die ventrikulären Arbeitsindices blieben gegenüber den Ausgangswerten nahezu unverändert.

Aufgrund unserer ersten, an einem kleinen Patientenkollektiv gewonnenen Erfahrungen scheint AQ-A 39 zur Behandlung von Sinustachykardien im Hinblick auf den vernachlässigbaren kardiodepressiven Effekt eine therapeutische Bereicherung darzustellen. Gegenüber der Therapie mit Beta-Rezeptoren-Blockern kommt der Substanz insbesondere zur Behandlung von Sinustachykardien bei gleichzeitig bestehender latenter Herzinsuffizienz oder bei manifestem Low Cardiac Output-Syndrom besondere Bedeutung zu. Wie unsere Beobachtungen zeigen, läßt sich in dieser Situation der in der Regel unerwünschte positiv-chronotrope Effekt einer Sympathomimetika-Therapie weitgehend mit AQ-A 39 in der gewählten Dosierung neutralisieren.

Literatur:

Bender F., Gülker H. (1982) Ein neues Antiarrhythmikum (AQ-A 39) zur Behandlung von Sinustachykardien. Münch.med.Wschr. 124:387

Trautwein W., Pelzer D., Mc Donald T.F., Osterrieder W. (1981) AQ-A 39, a new bradycardic agent which blocks myocardial slow inward channels in a frequency and voltage dependent manner. Arch.exp. Path.Pharmak. 317:228

V 12.7
Veränderungen der hämodynamischen Wirkung von Dopamin durch Digoxin bei Patienten nach koronarchirurgischen Operationen
C. Maier, W. Konertz, H. Sievers
Zentrale Abteilung für Anaesthesie und Abteilung für kardiovaskuläre Chirurgie der Christian-Albrechts-Universität Kiel, BRD

Die Wechselwirkungen zwischen Dopamin und Digitalis sind bislang kaum untersucht worden. Lediglich in einer Studie bei Patienten nach Herzinfarkt wurden die positiv inotropen Wirkungen von Dobutamin und Digoxin miteinander verglichen (2). Nach aortocoronaren Venenbypass (ACVB) werden jedoch nicht selten beide Medikamente gleichzeitig verabreicht, da eine postoperative Digitalisierung von verschiedenen Arbeitsgruppen empfohlen wird (1), und einige dieser Patienten zeitweilig Dopamin erhalten müssen. Daher erschien uns eine Untersuchung über die Beeinflussung der Hämodynamik durch beide Medikamente sinnvoll, um zu überprüfen, ob eine postoperative Digitalisierung auch bei Patienten erfolgen sollte, die Dopamin nach einer ACVB-Operation erhalten müssen. Die Untersuchung erfolgte bei 8 Patienten in Narkose 70 - 180 min nach Beendigung der ECC.
Die in unserem Hause routinemäßig nach ACVB-Operationen durchgeführte Nitroglycerininfusion (3 - 9 µg/min/kg) wurde während der Messungen nicht unterbrochen. Im gesamten Meßzeitraum wurde der linksatriale Druck (LAP) durch Volumengabe oder Erhöhung der Nitroglycerindosis konstant gehalten. Folgende 6 Meßzeitpunkte wurden gewählt: Ausgangsmessung ohne Medikamente (bis auf Nitroglycerin), weitere 2 Messungen erfolgten jeweils 7 min nach einer Infusion von 4 respektive 8 µg/min/kg Dopamin. Anschließend wurde 0,5 mg Digoxin i.v. injiziert. Die nächste Messung ohne Dopamin erfolgte nach 20 min, sowie nach jeweils 7 min laufender Infusion von 4 bzw. 8 µg/ml/kg Dopamin. Gemessen wurden Herzfrequenz (HR), arterialer und zentralvenöser Druck sowie das Herzminutenvolumen (HZV) in üblicher Weise. Berechnet wurde der Cardiac Index (CI), Schlagvolumenin-

dex (SVI), totaler peripherer Widerstand (TPR) und das Produkt von Herzfrequenz und systolischem Blutdruck (RPP).
Die wesentlichen Ergebnisse (Mittelwerte) sind in der unten stehenden Tabelle dargestellt.
Diese Ergebnisse lassen sich folgendermaßen zusammenfassen:

1. Die dosisabhängige Zunahme des CI und MAP unter Dopamin ist bei einer höheren Dosierung mit einer ca. 15 %igen Frequenzerhöhung verbunden. Daher führt die Erhöhung der Dopamindosis nicht zu einer Erhöhung des SVI.
2. Durch Digoxin läßt sich das HZV nicht steigern, da bei diesen Patienten ohne Herzinsuffizienz der Zuwachs an positiver Inotropie durch eine signifikante Abnahme der Herzfrequenz und eine geringfügige Erhöhung des peripheren Widerstandes kompensiert wird. Der SVI ist eher erhöht.
3. Durch Digoxin wird die positiv chronotrope Wirkung insbesondere der höheren Dopamindosis deutlich abgemildert, trotz gleichzeitiger Zunahme des CI. Es kommt daher zu einer signifikanten weiteren Steigerung des SVI.
4. Das Herzfrequenz-Druckprodukt steigt bei höherer Dosierung von Dopamin infolge der negativ chronotropen Digoxinwirkung signifikant geringer als unter Dopamin vor der Digitalisierung.

	Vor Digitalisation			Nach Digitalisation		
	Ausgangswert	Dopamin 4 µg/kg min	Dopamin 8 µg/kg min	Ausgangswert	Dopamin 4 µg/kg min	Dopamin 8 µg/kg min
HR	104	106	*119	* 94	98#	100 #
MAP	80	*86	*95	84	*90	*91
CI	3,5	*4,2	*4,9	3,4	*4,0	*4,9
SV	33,4	47,1	45,2	37,1	41,2	49,2
TPR	785	752	767	*920 #	860 #	790
RPP	11749	12922	*16252	11998	*13030	*14258#

* $p < 0,05$ gegen Ausgangsmaß
\# $p < 0,05$ gegen Dopamin vor Digitalisierung

Unsere Untersuchungen zeigen, daß nach ACVB-Operationen die Wirkung von Dopamin durch eine gleichzeitige Digitalisierung ökonomisiert werden kann. Daher erscheint uns im Falle einer notwendigen Dopamingabe nach ACVB-Operationen eine postoperative Digitalisierung indiziert.

Literatur:
1. Csicsko, J.F., Schatzlein, M.H., King, R.D. (1981): "Immediate post-operative digitalization in the prophylaxis of supraventricular arrhytmias following coronary artery bypass" J. Thorac.Cardiovasc. Surg. 81:419
2. Goldstein, R.A., Passamani, E.R., Roberts, R.: "A comparison of digoxin and dobutamine in patients with acute infarction and cardiac failure" N. Engl. J. Med. 303:846

V 12.8
Kardiozirkulatorische Effekte von Ameziniummetilsulfat (Lu 1631) einem neuen, langwirksamen Sympathikomimetikum — Ergebnisse humanpharmakologischer Studien

W. Seitz, D. Schaps, N. Lübbe

Institut für Anaesthesiologie, Abt. I, Medizinische Hochschule Hannover, Konstanty-Gutschow-Straße 8, D-3000 Hannover 61, BRD

Amezinium (LU 1631) ist ein neues Sympathicomimeticum, daß bevorzugt auf vasale α-Rezeptoren und cardiale β_1-Rezeptoren wirkt. Das Pyradiziniumsalz wirkt u. a. durch Freisetzung von Norardrenalin aus den Speichervesikeln der noradrenergen Nerven und verstärkt darüberhinaus die Wirkung von exogenem und nerval freigesetztem Noradrenalin durch Hemmung der Wiederaufnahme an der Axon-Membran (1, 2).

Methodik
1. Die cardiovasculären Effekte von Amezinium (0,07 mg/kg i.v.) wurden bei 8 Patienten ($\bar{x}$ = 53 $\pm$ 2,9 Jahre), die sich einer aorto-coronaren Bypass-Operation unterziehen mußten, unter steady-state Bedingungen einer Rohypnol-Fentanyl-N_2O/O_2-Basisnarkose geprüft.
Folgende Parameter wurden gemessen bzw. berechnet: Herzfrequenz (HR), Herzindex (CI), Schlagvolumenindex (SVI), arterieller Mitteldruck (MAP), Venendruck (CVP), Pumonalarteriendruck (PAP), enddiastolischer Druck im linken Ventrikel (LVEDP), peripherer Gefäßwiderstand (TSR), pulmonaler Gefäßwiderstand (TPR), Inotripieparameter dp/dt, myocardialer Sauerstoffverbrauch EG, Cardiac Effort Index (CE), Arbeitsindex des rechten (RVWI) und linken (LVWI) Ventrikels.
2. In einer weiteren, randomisierten Studie wurde die antihypotensive Wirkung von 5 mg Amezinium an 20 wachen Patienten ($\bar{x}$ = 55,0 $\pm$ 4,5 Jahre) bei einem RR-Abfall von mehr als 25 mm Hg systolisch infolge Peridural- bzw. Spinalanästhesie untersucht.

Ergebnisse
Die wesentlichsten Untersuchungsergebnisse (Mittelwerte $\pm$ SEM) sind in der Tabelle und nachfolgenden Abbildung zusammengestellt.

Diskussion und Schlußfolgerung
1. Amezinium bewirkt beim narkotisierten Patienten durch Beta-Stimulation eine deutliche Steigerung der Myocardkontraktilität und Herzfrequenz ($p < 0,01$), und damit des myocardialen Sauerstoffverbrauchs E_G. Der periphere Gefäßwiderstand TSR nimmt dagegen bei Gabe von 0,07 mg/kg Amezinium prozentual (+ 12,2 %; $p < 0,05$) nur wenig zu. Bei Patienten mit pulmonaler Hypertonie kann die Zunahme der rechtsventrikulären Nachbelastung jedoch zu einer weiteren Verschlechterung der Rechtsherzfunktion beitragen.

2. Amezinium stabilisiert bei therapeutischer Gabe den systemischen Blutdruck bei rückenmarksnahen Leitungsanästhesien.

	K	1'	3'	5'	10'
		nach Gabe von 0,07 mg/kg Amezinium			
HR	90,9 ± 5,0	98,1 ± 5,8	103,1 ± 6,9	102,8 ± 6,9	99,5 ± 6,3
CI	1,77 ± 0,19	2,08 ± 0,14	1,93 ± 0,16	1,78 ± 0,17	1,80 ± 0,16
MAP	80,2 ± 3,5	94,3 ± 4,0	96,7 ± 4,1	91,4 ± 4,8	90,8 ± 4,5
CVP	8,0 ± 0,9	9,9 ± 1,4	9,9 ± 1,2	9,8 ± 1,2	9,5 ± 1,1
PAP	18,1 ± 0,9	19,3 ± 1,1	19,2 ± 1,2	18,9 ± 1,1	18,9 ± 1,1
LVEDP	11,9 ± 0,9	11,5 ± 0,8	11,8 ± 0,8	12,0 ± 0,9	12,6 ± 0,9
TSR	1766 ± 111	1748 ± 84	1932 ± 130	1982 ± 100	1953 ± 104
TPR	152 ± 20	161 ± 23	165 ± 22	168 ± 21	151 ± 23
E_G	6,43 ± 0,34	7,46 ± 0,43	7,79 ± 0,48	7,45 ± 0,49	7,25 ± 0,43
dp/dt	1454 ± 192	1884 ± 240	1781 ± 240	1719 ± 276	1644 ± 231

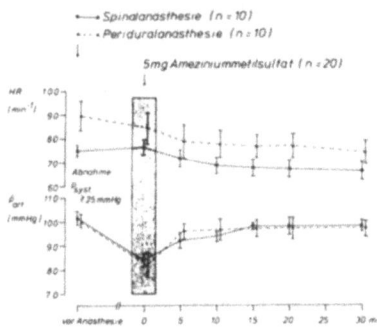

Literatur

1. Lenke D, Gries J, Kretzschmar R (1981) Pharmacology of Amezinium, a novel Antihypotensive drug/III. Studies on the mechanism of action. Arzneim.-Forsch/Drug Res. 31 (II):1558
2. Traut M, Brode E, Hoffmann H (1981) Pharmacology of Amezinium, a novel antihypotensive drug/IV. Biochemical investigations of the mechanism of action. Drug Res. 31 (II): 1566

V 12.9
Dauerkanülierung der A. radialis unter kontinuierlicher Spülung mit einer Papaverin-NaCl-Lösung

B. Weiss, R. Gattiker

Institut für Anaesthesiologie, Universitätsspital Zürich, Schweiz

111 Patienten (21 Frauen und 90 Männer) im Alter von 19-77 Jahren mit Dauerkanülierung der A. radialis bei Herz (84) -u. Gefässoperationen (27), wurden postoperativ untersucht.

Methode: Präoperativ wurde der modifizierte Test nach Allen [1] durchgeführt und der Handgelenksumfang über dem Processus styloides gemessen [2,3]. Nach perkutaner Punktion und Kanülierung der A. radialis in Lokalanästhesie mit einer 20-g-Teflonkanüle erfolgte der Anschluss an eine kontinuierliche Spülung (120 mg Papaverin in 500ml Nacl) unter 300 mm Hg Druck über ein Flush-System. Die Anzahl erfolgloser Punktionsversuche wurde als Trauma-Score notiert. Katheterfunktion, objektiver Lokalbefund, subjektive Symptome wurden periodisch geprüft und die Durchgängigkeit der A. radialis mit Dopplersonographie, die Durchblutungsverhältnisse der Hand mit dem Allentest bis zur Entlassung der Patienten täglich untersucht.

Resultate: Es wurden 128 Arterien (120 mit Ulnarflush von 0-7 Sek., 8 von 8-15 Sek. im Allentest) punktiert und 118 Kanülen gelegt. Der Trauma-Score war bei 91 (77%) = 0, bei 18 = + 1, bei 7 = + 2 und bei je 1 = + 3, bzw. + 4. Die Kanülierungsdauer betrug in 8 Fällen weniger als 15 Std., bei 93 16-60 und bei 17 61-146 Std. Der Katheter wurde in 93 (79%) Fällen wegen Beendigung des Monitorings, in 25 (21%) wegen Dysfunktion (15) oder akzidentell (10) entfernt.

Mit der Kanüle in situ waren distal der Punktionsstelle 8 Arterien nach 24 Std. undurchgängig. - Nach Dekanülierung fanden wir 3 Arterien (2,5%) verschlossen und 19 (16%) stenosiert. 13 der Stenosen entfallen auf die 93 Kanülenentfernungen nach Monitorbeendigung (14%), 6 Stenosen und 3 Verschlüsse in die Gruppe der 25 verfrühten Kanülenentfernungen (36%). Von den 15 Fällen, in denen die Kanüle wegen Dysfunktion entfernt werden musste, war Trauma-Score 0 nur in 57% erreicht gegenüber 77% im Gesamtkrankengut. 13 Patienten (11,7%) gaben Paraesthesien der Hand bei liegender oder entfernter Kanüle an, wovon 5 anamnestisch früher nie solche Paraesthesien hatten.

Diskussion und Schlussfolgerungen: In unserem Krankengut haben zu den verschiedenen Zeitpunkten der Untersuchung 92-100% der Radialiskatheter gut funktioniert. Bei 3 Patienten (2,5%) wurden mit Dopplersonographie und Allentest arterielle Verschlüsse, bei 19 (16%) Stenosen festgestellt. Bei diesen 22 Fällen spielen Trauma-Score, Handgelenksumfang, Kanülierungsdauer, sowie Geschlecht und Alter keine Rolle. Dagegen litten 10 Patienten (41% gegenüber 33% im Gesamtkrankengut) an einer Hypertonie und 16 (72%) hatten einen unstabilen postoperativen Verlauf mit Low-output, Hypo- und Hypertonie sowie Arrhythmien. Bei Spitalaustritt waren alle 3 Verschlüsse und 2 der Stenosen noch nachweisbar.

Andere Autoren [5] fanden mit gleicher Kanüle, aber mit kontinuierlicher Heparinspülung, 0,2% Verschlüsse und 24,3% Stenosen, mit intermittierender Heparinspülung 3% [3] bzw. 14% [4] Verschlüsse, mit anderen und grösseren Kanülen Verschlüsse bis zu 30% [3].

Angaben über die Verwendung einer kontinuierlichen Papaverinspülung, wie wir sie verwenden, konnten wir in der Literatur nirgends finden.

Als wichtigste Risikofaktoren erachten wir unter den Bedingungen sorgfältiger Abklärung der Durchblutungsverhältnisse der Hand und Verwendung einer adaequaten Kanülengrösse: anamnestische Hypertonie und Paraesthesien, sowie unstabilen postoperativen Verlauf.

Literatur:

1. Allen EV (1929) Thromangiitis obliterans. Am.J.Med. Sci. 178:237.
2. Bedford RF (1978) Wrist circumference predicts the risk of radial-arterial occlusion after cannulation. Anesthesiology 48:377.
3. Davis FM, Stewart JM (1980) Radial artery cannulation. Br.J.Anaesth.52:41.
4. Hausmann D, Schulte am Esch J, Fischdick G (1981) Klinische und dopplersonographische Untersuchungen zur Komplikationsrate der A.radialis-Kanülisierung. Anästh. Intensivther.Notfallmed. 16:269.
5. Mandel MA, Dauchot PJ (1977) Radial artery cannulation in 1000 patients. J Hand Surg. 2:482.

V 12.10
Vergleichende Untersuchungen zur Atemmechanik bei Mitralklappenersatz: Sernotomie versus Thorakotomie

K.-W. Fritz[1], I. Schütz[2], H. Krieger[2], K. Knorpp[2], D. Patschke[2]
[1]Zentrum Anaesthesiologie, Abt. I, Med. Hochschule Hannover, BRD.
[2]Justus-Liebig-Universität-Gießen, BRD

Zum Mitralklappenersatz wird gewöhnlich die mediane Sternotomie oder die rechtsseitige Thorakotomie angewendet.Bevorzugt man die zweite Möglichkeit,so kommt es zur Eröffnung der Pleura,was eine restriktive Lungenfunktionsstörung zur Folge haben kann(2).Bedingt durch einen chronischen Lungenstau,leiden diese Patienten gewöhnlich schon unter einer obstruktiven Lungenerkrankung.(1).

In der vorliegenden Arbeit sollte untersucht werden,welcher operative Zugang postoperativ geringere Einschränkungen der Atemfunktion (stat.und dyn.Grössen)erwarten lässt .Aus diesem Grunde wurde bei zwei Patientengruppen (n=10 in jeder Gruppe),bei denen in oben beschriebener Weise der Thorax zum Mitralklappenersatz eröffnet wurde,unmittelbar präoperativ und zwei Wochen nach dem Eingriff eine erweiterte Lungenfunktion durchgeführt (Bodyplethysmograph Fa.Jäger,Glockenspirometer Fa. Gould)(3).

Ergebnisse

Dynamische Compliance ($1/cm\ H_2O$)	praeop.	postop.	p
Thorakotomie:	0,204	0,101	$p<0,005$
Sternotomie:	0,207	0,142	$p<0,01$
Statische Compliance ($1/cm\ H_2O$) (Inspiration)			
Thorakotomie:	0,336	0,204	$p<0,005$
Sternotomie:	0,256	0,223	-
(Exspiration)			
Thorakotomie:	0,296	0,223	$p<0,005$
Sternotomie:	0,224	0,189	-

Wie tabellarisch dargestellt,sahen wir bessere Ergebnisse bei der dynamischen und statischen Compliance zu Gunsten der Sternotomie.In der Mehrzahl der Fälle waren die Ergebnisse statistisch absicherbar.Die statische Compliance wurde sowohl in-wie exspiratorisch bestimmt(3).

Bei anderen Parametern(RV,TK,IGV,VK,ERV und Resistance) wurde ebenfalls in der Mehrzahl der Fälle (80 %) eine Verbesserung zu Gunsten der Sternotomie beobachtet. Aus unseren Ergebnissen lässt sich ableiten,daß postoperativ eine günstigere Atemmechanik zu erwarten ist, wenn man die mediane Sternotomie bevorzugt.

Literatur

1. Palmer,W.H.,Gee,J.B.L.,Mills,F.C.,Bates,C.M. and D.V.: Disturbance of pulmonary function in mitral valve diseases
Canad.Med.Ass.J.89(1963) 744-50
2. Singh,T.,Dinda,D.,Chatterjee,S.S.,Riding,W.D., Patel,T.K.:
Pulmonary function studies before and after closed mitral valvotomy
Amer.Rev.Resp.Dis.101 (1970)62-66
3. Ulmer,W.T.,Reichel,G.,Nolte,D.:
Die Lungenfunktion
Thieme-Verlag,Stuttgart 1976

V 12.11
Buprenorphin zur Narkose bei koronarchirurgischen Eingriffen

M. Mayer, M. Adt
Institut für Anaesthesiologie der Ludwig-Maximilians-Universität München, Klinikum Großhadern, Marchioninistr. 15, 8000 München, BRD

Buprenorphin ist ein Langzeitanalgetikum mit sehr geringer Kreislaufbeeinflussung. Ob Buprenorphin in höherer Dosierung auch während einer Kombinationsnarkose eingesetzt werden kann, sollte in dieser Studie überprüft werden.

Methodik:

Es wurden 16 Patienten mit koronarer 2-3-Gefäßerkrankung, einer Af 60 % und einem LVEDP 13 mmHg, die sich einem koronarchirurgischen Eingriff unterziehen mußten, untersucht. Nach Prämedikation mit 1,0 mg Flunitrazepam i.m. 30 min vor Untersuchungsbeginn wurde in Lokalanaesthesie die A. rad. li. kanüliert und über die re. V.jug. int. ein Swan-Ganz-Thermodilutionskatheter in eine Pulmonalarterie eingeschwemmt. Nach Messung der Kreislauf-Kontrollwerte wurde die Narkose eingeleitet mit 0,9 mg Buprenorphin, 20 mg Hynomidate und 8 mg Pancuronium. Nach Intubation wurde mit einem O_2-N_2O-Gemisch im Verhältnis 1:1 beatmet.

Die Untersuchung wurde dann an zwei Gruppen von Patienten durchgeführt, die sich in der Art der Narkoseführung unterschieden.
Gruppe 1 (n=9) erhielt während des Meßzeitraumes 1 mac Enflurane, zum Hautschnitt nochmals weitere 0,6 mg Buprenorphin. Gruppe 2 (n=7) erhielt Hypnomidate im Perfusor (150 mg/h) bis zum Ende des Meßzeitraumes, außerdem nach Narkoseeinleitung 2 mg Flunitrazepam fraktioniert. Zum Hautschnitt wurden ebenfalls 0,6 mg Buprenorphin appliziert.

Sämtliche Kreislaufparameter wurden 5 und 15 min nach Narkoseeinleitung gemessen. Weitere Messungen folgten nach Hautdesinfektion, nach Hautschnitt und nach Sternotomie.

Ergebnisse:
Bis zur Hautdesinfektion sinken HR, MAP, CI und RPP langsam ab, zwischen Gruppe 1 und 2 besteht kein Unterschied. Eine zufriedenstellende Narkosetiefe ist jedoch erst 15 min nach Einleitung erreicht (siehe Abbildung).
PAP und PCWP stiegen bereits nach Narkoseeinleitung bei beiden Gruppen stetig an. Hier differieren zwar die Kontrollwerte, die Tendenz ist jedoch bei beiden Gruppen dieselbe.
Nach Hautschnitt tritt ein steiler Anstieg aller Parameter im großen und kleinen Kreislauf auf, welchen wir im Sinne einer unzureichenden Analgesie gedeutet haben. Das RPP stieg in der Gruppe 1 bis zur Sternotomie sehr stark an, noch deutlicher war der Anstieg bei den Patienten der Gruppe 2, sodaß hier die Messung bereits vor Sternotomie beendet und ein anderes Analgetikum verwendet werden mußte.

Schlußfolgerung:
In den von uns angewandten Kombinationen und Dosierungen ist Buprenorphin als analgetische Komponente zur Narkose bei thorakalen Eingriffen nicht geeignet.

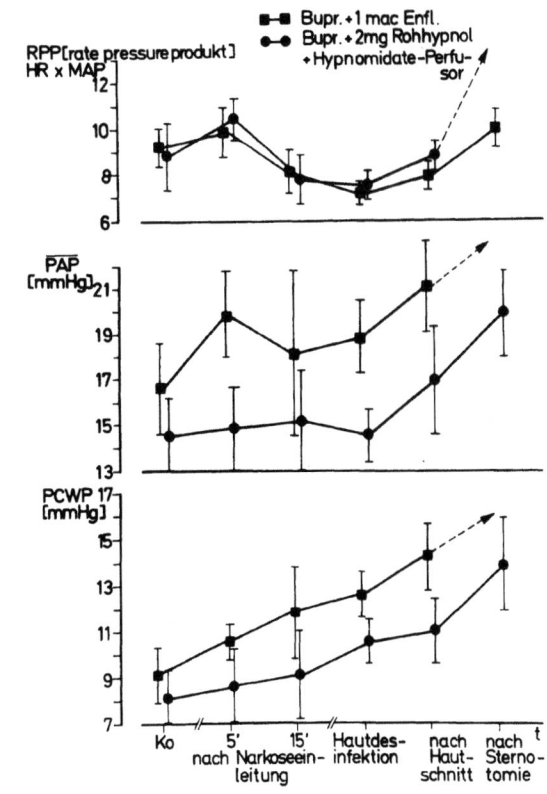

Neuere Muskelrelaxantien

V 13.1
Vecuronium oder Succinylcholin zur kurzfristigen Vertiefung einer abklingenden neuromuskulären Blockade durch Pancuronium

G. Nöldge, I. Kiss, W. Buzello

Institut für Anaesthesiologie der Universitätskliniken Freiburg i. Br., BRD

Aus zahlreichen experimentellen und klinischen Studien geht hervor, daß das neue kompetitive Muskelrelaxans Vecuronium (NC 45) wegen seiner guten Steuerbarkeit und seiner fehlenden cardiovaskulären Nebenwirkungen ein nahezu ideales Relaxans für kurze bis mittellange chirurgische Eingriffe darstellt. In einer vorangehenden klinischen Vergleichsstudie von Vecuronium (VEC) mit Pancuronium (PC) konnte gezeigt werden, daß sich VEC neben einer signifikant kürzeren Wirkungsdauer besonders durch eine signifikant kurze Erholungszeit auszeichnet.
Ein häufiges Problem der Anaesthesisten stellt die Notwendigkeit dar, noch gegen Operationsende eine durch PC bedingte, abklingende Relaxation kurzfristig vertiefen zu müssen. Die Applikation des gleichen Relaxans ist wegen der langen Erholungszeit von PC ungeeignet. Welche anderen Möglichkeiten bieten sich uns, einen abklingenden PC-Block für eine kurze Zeitspanne zu vertiefen? Diese Frage zu beantworten war Ziel der vorliegenden Studie.

METHODE
Wir untersuchten 3 Gruppen à 12 Patienten ASA Gruppen I und II während neurochirurgischer Eingriffe unter Neuroleptanaesthesie. Die Quantifizierung der neuromuskulären Übertragung erfolgte mit Hilfe des evozierten Mechanomyogramms. Die Applikation der Muskelrelaxantien erfolgte nach dem in Tabelle 1 aufgezeigten Schema.

	Gruppe 1	Gruppe 2	Gruppe 3
Initialdosis	0,075 mg/kg PC		
Repetitionsdos. bei 50 % Erholung	0,025 mg/kg VEC		
Repet.-Dosis bei 75 % Erholung		0,0375 mg/kg VEC	0,5 mg/kg SC

Die Patienten aller Gruppen erhielten als Initialdosis 0,075 mg/kg KG PC. Bei Erholung der neuromuskulären Blockade auf 5o % bzw. 75 % Überleitung wurde VEC bzw. Succinylcholin (SC) injiziert. Die Dosierung entsprach den in der Tabelle aufgeführten Werten. Die charakteristischen Merkmale des neuromuskulären Wirkprofils der Initialdosis PC und der bei 5o% bzw. 75 % Erholung applizierten anderen Muskelrelaxantien (VEC bzw. SC)wurden bestimmt.

Ergebnisse

- Die Anschlagzeit der Initialdosis PC betrug im Mittel 2,5 min. Nach durchschnittlich 83 min war die Blockade auf 5o %, nach 1oo min auf 75 % Überleitung abgeklungen. Die Erholungszeit von 25 - 75 % Überleitung betrug 38 min.
- Die Applikation von o,o25 mg/kg VEC bei einer Restüberleitung des PC-Blocks von 5o % bewirkte nach einer Anschlagzeit von durchschnittlich 3 min eine Blocktiefe von 3 % Restüberleitung, die nach 24 min auf 25 % und nach 45 min auf 75 % Überleitung erholt war.
- Die Applikation von o,o375 mg/kg VEC bei einer Restübertragung des PC-Blocks von 75 % erzeugte nach einer Anschlagzeit von 3 min eine totale neuromuskuläre Blockade von 0 % Restüberleitung. Diese war nach 23 min auf 25 % erholt. Die Erholungszeit (25 - 75 %) betrug 21 min.
- Mit o,5 mg/kg SC wurde nach ca. 2 min eine Blockverstärkung auf 17 % Restüberleitung erreicht. Von Injektionsende dauerte es nur 5 bzw. 9 min, bis sich die Blockade wieder auf 25 bzw. 75 % Überleitung erholt hatte.

Schlußfolgerungen

Für die klinische Praxis kann der Schluß gezogen werden. daß die Verabreichung von VEC (o,o25 bzw. o,o375 mg/kg) beim auf 5o bzw. 75 % Überleitung erholten PC-Block zu einer totalen neuromuskulären Blockade führt. Diese ist in beiden Gruppen nach ca. 2o min wieder auf 25 % Überleitung, im Mittel nach weiteren 2o min auf 75 % Restübertragung erholt. Die Zeitspanne von Injektionsende der Repetitionsdosis VEC bis zur 75 %-igen Erholung beträgt in beiden Gruppen ca. 45 min und ist damit weniger als halb so lang wie der entsprechende Wert für PC selbst.
Für die Bedürfnisse der Abdominalchirurgie wäre jedoch eine noch kürzere Blockverstärkung wünschenswert. Diese wird nach unseren Ergebnissen durch die Injektion von o,5 mg/kg SC erreicht. Jedoch ist der Einsatz von SC als depolarisierendes Relaxans beim abklingenden PC-Block aus pharmakologischen Gründen nicht unproblematisch und muß daher Gegenstand der Diskussion darstellen.

V 13.2
Clinical Pharmacology of Pipecuronium Bromide/Arduan®/ and Duador, New Steroid Muscle Relaxants

E. Tassonyi, L. Vimlati

II. Surgical Clinic, Postgraduate Medical School, Budapest, Hungary

Neuromuscular /NM/ and haemodynamic effects of 2 new steroid nonderpolarizing muscle relaxants /MR/, pipecuronium bromide and Duador were investigated in surgical patients under balanced anesthesia. NM effects were assessed from the continuous recording of the isometric twitch tension of the adductor pollicis muscle elicited by supramaximal impulses of 0.1 msec duration at 0.1 Hz. Reversal of NM block was studied by T_4 stimulation.
Effect of MR on the heart rate /HR/was assessed from the continuous recording of analoque sign of ecg R-wave frequency, paralelly with muscle contractions. Arterial blood pressure /BP/ was controled by non invasive method, cardiac output /CO/ was measured by thermal dilution, central venous pressure /CVP/, pulmonary artery pressure /PAP/ and pulmonary capillary wedge pressure /PCWP/ were measured via a three way thermistioric ballon catheter. Other parameters were calculated frome above data.

Results:
NM features of the 2 new MR as compared to pancuronium bromide are summarised in table 1.

Table 1.
COMPARISON OF THE EFFECTS of INTRAVENOUS BOLUS OF PANCURONIUM, PIPECURONIUM and DUADOR

	Pancuronium	Pipecuronium	Duador
Dose mcg/kg	75	50	400
onset time /min/	6.8 ± 1.0[a]	5.1 ± 0.8	5.2 ± 0.6
Block /%/	96 ± 1.1	95.4 ± 1.1	90 ± 2
Clin.relax time /min/	59 ± 2.5	42.5 ± 3.7[b]	22.5 ± 3[b]
Recovery rate /min/	32 ± 5	23 ± 4	22 ± 3
n	15	14	14

a= mean $\pm$ SEM
b: $p<0.001$ /Student's t test/

Reversal of NM block is summarised in table 2.

Table 2.
EFFECT OF 0.02 mg/kg NEOSTIGMINE ON THE T_4/T_1 RATIO OFTER PANCURONIUM, PIPECURONIUM AND DUADOR

Time of measurement	T_4/T_1 ratio		
	pancuronium	pipecuronium	Duador
before neostigmine	0.25 ± 0.04	0.25 ± 0.04	0.48 ± 0.07
2 min later	0.49 ± 0.04	0.5 ± 0.04	0.72 ± 0.03
5 min later	0.57 ± 0.06	0.72 ± 0.05	0.83 ± 0.01
8 min later	0.67 ± 0.05	0.78 ± 0.05	0.86 ± 0.03

95% NM blocking doses of pipecuronium bromide did not cause any significant changes in haemodynamics.
Equipotent doses of Duador decreased CO from 5.1 ± 0.53 to 4.48 ± 0.32 /p<0.05/, increased HR from 92.9 ± 4.3 to 110.4 ± 4.9 /p<0.01/ and reduced left cardiac work index /LCWI/ from 4.6 ± 0.57 to 3.45 ± 0.31 /p<0.05/. No significant changes of BP, CVP, PCWP were seen after Duador administration.

Discussion and conclusion

Clinical duration of pipecuronium bromide was significantly shorter than the duration of pancuronium bromide. Reversal of pipecuronium block took somwhat shorter than reversal of pancuronium block.
Clinical duration of Duador was found to be about the half of the duration of pipecuronium bromide. It was concluded, that pipecuronium had a medium long action and Duador a short one.
The mean adventega of pipecuronium bromide over pancuronium bromide was the lack of any cardiovascular side effect.
Further clinical studies are necessery to establisch clinical indications of Duador.

V 13.3
Die Wirkungsverstärkung von Vecuronium (Norcuron®) durch Halothan und Ethrane

N. Krieg, K.-H. Kopp, J. F. Crul

Universitätskliniken Freiburg, BRD und Kath. Universiteit Nijmegen, NL

Die klinische Erfahrung zeigt, daß während Narkosen mit fluorierten Kohlenwasserstoffen bzw. mit fluorierten Äthern im allgemeinen geringere Mengen von kompetitiven Muskelrelaxantien zur Herbeiführung einer adäquaten Muskelrelaxation benötigt werden. Ursache hierfür sind pharmacologische Effekte dieser Anästhetika an der neuromuskulären Synapse. Mit der vorliegenden Studie wurde der potenzierende Einfluß von Halothan bzw. Ethrane auf VECURONIUM quantifiziert.

Methoden: In die Studie waren 63 Patienten (ASA I - III) eingeschlossen, die zu elektiven Eingriffen (Gynäkologie, Orthopädie, Traumatologie) anstanden.
Teil 1) Bei 20 Patienten wurden mit Hilfe von kumulativen Dosis-Wirkungs-Untersuchungen sog. 95 %-Blockade-Dosen für VECURONIUM unter Halothan-(1%, n=8) Ethrane-(2%, n=7) und Neuroleptnarkose (Kontrollgruppe, n=5) experimentell ermittelt. Diese kumulativen ED 95 Dosen von VECURONIUM un-Halothan bzw. Ethranenarkose wurden mit denjenigen der Kontrollgruppe auf statistisch signifikante Unterschiede getestet.
Teil 2) Die in Teil 1 ermittelten kumulativen ED 95 Dosen von VECURONIUM wurden 43 Patienten während Halothan (1%, n=15) Ethrane-(2%, n=13) bzw. Neuroleptnarkose (Kontrolle, n=15) als B o l u s injiziert. Nach Injektion wurden der Betrag der sich ergebenden neuromuskulären Blockade (% neuromuskuläre Blockade),die Wirkungsdauer der Muskelrelaxation (W 25, W 90) sowie die Erholungsgeschwindigkeit ermittelt. Die Ergebnisse wurden ebenfalls mit denen der Kontrollgruppe verglichen. Statistische Signifikanz wurde wiederum bei einem p von 0.05 und kleiner angenommen.

Ergebnisse: Unter Halothannarkose vermindert sich die mittlere kumulative 95 %-Blockade-Dosis um 31 %; unter Ethranenarkose vermindert sich die kumulative ED 95 um 48 %, jeweils bezogen auf die ED 95 der Kontrollgruppe. Die Unterschiede sind statistisch signifikant.
Die Injektion der reduzierten kumulativen ED 95 Dosen von VECURONIUM als Bolus während Halothan- bzw. Ethranenarkosen, sowie der kumulativen ED 95 unter Kontrollbedingungen (NLA) ergab für % neuromuskuläre Blockade, Wirkungsdauer und Erholungsgeschwindigkeit die in Tabelle I zusammengefaßten Werte.

Diskussion und Schlußfolgerung: Auch das kompetitive Muskelrelaxans VECURONIUM erfährt während der Anwendung unter Halothan- bzw. Ethranenarkose eine Wirkungsverstärkung, die eine Dosisreduktion von ca. 30 % bzw. 50 % notwendig macht. Die intravenöse Injektion entsprechend reduzierter Dosen von VECURONIUM führt in der Halothan- bzw. Ethranegruppe jeweils eine etwa gleichgroße mittlere neuromuskuläre Blockade herbei, die derjenigen der Kontrollgruppe entspricht. Die mittlere Wirkungsdauer der Kontrollgruppendosis ist nicht signifikant unterschiedlich zu denen der beiden Anästhetikagruppen. Das gleiche gilt für die mittlere Erholungsgeschwindigkeit.
Adäquate Dosisreduktion von VECURONIUM während Narkosen mit Halothan (1%) oder Ethrane (2%) verhindert eine Überrelaxation und erhält die kurze Wirkungsdauer sowie die schnelle Erholungsphase dieses kompetitiven Muskelrelaxans.

Tabelle I	ED 95 µg/kg	%-Block	W 25 min	W 90 min	Erholungs-Index	n
Kontr.	62	95 x	14±1	26±2	8.4±0.4	15
Hal.	43	94 x	13±1	25±2	9.1±0.7	15
Eth.	32	91 x	11±1	24±2	9.2±0.7	13

x Median-Wert, die anderen Angaben : $\bar{x} \pm s_{\bar{x}}$
% neuromuskuläre Blockade, Wirkungsdauer (W25,W90) sowie Erholungsgeschwindigkeit (Erholungsindex) nach Injektion von drei verschiedenen Dosen VECURONIUM während Nakosen mit 1% Halothan, 2% Ethrane bzw. unter Kontrollbedingungen (NLA)

V 13.4
Wirkung von Atracurium^R — einem neuen nicht depolarisierenden Muskelrelaxans — auf die Hämodynamik Herz-Kreislaufkranker

H. Pokar, L. Brandt, V. Döring

Abteilung für Anaesthesiologie, Abteilung für Thorax-, Herz- und Gefäßchirurgie und experimentelle Kardiologie, Universitätskrankenhaus Hamburg-Eppendorf, BRD

Atracurium, ein neues Muskelrelaxans vom nicht depolarisierenden Typ, unterscheidet sich besonders durch zwei Eigenschaften von herkömm= lichen Relaxantien diesen Typs:
1.) Seine Abbaurate ist z.B. im Vergleich zum Pancuroniumbromid dreimal so hoch.
2.) Es zerfällt im Blut größtenteils spontan (Hofmann' Reaktion), der kleinere Teil wird durch unspezifische Esterasen hydrolysiert. Das bedeutet, die Inaktivierung von Atracurium ist weder von einer intakten Nieren- und/oder Leberfunktion noch von einem bestimmten Herz= minutenvolumen abhängig. Da ein Relaxans mit diesen Eigenschaften für eine Reihe von Indi= kationen erhebliche Vorzüge bietet, soll in der vorliegenden Arbeit geprüft werden, welche Wir= kungen auf die Hämodynamik Herz-Kreislaufkran= ker Atracurium hat.

Methodik

Insgesamt werden 16 Patienten untersucht, die sich einer Herzoperation unterzogen haben und nach der Operation kontrolliert nachbeatmet werden müssen. Zur Relaxierung wird Atracurium in einer Dosis von 0,6 mg/kgKG (n=8) und 1,0 mg/kgKG (n=8) als i.v.-Bolus gegeben. Bei den bisher 9 untersuchten Patienten (6 Patienten 3-7 ACVB, 1 Patient mit Doppelklappenersatz und 2 ACVB, 2 Patienten mit Doppelklappenersatz) lag die letzte Pancuroniumgabe mindestens 3h20' zurück. Die Anästhesie wurde mit Fentanyl/Droperidol und O_2/N_2O durchgeführt. Die Dauer der EKZ lag zwischen 2h10' und 3h45', die kardiale Ischämiedauer betrug 55' bis 2h07'.
Gemessen wurde 2, 5 und 10 Minuten nach Injektion: P_{art}, P_{PA}, P_{LA}, P_{RA}, HR, HZV, art. und ven. BGA.

Ergebnisse

Eine Dosisabhängigkeit der beobachteten Veränderungen wurde bisher nicht gefunden. Zu keinem der Meßzeitpunkte betrug der Anstieg der Herzfrequenz mehr als 4%. Der arterielle Mitteldruck fiel bei 5 Patienten nach 2' um weniger als 5% ab, bei 4 Patienten um maximal 17%. 10 Minuten nach Injektion lagen alle Änderungen unter -10% des Ausgangsdruckes. Die Füllungsdrucke beider Ventrikel ($\bar{P}_{LA}$ und $\bar{P}_{RA}$) fielen 2' nach Injektion um maximal 3 mmHg, nach 10' betrug die Differenz zum Ausgangswert noch maximal 2 mmHg. Der Cardiac Index sank bei allen Patienten zu allen Meßzeitpunkten um weniger als 10% ab, lediglich bei einem Patienten kam es zwei Minuten nach Injektion zu einer Verminderung des CI um 11%. Das Verhältnis Lungenwiderstand:Peripherer Widerstand blieb zu allen Meßzeitpunkten nahezu konstant.

Diskussion

Der Abfall der Vorlast beider Ventrikel von bis zu 3 mmHg ist als Ursache für die übrigen hämodynamischen Änderungen anzusehen. Er wird wahrscheinlich durch eine erweiternde Wirkung des Atracurium auf das venöse Gefäßsystem verursacht. Dies konnten wir während der EKZ nachweisen. Atracurium bewirkte während des totalen Bypass als Bolus gegeben lediglich einen Abfall des venösen Druckes bei gleichzeitiger Volumenaufnahme durch den Patienten. Der arterielle Druck blieb im gleichen Zeitraum unverändert.

Zusammenfassend läßt sich sagen, daß das Atracurium auch in hoher Dosierung (1,0 mg/kgKG ist das Dreifache einer vollrelaxierenden Dosis) auch bei kardialen Risikopatienten nur geringe hämodynamische Nebenwirkungen verursacht. Lediglich auf eine vorbestehende Hypovolämie sollte geachtet werden.

*
Wir danken der Deutschen Wellcome GmbH für die Überlassung des Präparates.

V 13.5
Vergleichende Untersuchung von Atracurium und Diallylnortoxiferin für die Intubation älterer Patienten

J. Plötz

Krankenhausstiftung Bamberg, BRD

Atracurium zählt zu einer neuen Generation mittellang wirkender nichtdepolarisierender Muskelrelaxantien (3). Bei seiner klinischen Bewertung wurden u. a. das Ausbleiben cardiovaskulärer Nebenwirkungen und die Verwendbarkeit für die Intubation innerhalb von 2 min nach 0,3 $mg \cdot kg^{-1}$ i. v. herausgestellt (2). Eine breitere Anwendung zur Intubation wurde im übrigen für alle Substanzen der neuen Generation vorausgesagt wegen des günstigen Verhältnisses von Anschlagzeit und Wirkungsdauer (3). Es war das Ziel eigener Untersuchungen, Atracurium mit Diallylnortoxiferin zu vergleichen in mutmaßlich äquipotenten Dosierungen bei älteren Patienten im Hinblick auf Intubationsbedingungen, Anschlagzeit und Veränderungen von Blutdruck und Puls.

Material und Methode. 40 Männer mit elektiven transurethralen Eingriffen wurden nach Information und Einwilligung einheitlich narkotisiert und unterschiedlich relaxiert. Die Narkose wurde eingeleitet mit Thiopental und aufrecht erhalten mit Lachgas und Halothan (bis 1,0 Vol%). Zur Relaxation wurde etwa 10 min nach Narkoseeinleitung bei jeweils 20 Patienten Atracurium 0,33 $mg \cdot kg^{-1}$ und Diallylnortoxiferin 0,1 $mg \cdot kg^{-1}$ i. v. injiziert, wobei die Zuordnung zu beiden Gruppen und die Durchführung der Studie in Form eines randomisierten Doppelblindverfahrens erfolgten. Die neuromuskuläre Überleitung wurde mechanographisch überwacht mittels indirekter Reizung des m. adductor pollicis und fortlaufender Registrierung der Einzelzuckungen. Die Anschlagzeit war definiert als Zeitraum vom Ende der Injektion des Relaxans bis zum Eintritt der maximalen Zuckungsdepression (gewöhnlich 95 % oder mehr). Zu diesem Zeitpunkt erfolgte die Intubation. Die Narkoseüberwachung wurde hinsichtlich des Blutdrucks und der Pulsrate in üblicher Weise durchgeführt. - Folgende Parameter wurden erfaßt: Veränderungen des systolischen und diastolischen Blutdrucks und der Pulsrate, Anschlagzeit und Intubationsbedingungen. Diese wurden bewertet nach dem Punktschema von 0 - 3 von Fahey u. Mitarb. (1). Zusätzlich waren Nebenwirkungen oder Komplikationen festzuhalten.

Ergebnisse. Die Ergebnisse sind zusammengefaßt in Tabelle 1. Bezüglich der Intubationsbedingungen ergab sich eine signifikant kleinere Bewertungsziffer für Atracurium als für Diallylnortoxiferin. Die Anschlagzeit war kürzer und das Ausmaß der Veränderungen von Blutdruck und Pulsrate kleiner bei Atracurium als bei Diallylnor-

toxiferin, ohne daß diese Unterschiede statistisch signifikant wurden. Ein Patient in jeder
Gruppe entwickelte eine bronchospastische Reaktion, die auf Steroide und Euphyllin hin abklang.
Diskussion und Schlußfolgerung. Weder Atracurium
noch Diallylnortoxiferin zeigten klinisch signifikante Effekte auf das Kreislaufverhalten. Eine
bronchospastische Reaktion trat jeweils bei einem Patienten auf unabhängig von der Behandlung.
Atracurium lieferte geringfügig bessere Intubationsbedingungen, es zeigte geringere Veränderungen bei Blutdruck und Pulsrate als Diallylnortoxiferin, ohne daß die Unterschiede bei den
letzteren Parametern statistisch signifikant
wurden. Es wird die Schlußfolgerung gezogen, daß
Atracurium ebenso wirksam und sicher ist wie
Diallylnortoxiferin.

Literatur.

1. Fahey MR, Morris RB, Miller RD, Sohn YJ, Cronnelly R (1980) Can norcuron be used for intubation? Anesthesiology 53:273
2. Payne JP, Hughes R (1981) Evaluation of atracurium in anaesthetized man. Br.J.Anaesth. 53:45
3. Savarese JJ (1981) The new neuromuscular blocking drugs a here. Anesthesiology 55:1

Tabelle 1. Intubationsbedingungen (0 = sehr gut, 3 = ungenügend), Anschlagzeit (s) und Veränderungen von Blutdruck (mmHg) und Pulsrate (min^{-1}) nach Injektion von Atracurium 0,33 $mg \cdot kg^{-1}$ und Diallylnortoxiferin 0,1 $mg \cdot kg^{-1}$ (Mittelwerte; * signifikanter Unterschied p = 0,03).

	Atracurium	Diallylnortoxiferin
Alter (Jahre)	68,9	69,6
Intub.-Bedingung.	2,3*	2,7
Anschlagzeit	115,5	125,0
systol. Blutdruck	- 7,8	-21,8
diastol.Blutdruck	2,2	- 3,0
Pulsrate	4,6	7,1

V 13.6
A Comparison of Atracurium and Tubocurarine in the Anephric Human Patient

R. S. Jones, J. M. Hunter, J. E. Utting

University Department of Anaesthesia, Royal Liverpool Hospital, P.O. Box 147, Liverpool, L69 3BX, England

There are a number of reports of prolonged
curarisation following the administration of
non-depolarising muscle relaxants to patients
with renal failture [1]. Atracium besylate is
a new non-depolarising muscle relaxant and its
pharmacology has been described previously [2].
The drug is stable in solution for many months
at a temperature of 5^oC. and a pH of 3.5.
When injected into the body it has a half-life
of only 30 minutes at a temperature of 37^oC and
a pH of 7.4. A tracurium is broken down in
the plasma mainly by the non-enzymatic Hofmann
reaction and to a lesser degree by non-specific
esterases. Renal excretion of atracurium is
not an important method of elimination. This
is in direct contrast to tubocurarine which is
70% excreted by the kidney.

Atracurium was administered to 21 patients
with no renal function and the results compared
with 15 similar patients who were given
tubocurarine. Following premedication with
oral diazepam 2 h. previously anaesthesia was
induced with droperidol and fentanyl followed by
a small dose of thiopentone. Anaesthesia was
continued with nitrous oxide and oxygen using a
face mask until the monitoring equipment was set
up; pulmonary ventilation was either assisted or
controlled. Atracurium 0.5 mg kg^{-1} or
tubocurarine 0.6 mg kg^{-1} were administered and
endotracheal intubation was attempted at 90 sec.
Following endotracheal intubation anaesthesia
was maintained with nitrous oxide in oxygen
supplemented with fentanyl. Incremental doses
of 0.2 mg kg^{-1} of atracurium and 5 mg of
tubocurarine were administered. Neuromuscular
function was monitored using the train of four
technique. The ulnar nerve was stimulated
at the wrist to produce abduction of the thumb.
The force of contraction was measured by means
of a force displacement transducer and the
responses recorded on a paper trace. At the
end of anaesthesia residual neuromuscular block
was reversed with 2.5 mg neostigmine preceded
by atropine 0.6 mg 1 min. previously. If the
height of the first twitch of the train of four
had not returned to 75% of control at 4 min.
a further dose of atropine 0.6 mg followed 1
min. later by neostignine 2.5 mg was administered.

All of the patients investigated were on regular
haemodialysis and were presented for renal
transplantation, vascular access surgery or
abdominal procedures. Informed consent was
obtained from the patients receiving atracurium
and the investigation had the permission of the
hospital ethical committee.

In all of the patients who received
atracurium the initial dose produced complete
ablation of the train of four response in 190
sec., whereas in the tubocurarine group the mean
time was 330.4 sec. and in 3 of the patients the
response did not disappear at all. The
reappearance of the twitch occurred at 29 min.
in the atracurium group and at 54.6 min. in the
tubocurarine group. The mean time to the first
increment was 32-5 min. for atracurium and 54.1
min. for tubocurarine. Increments of
atracurium were administered at something in the
order of 30 min. intervals and there was no

evidence of cumulation. In one patient up to 2.3 mg kg^{-1} (9 increments) was given. There was no set pattern for the administration of the increments with tubocurarine. Reversal of neuromuscular blockade with neostigmine produced rapid recovery in the atracurium group and none of the patients showed signs of residual curarisation. In contrast there was evidence of residual curarisation in four of the patients in the tubocurarine group.

The discovery of a non-depolarising muscle relaxant, atracurium, which does not depend in any way on renal excretion for its elimination from the body offers distinct advantages over tubocurarine. It represents an advance in the management of patients in renal failure.

1. Strunin, L. (1966). Some aspects of anaesthesia for renal homotransplantation. Br. J. Anaesth., 38, 112.
2. Hughes, R. and Chapple, D.J. (1981). The pharmacology of atracurium; a new competitive neuromuscular blocking agent. Br. J. Anaesth., 53, 31.

V 13.7
Clinical Pharmacology and Use of Atracurium
R. Hughes*, P. J. Flynn**, J. P. Payne
St. Peter's Hospital, The Royal College of Surgeons of England**, The London Hospital Medical College, London, and *The Clinical Research Division, The Wellcome Research Laboratories, Beckenham, Kent, UK

Introduction: Atracurium is a novel competitive neuromuscular blocking agent which is degraded into inactive products by a self-destructive process known as Hofmann elimination, a mechanism dependent on pH and temperature within the physiological range (1,3). On the basis of promising pharmacological studies in laboratory animals (1) atracurium has been evaluated in anaesthetized man (2). The account which follows is an extension of that earlier work.

Methods: Studies were performed on 102 patients who had given their informed consent and were about to undergo electtus surgery. Anaesthesia was induced with thiopentone 400-600mg i.v. and endotracheal intubation was achieved during the administration of 2-4% halothane or after the injection of atracurium 0.3 or 0.6mg kg^{-1} i.v. Anaesthesia was maintained with 60-66% nitrous oxide in oxygen with supplements of thiopentone 50-100mg or fentanyl 0.05-0.1mg i.v as required. Simultaneous recordings of the tetanic and single twitch contractions of the adductor pollicis muscles were obtained by stimulating each ulnar nerve supramaximally at the wrist every 12 seconds(s), one with tetanic bursts of 50H$_z$ for 1 s and the other with single shocks. Arterial blood pressure, heart rate and the electro-cardiogram were monitored. Additional studies were also performed on 6 patients undergoing long urological procedures and on 6 patients undergoing cardiac valve replacement involving cardio-pulmonary bypass and induced hypothermia. Phenoperidine 1-2mg i.v. was used instead of fentanyl, otherwise the anaesthetic technique was identical to that already described. Endotracheal intubation was accomplished after administration of atracurium 0.6mg kg^{-1} i.v. The responses of the adductor pollicis muscle to train-of-four stimulation (2H$_z$) of the ulnar nerve and muscle and core temperature was recorded. Atracurium was administered by an infusion after the train-of-four responses had recovered to about 10% of control.

Results: Intravenous doses of atracurium 0.3 and 0.6mg kg^{-1} i.v. caused complete neuromuscular block of the tetanic responses of the adductor pollicis muscle with 2 minutes (min) when endotracheal intubation could be acomplished. At these doses the duration of full block was 15.8±1.8 and 38.7 ± 3.0 min. respectively. Surgical relaxation was good. Once recovery had begun, it proceeded independently of dose within the clinical range. Approximately 35 min was required to reach 95% recovery of the peak height of the tetanic contraction which was significantly faster than recovery from the established competitive blocking agents. Neuromuscular block by atracurium was rapidly reversed by neostigmine 2.5mg preceded by atropine 1.2mg. The predictable response in terms of depth of blockade and rate of recovery after repeated doses of atracurium 0.1mg kg^{-1} i.v. and the prompt recovery after an infusion of 0.01mg kg^{-1}min^{-1} and 0.0083mg kg^{-1}min^{-1} for 30 and 60 min respectively, were an indication of the lack of cumulation. Cardiovascular effects were minimal after atracurium 0.3 and 0.6mg kg^{-1} i.v. but doses of 0.9 mg kg^{-1} i.v. reduced mean arterial blood pressure by about 20% of control for 3-5 min. In 6 patients undergoing long urological procedures, atracurium was infused at a mean rate of 0.0060±0.0004mg kg^{-1}min^{-1} i.v. for 173-233 min to maintain 90-95% block of the train-of-four responses. Surgical relaxation was good and cardiovascular stability was notable. In 3 patients the infusion was discontinued just before the completion of surgery and the return of full spontaneous breathing required 47, 44 and 38 min respectively. In the remaining 3 patients, neostigmine 5mg and atropine 1.8mg i.v were administered in divided doses when the infusion was stopped and full recovery was achieved in 23, 20 and 11 min respectively. In 6 patients undergoing cardiopulmonary bypass a mean infusion rate of 0.0067±0.0006mg kg^{-1}min^{-1} i.v. maintained 90-95% block of the train-of-four responses and provided satisfactory surgical relaxation. During induced hypothermia when the body temperature was lowered to 25-26°C for between 45 and 133 min, a significantly slower (p<0.001) mean infusion rate of 0.0040±0.0003mg kg^{-1}min^{-1} provided adequate surgical relaxation. The fact that less drug was required during hypothermia can be attributed mainly to the reduced inactivation of atracurium by Hofmann elimination at low temperature.

Discussion: Atracurium has been shown to possess distinct advantages over the currently available competitive neuromuscular blocking agents. The rapid recovery from paralysis, the lack of cumulation and the minimal cardiovascular effects at clinical doses were desirable pharmacological properties of atracurium. The administration of atracurium by a continuous infusion provided a constant and controllable neuromuscular block and when the infusion was discontinued, recovery was as rapid as that after bolus injection.

References:
1. Hughes R, Chapple DJ (1981) The pharmacology of atracurium: A new competitive neuromuscular blocking agent. Br.J. Anaesth. 53:31
2. Payne JP, Hughes R (1981) Evaluation of atracurium in anaesthetized man. Br. J. Anaesth. 53:45
3. Stenlake JB (1979) Ions-cyclic nucleotids-cholinergy. In, Advances in Pharmacology and Therapeutics p.303. Pergamon Press, Oxford and New York.

V 13.8
Atracurium in the Aged
D.E. Rowlands

Llandudno General Hospital, Llandudno, Gwynedd, United Kingdom

Introduction. Following promising studies in man, (1) atracurium, a potent neuromuscular blocking agent with a novel mode of inactivation was used in elderly patients as part of their anaesthetic technique in order to assess its suitability for routine use in the aged.

Method. Studies were performed on 120 occasions in patients aged over 70 who were undergoing surgical procedures. Their ages and physical states are shown in Table I. Eighty-six patients were pre-medicated with oral diazepam and 9 with oral lorazepam. Following pre-oxygenation when considered necessary, anaesthesia was induced with methohexitone, 0.89 - 1.7 $mgkg^{-1}$ in 30 - 85 seconds followed by atracurium 0.3 - 0.65 $mgkg^{-1}$. After endotracheal intubation the lungs were moderately hyperventilated (8 - 10 litres per minute) with nitrous oxide 65 - 70% and oxygen. Droperidol 2.5 - 5 mg. and fentanyl 0.05 - 0.1 mg. were given to the majority of patients during the first 30 minutes of anaesthesia, unless these drugs had been given during pre-oxygenation, when a reduced dose of methohexitone was used for induction. Additional atracurium was given when required. Antagonism was with neostigmine 2.5 mg preceded by atropine 1.2 mg. Heart rate, systolic blood pressure and E.C.G. were monitored during the operation.

Results. Intubation was carried out in 90 seconds or less in 90 patients and in the next 30 seconds in 15 patients. All except 4 of the patients taking more than 120 seconds to intubate received less than 0.5 $mgkg^{-1}$ of atracurium for intubation or had anatomical difficulties. Anaesthesia lasted from 12 - 160 minutes. Relaxation was excellent provided that an additional dose of atracurium (usually 10 mg.) was given when required on clinical grounds. Forty-eight patients required an incremental dose 10 - 80 minutes after the start of anaesthesia and further doses were required for 17 patients at regular intervals which varied with each patient. Any changes in heart rate and blood pressure were related to intubation, analgesia or surgery and not to the administration of atracurium. No tachycardia was observed and bradycardia (pulse under 50 b.p.m.) which responded to atropine occurred 3 times. Two patients aged 80 and 72 developed fatal cardiac infarction during anaesthesia. Atracurium was considered to have had no part in these complications. Spontaneous respiration returned in 66 patients before the neostigmine was given and within 4 minutes in all except 8 of the remainder. Two patients were given neostigmine at 11 and 15 minutes after the start of anaesthesia and a further 7 in the next 5 minutes. Neostigmine was given between 4 and 10 minutes after the last incremental dose in 12 patients and in the next 5 minutes in a further 5 patients. Recurarisation was not observed.

Discussion. The speed of intubation after atracurium, especially if doses in the range 0.5 - 0.6 $mgkg^{-1}$ are used, is as good as or better than the other non-depolarising muscle relaxants (with the exception of fazadinium (2) which has the disadvantage of causing tachycardia). As the amount of muscle relaxant required is in part dependant on the degree of hyper ventilation, analgesia and the type and gentleness of surgery, it is difficult to assess the length of action of the initial dose. There were no problems with antagonism of atracurium even in short operations or when the drug had been given to facilitate closure of the peritoneum. In view of the ease of antagonism and absence of cardiovascular effects, atracurium is considered to be an excellent neuromuscular blocking agent for use in the elderly. Atracurium was supplied by the Wellcome Research Laboratories, Beckenham, Kent, U.K.

References.
1. Payne JP, Hughes R (1981) Evaluation of atracurium in anaesthetized man. Br. J. Anaesth. 53: 45-54
2. Rowlands DE, Fidler, K (1978) Fazadinium in anaesthesia. Br. J. Anaesth. 50: 289

TABLE I
Age range and physical status
(American Society of Anaesthiologists classification)

AGE	ASA 2	ASA 3	ASA 4	ASA 5
70-74	20	20	5	1
75-79	13	21	11	0
80-85	5	10	6	1
86-90	0	4	3	0
	38	55	25	2

V 13.9
Assessment of Atracurium, A New Competitive Neuromuscular Blocking Agent, in Caesarean Section
P.J. Flynn, M. Frank, R. Hughes*

Anaesthetics Unit, The London Hospital Medical College, Whitechapel, London E1 1BB, England and Newham Maternity Hospital, Forest Lane, London E7, England. *The Wellcome Research Laboratories, Beckenham, Kent BR3 3BS England

INTRODUCTION Atracurium is a new competitive neuromuscular blocking agent which undergoes spontaneous degradation independent of hepatic, renal and circulatory function (3). It is fully ionised at physiological pH with a high molecular weight indicating that placental transfer by simple diffusion is unlikely. Animal studies have shown that atracurium does not cross the placenta in significant amounts (1). This study was undertaken to assess the use of atracurium in patients undergoing Caesarean Section.

METHODOLOGY Studies were performed on 46 patients, aged 19-38 years, who had given their informed consent and were about to undergo Caesarean Section. No premedication was given, but magnesium trisilicate was administered orally prior to anaesthesia. Following pre-oxygenation and the application of cricoid pressure, anaesthesia was induced with methohexitone 80-100mg i.v. Endotracheal intubation was facilitated following the administration of suxamethonium 1.5mg kg^{-1} i.v. When there was evidence of neuromuscular activity, atracurium 0.3mg kg^{-1} was given to maintain surgical relaxation with increments of 0.1-0.2mg kg^{-1} as required. Anaesthesia was maintained with 50% nitrous oxide and 0.2-0.5% halothane in oxygen up to delivery of the infant followed by 66% nitrous oxide in oxygen and supplements of fentanyl 0.05-0.2mg and methohexitone 5-10mg after delivery. Neostigmine 2.5mg and atropine 1.2mg were administered as required on completion of surgery. Maternal pulse rate and arterial blood pressure were monitored and the responses of the adductor pollicis muscle to train-of-four stimulation of the ulnar nerve were recorded. In the neonate, Apgar scores, the time to sustained respiration, and the time interval between the administration of atracurium and delivery were noted. In 10 patients, plasma concentrations of atracurium were determined by high performance liquid chromatography in samples of maternal peripheral venous and umbilical venous blood.

RESULTS Atracurium was administered initially in a dose of 0.3mg kg^{-1} based on the estimated non-pregnant weight of the patient and provided adequate surgical relaxation for between 12 and 60 minutes. There was no significant change in cardiovascular measurements following the administration of the drug. Incremental doses were required in 32 patients at a mean ($\pm$ SEM) of 27 $\pm$ 2 minutes. Despite the use of incremental doses in most patients, full spontaneous recovery from neuromuscular blockade was present on completion of surgery without the use of anticholinesterases in 39 patients. Full recovery was indicated by a 75% train-of-four ratio, a measured tidal volume of about 400ml and the ability to sustain head lift for 5 seconds. In the remaining 7 patients, to whom atropine and neostigmine were administered, reversal of neuromuscular blockade was seen within 1-3 minutes of the injection. All patients were observed postoperatively and there were no postoperative sequelae attributable to the use of atracurium.

In 35 neonates, regular spontaneous respiration was established within 90 seconds and the 5 minute Apgar score was 10 in each case. In the remaining neonates who had low Apgar scores or were slow to start breathing, 6 suffered pre partum foetal distress, and 5 had undergone difficult deliveries. Maternal plasma concentrations of atracurium at delivery varied from 3.34ug ml^{-1} at 3 minutes to 0.54ug ml^{-1} at 18 minutes following the administration of atracurium 0.3mg kg^{-1}. The drug concentrations in the umbilical vein ranged from 0.23ug ml^{-1} to undetectable levels. The ratios of the umbilical venous to maternal venous concentrations of atracurium ranged from <0.03 to <0.33 (Table 1).

TABLE 1 - PLASMA CONCENTRATIONS OF ATRACURIUM AT DELIVERY IN 10 PATIENTS

Interval, drug to delivery (min)	Plasma concentrations µg ml^{-1}		
	Umbilical vein	Maternal peripheral vein	UV/MV ratio
3	0.17	3.34	0.05
9	<0.1	1.18	<0.08
10	<0.1	0.70	<0.14
10	<0.1	0.73	<0.14
9	0.23	1.04	0.22
20	0.08	0.76	0.11
24	0.08	0.8	0.10
19	0.18	0.54	0.33
3	0.06	2.24	0.03
3	<0.05	1.76	<0.03

DISCUSSION Initial studies with atracurium have shown it to possess a number of properties which would seem to offer advantages for its use in obstetric anaesthesia. In particular, a lack of cardiovascular side effects, a short to medium duration of action, a rapid rate of recovery and ease of reversal (3), and these findings have been confirmed by the results of this study. Endotracheal intubation can be accomplished within 60-90 seconds of administration of atracurium but this is an insufficiently rapid onset of action for use in a crash induction technique. Furthermore the possibility of a failed intubation was a second reason for the use of suxamethonium to facilitate intubation. In the pregnant woman maternal and placental circulations may be compromised by any drug which affects cardiovascular stability. The absence of cardiovascular effects following the use of atracurium was notable in this study. Recovery from neuromuscular blockade occurred spontaneously in the majority of patients without the use of atropine or neostigmine. It is an advantage to avoid anticholinesterases since these drugs may cause a depolarising block in addition to cardiac dysrhythmias and increased secretions. However when these drugs were administered, rapid and effective reversal was seen. No recurarisation occurred. These factors are important since a recent maternal mortality report implicated inadequate recovery from neuromuscular blockakde as a cause of three deaths (4).

In the neonate, there was no adverse effect on the Apgar scores or on the time to sustained respiration which was attributable to the use of atracurium. The placental transfer as indicated by the UV/MV ratios obtained in 10 patients compared favourably with those of other competitive neuromuscular blocking agents (2). In conclusion, atracurium offers advantages in Caesarean Section because of its cardiovascular stability, rapid rate of recovery and ease of reversal.

REFERENCES
1. Dayan DA, Follenfant M, James DA, Skarpa M, Thompson PM, Lucke JN, Morgan M, Lovell R, Medd R (1982) Toxicity testing of atracurium. Br. J. Anaesth. 55: (Suppl) In Press
2. Duvaldestin P, Seebacher J (1980) The placental transfer of non-depolarising muscle relaxants. In, Curares and Curarisation pp233-244. Excerpta Medica, Amsterdam
3. Payne JP, Hughes R (1981) Evaluation of atracurium in anaesthetised man. Br. J. Anaesth. 53:48
4. Tomkinson J, Turnbull A, Robson G, Cloake E, Adelstein AM, Weatherall J (1979) Report on Confidential Enquiries into Maternal Deaths in England and Wales 1973-1975. HMSO, London

V 13.10
Vergleichende klinische Untersuchungen über Atracurium, Vecuronium und Pancuronium

H. Schaer, K. Baasch, F. R. Nassehi

Anaesthesie-Abteilung, Kreisspital, 8708 Männedorf-Zürich, Schweiz

Vecuronium (Vec)(Norcuron^R) und Atracurium (Atr) (Tracrium^R) sind unter klinischen Verhältnissen im Vergleich mit Pancuronium (Panc)(Pavulon^R) geprüft worden. Es wurden nur intern-medizinisch gesunde chirurgische Patienten, insbesondere solche ohne Nierenfunktions- oder Leberfunktionsstörungen geprüft. Nachdem aufgrund der Publikation von D'Hollander et al. (1) eine Altersabhängigkeit der Wirkung von Vec vermutet werden musste, wurde die obere Altersgrenze der Patienten auf 55 Jahre festgelegt. Die relative Wirkungsstärke von Atr/Vec/Panc beträgt 1:5:4,3 (2). Auf dieser Basis wurden als kleine initiale Dosis 0,35 mg Atr/kg Körpergewicht, 0,07 mg Vec und 0,08 mg Panc verabreicht. Die hohe initiale Dosis betrug 0,5 mg Atr, 0,1 mg Vec und 0,115 mg Panc. Als Repetitionsdosen wurden einheitlich die Hälfte der kleinen initialen Dosis gegeben. Die neuromuskuläre Funktion wurde mit dem Train-of-four unter Verwendung des Myotest-Reizgerätes erfasst.

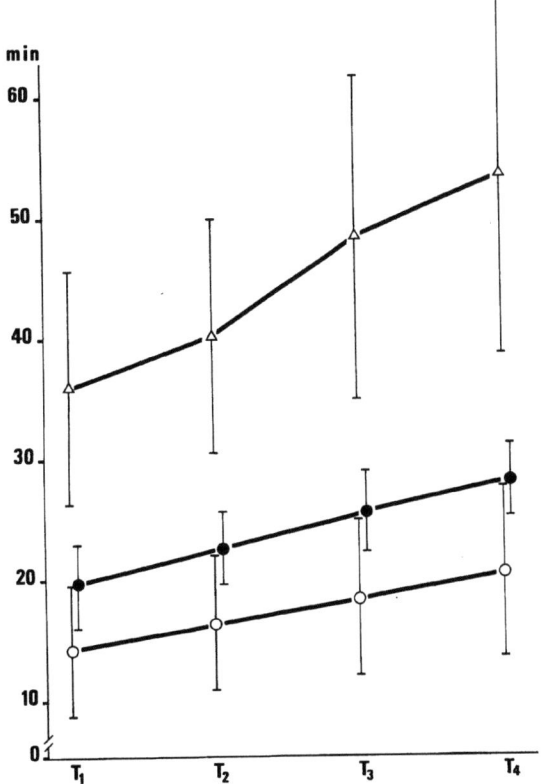

Abb.1: Wirkungsdauer von Vecuronium 0,07 mg/kg KG O, Atracurium 0,35 mg/kg KG ●, Pancuronium 0,08 mg/kg KG ▲. Mittelwerte ± S.D., n = 10

Die Auswertung erfolgte semiquantitativ, indem der Zeitpunkt des Erscheinens der ersten, zweiten, dritten und vierten Zuckung festgehalten wurde. Alle Patienten wurden mit einer gleichen Narkosetechnik anästhesiert. Prämedikation 0,5 mg Atropin, 0,5 mg Flunitrazepam, Narkoseeinleitung 0,5 mg Flunitrazepam, 0,1 mg Fentanyl, 10 mg Etomidate. 90-240 sec nach Injektion des Relaxans wurde intubiert. Narkoseunterhaltung N_2O/O_2 (2/1) und Fentanyl nach Bedarf.

Ergebnisse:

1. Die Intubationsbedingungen sind grossen Streuungen unterworfen, wobei zwischen den Präparaten kein deutlicher Unterschied erfassbar wird. Nach 2 min lagen in etwa 60%, nach 3 min bei über 95% der Fälle gute bis sehr gute Intubationsbedingungen vor. Die hohe Dosis ergab etwa 30 sec früher gute Intubationsbedingungen.

2. Die Relaxationsdauer nach einer kleinen Dosis ist in Abb. 1 dargestellt. Bis zum Erscheinen von T_4 verstreichen nach Vec 20,3±7,0 (± S.D.) min, nach Atr 28,0±3,1 min, nach Panc 53,3±14,8 min. Die Wirkungsdauer von Atr zeigt eine geringere Streuung und ist damit präziser vorhersagbar als diejenige von Vec und Panc.

3. Durch Repetitionsdosen, verabreicht beim Erscheinen des T_4, wird die Wirkung etwa um die Dauer einer initialen Dosis verlängert. Weder Atr noch Vec zeigen bei viermaliger Repetition eine Kumulation.

Die beiden neuen Präparate bedeuten eine Bereicherung unserer anästhesiologischen Möglichkeiten.

Literatur

1. D'Hollander A, Massaux F, Nevelsteen M, Agoston S (1982) Age-dependent dose-response relationship of ORG NC 45 in anaesthetized patients. Br. J. Anaesth. 54:653
2. Gramstad L, Lilleaasen, P (1982) Dose-response relation for atracurium, ORG NC 45 and pancuronium. Br. J. Anaesth. 54:647

Opiatanaesthesie

V 14.1
Continuous Alfentanil Infusion for Operations of Medium and Long Duration

L. van Leeuwen, W. W. A. Zuurmond, L. Deen

University of Amsterdam, Department of Anaesthesia, Amsterdam, The Netherlands

Alfentanil is a new opioid analgesic chemically related to fentanyl, but approximately one-quarter as potent as fentanyl and one-third the duration of action, with a safety ration (LD50/ED50) of 1080. It has been successfully used as a very predictable analgesic for short operations (4) and as a total opioid anaesthetic for cardiac surgery (3). The short duration of action of alfentanil explained by a short elimination half-life and the reduced risk of accumulation after repeated doses suggest also its usefulness in procedures of longer duration using higher dosages (1,2 and 5). We have therefore investigated the use of alfentanil by continuous infusion as a supplement to N_2O for general surgical procedures and tried to find a proper dosage scheme.

Eighty patients aged 13-82 years (ASA I/II) were studied. Premedication was diazepam 10 mg or lorazepam 2 mg orally. Anaesthesia was induced with thiopentone followed by alfentanil 1 mg i.v. (to attenuate the stress response to intubation). Suxamethonium 1 mg kg^{-1} facilitated intubation and alfentanil 100 g kg^{-1} was then given as a bolus and anaesthesia maintained by continuous infusion at a rate of 0.5^{-1} g kg^{-1} $minute^{-1}$. Patients were ventilated with a 66% N_2O in O_2. Blood pressure and ECG were continuously monitored. Good surgical anaesthesia without evidence of lacrimation or sweating was obtained in all patients. In five patients some muscle movement occurred in response to severe surgical stimulation. This was successfully treated by a 1 mg bolus of alfentanil. Blood pressure remained within ± 25% of pre-induction values in all patients. Heart rate was extremely stable. The infusion was stopped 5-10 minutes before end of surgery. The duration of infusion was from 1-6 hours. Patients resumed spontaneous ventilation (tidal volume 350 ml and rate 10/minute) within 5 minutes. Naloxone was given to reverse respiratory depression in two patients. The only significant side-effect was a 15% incidence of nausea and vomiting postoperatively. Ninety per cent of the patients were awake and fully orientated within 15 minutes from end of surgery. There was no incidence of awareness during anaesthesia.

In conclusion a continuous alfentanil infusion combined with N_2O/O_2 provides a very satisfactory anaesthetic technique for general surgical operations.

1. Bovill, J.G., Sebel, P.S., Blackburn, C.L. and Heykants, J. (1982)
   The pharmacokinetics of Alfentanil (R39209): a new opiate analgesic. Anaesthesiology 57: 439.
2. Camu, F., Gepts, E., Rucquoi, M. and Heykants J. (1982)
   Pharmacokinetic of alfentanil in man.
   Anesthesia & Analgesia 657
3. de Lange, S., Stanley T.H., Boscoe M.J. (1981)
   Alfentanil-oxygen anaesthesia for coronary artery surgery.
   Br. J. Anaesth. 53: 1291
4. van Leeuwen, L. and Deen, L. (1981)
   Alfentanil, a new potent and very short-acting morphinomimetic for minor operative procedures. A pilot study.
   Anaesthesist 30: 115
5. Stanski, D.R., Hug, C.C. (1982)
   Alfentanil - A kinetically predictable narcotic analgesic.
   Anesthesiology 57: 435

V 14.2
Anaesthesia with Alfentanil in the Geriatric Patient

J.H.J.H. Helmers*, H. Noorduin**, A.A. Adam*, J. Giezen*, L. van Leeuwen***

*Prot. Christ. Ziekenhuis "De Lichtenberg", Amersfoort, The Netherlands. **Clinical Research & Development Department, Janssen Pharmaceutica, Beerse, Belgium. ***University of Amsterdam, The Netherlands

Alfentanil was evaluated as a narcotic analgesic in 48 elderly patients (>65 years, ASA II-III), mainly undergoing abdominal or orthopaedic surgery.

After premedication with diazepam, anaesthesia was induced with etomidate (0.2 mg/kg preceeded by a small dose of alfentanil (0.5 - 1 mg i.v.). Atropine 0.5 mg and droperidol 2.5 mg were administered intravenously at the same time.

Patients were intubated after suxamethonium and ventilated with N_2O/O_2 2:1. For analgesia an initial i.v. injection of alfentanil was slowly given just before surgical stimulation.

The initial dose was adapted to the expected duration of surgery and based on previous clinical experience with the drug in younger adult patients.
During the procedure small increments of alfentanil were given if needed.
Muscle relaxation was achieved by alcuronium or pancuronium.
Surgical analgesia during the procedure was adequate.
However, it appears that the initially chosen dose could be decreased by ± 30% in these elderly patients.

Cardiovascular parameters remained stable, the only observed change being a transient decrease of bloodpressure shortly after induction and before surgical stimulation.
Side-effects were minor and infrequent and recovery was very smooth.

To substantiate the clinical finding, that less alfentanil is required in the geriatric patient it was decided to investigate the pharmacokinetics of alfentanil in these patients.
Five patients (>65 years) were studied. All patients received, following induction, alfentanil 50 μg/kg administered as an i.v. bolus dose. Blood samples were taken at intervals up to 12 hours. Serum alfentanil concentrations were determined by a specific radioimmunoassay technique (3).

When compared with the results obtained in younger adults a markedly decreased drug clearance was found resulting in a prolonged elimination half-life. 135 min. in elderly in comparison with 94 min. in younger adults (1, 2).

These obtained changes in pharmacokinetic behaviour of alfentanil are roughly in accordance with the initial observed clinical findings.

Conclusion: Alfentanil, when given in dosages adapted to the age, appears to be a safe and reliable analgesic for the geriatric patient.

References:
1. Bovill JG, Sebel PS, Blackburn CL, Heykants J (1982) The pharmacokinetics of alfentanil (R 39 209): A new opioid analgesic. Anesthesiology 57: 439-443
2. Camu F, Gepts E, Rucquoi M, Heykants J (1982) Pharmacokinetics of alfentanil in man. Anesth Analg 61: 657-661

3. Michiels M, Hendriks R, Heykants J Radioimmunoassay of the new opiate analgesics alfentanil and sufentanil. Pharmacokinetic profile in man. Br J Anaesth (in press)

V 14.3
Alfentanil for Short Surgical Procedures

B. Kay

Department of Anaesthesia, University Hospital of South Manchester, United Kingdom

Alfentanil has the shortest duration of effect of any opioid, about one third of that of fentanyl. It may therefore offer advantages when used in anaesthesia for short surgical procedures. The efficacy of alfentanil in these circumstances has been assessed, and compared with that of fentanyl, in 5 investigations.

Initially an open study was carried out in 31 unpremedicated patients undergoing abdominal surgery lasting between 15 and 100 (mean 43.5) minutes. Methohexitone 1 mg/kg, alfentanil 0.03 mg/kg and alcuronium 15 mg were given. Ventilation with 67% N_2O in oxygen was continued to maintain normocapnia, with increments of alcuronium or alfentanil as indicated clinically, and reversal of paralysis by atropine 1 mg and neostigmine 2.5 mg.

18 patients needed no increment of alfentanil, but had a shorter mean duration of operation (34 min) than the whole group. 13 patients were given one or more supplements of alfentanil 0.25 mg, the first a mean 28.5 mins after induction. There were negligible cardiovascular effects, with fast recovery. We concluded that alfentanil 0.03 mg/kg (about 2 mg) was a suitable analgesic component of anaesthesia for abdominal surgery lasting about ½ hour.

A double-blind comparison of alfentanil 0.75 mg and fentanyl 0.25 mg followed, using a similar anaesthetic technique for laparoscopy. The two groups of 25 were statistically similar, also the mean duration of anaesthesia (25 & 24.2 mins).

Only 1 patient who received fentanyl required a supplement of anaesthesia (enflurane), but 10 (40%) of those who received alfentanil required enflurane, starting a mean 19 minutes after induction. Recovery was faster in the alfentanil group, despite the use of enflurane, and the onset of respiration after reversal of paralysis was significantly faster after alfentanil (16.3 s) than after fentanyl (69.4 s). We conclude that alfentanil 0.012 mg/kg is insufficient for anaesthesia of 25 minutes duration.

Three investigations assessed the use of alfentanil for short gynaecological or urological operations with spontaneously ventilating patients. The first was an open study of alfentanil 2 mg combined with althesin 10 mg, used as sole anaesthetic by intermittent injection[1]. We compared the results with those obtained by using althesin alone and concluded that alfentanil improves althesin anaesthesia.

In a second, double-blind investigation althesin was compared with etomidate and alfentanil with fentanyl in 80 out-patients, using intermittent injections of a mixture of hypnotic and analgesic. Etomidate was shown to cause more side-effects than althesin, and recovery was faster after alfentanil than after fentanyl. Alfentanil combined with althesin provided the best technique for minor surgery.

In a third, double-blind comparison of etomidate with alfentanil or fentanyl similar efficacy and incidence of side-effects during induction and maintenance of anaesthesia was found, but early and late recovery was faster after alfentanil, with a smaller incidence of post-operative vomiting.

(1) Kay B, Cohen A T. (1981). Proceedings of the European Academy of Anesthesiology 1981. Springer-Verlag, Berlin.

V 14.4
Etomidate and Alfentanil Infusion for Total Intravenous Anaesthesia

B. Kay

Department of Anaesthesia, University Hospital of South Manchester, United Kingdom

Etomidate is an intravenous anaesthetic that is less cumulative than the barbiturates, and causes less depression of respiration or the cardiovascular system. It has been extensively used for total intravenous anaesthesia in combination with fentanyl[1]. Alfentanil is shorter acting and less cumulative than fentanyl and has been used in large doses by infusion for analgesic anaesthesia. It seems appropriate to use it as an analgesic supplement to etomidate anaesthesia in smaller dosage, using a combined infusion.

20 patients undergoing surgery requiring muscle relaxation were studied after giving informed consent. All were ASA category I or II; the mean age was 44.9 years and mean weight 62.3 kg. No premedication was given.

Anaesthesia was induced and maintained by a mixture of 125 mg etomidate and 5 mg alfentanil, diluted to 50 ml. An amount of this mixture that contained 0.2 mg/kg etomidate was given to induce sleep, followed by an infusion of etomidate 20 µg/kg/min + alfentanil·8 µg/kg/min given by syringe pump to maintain sleep. Alcuronium was given for muscle relaxation, endotracheal intubation performed and automatic ventilation to normocapnia maintained. After 15-20 minutes the rate of infusion was reduced, and thereafter the depth of anaesthesia was controlled by observation of processed EEG and frontalis EMG (Datex A.B.M.). Blood pressure was monitored throughout by Dinamap, and ECG continually displayed.

The mean duration of anaesthesia was 119.2 min (range 43 to 245). Clinical results were generally satisfactory; maintenance of anaesthesia was without untoward incident in all cases, and there was no occurrence of patient awareness. Recovery was also generally satisfactory. The onset of respiration was delayed in only one case (8 min), indicating that no important accumulation of alfentanil occurred. The mean time of onset of respiration after reversal of muscle relaxation was 1.47 min. The mean time of recovery of consciousness after infusion was stopped was 11.2 min, but only 3.9 min after the end of surgery, indicating that the ABM allowed good control of dosage of the etomidate/alfentanil mixture.

(1) Lees, N W (1981) Etomidate and Fentanyl infusion for Anaesthesia. Clin. Res. Rev. 1 (2), 111.

V 14.5
Comparison of the Endocrine Response to Surgery under two Types of Alfentanil Anesthesia

J. d'Enfert, M. Vernette, R. Wintrebert, B. Massif, A. Campon, J. du Cailar

Département d'Anesthésie-Réanimation "A", Hôpital Saint Eloi, 34059 Montpellier Cedex, France

INTRODUCTION
The endocrine response to morphine and fentanyl anesthesia has been studied by several investigators. Alfentanil has been reported to block antidiuretic and growth hormone during coronary artery surgery (3). No study on endocrine response to alfentanil anesthesia during abdominal surgery has ever been reported. We studied the cortisol, ACTH and catecholamines response during colonic surgery under two different anesthetic procedures : alfentanil anesthesia (AA) versus alfentanil-chlorprotixene neuroleptanalgesia (NLA).

METHODS
18 patients scheduled for colectomy were randomly divided into two groups : AA (n = 10), NLA (n = 8). AA consisted of alfentanil 100 $\mu g.kg^{-1}$, thiopental 4 $mg.kg^{-1}$ followed by alfentanil 2.5 $\mu g.kg^{-1}.min^{-1}$ as a continuous infusion for maintenance. Alcuronium was used for muscle relaxation and all patients were mechanically ventilated with N_2O : O_2 1 : 1. Plasma levels of epinephrine (E), norepinephrine (NE), dopamine, cortisol and ACTH were determined before the induction of anesthesia, immediately before skin incision, at the end of the surgical procedure and 24 h after operation. Heart rate (HR) and systolic blood pressure (SBP) were monitored throughout the whole procedure. Results are presented as mean ± SEM. Significance was determined by Student t-test.

RESULTS
Data concerning the endocrine response are given in table I. Catecholamines and ACTH in both groups did not show any significant change throughout the whole study. Plasma cortisol concentration decreased after anesthesia and surgery in AA group ; 24 h after surgery plasma cortisol concentration remained unchanged when compared to control values. In NLA group cortisol increased non significantly during surgery and significantly 24 hours after surgery. Mean values in AA group were significantly lower than in NLA group during surgery and 24 h after the surgical procedure ($p<0.01$, $p<0.05$ respectively). Data concerning the hemodynamic changes are shown in table II. HR showed no significant changes during the whole procedure in both groups. SBP decreased significantly in both groups after induction of anesthesia ; compared with AA group SBP after induction was significantly lower in NLA group ($p<0.05$).

DISCUSSION
The data indicate that AA can prevent the endocrine response to surgery as measured by catecholamines, ACTH and cortisol. For cortisol and catecholamines, these results are close to Kono's who used large doses of fentanyl (2). For ACTH, these results are similar to Brandt's who used a 4 $mg.kg^{-1}$ morphine anesthesia (1). Adjonction of neuroleptics (chlorprotixene) to alfentanil does not give as good results as AA in regard to hemodynamic stability and endocrine stress response.

REFERENCES
(1) Brandt M.R., Korshin J, Prange Hansen A, Hummer L, Nistrup Madsen S, Rygg I, Kehlet H (1978) Influence of morphine anaesthesia on the endocrine-metabolic response to open-heart surgery. Acta Anaesth. Scand. 22 : 400

(2) Kono K, Philbin D.M., Coggins C.H., Moss J, Rosow C.E., Schneider R.C., Slatter E.E. (1981) Renal function and stress response during halothane or fentanyl anesthesia. Anesth. Analg. 60 : 552

(3) de Lange S, Boscoe M.J., Stanley T.H., de Bruijin N, Philbin D.M., Coggins C.H. (1982) Antidiuretic and growth hormone responses during coronary artery surgery with sulfentanil-oxygen and alfentanil-oxygen anesthesia in man. Anesth. Analg. 61 : 434

TABLE I

	Control	Anesthesia	Surgery	24 h after surgery
E $nmol.l^{-1}$				
AA	2.1 ± 1.3	2.2 ± 0.8	4 ± 1.6	1.1 ± 0.4
NLA	2.9 ± 1.7	1.5 ± 0.7	2.6 ± 1.2	1.9 ± 0.9
NE $nmol.l^{-1}$				
AA	1.1 ± 0.2	1.1 ± 0.2	2 ± 0.6	0.9 ± 0.9
NLA	1.3 ± 0.3	1.1 ± 0.4	1.2 ± 0.2	1 ± 0.2
Dopamine $nmol.l^{-1}$				
AA	1.4 ± 0.3	1.3 ± 0.4	0.7 ± 0.2	1.6 ± 0.5
NLA	1.4 ± 0.4	1.6 ± 0.9	3.2 ± 1.6	1.8 ± 0.5
ACTH $nmol.l^{-1}$				
AA	2.2 ± 0.6	1.3 ± 1.6	3.1 ± 0.5	3.9 ± 0.9
NLA	4.5 ± 2.1	2.1 ± 0.6	6.9 ± 4.9	1.8 ± 0.4
Cortisol $nmol.l^{-1}$				
AA	563.8 ± 45.4	405.2 ± 63.8*	284.2 ± 53.2**	474 ± 69.8
NLA	482.8 ± 27.6	458.7 ± 36.5	576 ± 74.3	758.7 ± 96.8*

TABLE II

	Control	Unconscious	Surgery	Recovery room
HR $b.mn^{-1}$				
AA	70.5 ± 3.2	67 ± 3.3	70 ± 3	71 ± 3.8
NLA	82.5 ± 5.2	83.7 ± 9.8	82.5 ± 4.1	86.2 ± 2.6
SBP mmHg				
AA	125 ± 5	103 ± 6.3***	113 ± 6.2	112 ± 4.7*
NLA	120 ± 3.8	90 ± 4.6***	107.5 ± 3.7	112.5 ± 6.2

* $p<0.05$ ** $p<0.01$ *** $p<0.001$

V 14.6
Alfentanil und Hypnomidate pro infusione – Einsatz bei Mikrolarygoskopie und Tympanoplastiken – Verhalten der Katecholamine und der zyklischen Nucleotide im Plasma

U. Kroh, H. Lennartz, W. Wesemann, D. Göttmann
Abteilung für Anaesthesie und interdisziplinäre Intensivtherapie (keine Adressenangabe)

Bei der Einführung neuer hochwirksamer Anaesthetika ist das Verhalten der Streßparameter von entscheidender Bedeutung. Wir haben daher die Plasmaspiegel der Katecholamine und der cyclische Nucleotide unserer Vergleichsstudie zugrunde gelegt. Bei der Mikrolaryngoskopie (MLS) ist eine sichere Reflexdämpfung, eine ausreichende Analgesietiefe, so wie eine möglichst nachwirkungsfreie Anaesthesie mit sofort wiederhergestellten Schutzreflexen notwendig. Tympanoplastiken (Tymp) erfordern relativ flache Narkosen, eine sichere Hypnose während der lachgasfreien Phase, sowie postoperativ möglichst keine Neigung zu Exzitation, Verschleimung und Husten. Alfentanil bot sich daher bei der MLS als Alternative zum Enflurane besonders an, wegen der sicheren Analgesie, fehlender Hepatotoxizität und kurzer Wirkdauer. Hypnomidate p.i. bei Tymp bot sich an, wegen relativ geringem Analgesiebedarf, kurzer Ausleitungszeit, fehlender Tendenz zu postoperativer Unruhe.

Material und Methodik: Je 2 x 10 Patienten der ASA-Gruppen I und II wurden auf die verschiedenen Verfahren bei MLS und Tymp zugeordnet. Meßzeitpunkte der Kreislaufparameter und der Laboruntersuchungen lagen nach Prämedikation, nach Einleitung, 30 min. nach Op-Beginn, 15 min. nach Abstellen des Lachgases, 1 - 3 x postoperativ. cAMP und cGMP Plasma wurden mit einer von uns adaptierten Proteinbindungsmethode aus Rinderskelettmuskel und Hummermuskel bestimmt. (2) Für Adrenalin, Noradrenalin und Dopamin wendeten wir Hochdruckflüssigchromatografie (HPLC) mit elektrochemischer Detection an, Elektrolytverschiebungen und Störungen des Säure-Basen-Haushaltes wurden durch regelmäßige Kontrollen ausgeschlossen.

Zusammenfassung der Ergebnisse: 1. Bei den MLS-Gruppen kam es zu nicht signifikant unterschiedlichem Verhalten des Mitteldruckes und der Herzfrequenz. Ein synchroner Anstieg von Adrenalin und cAMP während Inhalationsnarkose wurde, wie von anderen Autoren beschrieben, festgestellt. Nach Alfentanil blieb dieser Anstieg bei optimaler Dosierung in engeren Grenzen, cGMP verhielt sich in beiden Gruppen inhomogen.

2. Ebenfalls ein geringer Anstieg der Katecholamine und von cAMP wurde während NLA in nicht signifikantem Unterschied den Vergleich zur Inhalationsnarkose beobachtet. Beide Parameter stiegen jedoch während Hypnomidate p.i., beziehungsweise Enflurane/O_2 regelmäßig an. Folgende Dosierungen der beiden neuen Medikamente, die nach klinischen Kriterien verabreicht wurden, ergaben für durchschnittlich 15 min. Op-Zeit bei MLS 1,67 ± 0,54 ug/kg/min. Alfentanil, und für durchschnittlich 35 min. lachgasfreier Phase bei den Tymp. 17,1 ± 3,1 ug/kg/min. Hypnomidate pro Infusione.

Diskussion und Schlußfolgerungen: Bei den vorgestellten neuen Verfahren scheinen sich nach unserer Meinung unter adäquater Berücksichtigung der pharmakologisch bekannten Kriterien aus dem Verhalten der Streßparameter echte Alternativen zu bieten. Pulsfrequenzabfälle und postoperativ Nausea bei Alfentanil machen jedoch die Gabe von Atropin i.v. und Antiemetika obligat. Weitere Kontrollen der Hämodynamik nach Alfentanil sind notwendig, zumal wir bei eigenen Messungen zum Teil erhebliche Abfälle des Cardiac Index beobachten konnten; die zu einer Relativierung der Indikation bei Risikopatienten führen müssen. Die Drucksenkung während der Gabe von Hypnomidate pro infusione, die vom Operateur gelegentlich gewünscht wird, kann unter Umständen mit z.B. Labetalol erzielt werden. Weitere klinische Erfahrungen mit beiden Methoden können unseres Erachtens zu einer optimierten neuen Standardtechnik führen.

Literatur: Hoffmann P, Schockenhoff B (1981) Die Wirkung der Etomidate-Infusionsanästhesie in Kombination mit Fentanyl/Stickoxydul auf das Kreislaufverhalten. Anästh. Intensivther. Notfallmed. 16,323. Kroh UF, Werner M, Frings N, Lennartz H: Verhalten der Plasmakonzentrationen v. cyclischen Adenosin monophosphat und cyclischen Guanosinmonophosphat bei standardisierten Anaesthesieverfahren. In: Brückner IB (1982): Regional anaesthesie/Zentraleurop. Anaesthesiekongreß 1981 Berlin,"ZAK 81". Berlin; Heidelberg; New York: Springer, 1982. : 53.
Lennartz H, Klingelhöfer HL (1983) Persönliche Mitteilungen

V 14.7
Alfentanil-Etomidat im Vergleich zu Methohexital-Halothan bei Abrasionen

E. Hartung, M. Milutinovic*
Institut für Anaesthesiologie der Universität Düsseldorf und *Abteilung für Anaesthesiologie der Städtischen Kliniken Duisburg, BRD

Alfentanil, ein neues Opioid, zeigt insofern interessante Eigenschaften als es im Gegensatz zu Fentanyl eine 4x geringere analgetische Potenz besitzt, den maximalen Wirkeffekt früher erreicht und eine 3x kürzere Wirkdauer aufweist (3). Für Kurznarkosen (2) erscheint es in Kombination mit dem Hypnotikum Etomidat, welches eine annähernd gleiche Wirkzeit hat, von Vorteil zu sein. Ziel dieser Untersuchung war zu prüfen, inwieweit diese Wirkkombination im

Vergleich mit der dafür bisher üblichen Narkosetechnik Vorteile aufweist.

<u>Methode:</u> 100 gesunde Patientinnen, die sich einem gynäkologischen Eingriff (Abrasio) unterziehen mußten, erhielten randomisiert je die Hälfte eine Alfentanil (70 µg/kg), Etomidat (200 µg/kg), N_2O: 66% bzw. eine Methohexital (1mg/kg), Halothan (0,7-2,0 Vol%), N_2O: 66% - Narkose. Gewicht, Größe, ASA-Stadium, Praemedikation und OP-Dauer war beiden Gruppen homogen. Verglichen wurden: a) die Kreislaufeffekte (Blutdruck-RR, Pulsfrequenz-PF), b) Dauer der Atemdepression, c) Bewußtseinslage, d) Nebenwirkungen.

<u>Ergebnisse:</u>

	Alfentanil/ Etomidat/N_2O	Methohexital/ Halothan/N_2O
Kreislauf:		
RR-Anstieg bis zu 10%	--	22%
RR-Abfall bis zu 10%	46%	58%
RR-Abfall bis zu 25%	24%	18%
PF-Anstieg bis zu 10%	--	18%
PF-Abfall bis zu 10%	6%	16%
PF-Abfall bis zu 25%	4%	4%
Atemdepression:		
Narkosedauer (min)	14,3	14,8
Apnoedauer (min)	14,5	10,2
Bewußtseinslage nach Narkoseende:		
ansprechbar (min)	3,5	11,4
voll orientiert (min)	4,4	15,0
Nebenwirkungen:		
Nausea	68%	33,3%
Erbrechen	26%	3,3%
Müdigkeit	78%	86,7%

Subjektiv empfanden die Patientinnen trotz der höheren Frequenz von Erbrechen wegen der raschen Erholung die Alfentanil-Etomidat-N_2O-Narkose als angenehmer. Hierbei mußten auch Analgetika postoperativ seltener und später verabreicht werden.

<u>Diskussion:</u> Die kombinierte Anwendung von Alfentanil, Etomidat und Lachgas ist für Kurzeingriffe ein geeignetes Anästhesieverfahren (1). Anderen Methoden ist sie, was Effizienz und Sicherheit anbelangt, mindestens ebenbürtig. Was das Erwachen aus der Narkose betrifft, so hat sie gegenüber der Barbiturat/Halothan-Technik einen Vorteil. Unserer Ansicht nach, ist daher heutzutage die Alfentanil-Etomidat-N_2O-Narkose bei kurzen, schmerzhaften eventuell sogar ambulanten Eingriffen das Verfahren der Wahl.

<u>Literatur:</u>
1. Hartung E, Haag W, Milutinovic M, Klatte A, Abel J (1982) Kurze gynäkologische Operationen und diagnostische Eingriffe am Kniegelenk in Alfentanil-Etomidat-Narkose. Einbeck, 4. Sertürner Workshop
2. van Leeuwen L, Deen L (1981) Alfentanil, a new, potent and very short-acting morphinomimetic for minor operative procedures. Anaesthesist 30: 115-117
3. Niemegeers CJE (1977) R 39 209, a potent and very short-acting morphine-like analgesic. Janssen preclinical research report

V 14.8
Alfentanil zur Angiographie beim spontan atmenden Patienten
E. Hartung, H. Rausch*

Institut für Anaesthesiologie der Universität Düsseldorf und *Institut und Klinik für Medizinische Strahlenkunde der Universität Düsseldorf, BRD

Die röntgenologische Dastellung arterieller Gefäße mit Kontrastmittel ist schmerzhaft. Sowohl Kontrastmittel als auch Schmerz können Gefäßspasmen und eine motorische Unruhe bewirken, was eine sichere Beurteilung des Röntgenbildes später unmöglich macht. Um dies zu vermeiden, wird hierzu meist eine Narkose notwendig sein. Im Folgenden wird eine Opiatmono- zur Spinalanästhesie verglichen, wobei Analgesie, Atmung und Qualität der röntgenologischen Gefäßdarstellung gegenübergestellt werden.

<u>Methodik:</u> 15 Patienten (Alter 54∓9 Jahre, Gewicht 70∓11 kg, Größe 171∓5 cm, ASA-III) mit peripheren Durchblutungsstörungen erhielten je nach Fragestellung und Gefäßsituation eine translumbale bzw. transfemorale Aortographie. Nach lokaler Infiltration mit 1% Mepivacain wurde das Gefäß punktiert und ein Katheder in die gewünschte Höhe vorgeschoben. Nach Vorgabe von 1 mg Atropin i.v. wurden 20 µg/kg Alfentanil über 30 Sekunden i.v. injiziert. Eine Minute danach wurden 100 ml Angiografin^R mit einer automatischen Spritze (15ml/s) über den in der Aorta liegenden Katheter kontinuierlich injiziert. Gleichzeitig erfolgte die röntgenologische Darstellung der distalen Bauchaorta und der Gefäße der unteren Extremität über einen Kasetten-Schnellwechsler mit Schrittverschiebung in 5 Etagen. Bei unveränderter Katheterlage und gleichen radiologischen Bedingungen wurde eine Stunde danach der gleiche Patient einer erneuten röntgenologischen Gefäßdarstellung unterzogen. Diesmal in lumbaler Spinalanästhesie mit 2 ml 5% Lidocain (Analgesiegrenze T8,T9). Während des gesamten Eingriffes erhielten die Patienten 8 l/min Sauerstoff über eine Hudson-Maske. Folgende Parameter wurden nach Kontrolle 1, 2,5, 5, 10, 15, 20 und 30 Minuten nach Alfentanilgabe gemessen: Blutdruck (RR), Pulsfrequenz über EKG und arterielle Blutgase. Bei der Beurteilung der Röntgenbilder wurde besonders auf Kaliber und Kontrastierung feiner, verzweigter Gefäße und Kollateralen geachtet.

<u>Ergebnisse:</u> a) Kreislauf: Außer einer durch die Atropingabe induzierten Herzfrequenzsteigerung um durchschnittlich 10 Schläge/min -ein Effekt,der sich nach 30 Minuten wieder normalisierte- sind

während der Alfentanilnarkose keinerlei Kreislaufeffekte zu beobachten. Durch die Spinalanästhesie kommt es in allen Fällen zu einen mäßigen RR-Abfall im Mittel von 17 mmHg. b) Atmung: Die Präoxygenierung hat einen erhöhten Sauerstoffpartialdruck im Mittel von 193,5 mmHg zur Folge. Während die Spinalanästhesie die Atemparameter nicht beeinflußt, kommt es durch Alfentanil unmittelbar nach der Injektion zu einem Abfall der arteriellen O_2-Spannung im Mittel um 27 mmHg. Der hierbei niedrigste Wert betrug 87 Torr. Dieser Abfall ist bereits nach 10 Minuten nicht mehr signifikant und hat in der 15. Minute wieder den Ausgangswert erreicht. Ähnlich verhält sich die CO_2-Spannung, welche bei einem bereits erhöhten Mittelwert von 39,5 auf 44,5 mmHg ansteigt. Hierbei wurden maximal Werte bis 57 mmHg erreicht. Eine Normalisierung des P_aCO_2 wird erst nach 30 Min erreicht. Die pH-Veränderungen sind bis zur 20ten Minute nach der Alfentanilgabe signifikant in Richtung metabolischer und respiratorisch bedingter Azidose, mittlerer pH-Abfall von 7,382 auf 7,331 verschoben. c) Analgesie: Diese war in allen Fällen ausreichend. Vier Patienten verspürten jedoch während der Kontrastmittelinjektion ein Wärmegefühl. d) Röntgenbilder: In der Qualität konnten, was die Gefäßdarstellung betrifft, keinerlei Unterschiede festgestellt werden. e) Nebenwirkungen: Unmittelbar nach der Alfentanilgabe nahm die Vigilanz ab, was sich bei 8 Patienten in vorübergehender Müdigkeit und 2x in Schlaf mit retrograder Amnesie manifestierte. Nausea, Brechreiz oder Thoraxrigidität wurden in keinem Fall beobachtet.
Diskussion: Alfentanil in einer Dosierung von 20 /ug/kg beeinflußt nicht den Kreislauf (1), jedoch die Atemfunktion (2). Die Beeinträchtigung der Atemparameter ist, was Dauer und Intensität betrifft, so gering, daß diese klinisch nicht relevant ist. Nach einer ausreichend langen Präoxygenierung kann ein vorübergehender Abfall des O_2-Partialdruckes ohne Gefahren toleriert werden. Die Alfentanilmonoanästhesie stellt somit bei erhaltener, spontaner Atmung eine Methode dar, radiologisch qualitativ gute Angiographien zu erhalten. Gegenüber der Spinalanästhesie hat sie den Vorteil des geringeren Aufwandes mit Zeitersparnis. Wie für alle Anästhesieverfahren muß jedoch auch hier die Möglichkeit zur künstlichen Beatmung und einer eventuellen Antagonisierung gegeben sein.
Literatur: 1) De Lange S, Stanley TH, Boscoe MJ (1981) Alfentanil-Oxygen Anaesthesia for coronary artery surgery. Br.J.Anaesth.53,1291-1296
2) Kay B, Pleuvry B (1980) Human volunteer studies of Alfentanyl, a new short-acting narcotic analgesic. Anaesthesia 35, 952-956

V 14.9
Die Beeinflussung der Herz-Kreislauf- und Ventilationsparameter durch Alfentanil

D. Schaps, W. Striebel, J. Zuk

Zentrum Anaesthesiologie, Abteilung I der Medizinischen Hochschule Hannover, Konstanty-Gutschow-Str. 8, 3000 Hannover 61, BRD

Dem neuen Morphinomimetikum Alfentanil werden neben raschem Wirkungseintritt und kurzer Wirkdauer nur minimale Beeinflussung des Herz-Kreislaufsystems sowie geringere Atemdepression zugeschrieben. Ziel der vorliegenden Untersuchung war es, bei spontan atmenden Patienten die Beeinflussung von Alfentanil auf Atemfunktion und das Herz-Kreislaufsystem festzustellen.
Material und Methodik:
Die Untersuchung erfolgte an insgesamt 93 Pat., bei traumatologischen Eingriffen.
Die Prämedikation wurde mit Triflupromazin durchgeführt. Zur Einleitung der Narkose wurden 5 mg/kg Thiopental oder 2 mg/kg Methohexital oder 0,2 mg/kg Etomidate, zur Intubation 1,5 mg/kg Succinyldicholin verwendet. Die Weiterführung der Narkose erfolgte mit N_2O/O_2 (3:1) und Halothan (1,1 - 1,3 Vol%), wobei alle Pat. spontan atmeten. Atemdruckkurve, Atemminutenvolumen, Atemfrequenz, endexspirat. CO_2, percutane O_2-Sätt., Herzfrequenz und Blutdruck (p_{syst}, p_{diast}, $\bar{p}_{art}$) wurden kontinuierlich registriert. Mit Beginn des operativen Eingriffes wurde Alfentanil in verschiedenen Dosierungen (0,5; 1,0; 1,5 und 2,5 mg) als Einzelinjektion und in Verbindung mit Atropin (0,5 mg; entweder vor oder nach Alfentanilgabe) oder Naloxon (0,4 mg) i.v. injiziert.
Zusammenfassung der Resultate:
Bei allen Pat. trat eine dosisabhängige Apnoe auf (von 3,59 ± 0,75 min nach 0,5 mg Alfentanil bis zu 18,1 ± 1,8 min nach 2,5 mg Alfentanil), die weder durch Diazepam noch durch Atropin, jedoch deutlich durch Naloxon beeinflußt werden konnte (Abb. 1, 2). Nach Absinken der O_2-Sätt. auf 90 - 92 % in der Apnoe wurde manuell ventiliert (endexspirat. CO_2 6 Vol%) bis zum Wiedereinsetzen der Spontanatmung. Gleichzeitig kam es (außer bei Atropingabe, Abb. 2) zu signifikanten Frequenz- und Blutdruckabfällen. Nach 2,5 mg Alfentanil sank z.B. die Frequenz von 77,1 ± 3,9 auf 64,2 ± 3,0 min^{-1} (- 17,8 %; $p<0,05$) und der Blutdruck von 83,3 ± 4,1 auf 66,6 ± 3,2 mm Hg (- 20 %; $p < 0,001$) (s. Abb. 1).

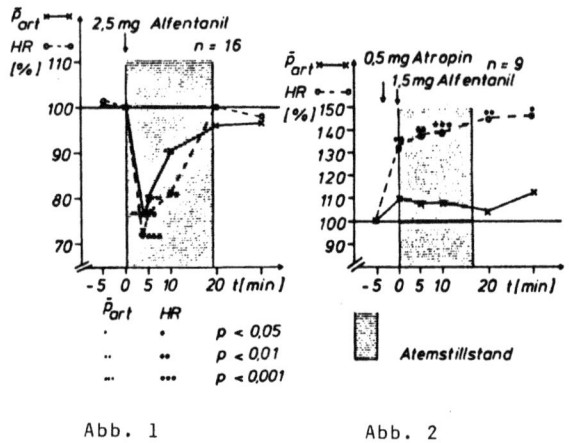

Abb. 1 — Apnoe, Blutdruck und Frequenz nach Alfentanil als Einzelinjektion

Abb. 2 — nach Atropingabe

$\bar{P}_{art}$ = art. Mitteldruck, HR = Herzfrequenz

Diskussion und Schlußfolgerung:

Die Apnoe nach Alfentanil war in ihrer Dauer eindeutig dosisabhängig. Sie war unabhängig von dem zur Einleitung verwendeten Hypnotikum.

In der Literatur wird häufig eine Thoraxrigidität sowohl nach hohen Dosen Fentanyl, als auch nach Alfentanilgaben beschrieben, deren Ursache unterschiedlich diskutiert wird.
Bei der manuellen Beatmung konnten wir in keinem Falle erhöhte Beatmungsdrucke im Sinne einer Thoraxrigidität verifizieren. Auch konnte zusätzliche Diazepam- bzw. Atropingabe keine Veränderung der Beatmungsparameter herbeiführen. Lediglich Naloxon war in der Lage, die Apnoe aufzuheben.

Nach langsamer Alfentanilinjektion (30 sec) wird in der Literatur von nur geringfügiger Beeinträchtigung des Herz-Kreislaufsystems berichtet. Diese Ergebnisse können wir nicht bestätigen, da es bei unserem Krankengut zu signifikanten Blutdruck- und Frequenzabfällen kam. Nach vorheriger Atropingabe konnte sowohl Blutdruck- als auch Frequenzabfall verhindert werden, so daß ein erhöhter Vagotonus für die Beeinträchtigung des Herz-Kreislaufsystems ursächlich anzunehmen ist.

V 14.10
The Use of Alfentanil in A Burns' Unit

P. McGrath, M. MacEvilly

Dr. Steevens Hospital, Dublin, Ireland

In a burns' unit analgesia is required for dressings, debridement and physiotherapy. Intramuscular narcotics, nitrous oxide oxygen (Entonox), neurolept anaesthesia (1) and Ketamine have been used but disadvantages range from inadequate analgesia to prolonged recovery.

Alfentanil is a potent synthetic narcotic with a rapid onset of action, a short half life (3) and a wide margin of safety (2). This study assesses the analgesia it provides for minor procedures.

Patients and Methods

10 patients were studied. Their ages ranged from 4 to 62 years. The percentage burns varied from 2 to 80%. All were referred because it was not possible to perform the relevant procedures due to excessive pain. The analgesia had been intramuscular morphine. Pregnant patients or those with a compromised airway were excluded.

The patients were not kept fasting and no pre-medication was given. All were visited by the anaesthetist who would administer the Alfentanil. Informed consent was obtained. In theatre a cannula was inserted in a suitable vein, the loading dose (15 - 25 $\mu g/kg$) given and an infusion started giving 1 - 1.5 $\mu g/kg/min$. The heart rate was measured using a standard E.C.G. monitor. The respiratory rate was observed and counted if it fell below 12/min. motor and verbal responses to painful stimuli were graded. The nurse or physiotherapist classified the analgesia as satisfactory or not. The patients scored their pain on a 0 - 10 (cms.) linear analogue scale and unwanted effects were asked about specifically. Entonox was available if needed.

Results

28 procedures were carried out. They varied in duration from 8 to 28 minutes (mean duration = 18 minutes). Analgesia was assessed as satisfactory on 27 of the 28 occasions. On the linear analogue scale pain was scored as nil or slight on 21 occasions, as moderate on 6 occasions and as severe on one occasion. There were no marked verbal or motor responses. The initial bolus dose of Alfentanil varied from 18 to 28 $\mu g/kg$ (mean 21.5 $\mu g/kg$). The infusion rate varied between 0.67 and 3.12 $\mu g/kg/min$ (mean 1.44 $\mu g/kg/min$).

Entonox was given on four occasions. Heart rate remained stable in all patients. On two occasions the respiratory rate fell to 8/min. Entonox was being used on these occasions and the respiratory rate returned to normal on discontinuing the Entonox and asking the patient to take deep breaths. Drowsiness was noted on 13 occasions. Patients were however always able to respond adequately. There was no nausea or vomiting. Euphoria occured three times and itching once.

Discussion

"Burns' Dressings" in this study means minor debridement and desloughing of eschar and change of dressings. Physiotherapy involved active and passive movements.

Neurolept anaesthesia gives good analgesia but respiratory depression and slow emergence are problems. Ketamine is favoured because of its analgesic qualities but prolonged awakening, hallucination and its hypertensive action are undesirable. Entonox provides fair analgesia but can cause marked euphoria and is not suitable for facial burns.

In this study alfentanil gave very good conditions. The procedures were carried out satisfactorily. There was a marked reduction in pain. Fasting was not necessary and all were able to eat within 30 minutes of stopping infusion. The euphoria noted was of brief duration. The respiratory depression was handled without difficulty; however as more severe depression has been reported it might be wiser to avoid the use of Entonox as a supplement.

In physiotherapy joint movement was substantially increased and the total time course was shortened by a third. In summary alfentanil gave good analgesia with minimal side-effects.

References:
1. Baskett,P.J.F.,Hyland,J.,Deane,M.,Wray,G.(1969) Analgesia for Burns Dressings in Children.Br.J. Anaesth. 41,684.
2. Niemegeers,C.J.E.(1980)The acute intravenous toxicity of alfentanil in mice and rats. Janssen Pharmaceutica, preclinical Research Report R39209/8 October.
3. Kay,B.,Cohen,A.,(1982)Clinical experience with Alfentanil. Anaesthesia 37,369.

V 14.11
CO_2-Rückatmung unter Alfentanil in Relation zu seriellen EEG-Power-Spektren beim Menschen

A. Schinagl

Universität Düsseldorf, Institut für Anaesthesie, Abteilung für zentrale Diagnostik, Universität Essen, BRD

Einleitung: Alfentanil,ein neuer Abkömmling von Fentanyl zeigt eine 4 x geringere analgetische Potenz,einen maximalen Wirkeffekt nach 2 min. und eine Wirkdauer die 3 x kürzer ist als Fentanyl (1). Die kurze Wirkdauer ist von praktischer Bedeutung weil hierdurch eine Remorphinisierung und eine damit einhergehende Atemdepression postoperativ vermieden werden kann. Da der Wachheitsgrad eine bedeutende Rolle bei der Beurteilung der Reaktionsweise des Atemzentrums auf Opioide spielt (5), ist es von Interesse die CO_2-Antwort unter Rückatmungsbedingungen unter dem jeweiligen Vigilanzzustand zu untersuchen.

Methodik: Bei 15 Patienten (4F/11M; Alter 40a$\pm$3; Gewicht 72kg$\pm$3)wurde nach der Methode von Read und Mitarbeitern (4) die CO_2-Antwort unter Rückatmungsbedingungen nach Alfentanil (20 μg/kg)5, 15,30,45 und 60 min post injectionem analysiert. Die Zunahme des pCO_2 ist als Stimulus für das medulläre Atemzentrum anzusehen, wobei ein linearer Zusammenhang zwischen alveolärem pCO_2 und Atemminutenvolumen (AMV) besteht,der durch Opioide verändert wird.Die Regressionsgerade zwischen alveolärem pCO_2 und AMV ergibt eine Steigung,die als Maß für die Empfindlichkeit des Atemzentrums, während die Atemvolumina bei einem pCO_2 von 60 Torr(Position) als Maß für die Ansprechschwelle interpretiert werden können. Zur Erfassung der Vigilanz wurden kortikale Aktivitäten (P_3-O_1)abgeleitet und mit Hilfe der Fast-Fourier-Transformation Power-Spektren erstellt.

Ergebnisse:Alfentanil induziert keine Verringerung in der Empfindlichkeit des Atemzentrums, ein Effekt der in der Steigung der CO_2-Antwortkurve ersichtbar wird (Tabelle).Nach der 30.min kommt es zu einer signifikanten Zunahme. Das AMV erfährt einen signifikanten Abfall bis zur 30.min. Anschließend erfolgt eine Normalisierung.Die EEG-seriellen Power-Spektren zeigen nach Alfentanil einen Anstieg im Alpha-(+43%) und Theta-(+28%)Bereich, sowie einen Abfall in den Beta-Bändern(-19% bzw. -15%). Das Delta-Band zeigt im Vergleich zum Ausgangswert keine signifikanten Veränderungen. Zur 60.min hin ist ein Anstieg der Leistungen im Alpha-(+50%) und Theta-(+23%)Bereich augenfällig. Diese EEG-Effekte zeigen einen zeitlichen Zusammenhang mit einer klinisch relevanten Sedierung sowie einer Zunahme in der Steigung der CO_2-Antwortkurve(+37%).

Diskussion:Alfentanil führt im Gegensatz zu Fentanyl(Delta-Akzentuierung)(2)zu einer Leis - tungszunahme im Alpha-Bereich. Dieser Effekt geht mit einer Verschiebung der CO_2-Atemkennlinie nach rechts einher, und nicht mit einer Beeinträchtigung der Steigung, wie es für Fentanyl der Fall ist(3).Die Studie verdeutlicht, daß die späte sedierende Wirkung von Alfentanil nicht mit einer Atemdepression einhergeht,ein Effekt der auf einen besonderen Wirkmodus hinweist.

Literatur:
1) Kay B,Pleuvry B,(1980)Human volunteer studies of Alfentanil(R 39209),a new short-acting narcotic analgesic. Anaesthesia 35:952
2) Kubicki S, Freund G,Henschel FW,Schoppenhorst M,(1977)Fentanyl und Sulfentanil im elektroenzephalographischen Vergleich.Anaesthesist 26:333
3) Lehmann KA,Neubauer ML,Mainka F,Daub D,(1982) CO_2-Antwort nach Fentanyl und Alfentanil Anaesthesist 31:487
4) Read DJ,Kellogg RH,(1958)Changes in respiratory response to CO_2during natural sleep at sea level and altitude.J.Appl. Physiol. 13:325
5) Schaer H,Baasch K,Reist F, (1978) Die Atemdepression nach Fentanyl und ihre Antagonisierung mit Naloxon. Anaesthesist 27:259

Tabelle:

min. post inj.	5'	15'	30'	45'	60'
Position ($\dot{V}_E 60$)	−43	−30	−17	−4	−1
Steigung ($\Delta\dot{V}_E/\Delta P_A CO_2$)	+2	+8	+1	+39	+37
Delta (0,25–4Hz)	+1	−9	−22	−20	−22
Theta (4,1–8Hz)	+28	+12	+10	+4	+23
Alpha (8–12Hz)	+43	+17	+12	+4	+50
Beta$_{1+2}$ (13–25Hz)	−19	−22	−16	+9	−2
Beta$_{3+4}$ (25–32Hz)	−15	−13	−21	+1	−15

Prozentuale Änderung von Atem- und EEG-Parameter nach Alfentanil an wachen Probanden

Intravenöse Anaesthesie / Anaesthesie und Gasaustausch

V 15.1
Unsere Erfahrungen mit intravenöser Anaesthesie mit Hypnomidate-Infusion und Fentanyl

S. Urdinovic
Bezirksspital Niederbipp, Schweiz

Wir berichten über unsere Erfahrung mit der i.v.-Anästhesie durch kontinuierliche Infusion von Hypnomidate in Kombination mit Fentanyl, mit Relaxation und kontrollierter Beatmung, die wir in über 400 Fällen in den Jahren 1981 bis 1983 bei verschiedenen operativen Eingriffen eingesetzt haben. Das Alter der Patienten lag zwischen 7 und 93 Jahren. Das Gewicht betrug zwischen 22 und 140 kg. Die längste Narkose dauerte über 7 Std., die kürzeste 35 Min. Bis auf 8 Patienten wurden alle intubiert.

Hypnomidate-Dauertropf-Infusionen wurden auch zur Sedierung verwendet. Die längste Sedierung dauerte 6 Tage, durchschnittlich aber 3 Tage.

Die 220 Patienten gehörten der III.–V. Risikogruppe an; wobei das Anästhesierisiko nach der Checkliste von Lutz et. al. ermittelt wurde (3). Besonders vorteilhaft ist diese Form der Narkose bei folgenden Indikationen:

Alten poor Risk Patienten / Schock-Zuständen / Spastischer Bronchitis und Asthma Bronchiale / Adipositas / Hepatitis und Status nach Hepatitis / Wiederholter Narkose / Schädel-Hirn-Traumata (Hirn-Protektion) / als Sedativum bei delirösen Zuständen.

METHODIK:
Die Prämedikation bestand aus 0,25–0,5 mg Atropin und 1–2 ml Thalamonal, die 45–60 Min. vor Operationsbeginn i.m. appliziert wurden.
Eine evtl. auftretende Immobilisationshypovolämie wurde mit 3% Dextran-Ringer-Laktat (Lab. Hausmann, St. Gallen/CH) oder einer 6%igen HÄS-Lösung-Plasmasteril (Fresenius GmbH), Homburg/D) korrigiert (2).
Nach BD- und Puls-Kontrolle erhielt der Patient 0,05–0,15 mg Fentanyl; zur Narkose-Einleitung wurde ein Bolus von 20 mg Hypnomidate in 20 sec. injiziert.
Succinyldicholin 1 mg/kg/kg wurde bei endotrachealen Intubationen verabreicht.
Anschliessend wurden in Zweistufentechnik 100 mcg kg/kg Hypnomidate für 10 Min., nach weiteren 10 Min. die Erhaltungsdosis von 10 mcg/kg verabreicht (2).
Mit Fentanyl-Gaben von 0,05–0,2 mg nach Bedarf erreichte man die gewünschte Analgesie. Die Muskelrelaxation wurde mit 4–6 mg Pankuronium erzielt. Die Patienten wurden mit O_2/N_2O oder – bei Ileus oder myocardialer Ischämie – mit Luft/O_2 kontrolliert normoventiliert (art. Blutgas-Analyse oder Capnographie).
Um postoperativ eine manifeste Atemdepression zu vermeiden, wurde Fentanyl betont sparsam verabreicht, v.a. bei Repetitionsdosen.
Bei Bedarf wurde die Atemdepression mit Naloxon nach der Titrations-Methode antagonisiert (4). Anschliessend erfolgte eine kontinuierliche

UEBERWACHUNG, MINDESTENS 3 STD. NACH DEM ENDE DER NARKOSE UND 4 STD. NACH DER LETZTEN FENTANYL-GABE. DER SCHLAF WURDE LEICHT, OHNE BEMERKENSWERTE BRADYCARDIE ODER NENNENSWERTEN BD-ABFALL ERREICHT. DIE STABILITÄT DES HERZ-KREISLAUF-SYSTEMS WAR BEI DER I.V.-TECHNIK GEWÄHRLEISTET. MEIST WAREN DIE OPERATIONSBEDINGUNGEN SEHR GUT. 85% DER PATIENTEN ERWACHTEN OHNE HANG OVER. ES GABEN SICH SELTEN KOMPLIKATIONEN: 15 PATIENTEN HABEN ERBROCHEN, 18 ZEIGTEN MYOCLONIEN, 12 GABEN SCHMERZEN BEI APPLIKATION VON HYPNOMIDATE AN. DIE PATIENTEN WAREN RUHIG UND SCHMERZFREI, EIN VORTEIL FÜR PATIENTEN UND PFLEGEPERSONAL. ZUDEM KÖNNEN SCHÄDLICHE EINFLÜSSE DURCH ANÄSTHESIEGASE AUF PERSONAL, PATIENTEN UND UMWELT VERMIEDEN WERDEN; EIN WEITERER PUNKT, DER FÜR DIE I.V.-ANÄSTHESIE SPRICHT.

LITERATUR:
1. HALDEMANN G, MUTTER B (1981)
   ANWENDUNG DER I.V.-NARKOTIKA BEI GERIATRISCHEN PATIENTEN. KLIN. ANÄSTH. UND INTENSIVTHERAPIE. DIE I.V.-NARKOSE 23 / 265-274
2. HOFFMANN P, SCHOCKENHOFF B (1981)
   DIE WIRKUNG DER ETOMIDAT-INFUSIONSANÄSTH. IN KOMBINATION MIT FENTANYL/STICKOXYDUL AUF DAS KREISLAUFVERHALTEN.
3. LUTZ H, KLOSE R UND PETER K (1976)
   DIE PROBLEMATIK DER PRÄOP. RISIKOEINSTUFUNG. ANÄSTH. INF. 7, 342-351
4. SCHAER H, BAASCH K UND REIST F (1978)
   DIE ATEMDEPRESSION NACH FENTANYL UND IHRE ANTAGONISIERUNG MIT NALOXON.
   ANÄSTHESIST 27, 259-266

V 15.2
In Thiopentalnarkose bleibt die physiologische Regulation des Herzminutenvolumens durch den Sauerstoffverbrauch erhalten

K.-D. Stühmeier, Bi Haosheng, J.O. Arndt
Abteilung für Experimentelle Anaesthesiologie, Universität Düsseldorf, Universitätsstr. 1, D-4000 Düsseldorf, BRD

Welche Beziehung besteht zwischen Sauerstoffverbrauch ($\dot{V}O_2$) und dem Herzminutenvolumen (HMV)? Am wachen Menschen und Tier korrelieren beide Parameter außerordentlich eng, wenn ausgehend von körperlicher Ruhe der $\dot{V}O_2$ durch Muskelarbeit erhöht wird, was als Ausdruck der nutritiven oder metabolischen Regulation des HMV interpretiert wird (3). Für Hunde gilt die Gleichung HMV=6.95x$\dot{V}O_2$+1.85 (1). Unbekannt ist, ob sich erstens die unteren Grenzwerte bei körperlicher Ruhe bis hin zum natürlichen Schlaf in diese Korrelation einfügen und zweitens in welcher Weise die Beziehung zwischen $\dot{V}O_2$ und HMV durch Narkose beeinflußt wird.

METHODE
In 24 Versuchen an sechs abgerichteten Hunden (20.8±3.5 kg) wurde das HMV (chronisch implantierter Flußaufnehmer) und $\dot{V}O_2$ (2) unter Grundumsatzbedingungen (Linksseitenlage, 24°C Raumtemperatur, nüchtern) im natürlichen Schlaf und in Thiopentalnarkose (meist zweimalige Applikation von je 10mg/kg) gemessen. Thiopental wurde erst dann injiziert, wenn die Tiere völlig ruhig oder spontan eingeschlafen waren. Dieser Vigilanzwechsel vom aufmerksamen Wachzustand bis zum Schlaf äußerte sich in einer augenfälligen Abnahme des $\dot{V}O_2$, weshalb die maximalen und minimalen Werte vor Thiopental als Bezugsgrößen für die Beurteilung der Thiopentaleffekte herangezogen wurden. Die Auswirkungen wurden jeweils fünf Minuten nach Injektion beurteilt und ihr Verlauf bis zu 45 Minuten nach Injektion, d.h. bis zum Wiedererwachen verfolgt.

ERGEBNISSE
Thiopental senkt nach der Zusammenstellung in Tab. 1 deutlich $\dot{V}O_2$ und HMV unter die maximalen, nicht jedoch unter die minimalen Ruhewerte. Hervorzuheben ist, daß sich die Meßwerte unter Thiopental auf einen tiefen Narkosezustand beziehen.

Tabelle 1
$\dot{V}O_2$ (obere) und HMV (untere Spalte) (ml/kg/min) unter Thiopental (10mg/kg) n=24; $\bar{x}\pm$(SD)

vor Narkose		unter Thiopental		Nachkontr.
max.	min.	1.Dosis	2.Dosis	wach
6.1	4.7	4.8	4.8	5.9
(±0.8)	(±1.2)	(±1.1)	(±0.3)	(±0.7)
97.6	82.0	84.7	82.8	98.3
(±13.0)	(±17.6)	(±12.4)	(±13.9)	(±14.0)

Die Tiere waren nämlich komplett analgetisch und erwachten nach der zweiten Injektion erst nach 30 bis 40 Minuten wieder.
Die Regressionsanalyse ohne Narkosewerte ergab die Gleichung y = 7.2x +1.07. Der Korrelationskoeffizient betrug 0.74 für das Kollektiv, lag aber im Einzelversuch in 2/3 der Fälle über 0.8.

DISKUSSION UND SCHLUSSFOLGERUNG
Die enge Korrelation zwischen $\dot{V}O_2$ und HMV, die zunächst auf Messung bei körperlicher Arbeit basierte, gilt offensichtlich auch im unteren Grenzbereich, d.h. unter Grundumsatzbedingungen bis hin zum natürlichen Schlaf. Dafür spricht die weitgehende Übereinstimmung der Regressionsgraden für beide Funktionsbereiche. Beachtenswerterweise ordnen sich die Meßwerte selbst in tiefer Thiopentalnarkose in diese Korrelationen ein, d.h. sie liegen deutlich unterhalb der maximalen, nicht jedoch unterhalb der minimalen Ruhewerte. Eine Senkung des Stoffwechsels unterhalb der physiologischen Grenzen ist somit durch Thiopental nicht möglich. Demnach bleibt die stoffwechseladäquate Regulation (3) des HMV in vollem Umfang erhalten. So gesehen ist eine in Narkose beobachtete HMV-Abnahme in erster Linie eine Anpassung des HMV an die geänderten nutritiven oder metabolischen Bedürfnisse des

Organismus und nicht Ausdruck der toxischen Nebenwirkungen des Barbiturats am Myokard.

REFERENZEN

1. Barger AC, Richards V, Metcalfe J, Günther, B (1956) Regulation of the circulation during exercise. Cardiac output (direct Fick) and metabolic adjustment in the normal dog. Am. J. Physiol. 184:613
2. Neuhof H, Hey D, Glases E, Wolf H, Lasch G (1973) Schocküberwachung durch kontinuierliche Registrierung der Sauerstoffaufnahme und anderer Parameter. Dtsch. med. Wschr. 98:1227
3. Reeves JT, Guyton AC (1967) Physical basis of circulatory transport: regulation and exchange, Saunders, Philadelphia

V 15.3
Methohexitone Infusion as a Substitute for Nitrous Oxide for Elimination of Nitrous Oxide Contamination

H. Sonander, H. Magnusson, J. Pontén

Dept. of Anaesthesia, Sahlgrenska Sjukhuset, S-413 45 Göteborg, Sweden

At the First European Congress of Anaesthesiology in Vienna in 1962 a paper about methohexitone infusions was read (3) but reports in the literature have been scarce since. Most of them have dealt with the combination of nitrous oxide and methohexitone infusion. If the somniferous properties of nitrous oxide could be replaced by a methohexitone infusion this would be an appealing type of anaesthesia with eliminated risk of nitrous oxide contamination.

<u>Aim of the study</u>: To study methohexitone infusions substituted for nitrous oxide at fentanyl anaesthesias with controlled ventilation.

<u>Methods</u>: In group 1, a pilot group for studying the feasibility of methohexitone infusions, 21 patients 17-64 years old were anaesthetized mostly for ENT surgery, but also for thorax and open-heart surgery. The operations ranged in time from 0.5 to nearly 10 h. In group 2, 44 patients 52-69 years old were anaesthetized for microlaryngoscopies and rigid esophagoscopies with an anaesthesia time of 15.1 ± 7.5 (SD) min. Both groups were mechanically ventilated with an air-oxygen mixture with F_{IO2} 0.3-0.4. Premedication was in most cases 20 mg diazepam given rectally. All patients received 0.5 mg atropine preoperatively. In group 1 sleep was induced with thiopentone 3.24 ± 1.04 mg·kg^{-1} BW. Muscle relaxation was achieved in 18 patients by pancuronium given intermittently. The total mean dose was 0.077 ± 0.034 mg·kg^{-1}·h^{-1}. 3 patients were given succinylcholine in continuous infusion. For analgesia fentanyl was given intermittently with 0.012 ± 0.008 mg·kg^{-1}·h^{-1}. For sleep maintenance methohexitone 1 mg·ml^{-1} in saline was given by an infusion pump with 0.026 ± 0.009 mg·kg^{-1}·min^{-1}.

In group 2 the patients received a single dose of fentanyl 0.003 mg·kg^{-1} and then sleep was induced with methohexitone 1.23 ± 0.2 mg·kg^{-1} and maintained by the 0.1 % solution with 0.079 ± 0.033 mg·kg^{-1}·min^{-1}. For muscle relaxation succinylcholine 1.45 ± 0.14 mg·kg^{-1} was given, followed by a continuous infusion of 0.076 ± 0.031 mg·kg^{-1}·min^{-1}.

In group 2, the time to awakening after cessation of the metohexitone infusion was noted and all patients scored according to a recovery index (2).

<u>Results</u>: In group 1 all patients but one, who was operated with tonsillectomy and complained of pain, were satisfied with the anaesthesia. The thiopentone induction caused an 18 % fall in systolic blood pressure (p < 0.001) but this returned to values not significantly different from the initial at mid-anaesthesia (paired t-test). Pulse rate rose after thiopentone with 11 % (p < 0.01) and remained elevated around this level for the rest of the anaesthesia. All patients, except two who were operated on for over 8 h and were maintained on controlled ventilation postoperatively, awakened rapidly. In group 2 all patients were satisfied with the anaesthesia and most were surprised that the procedure already was over. The time between cessation of methohexitone infusion and responsiveness to simple commands was 2.4 ± 1.2 min. Recovery score at 1 and 5 min after awakening was 3.36 ± 1.65 and 5.96 ± 0.11. (Maximum score is 6)

<u>Discussion</u>: With the growing awareness that nitrous oxide pollution probably is harmful to the health of anaesthesia personnel, all means to eliminate pollution must be proven. Total intravenous anaesthesia has become popular during recent years because of newer intravenous agents. Shortacting barbiturates are time-honoured as induction agents but has been considered less suitable for continuous infusion because of risk of cumulation. Brain damage protection by barbiturates has shown that shortacting barbiturates can be given during long time. Regarding methohexitone, Breimer (1) has studied the pharmacokinetics and found the risk for cumulation to be small. The rapid awakening of our patients is consistent with this finding. The cardiovascular effects of methohexitone infusions seem to be confined to a slight takycardia. The rapid awakening is especially valuable at short operations. The main advantage of methohexitone infusions, however, is that this is a safe and convenient mode to eliminate the possibility of nitrous oxide contamination.

<u>References</u>

1. Breimer D.D. (1976) Pharmacokinetics of methohexitone following intravenous infusion in humans. Br. J. Anaesth. 48:643
2. Steward D.J. (1975) A simplified scoring system for the postoperative recovery room. Canad. Anaesth. Soc. J. 22:111
3. Tepfer M., Dryden G.E. & Cregger I.E. (1963) Intravenöse Methohexitaldauerinfusion bei Operationen an Kopf und Hals. (Abstract) Anaesthesist 12:46

V 15.4
Das Verhalten des Kohlenhydrat- und Energiestoffwechsels unter Midazolam-Ketaminanaesthesie

W. Heller, H. Vontin, W. Bihler

Zentralinstitut für Anaesthesiologie der Universität Tübingen, BRD

Im Rahmen dieser Untersuchungen wurden bei Applikation von Midazolam die, für die Benzodiazepine bekannten Wirkungsqualitäten, nämlich die muskelrelaxierende, die zentral sedierende, die anxiolytische und die antikonvulsive Komponente beobachtet. Das Hauptaugenmerk wurde jedoch auf den Kohlenhydrat- und Energiestoffwechsel gelegt.

Aus der Wasserlöslichkeit und der kurzen Wirkungsdauer, welche die charakteristischen Merkmale von Midazolam darstellen, ergeben sich die für seine Anwendung vorteilhaften Eigenschaften. Alle Patienten erhielten zur Praemedikation 30 bis 60 Minuten vor Narkosebeginn Thalamonal und Atropin in einer auf das Körpergewicht abgestimmten und den individuellen Voraussetzungen angepassten Dosierung.

Um für die spätere Beurteilung der Amnesie konkrete Anhaltspunkte zu bekommen, wurde während der Venenpunktion und der praeoperativen Blutabnahme mit dem Patienten gesprochen und es wurden ihm bestimmte Fragen gestellt, deren Erinnerlichkeit dann bei der abendlichen Visite geprüft wurde.

Die Narkoseeinleitung wurde mit der sehr langsamen Injektion von Midazolam begonnen und dabei das Verhalten des Patienten beobachtet und untersucht (v.a. Palpebralreflex und Lidschluß).

Zur Dosisfindung wurde für Midazolam ein Richtwert von 0,15 mg pro kg Körpergewicht zugrundegelegt, die verabreichte Dosis dann letztlich aber, auch unter Berücksichtigung anamnestischer Daten, individuell festgelegt.

Im Anschluß daran erhielt der Patient die Initialdosis von 1 bis 1,5 mg Ketamin pro kg Körpergewicht und wurde dann mit Succinyl-Cholin auf die Intubation vorbereitet.

Nach erfolgter Intubation wurde die Relaxation entweder durch Gabe von Pancuronium-Bromid oder mit Hilfe eines Succinyl-Tropfs weitergeführt. Die kontrollierte Beatmung erfolgte mit einem Lachgas-Sauerstoffgemisch mit einem Verhältnis von 2:1, teilweise unter Überwachung des CO_2-Gehalts in der Expirationsluft.

Die Blutproben wurden bei allen Patienten, bezogen auf die Narkose, zu entsprechenden Zeiten und stets unter Anwendung derselben Methodik abgenommen. Die erste Abnahme stellt den Leerwert dar und wurde unmittelbar vor Narkosebeginn im Operationssaal durchgeführt, die zweite folgte 5 Minuten nach der Intubation vor OP-Beginn und die dritte Blutentnahme wurde Intraoperativ 30 Minuten nach Narkosebeginn durchgeführt. Die vierte oder postoperative Abnahme erfolgte dann im Aufwachraum und fand 10 Minuten nach der Narkoseausleitung statt.

Die Stoffwechseluntersuchungen wurden an 30 Patienten, die sich HNO-ärztlichen Eingriffen unterziehen mußten, vorgenommen. Aus dem Kohlenhydratstoffwechsel wurden folgende Parameter bestimmt: Glucose, Glucose-6-Phosphat, Fructose-6-Phosphat, Fructose-1,6-di-Phosphat, Glycerinaldehydphosphat, Dihydroxyacetonphosphat, 2-Phosphoglycerat, Phosphoenolpyruvat, Pyruvat, Lactat sowie 2,3-DPG, ferner die energiereichen Phosphate ATP, ADP, AMP.

Der Energiestoffwechsel weist, bei praktisch gleichbleibenden ATP-Spiegeln, ein stabiles Verhalten auf, läßt jedoch anhand der signifikant abnehmenden ADP- und AMP-Spiegel die Notwendigkeit der ATP-Regeneration durch katabole Reaktionen erkennen, wodurch der unter Narkose- bzw. Operationsstress erhöhte Energiebedarf gedeckt werden kann.

Die Stoffwechselparameter der Glykolyse bestätigen das Eintreten der o.g. katabolen Stoffwechsellage, unter welcher Lipolyse, Citratcyylus und zunächst auch die Glykolyse forciert ablaufen. Durch Metabolite, die sich im Zusammenhang mit den induzierten Stoffwechselwegen anreichern, findet in der Folge eine Glykolysehemmung auf der Stufe der Pyruvatdehydrogenase statt. Hierdurch und durch die gesteigerte Glycogenolyse sind die signifikant erhöhten Glucose-, Pyruvat-, Lactat- und PEP-Spiegel, bei praktisch unveränderten Konzentrationen der anderen Glykolysemetabolite, bedingt.

Insgesamt stellt sich die Ataranalgesie mit Midazolam als ein mit anderen Narkoseverfahren vergleichbares und gleichwertiges Anaesthesieverfahren, ohne wesentliche Beeinträchtigung des Kohlenhydratstoffwechsels, dar.

V 15.5
Auswirkungen von Midazolam auf den Kohlenhydrat-, Lipid- und Energiestoffwechsel sowie den Zitratzyclus

H. Vontin, W. Kapp, V. Hempel

Zentralinstitut für Anaesthesiologie der Universität Tübingen, BRD

Midazolam ist ein neues Benzodiazepin, das sich durch gute Wasserlöslichkeit und kurze Halbwertszeit von anderen Vertretern dieser Gruppe grundsätzlich unterscheidet.

Unsere Frage war, ob die klinisch kurze Schlafzeit nach Applikation von Midazolam entsprechend kurzfristige Veränderungen bei verschiedenen Stoffwechselparametern hervorruft.

Methoden:

1) Bei 2 Gruppen unprämedizierter Patienten wur-

den vor, 5, 30 und 60 Minuten nach Applikation von 0,1 mg/kg KGW Midazolam venöse Blutproben entnommen und Stoffwechselparameter bestimmt:
Bei 23 Patienten wurden aus dem Kohlenhydratstoffwechsel folgende Substrate gemessen:
Glucose, Glucose-6-Phosphat, Phosphoenolpyruvat, Fructose-6-Phosphat, Lactat und Pyruvat.
2) Bei 21 Patienten bestimmten wir aus dem Vollblut ATP, ADP, AMP des Energiestoffwechsels, aus dem Citratcyclus Citrat, Isocitrat, alpha-Ketoglutarat, Fumarat, Malat und aus dem Serum MDH.

Ergebnisse:
Die Veränderungen des Kohlenhydrat- und Lipidstoffwechsels nach Applikation von 0,1 mg/kg KGW Midazolam dauern nur 30-60 Minuten.

Citratcyclus:
1) Die Umsatzrate von alpha-Ketoglutarat zu Oxalacetat war sehr schnell.
2) Es fanden sich keine meßbaren Werte für Fumarat und Malat.
3) In den ersten 5 Minuten ergab sich eine leichte Verminderung der MDH-Aktivität.

Zusammenfassung:
Nach Gabe von Midazolam ergeben sich im Kohlenhydrat- und Lipidstoffwechsel kurzfristige Verminderungen der Substrate. Beim Energiestoffwechsel und Citratcyclus haben die geringfügig verminderten Substrate nach 60 Minuten die Kontrollwerte wieder erreicht, was mit der klinischen Schlafdauer der Patienten gut korreliert. Damit ergeben sich für die Anwendung von Midazolam andere Indikationen als für Rohypnol.

V 15.6
Die Rolle eines neuen wasserlöslichen Benzodiazepinderivats bei der Narkose in der Chirurgie
R. Rizzi, T. Lopez, G. Iannaci, S. Risuglia, B. Tulone, M. Morini
Ospedale Generale Regionale, Vicenza, Italia

Einleitung.
Die allgemeine chirurgische Anästhesie ist heutzutage noch auf der Suche nach einer Arzneiverbindung die versucht verschiedene Nebenwirkungen einiger gebrauchten Arzneimittel zu beseitigen und sie gleichzeitig zu schätzen. Die Einführung der benzodiazepine zeigt ohne Zweifel einige Vorteile hinsichtlich der tiopentale, aber man hat noch nicht den Höchstgrad erreich, das heisst was die ideale Generalanästhesie bezieht.

Material und Methodik.
Wir wollten also die Resultate von einem zufälligen Experiment prüfen deren Premedikation so gebildet waren :
- phentanyl-DBP-atropine;
- phentanyl-diazepam-atropine;
- phentanyl-flunitrazepam-atropine;
- phentanyl-midazolam-atropine

welche unterschiedlich mit den gleichen Arzneimitteln während der Anästhesie geprüft wurden :
- tiopentale - phentanyl - O_2 + N_2O - pancuronium ;
- diazepam - phentanyl - O_2 + N_2O - pancuronium ;
- flunitrazepam - phentanyl - O_2 + N_2O - pancuronium ;
- midazolam - phentanyl - O_2 + N_2O - pancuronium.

Von 16 Anästhesiegruppen, 800 Anästhesie ca. haben wir statistisch wollgende Parametrie untersucht :
1 - Psychologischen Zustand nach Premedikation;
2 - Modalität der Induktion;
3 - Kreislauf;
4 - Verbrauch der verschiedenen Arzneimittel;
5 - Modalität des Aufwachens;
6 - Postoperatorische Erbrechen;
7 - Harnverhaltung;
8 - Postoperatorische Schmerz.

Zusammenfassung der Resultate.
Die statistische Analyse der herstammenden Daten unserer Nachforschung hat deutlich bewiesen :
- den heilsamen Effekt des psychologischen Zustandes des Pazienten der waehrend der Preanästhesie mit benzodiazepine und insbesonders mit midazolam und flunitrazepam behandelt wurde;
- die langsame, aber angenehme Einfuehrung der Hypnose mit benzodiazepine;
- die Stabilität des Kreislaufsystemes waehrend des Eingriffes mit midazolam und mit flunitrazepam;
- den Gesamtabbau der verabreichten Arzneimittel wenn die Hypnose mit midazolam un flunitrazepam induziert wurde und erhalten blieb;
- das sanfte, wenn auch langsame, postoperatorische Aufwachen wenn midazolam und flunitrazepam verabreicht wurden;
- der postoperatorische Ablauf ist ungestoerter wenn benzodiazepine waehrend der Anästhesie verabreicht wurden.

V 15.7
Computer-assistierte totale intravenöse Anaesthesie mit Etomidat und Alfentanil

J. Schüttler, H. Schwilden, H. Stoeckel, P. M. Lauven

Institut für Anaesthesiologie der Universität Bonn, Sigmund-Freud-Str. 25, 5300 Bonn 1, BRD

Die Einführung von Infusionsstrategien für die Narkoseführung mit intravenösen Anästhetika wurde bisher durch verschiedene Faktoren erschwert. Ein ungenügender analgetischer oder hypnotischer Effekt während einer totalen intravenösen Anästhesie oder eine unnötige verlängerte Aufwachphase im Anschluß daran konnten zumeist auf unzulängliche Dosierungsschemata zurückgeführt werden, die die pharmakokinetischen und pharmakodynamischen Charakteristika der verwendeten Pharmaka nur unzureichend berücksichtigen [3].

In der vorliegenden Studie sollte die kombinierte Applikation von Etomidat und Alfentanil durch mikroprozessor-gesteuerte Infusionspumpen im Rahmen einer totalen intravenösen Anästhesie untersucht werden. Es wurden 6 Patientinnen (ASA-Status I u. II; $35 \pm 11,6$ Jahre; $72 \pm 12,5$ kg ($\bar{X} \pm S.D.$)) mit gynäkologischen Unterbaucheingriffen in die Studie einbezogen. Die Prämedikation bestand aus 1 mg Flunitrazepam und 0,5 mg Atropin i.m. 60 min vor OP-Beginn. Die Narkoseeinleitung erfolgte durch die Etomidatinfusion, die 20 min später zum Operationsbeginn von der Alfentanilinfusion gefolgt wurde. Beide Pharmaka wurden mittels eines speziellen Infusionsschemas appliziert, das konstante Plasmaspiegel von Anbeginn garantiert [4]. Ein Mikroprozessor berechnete aufgrund der pharmakokinetischen Daten von Etomidat und Alfentanil [1,2] die Infusionsdaten für die erwünschten Plasmaspiegel (Etomidat = 0,3 µg/ml; Alfentanil = 0,45 µg/ml). Die Patientinnen wurden 5 min nach Beginn der Etomidatinfusion intubiert und dann mit einem Luft/Sauerstoffgemisch ($F_iO_2 = 0,4$) beatmet. Die neuromuskuläre Blockade erfolgte durch 0,1 mg/kg Pancuronium. Die Plasmaspiegel von Etomidat und Alfentanil wurden während der Infusionen und über 240 min im Anschluß daran mittels Radioimmunoassay und Gaschromatographie [1,2] bestimmt. Die Operationsdauer betrug $114 \pm 45,8$ min ($\bar{X} \pm S.D.$; n=6); Etomidat wurde über eine Zeit von $149 \pm 8,9$ min infundiert; die Alfentanilinfusion dauerte $106 \pm 42,2$ min und wurde $20 \pm 8,9$ min vor Operationsende abgestellt. Die Plasmaspiegelbestimmungen zeigten ein schnelles Erreichen der gewünschten Konzentrationen kurz nach Infusionsbeginn. Die gemittelten Plasmaspiegel aller Patienten während der Infusion zeigten für Alfentanil (n=64) einen Wert von $0,41 \pm 0,13$ µg/ml und für Etomidat (n=87) $0,29 \pm 0,11$ µg/ml.

Die intraoperative Beurteilung der Narkosetiefe durch klinische Beobachtung und EEG-Aufzeichnung zeigte einen adäquaten hypnotischen und analgetischen Effekt der beschriebenen Anästhesieführung für abdominelle gynäkologische Eingriffe. Die Patientinnen waren $12,5 \pm 5,2$ min nach Abstellen der Etomidatinfusion ansprechbar ($8,3 \pm 4,1$ min nach OP-Ende). Die Extubation erfolgte $22 \pm 19,4$ min nach OP-Ende ($42 \pm 16,6$ min nach Abstellen der Alfentanilinfusion).

Die Ergebnisse dieser Studie zeigen, daß die Applikation computer-assistierter Dosierungsstrategien mit kurzwirksamen intravenösen Anästhetika zu einer verbesserten Steuerbarkeit der totalen intravenösen Anästhesie führen kann.

Literatur:
1. SCHÜTTLER J, WILMS M, LAUVEN PM, STOECKEL H, KOENIG A (1980) Pharmakokinetische Untersuchungen über Etomidat beim Menschen. Anaesthesist 29: 658
2. SCHÜTTLER J, STOECKEL H (1982) Alfentanil (R 39209) ein neues kurzwirkendes Opioid. Anaesthesist 31:10
3. SCHWILDEN H, STOECKEL H, SCHÜTTLER J, LAUVEN PM (1981) Vergleich verschiedener empirischer Dosierungsvorschläge für Etomidat-Infusionen anhand pharmakokinetischer Berechnungen. Anästh.Intensivther.Notfallmed. 16:175
4. SCHWILDEN H (1981) A general method for Calculating the Dosage Scheme in Linear Pharmacokinetics. Eur.J.Clin.Pharmacol. 20: 379

V 15.8
Vergleich gemischtvenöser und zentralvenöser O_2-Sättigung während aorta (-bi-)-femoralen Bypassoperationen

Th. Kersting, K. Eyrich

Klinik für Anaesthesiologie und operative Intensivmedizin, Klinikum Steglitz, FU Berlin, D-1000 Berlin

Einleitung:

Die gemischt-venöse Sauerstoffsättigung (SvO_2) gilt als guter Parameter für den Grad der Anpassung der Herz-Kreislauf-Verhältnisse an den Sauerstoffbedarf des Organismus (1). Im kardiogenen Schock sinkt die SvO_2 als Folge des abnehmenden Herzindex und der damit verbundenen größeren O_2-Ausschöpfung (2). Unter physiologischen Bedingungen findet sich eine gute Korrelation zwischen der gemischt-venösen und zentralvenösen Sauerstoffsättigung. Im Schock jedoch korrelieren die beiden Parameter zunehmend schlechter miteinander (3). Ziel unserer Untersuchung war festzustellen: A) ob und inwieweit gemischt- bzw. zentralvenöse Sauerstoffsättigung unter Narkosebedingungen während aorto (-bi-)-femoraler Bypassoperationen Aussagen über die

Kreislaufsituation zulassen. B) ob die zentralvenöse, die gemischt-venöse O_2-Sättigung unter diesen Bedingungen ersetzen kann und C) inwieweit sich Unterschiede zwischen der am Oxymeter gemessenen und der errechneten O_2-Sättigung ergeben.

Patienten und Methode:
Untersucht wurden 57 Patienten, die wegen chronischer AVK oder Aortenaneurysmata mit einem aorto (-bi-)-femoralen Bypass versorgt werden mußten. Alle Patienten waren mit einer blutigen arteriellen Druckmessung über die A. radialis, sowie mit einem Swan-Ganz-Thermodilutionskatheter überwacht. An 11 prä- und intraoperativen, sowie an 5 postoperativen Meßpunkten wurde ein hämodynamisches Profil erstellt. Zu diesen Punkten wurden simultan Blutproben aus der A. radialis, der Pulmonalarterie und dem rechten Vorhof entnommen. Die Bestimmung erfolgte unmittelbar am Oxymeter (IL 282) sowie am ABL 2 (Radiometer Kopenhagen). Durch den ABL 2 erfolgte auch die Berechnung der Sauerstoffsättigung.

Ergebnisse:
An allen intraoperativen Meßpunkten zeigte sich eine Zunahme der Mittelwerte von gemischt-venöser und zentral-venöser O_2-Sättigung. Am OP-Ende war die gemischt-venöse Sättigung gegenüber dem Ausgangswert um + 5 % erhöht ($p<0,01$). Dem gegenüber ist der Mittelwert für den Herzindex (CI) an allen intraoperativen Meßpunkten erniedrigt. Der stärkste Abfall des CI um 37 % findet sich 5 Min. nach dem Abklemmen der Aorta ($p<0,001$). Am OP-Ende dagegen ist der Herzindex mit dem Ausgangswert nahezu identisch. Der mittlere Hämoglobingehalt nimmt intraoperativ bis zum Wiedereröffnen der Aorta gleichmäßig ab. Am OP-Ende hat er den Ausgangswert wieder erreicht. Der Sauerstoffverbrauch ist bis zum OP-Ende deutlich gegenüber dem Ausgangswert erniedrigt. Er fällt von einem Mittelwert von 118 $\pm$ 28 ml/min präoperativ bis auf 76,6 $\pm$ 21 ml/min nach Abklemmen der Aorta ($p<0,01$). Intraoperativ auffällig war der statistisch signifikant größere Anstieg ($p<0,05$) der zentral-venösen Sättigung gegenüber der Sättigung in der A. pulmonalis. Postoperativ nähern sich die Werte wieder weitgehend an.

Diskussion:
Der intraoperative Anstieg der gemischt-venösen O_2-Sättigung, trotz gleichzeitigem Abfalls des Herzindex und des Sauerstoffverbrauchs deutet darauf hin, daß die Ursache für die Abnahme des O_2-Verbrauchs nicht in einer unzureichenden Herz-Kreislauf-Situation zu suchen ist. Die Einflüsse der Narkotika auf den O_2-Verbrauch erschweren die Interpretation der Hämodynamik anhand der gemischt-venösen O_2-Sättigung. Ein Absinken der SvO_2 unter 70 % muß andererseits auch unter Narkosebedingungen als kritisch angesehen werden. Die größte Differenz zwischen gemischt-venöser und zentral-venöser Sättigung am Meßpunkt vor dem Abklemmen der Aorta mahnen unter Narkosebedingungen zur Vorsicht bezüglich Rückschlüssen von der zentral-venösen Sättigung auf die Herz-Kreislauf-Verhältnisse.

Literatur:
(1) Bryan-Brown, C.W. (1980): Gas Transport and Delivery. Critical Care Medicine, State of the Art I: E 1
(2) Goldman, RH, Braniff, BA, Harrison, DC, Spivack, AP (1971): Early Detection of Heart, Failure by Central Venous Oxygen Saturation Monitoring. Am.J.Card 51:100
(3) Tahvanainen, J., Meretojy, O, Nikki, P. (1982) Can Central Venous Blood Replace Mixed Venous Blood Samples? Crit. Care Med. 10,11:758

V 15.9
Hypoxämie während der Narkose
D.M. Mihic, E. Binkert
Privatklinik Linde, 2503 Biel, Schweiz. Institut für Anaesthesie und Reanimation, Kantonsspital, 6004 Luzern, Schweiz

Da sich nach unserer Erfahrung die als sicher empfohlene Grenze für eine FiO2 von 0.33 nicht immer als adequat erwiesen hat, wollten wir in dieser Studie feststellen, A:Ob diese Grenze im allgemeinen akzeptiert wird, und B:Ob sie eine Normoxämie während der Narkose garantiert.

Methode: Zum Punkt A führten wir eine Umfrage unter 72 Anaesthesisten aus den USA, der BRD und der Schweiz durch. Zum Punkt B untersuchten wir 230 gesunde, narkotisierte und maschinell beatmete Patienten, die sich einem peripheren chirurgischen Eingriff unterzogen hatten. Alle wurden in horizontaler Rückenlage mit der gleichen Narkosetechnik anaesthesiert. Das Atemminutenvolumen wurde mittels FECO2 reguliert: 50% der Patienten waren im 3.5-4.0 und 50% im 4.1-4.5% Bereich. Das I:E Verhältnis betrug immer 1:2. 110 Patienten bekamen 33% (Hauptgruppe I = HG I), und 120 - 40% O2 (Hauptgruppe II = HG II). Alle Altersbereiche zwischen 16 und 80 Jahren waren gleichmässig vertreten. Die Blutentnahme erfolgte, nachdem alle Werte und chirurgischen Verhältnisse mindestens 15 Minuten stabil waren. Bei allen extremen Resultaten wurde die arterielle Blutgasanalyse wiederholt.

Resultate: 79% der Antwortenden verabreichen ihren Patienten unter 60 Jahren 33% und weniger O2. 34% verabreichen gleichviel auch den älteren Patienten. Ausser in zwei Fällen erwarten dabei alle Befragten ein paO2 von mehr als 80 mm Hg, 50% erwartet ein paO2 über 100 mm Hg.

31% der Patienten der HG I und 22% der HG II hatten ein paO2 unter 100 mm Hg,10% resp.3.3% - unter 80 und 2.7% resp.0% - unter 60 mm Hg.Die Häufigkeit der tiefen paO2-Werte (unter 100) in der HG I war abhängig vom steigenden Alter.Die Patienten mit einem paCO2 unter 35 hatten die besseren paO2-Werte als diejenigen mit einem höheren paCO2.Unter den ersten gab es aber auch die hypoxämischen Werte.Die Männer hatten schlechtere paO2-Werte als die Frauen.Diese Tendenz verschwand nach dem 60. Altersjahr.

<u>Diskussion:</u> Unter den besonderen klinischen Umständen die während jeder Narkose und Operation vorkommen können (z.B.die nicht erkannten verminderten Kreislauf- und respiratorischen Reserven,Hypertension,Hypotension,Tachykardie,Blutung usw) gewährleistet ein paO2 von 100 eine grössere O2-Reserve als ein paO2 von 80 oder sogar 60.Demzufolge scheint uns unzulässig ,dass bei einer FiO2 von 0.33,31% der Patienten unter 100 mm Hg paO2 und 10% sogar hypoxämisch sind.Daraus folgt,dass die FiO2 von 0.33 nicht als sicher empfohlen werden kann.Die FiO2 von 0.40 vermindert wesentlich die Häufigkeit der hypoxämischen Werte,ist aber noch nicht eine 100%ige Garantie für eine Normoxämie.Die Häufigkeit eines paO2 unter 80 (in beiden Gruppen zusammen) ist 6.5%. Dies ist praktisch identisch mit der Häufigkeit eines intra- und postoperativen Myokardinfarktes unter den koronarkranken Patienten[1],was ein Hinweis für das Kausalität-Verhältnis zwischen den zwei Phänomenen sein könnte.Die Häufigkeit der "typischen" Narkosenebenwirkungen (wie Schläfrigkeit,Vergesslichkeit,Konzentrationsschwäche usw.) korrelierte fast 4 mal besser mit einem paO2 unter 80 als mit einem über 120 mm Hg.

In dieser Studie wurde festgestellt,dass:
A.Meisten der befragten Anaesthesisten unter den beschriebenen Bedingungen 33% und weniger O2 geben,dies häufig unabhängig vom Alter.
B.Eine FiO2 von 0.33 nicht als sicher empfohlen werden kann,da 10% aller Patienten dabei hypoxämisch sind.Eine FiO2 von 0.40 reduziert die Möglichkeit einer Hypoxämie stark,eliminiert sie aber leider noch nicht.
Es ist möglich,dass die registrierten hypoxämischen Werte in einer Beziehung zur Häufigkeit des intra- und postoperativen Myokardinfarktes und zu den postnarkotischen Nebenwirkungen stehen.

<u>Referenzen:</u>
1.Topkins MJ,Artusio JF (1964) Myocardial infarction and surgerry.Anesth Analg 43:716

V 15.10
Die Bedeutung der endexspiratorischen CO_2-Überwachung für die Narkoseführung bei beatmeten und relaxierten Patienten

H. Unseld
Abteilung für Anaesthesie und Intensivmedizin, Kreiskrankenhaus, D-7710 Donaueschingen, BRD

Die Überwachung der endexspiratorischen CO_2-Konzentration ($eeCO_2$) gestattet eine genaue Beurteilung von Atmung und Kreislauf (3). Der Anästhesist erhält dadurch 1.) Einblick in den aktuellen Ventilationsbedarf seines Patienten und kann 2.) die Perfusion wesentlich besser beurteilen als durch Beobachtung von systolischem Blutdruck und Pulsfrequenz möglich ist.
Nach der bekannten Alveolargleichung (2) in der Form

$$P_{A_{CO_2}} = K \frac{\dot{V}_{CO_2}}{\dot{V}_A}$$

ist der endexspiratorische CO_2-Druck (P_{ACO_2}) direkt proportional der CO_2-Produktion ($\dot{V}_{CO_2}$) und umgekehrt proportional der alveolären Ventilation ($\dot{V}_A$) und damit dem einzustellenden Atemminutenvolumen. Der alveoläre und der arterielle CO_2-Druck entsprechen sich weitgehend, die arterio-alveoläre Differenz des CO_2-Drucks beträgt 1-5 mm Hg und bleibt im Verlauf einer Narkose konstant (5). Die $eeCO_2$ spiegelt somit den arteriellen CO_2-Druck ($PaCO_2$) wieder und läßt sich durch Kontrolle des Atemminutenvolumens auf jeden gewünschten Wert einstellen und jeder aktuellen Schwankung anpassen. Diese Anpassung ist im Narkoseverlauf besonders wichtig, da die Hypokapnie zur Abnahme des Herzzeitvolumens (HZV) im Vergleich zur Normoventilation führt (4). Allein mit Hilfe der $eeCO_2$ kann der Anästhesist eine exzessive Hypnokapnie sofort erkennen und die einhergehende Minderdurchblutung durch Anpassung der Ventilation vermeiden. Er kann somit die endogene Kohlensäure wie ein Medikament einsetzen und benötigt seltener Pharmaka oder kolloidale Volumenersatzmittel, wenn der Blutdruck sinkt. Die direkte Beziehung zwischen P_{ACO_2} und $\dot{V}_{CO_2}$ verbindet die $eeCO_2$ mit der Perfusion, da nach dem Fickschen Prinzip entsprechend der bekannten Beziehung zwischen Sauerstoffaufnahme und Herzzeitvolumen genauso die CO_2-Produktion mit dem Herzzeitvolumen direkt verbunden ist. Es gilt die Beziehung (1)

$$\dot{V}_{CO_2} = HZV (P\bar{v}_{CO_2} - P_{aCO_2})$$

wonach bei konstanten arteriellen und venösen CO_2-Druckwerten das Herzzeitvolumen direkt der CO_2-Abgabe und damit dem alveolären CO_2-Druck parallel geht.
Beim relaxierten und beatmeten Patienten in Narkose kann der Anästhesist relativ einfach eine konstante CO_2-Produktion und eine konstante

Ventilation erreichen. Damit hat er die Voraussetzungen, die jede Änderung der $eeCO_2$ einer Änderung der Durchblutung zuordnen lassen. Dabei lassen sich nicht nur bedrohliche Kreislaufsituationen nach Blutung oder Embolie (3), sondern auch subtilere Schwankungen erkennen. Die Zunahme der Durchblutung bei oberflächlich werdender Narkose macht sich ebenfalls in steigenden $eeCO_2$-Werten bemerkbar, die Abnahme der Durchblutung in abnehmenden $eeCO_2$-Werten bei Vertiefung der Narkose. Diese Zusammenhänge werden exemplarisch am Beispiel einer Hypotonie nach Narkoseeinleitung dargestellt.

Schlußfolgerungen: Die $eeCO_2$ erlaubt eine exakte Beurteilung von aktuellem Ventilationsbedarf und dem Herzzeitvolumen des Patienten in Narkose, zusätzlich kann die endogene Kohlensäure wie ein Medikament eingesetzt werden.

Literaturverzeichnis:
1. Farhi, L.E: Ventilation-perfusion Relationship and its role in Alveolar Gas Exchange. In: Caro C.G. (1966): Advances in Respiratory Physiology. Edward Arnold, London.
2. Nunn I.F. (1969): Applied Respiratory Physiology. Butterworth, London.
3. Smalhout B., Z.Kalenda (1981): An Atlas of Capnography, Vol.1. Kerckebosch-Zeist, The Netherlands.
4. Theye, R.A., Milde, I.H., Michenfelder J.D. (1966): Effect of Hypocapnia on Cardiae Output During Anesthesia. Anesthesiol. 27: 778-782.
5. Whitesell R., Asiddao C., Gollman D., and Jablonski J: Relationship between Arterial an Peak Expired Carbon Dioxide Pressure during Anesthesia and Factors Influencing the Difference. Anesth. Analg. (1981)60: 508-512.

V 15.11
Wirkungen von Narkose und Operation auf die Fluß-Volumenbeziehung der forcierten exspiratorischen Vitalkapazität bei Hysterektomien

A. Rothhammern, H. Baar
Institut für Anaesthesiologie der Universität Würzburg, BRD

Auswirkungen von Operation und Narkose auf die Lungenfunktion sind bekannt. Qualität und Quantität solcher Effekte unterliegen allerdings ebenso der Dikussion wie ihr Nachweis und ihre klinische Wertigkeit. Die vorliegende prospektive, randomisierte Studie sollte die Eignung einer bettseitig durchführbaren Lungenfunktionstestung hierfür prüfen. Außerdem sollten der Einfluß des Operationsweges bei Hysterektomie und evtl.Auswirkungen von N_2O auf die Lungenfunktion untersucht werden.

Methode: Untersucht wurden 40 Patientinnen (ASA 1-2), die sich einer abdominalen oder vaginalen Hysterektomie unterziehen mußten. In zufälliger Reihenfolge erhielten 20 Patientinnen eine N_2O/O_2/Halothan-Anaesthesie (12xabd. und 8xvag. Operation: Gruppe N), 20 eine N_2O_2/Halothan-Anaesthesie (8xabd. und 12xvag. Operation: Gruppe L), FIO_2 jeweils 0,3. Ruhespirometrie und Fluß-Volumenbeziehung der forcierten exspiratorischen Vitalkapazität (FVC) wurden mit einem "Pneumoscreen II" der Firma Jaeger am Tag vor (a) sowie am 1. (b) und am 3. (c) Tag nach der Operation an den im Bett liegenden Patientinnen gemessen. Der intraindividuelle Verlauf der Werte wurde in und zwischen den Gruppen unterteilt nach operativem Vorgehen verglichen, wobei eine mathematische Transformation der Fluß-Volumenkurven (FV) einen Vergleich der Flußwerte an Isovolumenpunkten ermöglichte. Als Sollwerte fanden die Tabellen von Knudson (1) Verwendung.

Ergebnisse: Biometrische Daten und präoperative Lungenfunktion waren in beiden Gruppen gleich, ebenso bestanden präoperativ keine signifikanten Unterschiede zwischen den dann vaginal oder abdominal Hysterektomierten. Alle präoperativen Lungenfunktionsparameter lagen im Normbereich. Der in der Tabelle wiedergegebene Verlauf einiger Parameter des Untersuchungsprogrammes zeigt eine deutliche Beeinträchtigung der Lungenfunktion am 1. postoperativen Tag (b), besonders bei abdominaler Operation. Während nach vaginalem Vorgehen alle Parameter am 3. postoperativen Tag (c) vom Ausgangswert nicht mehr signifikant verschieden sind, bleiben nach Laparotomie signifikante Verminderungen der maximalen exspiratorischen Flüsse nachweisbar. N_2O im Narkosegasgemisch hatte keinen Einfluß auf den Verlauf der geprüften Lungenfunktionsparameter.

Diskussion: Die wenig belastete, leicht durchführbare Untersuchung der FVC liefert durch rechnergestützte Auswertung auch perioperativ sensible Parameter der Lungenfunktion. So ist die Beeinträchtigung der Ventilation nach abdomineller Hysterektomie wohl schmerzbedingt wesentlich stärker ausgeprägt als nach vaginaler Operation, wobei dieser Unterschied auch am 3. postoperativen Tag (c) noch nachweisbar ist. Die geringen Veränderungen im spätexspiratorischen Teil der Fluß-Volumenkurve schließen jedoch bedeutsame Störungen des Gleichgewichts zwischen Retraktion und Atemwegswiderstand aus. N_2O hatte keine nachweisbaren Wirkungen auf die Lungenfunktion.

FVC (%Soll)		VC_{in} (%Soll)		
vag.	abd.	vag.	abd.	
99 ± 16	96 ± 23	93 ± 15	92 ± 20	(a)
**	**	**	**	
90 ± 16 ##	66 ± 19	82 ± 16 ##	58 ± 14	(b)
96 ± 17	83 ± 25	91 ± 15	76 ± 21	(c)

A (L²/sec)		PEF (%Soll)		
vag.	abd.	vag.	abd.	
9,5 ± 3 **	11 ± 4 **	98 ± 18 **	107 ± 29 **	(a)
7,7 ± 2 ##	4 ± 2	80 ± 15 ##	56 ± 19 **	(b)
8,8 ± 3	7 ± 4	93 ± 19 #	77 ± 20	(c)

MEF_{50} (%Soll)		$MMEF_{25/75}$ (L/sec)		
vag.	abd.	vag.	abd.	
59 ± 24	76 ± 21 **	2,6 ± 1	2,9 ± 0,7 **	(a)
54 ± 20	49 ± 16 **	2,5 ± 0,9	2,0 ± 0,6	(b)
63 ± 22	57 ± 20	2,3 ± 0,7	2,2 ± 0,6	(c)

** = $p < 0,001$ (Wilcoxon) gegen a
= $p < 0,001$; # = $p < 0,01$ (T-Test abd. - vag.
VC_{in} = Insp. VC; A = Fläche unter FV-Kurve; PEF = Peak exsp. Flow; MEF_{50} = Max. exsp. Flow bei 50% FVC; $MMEF_{25/75}$ = Middle Max. exsp. Flow zwischen 25 und 75% FVC.

Literatur: 1. Knudson, R.J.; Slatin, R.C., Burrows, B: Am Rev. Resp. Dis. 116: 1039-45, 1977: The maximal flow-volume curve.

V 15.12
Gewährleistet die Messung des Beatmungsvolumens eine Bedarfsadaptierte Ventilation?

J. Goecke, J. Link, D. Wölfel, H. K. Leung
Klinik für Anaesthesiologie und operative Intensivmedizin, Klinikum Steglitz FUB, D-1000 Berlin

Einleitung und Fragestellung:
Die Einstellung des Beatmungsvolumens erfolgt während der Narkose in der Regel mit Volumetern anhand von Nomogrammen oder nach Erfahrungswerten. Ob dieses Vorgehen in jedem Fall zu einer angemessenen Beatmung der Patienten führt, kann bezweifelt werden, da die bekannten Nomogramme (RADFORD (1955)) nur Körpergewicht und Körpergröße oder Körperoberfläche berücksichtigen. Außer von der Körperoberfläche hängt der Ventilationsbedarf aber noch von anderen Parametern wie Körpertemperatur, Geschlecht und Zustand des sympathico-adrenalen Systems ab, um nur einige zu nennen. Außerdem muß der je nach Gerät sehr verschiedene apparative Totraum berücksichtigt werden.
In der vorliegenden Arbeit wird untersucht:
1. Welche arteriellen pCO_2-Werte bei der herkömmlichen Einstellung der Narkosebeatmung resultieren
2. Wie genau die benutzten Volumeter messen
3. Welchen Beitrag die endexpiratorische pCO_2-Messung zu einer besseren Beatmungseinstellung leisten kann.

Methodik:
Zur Bestimmung des $paCO_2$ bei narkotisierten, beatmeten Patienten werden ohne vorherige Ankündigung Blutgasanalysen bei 100 Patienten durchgeführt. Die Analysen werden auf Körpertemperatur korrigiert.
In einer getrennten Untersuchung wird die Genauigkeit von Volumetern mit einer Eichpumpe überprüft.
Darüber hinaus wird in einer weiteren Untersuchung aus mehr als 100 Messungen die Korrelation zwischen arteriellem und endexpiratorischem pCO_2 berechnet.

Ergebnisse:
1. Während Narkosebeatmung haben 40 % der Patienten einen $paCO_2$ von $\leq$ 4 kPa.
2. Die Anzeige der Volumeter weicht bis zu 30% vom Sollwert ab.
3. Die arterio-alveoläre CO_2-Differenz beträgt bei den untersuchten Patienten (Bauch- und Rückenlage) maximal 0,6 kPa.

Schlußfolgerungen:
Bei Beatmung nach Nomogrammen oder Erfahrungswerten kann eine Normoventilation des Patienten nicht sichergestellt werden. Die Ungenauigkeit der Volumeter verschärft das Problem. Dagegen ermöglicht die Messung der expiratorischen CO_2-Spannung eine bedarfsadaptierte Ventilation.

Regionalanaesthesie I

V 16.1
Rückenmarksnahe Anaesthesien und präoperativ einsetzende medikamentöse Thromboembolie-Prophylaxe

B. Allemann, U. F. Gruber
Departemente Chirurgie und Anaesthesie der Universität Basel, Kantonsspital Basel, Schweiz

Anhand einer Thromboembolieprophylaxe-Studie (2), in der die Wirksamkeit von subcutan verabreichtem low-dose Heparin-Dihydergot (DHE) mit derjenigen von Dextran 70 in der elektiven und notfallmässigen Chirurgie des Bewegungsapparates geprüft wurde, haben wir das Risiko einer rückenmarksnahen Regionalanaesthesie hinsichtlich spinalen bzw. epiduralen Hämatomen untersucht.
Methodik: In die Studie eingeschlossen waren 8001 Patienten, davon 1074 aus dem Kantonsspital Basel, die mehr als 16 Jahre alt waren und eine Operationsmindestdauer von 30 Min. aufwie-

sen. Diese Basler Fälle wurden analysiert. Nicht aufgenommen wurden Patienten mit vorbestehender Antikoagulation oder Patienten mit bekannter Allergie gegen Heparin, Dihydroergotamin oder Dextran. Heparin-Dihydergot (5000 IE Natrium-Heparinat und 0.5 mg Dihydroergotamin) wurde subcutan appliziert mit Beginn 2 Std. präop., anschliessend 12-stdl. während mindestens 7 Tagen. Dextran 70 6 % in 0.9 % NaCl-Lösung wurde als Erstdosis zu 500 ml unmittelbar nach Einleitung der Anaesthesie - bei Regionalanaesthesien kurz vorher - verabreicht. Weitere 500 ml wurden gleichentags postop. und am 1. postop. Tag verabreicht. Die Epidural-Anaesthesien wurden mit Tuohy-Nadeln (16- und 17-gauge) durchgeführt. Sofern ein Katheter eingeführt wurde, wurde dieser in der Regel im Aufwachraum entfernt. Für die Spinal-Anaesthesien wurden 22- oder 25-gauge-Nadeln verwendet. Alle Patienten wurden während des Spitalaufenthaltes sorgfältig auf das Auftreten thromboembolischer Komplikationen sowie auf das Vorliegen von Nebenwirkungen kontrolliert. Im weiteren wurden alle Patienten 6 Wochen postop. mittels Fragebogen nachkontrolliert.

Resultate: In der Heparin-Gruppe fanden sich 187 rückenmarksnahe Anaesthesien (34 % des Gesamt-Heparin-Kollektivs), wovon 105 (19 %) epidurale (66 mit Katheter) und 82 (15 %) spinale (alle ohne Katheter). Sowohl während der Hospitalisation wie auch bei der Fragebogenanalyse 6 Wochen postop. fanden sich keine Hinweise für Komplikationen, die auf rückenmarksnahe Hämatome hätten zurückgeführt werden können.

Diskussion: Unter low-dose Heparin oder Heparin-DHE subcutan sind bisher keine rückenmarksnahen Hämatome beschrieben worden. Auch wir fanden bei unsern 187 Patienten keine klinischen Hinweise für das Vorliegen einer derartigen Komplikation. Dasselbe trifft für die Dextran-Gruppe zu. Auch in der Gesamtstudie mit 2259 rückenmarksnahen Anaesthesien wurde über keine diesbezügliche Komplikation berichtet (2). Die Gabe von intravenösem Heparin nach Lumbalpunktion ist im Gegensatz dazu weitaus problematischer. Wüst (3) berichtet über 3200 Patienten, die Heparin i.v. bei liegendem Epiduralkatheter erhielten, ohne dass neurologische Komplikationen auftraten. Andererseits hat Brem (1) bei 167 Lumbalpunktionen mit anschliessender Heparinisierung 8 Patienten mit Zeichen einer Rückenmarkskompression beschrieben, wovon 3 eine Paraplegie entwickelten. Auf Grund unserer Erfahrungen kann man es verantworten - unter Beachtung der Kontraindikationen -, auch bei rückenmarksnaher An-

aesthesie eine Thromboembolie-Prophylaxe mit subcutan verabreichtem Heparin-DHE oder Dextran intravenös durchzuführen.

Literatur:
1. Brem SS, Hafler DA, Van Uitert RL, Ruff RL, Reichert WH (1981) Spinal subarachnoid hematoma: A hazard of lumbar puncture resulting in reversible paraplegia. N. Engl. J. Med. 304:1020
2. Gruber UF, Gorgerat JF, Kraan P, Bucher H, Buhler JC, Giezendanner J, Hänni K, Kägi F, Kläy K, Meyer E, Müller H, Naumann K, Neuenschwander S, Parpan D, Pfyl T, Saxer U, Scholler JM, Schwarz H, Torhorst J (1982) Prevention of fatal postoperative pulmonary embolism by heparin-dihydroergotamine or dextran 70. Br. J. Surg. 69 (Suppl.) S54
3. Wüst HJ (1982) Anticoagulants and regional anesthesia. Proceedings European Society of Regional Anesthesia Meeting, Edinburgh, p. 58

V 16.2
Signifikante Verbesserung der Lungenfunktion nach Lungenresektionen durch thorakale Periduralanalgesie

F.-W. Sydow, K. Hennek
Zentrale Anaesthesieabteilung der Städt. Krankenanstalten Hannover, BRD

In einer prospektiven Studie wurden bei 60 Patienten postoperativ die Vital-Kapazität (VK) und das forcierte-exspiratorische-1-sec-Volumen (FEV_1) gemessen.
30 Patienten erhielten intraoperativ eine Neuroleptanalgesie (NLA) und postoperativ systemische Analgetika.
Die anderen 30 Patienten erhielten praeoperativ einen thorakalen Peridural-Katheter, intraoperativ eine Lachgas-Sauerstoff-Narkose mit Periduralanästhesie und postoperativ für 3 Tage eine Periduralanalgesie mit Bupivacain 0,25 %. Das Bupivacain wurde kontinuierlich mit 5 - 7ml pro Stunde über den Periduralkatheter appliziert.

Die Patienten wurden direkt postoperativ extubiert und auf die Intensivstation verlegt. Beide Gruppen waren hinsichtlich Alter, Geschlecht, praeoperativer Lungenfunktion und Art des Eingriffs vergleichbar.
Die postoperativen Messungen der VK und der FEV_1 wurden 1 h, 6 h, 24 h, 48 h, 96 h und 1 Woche postoperativ durchgeführt. Gleichzeitig wurden Blutgasanalysen vorgenommen. Die VK und die FEV_1 waren im Untersuchungszeitraum in der PDA-Gruppe signifikant höher als in der NLA-Gruppe. Die beiden Gruppen differierten sowohl in der VK als auch in der FEV_1 um 5 - 7 % bezogen auf die praeoperativen VK- und FEV_1-Werte.

Die Blutgasanalysen zeigten keine großen Unterschiede in beiden Gruppen.
In der PDA-Gruppe war lediglich eine schnellere Rückkehr zur Normoventilation zu verzeichnen.
Die Patienten der PDA-Gruppe zeigten weniger postoperative Verwirrtheitszustände als die Patienten der NLA-Gruppe. Sie konnten früher an der Atemgymnastik teilnehmen und mobilisiert werden.
In zahlreichen Untersuchungen bei abdominalchirurgischen Eingriffen wurde schon nachgewiesen, daß eine postoperative Periduralanalgesie die Lungenfunktion gegenüber systemischer Analgetikagabe verbessert.
In unserer Untersuchung konnte der Nachweis auch für lungenchirurgische Eingriffe erbracht werden.

V 16.3
Unterschiede der Auswirkungen lumbaler und thorakaler Periduralanaesthesie in Kombination mit Vollnarkose auf hämodynamische Parameter

P. Lehmkuhl, F. Zevounou

Zentrum für Anaesthesiologie der Medizinischen Hochschule Hannover, Abteilung IV, Krankenhaus Oststadt, Podbielskistraße 380, 3000 Hannover 51, BRD

Einleitung und Fragestellung:
Die Kombination einer Peridural- und Allgemeinanästhesie wird in neuerer Zeit zunehmend praktiziert. Insbesondere bei Anwendung der lumbalen PDA kann es dabei zu einer erheblichen Beeinträchtigung der Hämodynamik durch die Sympathikolyse der gesamten unteren Körperhälfte kommen. Die Unterschiede zwischen lumbaler und thorakaler PDA im Rahmen einer Barbiturat-Basisnarkose wurden untersucht.

Methodik:
Bei ausgedehnten Oberbaucheingriffen wurde im direkt postoperativen Zeitraum der Nachbeatmung in 25 Fällen eine lumbale Periduralanästhesie mit 15 ml 0,375 % Bupivacain und in 10 Fällen eine thorakale Periduralanästhesie mit 5-8 ml 0,375 % Bupivacain zur Schmerztherapie durchgeführt. Dabei wurde der Pulmonalis-(PAP), pulmonacapilläre (PWP), der zentralvenöse (ZDV) und arterielle Druck sowie das Herzzeitvolumen (HMV) bestimmt. Als Basisallgemeinnarkose wurden Barbiturate und Opiate verwandt.

Ergebnisse:
In der Patientengruppe mit lumbaler PDA zeigten sich ein nur geringfügiger Abfall des PAP und Anstieg des PWP, während das HMV deutlich anstieg. Bei der thorakalen PDA-Gruppe war ebenfalls eine Erhöhung des PWP und des HMV zu beobachten. In beiden Gruppen sank der arterielle Blutdruck in 50 % der Fälle ab. Nach diesen Ergebnissen läßt sich die Beeinträchtigung der Kreislaufsituation nicht auf eine relative Hypovolämie durch Sympathicolyse eines größeren Gefäßgebietes zurückführen. Andere Mechanismen werden diskutiert.

V 16.4
Die Häufigkeit von Anastomoseninsuffizienzen nach Dickdarmresektionen unter kombinierter Peridural-Allgemein-Anaesthesie

V. W. A. Pickerodt, H. J. Geiger

Anaesthesie-Abteilung, Ev. Waldkrankenhaus-Spandau, D-1000 Berlin

Neben dem primären Effekt einer wirkungsvollen intra- und postoperativen Analgesie werden für die Periduralanaesthesie (PDA) während und nach intraabdominellen resezierenden Eingriffen weitere vorteilhafte Wirkungen beschrieben: die mit der PDA verbundene Sympathicolyse führt zu einer erhöhten Durchblutung des Intestinums (1) sowie zu einem Anstieg des Tonus und der Motilität von Magen und Darm. Eine Verminderung des Blutverlustes sowie der Inzidenz von Thrombosen der tiefen Venen, eine Verbesserung der Lungenfunktion und eine verminderte Stressantwort auf die chirurgische Stimulation sollen die postoperative Komplikationsrate senken können.
Wir beschreiben das von uns verwendete Verfahren einer kombinierten Peridural-Allgemein-Anaesthesie bei 60 konsekutiven Patienten, die sich einer Dickdarmresektion unterziehen mußten. Die Patienten wurden mit einer dünndarmresorbierbaren Kost vorbereitet, sofern es sich um elektive Eingriffe handelte, und erhielten eine perioperative Antibioticaprophylaxe. Bei allen Patienten wurde vor Narkoseeinleitung ein Periduralkatheter im thoracolumbalen Übergangsbereich angelegt. Nach der Injektion von 0,5 - 0,75 % Bupivacain wurde die Ausbreitung der Periduralanaesthesie festgestellt und die Patienten in Narkose nasal intubiert. Als Narkoseverfahren wurde, wenn keine Kontraindikation bestand, eine Diazepam-Fentanyl-Lachgas-Sauerstoff-Anaesthesie gewählt. Als Muskelrelaxans verwendeten wir Pancuronium. Alle Patienten wurden normoventiliert, um eine Beeinträchtigung der intestinalen Durchblutung durch Hypocapnie zu vermeiden.
Nach Beendigung der Operation wurde die Wirkung des Pancuroniums nicht antagonisiert, da ein negativer Einfluß von Cholinesterasehemmern auf die Integrität der Anastomosen beschrieben ist (2). Auf der operativen Intensivstation wurden die Patienten nachbeatmet. Die postoperative Analgesie und Sympathicolyse wurde mit Bupivacain (0,25 - 0,5 %) in regelmäßigen Intervallen (2-3 stündlich) durchgeführt.

Außerdem erhielten die Patienten Pindolol und Hydergin zur medikamentösen Sympathicolyse. Wir beließen den PDA-Katheter bis die Patienten abgeführt hatten und keine Analgesie mehr benötigten. Parasympathicomimetica wurden in keinem Fall gegeben. Die parenterale Ernährung bestand aus 30 kcal/kg Glucose sowie Aminosäuren und in einigen Fällen Fettemulsionen.

Bei Anwendung des beschriebenen Verfahrens haben wir in keinem Fall klinische Zeichen einer Anastomoseninsuffizienz beobachtet; eine routinemäßige Röntgenkontrastdarstellung der Anastomosen, die eventuelle, klinisch stumme Insuffizienzen hätte zeigen können, wurde nicht durchgeführt.

Die hier vorgelegten Ergebnisse unterscheiden sich von Literaturangaben, in denen Anastomoseninsuffizienzraten nach Dickdarmresektionen von bis zu 69 % genannt werden (3).

(1) Aitkenhead AR, Gilmour DG, Hothersall AP, Ledingham IMcA (1980) Effects of subarachnoid spinal nerve block and arterial PCO_2 on colon blood flow in the dog. Br.J.Anaesth. 52:1071

(2) Bell CMA, Lewis CB (1968) Effect of neostigmine on integrity of ileorectal anastomoses. Brit.med.J. 3:587

(3) Golgher JC, Graham NG, DeDombal FT (1970) Anastomotic dehiscence after anterior resection of rectum and sigmoid. Br.J.Surg. 57:109

V 16.5
Die Wirkung einer Sympathikusblockade durch thorakle Periduralanaesthesie auf den Postaggressionsstoffwechsel im experimentellen Endotoxinschock

U. Börner, W. Reinhardt, G. Richardt, Th. Dautzenberg, G. Weber
Abteilung für Anaesthesiologie und operative Intensivmedizin am Klinikum der Justus Liebig-Universität, Klinikstr. 29, D-6300 Gießen, BRD

Die zufällige Beobachtung, daß nach Wirbelfrakturen querschnittgelähmte Kaninchen einen experimentellen Endotoxinschock wesentlich besser überlebten, war Anlaß für eine systematische Untersuchung dieses Phänomens. G. Metz (1) wies 1979 auf die Zusammenhänge zwischen sympathischer Aktivität und Schockfolge hin; es lag also nahe, eine Sympathikusblockade mit dadurch fehlender Gefäßinnervation und supprimierter Katecholaminfreisetzung für unsere Beobachtung verantwortlich zu machen.

Als Modell für die verschiedenen Untersuchungen dienten ca. 2,5 kg schwere Kaninchen, bei denen in Pentobarbitalnarkose ein zentraler Zugang und ein Epiduralkatheter mit der Spitze bei D9/D10 in üblicher Technik angelegt wurden. 24 Stunden später wurde durch Injektion von 50 µg/kg KG Endotoxin aus E. coli (ETU 116, Prof. Urbaschek, Mannheim) ein Endotoxinschock ausgelöst. Die Periduralanaesthesie wurde durchgeführt mit diskontinuierlichen Gaben von Bupivacain 0,5 % und zwar in der Weise, daß eine sensomotorische Blokkade ab D4 abwärts bestand und somit der thorakale Grenzstrang einschließlich der Innervation der Nebennieren sicher ausgeschaltet war. Vergleichstiere ('Endotoxinschock ohne Therapie') erhielten über den Periduralkatheter NaCl 0,9 % in der der Bupivacain-Dosis entsprechenden Menge. Zum Vergleich wurden auch Tiere untersucht, die lediglich eine Periduralanaesthesie ohne Schock erhielten sowie Tiere, die ohne jede Maßnahme blieben. Jede Versuchsgruppe war mit mindestens 10 Tieren besetzt. Innerhalb der ersten 6 Stunden erhielten alle Tiere eine Flüssigkeitszufuhr von 6 ml/h; wurde der Versuch über 24 Stunden fortgesetzt, wurden anschließend 2 ml/h infundiert. Zur Überprüfung der Stoffwechselveränderungen wurden unterschiedliche Infusionslösungen verwendet. Eine Versuchsreihe wurde mit Dextran/NaCl durchgeführt, eine zweite mit 0,2 g Glucose pro kg KG und Stunde, eine dritte mit 0,4 g Glucose pro kg KG und Stunde und in einer vierten Reihe führten wir nach der ersten Stunde eine intravenöse Glucosebelastung nach Conard durch. Folgende Parameter wurden in ihrem Verlauf untersucht: Blutgase, Säuren-Basen-Haushalt, Glucose, Insulin, Corticosteron, Lactat und freies Glycerin.

Ergebnisse:
- Tiere ohne Therapie (ohne Periduralanaesthesie) zeigen im Schock die für den Postaggressionsstoffwechsel typischen Veränderungen.
- Tiere mit Therapie, jedoch ohne Glucosezufuhr sterben an den Folgen einer Hypoglycämie, jedoch offenbar nicht am Schock.
- Tiere mit Therapie und einer Glucosezufuhr von 0,2 g/kg KG und Stunde haben auch im Schock einen weitgehend ungestörten Glucoseumsatz; da hier im Vergleich zur unbehandelten Gruppe ein sonst zu findender Lactatanstieg weitgehend ausbleibt, scheint die Glucoseutilisation aerob zu erfolgen.
- Tiere mit Therapie und einer Glucosezufuhr von 0,4 g/kg KG und Stunde reagieren mit einer geringen Hyperglycämie, die jedoch weit hinter der Hyperglycämie der unbehandelten Tiere zurückbleibt und im wesentlichen ohne Lactatacidose verläuft.
- Beim Conard-Test zeigt sich, daß Tiere mit Periduralanaesthesie auch im Schock eine ungestörte Glucoseassimilation besitzen, obwohl die Insulinspiegel der behandelten Tiere deutlich unter denen der nicht behandelten liegen.

Diskussion.
Wir konnten am Modell des Endotoxinschocks beim Kaninchen zeigen, daß eine funktionelle Sympathikusblockade durch thorakale Periduralanaesthesie geeignet ist, die Gesetzmäßigkeiten des sog. Postaggressionsstoffwechsels zu durchbrechen und eine weitgehend aerobe Verstoffwechselung von zugeführten Kohlenhydraten zu ermöglichen.

Literatur.
1. Metz G (1979) Sympathico-adrenerge Stimulation und Lungenveränderungen. Anaesthesiologie und Intensivmedizin 119, Springer-Verlag

V 16.6
Die Nebennierenfunktion nach Cholezystektomie. Vergleichende Untersuchung zwischen NLA und kontinuierlicher Katheter-PDA

W. Seeling, M. Butters, H.-L. Fehm, R. Mayer, M. Nabjinsky
Klinikum der Universität Ulm, Zentrum für Anaesthesiologie, Abteilung Chirurgie I, Abteilung für Innere Medizin I, D-7900 Ulm, Steinhövelstraße 9, BRD

Zweck der Studie: Es ist bekannt, daß eine kontinuierliche Periduralanästhesie den Kortisolanstieg nach einem operativen Eingriff im kleinen Becken unterdrücken kann. Wird der gleiche Eingriff in Inhalationsanästhesie durchgeführt, steigt das Plasmakortisol im Verlauf des Operationstages auf das 3-5fache des Ausgangswertes an. Auch die streßbedingte Hyperglykämie wird unter einer kontinuierlichen PDA nicht beobachtet (2).
Während und nach Oberbaucheingriffen scheinen Kortisolantwort und Hyperglykämie durch eine kontinuierliche PDA allein nicht in demselben Maße unterdrückbar zu sein (1).
In der vorliegenden Studie sollten Nebennierenrinden-Funktion und Blutzucker nach Cholezystektomie (als einem Prototyp einfacher Oberbaucheingriffe) über 4 Tage untersucht werden.

Fragestellung: 1. Lassen sich perioperativer Kortisolanstieg und Hyperglykämie auch bei Oberbaucheingriffen durch eine kontinuierliche hochsitzende Periduralanästhesie unterdrücken? 2. In welchem Zeitraum normalisiert sich der Stoffwechsel nach einem solchen Eingriff wieder (Normoglykämie, annähernd normaler Kortisol-Tagesrhythmus). 3. Hat eine kontinuierliche Periduralanästhesie einen Einfluß auf den Dexamethasontest?

Patienten, Material und Methodik: 14 Patienten (11 Frauen, 3 Männer), die sich einer Cholezystektomie unterziehen mußten, wurden nach zufälliger Zuteilung entweder in einer NLA oder einer kontinuierlichen PDA operiert. Der Operationszeitpunkt lag im Verlauf des späteren Vormittags.
NLA (n=6): Prämedikation mit 10-15 mg Valium i.m., Einleitung mit DHB, Fentanyl (0,01 mg/kg KG), Thiopental 50-150 mg, Succinylbischolin (0,15 mg/kg KG). Narkoseunterhalt mit Fentanyl, Lachgas/Sauerstoff und Alloferin^R. Postoperative Analgesie mit 15 mg Piritramid i.m.
K-PDA (n=8): Gründliche Aufklärung über das Verfahren. Prämedikation wie oben. Einstichstelle $Th_{6/7}-Th_{8/9}$. 10-15 ml 0,5%iges Bupivacain als Bolus nach vorhergehender Probeinjektion. Ausbreitung Th_4-Th_{12}. Schlafinduktion mit 15 mg Midazolam. Relaxierung, Intubation und Beatmung wie NLA-Gruppe (geringere Relaxansdosierung). Postoperative Analgesie: Kontinuierliche Infusion von 0,25-0,3 ml/kgKG·h 0,125%iges Bupivacain über den PDA-Katheter.
Blutabnahmen: Am OP-Tag und am 3. p.o.Tag, 8, 12, 16, 20, 24 Uhr, am 1. und 2. p.o.Tag jeweils um 8 Uhr, am 3. p.o. Tag um 24 Uhr 2 mg Dexamethason, am 4. p.o. Tag Blutabnahmen und 8, 12 und 16 Uhr.
Untersucht wurden Blutzucker (Glukose-Analyzer), Kortisol (kompetitive Proteinbindungsanalyse nach MURPHY), ACTH (Radioimmuno-Assay mit Antiseren gegen die Sequenz ACTH 1-24). Die ACTH-Werte liegen bei Abfassung des Abstracts noch nicht vor.
Statistik: Angabe der Einzelwerte mit Medianen, Vergleiche innerhalb einer Gruppe mit dem DUNNETT'schen t-Test, Vergleiche zwischen den Gruppen mit dem WILCOXON-Test für unabhängige Stichproben.
Zusammenfassung der Resultate: In der NLA-Gruppe steigt das Plasmakortisol am OP-Tag von 11 mg/dl (Median) auf 20,5 mg/dl (20 Uhr) (2 p<0,01) an. Danach kontinuierlicher Abfall bis 8 Uhr.
PDA-Gruppe: Von 8-16 Uhr leichter, nicht signifikanter Konzentrationsanstieg. Um 16 Uhr sind die Konzentrationen beider Gruppen identisch. Kein signifikanter Unterschied zu den Ausgangswerten in der PDA-Gruppe.
Am 2. und 3. postoperativen Tag läßt sich in beiden Gruppen ein Kortisoltagesrhythmus erkennen. Unter Dexamethason erfolgt am 3./4. postoperativen Tag eine deutliche Kortisolsuppression in beiden Gruppen.
Blutzucker: In der Periduralgruppe bleibt der Blutzucker am OP-Tag und im Verlauf der gesamten Untersuchungsperiode auf dem gleichen Niveau (Mediane zwischen 80 und 100 mg/dl). In der NLA-Gruppe ist am OP-Tag vorübergehend ein deutlicher Anstieg zu verzeichnen (Unterschied zwischen den Gruppen 2 p = 0,05). Vom Morgen des 1. postoperativen Tages bis zum Ende der Untersuchungsperiode kein Unterschied zwischen den Gruppen.
Diskussion und Schlußfolgerung: Im Gegensatz zu bisherigen Untersuchungen ist der Kortisolanstieg nach Oberbaucheingriffen unter und nach einer Allgemeinanästhesie zwar vorhanden, aber klinisch nicht relevant. Er erreicht das in der Literatur beschriebene Ausmaß in keinem Fall. Daher ist auch der Unterschied zu einer kontinuierlichen Katheter-PDA unbedeutend. Die Unterdrückung der Streßantwort am OP-Tag läßt sich am Blutzucker viel besser erkennen. Am 3. postoperativen Tag ist ein fast normales Kortisoltagesprofil zu beobachten. Das zeigt, wie auch die niedrigen Blutzuckerwerte in beiden Gruppen, daß die Aggressionsphase völlig überwunden ist. Der Ausfall des Dexamethason-Tests am 3./4. postoperativen Tag zeigt, daß eine normale Regulationsfähigkeit des Hypophysen-Nebennierenrindensystems vorliegt.

Literatur:
1. Bromage P-R, Shibata H-R, Willoughby H-W (1971) Influence of prolonged epidural blockade on blood sugar and cortisol responses to operations upon the upper part of the abdomen and the thorax. Surg.,Gynecol.Obstet 132: 1051
2. Engquist A, Brandt M-R, Fernandes A, Kehlet H (1977) The blocking effect of epidural analgesia on the adrenocortical and hyperglycemic responses to surgery. Acta anaesth, scand. 21: 330

V 16.7
Midazolaminfusion als gut kontrollierbares Sedativum bei der Regionalanaesthesie

H. Ponhold, C. Matzer

Institut für Anaesthesiologie der Universität Graz, Österreich

Problemstellung: Neue chirurgische Methoden, wie die zementlose totale Endoprothese der Hüfte, führen durch das dabei notwendige kräftige Einhämmern des Femurschaftes zu starken Erschütterungen des gesamten Körpers des Patienten und verursachen großen Lärm. Bei Verwendung einer Regionalanästhesie ist eine sehr tiefe Sedierung notwendig. Manche Sedativa führen dabei zu einer starken Atemdepression (2). Midazolam weist eine kurze Halbwertszeit auf (1). Ziel der Studie ist es, festzustellen, ob infolge der kurzen Halbwertszeit des Präparates eine Dosierung mittels Infusion möglich ist, die eine tiefe Sedierung ohne Atemdepression gestattet.

Patienten und Methodik: 10 Patienten im Alter von 24 - 79 Jahren mit einem Gewicht von 55 - 82 kg und einer ASA-Klassifizierung 1-4 waren für orthopädische Operationen vorgesehen. Sie erhielten als Prämedikation Pethidine 1 mg/kg KG i.m. ca. 45 Minuten bevor sie in den Operationssaal gebracht wurden. Vor dem Setzen eines Epiduralkatheters erhielten die Patienten 2,5 mg Midazolam i.v. Nach Wirkungseintritt der Epiduralblockade wurde eine Infusion von 12 - 30 mg Midazolam/250 ml 5 % Laevulose gestartet und so dosiert, daß die Patienten mit geschlossenen Augen schliefen. Vor Beginn der Operation erhielten sie eine O_2-Maske. Arterielle Blutgase wurden vor der ersten Midazolamgabe, 5 Minuten nach derselben, 1/2 Stunde und 1 1/2 Stunden später abgenommen. Die Midazolaminfusion wurde mit Beendigung der Hautnaht abgeschaltet. Nach dem Anlegen des Verbandes wurden die Patienten durch Anreden aufgeweckt und nach ihrem subjektiven Wohlbefinden befragt.

Ergebnisse: Alle Patienten schliefen während der Operation. Es war jedoch möglich, sie durch Ansprechen aufzuwecken. Die Gesamtmenge des verwendeten Midazolam war im Mittel 21,4 mg (8-47 mg). Die Dauer der Sedierung war zwischen 100 und 170 Minuten. Das pCO_2 stieg bei keinem Patienten signifikant an. Eine Hypoxie war nicht festzustellen. Das subjektive Wohlbefinden am Ende der Operation wurde von 8 Patienten mit "angenehm" und von 2 Patienten mit "zufriedenstellend" klassifiziert.

Schlußfolgerung: Eine Midazolaminfusion kann zur Sedierung mit Schlaftiefe ohne wesentliche Atemdepression eingesetzt werden.

Literatur:
1. Amrein, R , Cano, J P , Eckert, M , Coassolo, P (1981) Pharmakokinetika von Midazolam nach intravenöser Verabreichung. Arzneim.Forsch. 31 (II) 2202-2205
2. Fuchs, H -J , Herden, N -N , Welter J (1981) Intravenöse Applikation von Flunitrazepam unter Spontanatmung. Hämodynamische und blutgasanalytische Untersuchungen. ZAK 1981 S 360

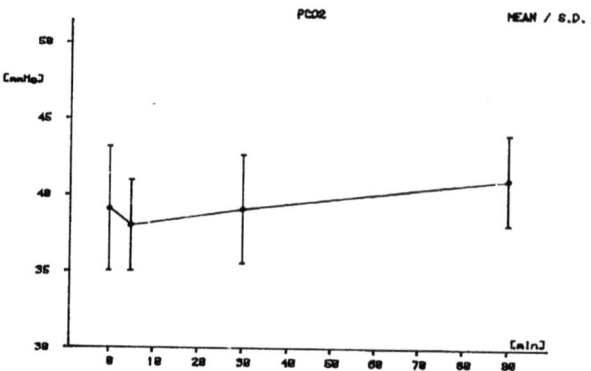

V 16.8
Beeinträchtigung der Hustenfähigkeit nach großen Oberbauch- und Thoraxeingriffen

J. Seibt, H.-D. Kamp, H. Tiefel

Institut für Anaesthesiologie der Universität Erlangen-Nürnberg, Maximilianplatz 1, D-8520 Erlangen, BRD

Problemstellung

Der Hustenmechanismus dient im Zusammenwirken mit dem Surfactant der Alveolen und einem intakten Ciliarapparat der tracheobronchialen Clearance. Gerade im postoperativen Verlauf, v.a. nach großen Oberbauch- oder gar kombinierten Oberbauch-Thorax-Eingriffen, ist die Effektivität des Hustens in bedeutendem Maße zusätzlich abhängig von atemmechanischen Faktoren, die nahezu insgesamt - vor allem bei bereits präexistenten bronchopulmonalen Funktionsstörungen - eine deutliche Einschränkung erfahren.
Aufgezeigt sollen werden: Das Ausmaß der Einschränkung der Hustenfähigkeit im Vergleich prä- zu postoperativ, Möglichkeiten und deren Effizienz zur Verbesserung des Hustenmechanismus.

Meßmethodik

Als Parameter für die Effizienz des Hustens bietet sich die Ausatemstromstärke $\dot{V}$, insbesondere die maximale Ausatemstromstärke (PEFR = Peak Exspiratory-Flow-Rate) während der Extrusionsphase an. Registriert und dokumentiert wurden die einzelnen Untersuchungen zum einen in unserer Abteilung für Atemtherapie mit Hilfe des Lungenfunktionscomputers CPI 5000 IV der Firma Gould, zum anderen auf der Intensivstation mit dem mobilen Lungenfunktionsmeßplatz Pneumotest Junior OM/OF 1 der Firma Jaeger.

Ergebnisse und Diskussion

Studie 1:

Untersucht wurde an 40 chirurgischen Patienten, die sich Oberbauch- und Thoraxeingriffen unterziehen mußten, die prä- und postoperativen PEFR beim Hustenversuch, u.a. auch nach Gabe von Opiaten über einen präoperativ gelegten Periduralkatheter. Wie Abb. 1 zeigt, besteht postoperativ eine erhebliche Einschränkung der Hustenfähigkeit. Die Peak-Flow-Raten sind auf mehr als die Hälfte ihres Ausgangswertes eingeschränkt. Wie zu erwarten, verbessert die Gabe eines Analgetikums über einen Periduralkatheter in den meisten Fällen das Hustenvermögen. In keinem Fall wurden jedoch auch nur annähernd die Ausgangswerte erreicht.

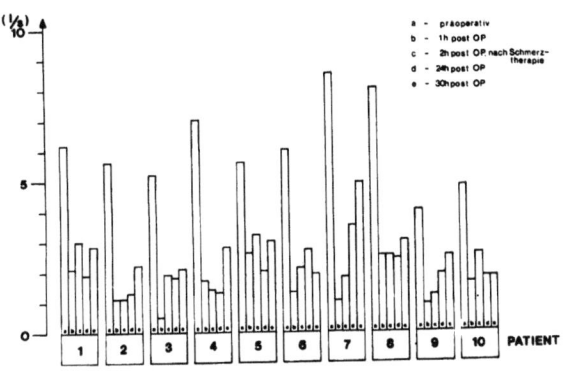

Peak-expiratory-flow-rates des Hustens beim chirurgischen Patienten mit großen Oberbaucheingriffen

Studie 2:

Wir haben weiterhin untersucht, welchen Einfluß verschiedene Körperpositionen auf die Effizienz des Hustens haben. Gesunde Probanden und Patienten nach großen abdominellen Eingriffen husteten in den Positionen: flachliegend, Oberkörper 45° hochgelagert sowie am Bettrand sitzend, Hände seitlich und die Füße auf einen Schemel aufgestützt.

Beim Gesunden zeigten sich keine signifikanten Unterschiede zwischen den einzelnen Körperhaltungen, innerhalb der Signifikanzgrenzen allerdings wurde flachliegend schlechter gehustet. Postoperativ dagegen fand sich eine Erhöhung der Peak-Flow-Raten bei angehobenem Oberkörper, noch deutlicher in der sitzenden Position.

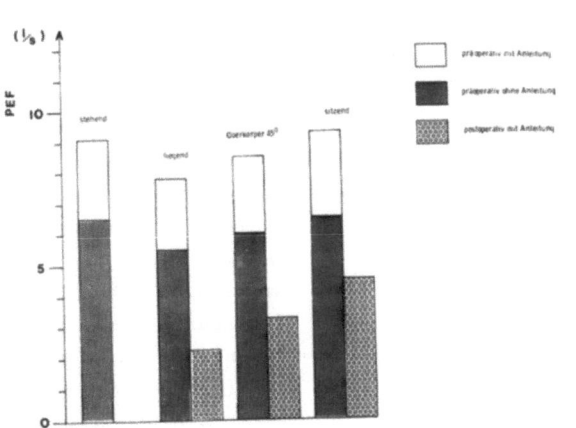

V 16.9
Etilefrinhydrochlorid (Effortil®) mobilisiert Blut zugunsten der Herzfüllung aus dem Splanchnikusgebiet, Dihydroergotamin aus der Skelettmuskulatur

J. O. Arndt, A. Höck, K. Inoue

Abteilung für Experimentelle Anaesthesiologie, Universität Düsseldorf, Universitätsstr. 1, D-4000 Düsseldorf, BRD

Mit Blockade des nervalen Gefäßtonus können bei Spinal- und Periduralanaesthesien durch Umverteilung von Blut auf Kosten der Herzfüllung Kreislaufkollapse entstehen. Pharmaka, die wie Etilefrin (E, Effortil^R) und Dihydroergotamin (DHE) venokonstriktorisch wirken, empfehlen sich für Prophylaxe und Therapie solcher Nebenwirkungen. Bei gleichzeitiger Anwendung beider Pharmaka addieren sich ihre Einzelwirkungen auf den zentralen Venendruck (ZVD), wobei offenblieb, ob erstens dabei eine Blutvolumenumverteilung zugunsten der Herzfüllung im Spiele ist und zweitens aus welchen Gefäßgebieten das Blut insbesondere durch E mobilisiert wird (3).

METHODE

Deshalb wurde die Verteilung radioaktiv markierter Erythrocyten (^{99m}Tc) unter E (5 µg/kg/min) und DHE (7.5 µg/kg) sequenzszintigraphisch verfolgt (2). Die Aktivität wurde zusammen mit ZVD, arteriellem Druck und Herzfrequenz fortlaufend registriert, in einem Rechner gespeichert und die Impulsrate für verschiedene Gefäßbezirke (Skelettmuskulatur, Splanchnikus-Gebiet sowie Thorax) bestimmt.

ERGEBNISSE

Abb. 1
Mittelwerte ($\pm$ SE) von 6 gesunden Männern, Rückenlage, Raumtemperatur 24°C, Körpergewicht 67-82 kg, Alter 23-43, Meßwerte normiert auf die Meßperiode vor der ersten Infusion von E. E wurde 18 min infundiert, DHE in 5 min injiziert.

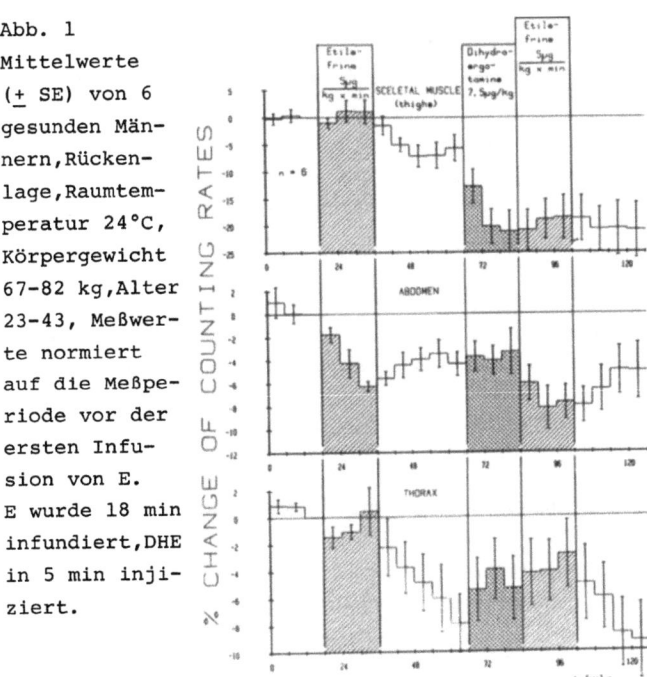

E mobilisiert Blut zugunsten der intrathorakalen Füllung aus dem Splanchnikus-Gebiet, DHE dagegen aus der Skelettmuskulatur. Nach Abbildung 1 nimmt die Zählrate im Splanchnikus-Gebiet unter Einfluß von E jeweils stark ab, aber im Thorax bei unveränderten Verhältnissen in der Skelettmuskulatur zu.

Demgegenüber bewirkt DHE ohne Effekt im Splanchnikus-Gebiet eine starke Abnahme der Aktivität in der Skelettmuskulatur und im Vergleich zu E eine besonders starke Aktivitätszunahme im Thorax. Bei praktisch unveränderter Herzfrequenz und arteriellem Blutdruck erhöht sich der zentrale Venendruck bei E um 3, bei DHE um 5 und bei DHE plus E um insgesamt 8 cm H_2O.

DISKUSSION UND SCHLUSSFOLGERUNGEN

Beide Pharmaka bewirken eine Zunahme der intrathorakalen Füllung und des ZVD. Da DHE mindestens eine Stunde wirkt und die Aktivität im Thorax unter der wiederholten Infusion von E über den DHE-Effekt hinaus ansteigt, ist der starke Druckanstieg um insgesamt 8 cm H_2O Folge einer Addition der Blutmobilisierenden Effekte beider Pharmaka. Zur Erzielung eines derartigen Druckanstiegs wäre eine Transfusion von 1 l Blut nötig (1). Unter Berücksichtigung der Compliance-Verhältnisse zwischen intra- und extrathorakalen Gefäßbezirken und der relativen Druckänderungen mobilisiert E rund 200 ml Blut zugunsten der intrathorakalen Füllung aus dem Splanchnikus-Gebiet und DHE 350 ml aus der Skelettmuskulatur (3). DHE und E haben also einen unterschiedlichen Wirkort, sie ergänzen sich deshalb in ihren Blut-mobilisierenden Wirkungen und sie bieten bei kombinierter Anwendung eine therapeutische Alternative zur Normalisierung und Stabilisierung der bei Spinal- und Periduralanaesthesien durch den Wegfall des Gefäßtonus gefährdeten Herzfüllung.

1. Gauer, OH, Henry JP, Sieker HO, Edelberg R (1956) Changes in central venous pressure after moderate hemorrhage and transfusion in man. Circ. Res. 4:79
2. Höck A, Höck A, Vyska K, Freundlieb C, Feinendegen LE (1977) A new radiographic method for continuously measuring changes of cardiac volume under exercise. Nuklearmedizin (Stand und Zukunft), Schattauer, Stuttgart New York
3. Inoue H, Inoue K, Arndt JO (1980) Die Interaktion von Dihydroergotamin und Etilefrinhydrochlorid an den Kapazitätsgefäßen der Wade des Menschen. Z. Kard. 69:280

V 16.10
Das Verhalten von labilen Proteinen und Stickstoffbilanz nach verschiedenen Narkoseverfahren

K. Reinhart, U. Föhring, M. Schäfer, U. Frucht

Klinik f. Anaesthesiologie u. operative Intensivmedizin, FU Berlin, D-1000 Berlin

Einführung
Nach chirugischen Eingriffen ist in Abhängigkeit vom Umfang und Dauer der operativen Traumata die Zeitspanne der adrenocorticoiden Phase bestimmt. Diese Phase ist gekennzeichnet durch ein kataboles Stoffwechselgeschehen, welches insbesondere nach Verbrauch der Kurzzeitenergiespeicher neben den Fettspeichern, Strukturproteine, Enzyme und Plasmaproteine zur Energie und Substratdeckung heranzieht. Bei Pat. mit reduziertem Ernährungs- und Allgemeinzustand besteht eine höhere postoperative Komplikationsrate infolge der auftretenden Katabolie(1). Brandt et al(2) zeigten eine deutlich günstigere Stickstoffbilanz als Ausdruck der geminderten Katabolie bei Patientinen nach Hysterektomie mit intraoperativer Periduralanalgesie.

Patienten und Methode
Ziel unserer Untersuchung war es, anhand von Plasmaproteinen mit kurzer HWZ und Stickstoffbilanz das Ausmaß der pOp Katabolie, nach aorto-(bi)femoralen Bypass in Abhängigkeit von Narkoseverfahren zu zeigen. Verglichen wurden 10 Pat. mit hoher PDA(sens.Niveau Th5-Th3) und gleichzeitiger Intubation mit 7 Pat. nach Halothannarkose und 8 Pat. mit NLA, die wegen chron. art. Verschlusskrankheit oder infrarenalen Aortenaneurysma operiert wurden. Die pOp-Analgesie für die Patienten in der PDA-Gruppe erfolgte nach Bedarf über den PDA-Katheter mit Bupivacain 0.25%. Die Pat. der beiden anderen Gruppen erhielten Analgetika nach Bedarf. Alle Pat. hatten einen komplikationslosen intra- und pOp-Verlauf. Bis zum 6.pOp-Tag wurden Transferrin, Präalbumin, Cholinesterase und N-Bilanz bestimmt. Im Rahmen der pOp Ernährung wurde allen Pat. mindestens 25kcal/kg und 1g AS/kg die parenteral zugeführt. Ab dem 2.pOp-Tag war in allen Gruppen das Kalorien-Stickstoffverhältnis >150kcal/gN. Mit Beginn des 3.pOp Tag wurde mit der enteralen Nahrungszufuhr begonnen und bis zum Ende des Untersuchungszeitraumes gesteigert.

Stickstoffbestimmung im 24h-Sammelharn: Kjeldahl
Transferrin, Präalbumin: Radiale Immundiffusion
Cholinesterase: UV-Test Substrat Butyrylthiochol.

Ergebnisse
Im pOp-Verlauf ergab sich in allen Gruppen ein Abfall der Serumproteine bezogen auf das Ausgangsniveau. Die Gruppe mit PDA hatte jedoch den geringsten Abfall während des Beobachtungszeitraumes. (Siehe Abb. Präalbuminverlauf) Die kumulierte Stickstoffbilanz zeigte bis zum 2.pOp-Tag keine Gruppenunterschiede. Ab 3.pOp-Tag wurde die kumulierte N-Bilanz der Halothangruppe deutlich schlechter, PDA- und NLA-Gruppe hingegen zeigten eine weitgehend ausgeglichene N-Bilanz an allen pOp-Tagen.

Diskussion
Unsere Ergebnisse bestätigen auch für die kombinierte-Allgemein-Regionalanaesthesie mit hoher PDA eine Minderung der Stressantwort auf das operative Trauma. Da die traumatisierenden Einflüsse in allen Gruppen vergleichbar waren, muß das differente Verhalten der Stickstoffbilanz und labilen Proteinen auf die unterschiedlichen Narkoseverfahren zurückgeführt werden. Verschiedene Autoren(2)haben anhand von N-Bilanzen und Hormonbe-

stimmungen einen hemmenden Einfluß der hohen PDA auf die adrenocorticoide Antwort belegt. Die Bedeutung von Präalbumin, und Transferrin auf Wundheilung und Infektabwehr ist bekannt(3,4). Die von uns untersuchte Pat.-Gruppe unterliegt durch Alter, Größe des Eingriffs und Begleiterkrankungen einem hohem pOp-Risiko. Die Verminderung der pOp Katabolie mit ihrem Abbau wichtiger Proteine erschien uns im Hinblick auf eine Herabsetzung von pOp-Komplikationen für diese Pat. von besonderem Vorteil.

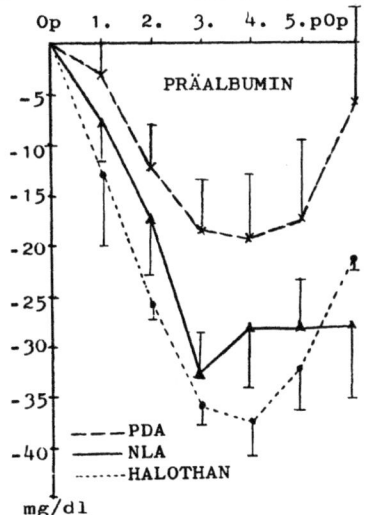

(1) Mullen J. Gertner M. Basby G. (1979) Implications of Malnutrition in the Surgical Patients Arch Surg Vol 114, 121
(2) Brandt M. Fernandes A. Mordhorst R. Kehlet H. (1978) Epidural analgesie improves postopertive Nitrogen Balance Br Med J I 1106
(3) Siegenthaler W. (1979) Klinische Pathophysiologie Georg Thieme Verlag Stuttgart
(4) Beisel W. Edelmann R. Nauss K. Susking R. (1981) Single Nutrient Effects on Immunologic Functions JAMA Vol 245, 53

Regionale Opiatanalgesie

V 17.1
Erfahrungen mit präoperativ eingelegtem Epiduralkatheter (EK) zur postoperativen epiduralen Opiatanalgesie
S. Schönle, D. Bernhardt, A. Frutiger
Anaesthesie-Abteilung, Rätisches Kantons- und Regionalspital Chur, Schweiz

Zweck der Studie:
Bei 26 Patienten eines allgemein- und thoraxchirurgischen Krankengutes mit einem Durchschnittsalter von 58 Jahren (18-81) führten wir eine postoperative Schmerztherapie mit epidural verabreichtem Morphin durch, um zu sehen, wieviel die Patienten vom präoperativ eingelegten Epiduralkatheter (EK) profitieren können.

Methoden:
18 Patienten mit grösseren Oberbauch- und Thoraxeingriffen erhielten den EK thorakal, meist Th 8/9, die übrigen 8 Patienten lumbal für eine Operation am Unterbauch, Becken oder Bein. Alle vorgesehenen EK konnten ohne Duraperforation eingeführt werden. Bei 23 Patienten wurde der EK auch in Kombination mit einer Allgemeinnarkose oder allein für die Anästhesie während der Operation eingesetzt, nur 3 erhielten ihn ausschliesslich zur postoperativen Schmerztherapie.

18 Patienten erhielten jeweils 5 mg Morphin epidural, 8 Patienten 2 mg, immer in 10 ml NaCl verdünnt. Nach grossen Thorax- und Oberbauchoperationen gaben wir zur Vermeidung einer Schonatmung das Mittel während kurzer Zeit streng alle 8-12 Std. Die anderen Patienten erhielten es auf eigenes Verlangen, zur Vermeidung einer Atemdepression aber höchstens alle 8 Std. Traten vor dieser Grenze Schmerzen auf, erhielten die Patienten ein nichtmorphinartiges Analgeticum intravenös.

Resultate:
Durchschnittlich gaben wir postoperativ 3 Tage lang Morphin epidural (1-7 Tage), wobei die Patienten 1-16 (im Schnitt 5) Dosen erhielten. Die Schmerzlinderung trat meist nach etwa 20 Min ein (5 bis mehr als 60 Min). Nicht wenige Patienten beanspruchten eine epidurale Morphingabe nur alle 24 Std, gelegentlich sogar erst nach 36-48 Std. 73% der Patienten waren durch diese höchstens 8-stündlichen epiduralen Morphingaben zufrieden, die restlichen 27% verlangten ein- oder mehrmals vor allem wegen visceralen Schmerzen vorzeitig ein Analgeticum. Mit kleinen Dosen Spasmolytica iv liessen sich diese Schmerzen beheben. Dabei konnten wir keinen Unterschied zwischen der Gruppe mit 5 mg und 2 mg Morphin feststellen.

Nebenwirkungen:
Wir brachen in 3 Fällen die epidurale Analgesie ab, zweimal wegen Erbrechen (wobei danach nur in einem Fall eine Besserung eintrat), einmal wegen auffälliger Sedierung nach jeder Morphingabe. Kreislauf und Atmung zeigte in keinem Fall bedrohliche Veränderungen (1 Patientin starb aus anderen Gründen an einem Herzversagen).
Leichten Juckreiz gaben 3 Patienten an. Schmerzen oder eine Infektion im Bereich der EK-Eintrittsstelle traten in keinem Fall auf. Von den 18 Patienten, die postoperativ den Urinkatheter nicht oder nicht mehr benötigt hätten, mussten 3 einmalkatheterisiert werden, 3 weitere erhielten wieder einen DK.

Diskussion:

Unsere bisherigen Erfahrungen mit dieser Schmerztherapie sind grösstenteils positiv ausgefallen. Gute Wirkung bei geringem Morphinbedarf war auffällig. Für den Patienten entfallen die häufigen und unangenehmen i.m. oder s.c. -Analgeticagaben. Die epidurale Morphinanalgesie wurde von vielen Patienten subjektiv als sehr angenehm und wirkungsvoll empfunden. Die Mobilisierung wird erleichtert, möglicherweise kann eine Verminderung der postoperativen Komplikationen (z.B. Pneumonie) erreicht werden. Bei unseren Patienten hatten 18 einen grösseren Eingriff am Thorax oder Oberbauch, dabei trat einmal eine Pneumonie und dreimal eine Plattenatelektase auf. Neben der etwas häufigen Harnverhaltung und dem in zwei Fällen unangenehmen Erbrechen sind die bei uns aufgetretenen Nebenwirkungen gering.

Schlussfolgerung:

Nach unserer Erfahrung ist die postoperative Epiduralanalgesie mir Morphin vor allem für Patienten mit grösseren Eingriffen am Thorax und Oberbauch sehr hilfreich und empfehlenswert. Der vermehrte Aufwand durch Einlegen des EK ist gerechtfertigt in zweierlei Hinsicht: erstens für die Anästhesiemethode der Operation durch Kombination der Intubation mit einer Epiduralanästhesie, zweitens für die wirksame postoperative Schmerztherapie bei diesem für Komplikationen besonders gefährdeten Krankengut.

V 17.2
Epidural Buprenorphine for Pain Relief after Major Abdominal Surgery: A Controlled Comparison with Epidural Morphine

J. Cahill, D. Murphy, D. O'Brien, J. Mulhall, G. Fitzpatrick
Department of Anaesthesia, The Charitable Infirmary, Jervis Street, Dublin 1, Ireland

In a controlled trial, epidural buprenorphine was compared with epidural morphine as a sole means of analgesia after major abdominal surgery.
Prospectively, patients, in whom placement of an epidural catheter was not specifically contraindicated were included in the study. All patients underwent surgery under general anaesthesia involving premedication with oral diazepam (10-20mg), induction of anaesthesia with thiopentone (4-5mg kg-1) and maintainance with nitrous oxide in oxygen and neuroleptanaesthesia (fentanyl and droperidol) or halothane. Ventilation was controlled in all cases, facilitated by incremental doses of pancuronium. On completion of the surgery but prior to reversal of anaesthesia a catheter was placed in an epidural space appropriate to the site of the surgical incision. Thereafter, the patients were placed in one of two groups according to a random number sequence. One group received 2mg of preservative free morphine in 10ml of normal saline, the other group received 60ug of buprenorphine also in 10ml of normal saline. Analgesia was given on request and "topped-up" with the same opiate, concentration and volume each time.

The results show that both opiates supplied excellent analgesia at the described concentrations. The mean duration of analgesia was not significantly different between the two groups (approximately 12.5 hours). Much interpatient variation was found in both groups but this was less evident in the buprenorphine group. Reduction of pain following an epidural injection was assessed using a 10cm linear analogue score and the mean reductions for morphine and buprenorphine were 2.57cm and 3.93cm respectively. No significant side effects were encountered in either group.
The study was designed to assess, in a controlled comparison, the effecacy of buprenorphine as an epidural opiate. Given intravenously and intramuscularly it supplies analgesia more rapidly and of longer duration than morphine and so would be a logical choice for use in the epidural space.
The results showed that buprenorphine could be used successfully in low dosage in the epidural space but did not confirm the authors expectations of a duration of action longer than that of epidural morphine. Buprenorphine is recommended for epidural administration.

V 17.3
Pain Relief with Epidural Buprenorphine after Spinal Fusion: A Comparison with Intramuscular Morphine

D.F. Murphy, M. MacEvilly
Dr. Steeven's Hospital, Steeven's Lane, Dublin 8, Ireland

Because of the severity and segmental level of the pain after spinal corrective surgery, it was considered that epidural opiates might confer some advantage in patients undergoing such surgery over conventional forms of analgesia and a study was designed to investigate this thesis. Thus, the analgesic effects of epidural buprenorphine were compared with intramuscular morphine in a randomised study.
The patients were premedicated with lorazepam (0.05mg kg+1), general anaesthesia was induced with thiopentone (4-5mg kg-1) or Metohexitone (1mg kg-1) and maintained with halothane. Muscle relaxation with d-tubocurarine (0.6mg kg-1) was used to facilitate controlled ventilation.
Ten patients were prospectively allocated to each of two groups from a random number sequence with regard to their postoperative analgesia. One group was given morphine (0.15mg kg-1) intramuscularly, the other group received 60µg of buprenorphine in 10ml of normal saline into the epidural space. The epidural catheters were placed in position intraoperatively by the surgeon under direct vision or postoperatively, prior to reversal of anaesthesia, just cephaled to the site of surgery, by the anaesthetist.

Analgesia was given "on demand" to both groups. The quality of analgesia was assessed for both groups using a 10cm linear analogue scale and the duration of pain relief was taken as the time between requests for analgesia. The catheters were electively removed after 48 hours.

The results showed that randomization was successful for the study. Comparison of pain scores showed that significant (P<0.001) reduction in pain occurred with both forms of analgesia but that, at the given dosages, the reduction in pain was similar for both groups. The mean duration of analgesia was similar for both groups also (approximately 7.5 hours). No serious side effects occurred in either group.

Of particular interest was the fact that the potential dangers of epidural space cannulation could be eliminated with intraoperative placement of the catheters. For this reason the authors feel that epidural buprenorphine for postoperative analgesia in these patients is an excellent alternative to intramuscular opiates and might be particularly advantageous in patients with spinal deformity resulting in diminished respiratory function.

V 17.4
Thorakale epidurale Opiat-Analgesie nach Oberbaucheingriffen — Eine Einjahresstudie mit Buprenorphin-Hydrochlorid

B. Zinck

Zentrale Anaesthesieabteilung des Landkreises Unterallgäu, Kreiskrankenhaus Memmingen, BRD

Bedingt durch eine vorausgegangene Renaissance rückenmarksnaher Leitungsanästhesien und verbesserter Möglichkeiten im Rahmen der Kathetertechniken gewinnt die Epidurale Opiatanalgesie (EOA) in zunehmendem Maße an Bedeutung. Einsatzschwerpunkte sind u.a. die Bekämpfung starker postoperativer und schwerster Carcinomschmerzen. Bisherige Erfahrungen wurden überwiegend über die lumbale Zugangsweise mitgeteilt (1,2,3). Ziel unserer Untersuchungen war es, Buprenorphin bezüglich seiner Verwendbarkeit und Wirkdauer, insbesondere jedoch auf seine Nebenwirkungen hin bei thorakaler Applikation nach Oberbaucheingriffen zu untersuchen, wobei schwerpunktmäßig Wert darauf gelegt wurde, durch engmaschige Kontrollen der Blutgase und der Atemmechanik eine mögliche Atemdepression zu erfassen.

Hierzu erhielten erwachsene Patienten der ASA-Gruppen II und III, die sich ausgedehnten Oberbaucheingriffen unterziehen mußten, über einen präoperativ in Höhe von $Th_{7/8}$ gelegten Epiduralkatheter, dessen Spitze ein Segment höher plaziert worden war, im Rahmen einer prospektiven Studie gewichts- bzw. altersbezogen eine Epiduralanästhesie mit Bupivacain 0,75% und eine Basis-NLA mit Droperidol, Fentanyl, Alcuronium und kontrollierter Ventilation mit N_2O/O_2 im Verhältnis 2:1. Jeweils am Operationsende gaben wir 0,3mg Buprenorphin verdünnt mit 4ml NaCl 0,9%. Postoperativ wurden regelmäßig gemessen oder bestimmt: Wirkdauer, arterieller Blutdruck, Herzfrequenz, Atemmechanik, Blutgasanalysen.

Die Wirkdauer lag bei 9h 57min. und war damit deutlich kürzer als die bei einer früheren Untersuchungsreihe mit lumbaler Applikationsweise gefundenen Werte mit 12h 36min. Frauen wiesen im Mittel eine etwa um 25% längere Wirkdauer auf. Die Blutgase zeigten innerhalb von 24h hinsichtlich der CO_2-Partialdrucke einen signifikanten Anstieg mit Maximum in der 4. Stunde nach der Applikation gegenüber den vor Buprenorphingabe gefundenen Werten. In Übereinstimmung mit den bei lumbaler Applikation gemessenen Werten anderer Autoren und eigener Untersuchungen bei thorakaler Applikation (4,5) ergab sich jedoch kein Hinweis auf eine klinische Relevanz, da die p_aCO_2-Werte zwar anstiegen, jedoch innerhalb des Normbereichs lagen. Arterieller Blutdruck und Herzfrequenz zeigten während der Wirkzeiten von Buprenorphin eine leicht abfallende Tendenz, ohne jedoch statistische Signifikanz zu erreichen, stiegen allerdings - wie zu erwarten - bei nachlassender Analgesie auf Werte an, die signifikant über den Ausgangswerten lagen. Veränderungen der Atemmechanik (Bradypnoe, Atempausen oder wiederholt wechselnde Atemzüge) haben wir nicht beobachtet. An Nebenwirkungen sahen wir starke Schweißsekretion und ausgeprägte Sedierung; die Patienten waren jedoch jederzeit erweckbar und orientiert. Miktionsbeschwerden in Form von passagerer Harnverhaltung, die zu Einmalkatheterisierung Anlaß gab, sahen wir in nahezu der Hälfte der Patienten, die keinen Blasendauerkatheter hatten.

Buprenorphin - im Rahmen einer lumbal durchgeführten EOA bereits ein in zahlreichen Studien untersuchtes Medikament (1,2,3) - scheint auch für die thorakale Applikationsweise geeignet (4, 5). Es sollten allerdings auch mit dieser Applikation noch zahlreiche Untersuchungen durchgeführt werden, um unsere vorläufige Meinung zu bestätigen oder zu widerlegen, nämlich daß wir z.Z. Buprenorphin gegenüber dem Morphin den Vorzug geben, weil es uns auf Grund geringer Nebenwirkungen, insbesondere der möglicherweise geringeren Gefahr einer Atemdepression geeigneter erscheint.

1. Lecron L, Levy D, Toppet-Balantonie E (1980) Use of buprenorphine in conjunction with etidocaine in peridurale injection. 7th World Congress of Anesthesiologists, Hamburg
2. Rondomonska M (1980) Postoperative epidural anesthesia and analgesia with buprenorphine. 7th World Congress of Anesthesiologists, Hamburg
3. Zenz M, Piepenbrock S, Hübner B, Glocke M (1981) Peridurale Analgesie mit Buprenorphin und Morphin bei postoperativen Schmerzen. Anästh. Intensivther. Notfallmed. 16, 333
4. Zinck B, Fritz KW, Lüllwitz E (1982) Epidurale

Opiat-Analgesie mit Buprenorphin-Hydrochlorid. Erfahrungen mit thorakaler Applikationsweise nach Oberbaucheingriffen. Deutscher Anästhesie-Congreß, Wiesbaden. FP 10.2 Anästhesist 31, 515
5. Zinck B, Fritz KW (1982) Atemdepression nach epiduraler Opiat-Analgesie mit Buprenorphin-Hydrochlorid? Anästh. Intensivther. Notfallmed. 17, 345

V 17.5
Vergleichende Untersuchungen zu Nebenwirkungen nach intravenöser, intrathekaler und epiduraler Morphinapplikation
B. Koßmann, I. Bowdler, K. H. Wollinsky, M. Böck
Zentrum für Anaesthesiologie der Universität Ulm, BRD

Die rückenmarksnah applizierten Opiate sind in den letzten Jahren in großem Umfang zur Analgesie in der postoperativen Phase eingesetzt worden. Als schwerwiegende Komplikationen wurden vor allem späte Atemdepressionen, die mehr nach intraspinaler Applikation, jedoch auch nach periduraler Applikation auftreten können, beschrieben ( ). In einer kontrollierten, offenen prospektiven Studie untersuchten wir deshalb die Nebenwirkungen nach intravenöser, intrathekaler und epiduraler Morphinapplikation.

Methode: Je 10 Patienten, die sich einer transurethralen Prostataresektion unterzogen, wurden randomisiert prospektiv einer von 3 Gruppen zugeordnet, die entweder 0,5 mg/kg KG Morphium intravenös oder peridural oder 1 mg Morphium intraspinal erhielten. Die Patienten wurden postoperativ auf der Intensivstation überwacht. Prä- und postoperativ 2,4,8 und 24 h nach der Injektion wurden an Kreislaufparametern Blutdruck und Puls, an respiratorischen Parametern Atemfrequenz, Atemminutenvolumen, kapilläre Blutgasanalyse durchgeführt. Prä- und postoperativ wurde als Zeichen der Vigilanz die Reaktionszeit der Patienten bestimmt. Zu dem jeweiligen Zeitpunkt wurde Blut entnommen, Serum wurde abpipettiert und bis zur Morphinbestimmung bei -20°C eingefroren. Die Morphinspiegel wurden im Institut für Rechtsmedizin der Universität Homburg/Saar mittels Radio-Immun-Assay-Methode bestimmt.

Ergebnisse: 1. Hämodynamik: in allen 3 Gruppen fanden sich im postoperativen Verlauf stabile hämodynamische Verhältnisse. 2. Respiratorische Parameter: Das Atemminutenvolumen lag in allen Gruppen zwischen 8 und 9 l. Veränderungen während des postoperativen Verlaufs wurden nicht festgestellt. Die PCO_2-Werte zeigen in der postoperativen Phase in allen Gruppen eine leicht steigende Tendenz. Diese Tendenz war meist in der Gruppe, die intraspinal Morphin appliziert erhielt, ausgeprägt. Hier fanden sich nach 2,4 und 8 h pathologische CO_2-Werte. 2 Patienten in dieser Gruppe mußten 8 bzw. 10 h nach der Applikation aufgrund einer schweren Atemdepression mit Naloxon antagonisiert werden. 3. Vigilanz: Die Reaktionszeit als Ausdruck der Vigilanz war in der i.v.-Gruppe gleichbleibend. In der Periduralgruppe fand sich 2 h nach Applikation eine Verlängerung der Reaktionszeit um 7,9 %. In der Intraspinalgruppe war die Reaktionszeit sowohl nach 2 h (9,0 %), 4 h (9,7 %) und 8 h (11,7 %) verlängert. Sonstige Nebenwirkungen: Bei intraspinal verabreichtem Morphin waren die sonstigen Nebenwirkungen am höchsten. 3 Patienten waren benommen, 2 klagten über Übelkeit und Erbrechen und bei weiteren 2 Patienten war ein starker Juckreiz feststellbar. Bei 4 Patienten der Periduralgruppe wurde eine Benommenheit festgestellt.

Diskussion: In einer kontrollierten prospektiven Studie an je 10 Patienten, die intravenös, intraspinal oder peridural Morphin appliziert erhielten, fanden sich die meisten Nebenwirkungen nach intraspinaler Morphinapplikation. Aber auch in der Periduralgruppe zeigte sich eine zentral-nervöse Beeinflussung. Die schwerwiegendste Komplikation, eine schwere Atemdepression, die eine Antagonisierung des Medikaments notwendig machte, wurde bei 2 Patienten, die intraspinal Morphin appliziert erhielten, beobachtet. Die intraspinale Morphinapplikation sollte deshalb vermieden oder nur dann durchgeführt werden, wenn die Patienten unter intensiver postoperativer Überwachung stehen. Postoperative Atemdepression konnte in der Periduralgruppe bei unseren Untersuchungen nicht festgestellt werden. Trotzdem scheint uns aus den uns vorliegenden Befunden eine kontinuierliche Überwachung in der postoperativen Phase auch hier notwendig.

V 17.6
Extradural Administration of Lofentanyl for Balanced Postoperative Analgesia
H. H. Waldvogel, M. Fasano
Clinique de Montchoisi, 1006 Lausanne, Suisse

INTRODUCTION: We have been using extradural morphine for postoperative analgesia since 1978 with considerable major and minor side-effects (1). Therefore we have thus been prompted to use Lofentanyl (Niemegeers 1976), an extremely potent, highly lipophilic agent for extradural analgesis in a single injection of 10 mcg av. (5- 15 mcg), i.e. a clinically equianalgesic dose to 3-5 mg morphine extradurally: the risk of side-effects is thus minimized because fewer Lofentanyl molecules are available to reach sites other than the intended opiate receptors. The single extradural administration of Lofentanyl was followed exclusively by minor analgesics like Baralgin[R](a), Cibalgin[R](b) or Treupel[R](c) for the total postoperative period. The aim was to block nociceptive transmission at medullary receptor site level and to act as well on the peripheral genesis of pain, a procedure we could define as a kind of balanced analgesia technique comparable to balanced anaesthesia techniques.

MATERIAL AND METHODS: Our study concerned 100 adult patients (20 to 86 yrs. of age, medium weight 67 kg) who underwent various types of surgery in the period 1980/82: 67 % lower laparatomies, 7 % median upper laparatomies, 20 % soft tissue surgery and 6 % orthopedic surgery. In 23 % a combination of general anaesthesia with extradural anaesthesia-analgesia was performed, in 77 % extradural anaesthesia-analgesia technique only. General anaesthesia technique was standardized (Etomidate, Pancuronium, $N_2O - O_2$, $FI\ O_2$ 0,3 and $paCO_2$ 4 kPa). Extradural administration of av. 10 mcg Lofentanyl followed in all cases. Postoperative minor analgesics (Baralgin[R], Cibalgin[R], Treupel[R]) were given on demand ; opiates were kept as a reserve in case of refractory pains. The anaesthetist followed the patients twice a day until discharge.

RESULTS: 41 Patients (%) never demanded any analgesic treatment for the whole postoperative period. 59 (%) Patients were given up to 6 Suppos. of Cibalgin[R] or Treupel[R] alone or together with up to 4 Ampoules of iv-Baralgin[R] for the total postoperative period. There were no major side-effects. Minor side-effects included in 12 (%) patients nausea with hyperemesis for the first 24 hours, usually some minutes after administration of Lofentanyl and easily treated with iv-domperidone or transdermal Scopolamine. 10 (%) patiens showed vertigo associated with nausea in the first 24 hours and 8 (%) patients some degree of somnolence: all these latter patients had normal arterial blood gases. Pruritus/Itching was observed in 6 (%) patients. Since 85 (%) patients had urinary catheters, the rate of possible urinary retention is not known. Temporary hyperthermia (lasting 12 hours up to 39°C) was observed in 2 patients. Duration of analgesia is estimated at 11 hours av., somewhat less than with extradural morphine but of different character: there is no waning of the analgesic effect as it is often seen with morphine (1): the patient all of a sudden remarks that "there has changed something and I can feel the wound", a sensation which often does not require analgesic treatment.

CONCLUSION: The combination of single extradural Lofentanyl administration with minor analgesics is described for postoperative analgesis after major surgical procedures in order to minimize total analgesic consumption. Minor side effects are markedly less than with the usual doses of extradural morphine: there is no waning of analgesia, less itching.

Lofentanyl is for the time being the strongest synthetic opiate known: it is approx. fifty times more potent than Fentanyl, with a safety margin higher than that of fentanyl (4). Its obvious affinity to opiate receptors (3) and liposolubility recommends its extradural use, with or without minor analgesics for postoperative pain relief in major surgery.

(1) FASANO M, WALDVOGEL HH (1982) Peridural administration of morphine, with or without adrenalin, for postoperative analgesis. Acta anaesth belg 33, 195 - 202
(2) NIEMEGEERS CJE, SCHELLEKENS KHL, VAN BEVER WFM, JANSSEN PAJ, (1976) R 34995 Arzneim.-Forsch. 26, 1551
(3) ILIEN B, GOMMEREN W, LEYSEN JE, LADURON PM (1982) Solubilized Opiate Receptors Labelled with ^{3}H-Lofentanyl. Arch. int. Pharmacodyn. 258, 313-316
(4) DE CASTRO J, VAN de WATER A, WOUTER L, KAY B: Comparative study of eight narcotics in dogs Acta Anaesth Belg 1979, 30, 5 - 99
BARALGIN[R]: 2,5 NOVAMINSULFON, 0.01 PITOFENONUM, 0.1mg FENPIVERINUM
CIBALGIN[R]: 0.44 PROPYPHENAZONUM, 0.06 ALLOBARBITALUM
TREUPEL[R]: 0.25 ACID. ACETYLOSALICYLICUM, 0.5 PHENACETIN 0.02 CODEINUM

V 17.7
Segmentale Analgesie bei epiduraler Opiatapplikation
M. Gessler, M. Rust, R. Egbert, W. Zieglgänsberger, A. Struppler
Neurologische Klinik und Institut für Anaesthesiologie der Technischen Universität, Max-Planck-Institut für Psychiatrie, München, BRD

Die Wirksamkeit systemischer oder lokaler Opiatapplikation läßt sich einerseits nach subjektiven Kriterien (Doppelblindstudie, visuelle Analogskala) nachweisen, andererseits nach objektiven Kriterien auf neurophysiologischer Grundlage. Bei letzterem Vorgehen dient die Versuchsperson jeweils als eigene Kontrolle.

In der vorliegenden Untersuchung wurde die analgetische Wirkung epidural applizierter Opiatagonisten durch Ermittlung der Schmerzschwellen auf einen standardisierten Hitzereiz bei gleichzeitiger Registrierung der individuellen subjektiven Schmerzlinderung untersucht. Bei 30 Patienten mit akuten oder chronischen Schmerzsyndromen verabreichten wir durch einen lumbal eingeführten epiduralen Katheter (ZWS-$L_1/_2$) Morphin (2 bzw. 3 mg) Pethidin (20 mg) oder Fentanyl (0,1 mg) in physiologischer Kochsalzlösung (Verdünnung 1 : 10). Vor und nach jeder Opiatapplikation wurde in regelmässigen Zeitabständen die Schmerzschwelle für einen standardisierten Hitzereiz in einem oder mehreren Dermatomen bestimmt. Die Schmerzlinderung wurde entsprechend den Angaben der Patienten notiert.

Andere sensibel-sensorische Modalitäten sowie motorische Leistungen wurden klinisch-neurologisch geprüft. Zur Bestimmung der Schmerzschwelle wurde ein Hitzestrahl (λ = 380 - 750 nm) auf ein umschriebenes Hautareal fokusiert und dabei die Wärmeintensität kontinuierlich erhöht. Die aktuelle Hauttemperatur wurde durch ein mit der Hitzequelle rückgekoppeltes Thermoelement gemessen. Mit zunehmender Temperatur kam es zu einer Aktivierung von Nocizeptoren, vermutlich hauptsächlich im C-Faserbereich. Die Temperatur, bei der Schmerz erstmals angegeben wird, definiert die Schmerzschwelle und wird in Grad Celsius gemessen. Die von uns verwandte, den Patienten nur wenig belastende Methode, erlaubt somit die Erfassung reproduzierbarer, definierter Meßergebnisse.

Nach Gabe der Opiatagonisten war die Schmerzschwelle für den Hitzereiz jeweils deutlich erhöht und zwar entsprechend den subjektiven Angaben über die Schmerzlinderung. Am schnellsten trat die analgetische Wirkung und der Schmerzschwellenanstieg nach Gabe von Fentanyl ein (5 Minuten), dann folgte Pethidin (10 - 15 Minuten) und Morphin (30 - 45 Minuten). Am längsten hielt die Wirkung nach Morphingabe an (8 - 12 Stunden), weniger lang nach Pethidin oder Fentanyl. Die höchsten Schmerzschwellenanstiege wurden nach Fentanylgabe gemessen. Der Schmerzschwellenerhöhung war auf die der Applikationsstelle benachbarten Wurzeldermatome beschränkt, wobei ein Anstieg der Schmerzschwelle oberhalb D 10 in keinem Fall nachzuweisen war (Abb.1). Auch konnten keine Zeichen für eine spätere craniale Ausbreitung oder eine Beeinträchtigung anderer sensorischer oder motorischer Funktionen beobachtet werden.

Aus unseren Untersuchungen ergibt sich, daß nach epiduraler Applikation von Opiatagonisten die analgetische Wirkung auf die der Katheterspitze nahen Nerven-Wurzel-Dermatome beschränkt bleibt. Eine epidurale Opiatapplikation zur Schmerzbekämpfung empfiehlt sich daher in Höhe der Rückenmarksabschnitte mit dem vermutlich stärksten nociceptiven Einstrom. Ferner ergibt sich aus unseren Untersuchungen, daß Wirkungseintritt, Intensität und Dauer der Wirkung von Morphin, Pethidin und Fentanyl entsprechend den in der Literatur beschriebenen physikochemischen Eigenschaften der einzelnen Substanzen unterschiedlich sind.

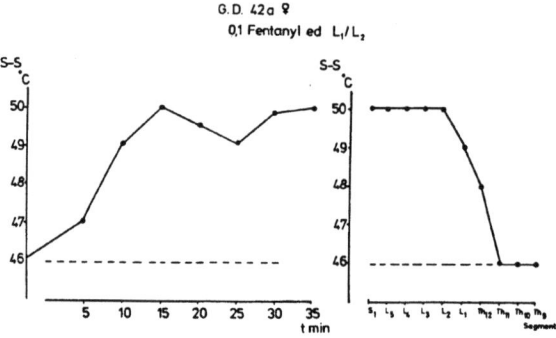

Abb. 1: Schmerzschwellenanstieg (PTh) in °C nach epiduraler Gabe von Fentanyl 0,1 mg (1 : 10) (links) und Analgesieausbreitung nach cranial (rechts).

V 17.8

Postoperative Morphin-Analgesie nach axillärer Plexus brachialis-Blockade

N. Petrow, S. Falay

Institut für Anaesthesiologie und Reanimation des Kantonalen Spitals Uznach, Schweiz

Beschrieben wird eine Methode der axillären Plexus-Brachialis-Blockade mit Venflon-Kanüle, bei welcher eine postoperative Morphin-Analgesie durchgeführt wurde. Bei 75% der Patienten konnte eine Analgesie bis zu 20 und mehr Stunden festgestellt werden.

Material und Methodik:
Die axilläre Blockade wurde mit einer 1,2 mm Venflon-Kanüle nach der Methode "Loss of Resistance" durchgeführt. Der Orientierungspunkt war - wie bei der routinemässigen Plexus-Axillaris-Blockade - der tastbare Puls der A. axillaris. Nachdem sich die Kanüle in dem Perivasculärraum befand oder, wenn bei den Patienten Parästhesien auftraten, wurden 400 mg Lidocain verabreicht. Nach 3 Stunden haben wir eine Gabe von 3 mg Morphin, verdünnt in 10 ml Kochsalzlösung, appliziert und die Venflonkanüle entfernt. Mit Hilfe eines Begleitzettels konnte kontrolliert werden, wann die ersten Schmerzen auftraten sowie deren Intensität und eventuelle Nebenwirkungen.

Tabelle I Patientengut und Operationsarten

Alter:	⌀ 54,1 Jahre
Bereich:	27 - 84 Jahre
Weiblich:	9 Patienten
Männlich:	11 Patienten
OP-Arten:	
Metallentfernung	5
Dupuytren rad. Op.	3
Carpaltunnelspaltung	5
Sehnennaht (Finger)	3
Fingerkorrektur	2
Osteosynthese (Humerus)	2
OP-Dauer	⌀ 85 Min.
Bereich:	15 - 205 Min.

Unsere Gruppe setzte sich aus 20 Patienten im Alter von 27 bis 84 Jahren (davon 9 Frauen und 11 Männer) zusammen (Tab.I). Alle Patienten wurden 45 Minuten vor der Operation nach Schema mit Valium/Atropin praemediziert. Die Dauer der einzelnen Operationen betrug zwischen 15 - 205 Min. (⌀ 85 Minuten). 7 Patienten, die über Rückenschmerzen klagten, wurden mit Valium oder Rohypnol verdünnt sediert. Die übrigen Patienten konnten sich durch Kopfhörer mit Musik aus einem Kasettenrecorder ablenken.

Tabelle II Postoperative Morphin-Analgesie und Nebenwirkungen

Analgesie-Dauer:	bis 10 Std.	5 Patienten
	bis 20 Std.	9 Patienten
	über 24 Std.	6 Patienten
Nebenwirkungen:	Uebelkeit bei 2 Patienten	

Ergebnisse:
Nach durchschnittlich 17 Stunden traten bei den Patienten die ersten Schmerzen auf, die dann mit einem Analgetikum gedämpft werden konnten. Der Beginn und die Stärke dieser Schmerzen wurde mit Hilfe einer von uns konzipierten Skala beurteilt. 5 von 20 Patienten hatten nach 7 - 10 Stunden erträgliche bis starke Schmerzen (Tab.II). In diesen Fällen war wahrscheinlich die Plexus-Blockade nicht vollständig, da 3 Patienten über

leichtere bis stärkere Schmerzen während der Operation klagten. 15 Patienten verspürten erst nach etwa 20 bis über 24 Stunden das Nachlassen der Analgesie, jedoch nur als leichtes Stechen. 5 Patienten benötigten keine weiteren Schmerzmittel mehr. Da wir bei der Applikation von Lidocain nie die Dosis von 400 mg überschritten hatten, sind wir der Meinung, dass der Brechreiz von 2 Patienten aufgrund der Wirkung des Morphiums oder Valiums hervorgerufen wurde.

Schlussfolgerung

Wir wählten bei der Plexusblockade den axillären Zugang, da er viel einfacher und technisch leichter zu beherrschen ist und weniger Komplikationen im Vergleich zu dem interscalenären oder supraclaviculären Zugang bringt. Die Kanüle wurde gleich nach der Morphin-Applikation aus technischen Gründen (Reiz im Axillabereich, schlechte Fixation der Venflon-Kanüle sowie die Infektionsgefahr) entfernt.

Die Methode "Loss of Resistance" zur axillären Plexus-Blockade, kombiniert mit einer postoperativen Morphin-Analgesie, hat sich nach unserer Erfahrung bewährt. 15 von 20 Patienten waren zirka 20 Stunden nach der Operation schmerzfrei. 9 Patienten benötigten nach dem Nachlassen der Analgesie geringere Mengen von schmerzstillenden Spritzen, ja 5 Patienten sogar keine. Subjektiv wurde diese Art der postoperativen Analgesie von unseren Patienten als sehr angenehm empfunden, vor allem wegen der schmerzfreien Bewegung der Hand und der geringen Anzahl von Schmerzmittelspritzen.

V 17.9
Lokale Aufhebung von spinaler Spastik durch intrathekale Benzodiazepin-Applikation: Eine tierexperimentelle Studie

H. Müller, J. Boldt, H. Gerlach

Abteilung für Anaesthesiologie und operative Intensivmedizin, Justus-Liebig-Universität, D-6300 Gießen, BRD

Einleitung. Die rückenmarksnahe Opiatapplikation erlaubt, basierend auf der Existenz eines endophinergen spinalen Rezeptorsystems, eine lokal begrenzte Schmerzreduktion unter weitgehender Vermeidung cerebraler Opiatwirkungen. Auch für Benzodiazepine konnten spezifische Angriffspunkte (Benzodiazepin-Rezeptoren) im Rückenmark nachgewiesen werden[1]. Nach physiologischen Untersuchungen besteht die Wirkung von Benzodiazepinen im Rückenmark in einer Dämpfung überschießender motorischer Efferenzen[2]. Ziel unserer Studie war es zu klären, ob, analog zur spinal begrenzten Opiatwirkung, durch die rückenmarksnahe Applikation von Benzodiazepinen eine lokale Beeinflussung spinal motorischer Effekte möglich ist.

Material und Methodik.
Voraus gingen in vitro-Untersuchungen zur Liquor-Verträglichkeit von Benzodiazepinen (Diazepam, Flunitrazepam, Midazolam): pH-Messung der injizierbaren Zubereitung, pH-Abfall und Turbidimetrie unter tonometrischen Bedingungen bei Zumischung des Benzodiazepins zu nativem Liquor. Anschließend wurden bei 6 Katzen tierexperimentelle Untersuchungen mit Midazolam, dem einzigen wasserlöslichen Benzodiazepin ohne Lösungsvermittler, durchgeführt. Neben einem Venenkatheter (Femoralvene) wurde unter röntgenologischer Sicht ein lumbal intrathekaler Katheter eingeführt. Die korrekte Katheterlage wurde durch die Injektion einer kleinen Menge Kontrastmittel verifiziert. Die eigentlichen pharmakologischen Untersuchungen erfolgten bei jedem Tier in Form von 4 Messungen im Abstand von je 2 Tagen. Dazu wurde unter oberflächlicher Anaesthesie mit bis zu 30 mg Nembutal^R eine kontinuierliche 2-Punkt-Ableitung der elektrischen Muskelaktivität der vorderen und hinteren Extremität angelegt. Neben dem EMG wurden auch die Herzfrequenz, Atemfrequenz, Pupillenweite und motorische Aktivität fortlaufend registriert. Zur Auslösung einer spinal-motorischen Hyperaktivität wurde Stychnin (0.5 - 1 mg) i.v. appliziert, und zwar vor sowie 15, 30, 45, 60 und 90 min. nach der Midazolamgabe (2.5 mg i.v., 2.5 mg oder 0.5 mg intrathekal, je 6 Messungen). Bei weiteren 6 Messungen wurde 15 min. nach der intrathekalen Gabe von Midazolam (0.5 mg) der Einfluß von steigenden Dosen von Euphyllin^R, einem potentiellen Benzodiazepin-Antagonist[1], auf die Strychnin-induzierte spinale Hyperaktivität untersucht. Bei allen Tieren wurden nach Abschluß der Studien pathologisch-anatomische Untersuchungen durchgeführt.

Ergebnisse.
Nach den in vitro-Untersuchungen ist Midazolam für die lokal-spinale Applikation der Vorzug zu geben. 2.5 mg i.v. unterdrücken die Strychnin-induzierten EMG-Veränderungen (Zunahme von Amplitude und Frequenz, spindelförmige Entladungen) in beiden Extremitäten für 15-30 min. Die selbe Dosis intrathekal hat eine entsprechende Wirkung, die jedoch bis zu 90 min. anhält. 0.5 mg Midazolam intrathekal bewirkt nach etwa 3-5 min. eine lokale Unterdrückung der Strychnin-Aktivität in der hinteren Extremität, nur ganz gering auch in der vorderen Extremität. Einflüsse auf die EMG-Amplitude sind deutlicher als auf die Frequenz. Der lokale Effekt hat sein Maximum nach 15-30 min und nimmt nach 45 min. bereits wieder deutlich ab. Euphyllin^R i.v. hebt, allerdings erst bei hohen Dosen (o.7 - 0.1 g), den lokal-motorischen Blockadeeffekt auf. Am wachen Tier verursacht 0.5 mg Midazolam intrathekal keine motorische Beeinträchtigung, aber eine Sedierung. Die pathologisch-anatomischen Untersuchungen ergaben keinen Hinweis für eine lokal-spinale Gewebsschädigung durch Midazolam.

Diskussion. Lumbal intrathekal verabreichte niedrige Midazolam-Dosen verursachen eine Hemmung spinal motorischer Hyperaktivität mit lokaler Beschränkung auf die untere Extremität. Die klinische Nutzung dieses Effektes, z.B. bei Krankheitsbildern mit spinaler Spastik, ist in Erwägung zu ziehen.

Literatur. 1. Marangos PJ et al. (1979) Life Science 25 : 1093,

2. Pole P et al. (1974) Naunyn-Schmiedberg's Arch Pharmacol 284:310

V 17.10
Morphin intrathekal bei isobarer Spinalanaesthesie — Eine Doppelblindstudie
E. Lanz, M. Daubländer, M. Lipp, D. Theiß
Institut für Anaesthesiologie der Johannes Gutenberg-Universität Mainz, BRD

Ziel dieser Studie war es, die Spinalanästhesie (SpA), die postoperative Analgesie und die Nebenwirkungen nach intrathekalem Morphin (Mo)-Zusatz zum Lokalanästhetikum zu untersuchen.

Methodik
In einer randomisierten Doppelblindstudie wurde orthopädischen Patienten für Operationen der unteren Extremitäten eine isobare SpA mit 20 mg Tetracain in 4 ml Liquor bei L3/L4 verabreicht. Es wurden zwei Gruppen gebildet: die 23 Patienten der Testgruppe erhielten 0,5 mg Mo (= 0,05 ml) zum Lokalanästhetikum, die 19 Patienten der Kontrollgruppe keinen Zusatz.
Die Ausbreitung und Regression der sensiblen und motorischen Blockade wurden mit der Nadelstichmethode und dem Bromage-Schema geprüft.
Die Analgesie beurteilten die Patienten stündlich an Hand einer visuellen Analogskala. Der Analgetikaverbrauch wurde registriert.
Stündliche Veränderungen von arteriellen Blutgasen, Atemfrequenz, Blutdruck und Puls wurden erfaßt, ebenso andere Nebenwirkungen.

Ergebnisse
Beide Gruppen waren bezüglich Alter, Geschlecht, Größe, Gewicht, Körperbautyp, Ort und Art der Operation vergleichbar.
Das kraniale Niveau der sensiblen Blockade war nach Mo-Zusatz während der Ausbreitung stets ca. 1 Segment, während der Rückbildung 2-3 Dermatome höher. Die Regression dauerte nach Mo ca. 60 min länger. Ausbreitung und Regression der motorischen Blockade waren nahezu identisch.
Die Schmerzintensität war nach Mo-SpA mit Anästhesieniveau T8-T11 (n=9) deutlich geringer als nach hoher Mo-SpA T3-T4 (n=7) bzw. ohne Mo-Zusatz (Abb. 1). Der erste starke Schmerz trat nach Mo-SpA T8-T11 später auf (23,4 h) als nach Mo-SpA T3-T4 (16,2 h) und SpA ohne Mo (8,8 h). Nach Mo-Zusatz war der zusätzliche Analgetikaverbrauch geringer.
Nach hoher Mo-SpA T3-T4 waren Atemfrequenz und pH niedriger, pCO_2 bereits 1 h nach Injektion höher als nach Mo-SpA T8-T11 und SpA ohne Mo-Zusatz (Abb. 2).
Miktionsstörungen, Übelkeit und Erbrechen traten nach Mo häufiger, Juckreiz ausschließlich nach Mo auf. Puls und Blutdruck unterschieden sich in den Gruppen nicht.

Schlußfolgerungen
Die niedrige Dosis von 0,5 mg Mo als Zusatz zu intrathekal appliziertem Tetracain führte zu einer gering höheren Ausbreitung und längeren Wirkung der sensiblen Blockade der Spinalanästhesie.
Die postoperative Analgesie war nach Mo-SpA mit geringer Ausbreitung intensiver und länger anhaltend als nach hoher Mo-SpA und SpA ohne Mo-Zusatz, ohne daß eine Atemdepression auftrat.
Die früh einsetzende, leichte Atemdepression bei hoher Mo-SpA zeigte die Bedeutung der initialen Mo-Ausbreitung im Subarachnoidalraum. Die übrigen Nebenwirkungen waren im Vergleich zur guten postoperativen Analgesie akzeptabel.
Zur besseren Analgesie, geringeren Nebenwirkungsrate und höheren Sicherheit ist eine niedrige intrathekale Opiatausbreitung anzustreben, die sich gut mit einer gleichzeitigen SpA kontrollieren läßt.

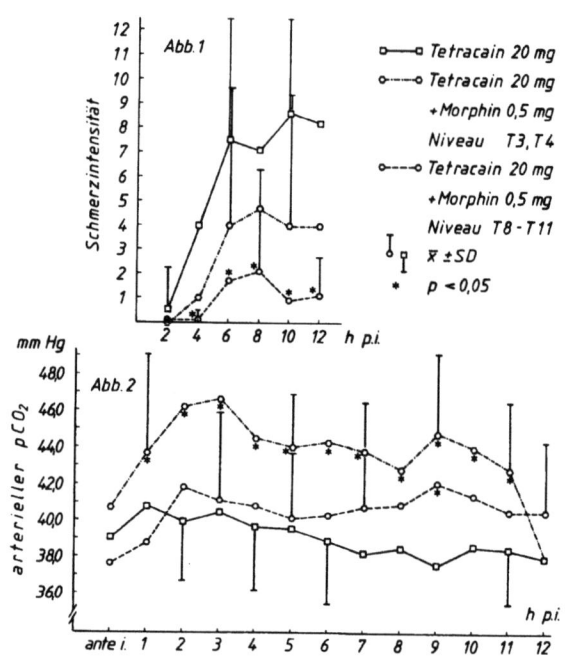

Die Ergebnisse dieser Arbeit wurden im Rahmen der Dissertation von M. Daubländer, Mainz, 1983 erarbeitet.

V 17.11
Effizienz der postoperativen Schmerztherapie — Vergleich der periduralen Opioidanalgesie und der periduralen Lokalanaesthesie bei Patienten mit links-thorako-abdomineller Gastrektomie

H.-D. Kamp, M. Brandl, U. Müller
Institut für Anaesthesiologie der Universität Erlangen-Nürnberg,
Maximiliansplatz 1, D-8520 Erlangen, BRD

Problemstellung

Nach großen Operationen ist die ausreichende Schmerzbekämpfung essentiell für einen ungestörten Heilverlauf. Dies gilt insbesondere für Oberbauch- bzw. Thoraxeingriffe, bei denen es - zum großen Teil schmerzbedingt - postoperativ zu einer akuten Restriktion sämtlicher statischer Lungenvolumina und dynamischer Atemgrößen kommt. Daraus resultiert eine Bedrohung des bronchopulmonalen Systems mit Atelektasenbildung, Hypoxie bzw. Infektion. Die Qualität der postoperativen Analgesie beweist sich umgekehrt in einer Verminderung dieser Lungenrestriktion. Während die Überlegenheit der periduralen Opioidapplikation gegenüber systemischer Opioidanalgesie inzwischen deutlich gemacht werden konnte, wird die Stellung der periduralen Opioidgabe gegenüber der periduralen Lokalanästhesie nach großen Oberbauch- bzw. Thoraxeingriffen noch diskutiert. Ziel der vorliegenden Untersuchung sollte es darum sein, bei einem einheitlichen Krankengut die

unterschiedlichen Einflüsse dieser beiden Analgesieverfahren auf die postoperativen Lungenvolumina bzw. die Einsekundenkapazität und die Resistance aufzuzeigen.

Methodik

Vor und im Anschluß an eine links-thorako-abdominelle Gastrektomie wurden bei zwei Gruppen von je 10 Patienten folgende Lungenvolumina bestimmt: funktionelle Residualkapazität (FRC) und Vitalkapazität (VC), aufgeschlüsselt in exspiratorisches Reservevolumen (ERV), Atemzugvolumen (AZV) und inspiratorisches Reservevolumen (IRV); zusätzlich Atemfrequenz, Einsekundenkapazität (FEV_1) und Resistance. Die postoperativen Messungen erfolgten zu folgenden Zeitpunkten:
1. Eine Stunde nach Operationsende und Extubation, ohne Analgesie.
2. 1,5 Stunden später bzw. 1 Stunde nach Beginn der Analgesie und
3. am Morgen und Abend des 1. postoperativen Tages (daraus wurde ein Mittelwert gebildet).

Zur Schmerzbekämpfung wurde der einen Patientengruppe präoperativ ein lumbaler Periduralkatheter bei L 1/L 2 gelegt. Nach Bedarf wurden postoperativ jeweils 4 mg Morphin in 15 ml NaCl 0,9 % injiziert. Die Vergleichsgruppe erhielt präoperativ einen thorakalen Periduralkatheter in Höhe Th 8/Th 9. Zur Analgesie wurde dieser Gruppe initial ein Bolus (8 ml Bupivacain 0,5 %) und anschließend eine Dauerinfusion (4 - 6 ml Bupivacain 0,5 %/Std.) verabreicht.

Ergebnisse

Postoperativ kam es nach links-thorako-abdomineller Gastrektomie zu einer akuten Lungenrestriktion auf durchschnittlich 28 % der präoperativen VC, 72 % der FRC, 12 % des IRV, 76 % des AZV und 33 % des ERV. FEV_1 sank parallel zur VC auf 32 %, die Resistance erhöhte sich um 33 %. Eine Stunde nach Beginn der Analgesie erwies sich die thorakale Applikation von Lokalanästhetika gegenüber der periduralen Opioidanalgesie als überlegen. Dies drückte sich in einer Verbesserung der VC auf 38 % des präoperativen Wertes aus. Am 1. postoperativen Tag fand sich kein statistisch signifikanter Unterschied zwischen beiden Analgesieverfahren. Die durchschnittliche VC betrug 38 % des Ausgangswertes.

Schlußfolgerung

Nach thorako-abdominellen Operationen kommt es zu einer akuten Restriktion aller Lungenvolumina mit konsekutiver Anfälligkeit für bronchopulmonale Komplikationen. Gemessen an der Verminderung dieser Restriktion sind direkt postoperativ bei periduraler Applikation die Lokalanästhetika den Opioiden zunächst überlegen. Im späteren Verlauf lassen sich am 1. postoperativen Tag jedoch keine statistisch signifikanten Unterschiede zwischen beiden Analgesieverfahren erkennen. Trotz einer für den Patienten subjektiv ausgezeichneten Schmerztherapie verbleibt eine erhebliche Lungenrestriktion, deren Ursachen in chirurgisch bedingten Läsionen zu suchen sind. Die Aufschlüsselung der Totalkapazität der Lunge in die Einzelvolumina ergibt einen Ansatzpunkt für differente atemtherapeutische Maßnahmen.

Intensivmedizin II

V 18.1
Zeitprofile biochemischer Parameter von Intensivpatienten mit Verletzungen und Verbrennungen

K. U. Josten[1], D. Hausmann[1], K.-A. Brandt[3], R. Caspari[3], K.-O. Mosebach[2], H. Stoeckl[1]

Institut für Anaesthesiologie[1] und physiologisch-chemisches Institut[2] der Universität Bonn, Unfallkrankenhaus Duisburg-Buchholz[2], Zentralkrankenhaus der Bundeswehr Koblenz[3], BRD

Die Studie bezweckte: 1. die Suche nach bisher nicht genutzten biochemischen Parametern mit Eignung für Prognose und Korrektur der Therapie, 2. die Klärung der Frage, ob Schwerverletzte und Verbrennungspatienten verschiedene Aminosäurenmuster in Lösungen für die parenterale Ernährung benötigen.

Zum Einsatz kamen drei Gruppen von Patienten: I. mit Polytrauma (PT) ohne schwerwiegendes Schädel-Hirn-Trauma (SHT) (n=36), II. mit SHT als führendem Merkmal (n=18), III. mit Verbrennungen (VBR; > 30 % der Körperoberfläche betroffen, hiervon > 30 % VBR 3. Grades) (n=10). Vom Tag nach Unfall bis zum Verlegen oder Exitus wurden täglich um 8 Uhr, mindestens 2 Stunden nach Unterbrechung der Zufuhr von Aminosäuren, Blutproben entnommen und bei Gruppe II Urin-Sammelperioden begonnen. Ca. 60 Plasma- und Urinparameter wurden verfolgt, darunter T_3, T_4, TSH, Cortisol, Prolactin und HgH. Im Interesse der 1. Fragestellung wurden die Parameter für die Überlebenden (Ü) und Verstorbenen (V) getrennt verarbeitet. Als prognostisch geeignet gilt ein Parameter, wenn er zwei Bedingungen erfüllt: 1. die Spiegel-Zeit-Profile der Ü und V unterscheiden sich signifikant, 2. wenigstens eines der Profile liegt außerhalb des Normbereichs. Der nichtparametrische Wilcoxon-Test für nichtverbundene Stichproben diente der Signifikanzprüfung.

- Mit Ausnahme von Thr zeigten alle Plasma-Aminosäuren (PAS) bezüglich ihrer Lage zu den Normbereichen ähnliche Zeitprofile bei Trauma- und VBR-Patienten, selbst hinsichtlich der Differenzierung zwischen Ü und V. Die Ausnahme gilt auch für α-Aminobutyrat, einem Metabolit von Thr.

- Bei PT durchlaufen die Spiegel der einzelnen PAS Maxima, die auf Maxima der Gesamt-PAS-Spiegel zurückzuführen sind. Für die Ü lagen letztere bei 3 bis 4, für die V bei 6 bis 7 Tagen.

- Der Fischer-Quotient* Val+Leu+Ile / Phe+Tyr verlief bei den Trauma- und VBR-Patienten wie Patienten mit hepatogener Enzephalopathie während der gesamten Beobachtungszeit unter der Norm. Er sank teilweise bis auf Werte um 1. Dieser Sachverhalt könnte zur kritischen Bewußtseinslage unserer Patienten beitragen (NH_3, falsche Transmitter, anormale Spiegel echter Transmitter).

- Als kritische Parameter im Sinne der aufgeführten Bedingungen lassen sich anführen: für Trauma-Patienten Plasma-Phe, -Met und -Fischer-Quotient, für VBR-Patienten Plasma-Ile, -Thr, -Met, -His, -Fischer-Quotient, -T_4 (nicht -T_3) und -TSH. Die geringere Zahl signifikanter Parameter bei Trauma-Patienten im Vergleich mit VBR-Patienten dürfte auf die wesentlich größere Variationsbreite des pathologischen Status infolge Kombination verschiedener Noxen zurückzuführen sein. Bei den VBR-Patienten wurden für einige PAS (Ile, Thr, His, Met) Signifikanzen mit $p < 0.001$ erreicht. Eine Differenzierung zwischen SHT- und PT-Patienten ist vorläufig nicht möglich.

- Daß starke Abweichungen von der Norm nicht zwangsweise signifikante Differenzen zwischen Ü und V zur Folge haben, zeigen - als Beispiele - die Plasmaspiegel des Cholesterins (I,II,III) und die Ausscheidungen von 3-Methylhistidin im 24 h-Urin (II). Erstere liegen für Ü und V praktisch ungetrennt weit unter der Norm, letztere ebenfalls kaum getrennt weit über der Norm.

Wegen der vergleichbaren Spiegel-Zeit-Profile der PAS dürfte es vertretbar sein, für Trauma- und VBR-Patienten die gleichen TPE-Erhaltungslösungen einzusetzen, vorausgesetzt daß keine Sepsis vorliegt. Der Stoffwechsel des Thr verdient im Rahmen vergleichender Untersuchungen von Trauma- und VBR-Patienten besondere Aufmerksamkeit. Mehr als bisher sollten auch bei Unfall-Patienten Plasmaaminogramme erstellt und verfolgt werden, weil einige PAS als Leitparameter geeignet sind. Das gleiche gilt für T_4.

* Fischer, J.E. et al., Surgery **80**, 77 (1976)

V 18.2
Erfahrungen mit einer umsatzorientierten Substratzufuhr in der frühen postoperativen/posttraumatischen Phase

J.-E. Schmitz, H. Wiedeck, A. Grünert

Zentrum für Anaesthesiologie des Klinikums der Universität Ulm, Steinhövelstraße 9, D-7900 Ulm/Donau, BRD

<u>Probleme und Fragestellung:</u>

In den letzten Jahren haben sich in der Literatur Berichte und Kommentare über Risiken und Komplikationen im Zusammenhang mit einer hochkalorischen und eiweißreichen paren-

teralen Ernährung gehäuft (1,2,3,4). Gefahren sind besonders dann zu erwarten, wenn in dem kritischen Zeitraum nach einem Trauma, d. h. in den ersten 3 - 5 Tagen, die Substratzufuhr die Toleranzbreite und Umsatzkapazität des Organismus überschreitet. Daraus ergeben sich 2 prinzipielle Fragestellungen:
1. Wie hoch ist der Energie- und Substratumsatz in der frühen postoperativen/posttraumatischen Phase?
2. Welchen Einfluß auf den Stoffwechsel hat eine Substratzufuhr, die sich nach dem gemessenen Umsatz orientiert?

Material und Methode:
Die vorliegende Untersuchung wurde an 50 beatmeten polytraumatisierten Intensivpatienten, die 4 Gruppen zugeordnet wurden, in Form einer prospektiven, randomisierten Studie in den ersten 4 posttraumatischen Tagen durchgeführt. Neben Patienten einer Kontrollgruppe, die über den gesamten Untersuchungszeitraum ausschließlich eine bilanzierte Wasser- und Elektrolytzufuhr erhielten, wurde den übrigen Patienten eine entsprechend dem aus O_2-Verbrauch und CO_2-Produktion ermittelten Energieumsatz äquikalorische Energiezufuhr in Form von Kohlenhydraten appliziert. Zusätzlich wurden den Patienten der Gruppen III und IV 1 g bzw. 2 g Aminosäuren pro kg Körpergewicht und Tag infundiert.

Es erfolgte die tägliche Bestimmung der üblichen Kenngrössen zur Überwachung von Intensivpatienten und zur Beschreibung der Homöostase. Neben den Gaswechselmessungen wurden die Konzentrationen der zugeführten Substrate im Plasma und Urin sowie die Hormone Insulin und Glukagon bestimmt.

Ergebnisse:
Trotz der Schwere der Verletzungen der Patienten im untersuchten Kollektiv waren Energieumsatz und Stickstoffverluste in den ersten posttraumatischen Tagen niedriger als erwartet. Sowohl bei den Patienten der Kontrollgruppe als auch bei den Patienten mit umsatzorientierter Substratzufuhr betrug der Energieumsatz im Mittel ca. 2500 kcal/Tag und die Gesamtstickstoffausscheidung im Urin belief sich im Durchschnitt auf ca. 20 g/Tag.
Bei den Aminosäuren zeigte sich unter den gewählten Aminosäurendosierungen eine deutliche Tendenz zur "Normalisierung" des Plasmaaminosäurenmusters, wobei bei Applikation von 2 g Aminosäuren pro kg Körpergewicht und Tag die individuellen Schwankungen bei einigen Aminosäuren deutlich zunahmen.

In den Gruppen, die eine dem gemessenen Energieumsatz entsprechende Kohlenhydratzufuhr erhielten, blieben die Blutzuckerkonzentrationen über den gesamten Untersuchungszeitraum hinweg konstant bei ca. 10 mmol/l. Parallel dazu ließ sich ein deutlicher Effekt auf die Insulinstimulation nachweisen, die Plasmakonzentrationen lagen im Median bei 80 mU/ml. Im Verhältnis zur Blutglukosekonzentration waren diese Insulinspiegel jedoch niedrig. Unverändert erhöht blieben dagegen die Glukagonkonzentrationen im Plasma, die, unabhängig vom Ernährungsregime, in allen Gruppen im Median um 350 pg/ml lagen.

In allen Gruppen kehrten die meisten, der die Homöostase widerspiegelnden Parameter in den Referenzbereich zurück, bzw. verblieben von Untersuchungsbeginn an in diesem Bereich.

Die Ergebnisse zeigen, daß selbst in der kritischen Frühphase nach einem schweren Trauma eine dem gemessenen Umsatz entsprechende Substratzufuhr eine adäquate Verstoffwechselung der angebotenen Nährstoffe ermöglicht, ohne die körpereigenen Regulationsmechanismen zu überfordern.

Literatur
1. Askanazi J, Elwyn D H, Siverberg P A, Rosenbaum S H, Kinney J M:
   Respiratory distress secondary to a high carbohydrate load. A case report.
   Surgery 87, 596-598 (1980)
2. Elwyn D H, Kinney J M, Jeevanandam M, Gump F E, Broell J R:
   Influence of increasing carbohydrate intake on glucose kinetics in injured patients.
   Ann. Surg. 190, 117-127 (1979)
3. Jeejeebhoy K N:
   Is more better? Is weight water? The significance of weight gain during parenteral nutrition with amino acids and dextrose.
   Gastroenterology 77, 799-780 (1979)
4. Kirkpatrick J, Gobeille R:
   Selective hyperalimentation: A new look at an old problem.
   J. Trauma 17, 725-731 (1977)

V 18.3
Das Aminosäurenmuster bei der schweren Glukoseverwertungsstörung
M. Doehn, U. Troll, G. Schöntag
Abteilung für Anaesthesiologie, Universitätskrankenhaus Hamburg-Eppendorf, D-2000 Hamburg 20, Martinistr. 52, BRD

Es werden Aminosäurenmuster von Patienten (n=15) nach Trauma und Abdominaloperationen vorgestellt. Gemeinsames Merkmal aller Patienten ist eine Zuckerverwertungsstörung. Diese ist definiert durch hohe Blutzuckerwerte trotz kontinuierlicher Zufuhr von Insulin (4 IE/h) und der Unmöglichkeit einer Glukoseinfusion für mindestens 16 Std. postoperativ bzw. posttraumatisch. Die Gesamtaminosäurenkonzentration findet sich mit 1470 ±224 µmol/l (normal 2280-2730) deutlich erniedrigt. Lediglich Tyrosin und Tryptophan sind normal, Phenylalanin ist überkonzentriert. Mit 1,85 errechnet sich ein deutlich erniedrigter Fischer-Quotient (3,53-4,74 normal).

Es wird diskutiert, ob bei dieser relativ kleinen Patientengruppe einer Intensivstation Aminosäuren unmittelbar postoperativ und posttraumatisch trotz Zuckerverwertungsstörung substituiert werden sollten.

V 18.4
Vergleich von vier verschiedenen Methoden zur Verwertung von parenteralen Aminosäurelösungen

H. Förster, Hildegard Hartmann, H. Ferber

Abteilung für experimentelle Anaesthesiologie, Zentrum der Anaesthesiologie und Wiederbelebung, Universität Frankfurt, Theodor-Stern-Kai 7, D-6000 Frankfurt, BRD

Es gibt zwar Infusionslösungen mit verschiedenartig begründetem Aminosäuremuster auf dem Markt, jedoch fehlen systematische Untersuchungen zu deren Verwertung. Eine Lösung mit einem von uns optimierten Muster wurde bei Versuchspersonen mit verschiedenen Modifikationen von Stoßinfusionen und von Dauerinfusionen durchuntersucht(Abb.1). Der hypothetische

Abb. 1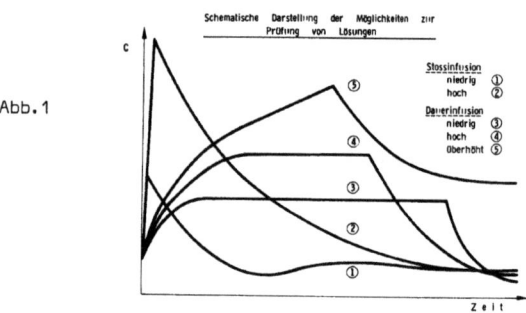

Ansatz war, daß bei Dauerinfusion die Überschreitung der Eliminationskapazität einer bestimmten Aminosäure durch Nichteinstellung eines Fließgleichgewichts erkannt werden sollte(Abb.2). Zur Prüfung einer Lösung mit mehreren Aminosäuren sind daher verschiedene Geschwindigkeiten erforderlich.

Abb. 2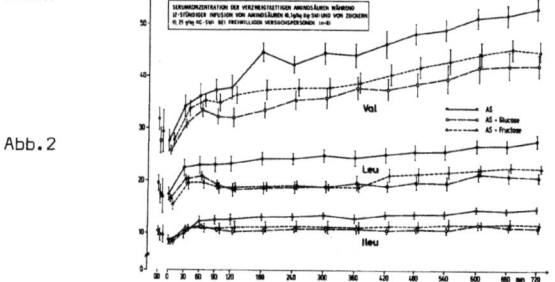

Die Elimination der Amionsäuren konnte darüber hinausgehend auch noch nach Abbruch der Infusion bestimmt und mit den Ergebnissen von alleinigen Stoßinfusionen verglichen werden.

Abb. 3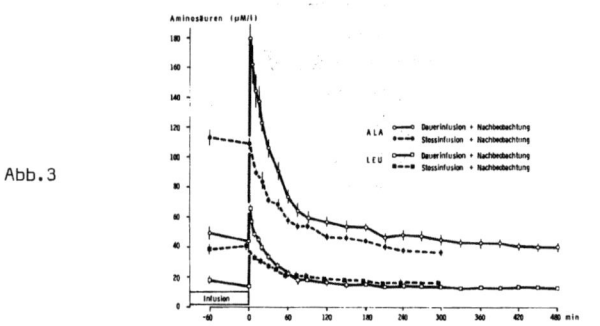

Überraschenderweise kam es zusätzlich auch zu sekundären Veränderungen nicht infundierter Aminosäuren als Ausdruck verschiedenartiger Stoffwechselbeeinflussung. Dies kann z.B.

Abb. 4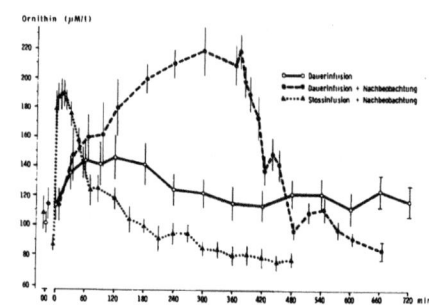

am Ornithin aufgezeigt werden(Abb.4). Bei einer niedrigdosierten Dauerinfusion erfolgt ein mäßiger Anstieg des Ornithin, mit weitgehendem Rückgang auf die Ausgangskonzentration im Verlauf. Bei einer niedrig dosierten Stoßinfusion erfolgt ein überhöhter, rascher Ornithinanstieg. Die hochdosierte Dauerinfusion bewirkt schließlich einen kontinuierlichen Anstieg des Ornithin. Vergleichbare Ergebnisse wurden auch bei dem ebenfalls in der Lösung nicht enthaltenen Tyrosin erzielt. Die Untersuchungen führen zu dem Ergebnis, daß weder eine niedrig dosierte Stoßinfusion(10g AS in 4 Min.) noch eine hoch dosierte Stoßinfusion (50g AS in 30 Min.) zuverlässige Daten liefert. Lediglich die der Therapie angepaßte kontinuierliche Dauerinfusion (0,1g AS/kg KG/h und 0,25g AS/kg/h) kann Hinweise auf ungünstige Muster geben. Bei dieser Dauerinfusion sind auch die Veränderungen der in der Lösung fehlenden Aminosäuren von Bedeutung. So konnte festgestellt werden, daß z.B. Tyrosin während Dauerinfusionen nicht in ausreichendem Maß aus der Vorstufe Phenylalanin gebildet und damit zur "essentiellen Aminosäure" werden kann.

V 18.5
Einfluß verschiedener operativer Eingriffe auf den Aminosäurestoffwechsel und auf den Hormonhaushalt

Hildegard Hartmann

Zentrum für Anaesthesiologie und Wiederbelebung, Universitätskliniken, Frankfurt, Theodor-Stern-Kai 7, D-6000 Frankfurt, BRD

Chirurgische Maßnahmen sind allgemein gesehen als Streßsituation zu betrachten, wobei das Ausmaß des Streß von der Art und der Dauer des Eingriffs bestimmt wird. Bei unseren Untersuchungen wurden die Reaktionen von Patienten bei Eingriffen im Bauchraum mit peripheren Eingriffen verglichen. Ferner kann noch auf Ergebnisse eigener Untersuchungen während Operationen im Schädelraum zurückgegriffen werden.

Die Cortisolkonzentration steigt während einer Operation im Bauchraum aber auch noch in der Aufwachphase kontinuierlich an

Abb. 1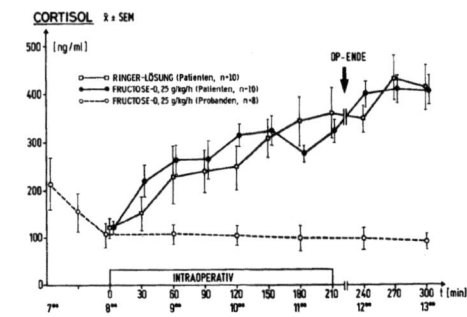

Bei peripheren Eingriffen sind die Veränderungen dagegen wesentlich geringer ausgeprägt. Bei Operationen am offenen Schädel sind die Cortisolanstiege besonders gering infolge einer Steroidprämedikation .Die Insulinsekretion

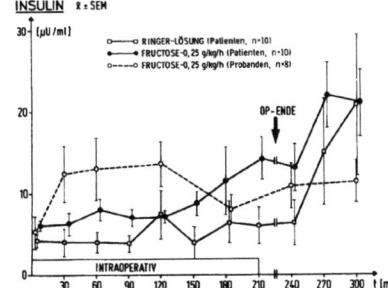

Abb.2

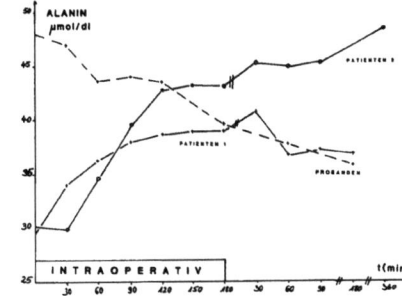

Abb.4

Trotz intraoperativer Abnahme der meisten Serumaminosäuren ist von deren intraoperativen Ersatz abzusehen, solange die Grundlagen passagerer Verwertungsstörungen (bei Bauchoperationen beobachtet) nicht geklärt sind.

wird insbesondere bei Operationen im Bauchraum trotz stärkerer Hyperglykämie unterdrückt. Bei peripheren Operationen aber auch bei Gehirnoperationen ist die Hemmung der Insulinsekretion geringer ausgeprägt, bei abgeschwächtem Blutglucoseanstieg. Die intraoperative Zunahme der Fettsäurekonzentration war bei allen Operationen festzustellen, jedoch bei den Bauchoperationen am stärksten ausgeprägt. Nach diesen Ergebnissen wird die Schlußfolgerung gezogen, daß bei Eingriffen im Bauchraum mit Eröffnung der Bauchhöhle der Streß am stärksten ist. Dies führt parallel zu einer stark überhöhten Cortisolkonzentration zu einer Hemmung der Insulinsekretion und zu einer peripheren Insulinresistenz. Bei Eingriffen in der Peri-

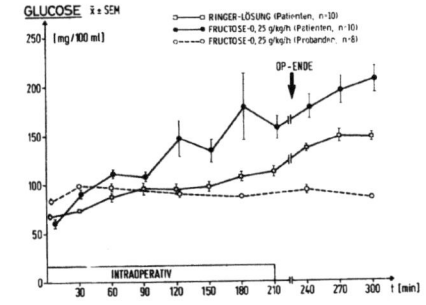

Abb.3

pherie oder im Schädel ist der Cortisolanstieg geringer, und die Hemmung der Insulinsekretion scheint schwächer ausgeprägt zu sein. Bei früheren eigenen Untersuchungen war aufgefallen, daß die Konzentration von Aminosäuren im Serum perioperativ stärker abnahm. Infolgedessen wurde untersucht, ob die Streßsituation des operativen Eingriffs die Verwertung von parenteral applizierten Aminosäuren verändert. Unabhängig von der Art des Eingriffs wurde ein Anstieg der Alaninkonzentration, ausgehend von einer allerdings erniedrigten Anfangskonzentration, festgestellt. Bei Bauchoperationen war dieser Anstieg signifikant stärker ausgeprägt. Auch bei den anderen Aminosäuren waren größere Unterschiede vorhanden,je nach Art der Operation. Bei peripheren Eingriffen war eine Verbesserung der Verwertung perenteral zugeführter Aminosäuren festzustellen. Bei Bauchoperationen war eine initiale Hemmung der Verwertung von einer späteren Normalisierung gefolgt. Es wird geschlossen, daß eine schematische intraoperative Behandlung mit Infusionen nicht möglich ist. Postoperativ scheinen hingegen keine größeren Unterschiede zu bestehen.

V 18.6
Elimination und Stoffwechsel von vier verschiedenen Fettemulsionen
Fatima Asskali
Abteilung für experimentelle Anaesthesiologie und Wiederbelebung, Universität Frankfurt, Theodor-Stern-Kai 7, D-6000 Frankfurt, BRD

Die Bestimmung der Elimination von parenterallem kann mittels Dauerinfusion oder durch Stoßinfusionen erfolgen. Wir haben entsprechende Untersuchungen an männliche Versuchspersonnen mit verschiedenen Ansätzen durchgeführt. Dabei wurden vier verschiedene Fettemulsionen verwendet (Abb.1). folgende Methoden:
A) Dauerinfusion (0.1g/kg KG /h)
B) Bolusinjection (10g Fett in 4 Minuten)
C) hochdosierte Stoßinfusion(50gFett in 30min.)

		Intralipid	Lg 31	Lg 32	Lg 33
	Soyaoil	10,0	10,0	10,0	10,0
Abb 1	Soya Lecithin	-	-	0,75	-
	Egg Lecithin	1,2	1,2	-	1,2
	Na-Oleat	-	0,05	0,04	0,05
	Oleic acid	-	0,01	-	0,01
	Cholesterol	0,2	-	-	-
	Glycerol	2,5	2,25	-	-
	Sorbitol	-	-	5,0	5,0

Die Lipoproteinefraktionierung erfolgte mit der präparativen Ultrazentrifuge bei den Dichten d=1.006 ,d= 1.063 und d=1.21 g/ml.Die freien Fettsäuren im Serum wurden nach Methylierung gaschromatographisch bestimmt.
Bei der Dauerinfusion erreichte die Triglyceridkoncentration bei allen vier Emulsionen das Fließgleichgewicht zwischen der 4.und5.Stunde. Anschließend erfolgte eine Abnahme. Die niedrigste Konzentration wurde mit jener Emulsion erzielt, welche Sojalecithin enthielt. Die Ergebnisse waren bei der Lipoproteinfraktion der Dichteklasse d= 1.006 g/ml vergleichbar(Abb.2)

Abb. 2

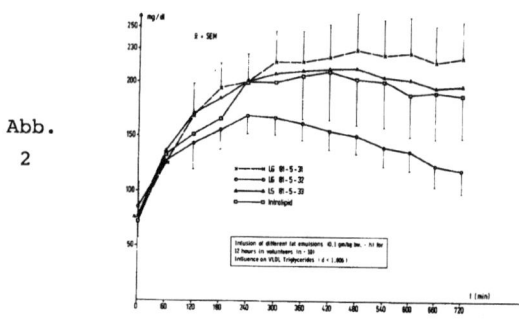

Auch bei der LDL-Fraktion (d=1.063) ist bei den Emulsionen mit Eilecithin die höchste Triglyceridkoncentration festzustellen(Abb.3).

Abb 3

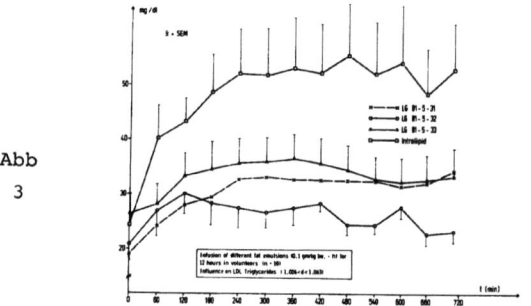

Ein Anstieg der Apolipoproteine in der VLDL.-Fraktion konnte electrophoretisch durch einen Anstieg der Pre-Beta-Lipoproteinfraktion bestätigt werden. Die Linolsäurekoncentration stieg in der Anfangsphase der Infusion besonders stark an, erreichte in der 4.Stunde das Maximum und nahm dann kontinuierlich ab bis Ende der Infusion ab. Ähnliche Ergebnisse wurden auch für Linolensäure erzielt(Abb.4).

Abb 4

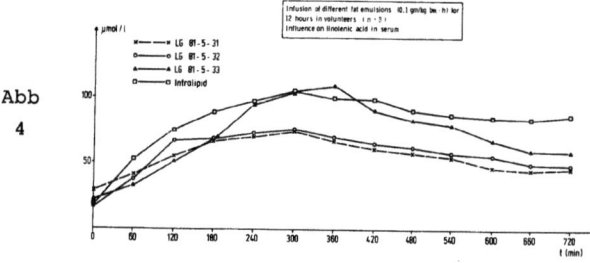

Selbst bei Palmitinsäure war insbesondere initial ein stärkerer Anstieg festzustellen. Die Erhöhung der freien Fettsäuren kann im Zusammenhang mit dem ebenfalls beobachteten Anstieg der Ketonkörperkoncentration als Ausdruck der Metabolisierung der infundierten Fettemulsion gewertet werden. Die Ergebnisse bei hochdosierter Stoßinfusion und bei Bolusinjection ergaben ebenfalls eine verzögerte Elimination der mit Eilecithin hergestellten Emulsionen. Die Unterschiede waren bereits am Ende der 4-minutigen Injection erkennbar. Es kann gefolgert werden daß mit allen verwendeten Versuchsansätzen vergleichbare Ergebnisse erzielt werden können. Es bleibt unklar weshalb Fettemulsionen mit Sojalecithin rascher aus dem Blut eliminiert werden im Vergleich zu solchen Emulsionen mit Eilecithin

V 18.7
Über die Bedeutung und Aussagekraft von Gaswechselmessungen in der Intensivmedizin
J.-E. Schmitz, J. Kilian, F.W. Ahnefeld
Zentrum für Anaesthesiologie des Klinikums der Universität Ulm, Steinhövelstraße 9, D-7900 Ulm/Donau, BRD

Seit mehr als einem halben Jahrhundert zählt die indirekte Kalorimetrie in der Physiologie zu den gängigen Verfahren, um Aussagen über den Energiestoffwechsel von Lebewesen zu ermöglichen (3,4). In zunehmendem Maße gewinnt in den letzten Jahren die Messung von O_2-Verbrauch und CO_2-Produktion auch im Rahmen einer modernen Intensivtherapie zunehmend an Bedeutung, da durch diese Methode Rückschlüsse auf den Energieumsatz sowie die dafür vom Organismus herangezogenen Substrate möglich erscheinen (1,2).
Die vorliegende Untersuchung setzt sich kritisch mit den Interpretations- und Fehlermöglichkeiten sowie Grenzen der Aussagekraft von Gaswechselmessungen unter klinischen Bedingungen auseinander.

Material und Methode:
Anhand von Gaswechselmessungen bei 70 beatmeten chirurgischen Intensivpatienten wird die Zweckmäßigkeit dieses Verfahrens gegenüber herkömmlichen Voraussagen über den Energieumsatz anhand üblicher Tabellen demonstriert.

Weiterhin wird gezeigt, welchen Einfluß Veränderungen des Beatmungsmuster sowie Sedierung und Analgesie auf den Gaswechsel kontrolliert beatmeter Patienten ausüben.
Kontinuierliche Messungen des O_2-Verbrauchs und der CO_2-Bildung über einen Zeitraum von 24 Stunden zeigen, welchen Schwankungen normalerweise der aus dem O_2-Verbrauch berechnete Energieumsatz und der respiratorische Quotient im Laufe eines Tages intensivmedizinischer Behandlung unterworfen sind.

Ergebnisse:
Beim Vergleich der Voraussage des Energieumsatzes nach Tabellen mit den durch Gaswechselmessungen ermittelten Daten geben sich bei statistischer Auswertung keine signifikanten Unterschiede zwischen beiden Verfahren, für den Einzelpatienten jedoch können erhebliche Abweichungen von mehr als 200 % in beide Richtungen vorkommen, welche wiederum zu erheblichen Auswirkungen auf die zu applizierende Nährstoffzufuhr hat.

Es zeigt sich, daß bereits geringste Meßfehler, die mehr als 0,2 Vol% der O_2- bzw. CO_2-Konzentrationen ausmachen, zu erheblichen Abweichungen und Interpretationsverschiebungen des respiratorischen Quotienten führen.
Die Ergebnisse und Rechenbeispiele zeigen, daß es mit Hilfe der Sauerstoffverbrauchsmessungen möglich ist, verläßliche Aussagen hinsichtlich des Gesamtenergieumsatzes beatmeter Intensivpatienten zu machen. Im Gegensatz zu Aussagen über die qualitative und quantitative Zusammen-

setzung der zur Deckung des Energieumsatzes herangezogenen Substrate mittels des respiratorischen Quotienten sind Aussagen hinsichtlich des Gesamtenergieumsatzes mittels Sauerstoffverbrauch wesentlich robuster gegen Meßungenauigkeiten, zumal unter der Therapie der respiratorische Quotient bereits innerhalb kürzester Zeiträume erheblich schwanken kann.

Da Patienten sich nie in einem Gleichgewichtszustand befinden und ständigen äußeren Einflüssen unterworfen sind, kann der respiratorische Quotient nur zu groben Aussagen hinsichtlich des zur Energiegewinnung überwiegend herangezogenen Substrates benutzt werden.

Literatur
1. Adolph M, Eckart J:
   Messung des Energiebedarfs durch die indirekte Kalorimetrie.
   In: Der Energiebedarf und seine Deckung, p. 1 Schriftenreihe: Klin. Ernährung 7 (Hrsg.: F.W. Ahnefeld, W. Hartig, E. Holm, G. Kleinberger).
   München, W. Zuckschwerdt, 1982
2. Hunker F, Bruton C, Hunker E, Durham R, Krumdieck C:
   Metabolic and nutritional evaluation of patients supported with mechanical ventilation.
   Crit. Care Med. 8, 628-632 (1980)
3. Lusk G:
   The elements of the science of nutrition.
   4. Ausgabe, Philadelphia, 1928, W.B. Saunders Co.
4. Richardson H:
   The respiratory quotient
   Physiol. Reviews, Vol. 9 (1929)

V 18.8
Über den Einfluß der Hämofiltration auf den Aminosäurenhaushalt chirurgischer Patienten

B. Weidler

Abteilung für Anaesthesiologie und operative Intensivmedizin am Klinikum der Justus Liebig-Universität Gießen, Klinikstr. 29, D-6300 Gießen, BRD

Einleitung:
Im Rahmen septischer Komplikationen kann es im Zusammenhang mit einem sog. "multi organ failure" sehr häufig zu erheblichen Nierenfunktionsstörungen bis hin zur Oligo-Anurie kommen. Zur Elimination der anfallenden harnpflichtigen Substanzen sowie bei Überwässerung stehen verschiedene Verfahren wie Hämodialyse, Peritonealdialyse sowie maschinelle oder spontane Hämofiltration zur Verfügung. Besonders die Hämofiltration bietet sich auf Grund des begrenzten technischen Aufwandes sowie der geringen hämodynamischen Nebenwirkungen als Therapieform der Wahl bei o.g. Komplikationen an (1). Da über den Filtratverlust an Aminosäuren unter Hämofiltration bisher nur Einzeldaten vorliegen, war es das Ziel dieser Untersuchungen, den Einfluß der Hämofiltration auf die Aminosäurenhomöostase zu überprüfen.

Methodik:
8 Patienten einer operativen Intensivstation, die posttraumatisch oder postoperativ im Rahmen einer Sepsis eine Nierenfunktionsstörung entwickelten, wurden in die Studie einbezogen. Alle Patienten waren kontrolliert beatmet, wurden hochkalorisch (40 kcal/kg KG/Tag, 1,5 g Aminosäuren/kg KG/Tag) parenteral ernährt und erhielten zur Kreislaufstabilisierung Katecholamine. Die Hämofiltration erfolgte nach Punktion der Vena und Arteria femoralis (Seldinger-Technik) und Anschluß eines Diafilters^R (Fa. Amicon) passiv (arterio-venöse Druckdifferenz). Neben den üblichen Routinelaborparametern einer Intensivstation wurden die Aminosäuren im arteriellen und venösen Blut (vor und hinter dem Diafilter^R) sowie im Filtrat vor sowie während der Hämofiltration bestimmt.

Ergebnisse und Diskussion:
Die Blutzuckerwerte ($\bar{x}$:351$\pm$ 87 mg%, bzw. 463 $\pm$ 144 mg%) dokumentieren bei sepsisbedingter Katabolie die insuffiziente Verstoffwechselung der Glukose im Postaggressionsstoffwechsel. Die Kreatinin- und Harnstoffwerte im Serum ($\bar{x}$:4,1 $\pm$ 1,2 mg% bzw. 185 $\pm$ 75 mg%) verdeutlichen die Katabolie bei oligurisch-anurischer Nierenfunktionsstörung. Auch die arteriellen Plasmaaminosäuren-Konzentrationen spiegeln die Katabolie wieder durch erhöhte 3-Methyl-Histidin Spiegel ($\bar{x}$:25,1-31,0-26,1 µmol/l) sowie excessiv erhöhte Phenylalaninspiegel ($\bar{x}$:190,2-232,5-217,1 µmol/l) bei mäßig erhöhten Tyrosinspiegeln ($\bar{x}$:144,5-176,6-136,8 µmol/l). Die Aminosäurenkonzentrationen im Filtrat lagen um 10-20 % unter den entsprechenden Werten im arteriellen (=zuführenden Schenkel) des Filters. Der Gesamtverlust an Aminosäuren pro Tag lag bei einer täglichen Filtrationsleistung von 9,6 l im Mittel bei 35211,8 µmol, was einem täglichen Aminosäurenverlust von 0,5-1 g entspricht. Damit ist der Aminosäurenverlust unter Hämofiltration deutlich geringer als unter Hämo- bzw. Peritonealdialyse (2) und klinisch vernachlässigbar. Auf Grund der excessiv gesteigerten Spiegel einzelner Aminosäuren (Phe/Tyr) muß die Infusion Phenylalaninfreier bzw. -armer Aminosäurenlösungen bei Sepsis diskutiert werden.

Literatur:
1 Quellhorst E, Schümann B (1981) Hämofiltration. In: Blutreinigungsverfahren, H.F. Franz, Georg Thieme Verlag Stuttgart
2 Rubini ME, Gordon S (1968) Individual plasma free amino acids in uremics: effect of hemodialysis. Nephron 5:339

V 18.9
Möglichkeiten und Grenzen psychotherapeutischer Interventionen am Beispiel einer Intensivpatientin mit Myasthenia Gravis

Ursula V. Wisiak

Institut für Medizinische Psychologie und Psychotherapie und Institut für Anaesthesiologie der Karl-Franzens-Universität Graz, Österreich

Psychosomatische Denkweisen in der Intensivmedizin ermöglichen es, neben der notwendigen ständigen Überwachung der Vitalfunktionen, bilanzierter Infusions- und Transfusionstherapie sowie besonderen pflegerischer Maßnahmen den psychologischen Bedürfnissen des Patienten besser gerecht zu werden. Dabei geht es nicht nur um ein Zur-Kenntnisnehmen von psychischen Störungen im Verlauf der Krankheit, sondern um entsprechende zielgerichtete Interventionen. Ausreichende Zuwendung und verständnisvoller Umgang mit schwerstkranken Patienten führen häufig zu einer bedeutenden Verbesserung des Zustandsbildes.

Anhand eines Beispiels werden psychotherapeutische Interventionen verschiedener Schulen in einem integrativen Ansatz abgehandelt. Es handelt sich um eine 32-jährige Patientin mit Myasthenia gravis.

Nach mehrmonatiger künstlicher Beatmung ist eine so starke emotionale Besetzung des damals lebensnotwendigen Apparates erfolgt, die es der Patientin fast unmöglich macht, selbständig zu atmen. Zusätzlich können bestimmte emotionale Zustände, wie Depression, Verzweiflung, Angst subjektiv die Atemnot auslösen und verstärken. Die künstliche Beatmung hindert sie, frei zu kommunizieren. Sie befindet sich in einer totalen Abhängigkeit und Hilflosigkeit. Ihre psychische Labilität wird zeitweise von panikartigen Angstzuständen und Depressionen überdeckt.

Ziel psychotherapeutischen Handelns ist die Entwöhnung vom Beatmungsgerät mit Hilfe einer Entspannungstechnik (autogenes Training) in einem Shaping-Prozess und die kontinuierliche psychische Stützung der Schwerstkranken.

Die Aufgabe der Psychotherapeutin läßt zeitweise sich mit der einer Mutter gegenüber einem Säugling oder Kleinkind vergleichen. Sie muß kontinuierlich präsent sein, der Patientin Halt und Sicherheit geben, sowie ein Klima begünstigen, welches für notwendige Lern- und Sozialisierungsprozesse der Patientin im Rahmen ihres Krankheitsbildes erforderlich ist. Es werden emotionale Empfindlichkeiten, Bedürfnisse, Ängste, Befürchtungen erkannt und angesprochen. Das Bearbeiten von weiter zurückliegenden Konflikten erfolgt eher zurückhaltend, da dabei Affekte mobilisiert werden, die physiologische Begleiterscheinungen auslösen können. Häufig wird ein nonverbaler Dialog geführt, der ein großes Ausmaß an Empathie fordert. Das Gesprächsverhalten kann als ein aktives Zuhören im Sinne der klientenzentrierten Gesprächstherapie nach C. Rogers verstanden werden.

Neben den häufig averbalen Kommunikationswegen, den möglichen psychophysiologischen Begleiterscheinungen grenzen die Krankheit an sich und die damit verbundenen notwendigen therapeutischen Behandlungsmethoden jede psychotherapeutische Intervention, wie sie im Umgang mit körperlich gesunder psychotherapeutischer Klientel üblich sind, bedeutend ein.

V 18.10
Der Intensivpatient und seine Angehörigen

W. Behrendt, V. Horstmann-Braun, F. G. Müller

Abteilung für Anaesthesiologie der Rheinisch-Westfälischen Technischen Hochschule Aachen, BRD

Bisher wurden überwiegend Probleme der Patienten und des auf einer Intensivstation arbeitenden Personals untersucht und auch Lösungsvorschläge erarbeitet (1). Uns scheinen aber auch die vielfältigen Nöte und Sorgen der Angehörigen schwererkrankter Patienten eine Untersuchung wert (3), um die Ursachen für ein z.T. schwerverständliches Verhalten aufzudecken und den täglichen Kontakt mit Angehörigen zu erleichtern und gewinnbringender zu gestalten.

Methodik

Unter Berücksichtigung der Regeln für klientenzentrierte Gespräche (4) wurden Interviews mit Angehörigen lebensbedrohlich erkrankter Patienten auf einer anaesthesiologischen Intensivstation geführt. Die Gesprächsverläufe konnten in zwei Phasen unterteilt werden. Die erste Phase von ca. fünf Gesprächen bestand darin, Angehörige in völlig freier Form von ihrem inneren Erleben im Umgang mit einem vom Sterben bedrohten berichten zu lassen. Aus dem Inhalt dieser Gespräche wurden bestimmte Schwerpunkte gebildet, die in der zweiten Phase genauer erfragt wurden. Die Auswahl der Angehörigen erfolgte nach vorher festgelegten Kriterien. Die Befragung erfaßte insgesamt 25 Personen.

Ergebnisse und Folgerungen

Bei den Angehörigen zeigten sich unterschiedliche Systeme der inneren Verarbeitung. Als Beispiel seien das Leugnen der belastenden Situation oder ein aggressives Reagieren auf den erlittenen psychischen Stress angeführt. Diesen unterschiedlichen Verarbeitungsmustern entsprachen bestimmte Abwehrmechanismen (2). Das Verhalten der Angehörigen den Patienten gegenüber war dagegen von großer Hilflosigkeit und Unsicherheit geprägt.

Die Befragten fühlten sich in dieser existentiell bedrohlichen Situation nicht in der Lage zu entscheiden, welche Hilfe für die seelischen Bedürfnisse der Patienten sinnvoll wäre und übertrugen aus dieser Hilflosigkeit heraus sämtliche Kompetenzen - auch in Bezug auf das Erkennen und die Lösung seelischer Probleme der Patienten - auf das betreuende Personal. Sie erhoben damit Ärzte, Schwestern und Pfleger zu Richtern, die über Form und Ausmaß der Angehörigen/Patienten-Beziehung entscheiden sollten. Ein weiteres Problem bilden die zahlreichen auf einer Intensivstation vorhandenen Bezugspersonen, die gefragt oder ungefragt z.T. gegensätzliche Auskünfte erteilen und dadurch ein Gefühl der Verunsicherung auslösen. Es kann sich zudem der Eindruck entwickeln, nicht umfassend informiert, statt dessen aber vertröstet oder gar bewußt falsch unterrichtet zu werden. Starke Zurückhaltung und/oder überkritisches Verhalten folgen und belasten weitere Gespräche.

1) Es scheint möglich, die von KÜBLER-ROSS beschriebenen Phasen des Sterbens auch auf das Erleben von Angehörigen zu übertragen, die vor die Forderung gestellt werden, den möglichen Tod eines ihnen nahestehenden Menschen ertragen zu müssen. Trotz dieses drohenden Verlustes sollen sie die Kraft zum seelischen Beistand aufbringen - bis hin zur Selbstverleugnung der eigenen Gefühle.

2) Steht den Angehörigen eine feste Bezugsperson aus dem Kreise des betreuenden Personals zur Seite, kann sich ein gegenseitiges Vertrauen aufbauen, das es ihnen ermöglicht, über ihre Sorgen und Ängste, die sonst im Verborgenen blieben, zu sprechen und dadurch ein offeneres Verhältnis zum Patienten und dem auf der Intensivstation arbeitenden Personal zu erreichen. Eine ständige seelsorgerische und fachpsychologische Betreuung und Beratung erscheint hilfreich und von hohem Wert.

Literatur

1. Hannich HJ, Wendt M, Bertlich P (1982) Situationsspezifische Belastungen der Intensivbehandlung: Ihre Analyse und Änderungsmöglichkeiten. Anaesthesist 31:615

2. Kübler-Ross E (1969) Interviews mit Sterbenden. Kreuz Stuttgart

3. Rest FHO (1982) Überlegungen zum Gespräch mit Schwerkranken und ihren Angehörigen - Kommunikation über Sterben und Tod. In Schara J (ed) Humane Intensivtherapie. Perimed Erlangen

4. Rogers CR (1981) Die klientenzentrierte Gesprächspsychotherapie. In: Kindler N (ed) Geist und Psyche. Kindler München

V 18.11
Die Bedeutung von Ethik für die Intensivmedizin

F. Salomon

Abteilung für Anaesthesiologie und operative Intensivmedizin am Klinikum der Justus-Liebig-Universität, Klinikstr. 29, D-6300 Gießen, BRD

Daß Intensivmedizin psychische Auswirkungen auf Patienten und Personal hat, ist in den letzten Jahren mehr und mehr erkannt worden. Die Darstellung entsprechender Phänomene hat zunehmend Eingang in Lehrbücher der Intensivbehandlung gefunden. Anders verhält es sich mit ethischen Entwürfen und der Analyse ethischer Probleme der Intensivtherapie. Wenn sie überhaupt berücksichtigt werden, wird ihnen nur ein schmaler Raum eingeräumt. Nichtmediziner, hauptsächlich Theologen, nehmen häufiger dazu Stellung. Doch nicht immer ist in deren Entwürfen die praktische Arbeit hinreichend berücksichtigt, da die unmittelbare Erfahrung fehlt.

Gespräche mit Mitarbeitern operativer, internistischer und interdisziplinärer Intensivpflegeeinheiten sowie anonyme schriftliche Befragungen des Personals einer operativen Intensivstation zeigen, daß für die psychischen Belastungsfaktoren vielfach Konflikte ethischen Inhalts verantwortlich sind: Fragen der Reanimation, des möglichen Behandlungsverzichts, der Sterbehilfe, der Beachtung von Menschenwürde, der Ehrfurcht vor dem Leben, des Sinns von Leiden und Sterben, der Anerkennung von Entscheidungsfreiheit und Selbstbestimmung. Daher ist es unumgänglich, sich im Zusammenhang von Intensivtherapie auch mit ethischen Konzepten auseinanderzusetzen. Besonders nötig ist es, solche Konzepte auf dem Hintergrund praktischer Tätigkeit im Intensivpflegebereich als dort Tätiger zu entwerfen.

Daß dies selten oder nur unzureichend geschieht, hat mehrere Ursachen:

1) Viele begegnen der Ethik mit Unbehagen, weil sie als Verunsicherung erlebt wird. Da es Ethik mit Werten und Wertungen zu tun hat, kann sie eingefahrenes Verhalten und gewohnte Einstellungen in Frage stellen. Als beispielhafte Aussage sei ein Satz aus dem Gespräch mit einem routinierten Intensivpfleger genannt: "Ich habe Angst, daß ich mich damit dann soviel beschäftige, daß ich meine notwendige Arbeit nicht mehr schaffe."

2) Viele fühlen sich durch Ethik eingeengt. Sie wird als Pochen auf normative Einschränkungen verstanden, als Beschränkung durch Gesetze und Grenzen, die Intensivmedizinern die Hände zu binden scheinen.

3) Viele empfinden ethische Überlegungen als abstraktes Reden ohne konkreten Bezug oder Nutzen. Zwischen naturwissenschaftlich orientierter Sprach- und Denkweise gerade der Intensiv-

medizin und der stärker der geisteswissenschaftlichen Methodik angelehnten Ethik bestehen immer noch Kommunikationsprobleme.
Auf dem Hintergrund der Arbeit als Intensivmediziner und dem Studium theologisch-philosophischer Konzepte stellt der Verfasser an zwei Beispielen, der Anerkennung von Entscheidungsfreiheit und Selbstbestimmung einer potentiellen Dialysepatientin sowie des möglichen Behandlungsverzichts bei einem operierten Malignompatienten den notwendigen Zusammenhang von Intensivmedizin und Ethik dar. Es wird gezeigt, daß die Zurückhaltung vor der Beschäftigung mit Ethik im Intensivtherapiebereich weitgehend auf Vorurteilen beruht. Das ergibt sich aus den eingangs genannten Gesprächen und Befragungen.
Folgende Möglichkeiten, über diese Zurückhaltung hinwegzukommen, wägt der Verfasser anhand eigener Erfahrungen gegeneinander ab:
1) Einzelgespräche mit dem Personal anhand konkreter Probleme des jeweils betreuten Patienten. Vorteil: persönlicher, unmittelbarer Bezug. Nachteil: Zeitaufwand.
2) Gruppengespräch bei Schichtübergabe in den Stationsräumen. Vorteil: Einüben gemeinsamen Gesprächs. Nachteil: Scheu, sich zu äußern; Zeitbegrenzung.
3) Gruppengespräch außerhalb der Dienstzeit und der Diensträume. Vorteil: wie 2; gelöstere Athmosphäre. Nachteil: wie 2; Abstand zum konkreten Fall.

Die Nachteile von 2 und 3 können durch Rollenspiele und Analysen von Tonbandaufzeichnungen geführter Gespräche gut kompensiert werden.
Die Erfahrung zeigt, daß ein derartiges Angebot eine größere Sensibilität der Mitarbeiter für ethische Themen und Konflikte hervorruft, die Bereitschaft, sich damit zu beschäftigen, erhöht und die Situation einer Intensivstation insofern entkrampft, als die Angst vermindert wird, mit ethischen Problemen konfrontiert zu werden.

V 18.12
Analyse der Arbeitssituation des Pflegepersonals einer operativen Intensivstation als Grundlage zu einer besseren Patientenversorgung

F. Salomon, W. Vogelsberger, W. Laubach*, M. Wirsching*
Abteilung für Anaesthesiologie und operative Intensivmedizin und *Klinik für Psychosomatik und Psychotherapie am Klinikum der Justus-Liebig-Universität, D-6300 Gießen, BRD

1. Das Problem. Der Einsatz intensivmedizinischer Maßnahmen und die Verbreitung intensivmedizinischer Behandlungseinheiten bringen große Vorteile für die Überbrückung und die Prognose lebensbedrohlicher Zustände. Die positiven Aspekte sind mit negativen Auswirkungen, besonders im psychischen Bereich, vergesellschaftet. Patienten, Angehörige und das Personal von Intensivstationen sind in besonderer Weise belastet. Stichworte wie Spannungen, Streß, Unmenschlichkeit, Apparatemedizin drücken in Diskussionen beim direkt betroffenen Personenkreis wie auch in der Öffentlichkeit das vielfach empfundene Unbehagen aus. Verschiedene, zum Teil extrem gegensätzliche Beurteilungen der Intensivmedizin und ihrer Auswirkungen auf die Patienten zeigen, wie stark Vorurteile das jeweilige Bild prägen.

2. Die Untersuchung. Wir sind von der in unserem Kreis übereinstimmend vertretenen Meinung ausgegangen, daß die Patientenversorgung auf der Intensivstation, für die wir zuständig sind, verbessert und die psychische Belastung von Patienten und Personal vermindert werden kann. Ähnliche Erfahrungen anderer Intensivpflegeeinrichtungen bestätigen uns darin. Bei der analysierten Station handelt es sich um eine operative Intensivstation, die am Universitätsklinikum Giessen von der Abteilung für Anaesthesiologie und operative Intensivmedizin versorgt wird. Sie hat 16 Behandlungsplätze, der Patientendurchgang liegt bei ca. 1.500 pro Jahr. Die Zahl der Bediensteten beträgt 37, dazu kommen Schülerinnen und Schüler von vier in Giessen ansässigen Krankenpflegeschulen als Auszubildende.
Aus Vorgesprächen erschienen uns als wichtige Faktoren für eine gute Betreuung der Patienten und einen reibungsarmen Stationsbetrieb die Motivation und das daraus erwachsende Engagement des Personals. Je besser die Arbeitssituation der Bediensteten gerade auch unter psychischen Aspekten ist, desto sensibler reagieren sie auf Bedürfnisse der Patienten. Eine Verbesserung der Patientenversorgung erscheint uns daher dauerhaft nur erreichbar zu sein, wenn das Arbeitsklima sowie die psychische und physische Belastung für die Mitarbeiter verbessert werden.
Im ersten Schritt erfolgt deshalb eine gründliche Analyse der Arbeitssituation. Verschiedene Personengruppen (Schüler, Stammpersonal im Pflegebereich, Ärzte) wurden genau über ihre Einstellung zur Intensivpflege, ihre spezifischen Belastungen, ihre positiven und negativen Erfahrungen im Umgang mit Patienten, Angehörigen und anderen Mitarbeitern sowie ihre Erwartungen und Pläne befragt. Schülerinnen und Schüler als Mitarbeiter mit einem zeitlich klar begrenzten Einsatz wurden vor, während und nach ihrer Einsatzzeit auf der Intensivstation befragt, um so auch den Ausbildungs- und Gewöhnungseffekt erfassen zu können.
Die Studie auf der genannten Intensivstation erfolgt in Zusammenarbeit zwischen Anaesthesisten, Psychologen und Psychosomatikern. Der hier vorgestellten Befragung liegen speziell auf die Intensivstation zugeschnittene Fragebögen mit drei Fragetypen zugrunde: Antwort alternativ ja - nein,

Antworten mit einer offenen visuellen Skala zwischen vorgegebenen Extremen sowie offene, frei zu formulierende Antworten. Zur Persönlichkeitsbeurteilung sind der Gießen-Test zur Selbstbeurteilung sowie der Gießener Beschwerdebogen einbezogen.

3. Die Ergebnisse. Die Befragungsergebnisse bestätigen einerseits die oft geäußerte Vermutung, daß die psychische Betreuung der Patienten in der Sicht der Mitarbeiter zu kurz kommt. Sie zeigen andererseits aber auch die oft geleugnete Sensibilität des Personals einer Intensivstation für die besonderen Probleme in diesem Bereich. Als besonders interessant erwies sich die Gruppe der Krankenpflegeschülerinnen und -schüler. Sie sind zumeist ohne viel Vorerfahrung in der Intensivpflege besonders kritisch gegenüber den für sie neuen Arbeitsabläufen und Verhaltensweisen. Die hohen Erwartungen, die sie an die Ausbildung auf der Intensivstation knüpfen, werden in einigen wichtigen Punkten nicht zufriedenstellend erfüllt. Abgesehen von der Darlegung wichtiger Einzelergebnisse für das Interaktionsverhalten und die Belastungsschwerpunkte (z.B. Reanimation, Tod) werden die erfreulichen Konsequenzen dargelegt, die eine derartige Analyse selbst für die Einstellung des Behandlungsteams hat, indem Fragen häufiger diskutiert, kritische Punkte bewußter registriert und Abhilfe gezielter versucht werden.

Allgemeinanaesthesie

V 19.1
Afterload Reduktion mit Urapidil und das Verhalten der Prostaglandine bei Operation infrarenaler Bauchaortenaneurysmen
H. Kuppe, E. Martin, W. Oettinger*
Institut für Anaesthesiologie der Universität, *Chirurgische Klinik der Universität, München, BRD

Eine häufige Ursache von schwerwiegenden kardialen Komplikationen bei der chirurgischen Therapie von dissezierenden Aortenaneurysmen liegt in dem plötzlichen Anstieg des linksventrikulären Afterloads nach Clamping. Der Anstieg des LVEDP, gemessen als PCWP, kann bei Patienten mit eingeschränkter Koronarreserve zur Myokardischämie, bzw. zum akuten Linksherzversagen führen. Durch eine gezielte Vasodilatatoren Therapie kommt es über eine Verminderung der Auswurfimpedanz des linken Ventrikels und des linksventrikulären Preloads zu einer Erhöhung des Schlagvolumens und somit zu einem Anstieg des Cardiac Index. Diese Therapiekonzept ist insbesonders erprobt für Natriumnitroprussid und für Nitroglycerin. Urapidil, dessen hämodynamische Wirkung eine Abnahme des peripheren Widerstandes bedingt, müßte sich ebenfalls eignen. Mit dieser Zielsetzung untersuchten wir bei 18 Patienten mit infrarenalen Bauchaortenaneurysmen intraoperativ die hämodynamischen Veränderungen während der Clamping und der Declamping Phase, sowie bei 10 Patienten das Verhalten der Prostaglandinspiegel während dieser Phasen. Die Prämedikation erfolgte mit Rohypnol 0,02mg/kg KG und 0,15mg/kg KG Morphin. Narkoseeinleitung mit Fentanyl 0,01mg/kg KG, Etomidate 0,2mg/kg KG i.v. Narkoseweiterführung mit 50% N_2O/O_2 Gemisch und 1 MAC Halothan. Mittels Pulmonaliskatheter-Monitoring wurde während Anaesthesie, vor Operationsbeginn ein individuell optimierter PCWP Wert durch Volumenbelastung mit Dextran 60 ermittelt. Die hämodynamischen Parameter wurden unter steady state Bedingungen und 10 min vor Abklemmen der Aorta bestimmt. Bei PCWP Werten über 14 mmHg wurde 10 min vor Abklemmen der Aorta mit einer kontinuierlichen Infusion von Urapidil in einer Dosierung von 2-6 mg/min begonnen. Die weiteren hämodynamischen Werte wurden 5,10,25,40 min und nach Declamping der Aorta erhoben. Folgende Meßgrößen wurden bestimmt. HF,MAP,PAP,PCWP,RAP,HZV,Zu den obengenannten Zeitpunkten wurden ebenso Prostaglandin F_{2a}, 6-Keto-F_{1a}, 13-14-15-Keto-F_{2a}, sowie Thromboxan TXB_2 bestimmt.
Es ergaben sich drei Gruppen:Parameter war der Ausgangs PCWP Wert.Gruppe I (n=6) PCWP = 15mmHg, Gruppe II (n=6) PCWP =20 mmHg,Gruppe III (n=6) PCWP 20mmHg.

	PCWP mmHg			CI ml/m^2			MAP mmHg		
	I	II	III	I	II	III	I	II	III
C	14	17	23	2,8	2,2	2,3	87	89	89
T_1	14	16	19	2,3	2,7	2,5	88	93	81
T_2	12	17	21	2,3	2,6	2,5	92	84	85
T_3	13	15	21	2,4	2,6	2,7	88	78	82
T_4	15	18	20	2,6	2,6	2,7	90	89	87
T_5	16	17	24	2,9	3,4	3,2	90	82	94
T_6	13	15	22	2,9	2,8	2,8	85	89	80

	SVI ml/m^2			TPR dyn sec/cm^{-5}		
	I	II	III	I	II	III
C	40	34	33	1255	1675	1685
T_1	32	37	36	1496	1331	1398
T_2	32	35	36	1575	1275	1423
T_3	31	36	38	1191	1110	1332
T_4	32	34	39	1408	1318	1451
T_5	42	37	48	1091	919	1239
T_6	37	37	41	1174	1181	1145

C=Kontrollwert, T_1=5min nach Clamping, T_2=10min nach Clamping, T_3=25min nach Clamping, T_4=40 min nach Clamping, T_5=2min nach Declamping, T_6=OP-Ende,

	F_{2a}	6-Keto-F_{1a}	13-14-15-Keto-F_{2a}	TBX_2
C	148	1197	301	277
T_1	140	779	346	348
T_2	130	387	365	272
T_3	125	248	363	216
T_4	130	224	333	291
T_5	127	298	335	328
T_6	130	380	309	396

Einheiten (pikogramm/ml)

Der durch das Clamping der Aorta verursachte Anstieg des PCWP konnte dosisabhängig in den drei Gruppen unter kontinuier-icher Urapidilinfusion vermieden werden. Diese Substanz scheint für die Behandlung einer erhöhten linksventrikulären Nachlast durchaus geeignet. Prostaglandin F_{2a} und deren Abbauprodukte fielen über den gesamten Beobachtungszeitraum kontinuierlich ab, nur TBX_2 stieg 5 min nach Abklemmen der Aorta signifikant an.

V 19.2
Vergleich von pulmo-kapillärem Verschlußdruck mit dem zentral-venösen Druck nach dem Abklemmen der Aorta unter unterschiedlichen Narkoseverfahren

K. Reinhart, Th. Kersting, K. Eyrich

Klinik für Anaesthesiologie und Operative Intensivmedizin am Klinikum Steglitz der FU Berlin, D-1000 Berlin

Einleitung:
Über hypertone Krisen, Myokardischämien und Herzrhytmusstörungen im Zusammenhang mit dem Abklemmen der Aorta wird von verschiedenen Untersuchern berichtet (1) (3). Ziel unserer prospektiven Studie war es: a) Einflüsse unterschiedlicher Narkoseverfahren auf das Abklemmverhalten zu untersuchen und b) den Grad der Korrelation zwischen pulmo-kapillärem Verschlußdruck (PCWP) und zentral-venösem Druck (CVP) festzustellen.

Patienten und Methode:
57 Patienten, die wegen arterieller Verschlußkrankheit oder infrarenalem Aortenaneurysma mit einem aorto-(bi-)femoralen Bypass versorgt werden sollten, wurden nach dem Zufallsprinzip folgenden Narkoseverfahren zugeordnet:
- Gruppe I   Neuroleptanalgesie (n = 18)
- Gruppe II Halothan (n = 15)
- Gruppe III Thorakale Periduralanästhesie und Intubation (n = 24), wobei die obere Grenze des sensiblen Niveaus der PDA zwischen Th_5 und Th_3 lag. Die Narkoseeinleitung erfolgte für alle Gruppen mit Thiopental 4 mg/kg und Succinylcholin 1 - 1,5 mg/kg. Zur Relaxierung wurde Pancuronium verwendet, alle Patienten wurden mit Lachgas-Sauerstoff im Verhältnis 2:1 normoventiliert. Die Patienten der Gruppe III erhielten intraoperativ zwischen 15 und 35 mg Diazepam. Vor der Narkoseeinleitung wurde zur kontinuierlichen Blutdruckmessung eine 20 G Teflon-Kanüle in die A. radialis und ein Swan-Ganz Thermodilutionskatheter über die rechte V. jugularis gelegt. Über einen 8-Kanalschreiber erfolgte die kontinuierliche Registrierung von art. Blutdruck, CVP und Pulmonalarteriendruck (PAP) sowie der V_5-Ableitung des EKG's, der Herzfrequenz und der endexspiratorischen CO_2-Spannung. 2-5 Minuten vor und nach dem Abklemmen der Aorta wurde ein hämodynamisches Profil erstellt, welches Herzminutenvolumenbestimmung (CO) und Messung der art. und gem. v. Blutgase einschließlich Oximetrie umfaßt.

Ergebnisse:
Um für den PCWP einen Bereich von 8 - 12 mm Hg in allen Gruppen zu erreichen bzw. zu halten, waren unterschiedliche Volumen bzw. Flüssigkeitsgaben nötig. Die jeweiligen Mengen sowie die gemessenen bzw. berechneten hämodynamischen Parameter vor und nach dem Abklemmen gehen aus der Tabelle hervor.

Diskussion:
Der vermehrte Volumen- bzw. Flüssigkeitsbedarf unter PDA gegenüber Halothan und NLA bestätigt ein vermehrtes venöses Pooling unter der PDA. Der Herzindex fiel in allen Gruppen nach dem Abklemmen als Folge des akuten Nachlastanstiegs und Vorlastabfalls ab. Für die NLA-und PDA-Gruppe kommt dies am deutlichsten zum Ausdruck. Offensichtlich kommt es nach dem Abklemmen zu einer Zunahme des venösen Pooling, welches erwartungsgemäß unter PDA am deutlichsten ausgeprägt ist. CVP und PAP erniedrigten sich in dieser Gruppe am stärksten. Der statistisch signifikante PCWP-Abfall unter PDA muß wohl im Zusammenhang mit der verminderten Füllung gesehen werden. Einen Anhalt für eine Erleichterung der Redistribution des Schlagvolumens nach dem Abklemmen der Aorta, über durch die Sympathikusblockade weitgestellte Gefäße, bieten unsere Ergebnisse nicht. Da sich der CVP lediglich in der PDA-Gruppe gleichgerichtet zum PCWP verhielt, während er unter Halothan und NLA bei einem gleichzeitigen PCWP-Anstieg nahezu gleich blieb bzw. abfiel, muß für diese beiden Gruppen das kurzfristige Manifestwerden einer Disparität zwischen der Funktion des linken und rechten Ventrikels angenommen werden. Die schlechte Korrelation von CVP und PCWP über allen unseren Meßpunkten legt für derartige Eingriffe bei einem vergleichbaren Patientengut den Einsatz eines Swan-Ganz-Katheters nahe.

Verhalten hämodynamischer Parameter und Volumensubstitution bis zum Abklemmen der Aorta.

		HALOTHAN		NLA		PDA	
		vor	nach	vor	nach	vor	nach
HR	$\bar{x}$	82	81	82	77	73	71
	$s\bar{x}$	± 4	± 4	± 5	± 4	± 3	± 3
MAP	$\bar{x}$	82	88	98	98	83	83
	$s\bar{x}$	± 4	± 5	± 6	± 4	± 4	± 3
CVP	$\bar{x}$	7,5	7,1	7,4	7,3	7,8	7,2
	$s\bar{x}$	± 1,0	± 0,9	± 0,8	± 0,8	± 0,9	± 0,8
PCWP	$\bar{x}$	10,1	11,7	11,7	12,0	11,5	10,7 *
	$s\bar{x}$	± 0,8	± 1,2	± 1,2	± 1,1	± 1,0	± 1,0
CI	$\bar{x}$	2,82	2,65	3,43	2,84 *	2,69	2,33 *
	$s\bar{x}$	± 0,20	± 0,20	± 0,29	± 0,27	± 0,18	± 0,20
TPR	$\bar{x}$	1175	1389	1311	1588 *	1389	1632 *
	$s\bar{x}$	± 119	± 141	± 142	± 164	± 145	± 133
VO_2	$\bar{x}$	81,1	75,7	99,0	74,6	84,9	77,5
	$s\bar{x}$	± 8,7	± 6,6	± 8,8	± 8,7	± 5,7	± 4,6
LVSWI	$\bar{x}$	33,2	34,6	49,3	44,1	34,4	33,0
	$s\bar{x}$	± 2,8	± 3,4	± 4,7	± 4,8	± 2,3	± 2,9
RPP	$\bar{x}$	9821	10306	12253	11807	9661	9407
	$s\bar{x}$	± 710	± 657	± 1113	± 858	± 795	± 796
HAES	$\bar{x}$	460		620		543	
	$s\bar{x}$	± 48		± 129		± 105	
KRIST.	$\bar{x}$	1333		1416		1800	
	$s\bar{x}$	± 130		± 257		± 219	

*p < 0,05   **p < 0,01

1) Attia R., Murphy I.D., Snider M., Lappas D., Darling R.C., Lowenstein E. (1976). Myocardial ischemia during aortic surgery in patients with coronary artery disease. Circulation 53 : 961

2) Lunn I.K., Dannemiller F.J., Stanley T.H. (1979) Cardiovascular response to clamping of the aorta during epidural and general anesthesia. Anaesth. Analg. 58 : 372

3) Reiz S., Nath S., Pontén E., Friedmann A., Bäcklund U., Olsson B. and Rais O. (1979) Effects of thoracic epidural block and the β_1-adrenoreceptor agonist on the cardiovascular response to infrarenal aortic cross-clamping in man. Acta anaesth.scand. 23 : 395

V 19.3
Die Isosorbiddinitrat-induzierte arterielle Drucksenkung

E. Zadrobilek, A. Hammerle, Ingrid Schindler, V. Draxler
Klinik für Anaesthesie und allgemeine Intensivmedizin der Universität Wien, Österreich

EINLEITUNG. Der Einsatz der kontrollierten arteriellen Drucksenkung bei kiefer- und gesichtschirurgischen Eingriffen ermöglicht übersichtliche Operationsbedingungen und geringe Blutungsneigung. Im eigenen Arbeitsbereich werden dafür neben Nitroprussidnatrium zunehmend Nitroglyzerin und Isosorbiddinitrat (ISDN) eingesetzt. Die vorliegende hämodynamische Untersuchung über die ISDN-induzierte arterielle Drucksenkung wurde durch das entsprechende Verhalten der Katecholamine und der Plasmareninaktivität erweitert.

PATIENTEN UND METHODIK. Bei 10 Patienten (ASA-Risikobeurteilung 1 und 2, Durchschnittsalter 34 Jahre) wurde für kieferchirurgische Eingriffe (Tumorresektion, Osteotomien) eine ISDN-induzierte arterielle Drucksenkung in NLA durchgeführt. Unter dem Einfluß von ISDN und Vorgabe des beta-Blockers Metoprolol (0.1 mg/kg) erfolgte die Feinsteuerung des gesenkten MAP wirkungsabhängig mit 0.2-1.0 Vol% Enfluran. Nach Erfassung der Ausgangswerte im Wachzustand (A) wurden die hämodynamischen Messungen 20 min nach Einleitung (NLA), 20 und 80 min nach Beginn sowie vor Beendigung der ISDN-Zufuhr (1-ISDN,2-ISDN,L-ISDN), weiters 20 und 80 min nach ISDN unter NLA mit Enfluran (NLAE) bzw nach Ausleitung (E) vorgenommen. Zu den angegebenen Meßzeitpunkten wurden Noradrenalin und Adrenalin im Plasma (=NA und A, Radioenzymassay,ng/ml) sowie Plasmareninaktivität (=RA, Radioimmunoassay,ng/ml/h) bestimmt. Die Ergebnisse werden als Mittelwerte (Standardfehler der Mittelwerte) angegeben. Als statistische Verfahren kamen Varianzanalyse ($p<0.05$), t-Test für verbundene Stichproben und Berechnung partieller Korrelationen zur Anwendung.

ERGEBNISSE. Die arterielle Drucksenkung wurde unter einer durchschnittlichen ISDN-Dosierung von 15.8 (4.8-24.6) µg/kg/min über 237 (145-355) min geführt. Die Ergebnisse sind in der Tabelle zusammengefaßt. Der Abfall des MAP nach Einleitung auf 77 % des Ausgangswertes zeigte bei unverändertem SVRI eine signifikante Korrelation ($p<0.01$) zur Abnahme des CI bzw SVI um über 30 %. Der MAP wurde unter ISDN um weitere 20-25 % gesenkt und erreichte 20 min nach Beendigung der ISDN-Zufuhr annähernd den Wert nach Einleitung. Bei gleichbleibendem CI zeigte die HR unter Drucksenkung einen Abfall um mehr als 10 % und dementsprechend der SVI einen bis zu 18 %igen Anstieg. Als hochsignifikant erwies sich unter diesen Bedingungen auch der 25 %ige Abfall des SVRI. Der PAMP, PCWP und PVRI blieben während des gesamten Untersuchungsablaufes unverändert. RVSWI und LVSWI fielen nach Einleitung auf 63 bzw 52 % ab und verblieben während der Drucksenkung auf diesem Niveau. Der VO_2I fiel unter NLA um 33 % gegenüber dem Ausgangswert ab. Die leicht steigende Tendenz des O_2I sowie die geringe Abnahme des O_2AVI unter ISDN war statistisch nicht zu sichern. Die $avDO_2$ wies keine signifikanten Änderungen auf. Nach einem hochsignifikanten Abfall unter NLA hatte ISDN keinen Einfluß auf QS/QT. Beim hyperdynamen Kreislaufverhalten nach Ausleitung waren bis auf den exzessiv gesteigerten VO_2I und den erniedrigten SVRI bei erhöhtem CI und SVI sowie RVSWI im Vergleich zur Ausgangslage keine wesentlichen Unterschiede feststellbar. Die Plasmawerte von Noradrenalin zeigten unter ISDN eine deutliche Zunahme. Unterschiedlich zum Verhalten der Plasmareninaktivität war bei Adrenalin nach einem signifikanten Abfall unter NLA mit zunehmender Operationsdauer eine steigende Tendenz zu beobachten. Nach Ausleitung lagen die Katecholamine weit über den Kontrollwerten.

DISKUSSION. ISDN, beta-Blockade und Feinsteuerung mit Enfluran ermöglichten unter den Bedingungen einer tief gehaltenen NLA bei Eingriffen in Regionen mit möglicher Auslösung kardiovaskulärer Reflexe (Gesichts- und Halsbereich) eine Senkung des MAP über den gewünschten Zeitraum. Unter dem Einfluß von ISDN konnte eine deutliche Abhängigkeit des MAP von der Beeinflussung des SVRI ($p<0.001$) und weniger von Änderungen des SVI ($p<0.05$) nachgewiesen werden. Dadurch verblieb bei niedrig gehaltener HR die Kardiodynamik im klinisch günstigen Bereich. Die pulmonale Hämodynamik war aufgrund der gezielten Volumenzufuhr (Verhalten von PCWP) weitgehend unbeeinflußt. Der deutliche Abfall des in den Kontrollwerten hohen QS/QT nach Einleitung muß auf Änderungen des Ventilation-Perfusionsverhältnisses unter Beatmung mit höherem O_2-Anteil bei gleichzeitiger Abnahme der Perfusion (CI) erklärt werden. Abgesehen vom Anstieg des Noradrenalins konnte die gegenregulatorische hormonelle Antwort während und nach Drucksenkung durch beta-Blockade und dem Einsatz von Enfluran in Grenzen gehalten werden. Aufgrund der vorliegenden Ergebnisse kann zusammenfassend gesagt werden, daß die ISDN-induzierte arterielle Drucksenkung für den klinischen Einsatz empfohlen werden kann.

TABELLE: Übersicht über die kardiorespiratorischen und biochemischen Daten

	A	NLA	1-ISDN	2-ISDN	L-ISDN	NLAE	E
HR	83.6(3.7)	82.2(4.8)	72.9(3.4)*	73.6(3.4)	72.0(2.9)*	67.7(3.1)***	87.9(3.4)∘
MAP mmHg	107.7(4.1)	83.3(5.0)***	62.5(4.1)***	66.6(3.5)**	65.8(1.9)**	79.6(4.6)∘∘	102.7(5.5)∘∘∘
PAMP mmHg	13.6(1.4)	12.6(0.9)	10.7(1.1)	12.8(0.7)	11.6(1.3)	12.2(1.8)	16.4(2.2)
PCWP mmHg	5.8(0.9)	7.3(0.8)	6.1(1.0)	7.7(0.9)	6.6(0.9)	6.9(1.1)	7.0(0.9)
$CI_{l·min^{-1}·m^{-2}}$	4.14(0.19)	2.79(0.14)***	2.73(0.13)	2.96(0.18)	2.88(0.20)	2.85(0.19)	5.57(0.51)*∘
SVI ml	50.7(4.0)	34.5(2.0)***	37.7(1.6)	40.6(2.4)**	39.3(2.3)*	42.7(2.9)*	63.1(5.3)*∘
PVRI $dyns·cm^{-5}$	158(24)	157(16)	136(15)	148(18)	150(17)	148(22)	132(20)
SVRI $dyns·cm^{-5}$	2010(71)	2215(122)	1659(108)***	1645(128)	1687(91)**	2101(131)∘∘	1479(137)∘∘
RVSWI $g·m^{-1}$	9.3(1.2)	5.9(0.5)***	5.5(0.5)	7.2(0.6)*	6.6(1.0)	7.5(1.6)	14.3(2.3)∘∘
LVSWI $g·m^{-1}$	75.3(8.2)	38.8(2.9)***	32.0(2.4)*	36.6(2.6)	36.1(2.9)	47.3(5.4)∘	89.5(9.5)∘∘∘
VO_2I $ml·min^{-1}·m^{-2}$	131(19)	88(8)**	94(8)	99(10)	103(9)	103(10)	245(39)*∘∘
$avDO_2$ ml/dl	3.2(0.2)	3.2(0.2)	3.5(0.4)	3.4(0.4)	3.7(0.3)	3.7(0.4)	4.3(0.5)
O_2AVI $ml·min^{-1}$	698(54)	458(36)***	419(27)	446(35)	418(28)	419(33)	790(94)∘∘
QS/QT	15.1(2.2)	6.5(2.0)***	7.4(1.3)	7.8(1.6)	6.1(0.9)	5.8(0.6)	20.6(4.9)∘∘
NA	0.27(0.06)	0.31(0.08)	0.59(0.18)***	0.70(0.13)***	0.70(0.13)**	0.68(0.11)**	0.93(0.27)∘
A	0.11(0.02)	0.05(0.03)*	0.05(0.03)	0.17(0.10)	0.26(0.17)	0.28(0.10)*	0.79(0.17)∘∘
RA	0.80(0.19)	1.63(0.46)	3.27(1.10)	4.44(1.60)	5.00(1.75)	4.02(1.81)	3.24(1.44)

*) Vergleich der Mittelwerte von A mit NLA und E, *) von NLA mit ISDN-Gruppen und NLAE und ∘) von L-ISDN mit NLAE und E. Signifikante Unterschiede als dreistufige Symbolik (1: $p<0.05$, 2: $p<0.01$, 3: $p<0.001$)

V 19.4
Das präterminale Blutströmungsverhalten als Indikator bevorstehender Kreislaufkomplikationen während der Anaesthesie

R. Mauser, R. Mauser jun.
Institut für Physik und Medizin, D-8083 Mammendorf, BRD

ERFAHRUNGSGEMÄSS NEIGEN PATIENTEN WÄHREND LÄNGERER OPERATIONEN ZUR ZENTRALISATION IHRES KREISLAUFS, OHNE DASS IM VORSTADIUM EINE VERÄNDERUNG IM KLINISCHEN BILD ERSICHTLICH IST. DIE PERIPHERE BLUTSTRÖMUNGSGESCHWINDIGKEIT, INSBESONDERE DEREN VERHALTEN IN DER PRAETERMINALEN STROMBAHN DER FINGERBEERE STELLT EINEN ÄUSSERST SENsitiven Parameter in Bezug auf exogene und endogene Beeinflussung dar, so dass diese Messgrösse aufgrund ihrer spontanen Reaktionsfähigkeit in Verbindung mit anderen Vitalparametern zur Beschreibung der Kreislaufsituation eines Patienten herangezogen werden kann. Zur Untersuchung des Blutströmungsverhaltens in der Fingerbeere bei Patienten unter Einfluss von Anaesthetika wurde ein auf hochfrequentem Ultraschall basierendes Verfahren entwickelt. Unter Ausnutzung des Dopplereffekts erfolgt damit eine bidirektionale, semiquantitative Registrierung der in der praeterminalen und terminalen Strombahn vorliegenden Blutströmung. Grundvoraussetzung für derartige Untersuchungen sind Sendefrequenzen von 20 MHz und eine Antennenempfindlichkeit von 10^{-8} V/mm/s, um Erythrozytenbewegungen bis herab auf 1 mm/s zu detektieren.

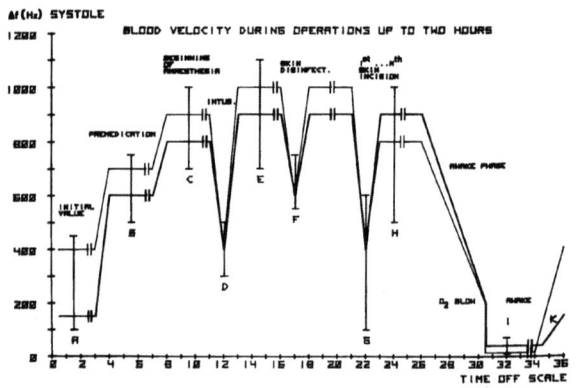

Abb. 1: Systolisches Blutströmungsverhalten in der Fingerbeere bei einer Operationsdauer von ≤ 2 Stunden (obere Kurve = Raucher > 20/Tag)

An einem nicht selektierten Patientengut, N=34, mittleres Alter 39,2 Jahre, unterschiedlicher Operationsindikationen, wurde 30 Minuten prae-operationem mit der Registrierung der der Strömungsgeschwindigkeit proportionalen ΔF über den auf der Fingerbeere applizierten Mikrotransducer begonnen und bis 1 Stunde postoperativ fortgesetzt. Die Darstellung der Messwerte erfolgte instantan zusammen mit anderen Vitalparametern auf einem Monitor und X-Y-Recorder. Bis zu einer Operationsdauer von 2 Stunden wurde in allen Fällen ein einheitliches und für den Operationsverlauf typisches Strömungsverhalten bei stabiler Kreislaufsituation registriert (Abb. 1). Eine deutlich reduzierte ΔF von ≈ 500 Hz wurde bei Langzeitoperationen detektiert. In 3 Fällen kam es zwischen der 3. und 4. Stunde zu einem weiteren Absinken in Richtung Null ohne Veränderung des klinischen Bildes. Ein derartiges Strömungsverhalten signalisiert bereits das Vorstadium einer Kreislaufzentralisation. Erfolgt keine Intervention, so dass es im weiteren Verlauf zur Veränderung des klinischen Bildes führt, kommt es im Strömungsbild des $+\Delta F$-Vektor zu einem Stillstand. Im Folgenden wird ein atypisches, pulsatorisches Strömungsbild mit inversem Vektor ($-\Delta F$) manifest. Ein tatsächlicher Strömungsstillstand findet also zu diesem Zeitpunkt noch nicht statt, obwohl bereits eine Kreislaufzentralisation vorliegt. Die Reduktion der Strömungsgeschwindigkeit resultiert hier primär aufgrund der zunehmenden Vasokonstriktorik, welche bis zum totalen Verschluss der terminalen Strombahn führen kann. Durch den daraus resultierenden Anstieg des peripheren Widerstands entsteht lokal ein Überdruck, welcher ein Öffnen der normalerweise unter Tonus stehenden und ausschliesslich in den Finger- und Zehenbeeren existenten arteriovenösen Shunts erzwingt. Da diese Shunts weder kapazitätsmässig noch strömungstechnisch den Kapillaren gleichzusetzen sind, ergibt sich eine völlig atypische, vektoriell inverse Spektralverteilung der Shiftfrequenz ΔF, sobald diese als funktionelle Anastomosen fungieren. Aufgrund dieser Daten stellt sich bei kritischer Betrachtung die Frage, inwieweit bei einem intraoperativen Strömungsgeschwindigkeitsanstieg auf ≥ 800 Hz ≈ 96 mm/s (≥100%!) eine Effektivität des tatsächlichen O_2-Transports und Austausch vorliegt bzw. inwieweit eine unbewusste medikamentöse Überdosierung vorgenommen wird, um die Operationstoleranz zu halten.

V 19.5
Monitoring cerebraler Funktionsparameter während der allgemeinen Anaesthesie bei geriatrischen Patienten

I. Pichlmayr

Zentrum für Anaesthesiologie der Medizinischen Hochschule Hannover, Abteilung IV, Krankenhaus Oststadt, Podbielskistraße 380, 3000 Hannover 51, BRD

<u>Einleitung und Fragestellung:</u>
Die Funktion vital wichtiger Organsysteme und damit die Sicherheit des Patienten wird während einer Vollnarkose aus den Kreislaufgrößen, allgemeinen vegetativen Zeichen und ggf. Laborparametern abgelesen. Speziell der Zustand des Zentralnervensystems kann nur indirekt beurteilt werden. Diese Praxis hat sich zwar bewährt, ist aber in bestimmten Situationen, wie Vorschädigungen des ZNS mit und ohne klinische Manifestation, möglicherweise unzureichend. Brauchbare Kenngrößen zur Beurteilung der cerebralen Situation sind Hirnstoffwechsel ($CMRO_2$), cerebrale Durchblutung (CBF), cerebraler Perfusionsdruck (CPP) und die im Elektroenzephalogramm (EEG) sichtbare elektrische Funktion. Während die erstgenannten Größen für die allgemeine Verwendung heute noch zu invasiv erscheinen, ist mit der EEG-Ableitung von der intakten Kopfhaut eine nicht-invasive Technik zur kontinuierlichen cere-

bralen Funktionsüberwachung gegeben. Aussagemöglichkeiten einer cerebralen EEG-Kontrolle in der Praxis der anästhesiologischen Geriatrie werden geprüft.

Methodik:
An 220 Patienten über 70 Jahre, die sich allgemeinchirurgischen Eingriffen unterziehen mußten, wurde die Einleitungsphase der Narkose durch zwei Ableitungen der linken Hemisphäre, die einer Spektralanalyse in Real-Zeit (30s-Epochen FFT) unterzogen wurden, elektroencephalographisch überwacht.

Ergebnisse:
54,1 % des Patientengutes wies ein unauffälliges Alpha-EEG als Ausgangs-Ruhe-EEG auf. 18,18 % zeigten Übergänge zu pathologischer Ruhe-Aktivität in Form von Alpha-Frequenzverlangsamung und/oder beginnender Auflösung der Frequenzbänder zu einem unregelmäßigen EEG. 27,73 % zeigten eindeutig pathologische EEG-Formen mit unregelmäßigen EEG-Bildern und einer Frequenzverteilung vom Delta- bis zum Beta-Bereich, dominierend zumeist der Theta-Bereich. Das Ausmaß der festgestellten Hirnfunktionsalteration verlief nicht kongrument zum klinischen Erscheinungsbild.
Im Verlauf der Narkoseeinleitung zeigten die drei EEG-Typen jeweils typische Reaktionsweisen, die reproduzierbar waren. Bei den pathologischen Ausgangsformen ergaben sich unerwartete Verläufe, obgleich standardisierte Narkosemitteldosierungen verwendet wurden. Es kam sowohl zu Erscheinungen von Überdosierung in Form totaler cerebraler Depression wie auch zu solchen von Unterdosierung. Die geschilderten cerebralen Reaktionen waren mit den heute angewandten indirekten klinischen Parametern nicht erfaßbar.

V 19.6
Der Einfluß von Narkoseart und Volumensubstitution auf den perioperativen Immunstatus
P. Becker, J. Ungemach, G. Knab
Institut für Anaesthesiologie und Reanimation, Klinikum Mannheim, BRD

Während der Einfluß der Narkoseart auf die Zahl und die Funktion weißer Blutzellen gut untersucht scheint, ist über die Wirkung unterschiedlicher Narkoseformen auf die humoralen Abwehrmechanismen wenig bekannt.
Gegenstand unserer Untersuchungen war, die Serumspiegel von Immunglobulinen, Komplement-Faktor 3 (C_3), Transferrin, Gesamteiweiß und Albumin unter verschiedenen Bedingungen zu verfolgen. Dazu wurden Patienten untersucht, bei denen eine Total-Endoprothese des Hüftgelenks (TEP) implantiert wurde, z.T. in Intubationsnarkose (ITN), z.T. in einer Katheter-Peridural-Analgesie (K-PDA). Der Blutverlust während der Operation wurde entweder mit 5% Humanalbumin (HA 5%) oder mit Hydroxyaethylstärke (HÄS) substituiert, um evtl. Unterschiede der Immunglobulinspiegel als Antwort auf die verschiedenen Substanzen zu erkennen.

Methodik: 24 Patienten, die sich wegen Arthrose des Hüftgelenks TEP's implantieren ließen, wurden in vier Kollektive eingeteilt: Die eine Hälfte der Patienten wurde in einer K-PDA operiert, die andere Hälfte in einer ITN, die mit Thiopental und Succinyl eingeleitet und mit Halothan, N_2O und Diallyltoxiferin unterhalten wurde.
Jeweils die Hälfte beider oberer Gruppen bekam zur Volumensubstitution ihres intraoperativen Blutverlustes entweder HA 5% oder HÄS, so daß vier gleich starke Gruppen entstanden: 1. ITN und HA 5%, 2. ITN und HÄS, 3. K-PDA und HA 5%, 4. K-PDA und HÄS. Die Immunglobuline M, G und A (IgM, IgG, IgA) und C_3 wurden immunephelometrisch, das Gesamt-Eiweiß nach der Biuret-Methode, die Albumin- und Globulin-Fraktionen mit Elektrophoresen bestimmt.

Ergebnisse: Perioperativ läßt sich kein Unterschied zwischen den vier verschiedenen Kollektiven nachweisen, wenn man die Spiegelverläufe der Immunglobuline G, M und A betrachtet. Intraoperativ fallen die Spiegel, v.a. der des IgG auf etwa 75% des Ausgangswertes ab, um sich im Verlauf der ersten drei postoperativen Tage nur wenig zu erholen. C_3 sinkt intraoperativ ebenso stark wie IgG, erreicht am 3. postoperativen Tag aber wieder den Ausgangswert.
Während intraoperativ der Albumin- und Gesamteiweißgehalt der Patienten, die HA 5% erhielten, deutlich höher ist, kann man am 3. Tag keinen Unterschied zu der HÄS-Gruppe nachweisen.
Auffallend ist, daß der am ersten postoperativen Tag elektrophoretisch gemessene g-Globulingehalt des Bluts bei fast allen Patienten unabhängig von Narkose oder Volumensubstitution nach vorübergehendem Abfall den Ausgangswert erreicht oder überschreitet, ohne daß sich nephelometrisch eine entsprechende Zunahme der Immunglobuline nachweisen ließe.
Es ist aufgrund unserer Untersuchungen nicht möglich, mit Rücksicht auf die Immunglobulinspiegel Empfehlungen für eine bestimmte Narkoseform oder Volumensubstitution zu geben.

V 19.7
Hemmung der Mitogen-induzierten Lymphozytenproliferation durch Thiopental aufgrund gesteigerter Suppressorzellaktivität

P. Schmucker, C. Hammer, W. Brendel

Aus dem Institut für Anaesthesiologie und dem Institut für Chirurgische Forschung der Universität München, Klinikum Großhadern, BRD

Eine Hemmung der Immunabwehr und insbesondere eine Reduktion der Mitogen-induzierten Lymphozytenproliferation im Anschluß an Narkose und Operation wurde bereits mehrfach beschrieben (4,5). Für dieses Phänomen wurde der Einfluß der chirurgischen Gewebstraumatisierung (1) ebenso verantwortlich gemacht wie die Auswirkung des Narkoseverfahrens (2). Für verschiedene volatile und injizierbare Anästhetika und insbesondere für Barbiturate (3,5) ließ sich in vitro wie auch in vivo ein hemmender Einfluß auf die Lymphozytenproliferation nachweisen. Dieser hemmende Einfluß kann auch für das in der Anästhesie häufig verwendete Thiopental als gesichert gelten (5). Über den Wirkungsmechanismus, welcher zu der beschriebenen dosis- und zeitabhängigen Suppression der Mitogen-induzierten Lymphozytenproliferation führt, ist bislang wenig bekannt. In der vorliegenden Studie wurde der Einfluß von Thiopental in vitro auf die Suppressorzellaktivität menschlicher Lymphozyten untersucht.

Material und Methodik: Suspensionen von peripheren Lymphozyten 6 freiwilliger Spender wurden in 4 Aliquots aufgeteilt und in verschiedenen Medien für 48 Std. kultiviert: 1. Reines Kulturmedium (K.M.); 2. K.M. + Concanavalin A (ConA) 2×10^{-6} g/ml; 3. K.M. + Thiopental 64×10^{-6} g/ml; 4. K.M. + Thiopental 64×10^{-6} g/ml + ConA 2×10^{-6} g/ml.

Nach 48 Stunden Inkubation in den genannten Medien wurden die Lymphozyten mehrfach gewaschen, auf 10^6 Zellen pro ml eingestellt und bestrahlt (2000 rad; $1-4_b$). Gleichzeitig wurden erneut periphere Lymphozyten von den gleichen Spendern wie 48 Stunden vorher präpariert. Ein Aliquot davon wurde ebenfalls bestrahlt (0_b). Die verbliebenen vitalen (unbestrahlten) Zellen wurden sodann für 72 Std. in Kultur gehalten mit und ohne optimale Konzentrationen von Phytohämagglutinin (PHA), Pokeweed Mitogen (PWM) und ConA. Zu jeder Zellkultur wurde die gleiche Menge bestrahlter autogenetischer Zellen hinzugefügt. Nach 72 Std. wurden die Zellen mit Tritium-markiertem Methylthymidin versetzt und 24 Std. später durch vorübergehendes Einfrieren lysiert, geerntet und die inkorporierte Radioaktivität gemessen.

Ergebnisse: Die Ergebnisse sind in der Tabelle zusammenfassend dargestellt.

	0_b	1_b	2_b	3_b	4_b
PHA	52,8±2,3	41,6±3,7	26,3±6,6^x	17,8±3,4^{xx}	6,8±2,3^{xxx}
PWM	12,0±2,5	6,7±1,7	4,4±1,5^{xx}	2,7±1,2^{xxx}	2,1±0,4^{xxx}
ConA	61,3±2,1	45,7±3,6	15,2±8,9^x	15,9±5,3^{xx}	4,0±1,7^{xxx}

($\bar{x} \pm$ SEM) $\times 10^{-3}$; n=6; x: $p<0,05$; xx: $p<0,001$; xxx: $p<0,001$; Wilcoxon-Test für verbundene Stichproben gegen (1_b)

Nicht vorinkubierte, bestrahlte autogenetische Zellen (0_b) führen nicht zu einer Suppression der Mitogen-induzierten Lymphozytenproliferation. Dagegen entwickeln die in reinem Kulturmedium inkubierten autogenetischen Zellen (1_b) eine spontane Suppressorzellaktivität, was in der geringeren Thymidininkorporation zum Ausdruck kommt. Diese Suppressorzellaktivität wird durch Thiopental (64 µg/ml, 3_b) in gleichem Ausmaß stimuliert wie durch ConA (2 µg/ml, 2_b). Die Effekte von ConA und Thiopental (4_b) verhalten sich additiv. Möglicherweise läßt sich durch die hier demonstrierte Stimulation der Suppressorzellaktivität durch Thiopental der hemmende Einfluß dieser Substanz auf die Lymphozytenproliferation, der in vitro und inzwischen auch in vivo nachgewiesen werden konnte, erklären. Es muß angenommen werden, daß bei Patienten, welche hochdosiertes Thiopental zur cerebralen Protektion erhalten (Serumspiegel 30-60 µg/ml), die vorliegenden Befunde von klinischer Relevanz sind.

Literatur:
1. Berenbaum,M.C.,Fluck,P.A.,Hurst,N.P. (1973): Depression of lymphocyte responses after surgical trauma. Br.J.exp.Path. 54, 597
2. Espanol,T.,Todd,G.B.,Soothill,J.F. (1974): The effect of anaesthesia on the lymphocyte response to phytohaemagglutinin. Clin.exp.Immunol. 18, 73
3. Puppo,F.,Adami,G.F.,Corsini,G.,Zavarise,G.M., Zattoni,J. (1980): Effect of single oral dose of phenobarbitone on lymphocyte blastogenic response in man Br.J.Anaesth. 52, 1205
4. Riddle,P.R.,Berenbaum,M.C. (1967): Postoperative Depression of the lymphocyte response to phytohaemagglutinin Lancet I, 746
5. Schmucker,P.,Hammer,C.,Peter,K. (1982): Postoperative Veränderungen des Immunsystems Münch. med. Wschr. 124, 948

V 19.8
Anaesthesiologisches Management der anhepatischen Phase bei der orthotopen Lebertransplantation beim Schwein unter Einsatz der Plasmapherese als temporärer Leberersatz

J. Motsch[1], F. A. Zimmermann[2], A. Gaiztsch[2], G. Omlor[2], R. Bambauer[3], G. Harbauer[4]

[1] Institut für Anaesthesie. [2] Chirurgische Klinik, Abteilung für Allgemeine und Abdominalchirurgie. [3] Medizinische Klinik, Abteilung für Dialyse und Nephrologie. [4] Chirurgische Klinik, Abteilung für Klinisch-Experimentelle Chirurgie der Universitätskliniken des Saarlandes, D-6650 Homburg-Saar, BRD

Die orthotope Lebertransplantation ist für den Empfänger mit einer anhepatischen Phase von 30 - 60 Minuten verbunden. Diese beginnt mit dem Abklemmen der Gefäße und dem Entfernen der erkrankten Leber und endet nach Fertigstellung der Gefäßanastomosen mit der Freigabe der Blutzirkulation durch die transplantierte Leber. Insbesondere zu Beginn der anhepatischen Phase kommt es zu beträchtlichen hämodynamischen Veränderungen. Außerdem entfallen während dieser Zeit die Stoffwechselfunktionen der Leber. Diese Veränderungen stellen das anästhesiologische Management vor besondere Probleme.

Ziel dieser experimentellen Untersuchungen war es, Auswirkungen der anhepatischen Phase auf die Hämodynamik und auf verschiedene Stoffwechselparameter zu analysieren.

Material und Methoden:

Läuferschweine der Deutschen Land Rasse (n - 18) mit einem Gewicht von 15 - 20 kg wurden hepatektomiert und hämodynamische und metabolische Veränderungen untersucht. Die Anästhesie wurde nach einer Prämedikation von 40 mg Azaperon (Stresnil^R) und 25 mg Methomidate (Hypnodil^R) nach Punktion einer Ohrvene und i.v.-Gabe von 0,01 - 0,02 mg Atropin/kg Körpergewicht und der Einschlafdosis von 75 - 100 mg Methomidate eingeleitet (3). Unter zusätzlicher Oberflächenanästhesie des Larynx wurden die Schweine mit einem Magilltubus (28 - 30 Charrière) intubiert und die Anästhesie als modifizierte Neuroleptanästhesie unter Beatmung von O_2 und N_2O im Verhältnis 1 : 2 und fraktionierten Nachinjektionen von Methomidate und Azaperon aufrecht erhalten. Zunächst wurden operativ eine Halsarterie und eine Jugularvene freigelegt, kanüliert und mit Druckaufnehmern verbunden. Kontinuierlich wurden die arteriellen Drucke, der ZVD, das EKG, die endexspiratorische CO_2-Konzentration (URAS) und die Rektaltemperatur aufgezeichnet. Arterielle und zentralvenöse Blutgasanalysen, Elektrolyte, der Blutzucker, Laktat und Pyruvat sowie Leberenzyme und Bilirubin wurden zu definierten Zeitpunkten bestimmt.

Ergebnisse und Diskussion:

Die Anästhesiedauer bis zum Beginn der anhepatischen Phase betrug 60 - 90 Minuten. Der Beginn der anhepatischen Phase stellt für die kreislauflabilen Schweine eine große Belastung dar. Die Abklemmung der V. portae, der A. hepatica sowie der V. cava inf. bewirkt infolge des fehlenden Blutrückstroms aus der unteren Körperhälfte einen akuten Volumenmangel mit Verminderung des Herzminutenvolumens um die Hälfte und einem Abfall des arteriellen Mitteldrucks (- 46 % $\pm$ 8), des ZVD (- 45 % $\pm$ 10) und einer reaktiven Tachykardie. Da beim Schwein keine kompensationstüchtigen Umgehungskreisläufe zwischen portalem und systemischem Kreislauf vorhanden sind, ist es vorteilhaft, eine Verbindung zwischen V. portae und V. jugularis in Form eines externen porto-jugularen Shunts zu schaffen, um eine Sequestration des Blutes im Splanchnicusgebiet zu verhindern (2). Eine adäquate Volumensubstitution und ein funktionierender porto-jugularer Shunt ermöglicht nach kurzer Zeit eine Stabilisierung des Kreislaufs auf einem tieferen Niveau (art. Mitteldruck - 29 % $\pm$ 9, ZVD - 32 % $\pm$ 8).

Infolge der fehlenden Leber muß der Organismus auf seinen Glykogenpool verzichten. Zur Verhinderung einer sonst drohenden Hypoglykämie wird die 10 %ige Glukose kontinuierlich infundiert. Die metabolische Azidose, welche vor allem durch die unterbleibende Verstoffwechselung des anfallenden Laktates entsteht, muß durch adäquate Pufferung mit Natriumbicarbonat (50 - 120 mVal) ausgeglichen werden. Zur Aufrechterhaltung einer Normocalcämie war die Substitution von 1 - 2 g Calcium in Form von $CaCl_2$ notwendig. Die Ursache des Calciumverlustes während der anhepatischen Phase ist noch nicht hinreichend bekannt, birgt aber in Verbindung mit der azidotisch bedingten Hyperkaliämie entscheidende Risiken für die Herztätigkeit. Mit Hilfe der Plasmapherese während der anhepatischen Phase gelang es, die Zunahme der Laktatazidose und die Verschiebung des Laktat/Pyruvat-Index zu verlangsamen. Wir sehen im Einsatz der Plasmapherese eine Möglichkeit, während der anhepatischen Phase Stoffwechselveränderungen positiv zu beeinflussen (1).

Literatur

1. Bambauer R, Jutzler G A, Sanac T, Doenecke P, Schönenberger H J, Fechner R, Wolf N, Volkmer I, Keller H E, Uhl U. Treatment of acute hepatic failure by plasma exchange using a simplified technically system. 4th Ann. Apheresis Symp. Current Concepts, Future and trends. 1982, Chicago.
2. Calne R Y (1978) Transplantation of the Liver. Ann. Surg. 188:129
3. Marshall M, Lydtin H, Krawietz W, Schuckert G, Lohmöller R, Zöllner N (1972) Erfahrungen mit einer neuen Anaesthesie am Miniaturschwein. Zbl. Vet. Med. A. 19:214

V 19.9
Verlauf des kolloidosmotischen Druckes (COP) bei großen abdominal-chirurgischen Eingriffen

E. Lüllwitz,[1] K. Bodammer[1], W. Lampe[1], N. Südkamp[2], K.-W. Fritz[1]
[1]Zentrum Anaesthesiologie, Abt. I, der Medizinischen Hochschule Hannover, [2]Thoraxchir. Abteilung Heidehaus des Stadt-Krankenhauses Siloah, Hannover, BRD

Untersucht wurde das Verhalten des COP und anderer hämodynamischer und laborchemischer Parameter während großer abdomineller Eingriffe, die erfahrungsgemäß mit größeren Volumenverschiebungen einhergehen.

Besonderer Wert wurde auf die Veränderungen des COP unter Zufuhr von Kristalloiden, Kolloiden und Blut sowie auf eine sorgfältige Bilanzierung gelegt.

Bestimmt wurden Parameter wie: Herzfrequenz, Blutdruck, zentral-venöser Druck sowie Hämoglobin, Hämatokrit, Gesamt-Eiweiß und Elektrophorese.

Bei insgesamt 54 Patienten wurden folgende Operationen vorgenommen: Gastrektomie (n = 24), Whipple (n = 9), Colonresektion (n = 5), Rektumresektion (n = 3), Sigmaresektion (n = 3), Leberteilresektion (n = 8), Pankreasresektion (n = 1), Lymphadenektomie (n = 1).

Die statistische Berechnung erfolgte mit Hilfe des Korrelationskoeffizienten nach Pearson. Der COP zeigte eine positive Korrelation zum ZVD,

was - die richtige Interpretation des ZVD vorausgesetzt - auf eine bessere Gefäßfüllung des venösen Systems schließen läßt.
Unter Zufuhr von Kristalloiden bzw. bei pos. Wasserbilanz wurde eine neg. Korrelation zum COP festgestellt. Bei der Substitution von Blut bzw. bei einer pos. Blutbilanz ließ sich eine signifikante Beziehung zum COP-Anstieg registrieren; ebenso zeigte sich eine deutliche Übereinstimmung zwischen dem Hb-Gehalt und dem COP.
Bei der Signifikanzberechnung war eine gute Korrelation zwischen COP und Gesamt-Eiweiß wie auch zwischen COP und Albumin und den verschiedenen Globulin-Fraktionen (außer γ-Glob.) gegeben.
Ziel unserer Arbeit war es, den Einfluß der unterschiedlichen Volumenverschiebungen auf den COP festzustellen. Dabei sollte als Resultat eine Verbesserung der intraoperativen Flüssigkeitstherapie stehen.
Wir gehen davon aus, daß das Starling'sche Gesetz zutrifft. Demnach ist der COP die einzige Kraft, die - bei intakter Kapillarmembran - ein interstitielles Oedem zu verhindern vermag. Wir halten den COP für die Aufrechterhaltung des intravasalen Volumens und für die Verhinderung einer Gewebehypoxie, besonders im Bereich des großen Kreislaufes, für wichtig.
Als Ergebnis unserer Untersuchung ist die frühzeitige Substitution von Blut und die Vermeidung einer positiven Wasserbilanz anzustreben.

V 19.10
Zur Häufigkeit und Vermeidung von Aspirationen
J. Link
Klinik für Anaesthesiologie und operative Intensivmedizin, Klinikum Steglitz FUB, D-1000 Berlin

Einleitung und Fragestellung:
Aspirationsbedingte Todesfälle in Zusammenhang mit einer Anaesthesie werden bis in die 60-iger Jahre sehr häufig beschrieben. Danach scheint die Todesursache Aspiration seltener aufzutreten. So berichtet HARRISON (1978) nur noch über 2 aspirationsbedingte Todesfälle bei 240.483 Anaesthesien. Nach einer Untersuchung von ARMS et al. (1974) sterben 28 % der Patienten, die im Zusammenhang mit einer Operation aspirieren. In der vorliegenden Untersuchung soll geklärt werden, wie häufig anaesthesiebedingte Aspirationen auftreten.

Methodik:
In unserer Datenbank (LINK u. KLEIST (1981)) werden alle Patienten gesucht, bei denen als Komplikation Aspiration angegeben ist. Der Untersuchungszeitraum umfaßt Februar 1973 bis Oktober 1983. Die Aspirationen werden in Beziehung gesetzt zur Häufigkeit der angewandten Anaesthesietechnik und zur Anaesthesiehäufigkeit in den operativen Disziplinen, in den einzelnen Altersklassen und im Bereitschaftsdienst.

Ergebnisse:

Klinik	Anaesthesien	Aspiration	Relative Häufigkeit o/oo
Chirurgie	33.680	29	0,86
Urologie	11.083	4	0,36
Gynäkologie	17.766	7	0,39
Geburtshilfe	2.355	3	1,27
Innere	1.115	0	0,00
Roentgen	3.498	5	1,42
Kinderchirurgie	15.553	13	0,83
Augen	3,730	2	0,54
Kieferchirurgie	4.610	6	1,30
Dermatologie	477	0	0,00
HNO	18.598	22	1,18
Neurochirurgie	3.652	2	0,55
Sonstige	674	3	4,45
Interdisziplinär	1.751	8	4,47
Summe	118.512	104	0,88
Normaldienst	100.487	45	0,45
Bereitschaftsdienst	18.024	59	3,27

Literatur:
Arms, RA, Dines, DE, Tinstman, TC (1974) Aspiration Pneumonia. Chest 65:136

Technik	Anaesthesien	Aspiration	Relative Häufigkeit (o/oo)
i.v.	489	0	0,00
Maske ohne/mit i.v.-Einleitung	41.315	11	0,26
ITN, Einleitung Maske oder i.v.	68.444	79	1,15
Regionalanaesthesie	5.743	1	0,17
Sonstige	2.523	13	5,15
Summe	118.514	104	0,88

Alter			
1 J	4.212	4	0,95
1 - 4 J	8.994	9	1,00
5 - 13 J	15.103	12	0,79
14 - 19 J	4.994	9	1,80
20 - 29 J	15.118	17	1,12
30 - 39 J	18.806	11	0,58
40 - 49 J	12.632	5	0,40
50 - 59 J	11.437	7	0,61
60 - 69 J	14.223	9	0,63
70 J	12.766	19	1,49
keine Angabe	229	2	8,73
Summe	118.512	104	0,88

Schlußbemerkung:
Nach unserer Untersuchung beträgt die durchschnittliche Aspirationshäufigkeit für alle Anaesthesien 0,88 o/oo. In der Tatsache, daß im Bereitschaftsdienst die Aspirationshäufigkeit etwa 8 x so hoch ist wie im Normaldienst, äußert sich, daß im Bereitschaftsdienst mehr Notfälle und mehr

Patienten mit fraglicher Nüchternheit anaesthesiert werden müssen.
Bei den Maßnahmen zur Verhinderung der Aspiration kommt nach unserer Meinung neben der Beachtung des Nüchternheitsgebotes den physikalisch-mechanischen Maßnahmen wie z.B. Magenentleerung und Oberkörperhochlagerung vor Intubation die größte Bedeutung zu. Die präoperative Verabreichung von Antacida kann möglicherweise die Ausbildung eines Mendelson-Syndroms verhindern, nicht aber Regurgitation oder Erbrechen mit nachfolgender Aspiration.

Harrison, GG (1978) Death attributable to anaesthesia - a 10-year-survey (1967-1976). Br J Anaesth 50:1041

Link J, Kleist HJ (1981) Das Dokumentations- und Informationssystem des Institutes für Anaesthesiologie In:Anaesthesie und Informationsmedizin Bd. 141.
Springer, Berlin Heidelberg New York

Varia

V 20.1
Lungenspülung, eine Behandlungsmöglichkeit der pulmonalen alveolären Proteinose

S. Urdinovic, R. Keller, A. Ragaz
Klinik Barmelweid, Bezirksspital Niederbipp, Schweiz

DIE PULMONALE ALVEOLÄRE PROTEINOSE IST DURCH EINE REMITTIERENDE ODER PROGRESSIVE ANFÜLLUNG VON P.A.S.-POSITIVEM LIPOPROTEINHALTIGEM MATERIAL IN DEN ALVEOLEN, OHNE ENTZÜNDUNG DER ALVEOLARWANDUNGEN, CHARAKTERISIERT.
DIE URSACHE DER PROTEINANSCHOPPUNG IN DEN ALVEOLEN UND IHRE BEZIEHUNG ZU DEN PLASMAPROTEINEN IST NICHT BEKANNT.
DIE VERÄNDERUNG FÜHRT ZU STÖRUNGEN DES GASAUSTAUSCHES UND DISPONIERT ZU SUPERINFEKTIONEN BESONDERS MIT PILZEN.
DIE AETIOLOGIE DER KRANKHEIT IST BISHER NICHT BEKANNT. ES WERDEN VORWIEGEND INHALATIVE NOXEN ANGESCHULDIGT WIE VERSCHIEDENE STÄUBE, DÄMPFE UND GASE, AUCH RADIOAKTIVE CHEMIKALIEN UND DAS ZIGARETTENRAUCHEN.
DIE PULMONALE ALVEOLÄRE PROTEINOSE IST EINE SELTENE KRANKHEIT.
DAS KRANKHEITSBILD IST DURCH HUSTEN, DYSPNOE, AUSWURF, THORAX-SCHMERZEN, ZYANOSE, HÄMOPTYSEN, MÜDIGKEIT, FIEBERSCHÜBE, GEWICHTSABNAHME CHARAKTERISIERT.
CHARAKTERISTISCH IST DAS RÖNTGENBILD, DAS STARK AN DAS BILD EINES FORTGESCHRITTENEN LUNGENOEDEMS ERINNERT.
DIE DIAGNOSE IST ABER SEHR SCHWIERIG; SIE KANN IN DER REGEL NUR DURCH DIE LUNGENBIOPSIE GESTELLT WERDEN.
ALS BEHANDLUNGSMETHODE HAT SICH DIE LUNGENSPÜLUNG BEWÄHRT. WIR HABEN BEI 3 PATIENTEN MEHRMALIGE LUNGENSPÜLUNGEN GEMACHT.

METHODE:
DIE BRONCHOPULMONALE SPÜLUNG WURDE 1965 VON RAMIREZ U. MITARB. EINGEFÜHRT UND ZUR BEHANDLUNG DER PULMONALEN ALVEOLÄREN PROTEINOSE EMPFOHLEN. ANFANGS HIELTEN WIR UNS AN DIE ANGEGEBENE TECHNIK. HEUTE WENDEN WIR VIEL SCHONENDERE METHODEN AN. DIE PRÄMEDIKATION BESTAND AUS 0,5 MG ATROPIN, 25 MG PHENERGAN UND 1 MG/KG/KG DOLANTIN, APPLIZIERT 45 MIN. VOR SPÜLUNG, I.M.
ZUR NARKOSE-EINLEITUNG WURDE HYPNOMIDATE ODER ROHYPNOL VERWENDET.
SUCCINYLDICHOLIN 1 MG/KG/KG WURDE FÜR DIE ENDOTRACHEALE INTUBATION VERABREICHT, FRÜHER MIT DOPPELLUMEN-TUBUS TYP CARLENS, HEUTE MIT DEM BRONCHOCATH, DER EINIGE VORTEILE BIETET.
NACH UEBERPRÜFEN DER KORREKTEN LAGE DES TUBUS WURDE DIE NARKOSE MIT DEM ANALGETICUM TEMGESIC ODER FENTANYL ODER FLUOTHANE 2-3 VOL% FORTGEFÜHRT. DIE PATIENTEN WURDEN MIT PANKURONIUM RELAXIERT UND 10 MIN. MIT REINEM SAUERSTOFF KONTROLLIERT, MIT DEM ENGSTRÖM-RESPIRATOR BEATMET, UM DEN STICKSTOFF AUS DEN LUNGENALVEOLEN ZU ELIMINIEREN. NACH DIESER ZEIT WURDE DIE ZU SPÜLENDE LUNGENHÄLFTE FÜR 5 MIN. VON DER VENTILATION ABGESCHALTET, WODURCH DER GRÖSSTE TEIL DES SAUERSTOFFES RESORBIERT UND SOMIT PLATZ FÜR DIE SPÜLFLÜSSIGKEIT GESCHAFFEN WURDE. DANN WURDEN DIE LUNGEN UNTER EINEM HYDROSTATISCHEN DRUCK MIT 25 CM H_2O GEFÜLLT, MIT 13-18 LITER. DIESE SPÜLFLÜSSIGKEIT WURDE IN DER REGEL ZU 70-80% WIEDER ABGESAUGT, WOBEI WIR ZUSÄTZLICH LAGERUNGSDRAINAGEN VORNAHMEN UND DIE PATIENTEN ZUM ABKLOPFEN DER PHYSIOTHERAPIE ZUFÜHRTEN. DIE SPÜLFLÜSSIGKEIT WAR IMMER STARK GETRÜBT UND ENTHIELT REICHLICH FLOCKIGE BEIMENGUNG.

NACH DECURARISIERUNG KONNTE DER PATIENT EXTUBIERT WERDEN.
DIE ERSTE REIHE SOLCHER UNTERSUCHUNGEN WURDE IN DER KLINIK BARMELWEID IN DEN JAHREN 1968, 1969, 1971 DURCHGEFÜHRT.
2 PATIENTEN (1980-1982) WURDEN NACH DER SPÜLUNG NOCH PROLONGIERT MIT DEM BIRD-RESPIRATOR BEATMET.

NACH DER THERAPIE VERSCHWANDEN HUSTEN UND DYSPNOE, DER RÖNTGENBEFUND BESSERTE SICH DEUTLICH, DIE LUNGENFUNKTION UND BLUTGASWERTE NORMALISIERTEN SICH.

LITERATUR:
1. BOHN W, ZIMMERMANN K (1969)
   DIE PULMONALE ALVEOLÄRE PROTEINOSE UND EINE MÖGLICHKEIT IHRER BEHANDLUNG.
   SCHW. MED. WSCHR., 1717-1720
2. RAMIREZ J, KIEFER R.F, BALL W.C (1965)
   ANN. INTERN. MED. 63, 819

V 20.2
Basaltonus und Noradrenalin-induzierte Kontraktion menschlicher Arterien unter N_2O in klinisch relevanter Konzentration. In vitro Studie unter hyperbaren Bedingungen

A. Rothhammer, E. Schmidt, R. Bönning
Institut für Anaesthesiologie und Chirurgische Klinik der Universität Würzburg, BRD

Lachgas wirkt vielfältig auf das Herz-Kreislauf-System (4). Trotz zahlreicher Untersuchungen fehlen jedoch einhellige Vorstellungen über Qualität, Quantität, Wirkort und Wirkmechanismus der Kreislaufeffekte. Neben direkt und indirekt sympathiko-mimetischenWirkungen, die Vasokonstriktion auslösen, soll unter bestimmten Bedingungen sogar Vasodilatation unter N_2O durch direkten Angriff am Gefäß zustande kommen (2). Die vorliegende Untersuchung sollte die Frage klären, ob N_2O den Basaltonus und die Noradrenalin-induzierte Kontraktion menschlicher Mesenterialarterien durch direkten Angriff an der Gefäßmuskulatur verändert.

Methode: Die aus 10 frischen Resektaten abdominalchirurgischer Operationen entnommenen A.mesenterica-Abschnitte wurden sofort in Spiralstreifen geschnitten und in ein auf 37° Celsius temperiertes Organbad eingehängt, dessen zirkulierende Tyrodelösung mit Carbogengas durchperlt war. Nach Erreichen eines stabilen Basaltonus bei adaequater Vorspannung wurde die isometrische Kraftentwicklung nach 5×10^{-7}g Noradrenalin/ml mehrmals geprüft. Die gesamte Versuchsanordnung war in einer Druckkammer untergebracht, die die Testung unter hyperbaren Bedingungen ermöglichte. Bei gleichbleibenden Partialdrucken für CO_2 und O_2 wurden nun Basaltonus und Noradrenalin-Antwort unter hyperbaren Bedingungen geprüft. Die Noradrenalinzufuhr erfolgte über eine Präzisionsdosierkolbenpumpe, der Wechsel der Badlösung über Druckausgleichsbehälter. Die Gaskonzentrationen wurden durch konstanthalten des angestrebten Überdruckes (1,5 bzw. 1,75 bar) bei Durchgasung mit Dreikomponentengas (Herstellg. und Präzisionsanalyse: Messer Griesheim) erreicht, die Äquillibrationszeit für das Präparat betrug jeweils 15 Minuten. Die Expositionsabfolge war: K1,0, K1,5, N_2O 1,5, K1,5, K1,75, N_2O 1,75, K1,75, K1,0 (Code siehe Tab.1). Der Spannungsmittelwert der Kontrollen wurde gleich 100% gesetzt und die Werte unter N_2O hierauf bezogen. Ferner wurde die Spannungsentwicklung bei K1,5 und K1,75 als Prozent des Wertes bei K1,0 errechnet. Zur statistischen Analyse diente der Wilcoxon-Test.

Ergebnisse: Die in Tab.2 zusammengefaßten Ergebnisse zeigen, daß die Exposition des Arterienstreifens in hyperbarem Milieu den Basaltonus senkt, die Kraftentwicklung nach Noradrenalin aber nicht ändert. N_2O vermindert darüber hinaus den Basaltonus um etwa 5% gegenüber der hyperbaren Kontrolle, beeinflußt aber die Noradrenalin-Antwort nicht.

Diskussion: Eine direkte Wirkung von Lachgas auf die Kraftentwicklung menschlicher Mesenterialarterien nach Noradrenalin besteht nach den vorliegenden Ergebnissen nicht. Anderslautende in vitro erhobene Befunde (1,3) mögen auf Hypoxie des nur durch Diffusion oxygenierten Präparates beruhen. Die zwar signifikante, jedoch geringfügige Senkung des Basaltonus durch direkten Angriff von N_2O dürfte klinisch kaum Relevanz besitzen.

Literatur:

1. Goldberg AH, Sohn YZ, Phear WP: Direct myocardial effects of nitrous oxide. Anesthesiology 37 (1972) 373-80.
2. Michaels J, Kay H, Barash P: Does nitrous oxide or a reduced F_iO_2 alter hemodynamic function during high dose fentanyl anesthesia? Anesthesiology 57 (1982) A 44.
3. Price ML, Price HL: Effects of general anesthetics on contractile response of rabbit aortic strips. Anesthesiology 23 (1962) 16-20.
4. Rothhammer A, Weis KH: Lachgas - Wirkungen und Nebenwirkungen. Anaesth.Intensivmed.23 (1982) 237-241.

Tabelle 1

Code:	K1,0	K1,5	K1,75	N_2O 1,5	N_2O 1,75	
O_2	0,95	0,95	0,95	0,95	0,95	bar
CO_2	0,05	0,05	0,05	0,05	0,05	bar
N_2	----	0,5	0,75	----	----	bar
N_2O	----	----	----	0,5	0,75	bar

Tabelle 2

Exposition	Basaltonus	Noradrenalinantwort	
K 1,5	91 ± 2,4	97 ± 2,7	%von K1,0
K 1,75	92 ± 3,6	97 ± 3,4	%von K1,0
N_2O 1,5	96 ± 1,6	103 ± 3,4	%von K1,5
N_2O 1,75	95 ± 1,5	97 ± 2,8	%von K1,75

$\bar{x}$ und SEM; x = p 0,05; n = 10;
5×10^{-7} g Noradrenalin/ml

V 20.3
Orientierung über den zentralen Venendruck mit Hilfe der Ultraschalluntersuchung der unteren Hohlvene

W. Büttner, Ch. Adler

Institut für Anaesthesiologie, Medizinisch-geriatrische Klinik, Marienhospital Herne 1, Ruhr-Universität Bochum, BRD

Die Beurteilung der zirkulatorischen Situation, besonders älterer Patienten, wird durch Messung des zentralvenösen Druckes in der perioperativen Phase wesentlich erleichtert. Die blutige Messung ist jedoch häufig, z.B. während der praeoperativen Vorbereitung, nicht vertretbar. Es war daher zu untersuchen, ob sich zwischen der Höhe des zentralvenösen Druckes und dem Ultraschallbild der unteren Hohlvene eine Korrelation herstellen läßt, die eine Aussage über den Füllungszustand des Niederdrucksystems ohne invasives Vorgehen zuläßt.

Material und Methodik

An 5o Patienten zwischen 22 und 92 Jahren, bei denen aus therapeutischen Gründen ein Cavakatheter gelegt war, wurden die Höhe des zentralvenösen Druckes und das Ultraschallbild der unteren Hohlvene dorsal der Leber in Höhe von Zwerchfelldurchtritt und Leberhilus gleichzeitig bestimmt. Dabei wurden in paramedianer Schnittebene im Real-Time-Verfahren die Form, die Weite und die Beweglichkeit der unteren Hohlvene ermittelt.

Zusammenfassung der Ergebnisse

1. Bei abgeflachtem Venenverlauf und maximaler lichter Weite von weniger als 1 cm betrug der zentrale Venendruck weniger als 2 cm Wassersäule.
2. Bei trichterförmig und geschlängeltem Verlauf und einer lichten Weite der Vena cava inferior von mehr als 1 cm sowie inspiratorischem Kollaps der Vena cava lagen die gemessenen Druckwerte zwischen 3 und 9 cm H_2O.
3. Bei stranghaft dilatierter Vene und einem Druchmesser von mehr als 2 cm sowie ausbleibendem inspiratorischen Venenkollaps lagen die Venendrucke über 1o cm Wassersäule.

Schlußfolgerungen

Die Beurteilung der unteren Hohlvene im Real-Time Ultraschallbild erlaubt eine zuverlässige Einschätzung des zentralvenösen Druckes. Die Methode ist nicht belastend, leicht durchführbar und kostengünstig. Sie kann daher die peroperative Betreuung besonders älterer Patienten wesentlich erleichtern.

V 20.4
Suppression experimentell erzeugbarer Schlaf-Apnoen durch Clonidin

B.W. Nebel, M.E. Schlaefke

AG Physiologie der Regulation, Ruhr-Universität, D-4630 Bochum, BRD

Apnoen im Schlaf werden bei Säuglingen in ursächlichem Zusammenhang mit dem plötzlichen Säuglingstod gesehen (2). Sie sind oftmals Folge einer Fehlanlage oder Störung des zentralen chemosensiblen Mechanismus der Atmung (1). Dabei kann ursprünglich eine verminderte Empfindlichkeit der Atmung für Wasserstoffionen bzw. CO_2 vorliegen, oder das zentrale chemosensible Sensorsystem ist durch Einfluß von höheren Hirnstrukturen, wie z.B. unter den Bedingungen der Hitzeabwehr gehemmt (3). Apnoen, die durch eine Aktivierung des sympathischen Systems erzeugt werden, bezeichnet man auch als Adrenalin-Apnoen. Ausgeprägte Apnoen im Schlaf werden bei Kindern und Erwachsenen mitunter zur Beatmungsindikation, z.B. beim Ondine's Curse Syndrome. In der vorliegenden Studie sollte geprüft werden, ob durch gezielte wiederholte Reizeinwirkungen das zentrale Atmungssystem bzw. das Atemverhalten im Schlaf gestört werden kann und ferner, ob die Störbarkeit durch einen zentralen Sympathicus-Hemmer herabgesetzt werden kann. Bei einer gesunden weiblichen Versuchsperson wurden gemessen: Thorax- und Abdominal-Atmung mit Impedanzplethysmographie, CO_2- und O_2-Partialdrucke mit transcutanen Elektroden, exspiratorischer CO_2-Partialdruck mit URAS, Blutdruck automatisch mit Oberarmmanschette, Herzfrequenz mit EKG-MOnitor. Über einen Trichter, der an der Nase fixiert war, wurden 5 % oder 10 % CO_2 in Luft über 10 min verabreicht. Unter den Bedingungen der Luftatmung erfolgte die 1 stündige Irritation der Atmung: in Abständen von 10 s wirkte ein Luftstrom von 1.5s Dauer auf die Nasolabialregion ein, wobei gleichzeitig ein Licht aufleuchtete;im Abstand von 1 s hierzu öffnete sich ein Ventil für die Dauer von 1 s, durch welches 10 % CO_2 in Luft der Einatmungsluft beigemischt wurde. Anschließend wurden die Atemanworten auf CO_2 wiederholt. Bei gleichen Versuchsbedingungen wurden nach Ermittlung der Atemantwort auf CO_2 0.15 mg Catapresan in 0.9 % NaCl über eine Zeit von 10 min per Dauertropf peripher-venös infundiert. Nach einer erneuten Prüfung der Empfindlichkeit der Atmung für CO_2 wurde dasselbe Reizprogramm für die Dauer von 1 Stunde durchlaufen, die Atemanworten für CO_2 wurden wiederholt. Vor der Gabe von Catapresan wurden während der 1 stündigen Irritation 52 Apnoen von mindestens 5s Länge erzeugt, die im Mittel 8.3 s ($SD^{\pm}4,5$) lang waren und bis zu 27 s dauern konnten. Nach Absetzen der Reizung traten Apnoen noch über weitere 80 min auf. Nach

Gabe von Catapresan wurden während der Reizung nur insgesamt 6 Apnoen gezählt, von denen vier höchstens 8 s, eine 13 und eine 11 s dauerten. Die Apnoen verschwanden mit Absetzten der Reize. Die Ergebnisse zeigen, daß Irritationen des Atmungssystems im Schlaf Apnoen erzeugen können, eine Reaktion, die durch Hemmung des sympathischen Systems unterdrückbar war.

Literatur

1) Schlaefke M E (1981) Central Chemosensitivity: A respiratory Drive. Rev.Physiol.Biochem. Pharmakol 90:171
2) Schulte F J, Albani M, Schnizer H, Bentele K (1982) Neuronal Control of Neonatal Respiration- Sleep Apnea and the Sudden Infant Death Syndrome. Neuropediatrics Suppl 13:3 Hippokrates
3) See W R, Folgering H, Schlaefke M E (1983) Further Studies on the Interaction of the Central Chemosensitive Drive and the Respiratory Drive in Hyperthermia,66. Central Neurone Environment and the Control Systems of Breathing and Circulation.Eds M E Schlaefke, H P Koepchen, W R See, Springer Berlin Heidelberg

+ Abteilung für Anaesthesie und Intensivmedizin, Kreiskrankenhaus Emmendingen,D-7830 Emmendingen

V 20.5
Evaluation paraclinique preanesthesique
D. Schwander, Maria Brigljevic
Service d'Anesthésiologie et de Réanimation, Hôpital Cantonal, CH-1700 Fribourg, Suisse

Souvent les examens paracliniques préanesthésiques se font de routine quel que soit le status ou le risque ASA. Ainsi par exemple, un homme de 30 ans, status ASA I et un cardiaque de 70 ans, status ASA III sont évalués par les mêmes examens paracliniques. Le problème de la relation coût-bénéfice nous préoccupant de plus en plus, nous basant sur les études déjà classiques de Roizen, Robbins, Kaplan et Farnsworth, nous avons fait une analyse critique du coût des examens paracliniques pré-opératoires effectués de routine chez 1000 patients consécutifs.

Les 1000 patients contrôlés, status ASA I - IV, étaient opérés pour chirurgie élective, abdominale, vasculaire, thoracique, urologique, orthopédique, gynécologique et ORL. Le coût et le nombre des examens non indiqués selon le risque ASA, ont été calculés et comparés au coût et au nombre des examens indiqués. Le nombre de résultats pathologiques d'examens faits sans indication a été recherché, ainsi que le nombre d'examens qui selon l'anamnèse, l'examen clinique et le status ASA auraient été indiqués, mais n'ont pas été faits.

Les résultats de ce contrôle local nous ont démontré que le coût des examens manquants, que les anesthésistes auraient désiré pour compléter l'évaluation des patients à risque ou à pathologie particulière était très largement compensé par les économies qui pourraient être faites sur les examens "inutiles", c'est-à-dire ceux pour qui, selon l'examen clinique et l'anamnèse, la relation coût-bénéfice n'est nullement favorable.

Parmi ces 1000 cas les examens exécutés, mais non indiqués selon les critères définis, n'ont pas permis de mettre en évidence de situations pathologiques associées, donc leur valeur de dépistage fut nulle.

Dans le cadre de l'évaluation pré-anesthésique et pré-opératoire, l'aspect coût-bénéfice ne doit pas être négligé. Tenant compte des publications récentes mais déjà classiques, nous sommes d'avis que certains examens jusqu'à présent considérés comme partie inhérente et habituelle de l'évaluation pré-anesthésique peuvent être éliminés sans conséquence pour le patient. C'est pourquoi nous recommandons l'attitude suivante pour les patients asymptomatiques, donc ceux qui appartiennent à la catégorie de status ASA I : aucun examen paraclinique pour les hommes en dessous de 40 ans (pour les femmes Hb ou Ht); ECG, glycémie et urée pour les patients de 40 à 60 ans; Hb ou Ht, ECG, examen radiologique du thorax, créatinine et glycémie pour les patients au dessus de 60 ans. A ces examens, on peut dans certaines situations, éventuellement, ajouter un test de grossesse chez les femmes en âge de procréer et un examen d'urine dans les situations où il est prévu de cathétériser les voies urinaires.

Il est donc judicieux d'apprendre au médecin en formation à économiser sur les examens non indiqués, pour permettre de compléter l'évaluation pré-anesthésique de certains patients à risque élevé, en particulier par les examens supplémentaires nécessaires et ainsi de contribuer à diminuer la mortalité péri-anesthésique et péri-opératoire et la durée d'hospitalisation. Dans notre période de difficultés économiques, nous devons prendre nos responsabilités et donc critiquer le choix des examens para-cliniques en tenant compte des analyses de relation coût-bénéfice.

Références :
John A. Robbins, M.D., Alvin J. Mushlin, M.D. (1979). Preoperative evaluation of the healthy patient. The medical Clinics of North America 63, : 1145.
E.B. Kaplan, M.D., A.S. Boeckmann, M.S., M.F. Roizen, M.D.,L.B. Sheiner, M.D. (1982). Elimination of unnecessary preoperative laboratory tests. Anesthesiology 57, : 445.
P.B. Farnsworth, E. Steiner, R.M. Klein, J.A. Sanfilippo (1980). The value of routine preoperative chest roentgenograms in infants and children J.A.M.A., 244 : 582.
Ronald D.Miller,M.D. (1981) Anesthesia-Churchill Livingstone 3 - 113.

V 20.6
Thromboembolie nach endoprothetischem Hüftgelenksersatz — Einfluß von Anaesthesieverfahren und Heparinprophylaxe
R. Clemens[1], W. Müller[1], W. Ohler[2]
Institut für Anaesthesiologie[1] und I. Medizinische Klinik[2] der Universität Mainz, BRD

Hüftgelenksoperationen sind mit einem hohen Thromboembolierisiko verbunden (1). In einer retrospektiven Untersuchung gingen wir dem Problem nach, ob Anaesthesieverfahren und postoperative Heparingabe die Thromboembolierate nach totalendoprothetischem Hüftgelenksersatz (TEP) beeinflussen.
Methodik: Aus 500 Patienten, bei denen eine TEP des Hüftgelenks nach Charnley-Müller durchgeführt wurde, bildeten wir 5 Gruppen zu je 100 Patienten, die sich in Anaesthesieverfahren und Thromboseprophylaxe folgendermaßen unterschieden:
1. Inhalationsanaesthesie (Halothan) und IPPV,
2. Neuroleptanalgesie und IPPV,
3. Spinalanaesthesie,
4. Spinalanaesthesie und low-dose Heparin (3x5000 IE sc),
5. Periduralanaesthesie und low-dose Heparin (3x5000 IE sc).
Die Heparinprophylaxe wurde unmittelbar postoperativ begonnen und bis zur Entlassung durchgeführt. Die physikalischen Maßnahmen zur Thromboseprophylaxe waren in allen Gruppen gleich. Die Diagnose einer Beinvenenthrombose (BVT) oder Lungenembolie (LE) wurde nach klinischen Kriterien gestellt und durch Phlebographie, Lungenperfusionsszintigraphie oder Echokardiographie gesichert. Die statistische Auswertung erfolgt mittels Chi-Quadrat, Mann-Whitney-Wilcoxon und Kruskall-Wallis Test.
Ergebnisse: Die 5 Gruppen waren hinsichtlich Alter, Geschlechtsverteilung, Gewicht, Vorerkrankungen, praeoperativer Medikation, OP-Indikation und OP-Dauer vergleichbar. BVT wurden postoperativ bei insgesamt 24 (4,8%), LE bei 10 (2%) der Patienten beobachtet. Keine LE verlief tödlich. Thromboembolien waren gleich häufig nach Inhalations-, Neurolept- und Spinalanaesthesie ohne Heparinisierung (Abb.). Ebenso bestand kein Unterschied in der Thromboembolierate nach Spinal- oder Periduralanaesthesie mit anschließender Heparinprophylaxe. Bei postoperativer Heparinisierung änderte sich die Zahl der BVT nicht, die der LE nahm signifikant ab (p < 0,01). BVT und LE traten hauptsächlich in der 2.postoperativen Woche auf.Pa-tienten mit einer Thromboembolie waren übergewichtiger als Patienten mit komplikationslosem Verlauf (p < 0,05). Der Transfusionsbedarf war unter Spinalanaesthesie ohne Heparin geringer als unter den Allgemeinanaesthesieverfahren (p < 0,005).
Diskussion: Nach endoprothetischem Hüftgelenksersatz läßt sich mit neueren Untersuchungstechniken wie Radiofibrinogentest, Doppler, Phlebographie und Lungenperfusionsszintigraphie bei bis zu 73 % der Patienten eine BVT und bei bis zu 47% eine LE nachweisen (1). Diese Methoden sind jedoch aufwendig, teilweise invasiv, nicht immer im Ergebnis relevant und als Screeningmethode somit nicht geeignet. Wir halten es daher für gerechtfertigt, unsere Untersuchung auf die nach klinischen Kriterien erkannten und erst dann apparativ gesicherten, für den Patienten relevanten Tromboembolien zu stützen. Ursache für die hohen Thromboembolieraten nach Hüftgelenksersatz ist eine operationstechnisch bedingte periphervenöse Stase bei gleichzeitig massiver Aktivierung des Gerinnungssystems. Die rückenmarksnahe Regionalanaesthesie (RA) soll im Gegensatz zur Allgemeinanaesthesie diese gesteigerte Thromboembolibereitschaft günstig beeinflussen (3), da unter RA der venöse Rückfluß und die spontane Fibrinolyse gesteigert sind (1). Diesen positiven Einfluß der RA auf die postoperative Thromboembolierate konnten wir bei klinischer Diagnosestellung nicht nachvollziehen. Die niedrige Thromboembolierate in unserer und anderen auf klinischen Symptomen gestützten Studien zeigt (2), daß der größte Teil der bereits intra- und unmittelbar postoperativ nachweisbaren Thromben spontan lysiert und somit nicht klinisch relevant wird. Durch eine postoperative Heparinisierung wird zwar die Thrombusbildung und Zahl der BVT nicht beeinflußt, wohl aber das Thrombuswachstum und damit die Gefahr einer Embolisierung in die Lungenstrombahn.

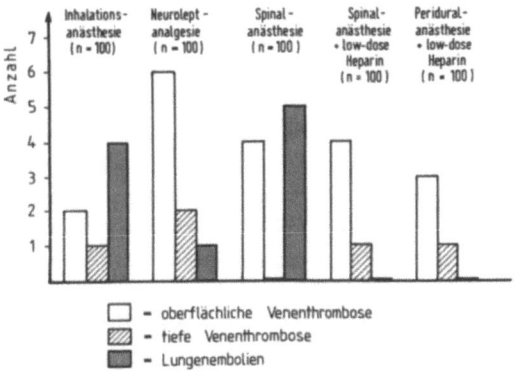

Abb.: Anzahl postoperativer Thrombosen und Embolien nach endoprothetischem Hüftgelenksersatz unter verschiedenen Anaesthesieverfahren ohne und mit Heparin.
Literatur:
1.) MODIG J HJELMSTEDT A SAHLSTEDT B MARIPUU E SALDEEN T (1981):
The influence of epidural versus general anaesthesia on the incidence of thromboembolism after total hip replacement. In: Wüst,H.J., Zindler,M.(Hrsg.)Neue Aspekte in der Regionalanaesthesie 2, Anaesthesiologie und Intensivmedizin 138, Springer, Berlin-Heidelberg-New York:121

2.) SØRENSEN T S JØRGENSEN,J (1981):
Mechanical prophylaxis against deep vein thrombosis in Charnley hip arthroplasty.
Acta Orthop Scand. 52: 69

3.) THORBURN J LOUDEN J R VALLANCE R (1980):Spinal and general anaesthesia in total hip replacement:Frequency of deep vein thrombosis.Br J Anaesth 52: 1117.

V 20.7
Beziehung zwischen endexspiratorischem CO_2, Blutgasen und Hämodynamik bei Luftembolie

A. Brähler, W. Rumpf

Abteilung für Anaesthesiologie und operative Intensivmedizin am Klinikum der Justus-Liebig-Universität, Klinikstr. 29, D-6300 Gießen, BRD

Einleitung. Die Möglichkeit einer Luftembolie ist immer dann gegeben, wenn der Operationsort über Herzhöhe liegt, wie z.B. bei neurochirurgischen Operationen im Sitzen. Das heutige Monitoring bei derartigen Eingriffen (blutige arterielle Druckmessung, endexspiratorisches CO_2, Ultraschall-Doppler-Gerät, kontinuierliche Messung des zentralvenösen Druckes, Absaugen von lufthaltigem Blut über einen zentralen Venenkatheter) erlaubt es uns zwar, den vaskulären Lufteintritt rechtzeitig zu erkennen. Die prognostische Wertigkeit des Ereignisses läßt sich aber nur schwer abschätzen, zumal ausgeprägte Luftembolien mit vitaler Gefährdung des Patienten ausgesprochen selten sind. Ziel dieser Untersuchung war es, die oben genannten Verfahren des Monitorings sowie die Ergebnisse von kurzfristig vorgenommenen arteriellen und venösen Blutgasanalysen mit der Schwere einer stattgefundenen Luftembolie zu korrelieren, um prognostische Aussagen, aber auch Hinweise auf die zugrunde liegenden pathophysiologischen Veränderungen, zu erhalten.

Material und Methodik. Bei insgesamt 25 neurochirurgischen Operationen im Sitzen erfolgte eine kontinuierliche Schreibung von blutig gemessenem arteriellen Druck, Herzfrequenz, zentralvenösem Druck und endexspiratorischem CO_2 mit einem Mehrkanalschreiber. Alle Patienten wurden mit einer präkordialen Ultraschall-Dopplersonde kontinuierlich überwacht. In regelmäßigen Abständen wurde über einen zentralvenösen Katheter Blut aspiriert und auf das Auftreten von Luftblasen untersucht. Unter der Operation wurde alle 15 min eine arterielle und zentralvenöse Blutgasanalyse abgenommen. Bei einer stattgefundenen Luftembolie (entscheidendes Kriterium: Abfall des endexspiratorischen CO_2) wurden sofort Blutgasanalysen gewonnen, die dann im Abstand von 5 min für etwa 20 bis 30 min kurzfristig wiederholt wurden.

Ergebnisse. Bei insgesamt 10 von 25 neurochirurgischen Operationen im Sitzen ergaben sich Hinweise für einen Lufteintritt ins Gefäßsystem (bei 3 Fällen auch wiederholt während einem Eingriff). In jedem Fall trat eine Abnahme des endexspiratorischen pCO_2 (niedrigster Wert: 12 mmHg) und eine Zunahme des pCO_2 im Blut (arteriell bis zu 48 mmHg zum Zeitpunkt des niedrigsten endexspiratorischen pCO_2, verzögerter Anstieg im venösen Blut) bei Abnahme des pO_2 (um bis zu 100 mmHg, niedrigster Wert: 54 mmHg arteriell) auf. Während sich bei unveränderter N_2O-O_2-Beatmung die Blutgaswerte innerhalb weniger als 10 min in 9 von 10 Fällen wieder weitgehend normalisierten, war die kurze Episode immer von einem überschießenden Anstieg des endexspiratorischen pCO_2 (bis zu 10 mmHg gegenüber Ausgangswert) erfolgt. Dieser Wert und die Blutgase (arteriell deutlicher als venös) wiesen eine enge Korrelation im Umfang der beobachteten Veränderungen auf. Dopplerverfahren (vor allem Zunahme der Lautstärke, weniger qualitative Veränderungen des Geräusches bei 6 von 10), Blutdruck (Abnahme zwischen 10 und 60 mmHg systolisch), Herzfrequenz (Zunahme um bis zu 65 Schläge/min bei 5 von 10), zentralvenöser Druck (geringe Zunahme bei 4 von 10) und aspirierbares Luftvolumen (maximal 18 ml bei 6 von 10) wiesen eine starke Variabilität und keine feste Beziehung zu den respiratorischen Veränderungen auf.

Diskussion. Die bei der Luftembolie im Vordergrund stehende Veränderung besteht in einem gestörten pulmonalen Ventilations-Perfusions-Verhältnis mit Shunting (Abfall des endexspiratorischen pCO_2 bei Anstieg des arteriellen, verzögert auch venösem pCO_2 und gegenläufigen Veränderungen des pO_2). Bei nur kurzdauerndem Lufteintritt befinden sich demnach die Luftblasen sehr rasch im bronchialen Gefäßbaum (1), so daß in vielen Fällen die präkordiale Doppler-Ableitung und das Absaugen über einen zentralvenösen Katheter keinen Hinweis auf eine Luftembolie geben (2). Die zweckmäßigsten und prognostisch wertvollsten Überwachungsmaßnahmen sind die Erfassung des endexspiratorischen pCO_2 (Tendenzen lassen sich zumeist nur bei fortlaufender Schreibung sicher erkennen) und der Blutgase, die mit einem im Operationsbereich vorhandenen Analysegerät innerhalb kürzester Zeit erfaßt werden können.

Literatur. 1. Adornato DC et al. (1978) Anaesthesiology 49:120 2. Michenfelder JD (1981) Anaesthesiology 55:339

V 20.8
Experimentelle Befunde zur Therapie der metabolischen Alkalose nach Anwendung von NH_4Cl, Arginin-HCl und Salzsäureinfusion

K.F. Rothe

Zentralinstitut für Anaesthesie der Universität Tübingen, D-7400 Tübingen, Calwerstr. 7, BRD

Die klinischen Methoden und Therapievorstellungen zur Behandlung schwerer Säuren-Basen

Störungen haben sich in den letzten Jahren nicht mehr wesentlich verändert und sind inzwischen weitgehend standardisiert. Dieses ist einigermassen erstaunlich, denn neuere experimentelle Untersuchungen konnten zeigen, daß die sogenannte Blutgasanalyse, mit deren Hilfe in der Klinik Diagnostik und Therapiekontrolle von Störungen des Säuren-Basen Haushaltes erfolgen, nicht unbedingt die Gesamt-Säuren Basen Verhältnisse schwer kranker Patienten anzeigen kann (1, 2). Mit diesen Meßdaten können nur Aussagen über die Verhältnisse im Extrazellulärraum unserer Patienten gemacht werden. Der wesentlich wichtigere Intrazellulärraum, der immerhin 80% des Körpergewichtes ausmacht, wird mit den uns heute in der Klinik zur Verfügung stehenden Meßmethoden nicht erreicht.

Grundsätzliche Überlegungen und entsprechende Untersuchungen haben gezeigt, daß die intrazelluläre Wasserstoffionenkonzentration nicht der des extrazellulären Kompartimentes entspricht und daß bei der Therapie schwerer Störungen des Säuren-Basen Haushaltes nicht nur dem extrazellulären Kompartiment, wie es heute üblich ist, sondern dem wesentlich wichtigeren intrazellulären Anteil mehr Beachtung geschenkt werden muß.

Männlichen Sprague-Dawley Ratten wurden 3 mmol/Kg Körpergewicht NH_4Cl, Arginin-HCl oder HCl infundiert. Über einen Zeitraum von 6 Stunden wurde deren Einfluß auf den extra- und intrazellulären Säuren-Basen Haushalt der Tiere ermittelt. Bereits drei Minuten nach Ende der Infusion kam es jeweils zu einem maximalen Abfall des Plasma pH Wertes im arteriellen Blut (pHe). Der mit der DMO-Methode, einer Indikatorverteilungsmethode ermittelte pH Wert des intrazellulären Kompartimentes (pHi) stieg dagegen über den gesamten Zeitraum der Untersuchung an, wenn NH_4Cl oder Arginin-HCl appliziert wurden. Nach Infusion von Salzsäure kam es dagegen zunächst zu einem starken Abfall des pHi unter den Ausgangswert, der über den Untersuchungszeitraum hin anstieg, aber nach 6 Stunden den Kontrollwert noch nicht wieder erreicht hatte.

Die nach Infusion von NH_4Cl und Arginin-HCl auftretende intrazelluläre Alkalisierung muß als eine unerwünschte Nebenwirkung beider Substanzen angesehen werden. Im Gegensatz zur Anwendung von HCl war kein wesentlicher Einfluß von Ammoniumchlorid und Argininhydrochlorid auf die intrazelluläre Bikarbonatkonzentration nachzuweisen.

Die Ergebnisse legen den Schluß nahe, daß NH_4Cl und Arginin-HCl zur Therapie metabolischer Alkalosen nicht mehr angewendet werden und durch geeignete Salzsäurelösungen, die eine extra- und intrazelluläre pH- sowie Bikarbonatverminderung bewirken, ersetzt werden sollten.

1. Schönleben, K., Kessler, M., Bünte, H. (1979) Lokale Sauerstoffversorgung des Gewebes bei pulmonalen und peripheren Verteilungsstörungen der Durchblutung. Anästh. Intensivmed. 20:241
2. Rothe, K.F. (1982) Sind die Parameter der Blutgasanalyse noch von uneingeschränkter klinischer Bedeutung? Anästh. Intensivmed. 23:152

V 20.9
Technische Ausbildung von Anaesthesisten
A. Obermayer
Institut für Anaesthesiologie der Universität Erlangen-Nürnberg, BRD

1. Problemstellung:

Die rasche Einführung und Anwendung neuer Technologien in den Bereichen Diagnose und Therapie ermöglichten in den letzten zwei Jahrzehnten eine wesentliche Erweiterung der Indikationsstellung chirurgischer Eingriffe. Ungeachtet der sprunghaften Zunahme der medizintechnischen Apparate und der dadurch bedingten Abhängigkeit der modernen, naturwissenschaftlich orientierten Medizin, erfolgt die Ausbildung der angehenden Ärzte nach Lehrplänen, die keinen Raum für eine adäquate technisch-physikalische Grundausbildung bieten. Dies wirkt sich vor allem für die Anaesthesie, die unzweifelhaft zu den technisiertesten medizinischen Fachgebieten gehört, negativ aus, da der angehende Anaesthesist im Gegensatz zum Chirurgen bereits nach kurzer Einarbeitungszeit allein am OP.-Tisch steht und einen umfangreichen Gerätepark zu bedienen hat. Es ist daher nicht verwunderlich, wenn in den verschiedensten Untersuchungen (2, 3) immer wieder festgestellt wird, daß die mangelhafte Ausbildung der Anwender die bei weitem häufigste Unfallursache darstellt

2. Problemlösung:

Die Diskrepanz zwischen der technisch-physikalischen Grundausbildung des angehenden Facharztes und der an ihn gestellten Forderungen im Umgang mit medizintechnischen Apparaten führte dazu, daß am Institut für Anaesthesiologie der Universität Erlangen-Nürnberg alle neu eingestellten Assistenzärzte zunächst eine allgemeine, dreimonatige Ausbildung (1) in den Abteilungen Lungenfunktion-EKG-Diagnostik und Blutlabor durchlaufen. Parallel dazu müssen sie an einem vierwöchigen Kurs über die physikalisch-technischen Grundlagen und die medizintechnischen Geräte der Anaesthesie und Intensivmedizin teilnehmen, der von der medizintechnischen Arbeitsgruppe des Instituts abgehalten wird.

Der Kurs besteht aus einem theoretischen Unterrichtsteil mit den Themen:
- Technische Sicherheit, Vorschriften und gesetzlichen Grundlagen
- Narkosesysteme und Beatmungsformen
- Physik der Gase und Technik von Respiratoren
- Geräte anhand einheitlicher Bedienungsanleitungen

und einem praktischen Teil. Hierzu gehören Demonstrationen im Labor zu den Themen:
- Elektrische Sicherheit
- Beatmungsformen
- Funktion und Bedienung der Geräte
- Allgemeine technische Einrichtungen der Anaesthesie und die

eigentliche praktische Ausbildung an Geräten mit den Übungsteilen:
- Zerlegen und Zusammenbauen
- Funktions- und Dichtigkeitsüberprüfungen
- Fehlersuche
- Patientenanschluß und Alarmeinstellung und
- Notfalltraining

Der Einführungskurs zu Beginn der Facharztausbildung wird am Institut durch zusätzliche Gerätevorstellungen im Rahmen der wöchentlich stattfindenden Weiterbildung ergänzt, so daß der im Einführungskurs erreichte Wissensstand erhalten bleibt.

3. Zusammenfassung:

Unsere bisherigen Erfahrungen zeigen, daß die Teilnahme an dem Gerätekurs von den angehenden Anaesthesisten nicht als "Muß", sondern als notwendig erachtet wird und die technische Ausbildung in dieser oder ähnlicher Form allgemein eingeführt werden sollte.

4. Literatur:

1. Rügheimer, E.: Klinische Propädeutik für Anaesthesisten. Anaesthesiologie und Intensivmedizin 23, 242, 1982
2. Tschirren, B.: Der Narkosezwischenfall. Huber-Verlag, Bern 1976
3. Wyant, G.M.: Mechanical misadventures in anaesthesia. Univ. Toronto Press, Toronto 1979

V 20.10
Anaesthesiologische Probleme bei der nicht-invasiven Zertrümmerung von Nierensteinen durch fokussierte Stoßwellen im Ganzkörper-Wasserbad

W. Weber, Ch. Madler, Ch. Chaussy

Institut für Anaesthesiologie und Urologische Klinik der Universität München, Klinikum Großhadern, Marchioninistr. 15, 8000 München 70, BRD

Bei der Einführung der extrakorporalen Stoßwellenlithotripsie von Nierensteinen (ESWL) in die Klinik ergab sich die Notwendigkeit, verschiedene Anaesthesieverfahren bei im Wasserbad positioniertem Patienten anzuwenden. Ziel dieses Vortrages ist es, über erste klinische Erfahrungen bei 519 Nierenstein-Beschallungen zu berichten und Empfehlungen zum anaesthesiologischen Vorgehen zu geben.

Stoßwellen, die durch Unterwasserfunkenentladung erzeugt werden, lassen sich mit Hilfe von Reflektoren auf ausreichend kleine Zonen im Organismus fokussieren. In spröden Materialien wie Nierensteinen rufen sie kurzzeitige mechanische Belastungen hervor, die den Stein in spontan abgangsfähige Teilchen zerspringen lassen. Um Stoßwellen verlustfrei in den Körper übertragen zu können, müssen sie durch Wasser fortgeleitet werden. Daraus ergibt sich die Forderung, den Patienten so auf einer fahrbaren Liege in einer wassergefüllten Wanne zu positionieren, daß der Nierenstein über ein Röntgensystem exakt im Fokus der gebündelten Stoßwelle zu orten ist.

Die Zahl der applizierten Stoßwellen beträgt im Mittel ca. 850 pro Patient, das Minimum liegt bei 250, das Maximum bei 1850. Eine auf die Körperoberfläche auftreffende energiereiche Schallwelle (Stoßwelle) wird als harter Schlag deutlich schmerzhaft wahrgenommen. Da der Patient unter gezielter Schmerzausschaltung möglichst ruhig für etwa 60 bis 90 Minuten im Wasserbad liegen muß, stellt sich die Frage nach einen adäquaten Anaesthesieverfahren.

Insgesamt wurden 519 Steinzertrümmerungen unter Anaesthesie durchgeführt. 71% der Patienten erhielten eine Periduralanaesthesie, 29% eine Allgemeinanaesthesie mit Intubation. Neben der Herzfrequenz und dem Blutdruck wurden der zentralvenöse Druck, die Körpertemperatur und die Urinvolumina gemessen.

Während des Einfahrens der Patienten in das Wasserbad kam es zu einem klinisch relevanten Abfall des arteriellen Blutdrucks und zu einem Anstieg des ZVD. Diese Parameter tendierten nach dem Ausfahren aus der Wanne wieder zu ihren Ausgangswerten.

Eingehendere hämodynamische Messungen, insbesondere bei Risikopatienten, werden derzeit noch durchgeführt.

In der Phase der ersten klinischen Erprobung des Stoßwellen lithotripters traten in zeitlichem Zusammenhang mit dem Auslösen einer Stoßwelle vermehrt supraventrikuläre, vereinzelt auch ventrikuläre Extrasystolen auf. Möglicherweise bewirkt der mechanische Reiz einer Stoßwelle eine Dehnung der Myocardfaser, die dann eine Depolarisation zur Folge hat. Seit dem die Stoßwellenerzeugung durch die R-Zacke des EKG getriggert wird, sind Extrasystolen nur noch in Ausnahmefällen zu verzeichnen.

Die Wahl des Anaesthesieverfahrens wird von uns zugunsten der Allgemeinanaesthesie getroffen bei:

1. Kontraindikationen gegen eine Periduralanaesthesie.
2. Unruhigen oder nur bedingt kooperationsfähigen Patienten.
3. Hohem Risiko, verbunden mit der Notwendigkeit eines invasiven Monitorings.

In allen übrigen Fällen wird eine PDA durchgeführt.

Folgende Sicherheitsforderungen an die technische Ausstattung sollten erfüllt sein:
1. EKG-Triggerung des Stoßwellengenerators
2. "Emergency"Hubvorrichtung, die es gestattet, den Patienten in kritischen Situationen binnen 40 Sekunden aus dem Wasserbad zu heben und auf eine geeignete Unterlage zu legen.
3. Weit schwenkbarer Anaesthesieblock, der es erlaubt, auch das Notausfahrmanöver ohne Lösen der Monitorverbindungen und Infusionsleitungen durchzuführen.

Nach 2 1/2-jähriger Erfahrung darf die berührungsfreie Nierensteinzertrümmerung unter geeigneter Anaesthesie als in die klinische Routine überführt betrachtet werden.

V 20.11
Anaesthesiologische Erfahrungen mit der Ganzkörperhyperthermie (GKH)
K. Eisler, B. Landauer, J. Lange, E. Kolb
Institut für Anaesthesiologie und Chirurgische Klinik und Poliklinik der Technischen Universität München, BRD

Die Ganzkörperhyperthermie (GKH) mittels extrakorporaler Bluterwärmung auf 41,8°C Kerntemperatur für 4-6 Stunden stellt im Zusammenhang mit der gleichzeitigen Gabe von Zytostatika sowie einer exogen induzierten Hyperglykämie einen, zumindest von den theoretischen Ansätzen her, vielversprechenden, wenn auch in der Praxis bisher nur durch einzelne Kasuistiken belegten Behandlungsversuch durch die klassische Onkologie "austherapierter" und über ihr Leiden voll aufgeklärter Kranker dar.

Da das für die GKH erforderliche Prozedere sowohl aus zeitlichen Gründen als auch in Anbetracht der zu erreichenden Temperatur von 41,8°C für einen "wachen" Patienten kaum tolerierbar ist, ist eine entsprechende anästhesiologische Betreuung unerläßlich.

Bis heute überblicken wir 50 GKHs mit einer über 4-10 Stunden aufrechterhaltenen Körperkerntemperatur von 41,8°C und einer dazu erforderlichen Gesamtnarkosedauer zwischen 10 und 15,5 Stunden je Behandlung.

Die GKH wird mittels eines extrakorporalen Blutwärmers induziert und aufrecht erhalten, wobei der Anschluß über einen in die Arteria und Vena femoralis implantierten Kunststoffshunt erfolgt. Über diesen werden auch die für das Monitoring nötigen arteriellen und venösen (Swan-Ganz-)Katheter plaziert.

Nach einer Prämedikation mit Pethidin, Promethazin und Atropin werden diese Narkosen mit Flunitrazepam und Fentanyl eingeleitet, die Patienten mit Pancuronium relaxiert und einem mit Enfluran komplettierten Lachgas-Sauerstoffgemisch bedarfsadaptiert unter Einschaltung eines PEEPs von 5 cm H_2O ventiliert, wobei das Atemgemisch zusätzlich angefeuchtet und auf 42°C erwärmt wird. Intermittierende Fentanylgaben bis zu einer Gesamtmenge von 2 mg und Enflurankonzentrationen von 0,5-1 Vol% - dieses Anästhetikum wird aus Stabilitätsgründen dem Halothan bei der GKH vorgezogen - dienen der Narkoseaufrechterhaltung. Während der eigentlichen Hyperthermiephase erfolgt eine hochkalorische Nährstoffzufuhr in Form von 50%-iger Glukose, Aminosäuren und Fett unter Zusatz von K^+-PO_4, Vitamin B-Komplex und Spurenelementen. Die Nierenfunktion wird, in Hinblick auf die gleichzeitige Gabe von Zytostatika durch die Gabe von 3 mcg/kg/Min. Dopamin unterstützt. Der Verlust von EZR-Flüssigkeit durch Schwitzen und Diurese wird durch kristalloide Lösungen, der von Blut und Gerinnungsfaktoren durch Erythrozytenkonzentrat und FFP kompensiert.

Alle Patienten tolerierten die GKH gut. In 2 Fällen zwang ein nach 3 bzw. 4 Stunden plötzlich auftretendes, durch Defibrillation sofort zu behebendes Kammerflattern zum sicherheitshalben Abbruch der GKH. Dasselbe war bei 1 Patienten nötig, der beim Anschluß an den extrakorporalen Kreislauf als Folge des der Maschinenfüllung zugesetzten Antagosans einen schwersten anaphylaktischen Schock erlitt. Obwohl die Kreislaufparameter nicht nur von Patient zu Patient sondern auch individuell von GKH zu GKH stark variierten, können anhand von 30 ausgewerteten Fällen folgende Aussagen gemacht werden (s.a.Abb.):

Die Herzfrequenz stieg von einem Mittelwert von 82 auf 110 (**), der Cardiac- und Schlagindex von 3,7 bzw. 47 auf 5,7 L/Min. bzw. 54 ml/Min. (beides**) an. TVR und MAP fielen von 884 bzw. 71 auf 504 Dyn.Sek/cm^5 bzw. 66 mm Hg ab (beides**). PVR und PAP zeigten nur insignifikante Veränderungen ebenso die linksventrikuläre Schlagarbeit (LVSWI). Der RVSWI stieg dagegen von 12 auf 15 (**) an. Der Gasaustausch zeigte keine Auffälligkeiten.

Insgesamt bietet die Anästhesie zur GKH weit weniger Probleme als erwartet wurde. Alle Patienten erholten sich so schnell, daß sie noch im Op extubiert und nach kurzer Zeit nach Hause entlassen werden konnten.

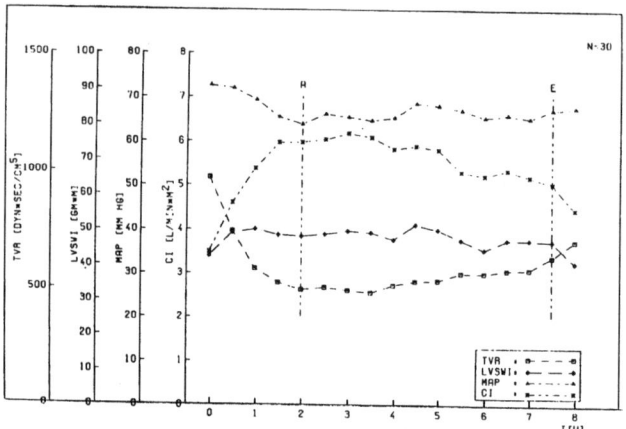

** = hochsignifikante Veränderung.

V 20.12
Hypertherme Zytostatika-Perfusion (Extremitäten/Leber/Ganzkörper): Einfluß auf Hämodynamik und Gasaustausch

A. Brähler, W. Rumpf, K. Aigner*

Abteilung für Anaesthesiologie und operative Intensivmedizin und *Abteilung für Allgemein- und Thoraxchirurgie am Klinikum der Justus-Liebig-Universität, Klinikstr. 29, D-6300 Gießen, BRD

EINLEITUNG: Neue chirurgische Techniken konfrontieren auch den Anaesthesisten mit neuen Problemen bei der Narkoseführung. Sowohl bei der isolierten regionalen Cytostatikaperfusion, z.B. von Extremitäten oder der Leber, wie auch bei der hyperthermen Ganzkörperperfusion mit Cytostatika sind eine Vielzahl von potentiell vital bedrohlichen Risiken vorhanden:

- Einflüsse auf Makro- und Mikrozirkulation durch Volumenverschiebungen (z.B. bei extrakorporaler Zirkulation und Unterbrechung des Blutflusses in bestimmten Körperregionen)
- metabolische Entgleisungen und Störungen des Gasaustausches (z.B. bei induzierter Hyperthermie, anhepatischer Zirkulation oder Isolierung von Teilen der Gesamtstrombahn)
- systemische Effekte hoher Cytostatikadosen.

Ziel dieser Studie war es, die dadurch hervorgerufenen haemodynamischen und metabolisch-respiratorischen Veränderungen bzw. Einflüsse auf den pulmonalen und peripheren Gasaustausch zu erfassen, um sich daraus ergebende Konsequenzen für die Narkoseführung abzuleiten. Zur chirurgischen Technik wird auf die entsprechende Literatur verwiesen (1,2).

METHODIK: Untersucht wurden Patienten während der isolierten Cytostatikaperfusion der unteren Extremität (n=10; Kombination von PDA und NLA; Meßzeitpunkte: vor, sowie 10,10,30,40 und 50 min. nach Perfusionsbeginn, unmittelbar nach Perfusion sowie am Ende der Operation), während der isolierten Cytostatikaperfusion der Leber (n=12; NLA; Meßzeitpunkte: vor, sowie 10,20,30,40 und 50 min. nach Perfusionsbeginn, unmittelbar nach Perfusion sowie am Ende der Operation) und während der hyperthermen Ganzkörperperfusion mit Cytostatika (2 Messungen bei einer Patientin im Abstand von 2 Monaten: NLA; Meßzeitpunkte: vor und nach Kanülierung, bei 37°C,38°C,39°C,40°C und 41°C, nach 30,60,120, 180 min. bei Maximaltemperatur sowie pro Grad Temperaturabfall bei Kühlung). Invasiv gemessen wurden p_{syst}, p_{diast}, HR, PAP_{syst}, PAP_{diast}, CVP, PCP und HZV. Aus diesen Werten sowie aus dem Hämoglobinwert und den Blutgasanalysen im arteriellen und gemischtvenösen Blut wurden errechnet: $\bar{p}_{art}$, CI, SV, SI, $\overline{PAP}$, TSR, TPR, LVSWI, RVSWI, CE, TTI_B, TI, $AvDO_2$, VO_2, Q_S/Q_T, CaO_2, CvO_2, O_2ex und O_2av.

ERGEBNISSE UND DISKUSSION: Bei keinem der genannten Eingriffe konnte ein sicherer Zusammenhang zwischen hämodynamischen Störungen bzw. Veränderungen des Gasaustausches und lokal oder systemisch applizierten Cytostatika festgestellt werden. Bei der isolierten Beinperfusion kam es zu einem mäßigen Abfall des systemischen Blutdrucks, der durch eine Abnahme des Herzzeitvolumens bedingt war. Der niedrigste Herzindex (3.1 gegenüber dem Ausgangswert von 3.7 l/min · m²) trat jedoch erst bei Wiederdurchblutung der zuvor isoliert perfundierten Extremität auf. Während der zirkulatorischen Isolierung des Beines nahmen auch die $AvDO_2$ und der Gesamt-Sauerstoffverbrauch um bis zu 25 % zu. Deutlicher als bei der Beinperfusion kommt es bei der isolierten Leberperfusion zu einem Abfall des Blutdrucks und -trotz Erhöhung der Herzfrequenz- des Herzindex (Abnahme um über 25 %). Im geringeren Umfang nimmt auch der pulmonalarterielle Druck ab. Die genannten Parameter steigen jedoch nach Dekanülierung deutlich über den Ausgangswert an. Die Veränderungen dürften einerseits in einer Beeinflussung des venösen Rückstroms (Kanülierung der unteren Hohlvene), anderseits in einer immer vorhandenen metabolischen Acidose, die durch die anhepatische Phase hervorgerufen wird, ihre Ursachen haben. Ohne Pufferung werden während der einstündigen Isolierung der Leber vom Gesamtkreislauf Base-Exzess-Werte von bis zu - 16 erreicht. Bei zunehmendem Shunting in der Lunge nimmt trotz steigender $AvDO_2$ der Gesamt-Sauerstoffverbrauch um bis zu 50 % ab. Bei der hyperthermen Ganzkörperperfusion steigt bei gleichzeitigem Abfall des Blutdrucks das Herzzeitvolumen extrem an (bis auf das 5fache des Ausgangswertes). Gleichzeitig kommt es zu einer Zunahme des pulmonalen Shuntings und zu einer Erhöhung des Gesamt-Sauerstoffverbrauchs. Alle Veränderungen überdauern zum Teil die Abkühlungsphase. Isolierte Leberperfusion und Ganzkörperhyperthermie gehen mit einer erheblichen Belastung von Kreislauf und Stoffwechsel einher und erfordern, vor allem bei gleichzeitigen kardialen oder pulmonalen Risiken, ein erweitertes Monitoring.

LITERATUR:
1. Aigner K et al. (1982) Chirurg 53 : 571
2. Aigner K et al. (1982) Z Hautkr 57: 1044

Regionalanaesthesie II

V 21.1
Über die sogenannten Versagerfälle nach subduraler Applikation von Lokalanaesthetika
E. Salehi

Anaesthesieabteilung des St. Brigida Krankenhauses, 5107 Simmerath, BRD

<u>Problemstellung:</u>
Seit der Einführung isobarer Lokalanaesthetika bei der Spinalanaesthesie (SpA) treten nach Angaben der Literatur, bei 4 bis 7 % der Fälle, Klagen über insuffiziente Wirkung oder völliges Ausbleiben der Analgesie und über motorische Lähmungen nach intrathekaler Applikation von Lokalanaesthetika auf.
Folglich: Enttäuschung der Beteiligten, Supplementierung oder völliger Übergang auf die Allgemeinanaesthesie und somit Gefährdung der Patienten durch Erhöhung der Anaesthesierisiken durch Kombination zweier, von Grund auf verschiedener Anaesthesieverfahren.

<u>Ergebnisse der klinischen Studie:</u>
Wir haben die Ergebnisse der SpA, die mit hyperbaren Substanzen durchgeführt worden waren, mit denen der isobaren verglichen und stellen fest, daß bei 13.251 hyperbaren SpA nur in 2 Fällen (0,01 %), bei 705 isobaren SpA jedoch in 25 Fällen (3,5 %), eine insuffiziente Wirkung oder totales Ausbleiben der Analgesie und motorische Lähmungen zu verzeichnen waren (Tab.1).

Tab.1: Anteil der sog. Versagerfälle nach 705 isobaren u. 13.251 hyperbaren SpA:

	isobare	hyperbare
Keine Ausbreitung der SpA. Operation nur unter Allgemeinanaesthesie möglich.	5	1
Keine oder nur inkomplette motorische Ausfälle. Insuffiziente Analgesie. Operation nur durch Supplementierung mit Anaesthetika möglich.	20	1

Die hyperbaren SpA waren ausschließlich von erfahrenen, und die isobaren vorwiegend von weniger erfahrenen Kollegen durchgeführt worden. Bei den hyperbaren SpA war 5 %iges Lidocain und bei den isobaren 0,5 %iges Bupivacain appliziert worden. Was Anschlagzeit, Wirkungsdauer und Nebenwirkungen betrifft, gab es deutliche Unterschiede zwischen den beiden Substanzen (Tab.2).

Ein Teil der sog. Versagerfälle wurde später erfolgreich in SpA operiert. Nur in 1 Fall blieb, trotz Ausschaltung aller Fehlerquellen, korrekter Technik und ausreichender Dosierung des Lokalanaesthetikums, die Ausbreitung der SpA völlig aus. Ob es sich um eine echte Resistenz gegenüber Lokalanaesthetika handelte, blieb offen.

Tab.2: Klinische Aspekte der SpA nach subduraler Applikation von 13.251 hyperbaren und 705 isobaren Lösungen:

	hyperbare	isobare
Ausbleiben der Analgesie und motor. Ausfälle	nur nach techn. Fehlern	auch ohne techn. Fehler
Anschlagzeit:	3 - 5 Min.	5 - 10 Min
Chirurg. Analgesie nach	5 - 10 Min.	10 - 15 Min
Analgesiedauer	90 - 120 Min.	180 - 300 Min
Kopfschmerzen (22-25 gage Nadel)	unter 1 %	über 4 %
Blutdruckabfall	rascher, häufiger, ausgeprägter,	langsamer, gutartiger, -
übrige Nebenwirk.	gleich	gleich

<u>Schlußfolgerungen:</u>
Wir kommen zu dem Ergebnis, daß, abgesehen von 1 seltenen Fall von Resistenz (1:12.251), als mögliche Ursache der insuffizienten, inkompletten oder fehlenden Ausbreitung der SpA, nur der Anaesthesist selbst in Betracht kommt. Die sog. Versagerfälle nach SpA beruhen nach unseren Beobachtungen auf folgenden Fehlerquellen:

1. Mangelhafte Aufklärung der Patienten über die Anaesthesie und mangelhafte psychische Betreuung.
2. Falsche Auswahl und niedrige Dosierung der Prämedikationsmittel.
3. Falsche Auswahl der Patienten für die SpA und Überredung, in Regionalanaesthesie operiert zu werden.
4. Überschätzung der Operationsmöglichkeiten unter der SpA.
5. Die Spinalnadel wird nicht einwandfrei oder nicht tief genug intrathekal plaziert. Durch Bewegung der Patienten oder zitternde Hände

der meist unerfahrenen Anaesthesisten, rutscht die Nadelspitze während der Injektion aus der Dura heraus, und es gelangen Teile des Lokalanaesthetikums in den Epiduralraum.
6. Allzu niedrig dosierte Gesamtmenge oder schwache Konzentration des Lokalanaesthetikums.
7. Verwendung alter, falsch gelagerter oder verfallener Ampullen.
8. Verzögerte Wirkung durch Isobarität (!).

V 21.2
Gefäßpunktion bei der Katheterperiduralanaesthesie

H. Beck, Hw. Bause, F. Brassow
Abteilung für Anaesthesiologie, Universitäts-Krankenhaus Hamburg-Eppendorf, D-2000 Hamburg 20, Martinistr. 52, BRD

Zu den ungelösten Problemen bei der Katheter-Periduralanästhesie zählt die nicht erkannte intravasale Lage des Periduralkatheters. Die durch ihn injizierten hohen Dosen Lokalanästhetikums gefährden den Patienten vital.

Wir demonstrieren Angiogramme des Plexus venosus vertebralis, die über akzidentell in Gefäße des Plexus venosus vertebralis internus plazierte Periduralkatheter angefertigt wurden.

Um intravasale Katheterpositionen erkennen bzw. ausschließen zu können, werden in der Literatur verschiedene Tests angegeben:

1) der Aspirationstest mit einer Spritze und mit einem an die distale Öffnung des Katheters gehaltenen Papierdoch oder Tupfer;

2) der Injektionstest mit Lokalanästhetikum, Adrenalin, Succinyldicholin und radioaktiv markiertem Serumalbumin.

Diese Tests halten wir in ihrer Aussagekraft für unzureichend, praktisch nicht durchführbar oder dem Patienten nicht zumutbar. Ein sicherer "Gefäßtest" kann derzeit nicht angegeben werden.

Aus diesem Grunde sehen wir im Rahmen der Katheter-Periduralanästhesie als bedeutsam an:

1) die Beherrschung der Reanimationsmaßnahmen und die Bereithaltung des Reanimationsequipments;

2) die Aufklärung des Patienten über die Möglichkeit der intravasalen Applikation des Lokalanästhetikums und den daraus erwachsenden Folgen;

3) die Berücksichtigung der nicht ausreichenden Testmöglichkeiten bei gutachterlichen Fragestellungen.

V 21.3
Veränderungen urodynamischer Parameter unter dem Einfluß der Lumbalanaesthesie

N. Rupieper, H. Behrendt*, V. Brüggemann*, M. Günniker
Abteilung für Anaesthesiologie und Urologische Klinik* des Universitätsklinikums GHS Essen, Hufelandstraße 55, 4300 Essen 1, BRD

Operative Eingriffe an Prostata oder Blase erfolgen sehr häufig in rückenmarksnaher Lokalanästhesie in Form der Spinal (SpA)- oder Periduralanästhesie (PDA). Wenngleich über die Auswirkungen dieser Anästhesietechnik auf die Funktion des unteren Harntrakts eine gewisse qualitative Vorstellung besteht, so sind doch Veränderungen der entsprechenden urodynamischen Parameter bisher kaum quantifiziert worden.

Bei der vorliegenden Untersuchung ging es um die Beantwortung von zwei Fragen: 1. Welche Veränderungen der Funktion des unteren Harntraktes lassen sich unter der SpA oder PDA beobachten? 2. Kommt es zu einer Zunahme der Häufigkeit des Auftretens eines vesiko-renalen Refluxes?

Zur Beantwortung dieser Fragen haben wir in einer zur Zeit noch nicht abgeschlossenen Studie bisher bei 22 männlichen Patienten im Alter zwischen 47 und 78 Jahren in Zusammenhang mit einer transurethralen Resektion eines Prostataadenoms oder eines Blasentumors vor und nach Anlegen einer SpA mit Carbostesin eine Zystomanometrie durchgeführt. Die Häufigkeit des primär bestehenden bzw. erst nach SpA nachweisbaren vesiko-renalen Refluxes wurde zusätzlich bei 9 der o.g. Patienten anhand eines Miktionszysturethrogramms untersucht.

Die zystomanometrisch erfaßten Befunde lassen im wesentlichen folgende durch die SpA induzierten Veränderungen erkennen: Bulbocavernosus- und Kremasterreflex sind nicht mehr nachweisbar. Ausschaltung der Sensibilität der Harnblase sowie der Detrusormotorik. Ein ganz wesentlicher Befund war das Ansteigen der Blasenkapazität bis auf das Dreifache des vor der SpA gemessenen Wertes. Bezüglich des Auftretens eines vesiko-renalen Refluxes fiel auf, daß 5 von 9 Patienten bereits vor der SpA einen vesiko-renalen Reflux aufwiesen; nach der SpA kam es bei einem weiteren Patienten zum Auftreten eines Refluxes, bei zwei weiteren verstärkte sich der vorbestehende Befund.

In der vorgelegten Untersuchung wird erstmals der Versuch unternommen, die durch die SpA hervorgerufenen Veränderungen in der Funktion des unteren Harntraktes exakt zu messen. Neben der gewollten Aufhebung der Sensibilität ist klinischerseits die starke Erhöhung der Blasenkapazität von großer Bedeutung. Wird postoperativ bei noch nicht abgeklungener SpA nicht für eine ausreichende Blasenentleerung gesorgt, so kann die erhöhte Kapazität gerade beim älteren Patienten leicht zu einer Überdehnung des Detrusors mit längerdauernden Blasenentleerungsstörungen führen. Der vesiko-renalen Reflux kann im Zusammenhang mit der Resektion von Blasentumoren eine Bedeutung für die Implantation von aus der Blase stammenden Tumorzellen im Bereich des Nierenbeckens haben. Allerdings scheint die SpA nach den bisherigen

Befunden die schon primär recht hohe Refluxhäufigkeit
nicht wesentlich zu erhöhen.

V 21.4
Veränderungen ventrikeldynamischer Daten bei geriatrischen Patienten nach Spinalanaesthesie-Ergebnissen einer polymechanocardiographischen Studie

W. Seitz, B. Choi, E. Kirchner

Institut für Anaesthesiologie, Abt. I, Medizinische Hochschule Hannover, Konstanty-Gutschow-Straße 8, D-3000 Hannover 61, BRD

Die Blockade präganglionärer sympathischer Fasern bei Spinal- und Periduralanästhesien führt zu einer deutlichen Abnahme des peripheren Widerstands und einer erheblichen Mehrdurchblutung der abhängigen Organe, ohne jedoch eine wesentliche Steigerung der druckabhängigen venösen Kapazität zu bewirken. In der vorliegenden Studie wurden nunmehr die Auswirkungen der zirkulatorischen Veränderungen rückenmarksnaher Leitungsanästhesien auf die Myokardfunktion mit nichtinvasiven Meßmethoden untersucht.

Methodik
Bei 14 Patienten in höherem Alter von 61–80 Jahren ($\bar{x}$ = 72,6 ± 5,3 Jahre) wurde die Dauer systolischer Zeitintervalle (STI) vor und nach tiefer Spinalanästhesie (sensibler Block Th_{8-10}) mit 2 ml einer 4 %igen hyperbaren Scandicainlösung ohne Adrenalinzusatz bestimmt (Punktionshöhe L 3/4 bis L 4/5).

Außer der Herzfrequenz und dem arteriellen Blutdruck wurden folgende Parameter gemessen oder berechnet:
1. QS_2 Gesamtdauer der elektromech. Systole
2. ICT isovolämische Kontraktionszeit
3. PEP linksventrikuläre Anspannungszeit
4. LVET linksventrikuläre Auswurfzeit
5. PEP/LVET
6. $1/PEP^2$
7. P_{diast}/RS_1

Der PEP/LVET Index erlangt besondere Bedeutung bei der Beurteilung der Herzinsuffizienz und korreliert nach Weissler et al (3) mit der Austreibungsfraktion EF, dem Herzschlagvolumen SV sowie dem Cardiac Index CI. Die Indices p_{diast}/RS_1 bzw. $1/PEP^2$ dürfen mit der Steilheit des isometrischen Druckanstiegs dp/dt bzw. mit der maximalen Auswurfbeschleunigung dQ/dt des linken Ventrikels korreliert werden.

Aus den Meßwerten wurden die Austreibungsfraktion EF und das Herzschlagvolumen SV nach den von Garrard et al (1) sowie Harley et al (2) angegebenen Formeln errechnet:
1. EF = 1,125 − 1,25 · PEP/LVET
2. SV = 0,501 · LVET + 0,13 · HR − 67,2

Ergebnisse:

	Spinalanästhesie 5' vor	20' nach	Diff. %	Signif.
P_{art}	88,2 ± 13,2	84,6 ± 12,4	− 4,1	N.S.
HR	76,4 ± 12,0	76,9 ± 10,4	+ 1,3	N.S.
ICT (ms)	36,2 ± 11,5	42,9 ± 13,9	+ 32,5	N.S.
PEP (ms)	101,6 ± 15,0	109,9 ± 16,0	+ 8,7	$p < 0,01$
LVET (ms)	282,1 ± 34,2	274,6 ± 34,6	− 2,4	N.S.
QS_2 (ms)	383,7 ± 34,6	384,5 ± 32,6	+ 0,3	N.S.
$1/PEP^2$	102,5 ± 28,3	87,8 ± 24,9	−12,7	$p < 0,05$
PEP/LVET	0,366 ± 0,077	0,409 ± 0,095	+12,7	$p < 0,05$
P_{diast}/RS_1	1,4 ± 0,8	1,3 ± 0,5	− 6,8	N.S.
EF	66,8 ± 11,0	61,3 ± 9,9	− 8,2	$p < 0,05$
SV	84,1 ± 10,2	80,4 ± 10,1	− 4,4	N.S.

Diskussion und Schlußfolgerung
Kritische Blutdruckabfälle bei älteren Patienten nach rückenmarksnahen Leitungsanästhesien sind bei ausreichender Volumensubstitution auf eine mangelhafte kardiale Kompensationsfähigkeit zurückzuführen, wobei dem Verhältnis zwischen Anspannungs- und Austreibungszeit des linken Ventrikels und dem Ausbleiben einer autoregulativen Frequenzsteigerung besondere Bedeutung zugemessen wird. Präoperative Volumengabe verbessert gemessen an den Veränderungen der STI (PEP↓, LVET 0-↑, PEP/LVET↓) durch Umstellung der Herzdynamik von einer Druckbelastung auf eine Volumenbelastung die präanästhetische Ausgangsposition.

Literatur
1. Garrard GL, Weissler AM, Dodge HT (1970) The relationship of alterations in systolic time intervals to ejection fraction in patients with cardiac disease. Circulation 42:455
2. Harley H, Starmer CF, Greenfield JC (1969) Pressure flow studies in man. An evaluation of the duration of the phases of systole. J. Clin. Invest. 48:895
3. Weissler AM (1977) Systolic time intervals. N. Engl. J. Med. 296:321

V 21.5
Die vagovasale Synkope bei Spinalanaesthesie — Ein psychophysiologisches Phänomen

W. Tolksdorf[1], J. Berlin[2], E. R. Rey[3], R. Schmidt[4], G. Merkel[1], U. Rehder[1]

Institut für Anaesthesiologie und Reanimation, Fakultät für klinische Medizin der Universität Heidelberg, BRD

Einleitung: Die vagovasale Synkope ist eine nicht seltene Komplikation bei Anlegen der Spinalanästhesie am sitzenden Patienten. Klinisch auffällig erschien uns das häufige Auftreten dieser Komplikation bei ausgesprochen forschen, mutigen und verbal angstfreien Patienten. Es war deshalb Ziel der vorliegenden Untersuchung, Zusammenhänge zwischen dem Auftreten vagovasaler Synkopen und psychologischen, sowie physiologischen Streßparametern aufzufinden.

Material: 61 Männer (n=40) und Frauen (n=21) im Alter von 15 - 80 Jahren, die sich kleineren orthopädischen Eingriffen an der unteren Extremität ohne Prämedikation unterziehen mußten.

Versuchsaufbau:
1. 60 min. vor OP-Beginn:
   Erfassung des psychischen Status mit dem ESB,
   Faktor Angst, Depression und Asthenie,
   RR, HF, P-Cortisol, FFA.
2. Vor Anlegen der Spinalanästhesie:
   RR, Hf, P-Cortisol, FFA.
3. Bradycardie (HF<50 min^{-1}) u./o. Hypotension (RR<30% Ausgangswert) therapiebedürftig mit Atropin o. Atropin und Akrinor.
4. Anxiolytische Therapie intraoperativ auf Wunsch des Patienten (Diazepam 5-10 mg i.v.).

Auswertung: Korrelationen zwischen physiologischen und psychophysiologischen Daten (Pearson-Korrelationskoeffizient).

Gruppeneinteilung nach psychologischen Daten:
Hoch-mittel-keine Angst; Hoch-mittel-nicht depressiv; Hoch-mittel-nicht asthenisch. Gutes-mittleres-schlechtes Gesamtbefinden.

Häufigkeiten vagovasaler Synkopen nicht anxiolyter Zusatzmedikation in den einzelnen psychologischen Gruppen: (Chi-Quadrat Test - 6 Felder Tafeln).

Ergebnisse: Hohe Angst geht einher mit höherer HF und P-Cortisol (r=0,29; r=0,20). Ausgeprägte Depression geht einher mit hoher HF (p=0,23). Asthenie geht einher mit hoher HF und hohem P-Cortisol (p=0,25; p=0,18).
Das psychische Gesamtbefinden korreliert in derselben Richtung mit der HF und dem P-Cortisol (r=0,29; r=0,23).

Häufigkeit vagovasaler Synkopen: 11
Häufigkeit anxiolytischer Medikation: 11

Bei schlechtem psychischen Befinden: häufig anxiolytische Medikation notwendig (n=8), bei gutem psychischen Befinden häufig vagovasale Synkopen (n=6) (p<0,01). Je weniger Angst angegeben wird, umso häufiger sind vagovasale Synkopen, je mehr Angst angegeben wird, umso häufiger wird eine anxiolytische Zusatzmedikation gewünscht. Patienten mit mittlerem psychischen Befinden sind durchgehend unauffällig.

Diskussion: Die Ergebnisse zeigen deutlich, daß psychophysiologische Korrelationen präoperativ bestehen, die anhand bekannter Streßmechanismen zwanglos erklärt werden können. Patienten, die präoperativ ein mittleres psychisches Befinden angeben, sind psychisch und physiologisch am wenigsten auffällig. Das häufige Vorkommen vagovasaler Synkopen bei gutem psychischem Befinden wird auf der Basis von Angstverleugnung und -verdrängung interpretiert.

In einer gerade abgeschlossenen Untersuchung bei mit Diazepam prämedizierten Patienten zeichnet sich ab, daß vagovasale Synkopen extrem seltener sind. Dies bestätigt, daß es sich bei dieser Komplikation um ein psychophysiologisches Phänomen handelt.

(1) Institut für Anästhesiologie und Reanimation Klinikum Mannheim
(2) Erasmus Universität Rotterdam
(3) Zentralinstitut für Seelische Gesundheit Mannheim
(4) Institut für Klinische Chemie, Klinikum Mannheim

V 21.6
Blockade des Plexus brachialis in Notfallsituationen bei Kindern

D. Maric

Kreiskrankenhaus, 8783 Hammelburg, BRD

Es kommt häufig vor, daß ein kleines Kind mit einer frischen Fraktur des Unterarms ins Krankenhaus eingeliefert wird, wobei die Indikation zur sofortigen chirurgischen Behandlung gegeben ist. Im allgemeinen sind Kinder bei der Aufnahme nicht nüchtern.

Die regionale Anaesthesie bietet die Möglichkeit, in einem hohen Prozentsatz eine gute Analgesie zu erreichen, ohne das Kind in eine bedrohliche Situation zu bringen. Den Versuch, eine Intubation zu vermeiden, finde ich lohnend, weil man immer möglichst komplikationslose Verfahren bevorzugen und erst im Falle des Versagens zum Intubationsbesteck greifen sollte.

Wir haben bei 40 Kindern im Alter von 3-15 Jahren mit Unterarmfrakturen folgendes Vorgehen gewählt.

Material und Methodik

Als Mittel der Wahl wurde 1%iges Xylonest, wegen seiner raschen Wirkung, der verhältnismäßig kurzen Dauer sowie der geringen Toxizität genommen. Die Kinder bekamen 3 mg 1%iges Xylonest / kg KG. Zur Prämedikation wurde den Kindern 3 mg / kg KG Ketanest sowie 0,1 mg / kg Valium i.m. verabreicht.

Die Blockade des Plexus brachialis wurde via Axilla durchgeführt. Anatomische Gegebenheiten, wie leichtes Auffinden der A. axillaris (kaum Fettpolster vorhanden sowie Verwenden von dünnen Kanülen, Nr. 17) und die in geringer Tiefe befindlichen Nervenfasern, ermöglichten einen hohen Prozentsatz erfolgreicher Blockaden (37). Bei 3 Blockaden war die Gabe von geringen Mengen Valium notwendig, um die Reposition durchzuführen.

Eine gelungene Blockade kann man nach ca. 10-15 min durch motorische und sensible Ausfälle der betroffenen Extremität bei durch Prämedikation beruhigten erkennen. Es zeigte sich, daß bei 40 untersuchten Fällen keine Komplikationen auftraten, und nach ca. 2 h konnten die Kinder aus dem Überwachungsraum entlassen werden.

V 21.7
Intercostalblockaden und Allgemeinanaesthesie — Klinische Untersuchungen zur operativen Indikation

L. Klimpel, W. Gladrow, S. Al-Rafai, H.C. Niesel
Anaesthesie-Abteilung, St. Marienkrankenhaus, Ludwigshafen am Rhein, BRD

Die Effizienz der Kombination von Intercostalblockade (ICB) und Allgemeinanästhesie wurde für einen standardisierten Eingriff (Cholecystektomie) geprüft. Dieser Eingriff stellt die Anästhetikaauswahl wegen des Einflusses auf den Gallenwegsbinnendruck vor besondere Probleme.

Methodik:

1.) Untersucht wurden der systolische Druck (p_s), der arterielle Mitteldruck (p_m), Herzfrequenz (HF) und der Analgetikaverbrauch in 4 Gruppen von Anästhesien: Gruppe A: Neuroleptanalgesie (NLA), Gruppe B: ICB und NLA, Gruppe C: Pentothal-Pentazocin-Narkose (PPN), Gruppe D: ICB plus PPN.

2.) Nach Intercostalblockaden (Th 6, 7, 8, 9, 10) wurden die Blutspiegel von CO_2-Bupivacain mit und ohne Vasokonstriktor (POR 8) gemessen.

Ergebnisse:

Der systolische Druck (p_s) stieg in Gruppe A, 15 Minuten nach OP-Beginn, um 37 mm Hg, p_m um 29 mm Hg, HF um 20 b/min. In Gruppe B wich p_s lediglich um 3 mm Hg, p_m um 2 mm Hg, HF um 1 b/min. vom Ausgangswert ab. Das weitere Kreislaufverhalten während der Anästhesie (30 min., 60 min. und maximale Abweichung) entsprach diesem Verhalten. Der Analgetikaverbrauch lag in Gruppe A um 83 % über dem Verbrauch der Gruppe B. In Gruppe C entsprach die Abweichung von p_s 35 mm Hg, p_m 25 mm Hg, HF 14 b/min. vom Ausgangswert. In Gruppe D betrug die Abweichung vom Ausgangswert für p_s 2 mm Hg, p_m 6 mm Hg, HF 3 b/min. Der Analgetikaverbrauch lag in Gruppe C um 101 % über dem Verbrauch von Gruppe D. Die höchsten durchschnittlichen Blutspiegel betrugen nach 100 mg CO_2-Bupivacain 1,29 µg/ml, nach Zusatz von POR 8 0,98 µg/ml.

Komplikationen:

In einer Serie von 8900 einzelnen Intercostalblockaden wurde keine Komplikation, insbesondere kein Pneumothorax, beobachtet. 4500 Blockaden wurden mit Bupivacain-HCl, 1200 mit CO_2-Bupivacain und 3200 mit Etidocain durchgeführt.

Diskussion:

Die Kombination von ICB mit Allgemeinanästhesie vermag den intraoperativen Analgetikaverbrauch drastisch zu senken. Gleichzeitig wird das Risiko hypertensiver Krisen gemindert. Selbst bei Anwendung von carboniertem Bupivacain wurden toxische Blutspiegel bei einseitiger ICB nicht erreicht.

V 21.8
Phantom-Erscheinungen während regionaler Anaesthesie

D.N. Mihic, E. Binkert
Privatklinik Linde, 2503 Biel, Schweiz
Institut für Anaesthesie und Reanimation, Kantonsspital, 6004 Luzern, Schweiz

Die wenigen und widersprüchlichen Berichte[1,3] über die sonst häufig auftretenden Phantom-Erscheinungen während einer Regionalanaesthesie haben uns veranlasst, der Entstehung dieses Phänomens nachzugehen. Zu diesem Zwecke wurden 50 Patienten mit einer periduralen-, 50 mit einer spinalen-, 100 mit einer Plexus brachialis- und 50 mit einer i.v. Regionalanaesthesie untersucht. Es kamen Bupivacain, Tetracain, Mepivacain und Xylocain in verschiedenen Konzentrationen, einzeln oder in einer Mischung, mit oder ohne Adrenalin zur Anwendung. 15-30 Minuten nach ihrer Verabreichung beschrieb der Patient das vorhandene Gefühl in den blockierten Extremitäten. Gleichzeitig wurde versucht, dieses Gefühl passiv oder aktiv zu ändern.

Resultate: Das typische Phantom-Glied "schwebt in der Luft". Es nimmt dabei eine orthopädisch neutrale Lage ein, die weder aktiv noch passiv verändert werden kann. Die Extremität ist gewöhnlich "kürzer", "dicker" und "kälter" als normal. Das Gefühl des Trugbildes ist sehr intensiv und bleibt auch nach dem visuellen Kontakt erhalten. Neben dieser typischen fanden wir auch atypische Formen des Phantoms. Dabei hat das Trugbild alle Merkmale eines typischen Phantoms ausser der Lage: Es "schwebt" nicht, sondern "liegt" auf dem Tisch. Das Vorkommen und die Intensität des Phantoms war von der verabreichten Dosis abhängig und variierte direkt proportional mit der Intensität der sensorischen und motorischen Blockade. Die anderen Faktoren wie der Typ und die Gewebekonzentration des Lokalanaesthetikums, das Volumen der Lösung, der Zusatz vom Adrenalin, die Blutsperre, das Geschlecht und das Alter spielten keine wesentliche Rolle. Am häufigstens kam das typische Phantom nach einer Plexus brachialis- (63%) und i.v. Regionalanaesthesie (58%) vor. Während einer Spinalanaesthesie erschien es in 40%, und in der Periduralanaesthesiegruppe in 18% aller Fälle.

Diskussion: Prevoznik[3] erklärte das Phantom durch "memory fixation" der letzten Lage der Extremitäten vor dem propriozeptiven Block. Wir teilen diese Meinung nicht, weil keiner unserer Patienten in der typischen Phantom-Lage vor dem Eintritt der propriozeptiven Blockade war, weil das typische Phantom praktisch keine Variationen zeigt und weil es auch bei der teilweise erhaltenen Propriozeption vorkommt. Es ist möglich, dass dieses Phänomen ein vererbtes Ueberbleibsel der "neuralen Erinnerung" an die Zeit vor der Aufrichtung des menschlichen Körpers ist.

Die für das Phantom verantwortlichen neuralen Strukturen sind unbekannt. Melzack[2] und Wall[4] glauben an das Vorhandensein von speziellen Neuronen im Rückenmark, proximal zur afferenten Blockade und durch dieselbe aktiviert. Da wir das Phantom auch bei den Patienten mit hohen spinalen und periduralen Anaesthesien fanden, glauben wir nicht, dass sich diese Neuronen immer proximal vom afferenten Block befinden müssen - ausser wenn sie in den proximalsten zervikalen Segmenten lagen. Wir postulieren

1. die Existenz von peripheren oder zentralen neuralen Strukturen, die sehr resistent gegen das Lokalanaesthetikum sind und die, durch eine sensorische und motorische Blockade enthemmt, ihre "Information" (Phantombild) ins zentralnervöse System transportieren.
2. die latente Existenz eines Phantom-Schemas im Hirn, das - durch eine Deafferenzierung "befreit" zum Ausdruck kommt.

Referenzen:

1. Bromage PR, Melzack R (1974) Phantom limbs and the body scheme. Canad Anaesth Soc J 21:267
2. Melzack R, Loeser JD (1978) Phantom body pain in paraplegics: evidence for a central "pattern generating mechanism" for pain. Pain 4:195
3. Prevoznik SJ, Eckenhoff JE (1964) Phantom sensations during spinal anaesthesia. Anesthesiology 25:767
4. Wall PD (1981) On the origin of pain associated with amputation. In: Siegfried J, Zimmermann M (1981) Phantom and stump pain. Springer Verlag, Berlin-Heidelberg-New York.

V 21.9
Postoperative Schmerztherapie durch Nervenblockaden
D. Maric

Kreiskrankenhaus Hammelburg, BRD

Bei 102 Patienten nach mittelgroßen allgemeinchirurgischen Eingriffen haben wir in den ersten 496 postoperativen Tagen statt Medikation mit potenten morphinartigen Analgetika mit Hilfe verschiedener Nerven Blockaden durchgeführt.

Material und Methodik

Als Mittel der Wahl verwenden wir, wegen der lang anhaltenden Wirkung sowie der geringen motorischen Beeinflussung, Bupivacain in 0,25%iger bis 0,5%iger Konzentration. Bei 70 Patienten im Alter zwische 20-80 Jahren wurde die Schmerztherapie mittels insgesamt 276 Blockaden des somatischen Nerven durchgeführt.

Im Vergleich zur o.g. Gruppe untersuchten wir bei einem Kollektiv von 68 Patienten mit gleichartigen Operationen den Verbrauch des starken Analgetikum Fortral. Es hat sich herausgestellt, daß am Tage der Operation durchschnittlich 3 Spritzen Fortral, am zweiten Tag 2,5 und am dritten 1,8 Spritzen intramuskulär gegeben werden mußten, um ein befriedigendes Befinden der Patienten zu erreichen.

Beim ersten Kollektiv, der 70 ausschließlich durch Nervenblockaden behandelten Patienten, gelang bei 65 eine komplette Schmerzausschaltung für die ersten 3 Tage. Außer einem Sedativum für die Nacht, hat dieses Kollektiv keine koventionellen morphinartigen Analgetika gebraucht. Bei 5 Patienten erzielten wir - aufgrund anatomischer Gegebenheiten und technischer Schwierigkeiten - nur eine mangelhafte Analgesie, welche durch intramuskuläre Gabe von Fortral behoben wurde.

Operationsgut

Mittelschwere Eingriffe am Rumpf (24), wie z.B. Narbenhernien, Leistenhernien sowie Entfernung von Lipomen. Hierbei wurde die kontinuierliche, lumbale Periduralanästhesie 15mal und die paravertebrale Blockade 9mal angewandt. Durchschnittlich mußte 5mal nachgespritzt werden.

An den oberen Extremitäten wurde bei Osteosynthese des Unterarms 10mal, des Oberarms 5mal sowie des Handgelenks 3mal die Blockade des Plexus brachialis nach Kulenkampff vorgenommen. Diese Methode war sehr erfolgreich, weil die Anästhesiedauer durchschnittlich 8 h betrug und nur 3mal im Durchschnitt nachinjiziert wurde.

An den unteren Extremitäten - nach Operationen am Ober- oder Unterschenkel - wurden insgesamt 28 Patienten behandelt. Hierbei wurden mit gutem Erfolg die perivaskuläre Blockade nach Winnie sowie der Psoaskompartimentblock nach Cheyenne angewandt. Zur Erzielung einer guten Analgesie waren durchschnittlich noch 3 Reinjektionen in den ersten 2 postoperativen Tagen notwendig.

Bei 5 Patienten haben wir einen Mißerfolg erlebt; 2 davon wurden am Rumpf und 3 an den unteren Extremitäten operiert. In diesen Fällen konnten wir durch die Gabe von Fortral eine zufriedenstellende Analgesie erzielen.

V 21.10
Der Effekt einiger Lokalanaesthetika auf mechanische und elektrophysiologische Eigenschaften von Gefäßen
J. Riemer, K. Kölling

Physiologisches Institut der Universität München und Anaesthesiologisches Institut der Universität München, Klinikum Großhadern, München, BRD

Bei der Analyse der vaskulären Effekte der Lokalanaesthetika (LA) werden im allgemeinen nur ihre indirekten, durch Sympathicolyse induzierten Wirkungen als wichtigste Ursache von Hypotensionen diskutiert. Dabei muß jedoch ihr direkter systemischer Effekt auf die Gefäße mitberücksichtigt werden. In einer Studie haben wir daher versucht, die klinische Relevanz dieser direkten Effekte durch Analyse der Konzentrations-Wirkungs-Beziehungen zu klären und die elektrische Aktivität der Gefäßmuskelzellen aufzudecken, die den mechanischen Effekten zugrundeliegt.

Material und Methodik:

Die isolierte Vena portae des Meerschweinchens diente als Modell für Gefäße mit myogener Spontanaktivität. Durch Aufnahme der isometrischen Spannungsentwicklung wurde die mechanische Aktivität des Gefäßes und durch intrazelluläre Ableitungstechnik mit Mikroelektroden die elektrische Aktivität gemessen. Procain, Lidocain, Tetracain, Mepivacain und Prilocain wurden in steigenden Konzentrationen der Badelösung zugesetzt.

Resultate:

Unter Kontrollbedingungen zeigte die Vena portae eine rhythmisch modulierte Basisaktivität, die sich in phasischen Kontraktionen manifestierte.

Elektrophysiologische Basis für die Kontraktionen waren Salven von hochfrequenten Aktionspotentialen (Bursts), für die Erschlaffungsphasen dagegen ein stabiles Membranpotential.

Die LA hatten in niedrigen Konzentrationen ab etwa 5 µg/ml einen positiv inotropen Effekt. Die Erhöhung der Aktionspotentialfrequenz der Bursts hatte eine Amplitudenvergrößerung der phasischen Kontraktionen zufolge. In Gegenwart höherer Konzentrationen von LA sistierten die rhythmischen Modulationen zugunsten eines tonischen Spannungsanstiegs. Bei konstant depolarisierter Membran wurden die Aktionspotentiale in einem Dauerfeuer generiert.

Hohe Konzentrationen der Lokalanaesthetika (Tetracain 50 µg/ml, Lidocain, Mepivacain und Prilocain 500 µg/ml und Procain 2 mg/ml) wirkten negativ inotrop auf das Gefäß. Ursache für seine Dilatation war das allmähliche Dengerieren der Aktionspotentiale zu einfachen Oszillationen bis zu deren völligem Sistieren. Die Calciumkonzentration in der Krebs-Lösung modulierte dabei die für den negativ inotropen Effekt erforderliche Mindestkonzentration der LA: höhere Calciumkonzentrationen machten höhere LA-Konzentrationen erforderlich, während bei niedrigen Calciumkonzentrationen die negative Inotropie schon bei kleineren LA-Konzentrationen auftrat.

Diskussion und Schlußfolgerung:

Die Ergebnisse zeigen, daß die LA direkte Effekte von biphasischer Natur auf die Gefäße ausüben: in Konzentrationen, die nicht-toxischen Blutspiegeln entsprechen, konstringieren sie die Gefäße, während erst im hoch-toxischen Konzentrationsbereich vasodilatierende Effekte dominieren. Auch in vivo-Studien weisen auf stimulatorische Effekte von kleinen Konzentrationen von LA hin: intraarterielle Injektionen von Mepivacain und Lidocain an Freiwilligen vermindern den Blutfluss im Unterarm ohne Druckänderungen (1). Der positiv inotrope Effekt wird induziert durch eine mit einer Membrandepolarisation einhergehenden Steigerung der Aktionspotentialaktivität.

Toxische Dosen von LA haben einen negativ inotropen Effekt auf die Gefäße, wobei die dilatatorische Potenz ähnlich der anaesthetischen Potenz in der Reihenfolge Tetracain, Lidocain, Mepivacain, Prilocain, Procain abnimmt. Die elektrophysiologische Basis für die negative Inotropie ist die Interferenz der LA mit den dem Aktionspotential zugrundeliegenden Ionenprozessen. Dieser Befund und die Antagonisierbarkeit des vasodilatatorischen Effektes durch hohe Calciumkonzentrationen stützen die Hypothese, daß LA und Calcium um Positionen an der Membran von Gefäßmuskelzellen konkurrieren.

Literatur:
1. Jörfeldt L, Löfström B, Pernow B, Wahren J (1970) The effect of mepivacaine and lidocaine on forearm resistance and capacitance vessels in man. Acta Anaesthesiol. Scand. 14: 183

V 21.11
Theoretische und Klinische Relevanz des Differentialblockes
G. Sprotte, H. Krimmer, N. Fleischmann
Institut für Anaesthesiologie der Universität Würzburg, BRD

Die Theorie über die Differentialempfindlichkeit von Fasern im gemischten Nerven geht im wesentlichen auf experimentelle Untersuchungen zurück, die Gasser und Erlanger 1929 publizierten (2). Sie wiesen nach, daß bei der elektrischen Reizung isolierter peripherer Nerven unter dem Einfluß steigender Kokainkonzentrationen die Summenpotentiale langsam leitender Fasern verschwinden bevor die Summenpotentiale der schnell leitenden Fasergruppen eine meßbare Veränderung zeigen. Die Blockade langsam leitender Fasern durch niedrige Lokalanaesthetikakonzentrationen bei gleichzeitig normaler Funktion schnell leitender Fasern wird seither als Differentialblock bezeichnet. Seit dem Entstehen dieser Theorie wurden auch Zweifel an ihren experimentellen Grundlagen geäußert (1,3), die jedoch wegen der überzeugenden Übereinstimmung der neurophysiologischen Experimente mit den klinischen Gegebenheiten nie zu einer Revision dieser Lehrmeinung geführt haben. Die thermographische Dokumentation von therapeutischen Differentialblockaden und klinisch dosierten Leitungsanaesthesien führte schließlich zu Ergebnissen, welche zumindest die klinische Relevanz, wenn nicht sogar die Gültigkeit dieser Theorie in Frage stellten (4).

Es wurden an 13 Probanden unter standardisierten Bedingungen Leitungsanaesthesien peripherer Nerven durchgeführt, um den Blockadeverlauf der verschiedenen Nervenfasergruppen zu quantifizieren. Die Anaesthesien erfolgten über eine langsame, maschinelle Applikation verschiedener Konzentrationen des mittellang wirksamen Mepivacain. Es wurden die Latenz- und Regressionszeiten der Blockade am Nervus medianus, am Nervus tibialis und am Plexus brachialis getrennt für die Motorik, Vasomotorik (Sympathikus), für Kälte-, Schmerz-, Berührungsempfindung registriert. Als Maß für die Willkürmotorik diente die maximale Kraft eines Kennmuskels des untersuchten Nerven. Die Messung der sympathikusinnervierten Vasomotorik erfolgte durch Telethermographie der Wärmestrahlung über den Autonomgebieten der Nerven im Bereich der Palmar- bzw. Plantarflächen von Hand und Fuß. Um auch bei der Vasomotorik eine der Willkürmotorik vergleichbare Leistung messen zu können, wurde der Vasomotorenreflex durch Eiswasserkühlung der untersuchten Hände und Füße maximal stimuliert. Die Versuche führten zu folgenden Ergebnissen: Die Kälte- und Schmerzempfindung war regelmässig vor der Berührungsempfindung, Motorik und Vasomotorik blockiert, und ihre Regression setzte auch später wieder ein. Die Funktion des Kältereflexes war auch nach der frühzeitigen Blockade der Kälteempfindung nicht beeinträchtigt. Die Eiswasserkühlung bewirkte eine meßbare Vasokonstriktion bis zur vollständigen Blockade der Nerven (Motorik und Berührungsempfindung) und eine sofortige Reaktion dieses Reflexes mit dem Beginn der Regression (Motorik und Berührungsempfindung).

Der dissoziierte Verlust von Sinneswahrnehmungen bei Leitungsanaesthesien beruht daher nicht auf einer Differentialempfindlichkeit von Nervenfasern. Es liegt nahe, daß diese Dissoziation auf einer höher organisierten Ebene des zentralen Nervensystem erfolgt. Diese Untersuchungen am Menschen erbrachten den sicheren Nachweis, daß zwischen der Morphologie der Nervenfasern und ihrer Empfindlichkeit auf Lokalanaesthetika kein klinisch relevanter Zusammenhang besteht.

1 Franz, D.M., Perry, R.S. (1974): Mechanisms for differential block among single myelinated and non myelinated axons by procain. J.Physiol.236:193
2 Gasser, H.S., Erlanger, J. (1929): The role of fiber size in the establishment of a nerve block by pressure or cocaine. Amer.J.Physiol. 88:581
3 Gissen, A.J., Covino, B.G., Gregus, J. (1980): Differential sensitivities of mammalian nerve fibers to local anesthetic agents. Anesthesiology 53:467
4 Sprotte, G. (1980): Telethermographische Beobachtungen bei der Ausbreitung rückenmarksnaher Leitungsanaesthesien. Anaesthesiologie und Intensivmedizin 130:319

Volumenersatz mit Hämoglobinlösungen/Venenkathether

V 22.1
Präklinische Untersuchungen zum Einsatz einer vernetzten, pyridoxalierten Hämoglobinlösung im hämorrhagischen Schock
H. Junger[1], G. Lenz[1], N. Kothe[2], R. van den Ende[3], M. Schneider[4]
[1]Inst. für Anaesthesiologie der Universität Tübingen, BRD. [2]Biotest-Serum-Inst., Frankfurt/M., BRD [3]The Liberian Inst. for Biomedical Research, Robertsfield, Liberia [4]Pathologisches Inst. der Univ. Frankfurt/M, BRD

Die klinische Anwendung stromafreier Hämoglobinlösung zur Überwindung einer akuten, insbesondere schockbedingten Anämie ist durch die Entwicklung einer neuen, vernetzten und pyridoxalierten Hämoglobinlösung(nhpa) in den Bereich des Möglichen gerückt. Das Problem der Nierenschädigung scheint durch die Erhöhung des Molekulargewichtes und das der zu hohen Sauerstoffaffinität durch die Pyridoxalierung gelöst.
Die 8,5% nhpa-Lösung besitzt einen P50-Wert von 25-27mmHg. 85% des Hämoglobins liegen in vernetzter Form vor. Die intravasale Halbwertszeit wurde mit 15-19 Stunden bestimmt.
Das Ziel der Studie am Primaten war, die akute Verträglichkeit dieser Lösung zu untersuchen, nachdem entsprechende Untersuchungen unserer Arbeitsgruppe am Göttinger Zwergschwein, sowohl bei normovolämischer Hämodilution als auch am Schockmodell, gute Eigenschaften im Sinne eines sauerstofftransportierenden Blutersatzes ergeben haben.

Methode:

5 Schimpansen wurden normovolämisch mit nhpa-Lösung diluiert, wobei 50-70% des errechneten Blutvolumens ausgetauscht wurden. Die zwischen 22 und 30 kg schweren Tiere erhielten eine Anästhesie mit Ketamine und Flunitrazepam. Zur Überwachung des Kreislaufes wurde ein Thermodilutionskatheter in die Pulmonalarterie, ein zentralvenöser Katheter in die obere Hohlvene und eine Kanüle in die Arteria femoralis eingeführt. In den ersten 4 Tagen wurde täglich, danach in größeren Abständen Blut zur Erfassung der hämatologischen und Gerinnungswerte als auch der Nieren- und Leberfunktion entnommen.
Transkutane Nieren- und Leberbiopsien erfolgten am 3. und 10. Tag nach der Hämodilution.
Ergebnisse:

Die über 5 Stunden gemessenen hämodynamischen Parameter spiegeln alle eine stabile Kreislaufsituation wieder. Insbesondere kam es zu keiner Depression. Herzfrequenz, arterieller Blutdruck, Pulmonalarteriendruck und pulmonalkapillärer Verschlußdruck bewegen sich im Bereich der Norm. Dies gilt ebenso für den zentralvenösen Druck als auch für das Herzzeitvolumen, das keine Steigerung erfährt.
Die Nierenfunktionsparameter wie Kreatinin und BUN zeigen im Verlauf der ersten Tage einen vorübergehenden Anstieg. Das Kreatinin steigt von 1,0 mg/dl auf 2-3 mg/dl an und der BUN erreicht

einen Wert von maximal 40 mg/dl. Während das Gerinnungspotential(Fibrinogen, Quick-Wert, APTT, Faktor V,VII,IX,X,AT III und FDP) sich schon nach 28 Stunden wieder normalisiert hat, benötigen die zellulären Blutbestandteile wie Erythrocyten, Leukocyten und Thrombocyten mehrere Tage bis zu 3 Wochen, bis die Ausgangswerte wieder erreicht werden.
Die am 3. und 10. Tag gewonnenen Nieren- und Leberbiopsien zeigen bei allen Tieren außer einer zum 10. Tag hin abnehmenden Siderose keine morphologischen Veränderungen oder Schädigungen, die auf die Hämoglobinapplikation hinweisen würden.

Diskussion:

Die stabilen Kreislaufverhältnisse bringen die ausgezeichneten Volumenersatzeigenschaften dieser Lösung zum Ausdruck. Diese werden vor allem bedingt durch das durch die Vernetzung der Hämoglobinmoleküle erhöhte mittlere Molekulargewicht, das auch die lange Halbwertszeit von 15-19 Stunden bewirkt.
Trotz Austausch von 50-70% des errechneten Blutvolumens kam es bei den Tieren zu keiner Steigerung des Herzzeitvolumens, was wir auf die Erhöhung der Sauerstofftransportkapazität durch diese Lösung im Vergleich mit herkömmlichen Volumenersatzmitteln zurückführen.
Den vorübergehenden Anstieg von Kreatinin und BUN beziehen wir auf eine ungenügende Hydrierung der Tiere, bedingt durch die häufigen Anästhesien und die Unmöglichkeit der intravenösen Flüssigkeitssubstitution in den ersten vier Tagen, was sich bei einem tropischen Klima besonders stark bemerkbar macht. Daß es sich hierbei nicht um eine renale Schädigung durch das mit 3-5g% doch hohe Serumhämoglobin handelt, belegen die histomorphologischen Befunde, die keine Zeichen einer Hämoglobinnephrose erbrachten.
Auf Grund der von uns erhobenen Befunde glauben wir sagen zu können, daß mit dieser neuen Hämoglobinlösung (nhpa) ein entscheidender Durchbruch erzielt worden ist, der einen baldigen Einsatz in der Klinik erwarten lässt.

V 22.2
Funktionelle Nierenveränderungen nach Applikation einer polymerisierten Hämoglobinlösung als Blutersatz

U. Bissinger, M. Müller-Schauenburg[1], E. Haussmann, J. Meinke[1]
Institut für Anaesthesiologie der Universität Tübingen und Institut für Nuklearmedizin der Universität Tübingen, BRD

Die Anwendung einfacher stromafreier Hämoglobinlösungen (Hb-Lösungen) als sauerstofftransportierende Volumenersatzlösung wurde in zahlreichen Tierexperimenten untersucht, war jedoch mit folgenden Problemen verbunden: 1) hohe O_2-Affinität, 2) kurze intravasale Halbwertszeit(HWZ), 3) Nierenfunktionsstörungen.

Durch Kopplung von Pyridoxalphosphat an das Hb-Molekül wurde eine deutliche Verminderung der O_2-Affinität erreicht, die intravasale Verweildauer konnte durch Vernetzung mehrerer Hb-Moleküle über Dialdehyde verlängert werden (1, 2).
In der vorliegenden Studie wurde untersucht, ob die in der Vergangenheit beobachteten Nierenfunktionsstörungen nach Gabe von einfachen Hb-Lösungen auch nach Applikation einer verbesserten Hb-Lösung auftreten.

Material und Methodik:

In einem hämorrhagischen Schockmodell wurden 24 Göttinger Zwergschweine untersucht. 14 Tiere erhielten eine 8,5 %ige stromafreie, polymerisierte und pyrdoxalierte Hb-Lösung (nhpa) mit 2.5% Albuminzusatz infundiert (intravasale HWZ 16-18 Stunden, P_{50} 26-28 mmHg), 10 Tiere wurden mit Hydroxyäthylstärke (HES) therapiert (450000; 0,7). Neben Bestimmung der üblichen Serum- und Urinparameter wurden Clearancemethoden zur Erfassung glomerulärer und tubulärer Funktionen und der Nierendurchblutung durchgeführt. Zusätzlich wurde die renale Hb-Clearance errechnet. Die Nierenfunktionsparameter wurden in 4 Clearanceperioden vor und nach dem Schock, sowie am 2. und 3. Tag untersucht. Nach Gewinnung der Ausgangswerte wurden die Schweine im Mittel um 24 ml/kg KG bis zur Halbierung des Ausgangs-HZV entblutet und die folgende 45-minütige Schockphase durch Infusion von 24 ml/kg KG nhpa-Lösung (2.4 g Hb) bzw. 17,8 ml/kg KG HES bis zur Erreichung des Ausgangs-HZV therapiert. Am 4. und 10. Tag wurde jeweils eine offene Nierenbiopsie durchgeführt.

Ergebnisse:

<u>Hb-Tiere:</u> Die Retentionswerte im Serum steigen zunächst bis zum 4. Tag an und normalisieren sich bis zum Versuchsende wieder. Die Kreatinin-Clearance ist am 2. und 3. Tag eingeschränkt, am 4.Tag wieder im Ausgangsbereich, ähnlich fällt die 99m Tc-DTPA-Clearance bis zum 3. Tag ab, um wieder anzusteigen. Die 131 J-Hippuran-Clearance zeigt keine wesentliche Beeinträchtigung.

<u>HES-Tiere:</u> Bei den Retentionswerten zeigt lediglich das Serum-Kreatinin direkt nach der Schocktherapie einen geringen Anstieg und befindet sich anschließend wieder im Normbereich. Entsprechend zeigt die Kreatinin-Clearance zum gleichen Zeitpunkt eine Verminderung. Die 99m Tc-DTPA-Clearance bleibt unverändert, die 131 J-Hippuran-Clearance steigt nach der Therapie beträchtlich an und fällt bis zum 3. Tag wieder in den normalen Bereich ab.

Diskussion:

Die vorliegenden Versuchsergebnisse zeigen, daß die Gruppe der mit nhpa-Lösung behandelten Tiere bis zum 2. Tag nach der Schocktherapie eine Verminderung der glomerulären Funktion aufweist, die sich bis zum Versuchsende aber wieder normalisiert, während sich die Nierendurchblutung nicht wesentlich verändert. Auch in der HES-Vergleichsgruppe ist die glomeruläre Filtration kurzfristig vermindert, entsprechend steigt das Serum-Kreatinin direkt nach der Schocktherapie an. Die Nierendurchblutung hat sich dagegen eher verbessert. Insgesamt zeigt der Vergleich beider Gruppen, daß die mit nhpa-Lösung behandelten Schweine deutlichere und länger anhaltende, aber reversible Einschränkungen der glomerulären Funktion aufweisen.

Zusammenfassung:

Die vorliegende Studie deutet darauf hin, daß nach Applikation von nhpa-Lösung zur Schocktherapie bei Schweinen die glomeruläre Funktion deutlicher, aber reversibel beeinträchtigt wird als nach Gabe von HES, während sich die Nierendurchblutung bei beiden Gruppen nicht vermindert.

Literatur:

1) BENESCH R E, BENESCH R and YU C I (1969) The effect of pyridoxal phosphate on the oxygenation of hemoglobin. Fed. Proc. 28: 604

2) BONHARD K (1976) Sauerstoff-transportierende Therapeutika aus abgelaufenem Konservenblut. Gewinnung und Anwendung. Forschungsergebnisse der Transfusionsmedizin und Immunhämatologie 3, 547 Medicus Verlag, Berlin

V 22.3
Sauerstofftransportcharakteristika polymerisierter pyridoxalierter Hämoblobinlösungen in vitro und in vivo

G. Lenz, H. Benzing*, U. Bissinger, R. Feulner, H. Posinisky, S. Schlerf
Institut für Anaesthesiologie und *Physiologisches Institut I der Universität Tübingen, D-7400 Tübingen, BRD

In den letzten Jahren wurden von verschiedenen Arbeitsgruppen auf der ganzen Welt erhebliche Bemühungen unternommen, Hämoglobinlösungen als sauerstofftransportierende Blutersatzmittel zu entwickeln. Emutigt wurden diese Untersuchungen vor allem durch tierexperimentelle Studien, die nachwiesen, daß ein lebenserhaltender O_2- und CO_2-Transport durch Hämoglobinlösungen auch bei völligem Fehlen von Erythrozyten aufrechterhalten werden kann. Da einfache Hämoglobinlösungen jedoch relativ rasch renal ausgeschieden werden, wurde versucht, die intravasale Verweildauer der Hb-Moleküle durch Koppelung z.B. an Dextran oder durch intermolekulare Vernetzung zu verlängern. Während die Sauerstoffbindungskapazität durch derartige Manipulationen nicht wesentlich beeinträchtigt wird, nimmt die O_2-Affinität des Hämoglobin erheblich zu (P_{50} Werte zwischen 1-18mm Hg) (1). Eine Möglichkeit, die O_2-Affinität zu vermindern, besteht in der Pyridoxalierung der Hämoglobinmoleküle.

Ziel der vorliegenden Untersuchung war die Bestimmung der O_2-Bindungs- und Abgabefähigkeit einer verbesserten stromafreien pyridoxalierten vernetzten Hämoglobinlösung (nhpa) in vitro und in vivo.

Material und Methoden

Sauerstoffdissoziationskurven wurden mit einem Aminco Hem-O-Scan™ Analyzer bestimmt, Sauerstoffgehaltsmessungen wurden mit einem Lex-O_2-Con-TL Gerät durchgeführt. Die tierexperimentellen Untersuchungen erfolgten an 7 Göttinger Zwergschweinen (17-28 kg). Die intubierten Tiere wurden in Ketamine-Flunitrazepam Spontanatmungsanästhesie katheterisiert (arterieller, zentralvenöser und Pulmonaliseinschwemmkatheter) und nach einer steady state Phase entblutet (27±4 ml/kg). Im Anschluß an eine 45minütige Schockphase wurden 30±6 ml/kg nhpa Hämoglobinlösung infundiert. Zuvor und bis zu 3 Tagen nach dem hämorrhagischen Schock wurden die hämodynamischen Parameter, O_2-Aufnahme, CO_2-Produktion, Hb, MetHb, Hkt, sowie arterielle und gemischtvenöse Blutgase und O_2-Gehalte bestimmt.

Ergebnisse

1. Die O_2-Bindungskurve der nhpa Hämoglobinlösung ähnelt der von Vollblut, der P_{50} liegt bei 26-28 mm Hg.
2. Die O_2-Bindungskapazität von nhpa liegt bei 1,1 ml O_2/g Hb. Die O_2-Kapazität der 8,5%igen Lösung beträgt 9,4 ml O_2/dl.
3. Der Methämoglobingehalt der nhpa Lösung liegt bei 1-2%.
4. Die O_2-Kapazität des Blutes wurde durch Therapie des hämorrhagischen Schocks mit nhpa um etwa 100% gesteigert, während der Ausgangshämatokrit auf 1/3 abfiel.
5. Die Ausschöpfung dieser zusätzlichen O_2-Kapazität zeigt sich an der hohen O_2-Extraktionsrate des Plasmahämoglobins um bis zu 60%.
6. Nach Therapie des hämorrhagischen Schocks mit nhpa betrug die av-O_2-Gehaltsdifferenz der Erythrozyten 3,7ml O_2, die des Plasmahämoglobins 3,5ml O_2.

Diskussion

Die vorliegenden Untersuchungen zeigen eindeutig eine beeindruckende Zunahme der O_2-Kapazität nach Therapie eines hämorrhagischen Schocks (normoxische anämische Hypoxämie) mit nhpa-Hämoglobinlösung. Darüberhinaus wird auch die Utilisierbarkeit dieses zusätzlichen O_2-Angebots bewiesen, während frühere Untersuchungen mit polymerisierten pyridoxalierten Hämoglobinlösungen mit linksverschobenen O_2-Bindungskurven (P_{50} 12-

18 mm Hg) eine zusätzliche O_2-Abgabenur bei relativ hoher Dilution sicher nachweisen konnten (2).

Literatur

(1) Lenz,G., Junger,H.,Ritter,J. et al
Oxygen binding characteristics of stroma-free crosslinked pyridoxylated hemoglobin solutions
Excerpta med.,International Congress Series 533,1119 (1980)

(2) Lenz,G., Junger,H., Baur,K.F., Schneider,M.
Experiences and results with stroma-free crosslinked hemoglobin solutions as blood substitutes
In:Oxygen carrying blood substitutes.Munich 1982

V 22.4
Hämodilutionsversuche mit einer neuen polymerisierten Hämoglobinlösung beim Hund: A. Hämodynamik
U. Ottermann, G. Klein, R. Dudziak
St. Marien-Krankenhaus, Richard-Wagner-Straße 14, 6000 Frankfurt/M. 1, Abt. f. Anaesthesiologie Zentrum der Anaesthesie und Wiederbelebung Universität Frankfurt/M., BRD

Zweck der Studie: Unter normalen arteriellen pO_2-Bedingungen (ca. 100 mmHg) wird O_2 quantitativ bedeutungsvoll nur an Hämoglobin (Hb) chemisch gebunden transportiert. Der physikal. im Plasma gelöste Anteil ist mit ca. 2% des gesamten O_2-Gehaltes quantitativ unbedeutend(2) Die physikalisch-chemischen Eigenschaften des polymerisierten stromafreien Hb (PSFH) sind ähnlich denen des natürlichen Hb (1). Ziel der vorliegenden Studie war einmal die hämodynam. Veränderungen und andererseits die O_2-Transport-Funktion von PSFH im Vergleich zu einer 5%igen Humanalbuminlösung (HA5) bei Hämodilution zu untersuchen.

Material und Methodik: 18 reinrassige splenektomierte Beaglehunde (11-19 kg) wurden in Vollnarkose (N_2O 66Vol%, Halothan 1 MAC) unter kontrollierter Beatmung (Ziel Normoventilation nach Blutgasanalyse) in 3 Schritten mit 7,5 - 8,5%iger PSFH-Lösung (n=8) oder HA5 (n=10) bis zu einem Hkt unter 10% isovoläm hämodiluiert. Gemessen wurden die hämodynamischen Größen wie Drucke im großen und kleinen Kreislauf, HZV, Herzfrequenz, sowie Hb, Hkt und die Gasaustauschgrößen (art. und zentralvenös pH, pO_2, pCO_2, O_2-Content im Vollblut und Plasma). Der gesamte Austausch vorgang (Entnahme plus Infusion) dauerte 10 min, die jeweilige Austauschmenge betrug 20-30 ml/kg. Die Gesamtaustauschmenge betrug in ml/kg bei PSFH $70,1 \pm 8,7$ und bei HA5 $78,8 \pm 10,5$.

Ergebnisse: Alle 18 Hunde beider Untersuchungsgruppen überlebten die isovolumetrische Haemodilution. Der venöse Druck (CVP) und der pulmonal-arterielle Verschlußdruck (PCWP) unterschieden sich in beiden Gruppen nicht und blieben während der Austausche konstant.
Haemodilution mit Haemoglobinlösung (PSFH) führte bei unveränderter Blutdruckamplitude zu einem initialen Anstieg des arteriellen Mitteldruckes ($\overline{P}$) bereits mit dem ersten Austauschschritt (von 73 mm Hg auf 97 mm Hg) und blieb im weiteren Verlauf des Austausches konstant auf diesem erhöhten Niveau. Demgegenüber zeigte sich bei Haemodilution mit Humanalbumin keine Änderung des $\overline{P}$, aber eine deutliche Zunahme der Blutdruckamplitude von 57 mm Hg auf 81 mm Hg.
Cardiac index (CI) und Herzfrequenz (HR) blieben bei PSHF-Dilution im wesentlichen unverändert, während Austausch mit Humanalbumin zu einer Zunahme des CI von 3,83 $l \times min.^{-1} \times m^{-2}$ auf 8,22 $l \times min.^{-1} \times m^{-2}$ bei gleichzeitiger Zunahme von Herzfrequenz (HR) und Schlagvolumen (SV) führte. Es errechnete sich eine Zunahme des peripheren arteriellen Widerstandes (TVR) bei PSFH-Dilution bereits mit dem ersten Austauschschritt ohne sich dann weiter zu verändern, während Albumin-Austausch eine stufenweise Abnahme des TVR um ca. 50 % zur Folge hatte. In der Lungenstrombahn konnten in der PSFH-Gruppe bei unveränderten pumonal-arteriellen Drucken keine Änderungen des pulmonal-arteriellen Widerstandes (TVR) nachgewiesen werden, während sich bei Albumin-Austausch infolge des HZV-Anstieges bei ebenfalls konstanten pulmonal-arteriellen Drucken eine Abnahme des TVR errechnen ließ. Im pulmonal-arteriellen Blut wiesen die Gasanalysen nach Ende der Haemodilution (bei HKT 8 %) in beiden Gruppen tolerable O_2-Partialdrucke aus (40 mm Hg bei PSFH, 42 mm Hg bei Albumin).

Diskussion: Haemodilution mit konventionellen kolloidalen Lösungen ist durch die Fähigkeit limitiert, durch Zunahme der cardialen Pumpleistung, den parallel zur Erythrocytenkonzentration abfallenden O_2-Gehalt des Blutes kompensieren zu können. Die O_2-Partialdrucke im gemischt-venösen Blut der mit Albumin ausgetauschten Gruppe weisen aus, daß die Tiere durch extreme Steigerung des HZV bei gleichzeitigem viscositätsabhängigem Abfall des TVR die O_2-Bedarfsdeckung der Gewebe bei HKT bis 8 % weitgehend zu gewährleisten vermochten. Haemodilution mit der O_2-transportierenden PSFH erlaubt eine adäquate O_2-Versorgung der Gewebe (soweit man den gemischt-venösen O_2-Partialdruck dafür heranziehen kann) bei nahezu unverändertem HZV. Mit Einschränkung des bemerkenswerten aber wohl noch tolerablen initialen Anstieges des art. Widerstandes bei PSFH (relative Viscosität 2,6) ermöglicht diese pyridoxilierte und polymerisierte Haemoglobinlösung extreme Haemodilution ohne wesentliche Änderung der von uns gemessenen haemodynamischen Parameter.

Gegenüber älteren Hb-Lösungen besitzt diese polymerisierte Lösung den Vorteil einer längeren Verweildauer und geringerer glomerulärer Filtration.

V 22.5
Hämodilutionsversuche mit einer neuen polymerisierten stromafreien Hämoglobinlösung beim Hund: B. Sauerstofftransport

G. Klein*, U. Ottermann**, R. Dudziak*

*Abteilung für klinische Anaesthesiologie, Abteilung für experimentelle Anaesthesiologie im ZAW, Klinikum der J. W. Goethe Universität, Frankfurt/M., BRD. **Anaesthesieabteilung des St. Marien-Krankenhauses, Frankfurt/M.

<u>Zweck der Studie</u> sowie <u>Material und Methodik</u> sind aus <u>Teil A. Hämodynamik</u> ersichtlich.

Ergebnisse: Der Hb-Gehalt nimmt in beiden Gruppen ab. Bei gleichem Ausgangswert von 11,6 g/100 ml fällt dieser bei PSFH-Dilution auf 7,7 g%, während er bei HA5 am Ende des Versuches 2,96 g% betrug.
Der art. O_2-Content fällt aus o.g. Gründen in beiden Gruppen ebenfalls ab. Dieser Abfall ist bei PSFH mit 6,9 ml O_2/100 ml Blut jedoch deutlich geringer als bei HA5 mit 12,2 Vol% (bei beiden Gruppen identischer Ausgangswert von 16,1 Vol%). Der zentralvenöse O_2-Content nimmt ebenfalls in beiden Gruppen ab; bei PSFH von 12,1 auf 5,7 Vol%, bei HA5 von 12,0 auf 2,2 Vol%. Bei PSFH verhält sich dieser Abfall nahezu parallel zu dem des art. O_2-Cont., bei HA5 fällt er prozentual geringer; d.h. bei PSFH bleibt die $avDO_2$ nahezu konstant, bei HA5 nimmt sie ab.

In der Plasmaphase nimmt in der PSFH-Gruppe sowohl der art. wie auch der zentralvenöse O_2-Content zu (art. von 0,4 auf 4,9 Vol%, venös von 0,2 auf 3,4 Vol%). Es baut sich mit steigendem Plasma-Hb-Gehalt eine $avDO_2$ auf und die plasmatisch transportierte O_2-Menge wird größer. Am Versuchsende erreicht sie mehr als 50% des gesamten art. O_2-Gehaltes. In der HA5-Gruppe verändern sich art. und gemischtvenöser O_2-Cont. nicht; es hndelt sich nur um den physikalisch gelösten Sauerstoff im Plasma.
Die Betrachtung des Cardiac Index (CI) während des Versuchs ergab folgende Besonderheit: Der CI nahm in der PSFH-Gruppe um 10% zu, während er sich in der HA5-Gruppe mehr als verdoppelt hatte; bei nahezu gleichen Ausgangswerten von 4,06 l/min x m^2 bei PSFH und von 3,83 l/min x m^2 in der HA5-Gruppe.
Die Sauerstoff-Transportkapazität nahm in beiden Gruppen gegenüber dem Ausgangswert ab. Bei PSFH um ca. 40%, bei HA5 um ca. 50%. Somit beträgt sie in der HA5-Gruppe weniger als bei PSFH trotz Verdoppelung des CI.
Der O_2-Verbrauch blieb in beiden Gruppen bei gleichem Ausgangswert nahezu konstant.

Die O_2-Ausschöpfung nahm in beiden Gruppen bei gleichem Ausgangswert von 25% deutlich zu. In der PSFH-Gruppe wurde die O_2-Ausschöpfung zum Versuchsende auf 37% gesteigert, bei HA5 auf 45%. Betrachtet man die O_2-Ausschöpfung in der PSFH-Gruppe getrennt für die Erythrozyten und das plasmat. Hb(=PSFH), so fällt auf, daß der plasmat. transportierte und somit arteriell angebotene Sauerstoff weniger stark ausgeschöpft wird (zu 28%) als der intraerythrozytär gebundene O_2 (zu 43%).

Diskussion: Bei zunehmender Hämodilution mit bisher üblichen kolloidalen Ersatzmitteln (z.B. HA5) wird die Sauerstoff-Transportkapazität bei fallendem Hkt (und somit fallendem Hb) wegen fallendem O_2-Gehalt des Blutes über eine Steigerung des Herzzeitvolumens (HZV) kompensiert. Einer anfänglichen Verbesserung der O_2-Transportkapazität folgt ein steiler Abfall der verfügbaren O_2-Menge trotz maximal gesteigerten HZV bei extremer Hämodilution.
Bei extremer Hämodilution mit der neuen 7,5 - 8,5 %igen PSFH-Lösung bleibt diese exzessive HZV-Steigerung aus. Der O_2-Gehalt des art. Blutes fällt nur langsam und erreicht durch den plasmatisch transportierten - an PSFH gebundenen - Sauerstoff keine kritischen Werte. Dieser in der Plasmaphase transportierte Sauerstoff ist quantitativ bedeutend und nimmt - im Gegensatz zu früheren stromafreien Hb-Lösungen (3) - von Anfang an am Sauerstoffaustausch teil.

Literatur:
1. Bonhard K.(1982) Basic requirements for intravascular oxygen transport by cell-free haemoglobin preparations. ISH/ISBT Congress, Budapest.
2. Dudziak R., Bonhard K. (1980) The development of haemoglobin preparations for various indications. Anaesthesist 29:181
3. Jesch F.H., Peters W., Hobbhahn J., Schoenberg M., Messmer K. (1982) Oxygen-transporting fluids and oxygen delivery with hemodilution. Crit. Care Med. 10:270

Zum Zeitpunkt der Abstract-Abfassung lagen die statistischen Signifikanzberechnungen noch nicht vor.

V 22.6
Sauerstofftransport nach partiellem und totalem Blutaustausch mit pyridoxaliertem Polyhämoglobin

J. Hobbhahn, H. Vogel, F. Jesch

Institut für Anaesthesiologie der Ludwig-Maximilians-Universität München, Klinikum Großhadern, BRD

Hohe O_2-Affinität und kurze intravasale Halbwertszeit (HWZ) standen bisher einem klinischen

Einsatz stromafreier Hämoglobinlösungen als O_2-transportierendem Volumenersatzmittel entgegen. In neuerer Zeit wurde die O_2-Affinität durch die Bindung von Pyridoxalphosphat an das Hämoglobinmolekül verringert (1) und die intravasale HWZ durch Vernetzung der pyridoxalierten Moleküle verlängert (2).

Untersucht werden sollte nun, ob diese pyridoxalierte Pyolyhämoglobinlösung (nhpa-Lsg)
1. in einem dem erythrozytären Hämoglobin vergleichbaren Ausmaß Sauerstoff zu binden und abzugeben vermag und
2. ob nach totalem Blutaustausch die O_2-Versorgung durch nhpa-Lsg allein aufrecht erhalten werden kann.

Methodik: 8 Bastardhunde ($10,9\pm1,5$ kg) wurden mit 25mg/kg Pentobarbital narkotisiert, dann intubiert und nach Relaxierung mit 0,1 mg/kg Pancuronium mit einem O_2/N_2O-Gemisch ($FiO_2=0,3$) kontrolliert beatmet. In art. pulmonalis, rechten Vorhof sowie in art. und v. femoralis wurden Katheter eingeführt. Zur Messung des Oberflächen-pO_2 mit einer Platinmehrdrahtelektrode wurde der m. sartorius präpariert.

Nach der Kontrollabnahme (K) wurde der Hämatokrit durch isovolämischen Austausch von Blut gegen nhpa-Lsg auf $11,8\pm0,6$ % (A I) und dann durch totalen Austausch (A II) auf unter 1 % gesenkt. Messungen erfolgten jeweils 10 und 90 Minuten nach Erreichen dieser Werte.

Zusammensetzung der nhpa-Lsg: Hb = $8,3\pm0,2$ g%, P_{50} = $26,6\pm1,0$ mmHg, Humanalbumin = 2,5 g%, Kolloid-osmotischer Druck = $17,9\pm1,3$ mmHg.

Ergebnisse: Die Veränderungen von Hkt, Plasma-Hämoglobinkonzentration (Pl-Hb), art. O_2-Gehalt im Plasma (C_aO_2), O_2-Angebot durch Erythrozyten-Hämoglobin (O_2A-Ery) und Plasma-Hämoglobin (O_2A-Pl), O_2-Aufnahme aus Erythrozyten-Hämoglobin ($\dot{V}O_2$-Ery) und Plasma-Hämoglobin ($\dot{V}O_2$-Pl) und gemischt-venösem pO_2 ($p_{\bar{v}}O_2$) sind in der Tabelle zusammengefaßt.

Angegeben sind Mittelwert $\pm$ mittlerer Fehler des Mittelwerts.

Diskussion: 90 min nach A I werden bei unverändertem HZV 70 % des O_2-Angebots durch Polyhämoglobin (Poly-Hb) und 30 % durch erythrocytäres Hämoglobin erbracht. Der Anteil des Poly-Hb an der O_2-Aufnahme beträgt 58 %, der des erythrocytären Hb 42 %. Dies zeigt eine gute O_2-Abgabe durch Poly-Hb, bei nur wenig erhöhter O_2-Affinität gegenüber erythrocytärem Hämoglobin.

Nach totalem Blutaustausch (A II) vermag nhpa durch Verdoppelung der Extraktionsrate und einen Anstieg des HZV um knapp 20 % die O_2-Versorgung allein aufrechtzuerhalten. Als Ausdruck einer guten Gewebeoxygenierung durch Poly-Hb sind nach partiellem und totalem Austausch die pO_2-Histogramme im Vergleich zur Kontrolle kaum verändert.

Tabelle:

	K	10 min.n.A I	90 min.n.A I	10 min.n.A II	90 min.n.A II
Hkt (%)	42,7 $\pm$1,5	11,8 $\pm$0,6	8,1 $\pm$0,1	1	1
Pl-Hb (g%)	-	6,2 $\pm$0,2	6,3 $\pm$0,3	7,6 $\pm$0,3	7,6 $\pm$0,2
CaO_2 (Vol%)	-	7,2 $\pm$0,3	7,0 $\pm$0,4	8,9 $\pm$0,5	8,8 $\pm$0,5
O_2A-Ery (ml O_2/kg·min)	29,7 $\pm$4,5	5,9 $\pm$1,0	4,3 $\pm$0,6	-	-
O_2A-Pl (ml O_2/kg·min)	-	9,9 $\pm$0,5	10,1 $\pm$1,3	15,6 $\pm$1,7	15,4 $\pm$1,1
$\dot{V}O_2$-Ery (ml O_2/kg·min)	7,1 $\pm$1,2	2,7 $\pm$0,8	2,8 $\pm$1,0	-	-
$\dot{V}O_2$-Pl (ml O_2/kg·min)	-	4,0 $\pm$0,3	3,8 $\pm$0,5	7,0 $\pm$1,1	6,7 $\pm$0,5
$p_{\bar{v}}O_2$ (mmHg)	44,6 $\pm$2,2	29,9 $\pm$2,5	30,5 $\pm$3,7	31,6 $\pm$2,3	31,7 $\pm$2,9

Die geprüfte nhpa-Lsg hat somit neben einer langen intravasalen Verweildauer (Pl-Hb=$5,7\pm0,3$ g% am 1. Tag p.op.) und einer guten O_2-Bindungskapazität (O_2-Bindungszahl = 1,1 - 1,2 ml O_2/gHb) eine gute O_2-Abgabecharakteristik.

Literatur:
1. Jesch,F.,Hobbhahn,J.,Endrich,B. et al. (1976) Improved in vivo oxygen delivery from stromafree hemoglobin by pyridoxalation.Pflügers Arch. 362 : R 16; 2. Jesch,F.,Peters,W.,Hobbhahn,J., et al (1982) Oxygen transporting fluids and oxygen delivery with hemodilution. Crit. Care Med. 10, 4, 270

V 22.7
Modifizierte, stromafreie Hämoglobinlösung als Blutersatz — Charakterisierung des Präparates
N. Kothe, K. Bonhard, B. Eichentopf
Biotest Pharma GmbH, 6000 Frankfurt/Main, Flughafenstr. 4, BRD

Quervernetztes, pyridoxaliertes Hämoglobin wird schon seit einiger Zeit auf seine Eignung als Blutersatz tierexperimentell erprobt (1,2). Die hierzu eingesetzten Präparate weisen jedoch drei entscheidende Nachteile auf : Hohe Sauerstoffaffinität, breite Molekulargewichtsverteilung und kurze Haltbarkeit.

Es wird eine neue pyridoxalierte, vernetzte, stromafreie Hämoglobinlösung vorgestellt, die in ihren Eigenschaften an die Funktionen des nativen Hämoglobins adaptiert wurde. Die Polymerisation wurde ebenfalls mit Glutardialdehyd durchgeführt. Das Endprodukt enthält 85 - 90 %

vernetztes Hämoglobin mit einem mittleren Molekulargewicht von 200.000 D. Durch kovalente Bindung von Pyridoxal-5-phosphat an das Hämoglobinmolekül wird ein p_{50}-Wert von 26,7 $\pm$ 1,9 mm Hg (n = 39) erreicht, der sogar bei einem plasmatischen pH von 7,4 dem intraerythrozytären Wert entspricht. Der kolloidosmotische Druck der Lösung wird mit zugesetztem Humanalbumin auf 28 $\pm$ 5 mm Hg (n = 43) eingestellt. Der Anteil des Methämoglobins am Gesamthämoglobin beträgt 4,6 $\pm$ 4 % (n = 42) und bleibt über einen Zeitraum von 1 Jahr konstant. Die 8,5 %ige Hämoglobinlösung weist eine relative Viskosität von 3,0 $\pm$ 0,6 (n = 41) auf. Die intravasale Halbwertszeit von 16,1 $\pm$ 2,4 Stunden (n = 5) wurde an Schimpansen ermittelt (3).

Die neue pyridoxalierte, vernetzte stromafreie Hämoglobinlösung hat eine ausreichende intravasale Halbwertszeit, einen dem intraerythrozytären Hämoglobin entsprechenden p_{50}-Wert, eine tolerierbare Viskosität, einen plasmaanalogen kolloidosmotischen Druck und ist bei 5°C 12 Monate haltbar.

Literatur:

1 De Venuto F., Zegna A (1982)
Blood exchange with pyridoxalated and polymerized hemoglobin solution,
Surg., Gynecol.Obstet. 155 : 342

2 Dudziak R., Bonhard K. (1980)
The development of hemoglobin preparations for various indications,
Anaesthesist 29 : 181

3 Junger H., Lenz G., Prince A. (1983)

in Vorbereitung

V 22.8
Experimentelle Erfahrungen mit O_2-transportierenden Blutersatzmitteln: Fluorocarbone

A. Madjidi, H. Beisbarth, D. Petutschnigk, R. Frey †

Institut für Anaesthesiologie der Johannes Gutenberg-Universität Mainz, BRD

Die kausale und wichtigste Therapie des hypovolämischen Schocks ist die Volumensubstitution. Zur Behandlung dafür müßten O_2-transportierende Blutersatzmittel theoretisch besonders geeignet sein, da ein solcher Schock vor allem Verlust an Volumen und O_2-beladenen Erythrozyten bedeutet. CLARK, GOLLAN und HOWLETT waren 1966 die ersten, die die Fluorocarbone als möglichen Sauerstoffträger in Tierexperimenten aufdeckten. Fluorocarbone sind vollständig fluorierte Kohlenwasserstoffe verschiedener Grundstruktur, die aber weitgehend einheitliche physikalische Eigenschaften aufweisen. Fluorocarbone sind niedrig molekular, chemisch und biologisch unangreifbar, meist ölige Flüssigkeiten und seit langem als ausgezeichnete Lösungsmittel für alle Gase wie Sauerstoff, Kohlendioxyd, Stickstoff sowie andere bekannt. Da Fluorocarbone nicht wassermischbar sind, müssen sie emulgiert werden. Die Herstellung einer stabilen Emulsion ist bis heute der wichtigste Schlüssel für die intravenöse Anwendung des Sauerstoffträgers. Ab 1975 wurden technisch hergestellte Großchargen von der GREEN CROSS CORPORATION in Osaka/Japan unter dem Namen "FLUOSOL" bereitgestellt.

Die Grundaufgabe der Fluorocarbonemulsionen, Sauerstoff zu transportieren, wird in Form einer physikalischen Lösung bewältigt. Daher unterscheiden sich ihre Sauerstoffbindungskurven wesentlich vom sigmoidalen Verlauf der Hämoglobinkurve. GEYER ist es gelungen, mit seinen "blutlosen Ratten" das Blut der Ratten in Narkose praktisch zu 100% gegen PFC-Emulsionen auszutauschen, so daß ihre roten Albino-Augen weiß wurden. Nach diesem Versuch lebten die Tiere unversehrt weiter.

Bis heute gibt es nach unserem Wissen zwischen 400 und 450 japanische Fälle und ca. 10 bis 12 US-Fälle, bei denen FLUOSOL DA 20 zur Verbesserung einer darniederliegenden Sauerstofftransportfunktion angewendet wurde. Unsere experimentellen Untersuchungen und Ergebnisse sprechen dafür, daß nicht nur die Sauerstoffaufnahmefähigkeit des FLUOSOLs eine Rolle spielt, sondern auch ein offenbar erleichterter Sauerstoffübergang aus dem FLUOSOL in das Gewebe.

Die intravasale Halbwertszeit liegt bei ca. 8 bis 10 Stunden. Die Elimination aus dem Blutstrom erfolgt auf zwei Wegen: Zum einen wird der weitaus größte Teil über die Lunge abgeatmet, dazu kommt eine nennenswerte Transpiration durch die Haut und kleine Spuren in der Galle. - Zum anderen werden Emulsionströpfchen vom RES als Fremdkörper erkannt und phagozytiert, wodurch es zu einer nennenswerten Speicherung in Organen mit hohem RES-Anteil kommt. Dabei findet keine Metabolisierung statt und es kommt auch nicht zu Veränderungen im Gewebe. Bei hohen und wiederholten Dosen der derzeit zugänglichen Emulsionen allerdings geht die Speicherung quantitativ so weit, daß erste Anzeichen einer bindegewebigen Proliferation auftreten können. Die akute Toxizität solcher Emulsionen ist übrigens niedrig und steht eher im Zusammenhang mit der Volumenbelastung. Die LD_{50} bei Mäusen wurde bei 45 ml/kg und bei Ratten bei 133 ml/kg Körpergewicht gefunden.

Schlußfolgerungen

Nach unseren experimentellen Untersuchungen am Institut für Anaesthesiologie der Universität Mainz und nach klinischen Erfahrungen in Obersee stellen Fluorocarbonemulsionen eine Bereicherung des Blutersatzes dar, weil sie die Lücke schliessen können, wo, a) eine Bluttransfusion zurückgewiesen wird, b) eine passende Bluttransfusion im Notfall nicht vorhanden ist, und, gleichzeitig der Erythrozyten-Rest-Bestand des Patienten die vom Volumenbedarf her notwendige Verdünnung nicht mehr erlaubt. Wie die übrigen Kolloide bleiben Fluorocarbone nur eine kurzfristig wirksame "Erythrozytenprothese". Probleme wegen der notwendigen hohen Sauerstoffanreicherung im Atemgas, der Dosisbegrenzung im Hinblick auf die Speicherung sowie der noch ungenügend erforschten Möglichkeit von Reaktionen unter klinischen Bedingungen werden diskutiert.

Literatur
1. Clark LC jr. and Gollan F: Survival of mammals breathing organic liquids equilibrated with oxygen at atmospheric pressure. Science 152 (1966): 1755-1756.
2. Geyer RP, Monroe RG and Taylor K: Survival of rats having red cells totally replaced with emulsified fluorocarbon. Fed Proc 27 (1968): 374.
3. Howlett S, Dundas D and Sabiston DC: Fluid fluorocarbons as oxygenator in experimental extracorporeal circulation. Arch Surg 91 (1965): 643-645.
4. Mitsuno T, Ohyanagi H, Naito R: Clinical studies of a perfluorochemical whole blood substitute (FLUOSOL DA). Ann Surg 195 (1982): 60-69.
5. Zander R: Zur Beteiligung potentieller Blut-Ersatzlösungen mit Sauerstoffträgereigenschaften und deren Einsatzmöglichkeiten. Infusionstherapie 8 (1981): 274-286.

V 22.9
Hämolyse und Zentralvenenkatheter
H.A.E. Jeschke, K. Strasser
Klinik für Anaesthesie und Intensivmedizin, Alfried-Krupp-Krankenhaus, 4300 Essen, BRD

Zweck der Studie:
Da Fälle katheterbedingter Haemolyse bekannt geworden sind (1), Venenkatheter aber bezüglich ihrer Haemolyserate noch nicht untersucht worden sind, haben wir einen neuen Zentralvenenkatheter daraufhin untersucht.

Material und Methodik:
Als Parameter für die Haemolyse dienten das freie Haemoglobin im Serum, Serum-Kalium und Serum-Lactatdehydrogenase 1. Da der Katheter ein besonderes Ventil zur Verhütung von Luftembolien besitzt, welches Thromozytenaggregationen fördern könnte, wurde die Thrombozytenzahl ebenfalls mitbestimmt. Es erfolgten je 10 Durchläufe spontan und unter einem Druck von 250 mm Hg. Als Vergleich diente ein parallel laufendes Transfusionsbesteck ohne Katheter.

Ergebnisse:
Die untersuchten Laborwerte ergaben weder einen Hinweis auf Haemolyse noch auf Thrombozytenaggregationen.

Diskussion und Schlußfolgerung:
Nach dieser Untersuchung sind die katheterbedingten Strömungswiderstände und die ventilkammerbedingten Unregelmäßigkeiten zu gering, um eine Haemolyse oder eine Thrombozytenaggregation auszulösen. Der untersuchte Katheter erscheint somit hinsichtlich dieser Aspekte unbedenklich zu sein.

Literatur:
1. Bowmann, J.M. (1980) Haemolysis of donor red cells at fetal transfusion due to catheter trauma. Lancet, 9, 1190

V 22.10
Das Endo-EKG als Alternative zur Röntgenkontrolle zentralvenöser Katheter
H. Baar, I. Danhauser
Anaesthesiologisches Institut der Universität Würzburg, BRD

Die bekannte Lagekontrollmöglichkeit zentralvenöser Katheter durch das intrakardiale EKG (1), (4) ist wegen eingeschränkter Praktikabilität nicht weit verbreitet. Deshalb wird über eine einfache, bipolare Ableitmethode berichtet, mit der klinische Erfahrungen bei 150 Patienten vorliegen.

Nach Vorschieben des Katheters von einer Arm- od. Halsvene aus wird der Mandrin entfernt und am Katheteransatz ein Kunststoff-Dreiwegehahn aufgeschraubt. In den einen Schenkel des Dreiwegehahnes wird eine 2-ml-Spritze mit 10%-iger NaCl-Lösung, in den anderen eine sterile EKG-Verbindungselektrode gesteckt. Dieses und ein zweites, immer sternal angebrachtes Elektrodenkabel, werden in die Elektrodenbuchsen des EKG-Monitors geleitet. Durch Füllung des Katheters mit ca. zwei Milliliter der NaCl-Lösung erhält man eine bipolare EKG-Ableitung. Die wesentliche Vereinfachung der dargestellten intrakardialen EKG-Ableitung besteht in der Ersparnis eines metallenen T-Zwischenstückes und einer indifferenten Wilsonschen Sammelelektrode.

Charakteristische intrakardiale bzw. intracavale Potentialänderungen gestatten die genaue Lagekontrolle zentralvenöser Katheter:

V.Cava sup.	
oberer Vorhof	
mittlerer Vorhof	
V.Cava inf.	

Abb.: Schematische Darstellung der intrakardialen EKG-Morphologie

Gelegentliche Plazierungsschwierigkeiten zentraler Venenkatheter ließen sich unter Wahrung der Sterilität durch beliebiges Zurückziehen und erneutes Vorschieben des Katheters überwinden, ohne daß wiederholte Röntgenaufnahmen notwendig wurden.

Bei den 150 Patienten waren keine Infektionen und keine Rhythmusstörungen im Zusammenhang mit der elektrischen Lagekontrolle aufgetreten.

Die elektrische Lagekontrolle zentralvenöser Katheter ist überall leicht und ohne Rücksicht auf Kontrastmittelunverträglichkeit durchführbar.

Für die korrekte Lage eines zentralen Venenkatheters ist außer der charakteristischen Änderung der EKG-Morphologie (1), (2), (3) als zweites Kriterium die leichte Möglichkeit der Blutaspiration zu fordern. Zur Beherrschung von Komplikationen im Zusammenhang mit dem Legen zentraler Venenkatheter muß ein Defibrillator einsatzbereit sein.

Aufgrund klinischer Erfahrungen bei 150 Patienten geben wir wegen der leichten technischen Durchführbarkeit, des geringen Kostenaufwandes und des geringen Risikos der elektrischen Lagekontrolle zentralvenöser Katheter den Vorzug vor der röntgenologischen Lagekontrolle.

Literatur:
1 Hufnagel H D (1976) Kontrolle der Cava-Katheterlage durch intraatriales Elektrokardiogramm. Anaesthesist 25:106
2 Klinnert U (1977) Transvenöse Elektrodenkatheter als Hilfsmittel zur Diagnostik. Diagnostik 10:127
3 Martin J T (1970) Neuroanesthetic adjuncts for patients in the sitting position III. Intravascular electrocardiography. Anesth. Anal. 49:793
4 Urthaler F, Halter J (1971) Central venous catheter used for recording intracardiac electrocardiogram. British Heart Journal 33:275

V 22.11
Vorteile eines zentralvenösen Zugangs oder die V. anonyma (Dextra) nach der Seldingertechnik (z.B. Alpha-Set)
H. Dworzak, W. Kerzel
Anaesthesieabteilung, Kreiskrankenhaus, D-8260 Mühldorf a. Inn, BRD

Die Qualität von Methoden zentralvenöser Katheterisierung wird an folgenden Kriterien gemessen:
1. Durchschnittliche Schwierigkeit der Applikation bzw. Erlernbarkeit der Methode
2. Sicherheit und Stabilität des Kathetersystems
3. Sofort- und Spätkomplikationen
4. Anwendbarkeit in Notfallsituationen
5. Durchflußraten

Diese Kriterien treffen zur Zeit am ehesten für den zentralvenösen Zugang über die V. anonyma (dextra) zu, der von NESSLER (1) befürwortet wird:

Methode: (Punktion in Kopftieflagerung und kontralateraler Kopfdrehung!)

a) Punktionsort: Ca. 1,5 cm dorsal des lateralen Randes des m.sternocleidomastoideus und ca. 1,5 cm cranial der clavicula. Der Punktionsort weicht der Struma stets nach d o r s a l aus.

b) Punktionsrichtung: Parallel zur Rückseite des m.sternocleidomastoideus und parallel zur clavicula auf die fossa jugularis zu. Durch diesen oberflächlichen Punktionsweg wird die Verletzung wichtiger Halsstrukturen oder gar ein Punktionspneumothorax vermieden!

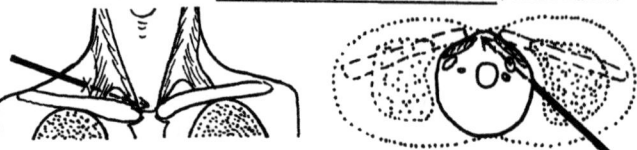

Punktionsort- und richtung a.p. und im Querschnitt Hals/Thoraxapertur

c) Weiteres Vorgehen: Die Vene läßt sich meist in 4 cm Tiefe punktieren. Nach Blutaspiration Einführen des Katheters nach der Seldingertechnik.

ad 1.) Die primäre Trefferquote beträgt unter Einbeziehung der Anfänger 95% und beweist die leichte Erlernbarkeit.

ad 2.) Sicherheit und Stabilität: Dank der bei der Seldingertechnik verwendeten dünnen Punktionskanüle bleibt die Haut- und Gefäßlaesion gering. Der Verlauf des flexiblen (12 cm langen) PU-Katheters in großlumigen und geradlinigen Venen reduziert die Gefahr von Fehllagen und Gefäßschädigungen (Thromboserisiko) auf ein Minimum. Eine Röntgenkontrolle unterbleibt in der Regel. Der Katheterwechsel via Seldingerspirale ist problemlos. Die Katheterfixierung über einem sterilen Moosgummi an der breiten Griffplatte (beim α- Set) erhält dem Patienten die volle Halsbeweglichkeit durch die Stabilisierung des Katheteransatzes in der fossa supraclavicularis.

ad 3.) Die Komplikationsrate bei bisher 2000 Punktionen ist sehr gering (bis 1 ‰), abgesehen von 2,5% banalen Carotispunktionen (meist bei Anfängern).

ad 4.) Die Anwendbarkeit in Notfallsituationen ist - ggf. in steiler Kopftieflage - stets gegeben, jedoch wegen der "Umstände" der Seldingertechnik (Sterilität) auf geschlossene Räume oder auch den NAW beschränkt.

ad 5.) Die Durchflußrate des nur 12 cm "kurzen" Katheters entspricht trotz des kleinen

Kalibers derjenigen der 50 cm langen, großkalibrigen Katheter.

Die leichte Erlernbarkeit und die geringfügige Komplikationsrate ließen bei uns in den letzten Jahren den Zugangsweg über die (rechte) V.anonyma zur favorisierten Methode werden, wie folgende Aufstellung belegt:

	1978	1979	1980	1981	1982
V.anonyma rechts	20	141	376	563	620
V.subclavia	154	138	62	9	12
Andere Cavakatheter	119	35	32	22	18
Summe:	293	314	470	594	650

Die Zahlen zeigen auch, daß der Entschluß zu einem zentralvenösen Katheter immer leichter wurde - zum Nutzen der Patienten.

Literatur:
1. Neßler R, Demberg G, Nunez G (1979) Die Kavakatheterisierung über die Vena anonyma Prakt.Anästh. 14:242

Herzchirurgie III

V 23.1
Pulmonale Funktionsstörung nach kardiochirurgischen Operationen mit Anwendung der extrakorporalen Zirkulation
St. Duma, H. Benzer, K. Polzer, F. Schuhfried
Forschungsstelle für Intensivtherapie der Klinik für Anaesthesie und allgemeine Intensivmedizin und der II. Chirurgischen Univ. Klinik der Universität Wien, Österreich

Nach kardiochirurgischen Eingriffen mit Anwendung der extrakorporalen Zirkulation können Störungen der Lungenfunktion auftreten. Wegen der Mannigfaltigkeit solcher Störungen ist für das therapeutische Konzept das Erkennen der kausalen Zusammenhänge wesentlich.
Fragestellung: 1.Ändern sich die physikalischen Eigenschaften der Lunge nach der EKZ? 2.Wie verhält sich der Flüssigkeits/Luftgehalt der Lunge? (extravasculäres Lungenwasser).3.Besteht ein Zusammenhang zwischen der Dauer der EKZ und den postoperativen Lugenfunktionsstörungen?
Material und Methodik: Untersucht wurden 27 Patienten.Das durchschnittliche Alter betrug 55,5a. Alle Patienten waren an einem koronaren Herzleiden erkrankt. Der operative Eingriff - aortocoronarer Bypass - wurde bei allen Patienten mit Hilfe der extrakorporalen Zirkulation durchgeführt.Die intraoperative Beatmung (Engström 300) erfolgte mit einem Atemzeitverhältnis von 1:2 mit Tidalvolumina von 10-15ml/kgKG. Die Beatmungsfrequenz betrug 8-12/min bei einem endexspiratorischen Druck von 5cmH_2O. Die postoperative Beatmung (RespiratorUV1) wurde mit dem gleichen Beatmungsmuster fortgesetzt. Die Registrierung von Messwerten erfolgte:1)Unmittelbar vor der Operation. 2)30 min nach Operationsende. Registriert wurden: 1.Die Blutgase(AVL-Gas Check,Blutabnahme aus der A.radialis). 2.Die statische Compliance(V/P Diagramm).3.Die transthorakale Grundimpedanz (Z_O). Für die Registrierung der Z_O wurde die Methode Rheographie(2) in modifizierter Form angewendet. Der prinzipielle Unterschied zwischen der Rheographie und der zur Messung der Z_O allgemeinverwendeten Impedanz-Plethysmographie (3)besteht darin, daß die Rheographie an der Diagonale einer modifizierten Wheatstone'sche Brücke mißt.Der eine Schenkel der Brücke wird vom Patienten gebildet.Die zirkulären Elektroden wurden durch 2 5x5cm große Platten -appliziert in der mittleren Axillarlinie zwischen 3.und 6.ICR- ersetzt.Das von uns verwendete Gerät war ein Rheomat.
Ergebnisse:1)Die Veränderungen der Compliance und der Grundimpedanz(Z_O) waren von der EKZ-Dauer abhängig.2)Bei Operationen(n=12) mit einer EKZ-Dauer unter 50 min konnten keine signifikanten Veränderungen der Compliance und der Z_O gefunden werden.3)Bei EKZ-Zeiten(n=15) über 50 min, waren die Z_O-Mittelwerte der Anfangswerten gegenüber statisch signifikant verschieden(p<0.01).Die Compliancewerte waren den Anfangswerten gegenüber ebenfalls signifikant unterschiedlich (p<0.05). 4)Parallel zu den Veränderungen des Z_O und der Compliance wurde eine deutliche Erhöhung des AaDO_2 Quotienten von 0.25$\pm$0.085 auf 0.067$\pm$0.051 registriert.
Diskussion:Die signifikante Verminderung der Compliance(p<0.05) führen wir in Übereinstimmung mit anderen Autoren(5)auf eine, besonders bei diesem Alterskollektiv ausgeprägte,operationsbedingte Reduzierung der FRC zurück.Die ebenfalls signifikante Zunahme der Z_O(p<0.01)zeigt die Vermehrung des extravaskulären Lungenwassers bei Operationen mit längerer EKZ-Dauer.Als ursächliche Faktoren kommen Kapillarendothelschaden, Surfactantschädigung,verminderte Phagozytentätigkeit,hämodilutionsbedingte Ödeme in Betracht; im Gesamteffekt eine Pathyphysiologie in Richtung ARDS bzw.Postperfusionslunge(4).Die Erhö-

hung des $AaDO_2$- Quotienten kann als Folge der Veränderung der Compliance und des Lungenwassers durch Zunahme des Q_s/Q_t interpretiert werden(1).
<u>Schlußfolgerungen:</u>1)Nach kardiochirurgischen Eingriffen mit extrakorporaler Zirkulation ist mit Änderung der physikalischen Eigenschaften der Lunge und des Lungenwassers zu rechnen.2)Das Ausmaß ist von der Zeit der extrakorporalen Zirkulation abhängig.3.Es ist notwendig, in der postoperativen Phase eine differenzierte Atemtherapie (IRV,PEEP,CPAP)anzuwenden.

1.Duma S,Baum M,Benzer H,Koller W,Mutz N und Pauser G(1982) Inversed Ratio Ventilation (IRV) nach kardiochirurgischen Eingriffen.Anaesthesist 31:549

2.Kaindl F,Polzer K,Schuhfried F(1979) Rheographie. Steinkopff, Darmstadt.

3.Nyboer G(1959) Electrical Impedance Plethysmography.Charles C.Thomas,Spriegfield, Illonis.

4.Pokar H und Rodewald G(1976) Die Postperfusionslunge in Volumregulation und Flüssigkeitslunge. INA 2:59 Thieme, Stuttgart.

5.Suter PM, Demottaz V,Hemmer M(1978) Postoperative Beatmungstechnik nach Herzoperationen. Herz 3:198

V 23.2
Lungenblähung oder Beatmung während extrakorporalem Kreislauf? Blutgasanalytische Befunde zur pulmonalen Zirkulation

Th. Klöss, E. Voigt, H.J. Schmitt

Zentralinstitut für Anaesthesiologie der Universität Tübingen, BRD

Schwere Verlaufsformen des Perfusionssyndrom nach extrakorporalem Kreislauf sind durch konsequente kardiorespiratorische Überwachung selten geworden. Dennoch können bei fast allen Patienten nach extrakorporaler Zirkulation Störungen der Oxygenation im Sinne einer vermehrten venösen Beimischung beobachtet werden. Mit der vorliegenden Untersuchung soll geprüft werden, ob differente Beatmungsmuster während extrakorporaler Zirkulation in der Lage sind, die Gasaustauschfunktion nach Perfusion zu beeinflussen. Zusätzlich wird geprüft, welche Auswirkungen die differenten Beatmungsmuster auf Säure-Basen- Haushalt und Oxygenation pulmonalarteriellen Blutes während totalem Bypass haben.

<u>Methodik</u>: Die Untersuchungen werden an 2o Patienten mit koronarer Herzerkrankung durchgeführt, die sich einer aortokoronaren Bypassoperation unterziehen mußten. Die Patienten werden willkürlich in 2 Gruppen eingeteilt:

I. (n = 1o) statische Blähung der Lunge im EKK mit 1o cm H_2O, FiO_2 1,0

II. (n = 1o) PEEP + 5 cm H_2O, Beatmung mit Plateaudruck 8 - 1o cm H_2O, AF 8 - 1o min, FiO_2 1,0, AMV 1 - 2 l/min

Nach Narkose mit Valium, Fentanyl, Pancuronium und N_2O/O_2 wurden für die Messungen die A. radialis und die V. cava superior kanüliert und ein Pulmonalarterien-Thermodilutions- Katheter nach SWAN - GANZ eingeschwemmt.

Der extrakorporale Kreislauf wird nach Kanülierung der Aorta und der Hohlvenen bei einem Flow von 2,4 $l/m^2 \cdot min$ mit einem Bubble - Oxygenator BENTLEY BOS 1o und Hypothermie (28 - 32° rektal) durchgeführt. Das Priming Volume besteht 1 : 1 aus Blut und Ringerlaktat.

Präoperativ und postoperativ und unter relativen "steady state" Bedingungen wurden gemessen: mittlerer arterieller Druck (MAP), mittlerer Pulmonalarteriendruck (PAD), Pulmonalkapillardruck (w), Zentralvenendruck (ZVD)(mm Hg), Herzfrequenz (HF), cardiac index (CI)($l/m^2 \cdot min$), intrapulmonaler Rechts-Links- Shunt (Q_s/Q_t).

Intraoperativ wurden aus arteriellen Blutproben aus der HLM und pulmonalarteriellen Blutproben aus dem SWAN-GANZ- Katheter Bluttemperatur, pO_2, pCO_2, pH, Hämatokrit bestimmt und in der Exspirationsluft der CO_2- Gehalt gemessen.

Bei jedem Patienten wurden 4 Messungen während totalem Bypass durchgeführt: zweimal während Hypothermie, während Aufwärmen und nach Öffnen der Aorta.

<u>Ergebnisse</u>:

	Gruppe I		Gruppe II	
	prae	postop	prae	postop
MAP	77 ± 11	94 ± 12	77 ± 16	93 ± 18
PAD	14 ± 6	18 ± 5	13 ± 2	16 ± 4
w	8 ± 6	11 ± 7	8 ± 3	8 ± 3
ZVD	3 ± 2	4 ± 4	3 ± 2	6 ± 3
HF	73 ± 12	1o1 ± 1o	76 ± 15	1o8 ± 12
CI	2,1 ± 0,3	2,4 ± 0,5	2,4 ± 0,2	2,7 ± 0,5
Q_s/Q_t	13 ± 4	2o ± 4	15 ± 4	11 ± 3

Der intrapulmonalen Rechts- Links- Shunt hat in Gruppe I um 7 ± 6% zugenommen, während in der Gruppe II der Shunt um 4 ± 3% nach EKK abnimmt. Der pO_2 der pulmonalarteriellen Blutgasanalysen entspricht während Hypothermie und Aufwärmen dem arteriellen pO_2 der HLM. Nach Öffnen der Aorta und Freigabe der Coronarzirkulation fließt venöses saures Blut durch die Pulmonalarterie. Auch der Hämatokrit in der A. pulmonalis verhält sich im totalen Bypass wie im arteriellen Blut. In Gruppe II ist der pO_2 in der A. pulmonalis gegenüber dem arteriellen pO_2 erhöht.

Der pCO_2 pulmonalarteriell ist gegenüber Gruppe I unverändert. Während Aufwärmung und nach Freigabe der Coronarzirkulation ist der pulmonalarterielle pH in Gruppe II deutlich höher.

Diskussion und Schlußfolgerungen:
1) Im totalen cardiopulmonalen Bypass wird aus der A. pulmonalis vollständig oxygeniertes Blut gewonnen. Wir vermuten, daß eine retrograde Füllung der A. pulmonalis aus der Bronchialzirkulation erfolgt.
2) Durch niederfrequente, niedrigvolumige Beatmung mit PEEP während EKK kann ein postoperativer Anstieg des intrapulmonalen Rechts-Links- Shunts verhindert werden.
3) Durch diese Beatmung entsteht intrapulmonal keine wesentliche respiratorische Alkalose.

V 23.3
Klinische und bakteriologische Verlaufsbeobachtungen zur Frage der perioperativen Antibiotika-Prophylaxe mit Cefotaxim bei Eingriffen am offenen Herzen
E. M. Eschenbruch, Elke Beyer, M. Schmuziger
Benedikt-Kreutz-Rehabilitationszentrum für Herz- und Kreislaufkranke e. V., D-7812 Bad Krozingen, BRD

Die perioperative prophylaktische Antibiotikatherapie gilt als unverzichtbar bei Eingriffen am offenen Herzen unter Zuhilfenahme eines extrakorporalen Kreislaufes (EKZ). Eine Keimselektionierung mit den Folgen von Hospitalkeimen und nosokomialen Infektionen wird bestimmt durch die breite Wirksamkeit, die Effektivität, sowie die Dauer der Antibiotikagabe. Bei 60 konsekutiven Patienten mit EKZ wurden unter Cefotaxim-Therapie 2 x 2 g/die über 72 Stunden Trachealsekret bei Intubation und Extubation, Katheterurin prä- und 48 Stunden postoperativ und zusätzlich ein Mittelstrahlurin am 10. Tag postoperativ bakteriologisch untersucht. Bei 12 Patienten wurde die Serumeliminationskinetik von Cefotaxim chromatographisch (H.P.L.C.-Technik) analysiert. Klinische Zeichen einer Infektion traten über den Beobachtungszeitraum von 10 Tagen postoperativ nicht auf, auch keine infektionsbedingten Wundheilstörungen. Von 48 Verlaufsanalysen Intubation/Extubation waren und blieben 16 negativ, wurden zusätzlich 20 negativ, 7 positiv und 6 waren und blieben positiv für pathogene Keime. In 4 Fällen trat Pseudomonas aeruginosa neu auf. Der Katheterurin von 48 Patienten ist am 2. Tag postoperativ 45 mal steril. Der Mittelstrahlurin am 10. Tag postoperativ enthält auffallend 17 mal Enterokokken ohne klinische Infektionszeichen. Die ausreichend hohen Serumkonzentrationen von Cefotaxim zeigen eine gute Wirksamkeit auf das Keimspektrum von Trachealsekret und Katheterurin. Bei dem erreichten Ziel einer ungestörten Wundheilung legt jedoch die Tendenz einer Keimselektionierung für Enterokokken und Pseudomonas aeruginosa die Schlußfolgerung nahe, bei einer Monotherapie die perioperative Prophylaxe nicht über den Zeitraum von 24 Stunden auszudehnen.

V 23.4
Hämodynamik nach Alfentanyl versus Fentanyl bei aortocoronaren Bypass-Operationen
Ch. Spiss, F. Coraim, M. Kundi, J. Miholic, W. Haider
Klinik für Anaesthesie und Allgemeine Intensivmedizin der Universität Wien, Österreich

Während Fentanyl eine hohe analgetische Potenz, eine große therapeutische Breite und geringe Kreislaufwirksamkeit besitzt, steht mit Alfentanyl ein Analgetikum zur Verfügung, welches sich durch schnelleren Wirkungseintritt, 2-3 mal kürzere Wirkungsdauer und ca. 1/3 analgetischer Potenz von Fentanyl unterscheidet. Das Ziel dieser prospektiven Studie war die Untersuchung hämodynamischer Veränderungen von Alfentanyl im Vergleich zu Fentanyl in der Einleitungsphase von aortocoronaren Bypass-Operationen.
Untersucht wurden 18 Patienten, die zufallsverteilt 2 Gruppen zugeordnet wurden, von denen die Gruppe I (n=8) Fentanyl (7µg/kg) und die Gruppe II (n=1o) Alfentanyl (7oµg/kg) appliziert bekam. Die Prämedikation erfolgte mit Rohypnol 2-3mg oral. Vor der Narkoseeinleitung wurde das EKG und der arterielle Blutdruck (A.radialis-Kanüle) monitoriert. Ferner wurde ein Swan-Ganz-Thermodilutions-Katheter und ein Cava-Katheter jeweils über die rechte V.jugularis interna gelegt. Die i.v.Narkose-Einleitung erfolgte mit o,3mg/kg Etomidate während 3o sec und anschließender pumpengesteuerter Etomidate-Infusion von 1,5-2mg/min über 1o min. Nach dem Einschlafen wurde der Larynx mit 4%igem Xylocain besprüht und Pavulon o,12mg/kg i.v. verabreicht.5min später wurde orotracheal intubiert und mit $O_2:N_2O=5o:5o$ kontrolliert beatmet. Nach der Intubation wurde die Etomidate-Infusion auf o,15-o,2o mg/min reduziert und die Beatmung blutgasanalytisch überprüft. Nach dieser Stabilisierungszeit wurden folgende Kreislaufparameter (Ausgangswert=AW) registriert: Herzfrequenz (HF), arterieller Mitteldruck (MAP), Herzzeitvolumen (CO), pulmonaler Mitteldruck (PAPm), pulmonaler Verschlußdruck (PCWP) und zentralvenöser Druck (ZVD). Daraus wurden später Cardiac Index (CI), Schlagvolumsindex (SVI), Schlagarbeitsindex (SWI) und peripherer Gefäßwiderstand (TPR) und pulmonaler Gefäßwiderstand (PVR) berechnet. Nach der Registrierung wurden Fentanyl bzw. Alfentanyl (s.o.) während 1o sec i.v. verabreicht. Anschließend wurden nach 2,5 , 5, 7,5, 1o, 15 und 2o min erneut obige Parameter registriert. Während der gesamten Einleitungsphase wurde 5%Serum bzw.Ringerlaktat (2o-3o ml/min) infundiert, um den ZVD konstant zu halten. Die statistische Auswertung erfolgte nach dem Wilcoxon-Test bzw. dem U-Test nach Mann-Whitney.

Ergebnisse:

		AW	2,5'		5'		7,5'		10'	15'	20'
		MW	MW	Δ%	MW	Δ%	MW	Δ%	MW	MW	MW
HF	F	87	72*	-16	71*	-18	69*	-20	67*	68*	68
	AF	89	74	-16	71	-19	70	-20	70	69	68
MAP	F	107	98*	-7	97*	-8	96*	-10	97*	99*	99
	AF	101	78*	-21	78	-21	79	-20	79	84	86
CI	F	2,8	2,4*	-11	2,4*	-14	2,3*	-18	2,3*	2,2*	2,3
	AF	3,1	2,6	-13	2,5	-16	2,4	-20	2,4	2,4	2,5
PAP	F	19	17*	-12	16	-13	17*	-12	16	17	18
	AF	20	17	-16	17	-16	17	-16	17	18	19
SVI	F	32	34*	+5	34*	+5	34	+5	34	33	34
	AF	34	35	+4	35	+4	34	0	34	34	35
SWI	F	46	46	0	44*	-5	44	-5	45	44	46
	AF	49	38*	-17	37	-17	37	-18	36	39	41
TPR	F	1737	1794	-4⁺	1817	+6⁺	1898	+10	1929	1992	
	AF	1516	1413	-7⁺	1437	-5	1502	-0,5	1528	1669	

* signif. (p<0,05) Unterschied zum AW derselben Gruppe
+ signif. (p<0,05) Unterschied zum korrespondierenden Wert der anderen Gruppe

In beiden Gruppen kam es schon nach 2,5 min zu einer mäßigen, jedoch signifikanten Abnahme von HF, CI und PAP, die aber für beide Gruppen im Ausmaß vergleichbar war. Der MAP hingegen fiel in der Alfentanyl-Gruppe deutlich stärker ab, was auf eine leichte, aber additiv wirkende Abnahme des TPR zurückzuführen ist. Beim Coronarpatienten ist nun eine adäquate Reduktion der afterload wegen des verminderten O_2-Verbrauches zwar wünschenswert, doch ist andererseits ein Abfall des MAP, der eine suffiziente Coronarperfusion in Frage stellen würde, naturgemäß zu vermeiden. Da bei keinem Patienten in der Einleitungsphase irgendwelche Arrhythmien auftraten, wird man die offensichtlich in der Alfentanyl-Gruppe etwas stärker ausgeprägte Vasodilatation durchaus positiv bewerten können. Im Ausnahmefall wird bedarfsweise ein Vasokonstriktor zu verwenden sein. Zusammenfassend kann gesagt werden, daß das Alfentanyl insbesondere beim Coronarpatienten, für den sich eine mögliche hypertone Reaktion besonders nachteilig auswirken würde, durchaus seine Indikation bei der Narkose hat, als es bei praktisch gleich bleibendem Schlagvolumen zum Unterschied zu Fentanyl offenbar eine Tendenz zu einer stärkeren Vasodilatation besitzt.

V 23.5
Postoperative Beatmung in Narkose zur Vermeidung unerwünschter Stoffwechselsteigerung und myokardialer Druckbelastung

M. Imhoff, E. Klaschik, H. Kämmerer, H. Knopf, C. Brenig
Institut für Anaesthesiologie der Universitätskliniken Köln, BRD

Problemstellung:
Untersuchungen der Arbeitsgruppen von Roe(3), Bay (1), Standfuß(4), Purschke(2) und Braun(5) haben übereinstimmend ergeben, daß nach längeren operativen Eingriffen die Sauerstoffaufnahme ($\dot{V}O_2$) in der frühen postnarkotischen Phase durch Muskelzittern stark ansteigen und bis zu 600% der Ruhesollwerte erreichen kann. In einer solchen Situation sind die Leistungsreserven eines kardial oder pulmonal Erkrankten rasch erschöpft. Wir haben deshalb in einer prospektiven Studie untersucht, ob diese Stoffwechselsteigerungen sowie deren kardiovaskuläre Folgeerscheinungen vermieden werden können.

Material und Methodik:
Insgesamt haben wir 45 Patienten im Alter von 41 bis 75 Jahren untersucht, die sich einer aortobifemoralen Bypaß-Operation unterziehen mußten. In Gruppe I(n=23) wurden die nasotracheal intubierten Patienten am Ende der Operation sediert, analgesiert und mit Raumluft beatmet auf die Intensivstation verlegt. In der zweiten Gruppe (n=10) wurden die Patienten in einer N_2O/O_2-Narkose beatmet auf die Intensivstation gebracht und die Narkose solange aufrechterhalten (z.T. unter Zugabe von Halothan 0,3 bis 0,5 Vol%) bis die in der Regel hypothermen Patienten 37°C Rektaltemperatur erreicht hatten. 12 weitere Patienten (Gruppe III) wurden zunächst wie die Patienten der Gruppe II behandelt, zusätzlich mittels eines Wärmestrahlers über 37°C Kerntemperatur hinaus erwärmt und erhielten vor Beendigung der Inhalationsnarkose eine Analgetikakombination von Fentanyl und Novalgin. Intra- und postoperativ wurden kontinuierlich gemessen: Der arterielle, pulmonalarterielle und zentralvenöse Druck, die CO_2-Elimination sowie die EKG-Ableitungen II und V_5. In regelmäßigen Abständen wurden die arteriellen und venösen Blutgase gemessen und das Herzzeitvolumen (HZV) sowie die Widerstände im Hochdrucksystem (SVR) und der intrapulmonale R-L-Shunt berechnet. $\dot{V}O_2$ wurde über die CO_2-Elimination ermittelt.

Ergebnisse:
In Gruppe I ließen sich kritische Steigerungen der Sauerstoffaufnahme verhindern (maximaler $\dot{V}O_2$-Anstieg 125% des Ausgangswertes). Es waren jedoch regelmäßig Anstiege des arteriellen Druckes (max. 300 mmHg) und des SVR (max. 6620 dyn.sec.cm^{-5}) zu beobachten z.T. verbunden mit Rhythmusstörungen und ST-Senkungen in Abl.V_5. Fast alle der sedierten und analgesierten Patienten benötigten zur Durchbrechung der Zentralisation und Therapie der Hypertonie vasodilatatorische Substanzen. Patienten der Gruppe II zeigten erwartungsgemäß weder Stoffwechselveränderungen noch kardiovaskuläre Probleme solange die Narkose mit $N_2O(50\%)$ und z.T. mit Halothan (0,3-0,5 Vol%) aufrechterhalten wurde. Beendigung der Narkose beim Erreichen der normalen Körpertemperatur führte bei 2 Patienten zu Muskelzittern und bei 5 Patienten waren Anstiege des systolischen Druckes auf über 200 mmHg und periphere Vasokonstriktion zu beobachten. Bei den Patienten der Gruppe III haben wir nach Beendigung der Inhalationsnarkose weder Steigerungen der

Sauerstoffaufnahme noch Muskelzittern und auch keine periphere Vasokonstriktion gesehen. Anstiege des arteriellen Druckes blieben systolisch unter 200 mmHg und waren mit Nitroglycerin in niedriger Dosierung leicht zu therapieren.

<u>Diskussion und Schlußfolgerung:</u>
Kältezittern gehört zu den häufigsten Ursachen einer erhöhten VO_2 nach größeren operativen Eingriffen, die nur durch adäquate Steigerung des HZV oder der $avDO_2$ kompensiert werden kann. Die prolongierte Intubation und Beatmung der sedierten Patienten kann zwar excessive Steigerungen der VO_2 verhindern, nicht jedoch hypertensive Krisen oder das Auftreten der Zentralisation. Die Beatmung in Narkose in der postoperativen Frühphase auf der Intensivstation und exogene Wärmezufuhr über den Zeitraum der Narkose hinaus scheinen die oben aufgeführten unerwünschten Stoffwechselsteigerungen und kardiovaskulären Probleme weitgehend unterdrücken zu können.

<u>Literatur:</u>
1) Bay J, Nunn J.F, Prys-Roberts C(1968) Factors Influencing Arterial PO_2 During Recovery From Anaesthesia. Brit.J.Anaesth. 40:398
2) Gerber H, Purschke R, Rosenblatt S (1977) Zum Informationswert der kontinuierlichen Sauerstoffaufnahmemessung in der postoperativen Phase. Zentraleuropäischer Anaesthesie-Kongreß 1977:371 Médicine et Hygiène - Genève
3) Roe C.F, Goldberg M.J, Blair C.S, Kinney J.M (1966) The influence of body temperature oxygen consumption. Surgery 60:85
4) Standfuß K, Kläss B, Simons F, Berendes S, Busse J (1974) Energiebedarf und Störungen des Gasaustauschs nach NLA. Symposium über intravenöse Anaesthesie, Berlin
5) Turner E, Hilfiker O, Braun K (1982) Steigerung der postoperativen Sauerstoffaufnahme und ihre Gefahren. Anaesthesist 31:486

V 23.6
Welchen ph und PCO_2 während hypothermer extrakorporaler Zirkulation (hECC)?

W. Reichelt, N. Lübbe, T. Stegmann

Zentrum für Anaesthesiologie, Abt. I, Medizinische Hochschule Hannover, BRD

Bisher war es in der Klinik üblich, den pCO_2 während hECC durch Zusätze von CO_2 in der Herz-Lungen-Maschine (HLM) temperaturunabhängig bei 40mm Hg zu halten. Bei wechselwarmen Tieren gilt dieser Wert nur bei 37°C und sinkt mit abfallenden Temperaturen (3). White (4) machte den Vorschlag, diese physiologischen pH- und pCO_2-Veränderungen, die Ausdruck der Temperaturabhängigkeit des Neutralitätspunktes sind, dessen Erhalt für die Enzymfunktion notwendig ist, auch in die Klinik zu übertragen. Seither werden beide Verfahren (temperaturunabhängige pCO_2-Konstanz bei 40mmHg und pCO_2 = 40mmHg bei 37°C) bei hECC angewendet, ohne daß genügend Befunde über Organfunktionen vorliegen, die den Vorzug eines Verfahrens belegen. Deshalb wurde bei je 10 Patienten, die sich einer Herzoperation in hECC (27°C) unterzogen, das cerebral blood flow equivalent (1) (CBFE = reziproker Wert der artero-jugularvenösen Sauerstoffgehaltsdifferenz), die artero-venösen Laktat- und Pyruvat-Differenzen des Gesamthirns (AJD_{Lak}, AJD_{Pyr}), die Gesamtkörpersauerstoffaufnahme (V_{O_2}) und der totale Strömungswiderstand (TSR) mit CO_2 (Gruppe I, pH - 7,35, pCO_2 - 35mmHg bei 27°C) und ohne CO_2 (Gruppe II, pH - 7,35, pCO_2 - 38mmHg bei 37°C) vor (1.), 10 Minuten nach hECC-Beginn (2.), vor Wiedererwärmung (3.) und bei Op-Ende (4.) gemessen (HLM-Fluß konstant 2,2 l/min/m²) (siehe Tabelle).

Die individuelle Streuung war sehr groß, so daß sich außer beim CBFE keine relevanten Unterschiede statistisch sichern ließen. Ein relevanter und signifikanter Unterschied fand sich beim CBFE, das in Gruppe I (mit CO_2) mehr als dreimal so hoch war wie in Gruppe II (ohne CO_2) und mit der bekannten CO_2-Regulation der Hirndurchblutung übereinstimmt. Becker (2) fand die Hirndurchblutung unter ähnlichen Bedingungen bei CO_2-Zusatz niedriger, doch hatte er sehr unterschiedliche

Tabelle: Mittelwerte und Standardabweichungen

			1.	2.	3.	4.
pa mmHg	I	$\bar{x}$	83	52	87	73
		s_x	15	14	21	9
	II	$\bar{x}$	86	49	98	82
		s_x	15	7	26	14
TSR $dyn \cdot s \cdot cm^{-5}$	I	$\bar{x}$	-	1074	1786	-
		s_x		353	499	
	II	$\bar{x}$	-	892	1964	-
		s_x		343	506	
V_{O_2} ml/min	I	$\bar{x}$	-	47	48	-
		s_x		20	14	
	II	$\bar{x}$	-	43	53	-
		s_x		15	23	
AJD_{Lak} mMol/l	I	$\bar{x}$	- 0,12	+ 0,25	+ 0,09	+ 0,17
		s_x	0,50	0,27	0,08	0,58
	II	$\bar{x}$	- 0,01	- 0,57	+ 0,23	- 0,15
		s_x	0,14	1,40	0,50	0,48
AJD_{Pyr} μMol/l	I	$\bar{x}$	- 8,2	+ 0,92	+ 3,0	+ 3,1
		s_x	10,6	8,0	3,0	20,1
	II	$\bar{x}$	- 5,3	+ 4,7	- 8,8	-10,5
		s_x	13,5	19,5	9,1	13,6
CBFE	I	$\bar{x}$	24	40	86	29
		s_x	12	15	42	16
	II	$\bar{x}$	27	32	ˣ26	19
		s_x	22	8	8	6

ˣ ungepaarter t-Test: t < 0,001

Kreislaufbedingungen. Zwar lag der CBFE auch in Gruppe II noch im Normbereich (- 15), doch ist hier der Spielraum bei Hypotension und Maschinenflußreduktion viel kleiner, so daß bezüglich der Hirnperfusion dem bisherigen Verfahren des CO_2-Zusatzes der Vorzug gegeben werden muß.

Literatur

1. Cotev S, Lee J, Severinghaus J (1968) The effects of acetazolamide on cerebral blood flow and cerebral tissue pO_2. Anesthesiology 29:471
2. Becker H, Vinten-Johansen J, Buckberg G, Robertson J, Leaf J, Lazar H, Manganaro A (1981) Myocardial damage caused by keeping pH 7.4 during systemic deep hypothermia. J.Thorac.Cardiovasc. Surg. 82:810
3. Rahn H, Reeves R, Howell B (1975) Hydrogen ion regulation, temperature and evolution. Am.Rev. Respit.Dis. 112:165
4. White F (1981) A comparative physiological approach to hypothermia. J. Thorac.Cardiovasc. Surg. 82:821

V 23.7
Intrapulmonaler Rechts-Links-Shunt nach Aorten- und Mitralklappenersatz und aortokoronarer Bypassoperation

R. Schlimgen, K. Schubert, K. Kesseler, N. Pyhel

Abt. Anaesthesiologie, Abt. Med. Statistik, Medizinische Fakultät der RWTH Aachen, BRD

Zweck der Studie:

Es war das Ziel der Untersuchung, die zeitlichen Veränderungen des intrapulmonalen Rechts-Links-Shunts (Qs/Qt) nach Operationen am offenen Herzen zu ermitteln.
Außerdem sollte geprüft werdem, ob die Art der Operation einen Einfluß auf Qs/Qt hat und ob sich daraus Hinweise für ein unterschiedliches therapeutisches Vorgehen hinsichtlich der postoperativen Beatmung nach verschiedenen Herzoperationen ergeben.

Material und Methode:

Untersucht wurden insgesamt 15 Patienten der Abt. Herz- und Gefäßchirurgie der RWTH Aachen, von denen sich je 5 Patienten einem Aorten- oder Mitralklappenersatz oder einer Aortocoronaren Bypassoperation unterziehen mußten.
Alle Patienten wurden bis zum Morgen nach der Operation nachbeatmet. Die Beatmung erfolgte kontrolliert mit einem konstanten Atemhub von 5-7 ml /kg Körpergewicht. Der intrapulmonale Rechts-Links-Shunt wurde nach der Formel von Berggren (1) errechnet und in % des Herzzeitvolumens angegeben. Die Abnahme der Meßwerte erfolgte vor Beginn der Operation nach der Intubation, nach Verschluß des knöchernen Thorax, ein, zwei und vier Stunden nach Operationsende und am nächsten Morgen vor der Extubation jeweils nach 15minütiger Beatmung mit 100 % Sauerstoff.

Die statistische Auswertung der Ergebnisse wurde mit Hilfe einer Split-splot Varianzanalyse vorgenommen, Paarvergleiche wurden mit Permutationstests durchgeführt.

Zusammenfassung der Resultate:

Der intrapulmonale Rechts-Links-Shunt war bei allen Patienten vor der Operation am höchsten und betrug im Mittel 25,4 ± 6 % des Herzzeitvolumens. Zu allen postoperativen Meßzeitpunkten war Qs/Qt signifikant niedriger und erreichte mit 17,6 ± 7 % in der 4. Stunde nach Operationsende den geringsten Wert. Am morgen nach der Operation vor der Extubation betrug Qs/Qt im Mittel 20 ± 8 % des Herzzeitvolumens. Die alveolo-arterielle Sauerstoffdruckdifferenz blieb während des Untersuchungszeitraumes nahezu unverändert. Die arterio-venöse Sauerstoffgehaltsdifferenz vergrößerte sich und verhielt sich reziprok zu den Veränderungen von Qs/Qt.
Die Unterschiede für den zeitlichen Ablauf von Qs/Qt bei unterschiedlichen Operationstypen (Aorten- und Mitralklappenersatz und Aortocoronare Bypassoperation) waren nicht signifikant.

Diskussion und Schlußfolgerungen:

Die hohen präoperativen Ausgangswerte für Qs/Qt waren zum Teil bedingt durch das Patientengut. Mangelndes Training und Hospitalisierung führen zu Störungen der pulmonalen Belüftung und Durchblutung (1). Aber auch die Bestimmung von Qs/Qt bei einer Sauerstoffkonzentration von 100 % bedingen eine höhere pulmonale Shuntfraktion (2,3).

Die unerwartete Verringerung von Qs/Qt zu allen postoperativen Meßzeitpunkten war auf die postoperativ höhere arterio-venöse Sauerstoffgehaltsdifferenz zurückzuführen, die ihrerseits Folge der verminderten Herzleistung nach Herzoperation und extrakorporaler Zirkulation ist. Die alveoloarterielle Sauerstoffdruckdifferenz blieb während des Untersuchungszeitraumes unverändert, so daß die pulmonale Situation durch die Beatmung gesichert war.
Die kardiale Situation war somit die Ursache für die Veränderung und den zeitlichen Ablauf des intrapulmonalen Rechts-Links-Shunts nach Herzoperation. Eine Notwendigkeit für ein unterschiedliches Vorgehen hinsichtlich der Beatmung nach verschiedenen cardiochirurgischen Eingriffen ergab sich nicht.

Literatur:

1) Berggren SM (1942) The oxygen deficit of arterial blood caused by non-ventilating parts of the lung. Acta Physiol Scand (Suppl) 4:11
2) Suter PM, Fairley HB, Schlobohm RM (1975) Shunt, lung volume and perfusion during short periods of ventilation with oxygen. Anesthesiology 43:617
3) Wolff G, Grädel E, Rist M, Burkart F (1970) Einfluß der inspiratorischen Sauerstoffkonzentration auf den intrapulmonalen Rechts-Links-Shunt. Thoraxchirurgie 18:356

V 23.8
Cerebrale und hämodynamische Reaktionen auf den Lachgasentzug nach Kombinationsnarkosen

L. Brandt, H. Pokar

Abteilung für Anaesthesiologie, Universitätskrankenhaus Hamburg-Eppendorf, BRD

Nach Inhalation von Lachgas/Sauerstoffgemischen fanden wir bei Probanden regelmäßig eine Steigerung der elektrischen Hirnaktivität, die in Abhängigkeit von der inhalierten Lachgaskonzentration auf das bis zu Vierfache der Ruheaktivität anstieg (2). Dieser "Overswing" (4) war nach 20 bis 40 Minuten beendet. In der vorliegenden Arbeit wird untersucht, ob dieses Phänomen auch nach Kombinationsnarkosen bei Patienten zu beobachten ist. Zusätzlich werden eventuelle Zusammenhänge dieser EEG-Phänomene mit klinischen Phänomenen der unmittelbar postnarkotischen Phase (Hämodynamik, Temperatur, Wachheit) untersucht.

Methodik

Untersucht werden 12 Patienten nach aortokoronarer Bypassoperation. Narkoseeinleitung mit 0,005-0,01 mg/kgKG Fentanyl, 0,05-0,1 mg/kgKG Etomidate und 0,1-0,12 mg/kgKG Pancuroniumbromid; Fortsetzung der Narkose bis zum Beginn der EKZ mit Fentanyl nach Bedarf, DHBP bis zu einer Gesamtdosis von 10 mg und mit 66% Lachgas. Nach der EKZ wird die Narkose nach Möglichkeit lediglich mit 66% Lachgas unterhalten. Alle Patienten werden postoperativ kontrolliert nachbeatmet.

10 Minuten vor bis 4 Stunden nach Beendigung der Narkose werden folgende Parameter registriert: EEG als Power-Spektrum, arterieller Blutdruck, Pulmonalarteriendruck, linker und rechter Vorhofdruck, Herzfrequenz, HZV (Thermodilution), Oesophageal-, Rektal- und Hauttemperatur.

Ergebnisse

10 bis 15 Minuten nach Abstellen des Lachgases steigt die EEG-Gesamtaktivität im Mittel auf das Zweieinhalb- bis Dreifache der Aktivität während der Narkose an, geht aber zwischen der 30. und 60. Minute wieder auf das Narkoseniveau zurück und unterschreitet dieses sogar in der folgenden Stunde in einigen Fällen. Erst nach der dritten bis vierten postnarkotischen Stunde nimmt die Aktivität endgültig zu.

Der arterielle Mitteldruck steigt von im Mittel 85 mmHg vor Beendigung der Narkose innerhalb von 15 bis 30 Minuten nach Narkoseende auf im Mittel 105 mmHg an (Mitteldrucke über 110 mm Hg werden mit NPN gesenkt). Die Vorlast beider Ventrikel wird hierbei durch Volumengabe oder durch Vorlastsenker konstantgehalten. In derselben Zeit steigt der periphere Widerstand um 20% an bei gleichzeitiger Abnahme der Hauttemperatur um 1°C, während die rektale Temperatur um 1°C zunimmt. In der zweiten Stunde nach Narkoseende beginnt der periphere Widerstand bei gleichzeitigem Anstieg der Hauttemperatur abzufallen.

Um die nach Beendigung einer Lachgasnarkose typische gesteigerte motorische Reaktivität zu vermeiden, werden die Patienten - um den Meßablauf nicht zu stören - am Narkoseende nicht angesprochen. Alle wachen jedoch zwischen der 5. und 10. Minute auf (beginnende motorische Unruhe und Augenöffnen). Bei zunehmender motorischer Unruhe werden die Patienten verbal beruhigt.

Diskussion

Auch bei Kombinationsnarkosen tritt im Verlauf der ersten Stunde nach Abstellen der Lachgaszufuhr eine vorübergehende Steigerung der elektrischen Hirnaktivität ("Overswing") auf (1). Diese Aktivitätssteigerung betrifft hauptsächlich den Frequenzbereich bis 10 Hz mit unterschiedlicher Verteilung in diesem Bereich. In die Phase des "Overswing" fällt die bekannte motorisch überschießende Reaktion der Patienten auf Ansprache. Nach dessen Abklingen - die EEG-Aktivität fällt wieder auf das Narkoseniveau ab und unterschreitet dieses sogar in Einzelfällen - werden die Patienten wieder für mehrere Stunden somnolent, reagieren aber auf Ansprache adäquat. Dies ist im wesentlichen ein Fentanyleffekt (3). Erst mit dem Abklingen der Fentanylwirkung nimmt die EEG-Aktivität endgültig zu.

Die beschriebenen hämodynamischen Phänomene korrelieren im zeitlichen Verlauf mit der EEG-Aktivität. Da sich die Randbedingungen mit Ausnahme des Lachgasentzuges in der unmittelbar postnarkotischen Phase gegenüber der Situation während der Narkose nicht ändern, ist dieser wie für den Overswing im EEG alleine für die beschriebenen hämodynamischen Änderungen, insbesondere der peripheren Vasokonstriktion verantwortlich.

V 23.9
Anesthetic Management of Patients Requiring Preoperative Intra-Aortic Balloon Counterpulsation Support

G. Silvay, R. Jurado, B. P. Mindich, S. Jayagopal, V. Pratilas, R. S. Litwak

Department of Anesthesiology and Division of Cardio-thoracic Surgery, Department of Surgery, The Mount Sinai Medical Center, One Gustave L. Levy Place, New York, NY 10029, USA

INTRODUCTION: Critically ill patients with ischemic heart disease who come to operation requiring intra-aortic balloon counterpulsation (IABC) support to control and/or maintain hemodynamic stability represent a high-risk subset and remain a challenge to the anesthesiologist. This study was designed to evaluate various anesthetic techniques which have been employed at our institution in the management of these clinically unstable patients.

METHODS: From 1974 to 1982, 87 patients came to open heart surgery having required deployment of an intra-aortic balloon (IAB) for counterpulsation support prior to anesthetic induction. The case records of these patients were reviewed and carefully analyzed. The results of this analysis form the basis of this report.

Of the 87 patients, 66 (76%) required IABC for unstable angina unresponsive to maximal medical therapy (Group A). Thirteen patients (15%) required IABC support because of medically refractory postinfarctional cardiogenic shock (Group B), while 8 patients (9%) required deployment of the IAB because of congestive heart failure (Group C).

In all patients, cardiovascular and respiratory subsystems performance were continuously monitored before, during and after anesthetic induction and during operative conduct. Hemodynamic parameters including cardiac rate and rhythm, systemic arterial pressure, right and left heart filling pressures) were continuously measured and recorded on a Hewlett-Packard 7750 4-channel recorder and a magnetic tape. Cardiac output was measured intermittently in certain patients whenever appropriate. Arterial blood gases were measured serially before and during anesthetic conduct. For purposes of this study, cardiovascular subsystem performance between the time of anesthetic induction and the institution of cardiopulmonary bypass (CPB) was analyzed.

The anesthetic management techniques employed in this subset of critically ill patients are summarized in Table 1.

RESULTS: Cardiovascular subsystem performance was adequately supported with maintenance of hemodynamic and metabolic stability during the pre CPB interval regardless of the anesthetic technique employed. There were no deaths or other untoward events attributable to anesthetic conduct.

TABLE 1. Anesthetic Management

	Group A #	Group A %	Group B #	Group B %	Group C #	Group C %
INDUCTION (main agent)						
Fentanyl	42	64	7	58	6	75
Ketamine	10	15	5	42	0	0
Pentothal	14	21	0	0	2	25
MAINTENANCE						
Volatile Agents	16	24	1	8	2	25
IV Agents	45	68	7	58	5	72
Other	5	8	4	34	1	13

Group A: Unstable Angina, Group B: Cardiogenic Shock, Group C: Congestive Heart Failure.

DISCUSSION: Comparison of the different anesthetic techniques used for induction and maintenance did not reveal an advantage of any one method. However, it is suggested that ketamine, because of its postive inotropic and chronotropic effects, may be the drug of choice in this group of patients.

V 23.10
Continuous Measurement of Global Cerebral Electrical Activity During Open Heart Surgery with a new Device

G. Silvay, S. Owitz, T. Boucherit, B. P. Mindich, R. M. Koffsky, R. S. Litwak

Department of Anesthesiology and Division of Cardiothoracic Surgery, Mount Sinai Medical Center, One Gustave L. Levy Place, New York, NY 10029, USA

INTRODUCTION: Inadequate cerebral perfusion is a well recognized hazard of open heart surgery utilizing cardio-pulmonary bypass (CPB). Brain dysfunction, transient or permanent, after CPB is well recognized (1). Recent advances in monitoring of hemodynamic and respiratory parameters have led to improvements in the anesthetic management of patients undergoing CPB and increased the margin of safety. The monitoring of cerebral function, however, has not kept pace with such advances. After five years' experience with the Cerebral Function Monitor (CFM) (Devices Limited Model 4640), it has been demonstrated to provide reliable informaton on Global Cerebral Electrical Activity (GCEA) (2). The CFM documents an abnormal GCEA pattern coincident with the onset of hypoxia, hypotension or hypothermia. In our experience, detection of abnormalities in GCEA can only be made by comparison of observed changes with baseline measurements in each individual patient. Elimination or diminution of these hazards requires early recognition.

METHODS: A study using a new CFM (Critikon Model 870) was completed in 210 patients, monitoring GCEA during open heart surgery (Fig. 1). This input signal is amplified, electronically filtered and compressed to give a continuous tracing indicating electrical activity in the 0-100 microvolt range. The tracing continuously displays the mean as well as the highest and lowest levels of activity (Fig. 2). Additionally, the device has digital displays for the amplitude (microvolts) and mean frequency (Hertz) of the signal.

RESULTS: In a previous study of 650 patients (2), CFM (Devices Limited Model 4640) recordings were classified into 4 groups: Group I—recording essentially unchanged, Group II— recording showed mild transient abnormalities, Group III—recording showed severe and/or prolonged abnormalities but return to normal, Group IV—severe and/or prolonged abnormalities were observed without return to normal. Utilizing the same schema, the recordings of the current series were classified. A typical recording is shown in Fig. 2. Thirty-eight patients underwent normothermic CPB with 32 patients being classified into Group I and II respectively and 3 patients were each in Group III and IV. Of the 172 patients undergoing hypothermic CPB, 60 were in Group III and the remaining 12 were in Group IV.

These last 12 patients were all in cardiogenic shock and each was being supported by an intra-aortic balloon pump.

DISCUSSION: Although no information relating to location of cerebral injury is supplied, early warning signs of dysfunction allow for a more immediate investigation of the cause. The newly developed CFM has many advantages. Micro-processor-based electronics provide enhanced output capacities and indication of the level of GCEA. The device has 2 display media: a light emitting diode electronic digital display on the front panel and the bar graphical display on the strip chart recorder. Alarms and electrode status controls are included on the new instrument. Evaluation of the data indicates the potential use of the CFM in optimizing perfusion such as flow rates and the need to administer vasoactive pharmacologic agents.

REFERENCES:
1. Prior PF (1979) Monitoring Cerebral Function. J.B. Lippincott Co., Philadelphia-Toronto
2. Silvay G, Mindich BP, Owitz S (1981) Cerebral Function Monitoring during Open Heart Surgery. Cleveland Clinic Q. 48: 47

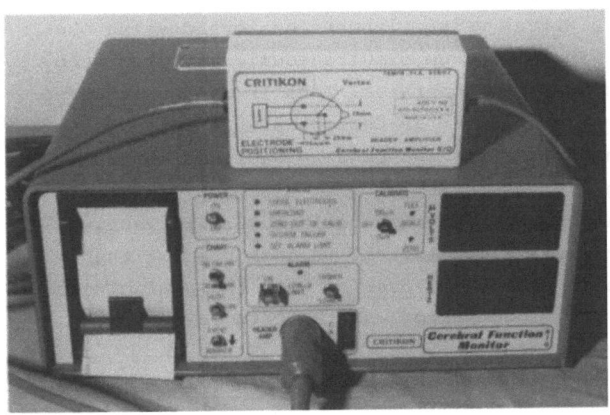

Fig. 1. Cerebral Function Monitor-Critikon Model 870

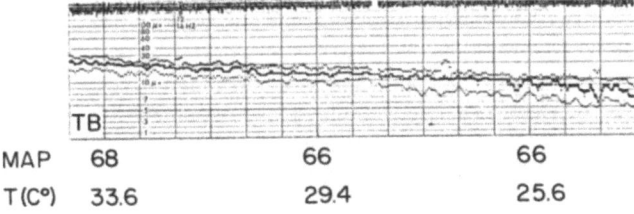

MAP	68	66	66
T(C°)	33.6	29.4	25.6

Fig. 2. Recording of GCEA during open heart surgery. Demonstration of influence of hypothermia on GCEA. TB = total bypass, MAP = mean arterial pressure T(C°) = mid-esophageal temperature

V 23.11
Haemodynamic and Heart Metabolic Variations after Abdominal Aortic Occlusion

M. Jupa, J.W. de Jong

Institute of Anesthesiology, University Hospital and Cardiochemical Laboratory, Thoraxcenter, Erasmus University, Rotterdam, The Netherlands

Aortic reconstructive surgery requires clamping of the abdominal aorta at different levels. This intervention leading to blood flow reduction in the distal part of the body, produces the flow-pressure changes in the heart and in the upper part of the body. In order to explain these findings, we have investigated in the experiment the effects of occlusion of the aorta at the level of bifurcation and above the renal arteries up on haemodynamic and metabolic parameters of the heart.

MATERIAL AND METHODS:
The experiments were performed on guinea anaesthetized pigs (6 in each group). Electromagnetic flow probes were placed on the ascending aorta and main left coronary artery. Left ventricle was cannulated through the right carotid artery, a catheter tip manometer was placed into the left ventricle for registrations of systolic, end-diastolic pressures as well the dp/dt. Following catheterisation of v. coronaria, blood samples were gained for estimations of haemoglobin, O_2 saturation, plasma glucose, lactate and O_2 uptake.
To occlude the aorta, a Shiley balloon catheter was introduced after cannulation of the right femoral artery and placed in the aorta.

RESULTS
An occlusion of abdominal aorta produced obvious changes of aortic, left ventricular systolic, end-diastolic pressures dependent from the level of occlusion: a significant increase after suprarenal occlusion. These variations were accompanied with augmentation of coronary blood flow. In contrary the stroke volume and aortic blood flow diminished significantly at all levels of aortic occlusion. Aortic occlusions were performing changes in the biochemistry of the heart: increased coronary a-v differences of plasma glucose and lactate were stated.

DISCUSSION AND CONCLUSIONS
Combined mechanisms are playing role during abdominal aortic occlusions:
a. increased afterload (2)
b. activation of the Frank-Starling mechanism (3)
c. contribution of renin-angiotensin system (RAS) (1)
d. sympathetic stimulation.

Clinical implications of experimental findings:
a. High risk of cardiac decompensation in patients with coronary diseases and pulmonary hypertension.
b. The elevations of end- diastolic ventricular pressure could be counteracted by reducing the flow in the inferior vena cava.

These patients have to be treated with vasodilators to reduce the cardiac preload and prevent pulmonary oedema.

LITERATURE
1. Cody J. et al (1982)
   Acute hypertension in a nonhuman primate: Humoral and hemodynamic mechanisms.
   Hypertension 4: 219.
2. Stokland D, Miller M, Ilebekk A, Kiil F (1980)
   Mechanism of hemodynamic responses to occlusion of the descending thoracic aorta.
   Am. J. Physiol. 238: H423.
3. Stokland O, Molaug M, Thorwaldson J, Ilebekk A., Kiil F. (1981).
   Cardiac effects of splanchnic and non-splanchnic blood volume redistribution during aortic occlusions in dogs.
   Acta Physiol. Scand. 113: 139.

V 23.12
Quantitative Determination of Dynamic Preload in a Normal Left Ventricle During Rest and Exercise

H. Lauboeck

Zentrale Anaesthesieabteilung, Bergmannsheil Ruhruniversität Bochum, BRD

The term "preload" usually denotes the force that must be supported by the ventricles of the heart at the end of the diastolic phase: the maximum of diastolic filling pressure, volume and muscle fiber tension (as given by Laplace relation) is reached; rising ventricular pressure crosses atrial pressure ($\Delta p=0$), atrioventricular valve closes. In contrast to this the <u>dynamic</u> point of view leads to quite different conclusions. The purpose of the present investigation is to describe the <u>dynamic</u> relationship between pressure and flow across the mitral valve. Due to <u>inertia</u> of mitral blood flow, valve closure is <u>delayed</u> for a certain time after the atrioventricular pressure crossover. This <u>delay</u> has been investigated by means of dimensional analysis. A non-dimensional number occurring in this analysis has been taken from the report of an experiment with dogs and then used to determine the conditions of mitral valve closure (i.e. the magnitude of dynamic preload) in man. Results: rather high ($\Delta p=80$ Torr) pressures are obtained during exercise (heart rate 172/min) and about 10% of the stroke volume enters the ventricle and <u>increases</u> its volume <u>before the mitral valve closes</u>. The theoretical prediction is then verified by echocardiography of the isovolumetric period (IP). Mitral valve closure and aortic valve opening are picked up <u>simultaneously</u> with <u>two</u> echocardiographic apparatus. Thus IP can be <u>measured directly</u>. Result: IP decreases at a rate greater than that of the increase in heart rate resulting from exercise and even disappears altogether when the heart rate reaches a sufficiently high level (140/min). It is possible for the dynamic preload to <u>overlap</u> with the beginning of the afterload period, as indicated by aortic valve opening.

Reanimation / Notfallmedizin

V 24.1
Ösophagusobturierender Tubus versus Gesichtsmaske zur Beatmung

I. Podlesch, C. Pöstges

Klinik für Kiefer- und Plastische Gesichtschirurgie der Universität 4000 Düsseldorf, Moorenstr. 5, BRD

Der von DON MICHAEL (1) erstmals und von GORDON (2) in verbesserter Form vorgestellte Ösophagusobturatorluftweg (ÖOL) ist bisher vorwiegend im Vergleich zur endotrachealen Intubation untersucht worden. Wir betrachten seine Anwendung dagegen als Alternative zur Maskenbeatmung bei Notfällen, in denen eine endotracheale Intubation aus personellen oder technischen Gründen nicht möglich ist. Nach eingeholter Zustimmung wurden 18 Patienten im Alter von 22 - 76 Jahren während Narkose und Muskelrelaxation mittels Ambubeutel und Zimmerluft im Wechsel 15 Min. über einen ÖOL und 5 Min. über eine konventionelle Maske unter Überstreckung des Kopfes beatmet. Arterielle Blusgas- und pH- Analysen ergaben folgende Mittelwerte und Standardabweichungen:

Kontrollwerte	pO_2 (mm Hg)	pCO_2 (mm Hg)	pH
Spontanatmung	74 ± 13	42 ± 4	7,39 ± 0,02
ÖOL 5 Min.	81 ± 20	34 ± 6	7,45 ± 0,08
ÖOL 10 Min.	78 ± 17	34 ± 8	7,49 ± 0.06
ÖOL 15 Min.	76 ± 21	33 ± 8	7,49 ± 0,08
Maske 5 Min.	72 ± 21	37 ± 7	7,43 ± 0,05

Statistisch signifikante Änderungen der Blutgase waren unter den beiden Beatmungsverfahren nicht nachweisbar. Auch systolischer, diastolischer und arterieller Mitteldruck, sowie die Herzfrequenz änderten sich nicht signifikant. Da sich die Maskenbeatmung bei 4 Patienten deutlich schwieriger gestaltete als die Beatmung über einen ÖOL und bei 1 Pat. eine deutliche Magenblähung unter Maskenbeatmung auftrat, geben wir dem ÖOL den Vorzug gegenüber einer Gesichtsmaske. Ösophagusläsionen halten wir bei reflexlosen Patienten und sorgfältiger Einführung für vermeidbar.

1) Don Michael T.A., Lambert E.H., Mehran A. (1968)
"Mouth-to-lung" airway, for cardiac resuscitation.
Lancet 2: 1329

2) Gordon A.S. (1977) Improved esophageal obturator airway (EOA) and new esophageal gastric tube airway (EGTA).
in Advances in cardiopulmonary resuscitation von P. Safar, Springer Verlag, New York, Heidelberg, Berlin, S. 58 - 64.

V 24.2
Reanimation im Rettungsdienst: Organisation und Langzeiterfolg
Th. Klöss[1], N. Roewer[2], A. Eckmann[3], E. Jungck[4], F. Wischhusen[3]
[1]Inst. f. Anaesthesie d. Univ. Tübingen, [2]II. Med. Klinik, [3]Inst. f. Rechtsmedizin und [4]Anaesthesieabt. der Univ. Hamburg, BRD

In 20 Monaten der Jahre 1979/80 wurden vom Rettungszentrum des Bundeswehrkrankenhauses Hamburg 479 Reanimationen im Rettungsdienst durchgeführt. 249 Reanimationen wurden von der Besatzung des Rettungshubschraubers und 230 Reanimationen vom Notarztwagen durchgeführt. 306 Patienten wurden retrospektiv untersucht. In einer prospektiven Untersuchung bei 173 Reanimationen wurde der genaue zeitliche Ablauf rekonstruiert. Durchschnittlich 31 ± 12 Monaten nach Reanimation wurden die aus dem Krankenhaus entlassenen Patienten ermittelt und befragt.

Ergebnisse:

306 Patienten (64%) verstarben am Notfallort, da sich keine Herzaktion stabilisieren ließ. 173 Patienten (36%) wurden ins Krankenhaus transportiert. 5 Patienten verstarben auf dem Transport, 130 Patienten verstarben im Krankenhaus und 38 Patienten wurden entlassen, 32 davon ohne wesentlichen neurologischen Schaden. Das entspricht einer Erfolgsquote von 7,9% aller Reanimationen oder 23,8% aller primär erfolgreichen Reanimationen mit anschließender Krankenhausbehandlung. 8 Patienten erlitten ihren Herzstillstand in Anwesenheit des Notarztes, 5 davon überlebten. Bei 165 Patienten wurde der zeitliche Ablauf rekonstruiert.

		Gesamtkollektiv n = 165	Überleber n = 15
Zeit bis zum Anruf bei der Leitstelle	sofort	40%	31%
	bis 3 min	30%	39%
	3 - 6 min	13%	15%
	später	17%	15%
Reanimationsbeginn durch RTW	bis 5 min	44%	23%
	5 - 10 min	45%	62%
	später	11%	15%
Reanimationsbeginn durch NAW/RHS	bis 5 min	8%	15%
	5 - 10 min	37%	31%
	10 - 15 min	31%	31%
	15 - 20 min	24%	23%

Von den Notärzten wurden folgende Verdachtsdiagnosen als Ursache des Herz-Kreislaufstillstandes benannt.

	Gesamtkollektiv n = 479	Überleber n = 38
V. a. Herzinfarkt	25,9%	24%
Kammerflimmern	19,2%	32%
cardiogener Schock	5,8%	16%
unklarer Kreislaufstillstand	22,5%	0%
Polytrauma/ SHT	7,7%	0%
Suizid	2,9%	5%
Ersticken/ Bolustod	2,7%	5%
Status asthmatikus	1,7%	3%
Ertrinken	1,5%	10%
andere Ursachen	10,1%	5%

Zum Zeitpunkt der Nachuntersuchung waren 15 Patienten im Mittel 15 ± 7 Monate nach Reanimation verstorben. 4 an neurologischen Komplikationen, 2 am Reinfarkt, 4 Patienten akut aus völligem Wohlbefinden. 5 mal bleibt die Ursache unklar. 22 Patienten leben und sind mit Ausnahme von 2 Patienten in der Lage, eine geregeltes Leben zu führen und sich selbst zu versorgen.

Diskussion und Schlußfolgerungen:

Die Analyse des zeitlichen Ablaufs zeigt überraschenderweise, daß die Alarmierungszeiten und der Zeitpunkt des Reanimationsbeginns durch RTW bzw. NAW/RHS bei den Überlebern nicht kürzer sind, als im Gesamtkollektiv. Die Alarmierungszeiten sind daher im Einzelfall kein Argument für die Aussicht von Reanimationsbemühungen. Der Reanimationserfolg kann dagegen auf den relativ schnellen Beginn der Versorgung durch den RTW zurückgeführt werden. Daraus ergibt sich die Notwendigkeit, bei zentral stationiertem NAW/RHS gleichzeitig dezentral stationierte Rettungswagen mit kürzerem Anfahrtsweg zu alarmieren.
Die Ursachenanalyse zeigt einen höheren Anteil an Kammerflimmern und cardiogenem Schock bei den

Überleben, woraus eine bessere Prognose dieser Ursachen geschlossen werden kann. Auffällig auch der hohe Anteil der Ertrinkungsunfälle bei den Überlebenden. Patienten mit Herzstillstand nach SHT oder Polytrauma überleben dagegen in der Regel nicht.

V 24.3
Der unerkannte hohe Querschnitt als Ursache der Reanimation
Hw. Bause, H. Beck
Abteilung für Anaesthesiologie, Universitäts-Krankenhaus Hamburg-Eppendorf, D-2000 Hamburg-20, Martinistr. 52, BRD

Es wird über 5 Patienten berichtet, die nach einem Unfall am Unfallort reanimiert werden mußten. Das erkennbare Verletzungsmuster zeigte nur Verletzungen der Extremitäten. Alle Patienten mußten wegen der vorhandenen Atemstörung beatmet werden. Die bestehende Schocksymptomatik zwang zur cardiopulmonalen Reanimation. Die hierbei notwendig gewordenen großen Infusionsvolumina können das Bild einer Blutung vortäuschen. Die Ursache, die zur Reanimation geführt hatte, wurde von den Notärzten nicht erkannt. In der Klinik wurde nur bei 3 Patienten durch eine konventionelle HWS-Röntgendiagnostik eine Verletzung der Halswirbelsäule gesichert. Bei 2 Patienten wurde die HWS-Aufnahme von einem Fachradiologen als o.B. befundet. Erst in der Computertomographie wurde die Kompression des 2. Halswirbelbogens diagnostiziert.

Es wird herausgearbeitet, warum die Reanimation am Unfallort bei Bagatelltraumen den Verdacht auf einen hohen Querschnitt nach sich zieht.

V 24.4
Untersuchungen zum Einfluß des "Transporttraumas" auf Hämodynamik, Lungenfunktion und Stoffwechsel beim Hund im hämorrhagischen Schock
E. Jungck, T. Jaeger, D. Schirrmacher, M. Doehn, T. Karbe
Abteilung für Anaesthesiologie des Universitätskrankenhauses Hamburg-Eppendorf, Martinistraße 52, 2000 Hamburg 20, BRD

FRAGESTELLUNG: Ist der Krankenwagentransport ein zusätzliches Trauma für den Organismus im hämorrhagischen Schock? MATERIAL UND METHODE:
10 Hunde(26kg±10), Narkose: Initial 0,1 ml/Kg Rompun + 10mg/Kg Ketamin i.m., Fortführung mit 10mg/kg/h Ketamin + 0,1mg/Kg/h Diazepam i.v., Intubation, Spontanatmung(Raumluft), Kanülierung der a. femoralis(Ø1,4mm), Swan-Ganz-Katheter via v. jugul. ext.. Nach Präparation im steady state spontane art. Entblutung in ACD-Beutel bis auf 50 torr art. Mitteldruck(2). Wiegen des entzogenen Blutes(g).
VERSUCH T (mit Transport.n=10): Nun Transport der Tiere in VW-Transporter 40 min auf innerstädtischer Standstrecke, Trage längs, Kopf in Fahrtrichtung. Dann Retransfusion des Eigenblutes, Gabe von 40 mval NaBikarbonat(Transfusion 30', Bik.10') Dekanülierung, Rückführung in den Tierstall.
VERSUCH O (ohne Transport.n=10): Als Kontrolle gleicher Versuchsablauf mit denselben Hunden ohne Transport im 4-Wochen-Abstand, zur Vermeidung möglicher Einflüsse des jeweiligen Vorversuchs in wechselnder Reihe: 5 Hunde begannen mit Versuch O, dagegen 5 mit Versuch T. MESSUNGEN:
Vor Entblutung(Ausgang), 0 min, 20 min u. 40 min nach Entblutung, nach Retransfusion(RT) u. nach Bikarbonat(BC) Bestimmung von Herzfrequenz(HR), art. Mitteldruck(MAP), pulmonalart. Mitteldruck(PAMP), Pulmonalkapillardruck(PCWP), zentralem Venendruck (CVP), Herzzeitvolumen(CO) mit Thermodilution, Berechnung von Herzindex(CI), periph. Widerstand(TPR) u. Schlagvolumen(SV). Labor: pH, pO_2, pCO_2, SBC, $S\overline{v}O_2$, HKT, Laktat, Pyruvat, Glukose, Na^+, K^+, Cl^-.
STATISTIK: Prüfung auf signifikante Unterschiede zwischen Versuch O und T nach Wilcoxon.
ERGEBNISSE: In Versuch O starb ein Tier unter der Retransfusion. In Versuch T starb ein Hund nach 2 Tagen im Lungenödem(Schocklunge?). Entzogene Blut-Volumina: Versuch O : 971±153g = 46% des Blutvolumens, Versuch T : 841±302g = 41%. Massive Verschlechterungen durch den Transport wurden nicht gesehen. Signifikante Unterschiede zwischen beiden Gruppen finden sich nur bei folgenden Parametern: PCWP(Retransf. -36%) und Laktat(20 min +41%).
DISKUSSION: Mögliche schädliche Einflüsse des Transports auf den Organismus im Schock werden vermutet aufgrund von Schwingung(Organresonanz bei 1 - 60 Hz), positiver und negativer Beschleunigung und Fliehkraft(1,3). Hierdurch bedingter Schmerz sowie Psychotrauma könnten eine sympathoadrenerge Reaktion verstärken. Daher gehört zur Notfallversorgung Sedierung und Analgesie. Unsere Untersuchung deutet in die gleiche Richtung: Lediglich ein höherer Laktatwert nach 20min Transport und ein erniedrigter PCWP nach Retransfusion könnten auf ein Transporttrauma hinweisen. Seine klinische Bedeutung erscheint unter Narkosebedingungen gering, da in beiden Versuchsgruppen je 9 von 10 Tieren überlebten.
LITERATUR: 1) Graf-Baumann T, Dürner P, Frey R (1978) Hubschraubertransport bei Herzinfarkt, Indikation oder Kontraindikation "Transporttrauma" Schweiz.Z.Milit.Med. 55:73
2) Schmidt HD(1980) Definition des Begriffes Schock aufgrund neuerer exper. Schockmodelle in: Brückner JB: Kreislaufschock Springer Berlin Heidelberg New York 3) Dupuis H, Hartung E(1981) Zur Beeinflussung der Schwingungswahrnehmung beim Kranken-und Verletztentransport Notfallmedizin 7:81

Parameter		Mittelwerte					
		Ausgang	0'	20'	40'	RT	BC
HR	O	108	110	107	107	107	100
	T	99	104	100	104	111	109
MAP	O	135	49	62	76	109	123
	T	129	49	69	69	95	109
PAMP	O	12	6	7	8	16	15
	T	12	7	7	9	14	13
PCWP	O	7	4	4	4	11	10
	T	7	3	2	3	7✪	7
CVP	O	4	2	2	3	7	7
	T	3	2	2	3	6	4
CI	O	3.6	1.7	2.0	2.0	4.1	4.5
	T	3.2	1.7	1.9	2.1	4.0	4.2
TPR	O	3798	2875	3254	3795	2498	2607
	T	3933	2746	3634	3161	2390	2517
SV	O	27	13	16	15	32	37
	T	27	14	16	16	31	33
pH	O	7.33	7.27	7.28	7.27	7.24	7.37
	T	7.34	7.30	7.29	7.28	7.28	7.39
pO_2	O	90	85	88	87	93	95
	T	90	87	87	86	93	87
pCO_2	O	42	40	38	39	41	41
	T	39	36	35	37	37	40
SBC	O	21.5	17.9	17.5	17.7	16.2	23.9
	T	20.9	18.0	17.3	17.5	16.8	23.8
Lakt.	O	5.9	13.5	12.9	12.6	13.4	-
	T	5.1	13.5	18.2✪	14.9	14.0	-
Gluc.	O	150	201	196	183	232	-
	T	112	164	162	149	187	-

✪ p kleiner o.o5 (Wilcoxon-Test)

V 24.5
Frühzeitige Beatmung im Rettungsdienst bei Polytrauma
P. Sefrin, A.W. de Pay

Institut für Anaesthesiologie der Universität Würzburg und Klinik für Chirurgie der Medizinischen Hochschule Lübeck, BRD

Jedes Polytrauma muß als latent respiratorisch insuffizient angesehen werden, weshalb einer Verbesserung der Ventilation der gleichen Stellenwert zukommt wie der meist im Vordergrund stehenden Verbesserung der Zirkulation und der systemischen Perfusion. Es soll über 54 Polytraumatisierte (Durchschnittsalter 43,8 Jahre) berichtet werden, die teils noch am Unfallort intubiert und maschinell beatmet wurden, teils ohne präklinische Beatmung in die Klinik transport wurden. Die kontrollierte Beatmung erfolgt entsprechend den Bedürfnissen mit einem FIO_2 von 0,5 - 1,0 und einem PEEP von +5 und +8 cm H_2O. In der Klinik wurden die Verletzten solange beatmet bis feststand, daß eine akute respiratorische Insuffizienz beseitigt war oder diese nicht in ein ARDS übergeht.

Bei den Patienten wurden Blutgasanalysen am Unfallort bzw. 15 Minuten nach dem Trauma entnommen und mit den Werten bei der Krankenhausaufnahme verglichen. Sowohl im Schweregrad (SG) 2 wie im SG 3 konnten 2 Kollektive gebildet werden, die sich durch den Einsatz der frühzeitigen kontrollierten Beatmung unterschieden. Im SG 2 wurden 13 Patienten nicht primär beatmet gegenüber 9 Patienten, die eine Beatmung erhielten (Letalität 32%). Im SG 3 standen 21 Patienten ohne Beatmung, 11 Patienten mit präklinischer Beatmung gegenüber (Letalität 37,5%). In beiden Kollektiven zeigt sich eine deutliche Überlegenheit der frühzeitigen Ventilation bezüglich des Säure-Basen-Haushaltes als auch der Blutgase. Am deutlichsten wird diese Aussage im Schweregrad 3, wo bei identischem Schockindex deutliche Verbesserungen nachweisbar waren. pO_2 mit Beatmung bei Klinikaufnahme 169,3, pCO_2 33,8, pH 7,43, Base excess +0,4; ohne Beatmung pO_2 58,4, pCO_2 39,8, pH 7,35, Base excess -6,9. Beim SG 3 verstarben ohne Beatmung 48% der untersuchten Patienten, dagegen nur 28% der Patienten, die noch am Unfallort beatmet wurden.

Eine suffiziente Schocktherapie alleine reicht zur adäquaten Behandlung am Notfallort nicht aus, sondern stellt neben einem ausreichenden O_2-Angebot die Voraussetzung für den Einsatz von PEEP zur Verbesserung der Oxygenierung dar. 75% aller Polytraumen ohne Beatmung vom SG 3 und 50% vom SG 2 entwickelten innerhalb von 24 Stunden nach dem Unfallereignis eine respiratorische Insuffizienz, die dann zur Beatmung auf der Intensivstation zwang. Je später mit der Beatmung begonnen wurde, desto länger mußte sie fortgeführt werden. Aus den Befunden kann bei polytraumatisierten Verletzten die Forderung nach einer Frühbeatmung im Rahmen des Rettungsdienstes erhoben werden. Da nicht wie unter klinischen Bedingungen entsprechende Laborparameter üblicherweise zur Verfügung stehen, muß die Indikation durch erfahrene und routinierte Notärzte gestellt werden und in vielen Fällen sich primär auf die Verletzungsschwere und die Kreislaufverhältnisse als Entscheidungskriterien gründen. Mit in die Indikation werden aber auch die personellen und apparativen Möglichkeiten des Rettungsdienstes eingehen müssen. Durch die Untersuchung kann einerseits die von der Zeitspanne zwischen Unfall und Erstversorgung abhängige bedrohliche Zunahme der pulmonalen und zirkulatorischen Insuffizienz nachgewiesen werden, andererseits auch die Notwendigkeit einer früh einsetzenden suffizienten Therapie.

Die prophylaktische Frühbeatmung als eine Form der vorgezogenen präklinischen Intensivtherapie kann zu einer Minderung schock- und traumaspezifischer Komplikationen führen, was zu einer Senkung der Spätletalität bei Polytrauma beitragen kann.

Bei Krankenhausaufnahme	n	pO_2	pCO_2	pH	BE	SI
SG II mit Beatmung	9	134,7 ± 54,9	30,8 ± 4,7	7,40 ± 0,08	+0,9 ± 2,8	0,8 ± 0,2
SG II ohne Beatmung	13	72,0 ± 16,5	35,2 ± 5,7	7,39 ± 0,11	-2,0 ± 4,8	0,8 ± 0,1
SG III mit Beatmung	11	169,3 ± 20,1	33,8 ± 13,4	7,43 ± 0,12	+0,4 ± 0,12	1,1 ± 0,5
SG III ohne Beatmung	21	58,4 ± 10,9	39,8 ± 3,2	7,35 ± 0,05	-6,9 ± 5,3	1,2 ± 0,4

V 24.6
Der dringende Sekundärtransport des polytraumatisierten Patienten

L. Bernoulli, G. Hossli, C. Bühler

Institut für Anaesthesiologie, Universitätsspital Zürich. Schweizerische Rettungsflugwacht, Zürich, Schweiz

Der dringende Sekundärtransport eines polytraumatisierten Patienten erfolgt in der Regel von einem ersten Krankenhaus in ein Zentrumspital, wenn die organisatorische, apparative oder personelle Kapazität zur Behandlung eines Polytraumatisierten oder mehrerer Schwerverletzter nicht ausreicht und nur eine provisorische Erstversorgung durchgeführt werden kann. Die nicht endgültig behobene Störung der Vitalfunktionen ist mit der Gefahr einer zusätzlichen, ev. irreversiblen Schädigung auf dem Transport verbunden. Der Erstellung der Transportfähigkeit in der ersten Klinik kommt deswegen zentrale Bedeutung zu.

Dafür sind erforderlich:

1. Notfallmässige Diagnostik
   - klinische Untersuchung (insbes. Neurostatus)
   - Röntgen (insbes. Thorax)
   - Peritoneallavage bei Bauchtrauma
   - Labor

2. Erstversorgung
   - grosszügige Indikation zur Intubation und Beatmung bei respiratorischer Insuffizienz
   - Thoraxdrainage bei Pneumo- und/oder Hämothorax, auch prophylaktisch bei beatmeten Patienten mit Rippenfrakturen
   - Laparatomie bei intraabdomineller Blutung
   - sichere venöse Zugänge und ausreichende Volumensubstitution
   - Korrektur des Wasser- und Elektrolythaushaltes
   - intravasale BD-Messung bei Katecholaminverabreichung
   - Stabilisierung von Frakturen (pneumatische Schiene, Vakuummatratze)
   - Analgesie/Sedierung, ev. Narkose

Der Patient wird während des Transportes von einem Notarzt betreut, der mit Vorteil entweder aus der verlegenden Klinik oder dem Zielspital kommt, um die Kontinuität der Behandlung nicht zu unterbrechen. Je nach Distanz und Begleitumständen ist der strassengebundene Transport oder die Verlegung mit dem Helikopter zu bevorzugen. Die personelle und apparative Ausrüstung hat aber in jedem Fall den gleichen Anforderungen zu genügen, die an ein Rettungsmittel für den Primäreinsatz gestellt werden. Die Voraussetzungen für die Wiederherstellung und Aufrechterhaltung der Vitalfunktionen müssen vorhanden sein.

Von den ca. 3000 durch die Schweizerische Rettungsflugwacht in den Jahren 1981/82 mit Helikoptern durchgeführten Verlegungsflügen wurden 100 dringende Sekundärtransporte von Schwerverletzten (Ursache: Verkehrsunfall 46, Arbeitsunfall 19, Skiunfall 8, andere Unfälle 27) an Hand der medizinischen Einsatzrapporte retrospektiv untersucht:

Verletzungen

Kopf	75	Abdomen	23
Hals	4	Arme	23
Rücken	12	Beine	38
Thorax	34		

Häufigste Massnahmen

	in der verlegenden Klinik	auf dem Transport
Intubation	50	0
Beatmung	50	50
Infusion/Transfusion	89	89
Reanimation	4	0

Die Notwendigkeit des Einsatzes wurde in 46 Fällen als lebenswichtig, in 44 Fällen als medizinisch notwendig und in 10 Fällen als medizinisch erwünscht beurteilt.

Diskussion und Schlussfolgerungen: Durch adäquate Vorbereitung und konsequente Weiterführung der Behandlung ist es möglich, einen schwerverletzten Patienten auch bei nicht endgültig stabilisierten Vitalfunktionen unter intensivmedizinischen Bedingungen ohne zusätzliche Risiken sicher zu transportieren. Die Erstellung der Transportfähigkeit ist unabdingbar und darf nicht durch einen überstürzten Transport vernachlässigt werden. Bei den 100 untersuchten dringenden Sekundärtransporten kam es in keinem Fall zu einer zusätzlichen Vitalgefährdung.

Literatur:

1. Hell K, Hossli G (1982) Der Notarzt. Médecine Militaire No 4:77
2. Hossli G (1976) Lufttransport von Notfallpatienten. Notfallmedizin 2:493
3. Die Luftrettung (1981) ADAC Schriftenreihe Strassenverkehr Bd. 25. München
4. Richtlinien betreffend den Helikoptereinsatz im Rettungswesen (1981) und Richtlinien für den Patiententransport auf der Strasse und für den Bau und die Ausrüstung von Rettungs- und Krankenwagen (1981). Interverband für Rettungswesen. Aarau
5. Schäffer J, Piepenbrock S (1982) Sekundäreinsätze nie auf die leichte Schulter nehmen! Notfallmedizin 8:1157

V 24.7
Tierexperimentelle Untersuchungen zum Einfluß von Ketamin auf den intrakraniellen Druck im hämorrhagischen Schock

E. Pfenninger, W. Dick, K. Lindner

Zentrum für Anaesthesiologie der Universität Ulm, 7900 Ulm/Donau, BRD

Die Auswirkungen sowohl notfallrelevanter als auch klinikorientierter Ketamindosen auf den erhöhten intrakraniellen Druck (ICP) im hämorrhagischen Schock wurde am Tiermodell untersucht. Als Vergleichsgruppen dienten Tiere mit normalem sowie erhöhtem Hirndruck bei normotoner Kreislaufsituation. 21 Jungschweine (26-34 kg) in Luft/O_2-Buprenorphinnarkose erhielten unter kontrollierter Beatmung 0,5 mg/kg sowie nach 5 min weitere 2,0 mg/kg KG Ketamin i.v. Dabei hatten 7 Tiere (K-Gruppe) normotone Blutdruckwerte (101 ± 15 mm Hg) und einen im Normbereich liegenden ICP (10,7 ± 3,1 mm Hg), 7 Tiere (N-Gruppe) durch Insufflation eines epiduralen Ballons erhöhte Hirndruckwerte (29,2 ± 2,5 mm Hg) und einen reaktiv erhöhten arteriellen Blutdruck (120 ± 24 mm Hg) und 7 Tiere (H-Gruppe) wiesen einen erhöhten ICP (32,7 ± 3,1 mm Hg) sowie durch kontrolliertes Entbluten einen arteriellen Druck von 71 ± 8 mm Hg auf. In der K-Gruppe zeigte sich nach 0,5 mg/kg sowie nach 2,0 mg/kg Ketamin keine Veränderung des Schädelinnendruckes. 0,5 mg/kg führten bei erhöhtem Hirndruck (N-Gruppe) zu einem nicht signifikanten ICP-Abfall von 29,2 ± 2,5 mm Hg auf 28,5 ± 3,2 mm Hg, während 2,0 mg/kg den intrakraniellen Druck in der dritten Minute signifikant auf 28,3 ± 3,0 mm Hg senkten. 5 min post injectionem war der Ausgangsdruck wieder erreicht. Die H-Gruppe zeigte sowohl nach 0,5 mg/kg als auch nach 2,0 mg/kg Ketamin 3 Minuten dauernde signifikante ICP-Abfälle von 32,7 ± 3,1 mm Hg auf 29,7 ± 1,9 mm Hg bzw. von 30,0 ± 4,1 mm Hg auf 27,4 ± 6,0 mm Hg. Korrelationen zwischen dem mittleren arteriellen Druck und dem ICP ergaben in der K-Gruppe keinen stochastischen Zusammenhang (r = 0,01), während in der N-Gruppe (r = 0,36) und in der H-Gruppe (r = 0,63) eine deutliche Abhängigkeit (p < =0,01) bestand. Ketamin, eine seit langer Zeit in der Notfallmedizin etablierte Substanz, wird bevorzugt bei hypotoner Kreislaufsituation zur Narkoseeinleitung sowie -unterhaltung eingesetzt, gilt aber nach vorherrschender Meinung beim Schädel-Hirn-Trauma als kontraindiziert. An dem von uns gewählten tierexperimentellen Modell konnten wir nach notfallrelevanter bzw. klinikorientierter Ketamingabe weder bei normalem noch bei erhöhtem Hirndruck eine intrakranielle Drucksteigerung beobachten. Dies gilt sowohl für normotone Blutdruckwerte als auch für den hämorrhagischen Schock. Wir erklären dies durch den fehlenden PCO_2-Anstieg bei kontrollierter Beatmung. Vorbehaltlich weiterer Untersuchungen am Menschen scheint der erhöhte intrakranielle Druck im hämorrhagischen Schock keine Kontraindikation für die Ketaminverabreichung darzustellen.

V 24.8
Natriumbikarbonatgabe und abdominale Kompression während der kardiopulmonalen Reanimation
K. H. Lindner, W. Dick, P. Lotz
Zentrum für Anaesthesiologie der Universität Ulm, Steinhövelstraße 9, 7900 Ulm, BRD

Problemstellung:
Während der Reanimation wird viel weniger $NaHCO_3$ benötigt, als man früher annahm, da erst nach Wiederherstellung der spontanen Zirkulation große Mengen Kohlensäure und Laktat aus dem Gewebe freigesetzt werden. Durch die abdominale Kompression soll die Effektivität der Reanimation, gemessen an Blutdruck und Flow, gesteigert werden. Uns interessierten die Auswirkungen einer $NaHCO_3$-Infusion auf die Hämodynamik, die Gasaustauschparameter und den Säurebasenhaushalt während der Reanimation mit abdominaler Kompression und intermittierend bzw. simultan durchgeführter Beatmung und Herzdruckmassage.

Material und Methodik:
Nach 1 min. Kammerflimmern, das elektrisch ausgelöst wurde, kam bei jedem der 12 anästhesierten Jungschweine mit einem durchschnittlichen KG von 29 kg in randomisierter Reihenfolge für je 10' folgende Reanimationsart zur Anwendung:
I = intermittierende Beatmung u. Herzdruckmassage,
S = simultane Beatmung und Herzdruckmassage,
SA = simultane Beatmung und Herzdruckmassage mit abdominaler Kompression 100 mm Hg.
Die effektive Kompressionsfrequenz betrug bei I, S und SA 60/min, die Atemfrequenz 12/min. Einer Gruppe (6 Tiere) wurde über die gesamte Versuchsdauer von 30' $NaHCO_3$ infundiert, die übrigen 6 Tiere dienten als Kontrollgruppe. Unmittelbar nach Aufnahme der Beatmung und der Herzdruckmassage wurde über einen Zeitraum von 10' 1 mval $NaHCO_3$/kg KG zentralvenös infundiert und in den beiden nachfolgenden 10'-Abständen je 0,5 mval/kg KG.

Zusammenfassung der Resultate:
Die Reanimationsart SA lieferte die höchsten Blutdruckwerte und die höchsten Flow-Werte in der Arteria carotis communis. Zwischen der Reanimationsart I und S konnte kein signifikanter Unterschied errechnet werden. Trotz Anstieg des intrakraniellen Druckes mit der abdominalen Kompression nahm der zerebrale Perfusionsdruck sogar zu. Eine Beeinflussung der hämodynamischen Meßwerte durch $NaHCO_3$ war nicht zu erkennen. Eine stärkere Abnahme des paO_2 durch die abdominale Kompression konnte nicht beobachtet werden. Der Totraumquotient, der intrapulmonale Rechts-Links-Shunt, die $avDO_2$ und die CO_2-Abgabe wurden weder durch $NaHCO_3$ noch durch die Reanimationsart beeinflußt.
Der $paCO_2$ fiel unabhängig von der Reanimationsart bei volumenkonstanter Beatmung bereits zum Meßzeitpunkt 5' auf ca. 50 % des Ausgangswertes ab und veränderte sich bis zur 30. Min. nur unbedeutend. Infolge des niedrigen $paCO_2$ stieg der pH-Wert während der Reanimation trotz des ansteigenden Laktatspiegels zunächst in den alkalischen Bereich an. Der am Versuchsende gemessene Wert von 7,49 entsprach dem Ausgangswert. Die meisten Tiere hatten vor Auslösen des Kammerflimmerns einen leichten Basenüberschuß. Am Versuchsende wurde in der Kontrollgruppe ein Basen-

defizit von 10 mmol/l gemessen. In der NaHCO₃-Gruppe dagegen kam es zu einem Basenüberschuß, der nach der 10. Reanimationsminute mit 13,8 mmol/l einen maximalen Wert erreichte und nach 30' noch immer 5 mmol/l betrug. Der pH-Wert der mit NaHCO₃ behandelten Tiere lag zu allen Zeitpunkten über dem pH-Wert der Kontrollgruppe. Die Natriumkonzentration stieg in der NaHCO₃-Gruppe von 142 mmol/l auf 159 mmol/l an, während sie in der Kontrollgruppe unverändert blieb. Die Serumosmolalität erreichte am Versuchsende in der NaHCO₃-Gruppe 334 mosm/l und in der Kontrollgruppe 309 mosm/l. Eine Abhängigkeit der biochemischen Parameter von den 3 Reanimationsarten ließ sich nicht nachweisen.

Diskussion und Schlußfolgerungen:

Eine Veränderung der hämodynamischen Parameter und der Gasaustauschparameter durch die NaHCO₃-Behandlung wird nicht beobachtet. Der positive Effekt der abdominalen Kompression kann auf einen Anstieg des intrathorakalen Drucks, auf eine Zunahme des effektiv zirkulierenden Blutvolumens und auf eine Umverteilung des Blutflusses zurückgeführt werden. Die Hypokapnie während der Reanimation führt trotz der metabolischen Azidose zu einem primären Anstieg des pH-Wertes. Die niedrigen $paCO_2$-Werte sind durch die geringe CO_2-Produktion und durch den CO_2-Stau in der Peripherie während der künstlichen Zirkulation bedingt. Durch die NaHCO₃-Infusion kann in dieser Versuchsanordnung zusätzlich eine metabolische Alkalose erzeugt werden. Die durch NaHCO₃ hervorgerufene Hypernatriämie und Hyperosmolalität können so ausgeprägt sein, daß der Erfolg der zerebralen Reanimation in Frage gestellt wird.

V 24.9
Katecholamintherapie und Herzrythmusstörungen im anaphylaktischen und anaphylaktoiden Schock

A. Wegmann[1], H. Renker[2], K. Pavek[3], D. Schwander[4]

[1]Schweiz. Serum- & Impfinstitut, Bern, Schweiz. [2]Laboratorium Hausman AG, St. Gallen, Schweiz. [3]Klin.-Physiol. Centrallab., Akademiska sjukhuset, Uppsala, Sweden. [4]Service d'anesthésiologie et de réanimation, Hôpital cantonal, Fribourg, Suisse

Der bis anhin kaum bezweifelte Nutzen der Verabreichung von Adrenalin beim Auftreten der ersten Symptome eines anaphylaktischen bzw. anaphylaktoiden Schocks ist erstmals 1981 von E. Waldhausen, B. Marquardt und U. Helms (5) auf Grund eigener Beobachtungen ausdrücklich in Frage gestellt worden. Im gleichen Jahr stellten M. McFisher und D.G. More (2) in einer epidemiologischen Studie fest, dass Ventrikelflimmern in einem Kollektiv von 116 Patienten mit anästhesiebedingten anaphylaktoiden Reaktionen nur in Verbindung mit i.v. verabreichtem Adrenalin aufgetreten war. Eine kontroverse Stellungnahme (1) legte es uns nahe, die Kasuistik einer kooperativen retrospektiven Studie (3) über die Pathophysiologie des anaphylaktischen und anaphylaktoiden Schocks im Hinblick auf den Einfluss von Adrenalin und anderen Katecholaminen auf den Ausgang anaphylaktischer und anaphylaktoider Schockzustände einer weiteren Bearbeitung zu unterwerfen.

Material und Methode

In einer kooperativen, retrospektiven Studie (3) haben wir anhand von 91 publizierten bzw. unpublizierten Fällen eine Beschreibung der Pathophysiologie des anaphylaktischen und anaphylaktoiden Schocks gegeben. In 78 Fällen war das Protokoll zur Bearbeitung der Titelfrage geeignet.

Ergebnisse

Sinusrhythmus (N=40): 18 Patienten (P) erhielten Adrenalin (A), wovon einer (39 J.) nach 2 x 0,5 mg einen frischen Myokardinfarkt (MI) zeigte. 5 P erhielten Isoprenalin (I): einer (69 J.) erhielt 0,06 mg/kg DL-I und 10 mg/kg Ca^{++} und starb wegen nicht revertierbaren Ventrikelflimmerns, ein zweiter (68 J.) erhielt 1,5 mg I intravenös und erlitt einen MI. Komplikationslos erholten sich alle P nach Ephedrin (2 x), Metaraminol (2 x), Etilephrin (1 x), Norphenephrin (1 x) oder ohne Katecholamin (KA, 11 x).

Nodale Tachykardie (N=4): Günstiger Verlauf bei allen 4 P (2 x A, 1 x Dopamin (DA), dann Atropin, 1 x Metaraminol).

AV-Block (N=3): und ventrikuläre Leitungsstörung N=3): Erfolgreiche Behandlung mit A (2 x), I (3 x wovon 2 x zusätzlich mit Ca^{++}), M + Vasopressin (1 x).

Vorhofflimmern (N=5): Von 2 P zeigte einer (66 J.) nach A (1,2 mg) einen MI. 3 Fälle verliefen ohne KA günstig.

Ventrikuläre Tachykardie (N=2): 1 P (75 J.) starb trotz A, DA, Kortikosteroid, Volumentherapie (Vol). 1 P (19 J.) revertierte spontan nach Herzmassage (HM), O_2, Vol. ohne KA.

Ventrikuläre Bradykardie (N=5): Bei 1 P (62 J.) A (0,3 mg) + HM + O_2 erfolgreich; A bei 1 P (59 J.) mit Schock und Laryngospasmus (A bevor Tracheotomie) von MI gefolgt. Bei 1 (42 J.) von 2 P trat nach I (0,25 mg i.v.) reversibles Ventrikelflimmern auf. Ein Fall verlief nach HM, O_2, Vol ohne KA günstig.

Ventrikelflimmern (N=4): Bei allen 4 P günstiger Verlauf unter HM (3 x), O_2 (2 x), Defibrillierung (1 x), Metaraminol (1 x).

Asystole (N=12): Bei 5 P Anwendung von A: 3 x (25,32,59 J.) Exitus (1 x schwerster Bronchospasmus, 1 x Apnoe, 1 x Uebergang zu tachykardem/bradykardem Ventrikelrhythmus); 1 x (82 J.) nach 40 mcg + Ca^{++} intracardial + Ephedrin i.v. revertierbare ventrikuläre Tachykardie, 1 x (50 J.) mit günstigem Ausgang nach HM, künstlicher Beatmung und Pacemaker. Bei 3 P Anwendung von I (34,54,64 J.) mit gutem Ausgang (1 x zusätzliche Apnoe). 1P (43 J.) erhielt Noradrenalin und erholte sich vollständig. 3 P (11,23,54 J.) erhielten kein KA; einer davon wurde zwar ventiliert, erhielt aber im Gegensatz zu den anderen 11 P in Asystole keine HM und verstarb.

Schlussfolgerung

Adrenalin und Isoprenalin können, evt. schon in niedriger

Dosierung, sowohl bei Vorliegen von Sinusrhythmus als auch von Bradyarrhythmie oder Asystole die Entstehung von Tachyarrhythmien begünstigen. Alle 4 Fälle mit nachfolgendem MI hatten A (2 x) bzw. I (2 x) erhalten. Selbst bei schweren Reaktionen sind Freihaltung der Atemwege, O_2, Ventilation und ausreichende Volumensubstitution von primärer Bedeutung (4). Die Verwendung von Katecholaminen scheint, besonders wenn kein Broncho- oder Laryngospasmus vorliegt, in der Therapie des anaphylaktischen bzw. anaphylaktoiden Schocks nicht unerlässlich.

Literatur

(1) Ahnefeld FW, Kilian J (1981) Stellungnahme zur Arbeit von E. Waldhausen, B. Marquardt und U. Helms "Erfahrungen aus 31 anaphylaktoiden Reaktionen". Anaesthesist 30:421.
(2) McFisher M, More DG (1981) The epidemiology and clinical features of anaphylactic reactions in anesthesia. Anaesth.Intens. Care 9:226. (3) Pavek K, Wegmann A (1981) Pathophysiologie des anaphylaktischen und anaphylaktoiden Schocks. Fortschr. Med. 99:1994. (4) Safar P (1981) Cardiopulmonary cerebral resuscitation. Print Asmund S Lardal, Stavanger. (5) Waldhausen E, Marquardt B, Hels U (1981) Erfahrungen aus 31 anaphylaktoiden Reaktionen. Anaesthesist 30:47.

V 24.10
Passagere extrakorporale Stimulation des Herzens durch mechanische Reize bei Reanimationsmaßnahmen

L. Binner[1], A. Schmidt[1], W. Nechwatal[1], O. Wess[3], M. Stauch[1]

Sektion Kardiologie, Angiologie und Pulmonologie [1] und Department für Anästhesiologie[2] der Universität Ulm, Dornier System GmbH, Friedrichshafen[3], BRD

Medikamentös nicht beherrschbare asystolische Herz-Kreislaufstillstände bedürfen einer raschen Therapie mittels Elektrostimulation. Um die Zeitspanne bis zur Plazierung der endokardialen Elektrode zu überbrücken, führten wir eine mechanische extrakorporale Stimulation mit einem im 4.ICR links parasternal aufgesetztem magnet. Stempel durch. Hierbei werden Druckwellen erzeugt, die im Herzen Elektrosystolen und, außer bei elektromechanischer Entkopplung, eine systolische mechanische Kontraktion auslösen. Wir setzten das Gerät bisher in 10 Fällen ein, in 6 Fällen gelang es, einen ausreichenden Minimalkreislauf aufzubauen, in weiteren 4 Fällen, bei denen elektromechanische Entkopplung vorlag, konnte kein ausreichender systolischer Druck aufgebaut werden, es fanden sich nur Elektrosystolen.

Der Einsatz der mechanischen extrakorporalen Herzstimulation durch Druckpulse im Rahmen von Reanimationsmaßnahmen scheint eine hilfreiche Maßnahme zur Überbrückung der Zeit bis zum Einsatz endokardialer Stimulation zu sein.

Das Projekt wird vom BMFT gefördert.

V 24.11
Notfallmedizin – Extempore der Medizin?

G. Baust

Klinik für Anaesthesiologie und Intensivtherapie, DDR-4020 Halle, Ernst-Grube-Str. 40, DDR

Die Notfallmedizin ist keine eigenständige Fachdisziplin innerhalb der Medizin, sondern ein obligatorischer Bestandteil aller medizinischen Fachdisziplinen. Es soll unter Bezugnahme auf das internationale Schrifttum und eine langjährige eigene Erfahrung der Versuch unternommen werden, die Ursachen des nachlassenden Engagements der Vertreter der einzelnen Fachdisziplinen für die Notfallmedizin darzustellen und zu analysieren. Der anhaltende Trend einer Spezialisierung des Arztes in den verschiedenen Fachgebieten ist eine der Hauptursachen dieser nicht ungefährlichen Entwicklung. Sie führt zu einer Konzentration des diagnostischen und therapeutischen Handlungsspielraumes des Spezialisten auf ein Organsystem und mindert die Fähigkeit, eine qualifizierte erste ärztliche Hilfe unter den besonderen Bedingungen der Notfallmedizin, insbesondere außerhalb medizinischer Einrichtungen, zu leisten. Die zunehmende Abhängigkeit der hochspezialisierten Medizin von komplizierter diagnostischer und therapeutischer apparativer Technik läßt das ständige Training von einfachen traditionellen diagnostischen und therapeutischen Verfahren in Vergessenheit geraten und mindert das in der ersten Phase der Notfallmedizin so wichtige Improvisationsvermögen des Arztes, mit wenig Mitteln eine maximale situations- und zeitgerechte lebensrettende Hilfe zu erteilen. So wird die qualifizierte Notfallmedizin am Ort des Ereignisses immer mehr zu einem Privileg von wenigen besonnenen Ärzten und die nachgeordneten klinischen Einrichtungen werden häufiger, trotz ihrer kaum noch zu überbietenden Perfektion, zu imaginären, da unerreichbaren Rettungszentren. Wie der zunehmende Trend, die Notfallmedizin in einen "Status extempore" abgleiten zu lassen, überwunden werden kann und welche Möglichkeiten künftig zusätzlich genutzt werden können, um eine dem wissenschaftlich-technischen Fortschritt adäquate Notfallmedizin für den Übergang in das kommende Jahrtausend zu organisieren, wird dargelegt und soll zu einem wissenschaftlichen Meinungsstreit anregen. Als wichtige Thesen dieser Überlegung stehen die Forderungen: 1.) Die Notfallmedizin muß ein elementarer Bestandteil des fachlichen Wissens eines jeden Arztes bleiben und darf nicht an andere Fachrichtungen delegiert werden. 2.) Die Notfallmedizin kann nicht allein von der Medizin organisiert und getragen werden. Sie wird immer mehr zu einer wissenschaftlichen Aufgabe und ist auf die Kooperation und technische Hilfe ausgewiesener Institutionen angewiesen. Dies fordert eine Abkehr von bisher bewährten traditionellen Organisationsformen und -methoden, um den neuen Anforderungen unter den Bedingungen des wissenschaftlich-technischen Fortschritts zu genügen.

Literatur:

1. Baust, G. (1980) The decisive phase of the emergency medicine, Abstracts 7th World Congress of Anaesthesiologists Hamburg, Nr.533, 129

2. Lanz, R., Rossetti, M. (1980) Katastrophenmedizin, Ferdinand Enke, Stuttgart

3. Sefrin, P. (1977) Notfalltherapie im Rettungsdienst, Urban & Schwarzenberg, München-Wien-Baltimore

V 24.12
Kardiale und cerebrale Protektion durch Calciumantagonisten in der Reanimation nach Kreislaufstillstand. Vergleichende tierexperimentelle Untersuchungen

G. H. Meuret, K. L. Scholler

Institut der Anaesthesiologie der Universität Freiburg, BRD

Zielsetzung: Die intracelluläre Calcium-Überladung gilt als gut anerkanntes pathophysiologisches Prinzip bei der Entstehung von Myokardnekrosen und Spasmen der Gefäßmuskulatur (FLECKENSTEIN)(1). Andererseits sind die cardio-protektiven Wirkungen von Calcium-Antagonisten bei Hypoxie und Ischaemie sowie in der Reperfusionsphase nach cardio-pulmonalem Bypass gut dokumentiert. Übersicht: FLECKENSTEIN (1)

Arbeitshypothese: Reanimation nach Kreislaufstillstand stellt "Reperfusionsphase" dar, sodaß von Calcium-Antagonisten günstige Wirkungen auf die vitalen Organe Herz und Gehirn erwartet werden können.

Methode: In Piritramid-Lachgas-Narkose wurden folgende Parameter gemessen: 1. Linksventrikulärer enddiastolischer Druck (Hohlkatheter) 2. Linksventrikulärer Druck (Mikro-Tipkatheter) 3. Aortenwurzeldruck (Mikro-Tipkatheter) 4. Zentralvenöser Druck (Hohlkatheter) 5. Druck in der A. pulmonalis (SWAN-GANZ-Katheter); 6. folgende Flows (elektromagnetische Flußmessköpfe) a. A. carotis, b. A. renalis, c. A. coronaria sinistra, d. A. femoralis.

7. Blutentnahmen aus der Aorta sowie Sinus coronarius (GOODALE-LUBIN-Katheter) und confluens sinuum. Durch Abklemmen des intratrachealen Tubus asphyktischer Herzstillstand von 5 Minuten Dauer. Reanimationsmaßnahmen: 1. Kopftieflage (30°), 2. Beatmung (FiO_2 : 0,33), 3. interne Herzmassage, 4. bei Flimmern interne Defibrillation (40 WS)

randomisierte Gruppeneinteilung:

A: Adrenalin: ca. 50 μg/kg (n = 11), Diltiazem: 150 μg/kg Bolus, in Erholungsphase 25-50 μg/kg KG als Infusion

Ca: Calciumchlorid: 20 mg/kg (n = 10) *Vergleichsgruppe

Beobachtungszeit 2-4 h, danach Elektronenmikroskopie.
In einer weiteren Gruppe (n = 10) wurde die myokardiale Aufnahme von 47 Calcium gemessen.

Ergebnisse:

1. Die Reanimation war mit Adrenalin und Adrenalin + Diltiazem immer erfolgreich, dagegen nur in 7/10 Fällen mit Adrenalin + Ca++.

2. Die O_2 - determinierenden haemodynamischen Parameter verhielten sich in der Erholungsphase zwischen der Calcium-Gruppe und Diltiazem-Gruppe spiegelbildlich. Herzfrequenz, Totaler peripherer Widerstand und dp/dt max (maximal erreichte Werte) waren nach Diltiazem signifikant vermindert.

3. Dagegen war das Herzminutenvolumen und die Durchblutung der A. renalis und A. femoralis nach Diltiazem gegenüber Calcium signifikant erhöht.

4. Die myokardiale O_2- Bilanz wurde durch Diltiazem verbessert (signifikante Erhöhung des coronaren Flußes, signifikante Erhöhung des PvO_2 im sinus coronarius, Abnahme des prozentualen O_2- Verbrauchs).

5. Die myokardiale Aufnahme von 47 Calcium war nach Diltiazem deutlich vermindert.

6. Während der Druck im Confluens sinuum und der cerebrale Perfusionsdruck vergleichbar war zwischen den Gruppen, nahm die Durchblutung der A. carotis communis zu. Die O_2- Aufnahme des Gehirns war in der Diltiazem-Gruppe gesteigert.

Diskussion und Schlußfolgerungen:

1. Die Studie belegt die Arbeitshypothese, daß der Calcium-Antagonist Diltiazem in der Reperfusionsphase nach Herzkreislaufstillstand cardioprotektiv wirkt.

2. Mit methodischem Vorbehalt kann die Erhöhung der Durchblutung der A. carotis communis als Hinweis für eine Verbesserung der Hirndurchblutung angesehen werden. Mit genauerer Methode hat kürzlich WHITE (1982) eine Verbesserung der cerebralen Durchblutung nach Kreislauf-Unterbrechung mit Flunarizine (Calcium-Antagonist) nachgewiesen.

Die Applikation von Calcium in der Reanimation nach Kreislaufstillstand ist wegen der möglichen deletären Auswirkungen abzulehnen. Dagegen kann Calcium-Antagonismus als vielversprechendes neues Prinzip in der Reanimation gelten. Die klinischen Anwendungsmöglichkeiten sind noch zu untersuchen.

1. FLECKENSTEIN A, ROSKAMM H, (1980) Calcium-Antagonismus Springer Verlag, Berlin, Heidelberg, New York S. 1

2. WHITE C, GADZINSKI, S (1982) Effect of Flunarizine on Canine Cerebral Cortical Blood Flow and Vascular Resistance Post Cardiac Arrest; Annals of Emergency Medicine 11, 119

Serotonin-Antagonisten/Varia

V 25.1
Der Einfluß von Droperidol, Hydergin® und Ketanserin auf den postoperativen Hypertonus

C. Anger, H. van Aken, D. Hoch, K. Pethig, P. Lawin

Klinik für Anaesthesiologie und operative Intensivmedizin der Westfälischen Wilhelms-Universität Münster, BRD

Der postoperative Hypertonus nach herzchirurgischen Eingriffen ist ein viel beschriebenes Phänomen. Auch nach allgemeinchirurgischen Eingriffen in Allgemeinanaesthesie kann es über eine Aktivierung des autonomen Nervensystems mit nachfolgender Freisetzung vasoaktiver Substanzen in die Blutbahn zu hypertensiven Kreislaufreaktionen kommen. Neuere Untersuchungen haben erbracht, dass Serotonin (5-Hydroxytryptamin) neben seiner eigenen vasokonstringierenden Wirkung diejenige von Adrenalin, Noradrenalin und Angiotensin II potenziert (1). Postoperativ erhöhte Plasmaspiegel von Serotonin, z. B. aus untergehenden Thrombozyten freigesetzt, scheinen als zugrundeliegender pathophysiologischer Mechanismus denkbar.

Ketanserin (Piperidinyl - Quinazolin), ein neuer 5-Hydroxytryptamin (5-HT)-Antagonist, der an 5-HT$_2$ Rezeptoren wirksam wird ist frei von agonistischen Eigenschaften (2). Bisherige tierexperimentelle und klinische Studien ergaben einen blutdrucksenkenden Effekt dieser Substanz vor allem bei bestehendem Hypertonus (3). Die folgende Studie hatte zum Ziel, die oben angestellten Ueberlegungen mit Hilfe eines spezifischen Antagonisten indirekt zu überprüfen.

Bei insgesamt vierzig Patienten, die in der ersten Stunde postoperativ bei ausreichender Analgesierung einen Hypertonus entwickelten, d.h. deren Blutdruck 20% über den präoperativ gemessenen Wert anstieg, bzw. 160/90 mm Hg überstieg und die präoperativ ihr Einverständnis gegeben hatten, wurde randomisiert blind entweder 5 mg Droperidol, 0.9 mg Hydergin, 10 mg Ketanserin oder 3 ml einer Placebolösung im Bolus intravenös injiziert.
Über einen liegenden arteria-radialis Katheter erfolgte die kontinuierliche Registrierung des Blutdruckes. Periphere und zentrale Körpertemperatur wurden fortlaufend gemessen. Aenderungen von d T wurden im Sinne einer Zu- oder Abnahme der peripheren Durchblutung interpretiert. Die Dosis wurde repetiert, wenn der Blutdruck nicht zufriedenstellend gesenkt war.

Sowohl mit Ketanserin als auch mit Droperidol liessen sich der systolische unde diastolische Blutdruck signifikant senken (p < 0.001 bzw. p < 0.01). Der blutdrucksenkende Effekt von Ketanserin war stärker und hielt länger an. In den mit Hydergin und Placebo behandelten Patienten-Gruppen kam es zu keiner signifikanten Blutdruckänderung. Herzfrequenz und d T veränderten sich in keiner Gruppe signifikant.

In Übereinstimmung mit bisherigen Untersuchungen konnte ein blutdrucksenkender Effekt von Ketanserin nach i.v. Gabe beobachtet werden (3). Die relativ kurze Wirkdauer von Droperidol auf die Gefässe im Sinne einer Weitstellung ist bekannt.
Die von mehreren Autoren beschriebene Abnahme der peripheren Vasokonstriktion mit gleichzeitig ansteigender Hauttemperatur nach Ketanserin (4), kann nicht bestätigt werden.
Weitere Untersuchungen sind erforderlich die Rolle des Plasmaserotoninspiegels bei der Entstehung hypertensiver Kreislaufreaktionen abzuklären.
Ketanserin scheint zur Therapie des postoperativen Hypertonus geeignet.

Literatur

1. Symoens, J. (1982) Are the therapeutic effects of Ketanserin compatible with a serotonergic mechanism: In 5-Hydroxytryptamin in Peripheral Reactions. Ed. F. De Clerck & P.M. Vanhoutte. Raven Press, New York.

2. Leysen, J.E., Awouters, F., Kennis, L., Laduron, P.M., Vandenberk, J. and Janssen, P.A.J. (1981) Receptor binding profile of R 41468, a novel antagonist at 5-HT$_2$ receptors. Life Sciences 28:1015.

3. De Crée, J., Leempoels, J., De Cock, W., Geukens, H. and Verhaegen, H. (1981) The antihypertensive effects of a pure and selective serotonin-receptor blocking agent (R 41468) in elderly patients. Angiology 32:137

4. Kalenda, Z., Bonneux, R., De Hovre, M., Sierens, M., Vaes, L., and Valenteyn, D. (1980) Intravenous treatment of postoperative peripheral vasoconstriction with R 41468. An open multi-center study. Janssen Research Report No. 22609.

V 25.2
Die Wirkung von Ketanserin auf den Postaggressionsstoffwechsel im experimentellen Endotoxinschock

U. Börner, G. Arning, G. Richardt

Abteilung für Anaesthesiologie und operative Intensivmedizin am Klinikum der Justus-Liebig-Universität, Klinikstraße 29, D-6300 Gießen, BRD

Der Endotoxinschock als Modell eines Schocks mit peripherer Vasokonstriktion wird weltweit untersucht. Die mögliche therapeutische Beeinflussung des Endotoxinschocks durch apparative und medikamentöse Therapie läßt sich sowohl anhand von hämodynamischen Untersuchungen wie auch insbesondere durch Stoffwechseluntersuchungen ermitteln.

In der vorliegenden Untersuchung sollte die Wirkung von Ketanserin, einem noch nicht käuflichen wirksamen Serotoninantagonisten, im Endotoxinschock überprüft werden. Die Rolle von Serotonin und Histamin als Schockmediatoren ist häufig unterstrichen worden, wenn auch im Moment dem Thromboxan die bedeutendere Rolle zugeschrieben wird. Nachdem Stanley am Hund zeigen konnte, daß Ketanserin auf die hämodynamischen Veränderungen im Endotoxinschock einen positiven Einfluß hat (1), haben wir am Modell des Endotoxinschocks beim Kaninchen speziell den Einfluß des Medikamentes auf die Veränderungen im Kohlenhydratstoffwechsel untersucht.

Ca. 2,5 kg schwere Kaninchen wurden in Gruppen á 10 Tieren untersucht. Allen Tieren war am Tag vor der Untersuchung in Pentobarbitalnarkose ein zentraler Venenkatheter implantiert worden. Ein Endotoxinschock wurde herbeigeführt durch Gabe von 50 μg/kg KG Endotoxin aus E. coli (ETU 116, Prof. Urbaschek, Mannheim). Zur Volumensubstitution erhielten alle Tiere in den ersten sechs Stunden des Versuchs 6 ml/h, danach bis zur 24. Stunde 1,2 ml/h Ringer-Malat-Lösung. Es wurden zwei Gruppen von Tieren untersucht, die entweder Endotoxin ohne Ketanserin, oder Ketanserin ohne Endotoxin erhielten; vier weitere Gruppen erhielten Endotoxin plus Ketanserin in unterschiedlicher Dosierung. Bestimmt wurden u.a. die Werte für Glucose, Lactat, freies Glycerin, Säuren-Basen-Haushalt und Corticosteron sowohl vor Versuchsbeginn, als auch 2, 6 und 24 Stunden nach Versuchsbeginn.

Ergebnisse.
- Die Infusion von Ketanserin beim Normaltier ruft keine wesentliche Veränderung biochemischer Parameter hervor.
- Die Werte für freies Glycerin (Lipolyseparameter) liegen im Endotoxinschock bei mit Ketanserin behandelten Tieren niedriger.
- Der Lactatanstieg im Schock fällt bei mit Ketanserin behandelten Tieren um ca. 50 % niedriger aus (2,7 mmol/l gegenüber 5,0 mmol/l).
- Von der 6. bis 24. Stunde liegen die Glucosespiegel unter Ketanserin ca. 50 - 100 mg/100 ml niedriger.
- Von mit Ketanserin im Endotoxinschock behandelten Tieren sterben nach zwei Stunden 20 %, danach bleiben alle verbleibenden Tiere am Leben, während unbehandelte Tiere kontinuierlich sterben und nach 24 Stunden lediglich noch 50 % leben.

Diskussion.
Unsere Ergebnisse lassen erwarten, daß Ketanserin, ein potenter Serotoninantagonist, zumindest bei septischen Schockgeschehen vorteilhaft eingesetzt werden kann. Weitere Untersuchungen müssen klären, ob die gefundenen positiven Beeinflussungen des Intermediärstoffwechsels auch beim Menschen nachgewiesen werden können und ob gegebenenfalls die Mortalität beim septischen Schock gesenkt werden kann.

Literatur.
1. Stanly TH (1982) The Cardiovascular and Pulmonary Effects of Serotonin Antagonism Before And During Endotoxin Shock. Int. Anesth. Res. Soc. Meeting, San Francisco, 14.-18. März

V 25.3
Ketanserin in der antihypertensiven Therapie mit Natriumnitroprussid (NNP) in der Aneurysmachirurgie

V. Lüben, S. Rehmsberger

Abteilung für Anaesthesiologie und operative Intensivmedizin am Klinikum der Justus Liebig-Universität Gießen, Klinikstraße 29, D-6300 Gießen, BRD

In der Aneurysmachirurgie stellen Vasospasmen, die z.B. durch lokale, mechanische und/oder thrombotische Mechanismen ausgelöst werden können, ein zusätzliches intraoperatives Risiko dar. Bei Vasokonstriktion und Plättchenaggregation nach Aneurysmablutung ist Serotonin der auslösende Faktor. Eine Therapie mit Ketanserin, einem selektiven Serotonin-Antagonisten, kann Vasokonstriktion und Plättchenaggregation während der Operationsphase vermindern (1,2,3).

Methodik und Ergebnisse:
In einer klinischen Studie an 22 neurochirurgischen Patienten (Gruppe 1; Gruppe 2= Kontrollgruppe) mit cerebrovaskulären Erkrankungen wurden die hämodynamischen Wirkungen nach Gabe von 10 mg Ketanserin während einer modifizierten Neuroleptanalgesie in Gruppe 1 (n=11) bei normotonen Patienten über 3o Minuten geprüft. Der arterielle Mitteldruck wurde um 8,4 % reduziert; der rechtsatriale Druck und pulmonale Verschlußdruck nahmen um 18,7 % ab, der Gesamtkreislaufwiderstand nicht signifikant um 8,2 %. Herzfrequenz, Herzindex, Schlagindex und pulmonaler Kreislaufwiderstand blieben konstant. Nach 30 Minuten wurde der arterielle Mitteldruck mit Natriumnitroprussid um ca. 50 % des Ausgangsdrucks gesenkt und die hämodynamischen Veränderungen mit einer Kontrollgruppe (n=11), die nur Natriumnitroprussid erhalten hatte, verglichen. Der arterielle Mitteldruck ließ sich um 50 % des Ausgangsdruckes senken und zeigte bis 30 Minuten nach der kontrollierten Hypotension keinen Anstieg über das Ausgangsniveau hinaus. Es war somit kein Rebound-Effekt wie in der Kontrollgruppe zu verzeichnen. Die Herzfrequenz erhöhte sich um 25 % in der Gruppe 1, um 46 % in der Gruppe 2. Dementsprechend war das rate pressure product um 25 % (Gruppe 2, 17 %), der Triple Index um 59 % (Gruppe 2, 25 %) erniedrigt und zeigte so einen besseren myocardialen Sauerstoffverbrauch und eine Ökonomisierung der Herz-

leistung. Der Herzindex war statistisch in beiden Gruppen unverändert, der Schlagindex um 33 % in Gruppe 1, in der Kontrollgruppe nicht signifikant (-18 %). Totaler peripherer Kreislaufwiderstand, Gesamtlungenstrombahnwiderstand zeigten in beiden Gruppen gleiches Verhalten. Der Natriumnitroprussidbedarf war in Gruppe 1 mit 4,7 mcg/kg KG pro Minute deutlich niedriger als in der Kontrollgruppe mit 8,8 mcg/kg KG pro Minute.

Schlußfolgerung:
Die hämodynamischen Reaktionen weisen insgesamt nach Gabe von 10 mg Ketanserin in Kombination mit NNP das gleiche hämodynamische Profil wie ein Beta-Rezeptorenblocker auf. Das Wirkungsprofil von NNP wird verbessert, der arterielle Rebound nach der kontrollierten Hypotension vermindert, die NNP-Dosis gesenkt.
Ketanserin kann somit auf Grund seiner pharmakologischen Charakteristika als Serotonin-Antagonist bei Aneurysma-Patienten mit Vasospasmen als Alternative eingesetzt werden (2).

Literatur:
1 de Cree J, Leempoels J, De Cock W, Geukens H, Verhaegen H (1981) The antihypertensive effects of a pure and selective Serotonin-Receptor Blocking Agent (R 41 468) in Elderly Patients. Angiology 32:137
2 Kalenda Z (1980) R 41 468 in cerebral anoxia. Clinical Research Report on R 41 468:12
3 Kalenda Z, Bonneux R, De Hovre M, Sierens M, Vaes L, Valenteyn D (1980) Intravenous treatment of postoperative peripheral vasoconstriction with R 41 468. An open multicenter study. Clinical Research Report on R 41 468:31

V 25.4
Kardiovaskuläre Wirkungen von Ketanserin (5-HT$_2$-Rezeptor-Antagonist) bei der Behandlung der Hypertonie während aortokoronarer Venenbypass-Operationen (ACVB)

A. Barankay, P. Späth, J.A. Richter
Institut für Anaesthesiologie, Deutsches Herzzentrum München, Lothstr. 11, D-8000 München 2, BRD

Einleitung: Ketanserin, ein selektiver, spezifischer Serontonin-Antagonist, hat sich unter verschiedenen klinischen Bedingungen in der Behandlung der Hypertonie als wirksam gezeigt. Auch bei Patienten, die nach ACVB-Operationen eine Hypertonie entwickelten, erwies es sich in 90 % der Fälle wirksam (1). In der vorliegenden Arbeit wird über die Ergebnisse der Behandlung der Hypertonie, die Veränderung der Hämodynamik und des myokardialen O_2-Verbrauchs in der Phase vor der extrakorporalen Zirkulation (EKZ) berichtet.

Material und Methodik: Bei 10 Patienten mit koronarer Herzerkrankung und erheblich eingeschränkter Ventrikelfunktion (LVEDP unter Ruhebedingungen 15-42 mmHg), die sich einer ACVB-Operation unterziehen mußten, wurde die Anästhesie mit Midazolam 0,2 mg/kg KG und Fentanyl 5 mcg/kg KG eingeleitet. Zur Aufrechterhaltung der Narkose, nach Relaxation mit Pancuronium 0,1 mg/kg KG und Intubation, wurden Midazolam und Fentanyl als kontinuierliche Dauerinfusion in einer mittleren Dosierung von 316 mcg/min Midazolam und 32 mcg/min Fentanyl gegeben. Wurde trotz ausreichender Anästhesie vor Beginn der EKZ ein arterieller Hochdruck (MAP $\gtreqless$ 100 mmHg) beobachtet, so galt dies als Indikation zur Verabreichung von 10 mg Ketanserin i.v. Vor Applikation von Ketanserin und bis zur 15. Minute danach wurden die folgenden hämodynamischen Parameter gemessen bzw. berechnet: HR, SBP, DBP, MAP, PAP, PCWP, CVP, CO, CI, SVI, LVSWI, SVR, PVR, RPP und TI. Die statistische Auswertung der Ergebnisse erfolgte nach dem Student t-Test, die Signifikanz wurde mit $p < 0.05$ festgesetzt.

Ergebnisse: Nach Ketanseringabe wurde eine ausgeprägte Vasodilatation sowohl im großen als auch im kleinen Kreislauf beobachtet (Tabelle 1). MAP und SVR zeigten hochsignifikante ($p < 0,01$), PAP und PCWP signifikante ($p < 0,05$) Abnahmen. Unbedeutende Zunahmen sahen wir bei HR und CI. Die Abnahmen von RPP und TI lassen auf eine Senkung des myokardialen O_2-Verbrauchs als Folge einer Herabsetzung der Vor- und Nachbelastung schließen. Der Herzarbeitsindex nahm auch signifikant ab. Nach der 10. Minute kam es zu einer Stabilisierung des Blutdruckes und einer Normalisierung der gemessenen und berechneten hämodynamischen Parameter.

Tabelle 1

Parameter	Zeit (min)			
	0	5	10	15
HR (min^{-1})	68	69	71	73
MAP (mmHg)	105	85**	76**	75**
PAP (mmHg)	23	19	16*	17*
PCWP (mmHg)	17	12	11*	11*
CI (l/min/m^2)	2,5	2,9	2,8	2,8
LVSWI (g m/m^2)	46	42	35	33*
SVR (dyn·sec·cm^{-5})	1683	1124**	1201*	1094**
RPPx10^2 (mmHg·Schl./min)	101	85*	79**	78**
TIx10^3 (RPP·PCWP)	179	105**	94**	87**

Mittelwerte der kardiovaskulären Parameter vor (0) und nach Ketanseringabe (* $p<0,05$, ** $p<0,01$).

Diskussion: Bei allen 10 Patienten erwies sich Ketanserin in der Behandlung der Hypertonie vor Beginn der EKZ als wirksam. Bei der Mehrzahl der Patienten war eine zusätzliche Vasodilatator-Therapie bis zum Ende der Operation nicht notwendig. Unsere Ergebnisse lassen eine Beeinflussung der

Hämodynamik durch Ketanserin erkennen, wie sie in ähnlicher Weise bei Anwendung von alpha-sympathikolytisch wirksamen Substanzen beobachtet wird, die zur Hypertoniebehandlung verwendet werden (2).

Literatur:
1. van der Starre P J A (1982) Ketanserin in the treatment of postoperative hypertension following coronary artery bypass surgery: a double blind placebo controlled study. VI. Europ. Congr. Anesthesiol. London Abstracts p. 321
2. Göb E, Barankay A, Richter J (1982) Behandlung der Hypertonie mit Urapidil bei koronarchirurgischen Eingriffen. In: Urapidil-Symposium in Bad Kreuznach. Exc. Med. Amsterdam p. 125

V 25.5
Die peripher vaskulären Wirkungen von Ketanserin (5-HT$_2$-Rezeptor-Antagonist) und Urapidil während der extrakorporalen Zirkulation (EKZ)

P. Späth, E. Göb, W. Dietrich
Institut für Anaesthesiologie, Deutsches Herzzentrum München, Lothstr. 11, D-8000 München 2, BRD

Einleitung: In der Behandlung von hypertensiven Kreislaufreaktionen, wie sie auch während herzchirurgischer Operationen auftreten können, hat sich Ketanserin als wirksam erwiesen (1). In niedriger Dosierung blockiert Ketanserin spezifisch und selektiv die Wirkung von Serotonin auf Blutgefäße und antagonisiert die durch Serotonin verstärkte vasokonstringierende Eigenschaft von Katecholaminen. In höherer Dosierung wirkt Ketanserin auch als Alpha$_1$-Rezeptorenblocker.
Ziel dieser Untersuchung war es, in einer randomisierten Doppelblindstudie die arteriell und venös vasodilatierende Wirkung von Ketanserin zu messen und mit Urapidil, einem Alpha-Sympatholytikum, zu vergleichen.

Material und Methodik: Die Untersuchungen wurden an 30 Patienten durchgeführt. Bei je 10 Patienten wurde Ketanserin 10 mg, NaCl 0,9 % bzw. Urapidil 25 mg in den Oxygenator appliziert. Bei konstantem Fluß der Herz-Lungen-Maschine (Q_{ecc}) und konstanter Ösophagustemperatur (T_{oe}) wurden bei abgeklemmter Aorta Perfusionsdruck (MAP), zentralvenöser Druck (CVP) und Volumen im Oxygenator (V) gemessen. Berechnet wurden: Systemwiderstand (SVR) und Veränderungen des Oxygenatorvolumens (ΔV). Nach Registrierung eines Kontrollwertes wurde eines der obengenannten Medikamente verabreicht und Messungen in einminütigen Abständen bis zur 10. Minute durchgeführt. Die statistische Auswertung der Ergebnisse erfolgte mittels t-Test, modifiziert nach Bonferroni. Als Signifikanzschranke für den Vergleich der zu NaCl und Ketanserin gehörenden Mittelwertprofile wurde $p<0,05$ gewählt.

Ergebnisse: Für Ketanserin finden sich, verglichen mit NaCl, deutliche Abnahmen für MAP, SVR und V. Diese Veränderungen sind signifikant für MAP in der 1. bis 4. Minute, für SVR in der 1. und 2. Minute und für V in der 4. bis 10. Minute (Tab. 1). Der Vergleich zwischen Ketanserin und Urapidil über den zeitlichen Ablauf der Veränderungen zeigt bei allen gemessenen Größen ähnliche Abnahmen (Tab. 2).

Diskussion: Die Ergebnisse dieser randomisierten klinischen Studie zeigen, daß Ketanserin unter nicht hypertonen Bedingungen und bei einem Q_{ecc} von 2,4 l/min/m^2 eine ausgeprägte arterielle sowie eine mäßige venöse Vasodilatation bewirkt.

In den gewählten Dosierungen zeigen Ketanserin und Urapidil ähnlich ausgeprägte hämodynamische Veränderungen. Die Wirkung von Urapidil auf den MAP scheint etwas protrahierter zu sein. Die Untersuchungen lassen vermuten, daß Ketanserin auch in niedriger Dosierung eine mit Alpha$_1$-Rezeptorenblockern vergleichbare Wirkung aufweist.

Tabelle 1

		\multicolumn{4}{c}{Zeit (min)}			
		0	2.	4.	10.
MAP (mmHg)	N	74	74	75	70
	K	74	52*	57*	69
SVR (d·sec·cm^{-5})	N	1271	1250	1300	1211
	K	1371	890*	983	1215
ΔV (ml)	N	0	-10	-20	-35
	K	0	-110	-230*	-340*

Mittelwerte vor (0) und nach Medikamentengabe NaCl (N), Ketanserin (K); *$p<0,05$

Tabelle 2

		\multicolumn{3}{c}{Zeit (min)}		
		2.	4.	10.
MAP	K	-30	-23	-7
%	U	-28	-23	-15
SVR	K	-35	-28	-11
%	U	-29	-24	-17
ΔV	K	-6	-13	-19
%	U	-7	-13	-18

Hämodynamische Änderungen in der 2., 4. und 10. Minute nach Ketanserin (K) 10 mg bzw. Urapidil (U) 25 mg. Abweichungen vom Kontrollwert in %.

Literatur:
1. von der Starre P, Bach Kolling J, Harinck-de Weerd J, Scheijgrond H (1981) Ketanserin during and following cardiac surgery. Workshop Clinical Experience in the Netherlands with Ketanserin. Utrecht, September 30, p.27

V 25.6
Wirkung von Ketanserin auf die postoperativen Veränderungen der Nierenfunktion

L. Ponz, B. Montes-Jovellar, M. Lachen, A. Bartlett, R. Perez-Reiner, J. L. Arroyo

Departamento de Anestesiología, Clínica Universitaria de Navarra, Apdo. 192, Pamplona, Spanien

Wir haben den Ketanserinseffekt als 5-HT-Rezeptorenblocker auf die Nierenfunktion postoperativ untersucht. Diese Untersuchung wurde an 25 gesunden Patienten welche mit elektive Eingriffe im Rahmen der Allgemeinen - bzw. Orthopedische-chirurgie behandelt waren, durchgeführt worden. Das Alter befand sich zwischen 29 - 56 J. (Mittelwert 47 J.), Gewicht zwischen 53 - 85 kg (Mittelwert 66 kg).

Als Narkosenverfahren wählten wir eine bilanzierte Narkose mit Pentothal ($4 - 5$ $mg \cdot kg^{-1}$), Pancuroniumbromid (0.1 $mg \cdot kg^{-1}$), Fentanyl ($10 - 15$ $mg \cdot kg^{-1}$), Enfluran ($0.6 - 1\%$) und Beatmung mit Lachgas-Sauerstoff Mischung ($FiO_2 = 0.5$).

Es wurden basal und mehrmals intra- und postoperativ folgende Parameter bestimmt: Ionogram, Creatinin, Osmolalität, Cortisol (RIA), Aldosteron (RIA) und ADH (RIA).
Im Urin wurden basal (12 Stunden vor der Narkose) intraoperativ und postoperativ (während 4 Stunden) mehrmals Ionogram, Creatinin und Osmolalität wiederum bestimmt.
Alle Patienten bekamen 120 Min. nach der Operation $0.3 - 0.4$ $mg \cdot kg^{-1}$ Gesamtdosis per einer 3-Stündiger Infusion verabreicht.

Die Ergebnisse zeigten eine Zunahme ($p < 0.05 - 0.01$) der Minutendiurese, des Glomerulumfiltrats und der Natriumausscheidung sowie auch des $C_{osm}\%$, $C_{Na}\%$ und $T_CH_2O\%$, während der Ketanserinsinfusion.

Andererseits konnten wir eine Erhöhung der Plasmawerten von ADH (3.9 ± 2.3 $pg \cdot ml^{-1}$) und Aldosteron (147 ± 43 $pg \cdot ml^{-1}$) feststellen.

Unsere Daten lassen uns an eine adrenolytische Wirkung des Ketanserins durch Antiserotonin-Effekt und/oder vermehrte PGI_2 Ausschüttung denken.

V 25.7
Ketanserin — Erfahrungen bei akuter Linksherzbelastung während gefäßchirurgischer Eingriffe unter Occlusion der Aorta abdominalis

R. Serafin, C. Müller, W. Heinen

Institut für Anaesthesiologie und operative Intensivmedizin am Evangelischen Krankenhaus, D-4330 Mülheim a.d. Ruhr, BRD

Problemstellung: Bei rekonstruktiven Eingriffen an der Aorta Abdominalis und ihren Abgängen kommt es durch ein multifaktorielles Geschehen akut zu gravierenden haemodynamischen Veränderungen. Ziel der vorliegenden Studie ist es, die Auswirkungen des Serotonin-Antagonisten Ketanserin in seiner Eigenschaft als Vasodilatator auf die einzelnen Parameter des haemodynamischen Status bei solchen Eingriffen zu prüfen. Insbesondere interessiert die Fragestellung, ob sich durch die Verabreichung von Ketanserin die mit der Aortenocclusion einhergehende Linksherzbelastung vermeiden läßt und ob es möglich ist, während der Occlusionphase eine ausreichende Volumensubstitution zur Vermeidung des Declamping-Syndroms durchzuführen, ohne daß es dabei zu einer unerwünschten Steigerung der Vorlast kommt.

Material und Methode: 20 Patienten, denen wegen aneurysmatischer oder stenosierender Gefäßveränderungen im aortoiliacalen Abschnitt transperitoneal eine Aorten-Bifurkationsprothese implantiert wurde, erhielten bei gesteigerter Nachlast, bzw hypertensiven Krisen während der Occlusionsphase zur Therapie Ketanserin. Die Dosierung betrug initial 10 mg, bei Bedarf wurden bis zu einem Maximum von insgesamt 25 mg Repetitionsdosen in Höhe von je 5 mg verabreicht. Gemessen wurden bei allen Patienten über eine Radialiskanüle der systemische Blutdruck, sowie über einen Pulmonalarterienkather nach Swan-Ganz der zentrale Venendruck, der Pulmonalarteriendruck und der Pulmonalkapillarverschlußdruck, sowie das Herzzeitvolumen nach der Thermodilutionsmethode. Aus den Meßwerten wurden die Widerstände im großen und kleinen Kreislauf, das Schlagvolumen, die linksventrikuläre Schlagarbeit und der koronare Perfusionsdruck errechnet. Gleichzeitig wurde bei allen Patienten ein EKG-Monitoring in Position V_5 durchgeführt. Alle Patienten wurden nach einem standardisierten Verfahren anaesthesiert (thorakale Periduralanaesthesie mit Carbostesin 0,5% in Kombination mit einer Valium-Fentanyl-Anaesthesie und kontrollierter Beatmung mit einem Lachgas-Sauerstoffgemisch). Die Messungen erfolgten jeweils vor und nach Einleitung der Anaesthesie, vor und nach Occlusion der Aorta Abdominalis, sowie der Freigabe der Blutstrombahn über die Prothesenschenkel. Zusätzlich zu den genannten Meßpunkten wurde im Abstand von 30 Minuten ein komplettes haemodynamisches Profil während der gesamten Anaesthesiedauer erstellt.

Zur vergleichenden Bewertung der Substanz Ketanserin liegen Erfahrungen an mehr als 200 Patienten vor, denen bei gleicher Indikation Natrium-Nitroprussid oder Nitroglyzerin verabreicht wurde.

Resultate: Nach Verabreichung von Ketanserin kommt es zu einem signifikanten Abfall des systemischen und auch des pulmonalen Gefäßwiderstandes. Das Ausmaß der Widerstandsabnahme ist dabei abhängig vom Ausgangswert und umso ausgeprägter, je höher der Ausgangswert über der Norm liegt. Bedingt durch den Widerstandsverlust kommt es ebenfalls zu einer signifikanten Abnahme des systemischen Blutdrucks und des Pulmonalarteriendrucks, sowie der linksventrikulären Schlagarbeit. Der zentrale Venendruck und der Pulmonalkapillarverschlußdruck, sowie die Herzfrequenz zeigen keine signifikante Veränderung. Bedingt durch die gesenkte Nachlast bei unveränderten Füllungsdrucken kommt es zu einer signifikanten Steigerung des Herzzeitvolumens und des Schlagvolumens. Bedingt durch die Abnahme des diastolischen Blutdruckes bei gleichbleibendem Pulmonalkapillarverschlußdruck kommt es zu einer Abnahme des koronaren Perfusionsdruckes, jedoch nicht unter den Bereich der Norm. Die Verabreichung von Ketanserin während der Occlusionsphase ermöglicht darüber hinaus eine ausreichende Volumenzufuhr zur Vermeidung eines Declamping-Syndroms, ohne daß es dabei zu einer unerwünschten Steigerung der Vorlast und einer damit verbundenen Beeinträchtigung der koronaren Perfusion kommt.

Schlußfolgerung: Nach unseren bisherigen Erfahrungen ist Ketanserin geeignet, die akut gesteigerte Nachlast während der Occlusionsphase zu senken. Im Vergleich zu anderen Vasodilatatoren - wie Natrium-Nitroprussid oder Ntroglyzerin - kommt es bei der Anwendung von Ketanserin zu einer Normalisierung gesteigerter Drucke im großen und kleinen Kreislauf über die Senkung der entsprechenden Widerstände. Eine Hypotension kritischen Ausmaßes, wie sie bei Nitroglyzerin- oder Natriumprussid-Anwendung beobachtet werden kann, trat bei keinem der von uns mit Ketanserin behandelten Patienten auf.

Literatur beim Verfasser.

V 25.8
Digitoxin-Serumkonzentrationen im Steady-State bei Patienten mit Choledochusdrainagen
C. Maier, C. Sellschopp, H.-U. Breuer
Abteilung Anaesthesiologie und Abteilung Allgemeine Chirurgie der Christian-Albrechts-Universität Kiel, BRD

Die Existenz eines enterohepatischen Kreislaufs für Digitoxin ist unbestritten (1). Für die klinische Praxis existieren jedoch keine Empfehlungen für eine korrekte Dosierung von Digitoxin bei Patienten mit einer Gallenfistel, da bislang Untersuchungen über die Auswirkung der Choledochusdrainage auf die Digitoxin-Serumspiegel im steady-state nicht vorliegen. Diese Fragestellung ist jedoch bei chirurgischen Patienten von klinischer Relevanz, da viele cardial vorgeschädigte Patienten vor größeren Eingriffen digitalisiert werden müssen. Wir bevorzugen aufgrund der geringeren Komplikationsrate bei chirurgischen Risikopatienten Digitoxin (2). Wir stellten uns jedoch die Frage, ob bei Patienten, bei denen entweder postoperativ eine Choledochusdrainage (T-Drainage) oder präoperativ eine perkutane transhepatische Choledochusdrainage (PTCD) angelegt wird unter einer Digitoxintherapie mit einer Unterdigitalisierung und daher mit einem erhöhtem Risiko für eine postoperative Herzinsuffizienz zu rechnen ist?

Bei 17 Patientinnen wurde nach einer Cholezystektomie der postoperative Verlauf der Digitoxin-Serumspiegel untersucht. Bei 9 dieser Patientinnen wurde postoperativ der Choledochus für 8 - 10 Tage drainiert, die übrigen 8 Patientinnen ohne Gallengangsdrainage dienten als Kontrollgruppe. Alle Patientinnen erhielten eine tägliche Erhaltungsdosis von 0,1 mg Digitoxin per os. Am Operationstag waren die Digitoxin-Serumspiegel in beiden Gruppen nahezu identisch. Während die Digitoxin-Serumspiegel in der Kontrollgruppe postoperativ konstant bei einem Wert von ca. 20 ng/ml lagen, fielen sie bei den Patientinnen mit T-Drainage ab dem 3. postoperativen Tag signifikant auf Werte von 12 - 14 ng/ml ab. Bei 2 Patientinnen wurden subtherapeutische Werte unter 9 ng/ml gemessen. Zusätzlich wurde der Verlauf der Digitoxin-Serumspiegel bei 5 Patienten gemessen, bei denen eine PTCD angelegt worden war. Hier fanden sich einheitlich subtherapeutische Spiegel von 9 - 10 ng/ml.

Unsere Ergebnisse bestätigen die Befunde von STORSTEIN et al. (3) die im Gegensatz zu anderen Autoren eine 50 %ige Verkürzung der Halbwertzeit bei Patienten mit T-Drainage nach Einmalapplikation von Digitoxin gemessen hatten. Diese Befunde belegen die Bedeutung des enterohepatischen Kreislaufs für die Eliminationskinetik von Digitoxin beim Menschen da wir bei partieller Ableitung der Galle (T-Drainage) eine 30 %ige Erniedrigung und bei nahezu totaler Ableitung der Gallenflüssigkeit (PTCD-Patienten) eine etwa 60 %ige Erniedrigung der Digitoxin-Serumspiegel im steady-state fanden. Für die klinische Praxis können folgende Schlußfolgerung gezogen werden:

1. Bei Patienten, die unter einer Digitoxintherapie stehen, muß postoperativ nach einer T-Drainage der Serumspiegel i n d i v i d u e l l bewacht werden, da eine Unterdigitalisierung möglich ist. Eine grundsätzliche Erhöhung der Erhaltungsdosis ist nicht zu empfehlen.

2. Bei Patienten mit einer PTCD ist bei üblicher Erhaltungsdosis von Digitoxin eine Unterdigitalisierung zu befürchten. Daher ist bei diesen Patienten präoperativ eine Erhöhung der Erhaltungsdosis empfehlenswert wobei allerdings engmaschige Serumspiegelkontrollen zur Vermeidung einer Intoxikation unerläßlich sind.

Literatur:
1. Grosse-Brockhoff, F., Hausamen-T.U. (1975):
   200 Jahre Herztherapie mit Digitalis.
   Deutsche Medizinische Wochenschrift 100:1980
2. Maier, C., Colenda, K.D. (1983):
   Digitalistherapie bei Intensivpatienten mit
   hepatorenaler Insuffizienz. In:
   Gillmann, H., Storstein L.(Hrsg.): Digitalistherapie heute (1983), S. 153, Verlag für
   angewandte Wissenschaften, München
3. Storstein, L., Amlie, J. (1977):
   Studies on Digitalis. XII. Kinetic pattern of
   digitoxin metabolism in patients with biliary
   fistulas.
   Clin. Pharm. Therap. 21:659

V 25.9
Hämodynamik und myokardiale Energiebilanz unter Amrinone.
Eine tierexperimentelle Studie
S. Veit, J. B. Brückner, W. Heß, K. Vogt, R. Wagner
Institut für Anaesthesiologie, Klinikum Charlottenburg der Freien Universität Berlin, D-1000 Berlin

Für die Langzeittherapie der Herzinsuffizienz stehen allein die Digitalisglykoside als positiv inotrope Substanzen zur Verfügung. Wegen ihrer geringen therapeutischen Breite wäre ein oral wirksames inotropes Medikament mit einem weiteren therapeutischen Bereich ein Fortschritt in der Behandlung der Herzinsuffizienz.

Amrinone (5-Amino-3,4'-Bipyridin-6(1H)-one) ist ein positiv inotropes Pharmakon, das sich noch in experimenteller und klinischer Prüfung befindet. Amrinone, das sowohl oral als auch intravenös wirksam ist, soll neben der Kontraktilitätssteigerung die periphere Zirkulation günstig beeinflussen.

Anlaß für unsere Untersuchung war die Tatsache, daß bisher keine Arbeiten über die dosisabhängigen Wirkungen von Amrinone auf die Koronardurchblutung und den myokardialen Sauerstoffverbrauch vorliegen.

Material und Methode

Wir untersuchten die Wirkungen von 1,2 und 4 mg/kg Amrinone an 8 nicht thorakotomierten Bastardhunden (5 männliche, 3 weibliche Tiere; 29 - 42 kg) unter einer Piritramid-N_2O/O_2-Halothannarkose. Nach Kontrollmessungen wurde eine Bolusinjektion der jeweiligen Testdosis vorgenommen, anschließend wurden die hämodynamischen Veränderungen nach 3, 5, 10, 15 und 20 Minuten untersucht. Folgende Kreislaufparameter wurden dabei gemessen bzw. errechnet: die Herzfrequenz (HR), der Herzindex (CI), der Schlagvolumenindex (SVI), die Auswurffraktion (EF), der mittlere arterielle Druck (MAP), der periphere Strömungswiderstand (TPR), die maximale linksventrikuläre Druckanstiegsgeschwindigkeit (dp/dt_{max}), der linksventrikuläre enddiastolische Druck (LVEDP), der myokardiale Blutfluß (MBF), der myokardiale Sauerstoffverbrauch (MVO_2), die arteriokoronarvenöse Sauerstoffgehaltsdifferenz ($AVDO_{2corven}$) und der koronarvaskuläre Widerstand (CVR).

Ergebnisse und Diskussion

Die HR blieb unter 1 und 2 mg/kg Amrinone unverändert, unter 4 mg/kg stieg sie im Mittel um 20 Schläge/Minute an. Der CI (26 bis 36%), der SVI (6 bis 30%) und die EF (18 bis 26%) nahmen signifikant zu. Der MAP änderte sich nach 1 und 2 mg/kg nicht. 4 mg/kg führten zu einem Abfall um etwa 15%. Der TPR verringerte sich in allen Dosierungen um etwa 30%. Die dp/dt_{max} stieg dosisabhängig um 46,64 und 71% an. Der LVEDP sank um 17,25 bzw. 38 %. Der MBF nahm initial dosisabhängig um 23,68 und 145% zu, der CVR um 20,29 und 68% ab. Der MVO_2 blieb unter 1 mg/kg unverändert. Nach 2 mg/kg kam es nur bis zur 3. Minute zu einem signifikanten Anstieg um etwa 33%, unter 4 mg/kg war der MVO_2 während des gesamten Beobachtungszeitraumes erhöht. Die $AVDO_2$ des Herzens verringerte sich um 10,18 bzw. 28%. Nach ca. 45 Minuten war die Wirkung von Amrinone weitgehend abgeklungen und die hämodynamischen Parameter kehrten auf ihre Ausgangswerte zurück.

Amrinone ist ein stark positiv inotropes Medikament; es besitzt darüber hinaus vasodilatatorische Eigenschaften auf das arterielle und venöse Gefäßsystem. Die Zunahme der myokardialen Kontraktilität nach Amrinone führte in den Dosierungen von 1 und 2 mg/kg nur zu einem geringen Anstieg des myokardialen Sauerstoffverbrauches, da sich unter Amrinone die Vor- und Nachbelastung für den linken Ventrikel verringerte und ein signifikanter Anstieg der Herzfrequenz ausblieb.

Das derzeitige Behandlungskonzept für die schwere Herzinsuffizienz beinhaltet neben der positiv inotropen Therapie die zusätzliche Gabe von Vasodilatatoren zur Entlastung des Herzens. Nach unseren Beobachtungen erfüllt Amrinone diese beiden Anforderungen gleichzeitig.

	1 mg/kg	2 mg/kg	4 mg/kg
HR (n/min)	- 3	+ 7	+32
CI (ml/kg min)	+30	+23	+32
SVI (ml/kg)	+34	+16	+ 3
EF (%)	+29	+20	+15
MAP (mmHg)	- 1	- 6	-14
TPR ($\frac{mmHg}{ml/kg\ min}$)	-20	-22	-35
dp/dt_{max} (mmHg sec^{-1})	+48	+52	+56
LVEDP (mmHg)	-19	-30	-42
MBF (ml/min 100 g)	+21	+47	+97
MVO_2 (ml/min 100g)	+14	+25	+52
$AVDO_{2cor}$ (Vol%)	- 7	-12	-19
CVR ($\frac{mmHg}{ml/min\ 100g}$)	-18	-36	-51

Tabelle: Mittelwerte der prozentualen Änderungen der gemessenen bzw. errechneten hämodynamischen Parameter unter 1,2 und 4 mg/kg Amrinone nach 5 Minuten (%)

V 25.10
Pathophysiology of Adult Respiratory Distress Syndrome after Trauma and Sepsis

W. C. Shoemaker

Department of Surgery, LAC Harbor-UCLA Medical Center, UCLA School of Medicine, Torrance, California, USA

To evaluate clinical and physiological determinants of adult respiratory distress syndrome (ARDS), we monitored 281 consecutive patients with over 8000 sets of hemodynamic and O_2 transport variables sequentially throughout their period of critical illness; each set of measurements consisted of up to 34 physiologic variables. Of those who developed ARDS, 62 had sepsis and 127 were postoperative. The physiologic patterns of those postoperative patients were compared with those who did not develop ARDS after operation. Four identifiable physiologic alterations occurred in the 36 hours prior to diagnosis of ARDS; these were: (1) reduced blood volume, particularly red cell mass, (2) increased pulmonary arterial pressure and pulmonary vascular resistance, (3) diminution of the expected increase in myocardial performance associated with the stress of critical illness, (4) inadequate O_2 delivery and inadequate O_2 extraction needed to maintain oxygen consumption at the increased levels demanded by the increased metabolic requirements of the critically ill patients. These physiologic alterations were greater in the postoperative ARDS patients than in the postoperative patients who did not develop ARDS, and they were quantitatively greater in the ARDS patients who died than in those who survived. In a prospective controlled clinical trial, the use of a protocol designed to optimize physiologic variables resulted in significantly reduced mortality and morbidity.

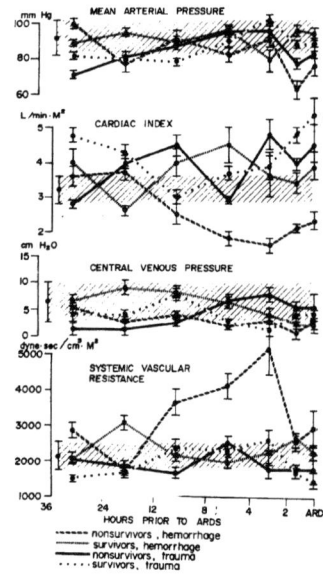

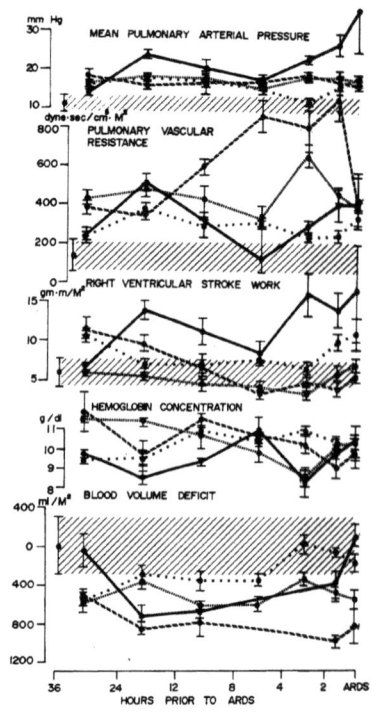

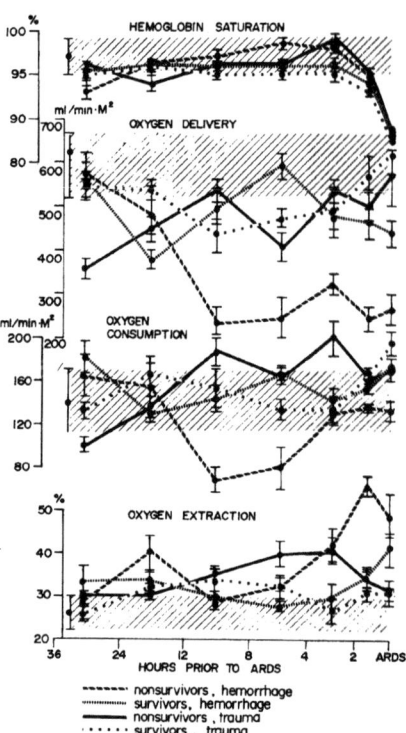

V 25.11
Crystalloid and Colloid Therapy in Adult Respiratory Distress Syndrome Patients

W. C. Shoemaker

Department of Surgery, LAC Harbor-UCLA Medical Center, UCLA School of Medicine, Torrance, California, USA

In order to evaluate the relative effectiveness of various commonly used fluids including blood, colloids and crystalloids, we measured cardiorespiratory variables before, during and after 400 therapeutic interventions in a wide variety of critically ill patients including 157 patients with adult respiratory distress syndrome (ARDS), and 54 patients who did not develop ARDS. The responses of ARDS patients were further stratified according to the time of their ARDS; i.e. during the period of their ARDS and either before they developed ARDS, or after they recovered and mechanical ventilation was discontinued.

In essence, 500 ml of whole blood, packed red cells, colloids (5% plasma protein fraction, 6% hydroxyethyl starch 450, and dextran-40), and 100 ml of 25% albumin produced significant improvement in hemodynamics and O_2 transport, while 1000 ml of crystalloids produced small but significant changes in arterial pressure and small statistically insignificant changes in flow, O_2 delivery, and O_2 consumption. There were essentially no significant differences in cardiorespiratory responses to the various agents in: (a) periods during ARDS, (b) not during ARDS, and (c) in non-ARDS patients. In the late or terminal stage, such as the last 24 hours of life, neither colloids nor crystalloids improved hemodynamic and O_2 transport variables; in these circumstances colloids and other fluid therapy may increase pulmonary shunting and worsen lung function. We conclude that an operational or empirical trial of therapy using cardiorespiratory measurements as criteria of efficacy is an appropriate approach in early ARDS due to trauma or sepsis.

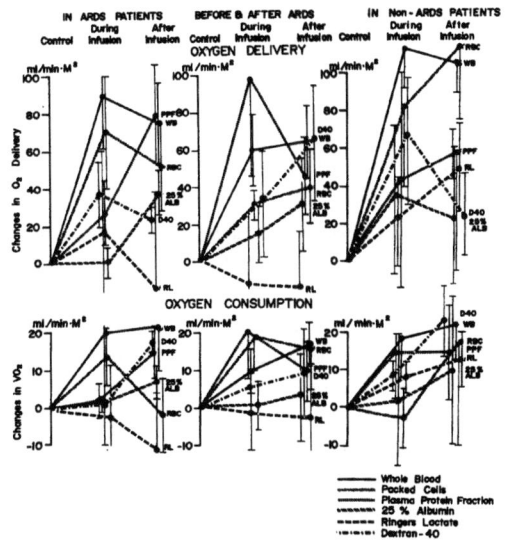

Changes in oxygen delivery and oxygen consumption during and after the administration of various agents are shown. (From Appel, P. L., and Shoemaker, W. C.: Fluid therapy in adult respiratory failure. Crit. Care Med. 9:862, 1981.)

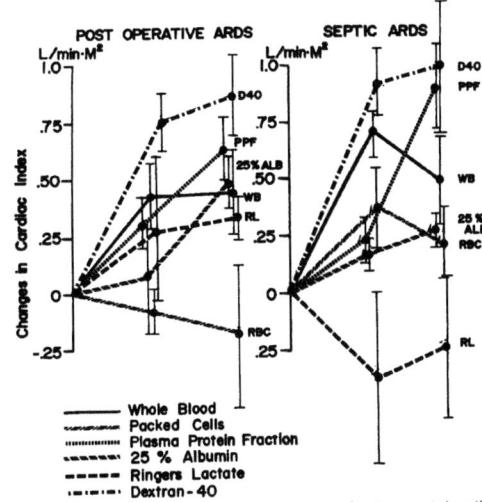

Cardiac index responses to the administration of various agents in patients with postoperative adult respiratory distress syndrome and in patients with adult respiratory distress syndrome caused by sepsis are compared. (From Appel, P. L., and Shoemaker, W. C.: Fluid therapy in adult respiratory failure. Crit. Care Med., 9:862, 1981.)

(mean ± standard deviation)

TABLE Cardiorespiratory Responses to Fluid Therapy

Variable	Lactated Ringer's Solution (n = 19)			Albumin (5 percent) (n = 39)		
	Control	Midpoint (500 ml)	After Infusion (1,000 ml)	Control	Midpoint (250 ml)	After Infusion (500 ml)
Mean arterial pressure (mm Hg)	90 ± 16	95 ± 18	99 ± 16*	85 ± 20	90 ± 19*	89 ± 22*
Cardiac index (liters/min/m²)	3.97 ± .94	4.19 ± .85	4.22 ± 1.16	3.04 ± .99	3.57 ± 1.1*	3.68 ± 1.1*
Central venous pressure (cm H$_2$O)	6.1 ± 5.2	7.3 ± 4.3	8.2 ± 5	4.7 ± 5.9	6.4 ± 6.6	7.5 ± 7.3*
Heart rate (beats/min)	108 ± 29	108 ± 27	110 ± 24	103 ± 28	103 ± 19	103 ± 26
Mean pulmonary arterial pressure (mm Hg)	15.2 ± 6.5	17.3 ± 10.9	17.1 ± 6.1	16.5 ± 7.1	18.2 ± 6.3	20.2 ± 7*
Pulmonary wedge pressure (mm Hg)	8.5 ± 2.6	9.9 ± 3.3	9.7 ± 2.7	7.5 ± 6.1	9.0 ± 4.9	11.1 ± 6.5*
Systemic vascular resistance (dynes·sec/cm⁵·m²)	1,647 ± 397	1,589 ± 410	1,458 ± 343*	2,307 ± 941	1,969 ± 959*	1,912 ± 808†
Pulmonary vascular resistance (dynes·sec/cm⁵·m²)	163 ± 76	167 ± 56	157 ± 117	246 ± 133	211 ± 90*	216 ± 111*
Left cardiac work (kg·m/m²)	4.9 ± 1.7	5.3 ± 2.2	5.4 ± 1.8	3.5 ± 1.5	4.3 ± 1.5*	4.5 ± 1.8*
Right cardiac work (kg·m/m²)	0.84 ± .41	0.96 ± .45	1.03 ± .45	0.69 ± .43	0.91 ± .37*	1.0 ± .45*
Hematocrit (%)	30.2 ± 6.1	28.7 ± 6.5	29.2 ± 6.2	34.7 ± 4.7	33.2 ± 4	31.3 ± 4.1*
Oxygen delivery (ml/min/m²)	565 ± 176	580 ± 204	585 ± 208	458 ± 164	504 ± 149*	512 ± 157*
Oxygen consumption (ml/min/m²)	145 ± 31	149 ± 23	146 ± 34	128 ± 36	131 ± 33	129 ± 31
Oxygen extraction (%)	24 ± 3	24 ± 5	27 ± 8	29 ± 8	28 ± 4	29 ± 9

Prämedikation

V 26.1
Beeinflussung der Hämodynamik und der Blutgase durch Diazepam und Flunitrazepam

M. Adt, C. Wolpert

Institut für Anaesthesiologie der Ludwig-Maximilians-Universität München, Klinikum Großhadern, Marchioninistr. 15, 8000 München 70, BRD

Anxiolytica und Tranquilizer setzen sich zur Prämedikation mehr und mehr durch, zumal eine analgetische Komponente vor Routineeingriffen meist nicht notwendig ist. Wir haben daher bei koronarkranken Patienten präoperativ überprüft, inwieweit Diazepam und Flunitrazepam unterschiedliche Auswirkungen auf Hämodynamik und Blutgase haben.

Material und Methodik:
12 männliche Patienten mit koronarer 2-3-Gefäßerkrankung, einer Af 60 % und einem LVDEDP 13 mmHg, die sich einem koronarchirurgischen Eingriff unterziehen mußten, erhielten zur Prämedikation 1 h vor Untersuchungsbeginn 0,4 mg Buprenorphin sublingual. Dann wurde in Lokalanaesthesie die li. A. rad. kanüliert und über die re.V. jung. int. ein Swan-Ganz-Thermodilutionskatheter in eine Pulmonalarterie eingeschwemmt. Dann wurden als Kontrollwert die Kreislaufparameter gemessen und arterielle und gemischtvenöse Blutgasanalysen durchgeführt. Nach dem Zufallsprinzip erhielten dann 5 Patienten 15 mg Diazepam und 7 Patienten 1,5 mg Flunitrazepam langsam intravenös injiziert. Die Patienten waren zu Beginn der Untersuchung wach und atmeten spontan Raumluft.
Alle Parameter wurden 5, 10, 15, 30 und 60 min nach Injekton wieder gemessen. Schlafinduzierende Wirkung wurde ebenfalls registriert.

Ergebnisse: (siehe auch Tabelle)
Nach 15 mg Diazepam i.v. trat bei allen 5 Probanden 1 bis 5 min nach Injektion tiefer Schlaf ein. Der MAP, CI und PCWP sowie PaO_2 und $PaCO_2$ blieben über den Messzeitraum etwa konstant. Die HR sank wenig, aber kontinuierlich ab, ebenso das RPP. Der PAP der Diazepam-Gruppe steigt 15 min nach Injektion um 4 mmHg an und bleibt bis zum Ende des Messzeitraumes leicht erhöht.

Die schlafinduzierende Wirkung von 1,5 mg Flunitrazepam unterscheidet sich von der des Diazepams. Zwar kann bei dem kleinen Kollektiv keine quantitative Aussage gemacht werden, aber nach Flunitrazepam schliefen nur 5 von 7 Patienten ein. Zwei Patienten dieser Gruppe blieben hingegen wach und wirkten logorrhogisch. Eine atemdepressorische Wirkung ist in dieser Gruppe ebenfalls nicht zu sehen, die arteriellen Blutgase ändern sich nicht. An Kreislaufparametern blieben weitgehend unverändert: HR, PAP und PCWP. Der MAP und somit auch das RPP zeigen geringfügig absinkende Tendenz, beim CI war eine geringe Depression, am deutlichsten nach 15 min, zu sehen.

Tabelle:
D= Diazpam
F= Flunitrazepam
Durchschnittswerte ± SEM

	ko	5'	10'	15'	30'	60'
		nach Injektion				
MAP_D	84,3	79,3	80,0	88,6	82,0	84,0
MAP_F	105,8	97,4	92,6	94,4	96,4	98,8
HR_D	80,0	76,4	75,3	72,0	76,7	70,3
HR_F	69,6	71,2	72,6	71,0	70,4	68,0
RPP_D	6,7	6,0	6,0	6,3	6,3	5,9
RPP_F	7,3	6,9	6,7	6,8	6,8	6,7
CI_D	3,48	3,51	3,28	3,31	3,15	3,41
CI_F	3,15	3.09	3,02	2,95	3,15	3,29
PAP_D	11,6	8,4	14,0	16,0	16,0	15,7
PAP_F	12,4	9,8	9,2	9,9	12,2	12,4
$PCWP_D$	7,0	6,7	6,0	6,0	7,0	7,7
$PCWP_F$	7,0	7,6	7,6	7,0	8,8	8,0

Schlußfolgerung:
Diazepam und Flunitrazepam beeinflussen die Hämodynamik nur unerheblich, eine Atemdepression konnten wir ebenfalls nicht beobachten. Beide Psychopharmaka sind daher zur Prämedikation Kononarkranker sehr gut geeignet. Hinsichtlich der schlafinduzierenden Qualität ergaben sich jedoch Unterschiede.

V 26.2
Transdermales Scopolamin bei postoperativem Erbrechen: Eine neue Prämedikationsformel?

H. H. Waldvogel

Clinique de Montchoisi, 1006 Lausanne, Suisse

<u>EINLEITUNG:</u> Durch die Erfindung des transdermalen therapeutischen Systems ist es zum ersten Mal gelungen, Scopolamin nichtinvasiv so zu verabreichen, dass seine Plasmakonzentration konstantniedrig, antiemetischwirksam ist. (1,2,3)

<u>MATERIAL UND METHODIK:</u> Das Ziel der Studie war die offene klinische Prüfung des TTS-Scopolamin als nichtinvasives Praemedikationsmittel in der heutigen Anaesthesiepraxis an 100 Patienten, bei denen im Zeitraum 1981/82 grössere orthopädische Eingriffe (über 90 Min. Dauer) oder Laparo-

tomien (Cholecystectomien, Hysterectomien, Colonresektionen etc.) durchgeführt wurden. Die Praemedikation umfasste 1 TTS-Scopolamin-Pflaster, das am Vorabend appliziert wurde und dessen System als Initialdosis ca. 140 mcg Scopolamin transdermal freigibt, um sich dann über drei Tage bei einer stündlichen transdermalen Abgabe von 5 mcg zu stabilisieren. 30 (%) Patienten erhielten auf Wunsch 0,5 mg Triazolam als Somniferum. Folgende Anaesthesietechniken wurden durchgeführt: 63 % Allgemeinnarkose, 6 % Kombinationsanaesthesie-Analgesie (Narkose plus Extraduralverfahren), 30 % Extraduralanaesthesie-Analgesie und 1 % Extraduralanaesthesie ohne Opiatapplikation. Die Narkosetechnik (Etomidate, Pancuronium, Lachgas-Sauerstoff mit FI O_2 0,3 und paCO_2 4 kpa, bis 0,8 Vol % Enflurane oder bis 0,2 mg Fentanyl, Reversion Atropin-Prostigmin) und Extraduralanaesthesie (L3-L4, Bupivacain 0,75 % c.adr., in einem Fall 3 mg Morphin, in den übrigen Fällen 5-10 mcg Lofentanyl) waren standardisiert. Die postoperative Analgesie wurde mit Pentazocin oder Buprenorphin, sowie peripher wirksamen Analgetika durchgeführt, bei extraduraler Opiatapplikation ausschliesslich mit Salizylaten. Das Auftreten von Nausea und Erbrechen in der gesamten postoperativen Phase bei täglich mehrmaligen Besuch des (gleichen) Anaesthesisten wurde registriert, sowie alle übrigen gemachten Beobachtungen protokolliert.(Mydriasis, Amnesie, Schmerzmittelbedarf etc.).

RESULTATE: 12 Stunden nach Op.-Ende: 53 (%) Patienten beschwerdefrei, 34 (%) Patienten: temporäre, leichte Nausea ohne Erbrechen, 4 (%) Patienten mit leichter Nausea mit Erbrechen; bei 9 (%) Patienten wurde stärkere Nausea mit mehrmaligem Erbrechen festgestellt und die antiemetische Therapie auf Domperidongabe ausgedehnt. 24 Stunden nach Op.-Ende: 90 (%) Patienten beschwerdefrei, 8 (%): leichte Nausea ohne Erbrechen, 2 (%) stärkere Nausea mit Erbrechen. 48 Stunden nach Op.-Ende: 98 (%) Patienten beschwerdefrei, 2 (%) temporäre Nausea ohne Erbrechen. Beobachtete Nebenwirkungen: 9 Patienten berichteten spontan über Akkommodationsstörungen. Bei 3 (%) hatte der Eindruck eines verlängerten Nachschlafs. 30 (%) Patienten klagten spontan über Mundtrockenheit. 5 (%) Patienten gaben an, ohne Somniferum besonders gut geschlafen zu haben. 1 Patient konnte in der Folge mit TTS-Scopolamin die angeordnete Chemotherapie ohne andere, zuvor unwirksame Antiemetika vertragen. 2 TTS-Scopolamin Pflaster haben sich am zweiten postoperativen Tag vorzeitig gelöst. Andere systemische oder lokale Nebenwirkungen wurden in dieser Studie nicht beobachtet.

DISKUSSION UND SCHLUSSFOLGERUNG:
Die Pathophysiologie wie die Genese der postoperativen Hyperemesis ist vielfältig. Die prophylaktische Behandlung der postoperativen Hyperemesis ist Teil der heutigen anaesthesiologischen Vorbereitung des Patienten. In der vorliegenden offenen klinischen Studie wurde zum ersten Mal das in niedriger Plasmakonzentration zu den stärksten Antiemetika geltende Scopolamin dank einestherapeutischen Systems in transdermaler Applikation eingesetzt. Der Autor ist beeindruckt von den guten Resultaten, vor allem auch bei extraduraler Opiatapplikation und glaubt deshalb auch, dass diese Form von Hyperemesis, die oft mit Schwindel einhergeht (4), möglicherweise pathophysiologisch den Vestibularreizungskinetosen zuzuschreiben ist. Das TTS-Scopolamin vermindert als nichtinvasives Praemedikationsmittel das Auftreten von postoperativem Erbrechen. Die leichten Nebenwirkungen zentraler und peripher anticholinergischer Art können vom Anaesthesisten positiv ausgenützt werden.

1-McCAULEY ME, ROYAL JW, SHAW JE, SCHMITT LG (1979) Effect of transdermally administered Scopolamine in preventing motion sickness. Aviation, Space November, 1108
2-PRICE NM, SCHMITT LG, McGUIRE J, SHAW JE, TROBOUGH G (1981) Transdermal Scopolamine in the prevention of motion sickness at sea. Clin. Pharm. Ther. 29, 414
3-SHAW J, URQUHART j (1980) Programmed systemic drug delivery by the transdermal route. Trend Pharm Sci April 208
4- FASANO M, WALDVOGEL HH (1982) Peridural Administration of Morphine, with or without adrenaline, for postoperative analgesis. Acta Anaesth Belg 33, 195

V 26.3
Hämodynamische Veränderungen nach Injektion von Lormetazepam unter Prämedikations- und Narkosebedingungen
D. Kling, B. v. Bormann, J. Mulch*, M. Kramer
Abteilung für Anaesthesiologie und operative Intensivmedizin und
*Abteilung für kardiovaskuläre Chirurgie, Justus-Liebig-Universität,
D-6300 Gießen, BRD

Einleitung. Benzodiazepinderivate haben einen festen Platz in der Prämedikation von Patienten, bei denen aus kardialen Gründen die anxiolytische Wirkung besonders erwünscht ist (1). Daneben werden Benzodiazepine häufig auch zur Einleitung und Fortführung von Narkosen verwandt (4;5). Die häufig eingesetzten Substanzen Flunitrazepam und Diazepam besitzen eine relativ lange Halbwertzeit, was zu postoperativ andauernder Sedierung führen kann. Bei Lormetazepam hält die hypnotische Wirkung deutlich kürzer an (2). Kreislaufeffekte bestehen in einer mäßigen peripheren Vasodilatation (3). In der vorliegenden Studie sollten die hämodynamischen Effekte von intravenös appliziertem Lormetazepam sowohl bei praemedizierten als auch bei Patienten in Narkose untersucht werden, die sich einer aorto-koronaren Venenbypassoperation unterziehen mußten.

Material und Methodik. Bei insgesamt 30 Patienten wurden 2 mg Lormetazepam über 1 Minute intravenös injiziert. Bei 10 wachen, jedoch praemedizierten Patienten wurden folgende hämodynamische Parameter direkt gemessen: systolischer und diastolischer arterieller Blutdruck (psyst., pdiast.) Herzfrequenz (HR), mittlerer Pulmonalarteriendruck ($\overline{PAP}$), pulmonalkapillarer Verschlußdruck

($\overline{p}$CWP) und rechter Vorhofdruck ($\overline{p}$RA); das Herzzeitvolumen wurde in minütlichen Abständen während 10 Minuten bestimmt, desweiteren wurden arterielle Blutgasanalysen minütlich abgenommen. Bei 8 Patienten wurden die Untersuchungen unter Basisnarkosebedingungen vor der Kanülierung der großen Gefäße unternommen. Die oben angeführten Parameter wurden kontinuierlich gemessen, daneben jedoch noch der Druck im linken Ventrikel (PLV), der linksventrikuläre enddiastolische Druck (PLVED) und die Druckanstiegsgeschwindigkeit im linken Ventrikel (dp/dt). Bei 12 Patienten untersuchten wir die selektive Wirkung von Lormetazepam auf die peripheren Gefäße, indem während der extrakorporalen Zirkulation (EKZ) bei abgeklemmter Aorta unter Hypothermie und konstantem Perfusionsflow der Herz-Lungen-Maschine über 10 Minuten der arterielle Perfusionsdruck ($\overline{p}$art EKZ) in der A.radialis registriert wurde. Die statistische Auswertung erfolgte nach dem Student t-Test für verbundene Stichproben.

Ergebnisse. Tabelle 1: 2 mg Lormetazepam bei prämedizierten Patienten (n=10) $\overline{x} \pm s\overline{x}$

Messungen	0	5 min.	10 min.
$\overline{p}$art (mmHg)	100±4	95,5±3	99±3
HR (min^{-1})	59±3	55±2	53±2
CI (l/min x m²)	3,78±0,1	3,73±0,1	3,69±0,1
SI (ml/m²)	65±3	68±3	70±4
$\overline{P}$AP (mmHg)	11,3±0,6	11,8±0,8	12,2±0,7
$\overline{P}$CWP (mmHg)	5,5±0,5	5,9±0,6	6,1±0,6
TSR (dyn sec cm^{-5})	1154±73	1114±54	1168±59
TPR (dyn sec cm^{-5})	67±4	68±5	73±4
P_aCO_2 (mmHg)	40±1,1	45±1,9	42±1,3

Tabelle 2: 2 mg Lormetazepam bei Patienten unter Basisnarkosebedingungen (n=8) $\overline{x} \pm s\overline{x}$

Messungen	0	5 min.	10 min.
$\overline{p}$art (mmHg)	74±4	71±4	71±3
HR (min^{-1})	90±4	87±4	85±4
CI (l/min x m²)	3,1±0,2	2,6±0,2	2,3±0,1
SI (ml/m²)	34±2	30±2	28±2
PLV (mmHg)	97±6	94±6	92±5
dp/dt (mmHg/sec)	1099±132	949±95	949±81
TSR (dyn sec cm^{-5})	1066±112	1223±135	1339±131
TPR (dyn sec cm^{-5})	74±15	103±16	98±16

Tabelle 3: 2 mg Lormetazepam während EKZ unter Hypothermie (n=12) $\overline{x} \pm s\overline{x}$

Messungen	0	5 min.	10 min.
$\overline{p}$art EKZ (mmHg)	68±4	74±7	83±10

Diskussion. Im Gegensatz zu Schmucker et al. (3) fanden wir bei wachen Patienten keine wesentliche Reduktion von $\overline{p}$art; CI blieb unbeeinflußt, was bei sinkender HR auf eine entsprechende Zunahme des SI zurückzuführen ist. Demgegenüber nahm nach Lormetazepam der Herzindex um 26 % unter Narkose ab, bedingt durch die gleichzeitige Abnahme des Herzfrequenz- und des Schlagindex. Auch der Inotropieparameter dp/dt fiel um 14 %. $\overline{p}$art und PLV wurden nur gering gesenkt bei signifikanter Steigerung von TSR und TPR. Dieses Ergebnis steht im Gegensatz zu Untersuchungen mit anderen Benzodiazepinen (4;5).

Schlußfolgerungen. Lormetazepam, dem wachen Patienten verabreicht, führt zu keinen wesentlichen Beeinträchtigungen der Hämodynamik. Unter Narkosebedingungen reduziert es jedoch beträchtlich die Auswurfleistung des Herzens bei entsprechendem Anstieg der Gefäßwiderstände, so daß es unter Narkose bei Patienten mit eingeschränkter Myokardreserve mit Zurückhaltung eingesetzt werden sollte.

Literatur. 1. Braunwald E (1971). Am J Cardiol 27:416; 2. Kugler J et al (1980). In: Doenicke A, Ott H (Hrsg) Lormetazepam. Springer, Berlin, Heidelberg, New York; 3. Schmucker P et al (1982) Anaesthesist 31: 557; 4. Seitz W et al. (1977), Anaesthesist 26:249; 5. Tarnow J et al. (1979), Anaesthesist 28:9

V 26.4
Vergleichende klinische Untersuchungen zur parenteralen und oralen Prämedikation im Kindesalter unter besonderer Berücksichtigung der Magensaftmenge und -azidität

W.K. Hirlinger, H.-H. Mehrkens, M. Lehmann

Zentrum für Anaesthesiologie der Universität Ulm, 7900 Ulm/Donau, BRD

90 Kinder im Alter bis zu 10 Jahren, bei denen eine Adenotomie durchgeführt werden sollte, wurden randomisiert 3 Prämedikationsgruppen zugeteilt. Gruppe I erhielt keine Prämedikation, Gruppe II Chlorprothixen 1 mg/kg KG i.m. und Gruppe III Chlorprothixen 1 Tropfen/kg KG oral jeweils 1 h vor dem geplanten Eingriff. Die Bewertung des Prämedikationseffektes erfolgte nach einem von LINDGREN (1) angegebenen Punkteschema. Beurteilt wurde das Verhalten bei Ankunft im OP und die Reaktion auf die Venenpunktion mit einer Butterfly G 23. Die Einleitung der Narkose erfolgte mit Ketanest 2 mg/kg KG und Atropin 0,01 mg/kg KG. Nach Intubation unter Relaxierung mit Succinylcholin (2 mg/kg) wurde die Narkose als Halothan-Inhalations-Anästhesie fortgeführt. Vor Beginn des operativen Eingriffes wurde ein Absaugkatheter bis zum Magen eingeführt, durch Luftinsufflation die Lage auskultatorisch kontrolliert und mit einer Spritze Magensekret abgesaugt. Der pH-Wert wurde mit einem pH-Papier überprüft.

Ergebnisse: Die Beurteilung des Prämedikationseffektes zeigt Tab. 1:

Gruppe:	I (n=30)	II (n=30)	III (n=30)
schlecht	8	4	5
ausreichend	8	8	3
gut	14	10	16
ausgezeichnet	0	8	6

Den Median der Magensekretmenge in ml/kg KG und des pH-Wertes zeigt Tab. 2:

Gruppe:	I (n=30)	II (n=30)	III (n=30)
Sekretmenge	0,056	0,064	0,068
pH-Wert	2	1,5	2

In Gruppe I hatte ein Kind 26 ml, in Gruppe III je ein Kind 15,5 ml und 42 ml Magensekret.

Diskussion: Entscheidend für die Entstehung eines Aspirationssyndroms ist, daß die Menge des aspirierten Sekrets mindestens 0,4 ml/kg KG bei einem pH unter 2,5 betragen muß (2). Außer bei den 3 Ausreißern war bei keinem der Kinder diese Magensekretmenge vorhanden. Die Menge des Nüchternsekretes bei den von uns untersuchten Kindern liegt deutlich unter den in der Literatur angegebenen Werten. Dies mag an der langen Nüchternzeit der Kinder liegen, die in der Regel mindestens 10 h betrug. Aufgrund dieser Untersuchung kommen wir zu dem Schluß, daß die orale Medikation das Nüchternheitsprinzip nicht durchbricht.

Die Beurteilung des Prämedikationseffektes nach dem von Lindgren (1) angegebenen Schema zeigt, daß prämedizierte Kinder häufiger die Beurteilung gut und ausgezeichnet erhielten als nicht prämedizierte Kinder. Die orale Prämedikation schneidet gegenüber der intramuskulären Prämedikation besser ab.

Literatur:
1. Lindgren L, Saavuivaara L, Hirnberg JJ (1979) Comparison of i.m. pethidine, diazepam and flunitrazepam as premedicants in children undergoing otolaryngological surgery. Br J Anaesth 51:321

2. Teabaut JR (1952) Aspiration of gastric contents. An experimental study. Am J Pathol 28:51

V 26.5
Ergebnisse einer Einjahresstudie zur Prämedikation mit H_2-Rezeptorantagonisten
M. Tryba, M. Zenz, W. Burkert, F. Yildiz, M. Hüsch
Zentrum für Anaesthesiologie, Abt. IV der Medizinischen Hochschule Hannover, Podbielskistr. 380, D-3000 Hannover 51, BRD

Die Aspiration von saurem Mageninalt steht auch heute noch an vorderer Stelle anaesthesiebedingter letaler Komplikationen (2), im geburtshilflichen und kinderanaesthesiologischen Bereich sogar an erster Stelle (1,3). Die aspirationsbedingten Komplikationen werden nicht nur bei Notfallnarkosen, sondern auch bei Elektiveingriffen in erheblichem Maß beobachtet (1,2,3).

Neben dem aspirierten Volumen spielt die Magensaftazidität eine entscheidende Rolle für die Pathogenese einer Aspirationspneumonie. Schwere Folgen einer Aspiration treten erst bei einem pH des Magensaft unter 2,5 sowie einem Volumen über 0,4 ml/kg Körpergewicht auf.
Die bisher vorgeschlagenen prophylaktischen Maßnahmen haben die Inzidenz letaler aspirationsbedingter Todesfälle nicht senken können (3) Zwar bietet die Ileuseinleitung in Kopftieflage eine sichere Möglichkeit zur Aspirationsprophylaxe, jedoch ist diese in vielen Fällen nicht möglich (Kreissaal, Kinderanaesthesie) oder nicht praktikabel (Routineeinleitung), da eine Kopftieflage von 40° erforderlich ist. Die heute noch vielfach zur Prophylaxe eingesetzten Antazida führen im Fall einer Aspiration sogar zu schwereren Lungenschäden als die Aspiration von saurem Magensaft allein.

In mehreren klinischen Studien haben sich H_2-Rezeptorantagonisten als wirksam zur Anhebung des Magensaft-pH erwiesen. In einigen Untersuchungen konnte auch eine signifikante Volumenreduktion beobachtet werden. In eigenen vorausgehenden Studien erwies sich die intramuskuläre Injektion von Cimetidin mindestens 2 Stunden vor Narkosebeginn in Verbindung mit einer abendlichen oralen Gabe von 400 mg Cimetidin als eine sichere und vor allem leicht zu handhabende Applikationsform, die auf allen Stationen durchführbar war.

METHODIK
Wir haben uns deshalb entschlossen an unserer Klinik eine sich über ein Jahr erstreckende Studie zur routinemäßigen Cimetidinprophylaxe nach oben angegebenen Schema durchzuführen. Patienten, die als erste auf dem OP-Programm standen, erhielten die i.m.-Injektion um 6^{00}, alle anderen um 8^{00}. Nur durch diese schematisierte Handhabung erscheint uns eine ausreichend lange Zeitspanne zwischen Injektion und Narkoseeinleitung gewährleistet. Bei allen Patienten wurde die Injektionsstelle auf lokale Reizungen hin untersucht sowie die Patienten nach ihrem Schmerzempfinden im Vergleich zur üblichen Prämedikation befragt. Intra- und postoperativ wurde auf systemische Nebenwirkungen geachtet. Bei möglichst vielen Patienten wurde direkt nach der Einleitung der Magen über eine dicklumige Magensonde entleert und Volumen und pH bestimmt.
Als Vergleich wurde zu Beginn der Untersuchung Magensaft-pH und Volumen bei 100 Patienten ohne spezifische Medikation gemessen.

ERGEBNISSE
In die Untersuchung wurden über 2000 Patienten aus der Chirurgie, Gynäkologie und Geburtshilfe aufgenommen.

Magensaft-pH
Während in der Kontrollgruppe fast 70 % einen pH unter 2,5 aufwiesen, hatten über 98 % der Patienten mit Cimetidinprämedikation einen pH über diesem Wert (p 0,001) Bei den pH- Versagern fand sich entweder ein Körpergewicht über 85 kg oder ein Zeitraum von mehr als 4 Stunden zwischen Injektion und Narkoseeinleitung.

Magensaftvolumen

In der Kontrollgruppe hatten 5o % der Pat. ein Volumen über 2o ml, in der Cimetidingruppe unter 2o %. Bei über 3o % ließ sich sogar überhaupt kein Magensaft aspirieren, i. G. zu 8 % in der Kontrollgruppe (p o,o1)
Nebenwirkungen der Cimetidinmedikation haben wir weder lokal noch systemisch sichern können.
Während in den 5 Jahren vor dieser Studie jährlich mindestens 2 behandlungsbedürftige Aspirationen auftraten, haben wir seit der routinemäßigen Cimetidinprämedikation keine behandlungsbedürftige Aspiration mehr gesehen.

SCHLUSSFOLGERUNG

Durch routinemäßige Cimetidinprämedikation kann das Risiko einer Aspirationspneumonie entscheidend gesenkt werden.

1. Graff TD, Phillips OC, Benson DW, Kelley E (1964) Baltimore Anesthesia Study Committee: Factors in pediatric anesthesia mortality. Anesth Analg 43, 4o7
2. INSERM (1982) Institut National de la Sante et de la Recherche Medicale, Paris
3. Moir DD (1980) Br J Anaesth 52, 1

V 26.6
Buprenorphin-Prämedikationsanaesthesie — Erfahrungen mit einem neuen Anaesthesieverfahren

B. Zinck

Zentrale Anaesthesieabteilung des Landkreises Unterallgäu, Kreiskrankenhaus Memmingen, BRD

Buprenorphin, ein potentes, lang wirkendes Opioid, gewinnt in zunehmendem Maß an Bedeutung für die intramuskuläre, intravenöse und auch für die epidurale Schmerzbekämpfung. Ausgehend von der Tatsache, daß Buprenorphin nur geringe - insbesondere kaum cardiale - Nebenwirkungen hat (2), daher gerne zur Schmerzbekämpfung verwendet wird und nach neueren, teilweise eigenen bisher nicht veröffentlichten Untersuchungen auf Grund seiner sedierenden Eigenschaft auch zu Praemedikationszwecken geeignet erscheint, wollten wir durch diese prospektive, randomisierte Studie, welche an eine bereits vorausgegangene anschloß (5), prüfen, inwieweit sich die Praemedikations-, insbesondere die analgetische Wirkung, intraoperativ nutzen läßt und ob die Verwendung verschiedener ergänzender Substanzen (Sedativa, Tranquillizer) Bedeutung für den Anästhesieverlauf haben würde. Der gedanklichen Entwicklung dieser Idee lag die Tatsache zugrunde, daß Buprenorphin auf Grund seiner ausgeprägten Rezeptoraffinität eine sehr lange Wirkdauer hat.
Hierzu applizierten wir erwachsenen Patienten der ASA-Gruppen I und II 1 h praeoperativ o,5 mg Atropin und 6 μg/kg Buprenorphin i.m. Zur Einleitung erhielten die Patienten Droperidol (n=26), Diazepam (n=27) oder beides (n=16), 0,3 mg/kg Etomidat und 1 mg/kg Succinylcholin. Nach Relaxierung mit Alcuronium wurde kontrolliert mit N_2O/O_2 beatmet im Verhältnis 2:1. Das intra- und postoperative Management entsprach dem bei Intubationsnarkosen üblichen Vorgehen.

Die praeoperative Sedierung ist häufig nicht ausreichend, wenngleich sie von nahezu allen Patienten als sehr angenehm empfunden wird. Dies zeigt sich darin, daß systolischer und diastolischer Blutdruck und/oder die Herzfrequenz deutlich über den vor der Praemedikationsapplikation gemessenen Werten liegen. Die Operationszeiten lagen im Mittel bei 1 h, die Anästhesiedauer war 17 min länger. Arterieller Blutdruck und Herzfrequenz waren bei der überwiegenden Anzahl der Patienten intra- und auch postoperativ auffallend konstant, wenn man von kurzzeitigen Frequenzsteigerungen, die sich spontan innerhalb weniger Sekunden normalisierten, einmal absieht. Zeichen mangelhafter Analgesie bestanden in 6 Fällen, eine Nachinjektion war jedoch nur in 3 Fällen notwendig. Die postoperative Analgesie war sehr gut, sie betrug im Mittel etwa 10 h, nur in einem Fall klagte ein Patient direkt postoperativ über Schmerzen, die eine Analgetikagabe erforderlich machten. Die Nebenwirkungen waren insgesamt gering und nicht gravierend: Erbrechen trat häufig auf, in der Diazepamgruppe allerdings wesentlich früher als in den beiden anderen Gruppen, die Droperidol erhalten hatten. Nausea konnten wir ebenfalls häufig beobachten. Eine postoperative Atemdepression sahen wir nur in einem Fall in Form einer Bradypnoe mit einer Atemfrequenz von 6 - 8 min.$^{-1}$ etwa 11min. lang nach Extubation, während der p_aCO_2-Wert in der Blutgasanalyse Normwerte zeigte. Patienten, bei denen eine arterielle Hypertonie bekannt war, zeigten <u>alle</u> schon praeoperativ, noch stärker intraoperativ eine erhebliche Entgleisung ihrer Blutdruckregulationsfähigkeit. Sie mußten von dieser Studie ausgeschlossen werden.

Auf Grund unserer Ergebnisse scheint die Buprenorphin-Praemedikationsanästhesie ein durchaus praktikables Verfahren (4,5). Für den Fall, daß man intraoperativ wirklich zusätzliche Analgetikagaben benötigt, ist dies mit der intravenösen Buprenorphinapplikation problemlos möglich (1,3). Bei Patienten mit einer arteriellen Hypertonie sollte das Verfahren nicht angewandt werden (4). Ein Problem deutet sich darin an, eine eventuelle Buprenorphinbedingte Atemdepression zu antagonisieren. Ein spezifisches Antidot wie mit Naloxon bei den klassischen Opiaten steht nicht zur Verfügung.

1. de Castro J, Andrieu S, Boogaerts J (1982) Buprenorphine, Ars Medici Verlag Antwerpen
2. Huse K, Stahl HJ, Krämer M (1978) Veränderungen von Kreislauffunktion, Atmung und des Elektroenzephalogramms nach Buprenorphin. Prakt. Anästh. 13, 489

3. Weidler B, Bormann vB, Seim M, Sturm G, Schwanen N, Hempelmann G (1982) Modifizierte Neuroleptanalgesie mit Buprenorphin
4. Zinck B (1982) Buprenorphine-praemedikation-anaesthesia: a new method VIth European Congress of Anaesthesia, London FP nr 846, p 439
5. Zinck B (1982) Buprenorphin-Praemedikationsanästhesie: ein neues Anästhesieverfahren mit Buprenorphin-Hydrochlorid Krankenhausarzt 55, 278

V 26.7
Beeinflussung der chirurgischen Stressreaktion durch Midazolamgaben in der Prämedikations- und Einleitungsphase

L. Ponz, M.J. Iribarren, M.J. Ayensa, B. Montes-Jovellar, J.M. Rodriguez, J.L. Arroyo

Departamento de Anestesiologia, Clinica Universitatia, Apdo. 192, Pamplona, Spanien

Wir haben die Wirkung des MIDAZOLAM als Prämedikations- und Einleitungsmittel, durch hormonelle Stressparameter versucht zu analysieren.
Die Studie wurde an 30 gesunden Patienten durchgeführt. Bei allen Patienten wurden elektive Eingriffe im Rahmen der allgemein bzw. ortopedische Chirurgie ausgeführt.
Zwanzig dieser Patienten bekamen als Prämedikation (0.10 - 0.12 $mg.kg^{-1}$) und als Einleitungsmedikament (0.2 - 0.3 $mg.kg^{-1}$) Midazolam.
Basal, intra- und postoperativ wurden mittels RIA im Plasma ADH, ACTH, Cortisol, Insulin, PRA und Aldosteron bestimmt.
Schon basal fanden sich im Verhältniss zu der Kontrollgruppe niedrigere Werte von Cortisol (344 ± 76 $nMol.l^{-1}$) und Aldosteron (75.6 ± 43 $pg.ml^{-1}$) in der Midazolamgruppe. (Kontrollgruppe: Cortisol 382 ± 69 $nMol.l^{-1}$, Aldosteron 100.1 ± 35.2 $pg.ml^{-1}$).
Alle Stressparameterwerte waren intraoperativ niedriger in der Midazolamgruppe gefunden worden und zu bemerken wäre, die Werte von ACTH (143.5 ± 61 $pg.ml^{-1}$) und ADH (4.6 ± 2.1 $pg.ml^{-1}$) gegenüber der aus der Kontrollgruppe (ACTH = 183 ± 93 $pg.ml^{-1}$; ADH = 6.3 ± 3.1 $pg.ml^{-1}$).
Während der 3 ersten Stunden postoperativ fanden sich in der Midazolamgruppe niedrigere Werte.
Alle unsere Ergebnisse deuten hin zu einer stärkeren Hemmung unter Midazolam, auf eine Endokrino-Antwort im chirurgischem Stress.

V 26.8
Der Einfluß der Sedierung auf das subjektive Befinden nach Flunitrazepam

C. Madler, Pia Parth*, R.F. Morawetz*

Klinikum Großhadern, Institut für Anaesthesiologie, Marchioninstr. 15, D-8000 München 70. *Institut für Medizinische Psychologie, Universität München, Schillerstr. 42, D-8000 München 2, BRD

Für die Beurteilung der Effektivität einer Prämedikation hinsichtlich Sedierung und Befindlichkeit ergeben sich deutliche Differenzen zwischen der Einschätzung durch den Untersucher und der Selbstbeurteilung durch den Prämedizierten (2). So darf von einer beobachteten Sedierung nicht auf eine Verbesserung des subjektiven Befindens geschlossen werden (1). Ziel dieser Studie war es, für das Benzodiazepinderivat Flunitrazepam die psychomotorische Leistungsfähigkeit und das subjektive Befinden zu erfassen, um Aussagen über den Einfluß des Sedierungsgrades auf die subjektive emotionale Situation treffen zu können.

Methodik: 14 Versuchspersonen wurden nach Erhebung von Ausgangsdaten entweder 0,02 mg/kg KG Flunitrazepam oder NaCl als Placebo intramuskulär injiziert. Die Messung der Sedierung erfolgte mittels visueller Wahlreaktionszeit und einer Zielkoordinationsaufgabe. Das subjektive Befinden wurde durch die Befindlichkeitsskala (Bf-S) und das State-Trait-Anxiety-Inventory (STAI X1) erfaßt. Der erste Meßzeitpunkt lag 15 min nach Applikation, drei weitere Messungen erfolgten in halbstündigen Intervallen.

Ergebnisse: 1. PSYCHOMOTORIK

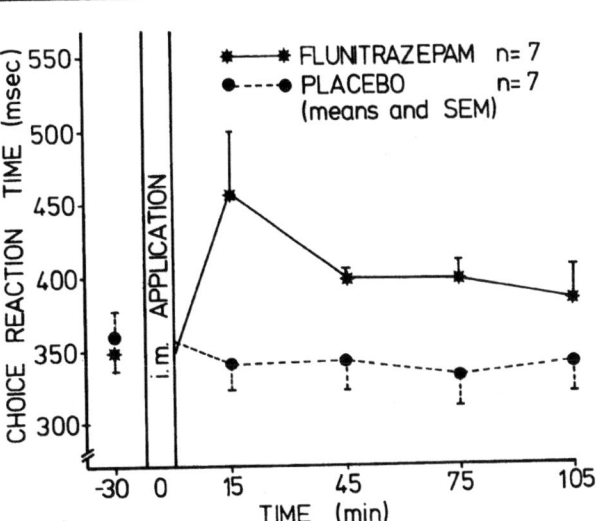

Abb.1 Visuelle Wahlreaktionszeit

Die visuelle Wahlreaktionszeit zeigte nach Flunitrazepam im Vergleich zur Placebogruppe einen Anstieg 15 min nach Applikation. Bei der Zielkoordinationsaufgabe kam es ebenso nach 15 min zu einem Anstieg der Durchführungszeit. Zu diesem Zeitpunkt stieg auch die Fehlerzahl.

2. SUBJEKTIVE BEFINDLICHKEIT

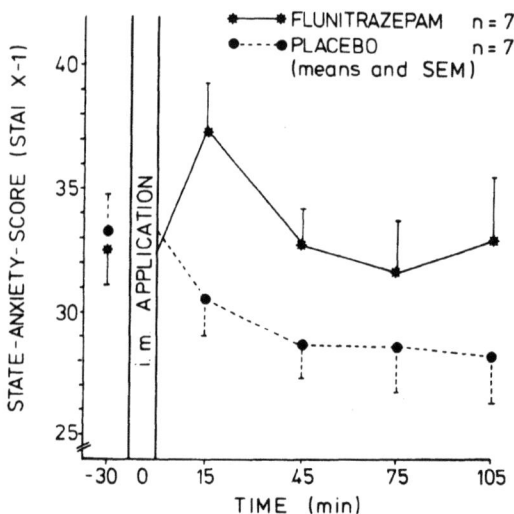

Abb. 2 State-Trait-Anxiety-Inventory

Während die Placebogruppe 15 min nach Applikation eine deutliche Angstreduktion aufwies, zeigte die Verumgruppe einen Angstanstieg. Nach 45 min erreichten die Werte wieder das Ausgangsniveau. Für den Rest der Meßperiode lagen die Werte jedoch noch deutlich über denen der Placebogruppe. Auch die Bf-S zeigte 15 min nach Applikation in der Flunitrazepamgruppe eine Beeinträchtigung des Befindens im Vergleich zum Ausgangswert.

Diskussion: Benzodiazepine haben im allgemeinen ein einheitliches pharmakologisches Profil (3), zu dem auch Anxiolyse und Sedierung gehören. In der vorliegenden Studie wurde die rasch einsetzende Wirkung von Flunitrazepam auf die psychomotorische Leistungsfähigkeit gezeigt. Die damit parallel verlaufende Beeinträchtigung des Befindens legt den Schluß nahe, daß das rasche Einsetzen einer Sedierung als unangenehm empfunden wird und dadurch angstverstärkend wirken kann.

Literatur:
(1) Fitzal S, Knapp-Groll E, Ilias W, Scherzer W, Tonczar L (1979) Vergleich zweier Prämedikationsmethoden. Anästhesist 28:572
(2) Forest WH, Brown CR, Brown BW (1977) Subjective responses to six common preoperative medications. Anesthesiology 47:241
(3) Richter JJ (1981) Current theories about the mechanisms of benzodiazepines and neuroleptic drugs. Anesthesiology 54:66

V 26.9
Orale Prämedikation mit Midazolam bei Kindern
S. Piepenbrock, H. Piepenbrock, F.J. Kretz
Klinik für Anaesthesiologie und operative Intensivmedizin, Universitätsklinikum Steglitz, D-1000 Berlin

Einleitung:
In der Kinderchirurgie ist die "Narkose ohne Tränen" nach wie vor ein nicht zufriedenstellend gelöstes Problem. Voraussetzung für eine Lösung ist eine suffiziente Prämedikation, wobei von Kindern die orale Applikation am besten akzeptiert wird. Untersuchungen an Erwachsenen haben nach oraler Gabe von Midazolam ein ausgesprochen günstiges Wirkungsprofil mit einem schnellen Wirkungseintritt und einer kurzen Wirkungsdauer ergeben. Ziel der vorliegenden Untersuchung ist es deshalb, anhand einer Pilot-Studie die Eignung von oralem Midazolam für die Prämedikation bei Kindern zu prüfen.

Methodik:
Es werden 16 Kinder im Alter von 4 bis 9 Jahren ($\bar{x}$ = 6,1 Jahre) und einem mittleren Körpergewicht von 24.7 kg untersucht. Die Kinder erhalten zur Prämedikation im Mittel 0,3 mg/kg Midazolam in Tablettenform zusammen mit einem Schluck Wasser. Die anschließende Narkose wird per Maske mit Halothan und Lachgas eingeleitet und entweder per Maske (Zirkumzision und Herniotomie, n = 6) oder per Intubationsnarkose (Adenotomie, Tonsillektomie, Parazentese, n = 10) weitergeführt. Untersucht wird die Zeitdauer bis zum Wirkungseintritt, der Grad der Sedierung, der Erregung und Ängstlichkeit, und die Kooperationsbereitschaft der Kinder beim Schlucken der Tablette bzw. bei der Narkoseeinleitung. Weiterhin wird der Blutdruck und die Herzfrequenz, die Atemfrequenz, der transkutane PO_2 und der transkutane PCO_2 gemessen.

Ergebnisse:
Die Kinder verhalten sich bei der Tabletteneinnahme kooperativ, haben aber in 10 von 16 Fällen Schwierigkeiten beim Schlucken der Tablette. Nach 12 bis 18 Minuten sind erste Anzeichen eines sedierenden Effektes festzustellen. Zwei Kinder schlafen nach der oralen Midazolamgabe ein, während alle anderen schläfrig bis müde werden. Der Muskeltonus der Kinder wird schlaff und der Wimpernreflex verschwindet. Nur ein Kind wehrt sich gegen die Maske, ist aber leicht ablenkbar. Bei 2 Kindern ist nach 40 Minuten ein Nachlassen der sedierenden Wirkung feststellbar.

Der Ventilationsparameter $P_{tc}CO_2$ bleibt in einem engen Bereich konstant. Die maximale Steigerung in einem Einzelfall beträgt 4 mm Hg. Auch der transkutan gemessene PO_2 bleibt im wesentlichen unverändert.

Der Blutdruck fällt geringfügig von im Mittel 103/68 auf 99/66 ab. Die Herzfrequenz nimmt von im Mittel 91 $\pm$ 3,8 Min.$^{-1}$ um 11,4 % ab.

Schlußfolgerungen:
Die orale Prämedikation in Tablettenform wird von den Kindern besser akzeptiert als eine intramus-

kuläre Injektion. Allerdings bereitet das Herunterschlucken der Tablette häufiger Schwierigkeiten. Die anxiolytische, sedative und muskelrelaxierende Wirkung von oralem Midazolam setzt bei Kindern relativ schnell nach etwa einer 1/4 h ein. Nach einer 3/4 h kann es schon zu einer Wirkungsminderung kommen, was gut mit der in anderen klinischen Untersuchungen nachgewiesenen kurzen Wirkungsdauer übereinstimmt.

In einem Dosierungsbereich um 0,3 mg/kg oral ist ein ausreichend sedierender Effekt zu erzielen, der in der Regel eine komplikationslose Narkoseeinleitung per Maske ermöglicht.

Die Ventilation und Oxygenation werden nicht wesentlich beeinträchtigt. Ebenso kommt es zu keiner klinisch relevanten Blutdruck-und Herzfrequenzabnahme.

Die Ergebnisse dieser Pilot-Studie zur oralen Prämedikation von Kindern mit Midazolam rechtfertigen weiterführende Untersuchungen, wobei das Medikament am besten in Saftform zur Verfügung stehen sollte.

Intensivmedizin III

V 27.1
Neurotoxische Nebenwirkungen bei der Behandlung von Intensivpatienten
H. Schulz
Klinik für Anaesthesiologie und operative Intensivmedizin, Universitätsklinikum Steglitz, Freie Universität, D-1000 Berlin

Patienten einer Intensivstation bedürfen einer Sedierung, die sie psychomotorisch ruhig stellt und das Vegetativum schont. Dadurch sollen unruhige Umgebung und differenzierte Beatmungstechniken besser toleriert werden. Der Patient sollte jedoch im Zustand der Indifferenz ansprechbar bleiben. Angewandt wird eine Vielfalt psychotroper Medikamente, die im häufigen Wechsel und meist zu niedrig dosiert werden, in der Vorstellung, durch diese Polypragmasie Nebenwirkungen zu vermeiden. Es gibt jedoch keine längerdauernde Sedierungsmaßnahme, die nicht durch Nebenwirkungen belastet ist. Selbst Blutspiegelbestimmungen können nur auf die Ineffektivität der Therapie, allenfalls auf toxische Bereiche hinweisen. Schematische Dosierungsrichtlinien sind nicht möglich, da eine ausreichende Sedierung von zahlreichen Faktoren abhängig ist, wie z.B. Alter, Allgemeinzustand, individuelle Reaktionsbesonderheiten, Induktion und Interaktion. Die sicherste Möglichkeit zur Prüfung der Voraussetzungen zum Einsatz eines bestimmten Psychopharmakons, zur Einschätzung einer optimalen Sedierung und zur rechtzeitigen Erkennung von Nebenwirkungen bleibt daher die klinische Beurteilung des Patienten.
Psychopharmaka führen zue erheblichen Beeinträchtigung des neuralen Transmittersystems. Dopaminerge und cholinerge Systeme erscheinen gestört und in ihren klinischen Auswirkungen gut verständlich.
Die klinische Symptomatik äußert sich in extrapyramidalen Störungen und im peripheren und zentralen anticholinergen Syndrom (ZAS). Zentrale anticholinerge Symptome werden, wenn darauf geachtet wird, häufig beobachtet. Im Bereich der Anästhesie werden sie übersehen, weil sie meist flüchtig und daher nicht behandlungsbedürftig sind. Ausgeprägter finden sich derartige Nebenwirkungen im Bereich der Intensivtherapie. Die Komplexität pathogenetischer Mechanismen, die bei einem vital bedrohten Patienten vorliegen, läßt klinische Nebenwirkungen durch Psychopharmaka häufig nicht transparent werden.
So ist es nicht verwunderlich, daß auch hier exakte Untersuchungen über Häufigkeit, Art und Intensität von Nebenwirkungen noch nicht vorliegen. Vital bedrohliche Komplikationen und mögliche Dauerschäden durch Psychopharmaka erfordern jedoch genaue Kenntnis des umfassenden Spektrums neurotoxischer Nebenwirkungen.
Diese äußern sich bei überwiegender Blockierung des dopaminergen Systems vorwiegend als extrapyramidale Störungen und treten akut nach Therapie beginn oder erst nach längerer Zeit auf. Erstere betreffen alle Altersgruppen, sind reversibel, bilden sich nach Absetzen der Medikation spontan zurück oder infolge Anwendung von Antiparkinsonmittel.
Solche extrapyramidalen Störungen sind: Parkinsonismus, Akinesie, Dystonien, Akathisie, schneller Händetremor. Durch Krampfschwellensenkung können epileptische Reaktionen vorkommen. Häufig werden diese Phänomene fehlinterpretiert. Bei akuten Dystonien werden psychiatrische Erkrankungen angenommen. Hyperextensionsbewegungen werden als Dezerebrierungszustände angesehen.
Diese Form der Nebenwirkungen wird u.a. durch folgende Stoffgruppen ausgelöst: Phenothiazine, Thioxanthenderivate, Butyrophenone.
Bei überwiegender Blockierung des cholinergen Systems kommt es zu peripheren und zentralen anticholinergen Symptomen. Sie werden u.a. durch folgende Stoffgruppen ausgelöst: Neuroleptika, Benzodiazepine, Antiparkinsonmittel, Belladonna-Alkaloide, Antihistaminika.
Zentrale anticholinerge Symptome sind:
1. Angst, Erregung
2. Desorientierung
3. Delir mit visuellen und audiogenen Halluzinationen
4. Stupor
5. Koma
6. Krämpfe, Myoklonien
7. Atemdepression
8. Hyperpyrexie
Es ist von praktischer Bedeutung, die anticholinerge Symptomatik von der jeweiligen Grunderkrankung abzugrenzen. Die Problematik neurotoxischer Nebenwirkungen durch Psy-

chopharmaka stellt sich uns in zweifacher Hinsicht:
1. Die Anwendung von Psychopharmaka setzt differenzierte Kenntnisse ihrer Nebenwirkungen voraus, da sonst schwerwiegende Folgen und Fehlbehandlungen unvermeidlich sind.
2. Die Behandlung ausgeprägter Nebenwirkungen wird dadurch kompliziert, daß ZAS und extrapyramidale Störungen gleichzeitig vorliegen können. Durch Behandlung einer Komplikation kann gleichzeitig die andere verstärkt werden.

V 27.2
Die Bedeutung der Beatmungstherapie in der Intensivmedizin des Schädel-Hirn-Traumas: Kontrollierte Hyperventilation und klinischer Outcome

G. Singbartl, G. Cunitz

Abt. f. Anaesthesie und operative Intensivtherapie, Ruhr-Universität, Knappschaftskrankenhaus, In der Schornau 23-25, D-4630 Bochum 7, BRD

An der Wirksamkeit der kontrollierten Hyperventilation (k-HV) in Bezug auf die akute Hirndrucksenkung besteht kein Zweifel; deren Langzeitwirkung und Effektivität auf den neurolog. Outcome ist jedoch umstritten. Während GORDON (2) in einem retro-und prospektiven Vergleich eine Abnahme der Mortalität und eine Verbesserung des neurolog. Outcome unter der Beatmungstherapie findet, ergibt eine prospektive randomisierte Untersuchung von KRENN et al (3) keine statistisch signifikanten Unterschiede in der Überlebensrate zwischen Kontrollgruppe und Beatmungskollektiv. Diese kontroversen Befunde bieten den Ansatzpunkt für unsere Untersuchung.

Indikation für die Beatmung/k-HV ist entweder ein schlechter neurolog. Aufnahmebefund oder eine neurogene Störung des pulmonalen Gasaustausches. Der $PaCO_2$ wird auf Werte zwischen 30 und 35 mmHg eingestellt; der FiO_2 wird so gewählt, daß der PaO_2 über 80 mmHg liegt. Der neurolog. Status wird mittels des Glasgow-Coma-Scales (GCS) täglich bis zur Entlassung aus der Intensivtherapie erhoben. Das Ausmaß des pulmonalen Oxygenierungsdefizites wird mittels des von BENZER et al (1) mitgeteilten Quotienten aus $A-aDO_2/P_AO_2$ ermittelt. Kriterien für den qualitativen Effekt der k-HV sind das Ausmaß der Verbesserung des neurolog. Status sowie die erreichte Punktzahl im GCS der überlebenden Pat. bei Entlassung aus der Intensivtherapie. Im Gesamtkollektiv von 129 Pat. werden 78 (60,45%) p.tr. länger als 24 Std. beatmet. 61 der 129 Pat. (47,3%) bzw. 59 der 78 Beatmungspat. bieten bei Klinikaufnahme das neurolog. Bild eines Mittelhirnsyndroms (MHS). Die Beatmungsdauer im Gesamtkollektiv beträgt $8,9\pm1,2$ Tage; sie ist für die überlebenden Pat. statistisch signifikant länger (P<0,005) als für die Pat., die noch während der Beatmungstherapie versterben. Bei unterschiedlichem neurol. Aufnahmestatus von beatmeten (GCS:$5,2\pm0,3$) und nicht beatmeten Pat.

(GCS:$10,7\pm4,6$) finden sich im p.tr. Verlauf des GCS-Wertes der jeweils überlebenden Pat. deutliche Unterschiede zwischen beiden Gruppen: Der GCS-Wert für die Überlebenden des Beatmungskollektivs steigt in der 1. Woche p.tr. kontinuierlich an; bei den überlebenden spontan atmenden Pat. kommt es ab dem 4. p.tr. Tag zu einer Verschlechterung; der GCS-Wert fällt zwischen 4. und 7. p.tr. Tag um 3 Punkte von 12,7 auf 9,7 ab, um danach wieder anzusteigen. Die Überlebensrate bei Verlegung der Pat. von der Intensivstation beträgt im Gesamtkollektiv 61,2%. Sie liegt aufgrund des wesentlich größeren Schweregrades des cerebralen Traumas in der Gruppe der Beatmungspat. mit 38,5% niedriger als in der Gruppe mit Spontanatmung (96,1%). In Bezug auf die qualitative Wirksamkeit der k-HV zeigt sich, daß bei einem GCS$\leq$8 bei Klinikaufnahme das Ausmaß der klin./neurol. Verbesserung der Überlebenden zwischenbeatmeten und nicht-beatmeten Pat. statistisch nicht signifikant verschieden ist. Unter den überlebenden Beatmungspat. (n=31) zeigen 26 Pat. initial einen GCS-Wert von $\leq$8 Punkten - sie befinden sich im Koma; bei 23 dieser Pat. liegt ein MHS vor. Der am Ende der Intensivtherapie erreichte GCS-Wert dieser 26 Pat. liegt bei $10,6\pm0,7$ Punkten. Lediglich bei 2 von 31 Pat. findet sich unter der k-HV keine Besserung des klin./neurol. Befundes; ebenso wie bei 1 Pat. aus dem Kollektiv der Spontanatmungspat.. 15 der 23 Pat. mit MHS erreichen bei Verlegung von der Intensivstation einen GCS-Wert von >10 ($12,2\pm0,5$); die Verbesserung des neurol. Status dieser 15 Pat. (ΔGCS $7,56\pm0,4$) im Rahmen der Respiratortherapie ist statistisch signifikant (P<0,0005).

Schlußfolgerungen: 1. Im Vergleich zur Spontanatmung gelingt es mit Hilfe der Respiratortherapie/k-HV eine transitorische Verschlechterung der p.tr. neurol. Reaktionslage zu verhindern bzw. in ihrem Ausmaß abzuschwächen. 2. Die Qualität des neurol. Outcome bei Pat. mit Mittelhirnsyndrom wird durch die k-HV/Beatmungstherapie positiv beeinflußt.

1. Benzer,H., Haider,W., Mutz,N., Geyer,A., Goldschmied,W., Pauser,G., Baum,M. (1979) Der alveolo-arterielle Sauerstoffquotient = "Quotient"=P_AO_2-PaO_2/P_AO_2. Anaesthesist 28:533
2. Gordon,E. (1971) Controlled respiration in the management of patients with traumatic brain injuries. Acta Anaesth. Scand. 15:193
3. Krenn,J., Steinbereithner,K., Sporn,P., Draxler,V., Watzek,G. (1975) The value of routine respirator treatment in severe brain trauma. Adv. in Neurosurgery. Springer, Berlin

V 27.3
Kontrollierte elektroencephalographische Befunde der zerebralen Funktion unter Langzeitsedierung mit kurzwirksamen Barbituraten oder Etomidat (Vergleichsstudie)

U. Lips, P. Lehmkuhl

Zentrum für Anaesthesiologie der Medizinischen Hochschule Hannover, Abteilung IV, Krankenhaus Oststadt, Podbielskistraße 380, 3000 Hannover 51, BRD

Einleitung und Fragestellung:

Die Langzeitsedierung beatmeter intensivtherapiebedürftiger Patienten ist ein bislang ungenügend gelöstes Problem. Zur Zeit werden Kombinationen verschiedener Sedativa, Neuroleptika und Opiate in hohen Dosierungen angewandt. Wesentliche Nachteile und Nebenwirkungen dieser Behandlungsmethode entstehen durch Tachyphylaxie, Kumulationseffekte sowie besonders Entzugserscheinungen in der Aufwachphase sowie langdauernde psychische Anpassungsstörungen im häuslichen Lebenskreis während der Rekonvaleszenz.
Eine gut steuerbare Sedierungsform unter Zuhilfenahme von kurzwirksamen Barbituraten (Thiopental) oder Etomidat als Hypnotikum sowie einer feststehenden Dosierung von Piritramid zur Analgesie wird vorgestellt.

Methodik:

Sedierungstiefe und -qualität wurden sowohl durch klinische Beurteilung als auch durch regelmäßige elektroencephalographische Kontrollen erfaßt und miteinander verglichen.

Ergebnisse:

In beiden Behandlungsgruppen (Thiopental - Etomidat) ließ sich eine wirkungsvolle ausreichende Sedierung sowohl anhand der klinischen Parameter als auch nach dem EEG-Befund erzielen.
In der überwiegenden Anzahl der Fälle war zur Beatmung eine zusätzliche Relaxation mit Pancuronium notwendig, die jedoch nur bei gesicherter ausreichender Sedierung eingesetzt wurde.
Die EEG-Kontrollen zeigten in der Thiopental-Gruppe ausgeprägtere Kumulationseffekte als in der Etomidat-Gruppe. Die Aufwachzeit nach Beendigung der Behandlung war nach Thiopental-Sedierung länger. Die klinisch-chemischen Parameter, insbesondere die Transaminasen wurden durch Etomidat in geringerem Ausmaß beeinträchtigt. Die Ergebnisse lassen grundsätzlich die Kombination eines reinen Hypnotikum mit einem gering sedierenden Opiat als geeignet zur Sedierung von Beatmungspatienten erscheinen. Die gute Steuerbarkeit gewährleistet eine dem jeweiligen Zustand adäquate Sedierungstiefe. Etomidat hat auf Grund seiner Pharmakodynamik gegenüber Thiopental Vorteile.

V 27.4
Zur Inzidenz, Pathophysiologie und Therapie von gastrointestinalen Komplikationen beim schweren Schädel-Hirn-Trauma

H.J. Klein, W. Deeg, K. Seitz

Neurochirurgische Abteilung der Universität Ulm am Bezirkskrankenhaus Günzburg, Reisensburger Straße 2, D-8870 Günzburg, BRD

Das Auftreten von Streßulcera, erosiven Gastriden und einer mit großen Mengen an Magensaftverlusten einhergehenden Magenatonie gehören mit zu den Hauptkomplikationen im Rahmen der Behandlung von schweren Schädel-Hirn-Traumen. Die Incidenz dieser Komplikationen wird in der Literatur von einzelnen Autoren mit 10 - 70 % angegeben (1,3,4). In zwei kontrollierten randomisierten Studien, mit insgesamt 173 Patienten, die an epiduralen, subduralen und intracerebralen traumatischen Hämatomen operiert wurden, wurde der Effekt der Therapie mit H_2-Rezeptorenblockern (Cimetidin) und der antimuskarinischen Substanz Pirenzepin hinsichtlich der obigen Komplikationen überprüft. Als Kriterien galten der über die Magensonde gewonnene Magensaft in ml (Tagesmenge), Teerstühle, blutiges Erbrechen, endoskopisch nachgewiesene Erosionen oder Blutungen bei sonst unerklärlichen Hämatokritabfall und entsprechender Klinik, Messung des pH-Wertes des Magensaftes.
Von 118 Patienten konnten Ergebnisse über einen Beobachtungszeitraum von 10 Tagen gewonnen werden. Die Ergebnisse waren wie folgt:

1. Es findet sich eine regelmäßig auftretende hohe Magensaftsekretion mit einem ersten Sekretionsmaximum am 2. postoperativen Tag und einem zweiten, länger anhaltenden Gipfel am 7. p.o. Tag.
2. Patienten mit schlechtem Verlauf haben höhere Magensaftsekretionsmengen als Patienten mit gutem Verlauf.
3. Patienten mit Blutungen haben höhere Magensaftsekretionsraten als Patienten ohne Blutungen.
4. Die durchschnittliche Magensaftsekretion an den Tagen der Blutung, sowie ein Tag davor und danach ist bei blutenden Patienten nicht nur hoch, sondern über den ganzen Zeitraum auch relativ gleichmäßig. Auch hier differiert die Sekretion zwischen Patienten mit gutem und schlechtem Verlauf deutlich.
5. Die Rate gastrointestinaler Blutungen liegt mit durchschnittlich 20 % hoch und ist somit eine beträchtliche und in ihrem Auftreten kalkulierbare typische Komplikation bei dieser Traumaform.
6. Patienten mit schlechtem Verlauf weisen eine fast drei mal so große Häufigkeit auf (27,7%) wie Patienten mit gutem Verlauf (10,7%).
7. Die meisten Blutungen fallen in die Zeit des zweiten Sekretionsmaximums und halten dann ca. 2 Tage an.

8. Hinsichtlich des Auftretens von gastrointestinalen Blutungen und der Verhinderung von Magensafthypersekretion war die Behandlung mit Pirenzepin derjenigen mit Cimetidin bei <u>isolierten</u> Schädel-Hirn-Trauma Patienten überlegen. Bei Patienten mit zusätzlichen Verletzungen war eine Gabe beider Medikamente in der Lage, auftretende Komplikationen eher zu reduzieren als jedes Medikament für sich allein.

Aufgrund der eindeutigen Überlegenheit der Therapie durch Hemmung der parasympathicotonen (muskarinspezifischen) Rezeptoren (2) wird geschlossen, daß die neurogene Magenblutung parasympathicoton vermittelt wird und für therapierefraktäre Blutungen, insbesondere bei Kombinationsverletzungen, eine zusätzliche sympathicotone Dysregulation verantwortlich ist.

Literatur:
1. Cushing, H. (1932) Peptic ulcers and the interbrain Surg.Gynecol.Obstet.55:1.
2. Hammer, R. (1979) Bindungsstudien mit Pirenzepin am muskarinischen Rezeptor. In:Die Behandlung des Ulcus pepticum mit Pirenzepin. Demeter Verlag, Gräfeling pp.49.
3. Kamada, T., Fusamoto, H. Kawano, S., Noguchi, M., Hiramatsu, K., Masuzawa, M., Sato, N. (1977) Acute gastroduodenal lesions in head injury. Am.J.Gastroenterol.68:249.
4. Klein, H.J. (1981) Prophylactic treatment of peptic ulcers, gastric dilatation and gastric secretion in head injury. In:Advances in Neurosurgery, Volume 9;423, Springer Berlin Heidelberg.

V 27.5
Diagnostik und Therapie des posttraumatischen zerebralen Komas

H. Schoeppner, L. Rolf, S. Wagner
Klinik für Anaesthesiologie und operative Intensivmedizin der Univ. Münster, BRD

Gemeinsamer Nenner aller Folgezustände von Schädelhirntraumen ist die postischämische <u>Enzephalopathie</u>.
[1. Entkopplung von Perfusion und Energiemetabolismus mit astrozytärer Schwellung. 2. Hypochreose (Penumbra). 3. Verlust cortikaler Aktivierung (Coma cerebri) als Resultante von hypoxischer Membranpolarisation, Neurotransmitter failing (cholinerges Syndrom) und fehlender Impulsgenerierung durch das desynchronisierende System der aszendierenden Retikulärformation.] Das schwere Coma bedingt in 75% der Fälle mikrostrukturelle Läsionen. Deren Prävention durch Infusion Thiopental, Etomidate und Procain war das Ziel dieser Arbeit.

Neurologischer Befundung (Coma Scale), ICP-CPP-Bestimmungen und CT wurde folgendes Monitoring hinzugefügt: EEG-Verlauf, biochemische Liquoranalyse (Vergleich art. Blut - Ventrikelliquor) und Transmitteranalyse (Serotonin) spektralfluorometrische Methode n. REDFIELD.

Von 15 Patienten Coma scale 3 - 5, Alter 6 - 32 Jahre, wurden je 5 durch 8-stündige Infusion von Thiopental (2mg/ kg/ 1 h), Etomidate (0,2mg/ kg/ 1 h) und Procain (0,5mg / kg/ 1min) behandelt.

Ergebnisse: Die Dissoziation der Lactat-Ausgangswerte dimensionierte zwischen 2,5 mMOl (Blut und 5,5mMOl/l (Liquor). (Abb. 1).

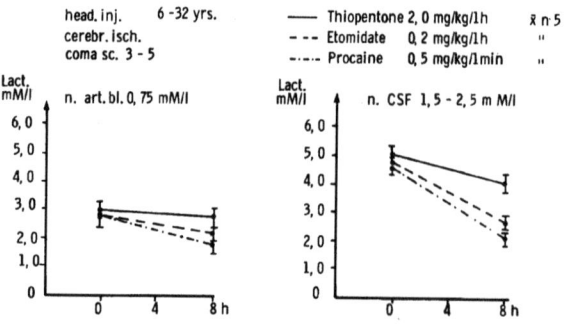

Durch Procain gelang eine 95% Kongruenz beider Werte.
2. EEG-Verlauf: Die generalisierte Delta/theta Aktivität (175 - 200 μV (Coma scale 3 - 5) ließ sich durch Thiopental wenig beeinflussen.
(Abb. 2).

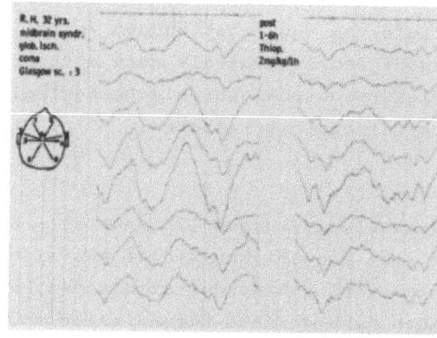

Etomidate leitete Desynchronisationstendenz ein, (Abb. 3)

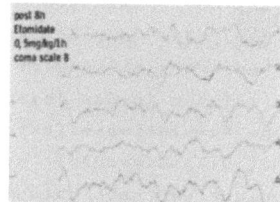

durch Procain wurde schließlich eine weitgehende Reintegration von α-Aktivität (Abb. 4)

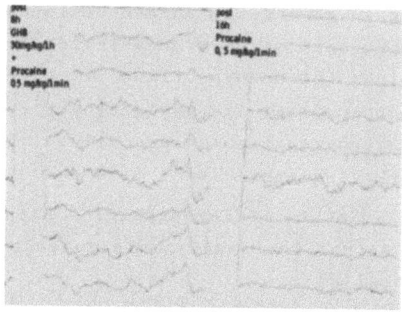

und eine Coma scala 14 erreicht. Hierbei erwies sich die

initiale Kombination mit Na+-γ-OH-butyrat zur Meidung limbischer Irritation als sinnvoll. Thiopental führte zu zellulärer Thrombocyten-Entspeicherung von Serotonin. Procain erhöhte mehr noch als Etomidate die zelluläre Konzentration des GABAergen Transmitters. (Abb. 5).

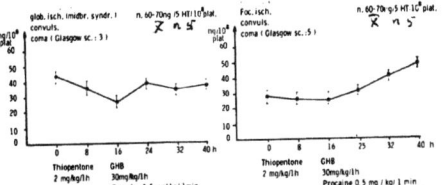

Regenerierung neuronaler Aktivität kann die Chance zum Überleben des cerebralen Comas erhöhen.

V 27.6
Elimination of Metamizol (Novalgin®) in Intensive Care Patients with Severe Sepsis

Gerhard Heinemeyer, Ivar Roots, Holger Hilt*, Hans-Joachim Gramm*, Peter Lestau*

Institut für Klinische Pharmakologie, *Klinik für Anaesthesiologie und operative Intensivmedizin, Klinikum Steglitz, FU Berlin, D-1000 Berlin 45, Hindenburgdamm 30

Introduction:
Septicemia is accompanied by decreased cardiac and circulatory functions causing decreased perfusion of kidneys and liver. This may affect drug clearances (2). Moreover, multiple drug therapy may change the activity of hepatic drug-metabolising enzymes (cytochrome P-450). Thus, kinetics of drugs in these patients may deviate strongly from the normal in an unpredictable manner. Metamizole (Novalgin®) is frequently used for lowering high fever. It was therefore of interest to study the metabolism of metamizole in such septic patients with differently impaired vital functions.
Metamizole contains a methane-sulfonic acid group being rapidly cleaved off in the body, liberating the pharmacologically active compound monomethyl-aminoantipyrine (MAAP). MAAP is demethylated by mixed function oxidation to yield aminoantipyrine (AAP), a part of which is acetylated to acetylaminoantipyrine (AcAAP). Oxidation of the N-methyl group of MAAP partly leads to N-formylaminoantipyrine (FAAP) as well. These metabolites have been shown to be excreted by the kidneys.

Patients and Methods:
19 patients with fever exceeding 38.5°C received a single dose of 1000 or 1500 mg of Novalgin® by short infusion. The patients were evaluated for hepatic and renal function by the usual laboratory-derived parameters, serum transaminases, γ-glutamyltranspeptidase, and creatinine. The most frequently applied drugs were cimetidine (95%), pirenzepine (89%), thiazide diuretics (72%), dopamine (61%), penicillins (55%), aminoglycosides (44%) and miconazole, pentobarbital, analgesics and sedatives. Dobutamine was applied to four patients with severe circulatory dysfunction. Three of these patients suffered from severe sepsis caused by peritonitis.
Blood samples were taken during ten hours to follow the disappearance of MAAP and the occurrence of the metabolites which were measured by high-pressure liquid chromatography. As an indicator of enzyme induction, daily urinary excretion of D-glucaric acid was measured. An enzymatic assay as described by Roots (3) was used.

Results:
In 16 of 19 patients MAAP elimination was no different than in healthy persons. These patients were also not suffering from severe septicemia and had normal renal and hepatic functions. Glucaric acid excretion varied from 5 up to 400 μmoles/day, indicating differences in the activity of drug-metabolising enzymes, but could not be correlated with the clearance of MAAP. The half-life of MAAP was 3.4 ± 1.7 hours with a range of 1.1 to 6.5 hours. The volume of distribution was 0.65 ± 0.28 l/kg. Three patients eliminated MAAP in a very different manner. The plasma concentration declined within ten hours by 7 - 15 μg/ml only, which corresponded to half-lives of approximately 25 to 32 hours. These patients could be characterized by a clinical situation with symptoms of septic shock. The metabolites increased to a similar extent as MAAP decreased, showing an accumulation because of a lack of renal excretion.
Fig. 1 shows the elimination of MAAP and the occurrence of AAP, AcAAP and FAAP in two patients. On the left a patient with normal cardiovascular, hepatic and renal function is shown with a half-life of MAAP of 3 hours. This patient was treated with pentobarbital and showed enzyme induction as suggested by increased excretion of D-glucaric acid. The elimination of the metabolites corresponds to the disappearance of MAAP.
The other one (right) belongs to the three patients eliminating MAAP very slowly. The concentration declines from 50 to 35 μg/ml, and the sum of AAP, AcAAP and FAAP corresponds to this difference, indicating a lack of renal

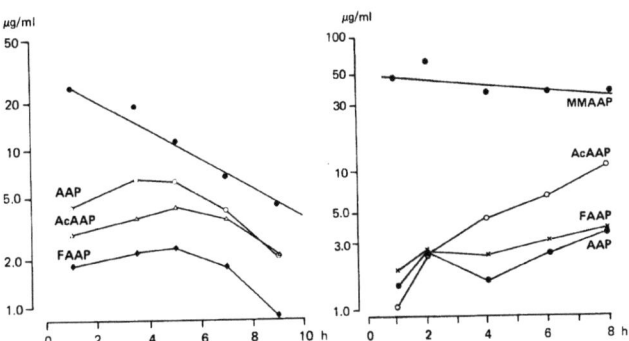

Fig. 1: Concentration of MAAP, AAP, AcAAP and FAAP in two patients, one with normal vital functions (left) and one with cardiovascular failure.

excretion of these compounds.

Discussion:
The extreme variation of the clearance of MAAP in intensive care patients points to alterations in the function of liver and kidneys. Kampf and Roots (1) reported a half-life of metamizole of 3.0 ± 1.3 and 4.0 ± 2.9 hours in healthy persons and patients with impaired renal function resp., similar to the results found here in the major group of 16 intensive care patients. As compared to persons without renal impairment, the range in the patients studied here seems to be greater, which might be the result of induction as well as inhibition of MAAP metabolism. The extreme prolongation of MAAP half-life in three patients, however, has to be explained by other mechanisms. Metamizole metabolism might be limited by hepatic blood flow, which is decreased in patients suffering from shock. This might explain the tenfold increase in MAAP half-life. Impaired renal function does not influence hepatic elimination of MAAP, but decreases the clearance of its metabolites (1). Decreased metabolism of MAAP in patients with sepsis, however, should prolong its pharmacodynamic effect which could be observed in one patient with a decreased body temperature of 36.8°C for 36 hours. Apart from the intended effects, the toxicity of MAAP and metabolites should be considered in such patients.

References:
1. Kampf, D, Roots, I (1982) Kinetics of dipyrone (Novalgin®) and its major metabolites in patients with renal insufficiency. Arch. Pharmacol. 319, Suppl. R 87.

2. Rietbrock, I, Lazarus, G (1980) Evaluation of altered pharmacokinetics in intensive care patients. In: Methods in clinical pharmacology, N. Rietbrock, B.G. Woodcock, G. Neuhaus, eds., Vieweg Verlag, Braunschweig, p. 229.

3. Roots, I (1981) Erprobung von In-vivo-Parametern des Arzneimittelstoffwechsels am Meerschweinchen und ihre Anwendung beim Menschen. Habil.-Schrift, FU Berlin.

V 27.7
Die endotracheale Intubation als prädisponierender Faktor für Candida-Invasion

B. Bittrich, U. Würz, R. Ansorg

Hygiene-Institut und Zentrum Anaesthesiologie der Universität Göttingen, BRD

Mykosen innerer Organe, insbesondere durch Candida-Hefen verursacht, finden sich bei durchschnittlich 6% der Obduktionen (3).Die Letalität wird mit 75% angegeben(3).Endomykosen sind in der Regel Komplikationen b. chron.-konsumierenden Erkrankungen, großen chir. Eingriffen, aggressiven Therapieformen, z.B. mit Kortikoiden u. Antibiotika, u. invasiven Verfahren wie Venen - u. Blasenkatheterismus sowie endotrachealer Intubation.Als Eintrittspforten werden die häufig mit Candida besiedelten Schleimhäute d. Digestions- u. d. oberen Respirationstraktes angesehen(3).Bei Intensivpflegepatienten liegen meist mehrere prädisponierende Faktoren vor, so daß sie mit einem besonders hohen Endomykose-Risiko belastet sind.In der vorgestellten Untersuchung wurde geprüft, inwieweit bei anaesthesiologischen Int.pflegepatienten durch lokale Behandlung d.Mundhöhle u.d. Respirationstraktes mit d. Antimyceticum Pimaricin (Pimafucin^R) die Candida-Exposition und damit d. Endomykose-Risiko vermindert werden kann.

Bei anaesthesiol. Intensivpflegepatienten mit endotrachealer Intubation wurden d. Verlauf der Candida-Besiedelung u. d. Candida-Antikörper im indir. Immunfluoreszenztest(2) u. indir. Hämagglutinationstest(1) prospektiv untersucht.
20 Patienten mit einer durchschnittlichen Intubationszeit von 12 Stunden erhielten keine antimycetische Prophylaxe, 20 Pat. mit einer durchschnittl. Intubationszeit von 17 Tagen wurden während d. Zeit der endotrachealen Intubation 4 x täglich nach folgendem Schema behandelt:
Bronchialbereich: Inhalation von 1ml 0,25% Pimafucin-Suspension,
Nase: Instillation von je 5 Tropfen 1% Pimafucin-Suspension beiderseits,
Mundhöhle: Austupfen mit 1% Pimafucin-Suspension.

Häufigkeit und Menge der Hefen waren in den respiratorischen Sekreten der Patienten mit Pimaricin-Behandlung deutlich vermindert, in der faecalen Candida-Besiedelung fand sich kein Unterschied zwischen beiden Patientengruppen. Der Dynamik der Candida-Kolonisation d. respirat. Sekrete entsprechend zeigten 17 Patienten d.unbehandelten Gruppe und 4 Patienten d. behandelten Gruppe in der 2. bis 3. Hospitalisierungswoche einen signifikanten Anstieg d. Candida-Antikörper im Serum.

Klinische Zeichen einer mucocutanen oder systemischen Candida-Mykose wurden in keiner d.beiden Patientengruppen festgestellt. Unerwünschte Nebenwirkungen d. Pimaricin-Prophylaxe wurden in einem Behandlungszeitraum von 3 bis 44 Tagen nicht beobachtet.

Die Resultate d. vorgestellten Untersuchung unterstützen Hinweise aus früheren Untersuchungen, wonach Hefen aus d. oralen Flora durch die endotracheale Intubation via Traumatisierung der Schleimhaut bzw. Verschleppung in den unteren Respirationstrakt in d.Blutbahn eindringen und e. postoperativen Antikörperanstieg bewirken können.Die Tatsache, daß allein durch Suppression d. oralen u. respirat. Hefeflora die Anstiege der Candida-Antikörper deutlich reduziert werden können, zeigt, daß, entgegen d. Auffassung einiger früherer Untersucher, zumindest bei intubierten Patienten d. orale u. respirat. Schleimhaut als Candida-Eintrittspforte eine größere Rolle spielt als die intestinale Schleimhaut.

Die intubationsbedingten Anstiege d. Candida-AK dürfen nicht bereits als Zeichen e. Candida-Endomykose bzw. als Indikation für e. -nebenwirkungsreiche! - systemische Antimycetica-Therapie gewertet werden, jedoch ist in keinem Fall vorherzusehen, ob d.Candida-Exposition e. limitiertes Geschehen ohne klinische Relevanz bleibt oder zu e. manifesten Endomykose führt.Zur Früherkennung e. Candida-Endomykose ist wegen d.uncharakteristischen klinischen Symptomatik in jedem derartigen Fall eine laufende - aufwendige - serologische Überwachung erforderlich.Dagegen hat die in der vorliegenden Untersuchung geprüfte lokale antimycetische Prophylaxe mit Pimaricin d. Vorteil, daß sie bereits die Candida-Exposition mit großer Zuverlässigkeit verhindert.
Angesichts d. hohen Endomykose-Risikos von Intensivpflegepatienten, d. Problematik d. frühzeitigen Diagnose u. d. Therapie d. Endomykosen sowie der ungünstigen Prognose einmal etablierter Endomykosen sollte die offenbar nebenwirkungsfreie lokale antimycetische Prophylaxe zumindest b. prolongierter Intubation routinemäßig durchgeführt werden.

1. Ansorg,R.: Ärztl.Lab. 27, 106 (1981)
2. Ansorg,R. et al.: Mykosen 20, 167 (1977)
3. Taschdjian,C.L.: Crit. Rev. Clin. Lab. 4, 19 (1973)

V 27.8
Piperacillin for Severe Infections in the Critically Ill

S. Firn

Pinderfields General Hospital, Wakefield, England

The choice of antibiotic for the treatment of severe infections in critically ill patients can pose many problems. While it is always preferable to prescribe antimicrobial therapy after the responsible organisms and their sensitivities are known, patients with Septicaemia may be in endotoxic shock and require immediate effective therapy. Maximum supportive care is required, including antimicrobial agents capable of coping with both Gram + and Gram - organisms. Pseudomonas aeruginosa is a common infecting organism in compromised patients and is very difficult to treat. Renal function may affect the choice of agent. In recent years, injectable ureidopenicillins have proved to be valuable agents for treating serious hospital infections. Piperacillin, which is a piperazine derivative of Ampicillin has been suggested as the ureidopenicillin of choice[5]. It is claimed to have a broad spectrum of activity[4] including Pseudomonas infections[3], to be capable of use as sole agent[1] and to be safe in combination with aminoglycosides. It was decided to test the efficacy of Piperacillin in our Neurosurgical Intensive Care Unit. In this unit we keep antimicrobial therapy to a minimum, reserving it for patients who have definite clinical evidence of infection.

Method
75% of the patients treated had sustained severe Head Injuries and 50% had suffered multiple major trauma. All the patients were receiving Intermittent Positive Pressure Ventilation (IPPV) at the start of the Piperacillin therapy. 40% were receiving Parenteral Nutrition via a centrally placed silastic feeding line. In addition, some patients showed evidence of renal and/or hepatic dysfunction. Their ages ranged from 16 year to 65 years, the majority being young and previously fit. The predominant infective organisms were Pseudomonas and Gram + cocci. Initially the Piperacillin was administered as a 4G dose infused intravenously over 20 to 30 minutes every 6 to 8 hours. Duration of therapy was 7 - 21 days.

Results
Piperacillin was used as sole agent in 90% of the patients treated. All patients showed definite clinical improvement within 24 hours of commencement of therapy and a bacteriologically proved cure rate of over 90% was achieved. All the patients were weaned off IPPV during treatment. No serious side effects were observed. Platelet counts Prothrombin times and Kaolin-cephalin times which are routinely monitored daily in our patients did not show any significant alterations.

Conclusion
Piperacillin is a safe effective drug for severe infecttions in the critically ill and compromised patient, when used as a single agent or in combination with other antimicrobial therapy. Since Piperacillin diffuses rapidly from the plasma to reach high concentrations in the tissues, including infected wounds, subcutaneous tissues[2] and bone has the ability to cross the blood/brain barrier and achieve high concentrations in bronchial secretions and sputum especially purulent sputum, it was a particularly suitable agent for the patients treated in this study.

References
(1) Gribble M. J. et al (1981) Controlled Randomised Trial of Piperacillin versus Gentamicin/Tobramycin plus Carbenicillin/Ticarcillin in therapy of serious infections. 12th International Congress of Chemotherapy; Abstract 66.
(2) Linglof T. O. (1980) Piperacillin in the treatment of severe infections: Clinical evaluation and Pharmacokinectics in serum wound fluid and subcutaneous tissue. Curr Chemother Infect Dis Proc. 11th International Congress of Chemotherapy 1:285
(3) Prince A. S. et al (1980) Efficacy of Piperacillin in the therapy of serious infections. Curr Chemother Infec Dis, Proc. 11th International Congress of Chemotherapy 1:295
(4) Rao B. S. (1980) Clinical evaluation of intravenous Piperacillin Curr Chemother Infec Dis, Proc. 11th International Congress of Chemotherapy 1:299
(5) Spicehandler J. R. et al (1980) Mezocillin and Piperacillin: A comparative clinical evaluation. Curr Chemother Infec Dis, Proc. 11th International Congress of Chemotherapy 1:293

V 27.9
The Influence of Immunoglobulin on the Development of Bacterial Infection under Different Conditions of Immunsupression

Vera Jupa-Marcinkowski

Institute of Anesthesiology, University Hospital, Erasmus University Rotterdam, The Netherlands

The aim of the study was to verify the effectiveness of Immunoglobulin in the prevention of bacterial infection.

MATERIALS AND METHODS
Groups of ten and twenty mice were studied in these series. Different conditions of Immunocompetence were established.
1. control + infection (i)
2. Hydrocortison (HC) + infection
3. Anaesthesia (AN) + infection
4. Anaesthesia + Hydrocortison + infection
5. Immunoglobulin G (IgG) + infection
6. Immunoglobulin G + Hydrocortison + infection
7. Immunoglobulin G + Anaesthesia + infection
8. Immunoglobulin G + Anaesthesia + Hydrocortison + infection

0.5 ml IgG of placental origin (Institut Mérieux, Lyon-France) was injected s.c. 3 times prior to infection. Anaesthesia was performed with 2 mg sodium pentobarbital intraperitoneally. 2 mg HC was injected s.c.
Infection was established with pseudomonas aerugiosa injected s.c. in 3 different solutions.

RESULTS
Treatment without IgG.
The mortality in the groups receiving HC of AN was increased in comparison with the control group. The augmentation in the HC group was statistically significant.
In contrary in the groups receiving HC + AN

simultaneously a significant increase of mortality was seen.

TREATMENT with IgG
The administration of IgG diminished significantly the mortality. Also in the groups AN, HC and AN + HC a significant protection with IgG was stated.

DISCUSSION
Body defence mechanism are depressed by a variety of factors especially by surgical trauma, anaesthesia and immunosupressive substances (1, 2). The prophylactic use of immunoglobulin can diminish the rate of mortality in temporarilly immune supressed mice infected with Pseudomonas aeruginosa.
The mechanism of action of immunoglobulin is the specific antigen-antibody reaction and opsonisation of forein cells and in the consequence an enhancement of phagocytosis.

LITERATURE
1. Duncan P.G. and Cullen B.F. (1976). Anaesthesia and Immunology. Anaesthesiology 45: 522.
2. Mondgil G.C. and Wade A.G. (1976). Anaesthesia and Immunocompetence. Br. J. Anaesth. 48: 31.

V 27.10
Die rechnererstellte Fieberkurve. Ihre Auswertung und Bedeutung in der Intensivmedizin
W. Heipertz, W. Bleicher, E. Epple, H. Junger
Zentralinstitut für Anaesthesiologie der Universität Tübingen, BRD

11 der 22 Betten der operativen Intensivstation des Zentralinstituts für Anaesthesiologie der Universität Tübingen sind direkt an einem Computer angeschlossen, dem PDMS 78 706 A von HP. Er speichert automatisch die in Abständen von 30 sec von den bettseitigen Monitoren abgetasteten, on line übermittelten Meßwerte. Die direkte Datenerfassung erlaubt die Meßwertabnahme und -speicherung von mindestens 11 Variablen, darunter:

- Herzfrequenz,
- Respirationsfrequenz,
- Temperatur,
- Systolischer, diastolischer und mittlerer Blutdruck, arteriell und pulmonal,
- ZVD, LAP,
- ICP,
- Transcutaner pO_2 und pCO_2.

Der Ausdruck der gespeicherten Daten erfolgt in graphischer Form automatisch in 12-Stundenintervallen, oder - auf Abruf - für jeden beliebigen zurückliegenden Zeitraum.

Die so entstandenen vierfarbigen Fieberkurven lassen sich nach
- Kurvenverlauf,
- Trendverlauf und
- spezifischen Mustern auswerten.

Der Kurvenverlauf repräsentiert die absoluten Meßwerte. Er gestattet eine Aussage über Ausmaß oder Größe einer Variablen zu einem bestimmten Zeitpunkt (z.B. Größe der Herzfrequenz, Ausmaß der Blutdruckamplitude u.a.).
Der Trendverlauf ist die Veränderung einer Variablen über die Zeit. Nicht Größe und Ausmaß einer Variablen zu einem bestimmten Zeitpunkt, sondern Richtung und Ausmaß einer Veränderung der Variablen ist gefragt. Die Trendbeobachtung bleibt im wesentlichen von kurzfristigen und systematischen Meßfehlern unbeeinflußt. Der Trendverlauf ist von großer prognostischer Bedeutung.

Spezifische Muster sind besondere Veränderungen einer Variablen, die für einen bestimmten Zustand des Patienten kennzeichnend sind, oder sich mit gewisser Regelmäßigkeit wiederholen (z.B."Sedierungszacken" in Herzfrequenz- und Blutdruckregistrierung bei nachlassender Sedierung).

Die rechnererstellte Fieberkurve ist für die Intensivmedizin von großer Bedeutung. Die hohe Abtastrate von 2 Meßwerten pro min ermöglicht
- eine sehr genaue Aufzeichnung aller Variablen und
- eine Entdeckung von sehr kurzzeitigen und dennoch bedeutsamen Änderungen von Variablen.

Die Möglichkeit der gleichzeitigen Registrierung unterschiedlichster Variablen und ihrer gemeinsamen graphischen Darstellung in einem Kurvenblatt läßt die Effekte intensivtherapeutischer Maßnahmen deutlicher als bisher möglich zu tage treten.

Hochfrequenzbeatmung, Jet-Beatmung

V 28.1
Hochfrequenzbeatmung beim Gebrauch des Laser-Strahls in den Luftwegen

P.A. Scheck, C. Mallios, P. Knegt

Institut für Anaesthesiologie und Institut für Otolaryngologie der Erasmus Universität Rotterdam, Niederlande

Einleitung

Für perorale Endoskopien, Mikro- sowie Laserchirurgische Eingriffe in den Luftwegen werden verschiedene Ventilationsmethoden und Techniken verwendet (1,2,4). Der Anaesthesist sucht eine Methode die eine ausreichende Ventilation sichert und die gleichzeitig eine gute Übersicht des Operationsgebietes für den Operateur ermöglicht. Die Hochfrequenzbeatmung (HFB) wird nicht nur bei diesen Eingriffen gebraucht, jedoch auch bei Operationen an der Lunge, in der Intensivstation u.a.

Methode

Ein Prototyp des Ventilators Bronchovent (Siemens-Ellema) für die HFB wurde bei den meisten Untersuchungen angewendet. Ausserdem wurden auch die Jet-Ventilatoren VS 600 und der Mark 800 (Acutronic) angewendet. Die Beatmung erfolgt durch einen Insufflations-Katheter mit einem Lumen von 3 mm (Char. 14). Da noch keine gegen den Laserstrahl beständigen Katheter erzeugt werden, muss der Katheter mit einer Alluminiumfolie vor dem heissen Laserstrahl geschützt werden. Ein Aufflammen oder starke Rauchentwicklung könnte für die Luftwege des Kranken sehr ernste Folgen haben (4,5). Am Institut für Anaesthesiologie der Erasmus Universität wird die HFB als Routine-Methode gebraucht. Die Erfahrung erstreckt sich über mehr als 800 mit dieser Methode beatmete Patienten. Bei den ersten 200 Patienten die mit HFB ventiliert wurden, wurden die Blutgase mittels des ABL2 wiederholt untersucht. Ausserdem wird dies bei allen Patienten in schlechtem Allgemeinzustand (ASA III-IV) durchgeführt. Zur Beatmung wird Luft verwendet bereichert mit 50% Sauerstoff. Zur Anaesthesie wird ein kurzwirkendes Morphinomimeticum (Alfentanil[R]), ein Hypnoticum (Etomidat[R]) und Suxamethonium verwendet. Etomidat und Alfentanil werden aufgelöst in 250 ml Infusions-Flüssigkeit als totale intravenöse Anaesthesie mit einer Infusionspumpe infundiert. Bei der Behandlung der Stimmbänder wird ausserdem Suxamethonium in einer 0,1% Lösung als Infusion gebraucht.

Resultate

Bei den weitaus meisten Patienten war es möglich beim Gebrauch des dunnen Insufflation-Katheters oder eines Stahlröhrchens (zeitlich begrenzt bei der percutanen transtrachealen Ventilation) eine radikale Laserbehandlung durchzuführen. Ermittelte Blutgaswerte haben gezeigt dass während der HFB auch bei Eingriffen mit einer Dauer von mehr als einer Stunde gute Blutgaswerte erziehlt werden können. Dies gilt auch für Patienten mit chronischen Lungenleiden. Die Dynamik der Veränderungen der Werte von pCO_2 und pO_2 können durch percutane Messungen ($pcCO_2$, pcO_2) gefolgt werden.

Blutgaswerte (kPa)-Behandlung mit Laserstrahl, Insufflations-Katheter ID 3mm.

	60 min^{-1} (n=134)	90 min^{-1} (n=27)
pH	7,35 ± 0,12	7,39 ± 0,14
PaO_2	17,1 ± 3,2	17,0 ± 2,9
$PaCO_2$	4,6 ± 0,8	4,4 ± 0,7
SaO_2	98,1 ± 1,2	97,8 ± 1,4

Literatur

1. Borg U, Eriksson I, Sjöstrand U (1980). High Frequency Positive Pressure Ventilation (HFPPV): A Review based on its use during bronchoscopy and for laryngoscopy and microlaryngeal surgery under general anesthesia. Anesth. Analg. 59:594.
2. Klain M, Smith R.B. (1977). High Frequency percutaneous transtracheal ventilation. Crit. Care Med. 5: 280.
3. Schramm V.L. et al (1981). Acute management of laser-ignated intratracheal explosion. Laryngoscope 91: 1417.
4. Sjöstrand U (1980). High Frequency Positive Pressure Ventilation (HFPPV): A Review. Crit. Care Med. 8: 345.
5. Wainwright A.C. et al (1981). Anaesthetic Safety with the carbon dioxide laser. Anaesthesia 36: 411.

V 28.2
Superimposed High Frequency Jet bei ARDS

K. Czech, W. Mauritz*, P. Sporn*

Intensivbhdl.-Station des Unfallkrankenhaus Lorenz Böhler, A-1200 Wien, Donaueschingenstr. 13, *Intensivbhdl.-Station der Universitätsklinik für Anaesthesie und allgemeine Intensivmedizin, A-1090 Wien, Spitalgasse 23, Österreich

Verschiedene Hochfrequenzbeatmungsverfahren werden bei ARDS als Alternative zu CPPV diskutiert. Die routinemäßige Anwendung scheitert jedoch am beträchtlichen apparativen Aufwand, schlechter Überwachbarkeit der Ventilationsparameter und (zumindest bei einigen Verfahren) mangelnder Sicherheit bei technischen Gebrechen. Wir untersuchten, ob eine HFJ(Hochfrequenzjet)-Überlagerung bei fortgeführter CPPV im ARDS die Oxygenation verbessert. Es wurde ein neues Gerät konzipiert, das aufgrund einer pneumatischen Schaltvariante (volumenlimitierter Jetimpuls) auch bei technischen Pannen Sicherheit vor Barotraumen bietet. Über ein Winkelstück wurden Jet-Leitung und Respirator an den Tubus konnektiert (Düsenbohrung 2 mm, Abstrahldruck 2 bar, Frequenz 600/min, Volumen 15 ml/Impuls). Das Atemzugvolumen des Respirators wurde reduziert um Gesamtminutenvolumen, Spitzendruck und $paCO_2$ annähernd konstant zu halten, die übrigen Beatmungsgrößen blieben unverändert. Bei Besserung der $AaDO_2$ wurde zunächst die FiO_2 reduziert und nach Erreichung akzeptabler $AaDO_2$-Werte (ca.200) mit Pausen vom Jet begonnen.

Das Verfahren wurde bisher (Jänner 1983) bei 12 Patienten angewendet (5 Frauen und 7 Männer, Alter 29,6 ± 20,5 Jahre). 3 Patienten (= 25 %) verstarben. Als Ursache des ARDS war siebenmal ein Polytrauma und dreimal eine abdominelle Sepsis anzuschulden.

Superimposed Jet kam immer dann zum Einsatz, wenn konventionelle Beatmungsverfahren (incl. inversed ratio und PEEP) die Progredienz der pulmonalen Funktionsstörung nicht aufhalten konnten. Die Beatmungsdauer vor Jetbeginn betrug 2 - 240 Stunden, die notwendige Jetzeit 4 - 408 Stunden.

effektive $AaDO_2$ (gemessen bei aktueller FiO_2)

vor Jet	439,2 ± 193,1	(n = 12)
1h Jet	404,2 ± 137,7	(n = 12)
2h Jet	356,4 ± 164,9	(n = 12)
4h Jet	286,5 ± 145,7	(n = 10)
12h Jet	253,5 ± 90,1	(n = 10)
24h Jet	189,3 ± 106,0	(n = 8)

Die Tabelle gibt die Mittelwerte aus allen Patienten wieder, wobei 2 Patienten keinerlei positive Reaktion zeigten (beide verstarben) und bei weiteren 2 Patienten zunächst nur ein weiterer Anstieg der $AaDO_2$ zu verhindern war (1 Exitus).

Unsere bisherigen Ergebnisse scheinen das Verfahren als technisch einfache, gut überwachbare und sichere Beatmungsmethode bei ARDS zu bestätigen. Aufgrund von Tierversuchen (Ölsäure-Lungenödem beim Hund) kann angenommen werden, daß das therapeutische Prinzip überwiegend in der Besserung von Ventilations/Perfusions-Störungen begründet ist.

V 28.3
Ein Vorschlag zur Klimatisierung der Atemgase bei der High Frequency Jet Ventilation

H. Lasthaus, G. Klossek, J. Mottner, M. Tabbert
Abteilung für Anaesthesiologie und operative Intensivmedizin, Justus-Liebig-Universität, D-6300 Gießen, BRD

Jede mechanische Ventilation der Lungen, die unter Verwendung eines Endotrachealtubus durchgeführt wird, umgeht die physiologischen Befeuchtungs- und Erwärmungssysteme für die Inspirationsluft. Bei Spontanatmung durchströmt die Inspirationsluft den Nasen-Rachenraum, die natürliche Erwärmungs- und Befeuchtungskammer und erreicht den Carinabereich mit annähernd Körpertemperatur und einer relativen Wasserdampfsättigung von ca. 95 %.

Insuffiziente Erwärmung und Befeuchtung des Inspirationsgases führt zur Austrocknung des Bronchialsystems und läßt das ciliare Transportsystem erlahmen. Dieses kann u.a. Atelektasen und Obstruktionen der Luftwege verursachen. Folglich darf eine längere mechanische Ventilation nur mit ausreichender Erwärmung und Befeuchtung durchgeführt werden.

Erwärmungs- und Befeuchtungssysteme für IPPV (Intermittent Positive Pressure Ventilation) sind bekannt. Sie liefern zum größten Teil ausreichende Ergebnisse. Da es sich hierbei um 'low flow - Systeme' mit einem relativ großen kompressiblen Gasvolumen handelt, sind solche Vorrichtungen für die HFJV (High Frequency Jet Ventilation) ungeeignet. Gerade der Langzeiteinsatz der HFJV stellt für bestimmte Erkrankungen ein ideales Verfahren und in Einzelfällen eine ultima ratio dar. Deshalb müssen neue Techniken eingeführt werden, die eine ausreichende Erwärmung und Befeuchtung der Atemgase gewährleisten. Bei bisher beschriebenen Verfahren zur Atembefeuchtung bei HFJV wurde meist eine indirekte Befeuchtung vorgenommen wie zum Beispiel über die angesaugte Venturiluft oder durch einfache Zugabe von Wasser in den Endotrachealtubus. Diese Verfahren erwiesen sich bei umfangreichen eigenen Untersuchungen als völlig insuffizient.

Das von uns entwickelte Mikro Heiz- und Befeuchtungssystem weist gegenüber den bisher bekannten Methoden entscheidende Vorteile auf:

- direkte Erwärmung und Befeuchtung des insufflierten Jet-Gases
- kontrollierte Erwärmung des insufflierten Atemgases auf Körpertemperatur
- kontrollierte Wasserzufuhr mit regelbarem Volumenfluß
- feinste Verneblung des zugeführten Wassers (d.h. sehr geringe kinetische Energien der austretenden Tröpfchen)
- keine Kondensatbildung und Temperaturverluste durch Einsatz direkt am proximalen Tubusende

- sehr geringes Kammervolumen (ca. 14 ml), dadurch keine Veränderung des Jet-Impulses und der Effektivität der Ventilation
- Druckbelastung bis 6bar möglich
- Möglichkeit der Anwendung der HFJV unter Ausschaltung des Venturieffektes
- einfache Handhabung durch geringe Abmessungen des leichten Kunststoffgehäuses
- problemlose Desinfektion durch Autoklavierbarkeit des kompletten Systems

Das Mikroheiz- und Befeuchtungssystem für die HFJV wurde in tierexperimentellen Langzeituntersuchungen erfolgreich eingesetzt. Eine ausreichende Erwärmung und Befeuchtung der insufflierten Atemgase ließ sich durch bronchoskopische und histologische Untersuchungen bestätigen.

Literatur:
1. Graziano C et al. (1981) Crit Care Med 9:47-50
2. Hamer Ph (1974) Prakt Anaesth 9: 306-315
3. Racenberg E et al (1980) Anaesth und Intensivmed 11: 293-296
4. Schuster D P et al (1981) Chest 80:682-685
5. Smith R B (1982) Respir Care 27: 1371-1372

V 28.4
Klinische und blutgasanalytische Untersuchungen zur High-Frequency-Jet-Ventilation bei endolaryngealen Operationen

W.K. Hirlinger, A. Deller, O. Sigg*

Zentrum für Anaesthesiologie der Universität Ulm, 7900 Ulm/Donau, *Hals-Nasen-Ohren-Klinik der Universität Ulm, 7900 Ulm/Donau, BRD

Methode: Bei endolaryngealen Eingriffen beatmeten wir 50 Patienten mit der High-frequency-jet-Ventilation über eine nasotracheale Sonde. Die Beatmung erfolgte mit dem "clinical high-frequency-jet-Ventilator", Model MK 800 der Firma Acutronic. Folgende Einstellung am Gerät wählten wir: Frequenz 150/min, Insufflationszeit 30-40%, Druck am Ausgang des Gerätes 0,7-2,1 bar, Flowminutenvolumen (FMV) 7-23 l/min, das entsprach 140-365 ml/kg KG.

Die primäre Einstellung wurde entsprechend den Blutgasanalysen korrigiert. Die Narkose wurde mit Flunitrazepam, Fentanyl und Succinylcholin durchgeführt. Lachgas wurde über einen Mischer (Firma Bird) bis zu 50 % zugegeben. Nach Einleitung der Narkose unter Maskenbeatmung und Relaxierung mit Succinylcholin (2 mg/kg KG) wurde eine Sonde mit 4,7 mm Außendurchmesser (Bard-Parker-nasal-oxygen-Catheter) nasotracheal eingeführt und die High-frequency-Beatmung begonnen. Danach erfolgte die Einstellung des Kehlkopfes mit dem Kleinsasser-Autoskop durch den Operateur. Die Beatmungssonde wurde erst entfernt, wenn der Patient nach Antagonisierung mit Narcanti ausreichend spontan atmete.

Ergebnisse: Unter der Beatmung mit 50 % Sauerstoff war bei keinem Patienten eine Hypoxie aufgetreten. Die Mehrzahl der gemessenen paO_2-Werte lag zwischen 60 und 270 mm Hg. Bei den von uns gewählten Beatmungsmustern waren 42 Patienten normo- bis hyperventiliert. Bei 8 Patienten war der PCO_2 über 48 mm Hg angestiegen. Betrachtet man die PCO_2-Verläufe bei diesen Patienten, so ist zu festzustellen, daß diese Patienten, bei teilweiser eingeschränkter Lungenfunktion, mit einem Flowminutenvolumen von 178-222 ml/kg KG hypoventiliert waren. War das Flowminutenvolumen über 250 ml/kg KG, so lag in keinem Fall der PCO_2 über 48 mm Hg.

Der Operateur hatte, da nur die dünne Beatmungssonde in der Trachea lag, eine optimale Übersicht über den Kehlkopf, und, weil bei diesen Frequenzen die Stimmbänder nicht flottieren, war ein Operieren unter dem Mikroskop mühelos möglich. Ein Patient mußte nach Entfernung der Sonde reintubiert und tracheotomiert werden, weil nach Entnahme von Probeexzisionen bei einem Larynxtumor die Glottis verlegt war. Bei einer Patientin mit hochgradiger Trachealstenose trat ein Pneumothorax unmittelbar nach Beginn der Beatmung auf.

Beurteilung: Eine ausreichende und sichere High-frequency-jet-Beatmung über eine nasotracheale Sonde bei endolaryngealen Eingriffen ist möglich, wenn folgende Grundsätze beachtet werden:
1. Während jeder Phase des Eingriffes darf der Abfluß des insufflierten Gases nach außen nicht behindert sein.
2. Die Sauerstoffkonzentration sollte initial 50 % betragen.
3. Das Flowminutenvolumen sollte initial 250 ml/kg KG betragen und schrittweise bis zu diesem Wert hochgedreht werden.
4. Die Beatmung muß mittels Blutgasanalysen überwacht werden.

V 28.5
Verteilung von 99m Technetiumaerosol während Beatmung mit IPPV und superponierten hochfrequenten Atemgasschwingungen

G. Kroesen, W. Zechmann

Klinik für Anaesthesiologie und Klinik für Nuklearmedizin der Universität Innsbruck, Österreich

Vibrationsaerosole haben ein wesentlich rascheres Penetrationsvermögen durch Nasennebenhöhlengänge als konventionelles Aerosol (1). Ziel dieser Untersuchung ist es, festzustellen, ob die intrapulmonale Verteilung eines Radioaerosols während IPPV-Beatmung mit Hilfe von superponierten Atemgasschwingungen (AGS) günstig beeinflußt wird.

Material und Methode
4 Patienten im Alter von 24, 36, 48, 6o Jahren wurden un-

tersucht. Sie wurden als Organspender nach irreversiblem Hirnschaden beatmet, da sich die Organspende aus organisatorischen Gründen verzögerte oder abgesagt wurde. Alle Patienten waren lungengesund bis auf leichte Veränderungen durch eine 2 - 4 Tage dauernde Beatmung. Mit dem modifizierten Crossover Design Verfahren wurden die Patienten im Abstand von 24 Stunden 2x untersucht. Als Aerosol wurden 2 ml Technetiumschwefelkolloid (^{99m}Tc) in einer Dosierung von 2 mCi verwendet, die in 10 Minuten mit dem Medikamentenpressluftvernebler (Fa. Bird) zerstäubt wurden (Partikelgröße 0,5 - 4 μm, maximale Teilchenmenge bei 2 - 4 μm Größe). Die Beatmung erfolgte in allen Fällen mit einem druckluftbetriebenen Respirator (Bird, M 8) mit individueller Adaptation von Flow und Arbeitsdruck nach Blutgasanalyse (PCO_2 38 - 40 torr). Die AGS wurden mit einer früher vorgestellten Flowunterbrechertechnik erzeugt (4); die Schwingungen lagen im Bereich von 25 bis 33 Hz. Mit Hilfe der Gammakamera wurden Zeitimpulskurven für beide Lungen getrennt geschrieben und gleichzeitig Scintifotos der Lungen angefertigt.

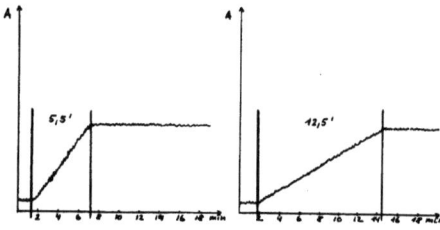

Abb. 1 Zeitimpulskurven des mittleren Aktivitätsanstiegs (A) beider Lungen bei Patient 4. Links mit Atemgasschwingungen, rechts ohne.

Ergebnisse

Bei den Zeitimpulskurven wurde der Zeitpunkt verglichen, an dem die ganze angebotene Aktivität in beide Lungen aufgenommen war (Plateauzeit). Bei den Patienten, die in 24 Stundenabstand mit und ohne AGS beatmet wurden (Patient 3 und 4) wurde das Plateau unter AGS rascher erreicht als bei konventioneller Aerosolströmung. Die Differenz betrug bei Patient 3: 46 %, bei Patient 4: 21 %. Die Scintifotos zeigten eine gleichmäßigere Verteilung des Radioaerosols wenn AGS superponiert wurden.

Diskussion

Es lag nahe, ein beschleunigtes Penetrationsvermögen auch für Aerosole zu postulieren, die intubierten Patienten mit einem vibrierendem Atemgasstrom angeboten wurden. Für die damit verbundene relativ lange Strömungsstrecke wurden Schwingungsfrequenzen von 25 - 33 Hz gewählt. Mit diesen Frequenzen tritt der Massenaustausch stärker in Erscheinung, der bei höheren Frequenzen durch zunehmende Dämpfung vermindert wird (3).

Obwohl die Zahl der untersuchten Patienten zu klein ist, kann der Hinweis aus dieser Untersuchung als Bestätigung für das Erwartete genügen (2). Bei Patient 3 und 4 führten die AGS zu einer deutlich beschleunigten Penetration des Aerosols in die Lunge, sichtbar an der kurzen Plateauzeit.

Es ist anzunehmen, daß mit dieser Technik ein mukolytisches Aerosol auch in zentripetaler Richtung vor der sekretbedingten Atemwegsstenose wirksam wird. Dadurch aber kann der mukoziliäre Klärmechanismus wesentlich gefördert werden (5).

Literatur

1. Badré R, Guillerm R, Renon P, Abran C (1973) Principe et applications des aerosols avec vibrations. Erster internationaler Kongress für Aerosole in der Medizin, Tagungsbericht; Wiener Medizin. Akademie, Wien
2. Dolovich M, Ryan G, Newhouse MT (1981) Aerosol penetration into the lung. Influence on airway responses. Chest 80:834
3. Kauf H (1973) Aerosoltransport bei Druckschwankung und Vibration. Erster internat. Kongress für Aerosole in der Medizin, Tagungsbericht; Wiener Medizin. Akademie, Wien
4. Kroesen G (1974) Beatmung unter Vibration. Anaesthesist 23:229
5. Scherer PW (1981) Mucus transport by cough. Chest 80:830

V 28.6
Efficacy of Gas Exchange During High Frequency Ventilation in Dogs

M. Meyer, C. Hook, H. Rieke

Max-Planck-Institut für experimentelle Medizin, 3400 Göttingen, FRG

The feasibility and potential clinical benefit of high frequency low tidal volume ventilation (HFV) has recently received considerable interest as an alternative mode of ventilation to support pulmonary gas exchange. Although the basic design of the HFV circuit is essentially similar in all studies controversy persists over the gas transport efficiency of these systems in terms of "optimal" oscillation frequencies. Pulmonary steady-state gas exchange during HFV was analyzed in 9 anesthetized intubated dogs (mean body weight 16 Kg) exploiting the effects of systematic variations of oscillation frequency (f) and stroke volume (Vs) aimed at a functional characterization of a HFV ventilation system.

<u>Methods</u>. A high impedance balanced bias flow system and a hydraulically operated cylinder-piston type oscillator were used. Fresh gas supplied from a compressed air source was provided to the circuit at the tip of a cuffed endotracheal tube (8 mm ID) at a constant rate of 10 L/min. Exhaust to a vacuum source at the proximal end of the tube was controlled that mean transpulmonary pressure was maintained constant at + 1 cm H_2O. Fractional

concentrations of O_2 and CO_2 were continuously measured by a mass spectrometer sampling proximal from the endotracheal tube. Due to the particular arrangement of the bias flow path gas concentrations of exiting bias gas were constant along the endotracheal tube and correspond to mixed expired gas fractions ($F_{\bar{E}}O_2$ and $F_{\bar{E}}CO_2$, respectively). Alveolar gas concentrations (F_A) were obtained by a single pressure-controlled rapid expiration while oscillations and bias flow were interrupted. Arterial blood gases (P_aO_2, P_aCO_2) were determined by standard techniques. Steady-state O_2 uptake, CO_2 elimination, respiratory quotient and alveolar ventilation ($\dot{V}_A$) were calculated from F_I, F_E, F_A and bias flow rate.

Results. 1. Displayed in figure are the results of arterial blood gas data plotted as a function of oscillation frequency (f) for stroke volumes (Vs) of 20, 30 and 40 ml. P_aCO_2 decreased at higher f and Vs values but above a critical frequency increased again. Even more evident for P_aO_2, transition to higher frequencies and larger stroke volumes yields a shift of the critical frequency to lower f values. The results also indicate that for a given oscillation frequency-stroke volume product the effects to decrease P_aCO_2 (respectively to increase P_aO_2) are greater with the combination of larger values of Vs and lower values of f. 2. Alveolar ventilation ($\dot{V}_A$) exhibits a similar frequency dependency as P_aCO_2 and P_aO_2 with peak values achieved at the citical frequency. 3. The efficacy of the HFV system expressed as the ratio of alveolar ventilation to the frequency-stroke volume product ($\dot{V}_A/f \cdot Vs$) is highest for large Vs and low f values (12 % at f=10 Hz, Vs=20 ml; 3.5 % at f=40 Hz, Vs=40 ml) and is almost independent of Vs at an oscillation frequency close to 30 Hz.

Conclusions. High frequency ventilation employing a high impedance balanced bias flow system can support normoxic gas exchange in dogs using stroke volumes as small as 1.2 ml/Kg and an oscillation frequency of 15 Hz. Resistance to gas transfer offered by the HFV circuit can be eliminated by supplying the bias fresh gas flow at the tip of the endotracheal tube. While the ventilation efficiency is primarily determined by the stroke volume and oscillation frequency applied, the mechanical characteristics of the lungs and the endotracheal tube appear to limit further enhancement of gas transport above a critical oscillation frequency. The feasibility of extrapolation of the ventilation requirements in terms of stroke volume and oscillation frequency established for normoxic dogs to those of man however awaits further clinical evaluation.

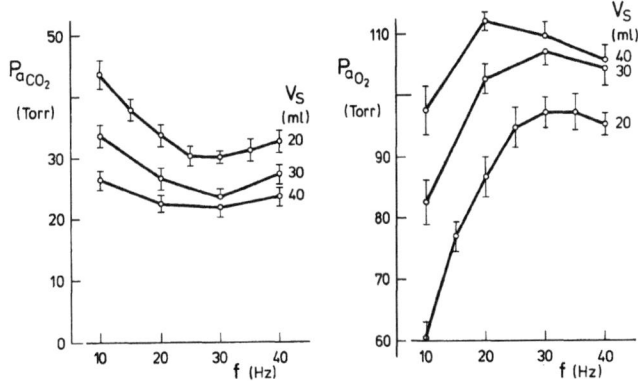

V 28.7
Anaesthesiologische Probleme beim Einsatz der Hochfrequenz-Jet-Beatmung bei Endoskopien und operativen Eingriffen im Bereich der oberen Luftwege

J. Goecke, H.J. Gramm, S. Piepenbrock

Klinik für Anaesthesiologie und operative Intensivmedizin, Klinikum Steglitz, FU Berlin, D-1000 Berlin

1. Einleitung und Problemstellung

Als mögliche Indikationen für die Anwendung der High Frequency Jet Ventilation (HFJV) werden in der Literatur diagnostische und operative Eingriffe am Larynx und an der oberen Trachea genannt. Als Routinemethode hat dieses Beatmungsverfahren aber bisher keinen Eingang in die Klinik gefunden. In der vorliegenden Untersuchung wird dargestellt, mit welchen Problemen die klinische Anwendung der HFJV in der Anästhesie verbunden ist.

2. Patienten und Methodik

Die HFJV wurde von uns bis jetzt bei 18 Patienten eingesetzt, die sich einer endoskopischen Diagnostik an Larynx, Trachea oder Bronchien bzw. operativen Eingriffen an Stimmbändern, Kehlkopf oder Trachea unterziehen mußten.

a. Monitoring

Die prä-, intra- und postoperative Überwachung von Atmung und Kreislauf umfaßte: Blutgaskontrollen in festen Zeitabständen, kontinuierliche Messung des transkutanen PtcCO2, EKG und direkte arterielle Blutdruckmessung.

b. Narkoseführung

Die Narkose wurde in allen Fällen rein intravenös geführt. Die Patienten erhielten eine Dauerinfusion des Hypnotikums Etomidate in Kombination mit fraktionierten Gaben des kurz wirkenden Analgetikums Fentanyl. Die Muskelrelaxierung erfolgte mit Succinylcholin oder Alcuroniumchlorid.

c. Beatmung

Die intraoperative Beatmung wurde über einen Nasotrachealkatheter oder eine transtracheal eingeführte 14 G Kanüle vorgenommen. Als Beatmungsgerät verwendeten wir den Clinical High Frequency Jet Ventilator Model MK 800. Die Grundeinstellung der Beatmungsparameter wurde folgendermaßen vorgenommen: FI O2: 0,5; Atemfrequenz 150/min; Inspirationsdauer 40 %; maximaler Arbeitsdruck.

3. Ergebnisse

a. Beatmung

Die gewählte Grundeinstellung der Beatmung ge-

währleistete bei allen Patienten eine ausreichende Oxygenierung, wobei die Werte für PaO2 zwischen 8,99 kPa und 35,32 kPa schwankten. Die CO2-Elimination war im Einzelfall nicht vorhersehbar; der Schwankungsbereich für PaCO2 lag zwischen 3,1 und 8,17 kPa. Das Auftreten einer Hyperkapnie erforderte in fünf Fällen eine Korrektur des Beatmungsmusters.
Für die transkutan gemessenen PtcCO2-Werte ließ sich keine ausreichende Korrelation mit der arteriellen Blutgasanalyse finden, so daß es uns bisher nicht vertretbar erscheint, auf arterielle Blutgasanalysen zu verzichten.

b. Narkoseführung

Die rein intravenöse Narkose ist prinzipiell möglich. Die Steuerung ist jedoch schwieriger als bei der Verwendung von Inhalationsanästhetika. Zudem scheint die Reflexdämpfung im Pharynxbereich nicht immer ausreichend. Wir konnten wiederholt (n=8) beobachten, daß die Einführung des Stützautoskops zu erheblichen Blutdruckanstiegen führte.
Es sind für eine ausreichende Narkosetiefe relativ hohe Dosen von Fentanyl erforderlich, die besonders nach kurzen diagnostischen Eingriffen die Narkoseausleitung stark verzögern können (n=6).

c. Spezifische Komplikationen

Bei einigen (n=4) Patienten sahen wir erhebliche Blutdruckabfälle, als der Luftabstrom durch Glottisschluß, Zurückfallen der Zunge oder durch die Einführung des Stützautoskops behindert wurde. Wie eigene Messungen am Lungenmodell zeigen, schaltet sich das Gerät zuverlässig bei einem Atemwegsdruck von 50 mmHg ab. Es muß aber bereits vor Auslösung dieser Sicherheitsabschaltung bei den möglichen abrupt auftretenden intrathorakalen Druckerhöhungen mit ausgeprägten hämodynamischen Beeinträchtigungen gerechnet werden.
In drei Fällen sahen wird die Entwicklung eines Hautemphysems. Bei einem Patienten war das Emphysem durch eine Fehllage der Transtrachealkanüle bedingt.

4. Schlußbemerkung

Die Hochfrequenz-Jet-Beatmung verschafft dem Operateur bei diagnostischen und therapeutischen Maßnahmen im Bereich der oberen Luftwege gegenüber konventionellen Beatmungsformen einen erheblich verbesserten Zugang zum Operationsgebiet. Vom Anästhesisten verlangt das Verfahren der HFJV veränderte Formen der Überwachung und Narkoseführung sowie besondere Kenntnisse hinsichtlich der möglichen Komplikationen.
Die Hochfrequenz-Beatmung sollte derzeit Arbeitsgruppen vorbehalten bleiben, die sich speziell mit dieser neuen Form der Beatmung beschäftigen.

Literatur:

1. Babinski,M., Smith,R.B., Klain,M. (1980): High Frequency Jet Ventilation for Laryngoskopy. Anesthesiology 52: 139
2. Baer,G.A., Pukander,J. (1982): Arbeitsbedingungen und Komplikationen bei Laryngomikroskopien, intratracheal ventiliert durch Intubationstuben oder mit Injektor- Ventilation. Anaesthesist 31: 621
3. Gallagher,J., Klain,M., Carlon,G. (1982): Present Status of High Frequency Ventilation. Critical Care Medicine 10: 613
4. Mallios,C., Scheck,P.A. (1982): Total Intravenous Anaesthesia during HFV for Peroral Endoskopies. International Symposion on High Frequency Ventilation, Rotterdam (Abstract)
5. Marquez,J.,Fine,J.,Klain,M., Bennett,R., Freeman,J. (1982): Clinical Applications of High Frequency Jet Ventilation in the operating Room. Anesthesiology 57: A 464

V 28.8
Analysis of He Washout During High Frequency Ventilation (HFV)

C. Hook, H. Rieke, M. Meyer

Max-Planck-Institut für experimentelle Medizin, 3400 Göttingen, FRG

High frequency low tidal volume ventilation (HFV) has recently been demonstrated to provide efficient pulmonary gas exchange in both dogs and humans (1,2). Due to the small tidal volume and pressure swings the potential clinical benefit of HFV is to diminish the risk of pulmonary barotrauma and impaired hemodynamics encountered during positive pressure ventilation. However, the adequacy of gas transport critically depends on the ventilation parameters (i.e. oscillator frequency, f, and stroke volume, V_s), the size of the endotracheal tube (ET) and the airway structure. In order to assess the efficacy of high frequency ventilation, He-washout measurements were performed in anesthetized, intubated dogs (17-21 kg body weight) under various experimental conditions of HFV.

Methods. High frequency ventilation was administered by an hydraulically driven oscillator at different frequencies ($f=10,20,30,40$ Hz) and stroke volumes ($V_s=20,30,40$ ml). Fresh gas containing 1% He in air was supplied at the tip of the ET at a constant rate of 10 L/min. Mixed expired gas was removed from the proximal end of the ET at the same rate that bias fresh gas flow was supplied. Fractional concentrations of O_2, CO_2, N_2 and He were continuously monitored by a respiratory massspectrometer. Inflation of the lung was maintained at a constant transpulmonary pressure of + 1cm H_2O. After equilibration of lung gas, He washout was initiated by instantaneous changeover of the bias flow to He-free air. He washout kinetics revealed three distinctly different exponential time constants. The data could be interpreted on the basis of a simple series 3-compartment model. In the model the lung is separated into a distal unit (V1) and a proximal unit (V2). The third compartment is attributed to the volume of the ET. Ventilation ($\dot{V}1$), volume (V1) and the ventilation-to-volume ratio ($\dot{V}1/V1$) of the distal (='alveolar') compartment and the net rate of fresh gas delivered to the proximal unit (i.e. the effective fresh gas ventilation of the lung, $\dot{V}_{LF}$) were calculated. Lung volume, (V_L), was obtained from integration of the He clearance curve.

Results. (1) The effects of frequency, stroke volume and diameter of the endotracheal tube ($\emptyset_{ET}$) on the specific ventilation of the distal lung unit ($\dot{V}1/V1$='specific alveolar ventilation') are displayed in the figure. At low frequencies $\dot{V}1/V1$ is considerably enhanced by increasing f or V_s. However, exceeding a 'critical frequency', f_c, a further increase of f diminishes $\dot{V}1/V1$, thereby reducing the efficacy of the administered HFV. If $\emptyset_{ET}$ is reduced the magnitude of $\dot{V}1/V1$ altogether decreases and f_c is shifted to substantially lower values. (2) The effective fresh gas ventilation ($\dot{V}_{LF}$) shows a behaviour similar to that of $\dot{V}1/V1$. $\dot{V}_{LF}$ ranged between 30% and 60% of the bias flow supplied at the tip of the ET. Net fresh gas flow to the animal is most effectively augmented by increasing V_s rather than f. (3) Despite a constant transpulmonary pressure maintained under all conditions, lung volume varied with changes of f and Vs. An increase of V_L of about 20-30 % was observed when f was raised from 10 to 30 Hz. Similarly, if higher stroke volumes were administered, V_L rose but only moderately, generally not exceeding 5% per 10 ml change of Vs.

<u>Conclusions</u>. The objective of the present study was to quantitate lung ventilation under different conditions of HFV. It was shown that at low frequencies the specific alveolar ventilation and the effective fresh gas supply can be substantially enhanced by increasing Vs or f. However, the pronounced low-pass characteristics of the airways and the ET cause the ventilation efficiency to diminish if f is raised above a critical value, f_c. It is concluded that analysis of He washout during HFV provides a simple and reliable method to assess the effectiveness of ventilation and to control lung volume during HFV. The method appears to be particularly useful for comparison of ventilation efficacy of different HFV systems.

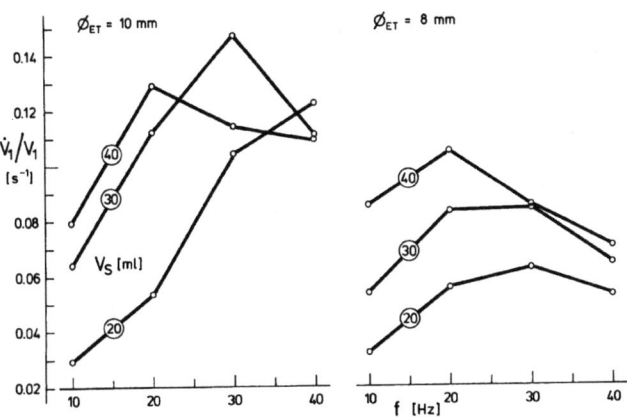

References

1. Butler W J, Bohn D J, Bryan A C, Froese A B (1980) Ventilation by high-frequency oscillations in humans. Anesth. Analg. Cleveland. 59:577
2. Slutsky A S, Kamm R D, Rossing T H, Loring S H, Lehr J, Shapiro A H, Ingram R H, Drazen J M (1981) Effects of frequency, tidal volume and lung volume on CO_2 elimination in dogs by high frequency low tidal volume ventilation. J.clin. Invest. 68:1475

V 28.9
Vergleichende Untersuchungen über den Effekt von volumengesteuerter Beatmung mit PEEP oder ZEEP und hochfrequenzüberlagertem Jet bei ölsäureinduziertem Lungenödem am Hund

G. Schlag, P. Krösl, H. Redl, M. Thurnher, K. Czech*
Ludwig Boltzmann Institut für experimentelle Traumatologie, A-1200 Wien, Donaueschingenstr. 13. *Unfallkrankenhaus Lorenz Böhler, A-1200 Wien, Donaueschingenstr. 13, Österreich

<u>Ziel der Untersuchung:</u>

Vergleich von volumsgesteuerter Beatmung mit PEEP einerseits oder ZEEP und hochfrequenzüberlagertem Jet andererseits an einem Ölsäure-Lungenödem am Hund in bezug auf Oxygenierung und extravaskulärer Lungenwasserbeeinflußung.

<u>Methodik:</u>

2 Gruppen mit je 6 Bastard-Hunden wurden unter volumsgesteuerter Beatmung (15 ml/kg Atemzugsvolumen, 18 Atemfrequenz) (FiO_2 0,3) unterworfen.

Nach einer Stunde Versuchsdauer, während der es zur Ausbildung eines Ödems kommt, wurde mit der Behandlung begonnen. Die Manifestation des Ödems wurde mit der Thermo-Farbstoff-Methodik (Messung des extravaskulären Lungenwassers) ermittelt. Die Oxygenierung wurde mit Hilfe der Gasanalyse des arteriellen und zentralvenösen Blutes, durch Berechnung der $AaDo_2$ und der Shuntfraktion beurteilt. Zur Erfassung der atemmechanischen Parameter Compliance und Resistance wurde ein selbst entwickelter Lungenmechanikanalysator verwendet. Die Haemodynamik des kleinen und großen Kreislaufs wurde durch direkte Messung vom Druck in der A.pulmonalis, Wedge-Druck, Aortendruck, Herzfrequenz und HZV sowie Berechnung daraus abgeleiteter Parameter erfaßt.

<u>Behandlungsschema:</u>

Die PEEP-Gruppe wurde mit einem graduell gesteigerten PEEP (5, 10 und 15 cm H_2O) für jeweils eine halbe Stunde, die HF-Jet-Gruppe mit einem ZEEP-überlagerten HF-Jet (10 Hz - 2,5 bar, FiO_2 0,3) beatmet.

<u>Ergebnisse:</u>

Sowohl in der PEEP- als auch in der HF-Jet-Gruppe kam es zu einem kontinuierlichen und nicht beeinflußbaren Anstieg des extravaskulären Lungenwassers, wobei etwa das 3- bis 5-fache Ausgangsvolumen erreicht wurde.
In der HF-Jet-Gruppe kam es zu einer deutlichen Shunt-Verminderung bei einer ausgezeichneten CO_2-Eliminierung. In der PEEP-Gruppe kam es zu einer geringeren Shunt-Verminderung bei einer annähernden Normocapnie.
Der Sauerstofftransport war in beiden Gruppen gleich, bei einer generellen Verminderung des HZV nach der Ölsäureapplikation um rund 20 %.

<u>Diskussion:</u>

Aus obigen Resultaten läßt sich der Schluß ziehen, daß:

1. keine Beeinflußung des Ödems (bestimmt durch das extravaskuläre Lungenwasser) durch die verwendeten Beatmungsmethoden stattfindet,
2. mit beiden Beatmungsmethoden eine ausreichende Oxygenierung erzielt werden kann,
3. durch die überlagerte HF-Jet-Beatmung die Shunt-Fraktion vermindert werden konnte - wahrscheinlich als Folge einer Verbesserung der Ventilations-Perfusions-Verhältnisse.

V 28.10
Indikationen und Technik der Injektorbeatmung über das Fiberbronchoskop

D. Renz, H.-Chr. Müchler

Abteilung für Anästhesiologie Universitäts-Krankenhaus Hamburg-Eppendorf, D-2000 Hamburg 20, Martinistr. 52, BRD

Im Gegensatz zu den starren Geräten kann über das flexible Fiberbronchoskop nicht beatmet werden. Deshalb ist die Fiberbronchoskopie bei beatmeten bzw. atembehinderten Pat. problematisch, weil entweder aufwendige Vorbereitungen (Umintubation) getroffen werden müssen oder das Verfahren zu gefährlich ist (Hypoxie). Um in diesen Fällen einfach und sicher bronchoskopieren zu können, beatmen wir über den Absaugkanal des Fiberbronchoskops mit Hilfe der Injektortechnik.
<u>Indikationen</u>: 1. Fiberbronchoskopie bei Beatmg.-Pat. 2. Fiberoptische Umintubation bei Beatmungs-Pat. 3. Fiberoptische Intubation bei Pat. mit anatomischen und mechanischen Hindernissen (Kieferklemme, HWS-Fraktur, Akromegalie etc.)
<u>Technik</u>: Der Injektor ("Injektorpistole", Fa. Dräger) wird über einen speziellen Adaptor direkt mit dem Absaugkanal (∅ 2,0 mm) des Fiberbronchoskops (Olympus BF 4B2, ∅ 4,9 mm) verbunden. Über den Adaptor kann während der Injektorbeatmung abgesaugt oder Flüssigkeiten instilliert werden. Beatmet wird mit einem Druck von 1,5-1,8 bar (100% O_2), einer Frequenz von etwa 12/' und einer Inspirationszeit von 1-1,5".
Bei <u>Beatmungs-Pat.</u> wird das Fiberbronchoskop bis oberhalb der Carina eingeführt und mit der Injektorbeatmung begonnen. Um auch bei englumigen Tuben (I.D. kleiner als 7,5 mm) hohe intratracheale Drucke sicher zu vermeiden, wird der Cuff entblockt. Nach jeder distalen Exploration wird das Fiberbronchoskop bis oberhalb der Carina zurückgezogen, um beide Lungen für 15-20" zu belüften. Aus Sicherheitsgründen wird im Bereich der Segmentbronchien die Injektorbeatmung unterbrochen. Bei der <u>Umintubation</u> wird das Fiberbronchoskop am entblockten Tubus vorbei bis in das untere Drittel der Trachea eingeführt. Der alte Tubus wird entfernt und über das Fiberbronchoskop beatmet, bis der neue Tubus fiberoptisch korrekt plaziert ist. Bei der fiberoptischen <u>Intubation</u> wird die Injektorbeatmung verwendet, wenn der Pat. trotz ausreichender Sedierung und Oberflächenanästhesie das Vorschieben des Tubus durch Würgen oder Schlucken unmöglich macht. In diesem Fall leiten wir die Narkose mit 0,07 ml/kgKG Aurantex[R] i.v. ein. Beim Vorschieben des Tubus wird die korrekte endotracheale Lage der Bronchoskopspitze (kurz oberhalb der Carina) optisch kontrolliert. Die während der Injektorbeatmung auftretenden endotrachealen und endobronchialen Drucke wurden bei 2 Nierenspendern und im Tierversuch bei 3 Hunden (Tubus I.D. 6,5-8,5 mm) gemessen. Bei 6 Beatmungs-Pat. wurde der pO_2 und pCO_2 während der Bronchoskopie durch Blutgasanalysen kontrolliert.
<u>Resultate</u>: Bisher haben wir die Injektorbeatmg. über das Fiberbronchoskop bei 41 Pat. eingesetzt (Beatmungs-Pat. n=14, Umintubationen n=16, fiberoptische Intubationen n=11). Die Injektorzeiten betrugen bei den Beatmungs-Pat. im Mittel 8,5' (min.5, max.15), bei den Umintubationen 2' (min.1, max.4) und bei den Intubationen 4' (min. 2,5, max.5). Während der Injektorbeatmung traten keine technischen Probleme auf und das übliche Monitoring (EKG, Blutdruck) zeigte keine nennenswerten Veränderungen. Das Bronchoskop wurde durch die Injektortechnik nicht beschädigt. Bei den Beatmungs-Pat. bewegte sich der pO_2 zwischen 97 und 211 mmHg. Der pCO_2 tendierte zu einer leichten Hypercarbie (max. Wert: 49 mmHg). Die maximalen Beatmungsdrucke lagen endotracheal (Bronchoskopspitze etwa 2 cm oberhalb der Carina) bei 16 cmH_2O und endobronchial (Bronchoskopspitze im Bronchus intermedius) bei 26 cmH_2O.
<u>Zusammenfassung und Schlußfolgerung</u>: Die Injektorbeatmung über das Fiberbronchoskop ist eine sichere und einfache Technik, die folgende Vorteile bietet: 1. Bei Beatmungs-Pat. erübrigt sich die zeitaufwendige Umintubation mit ihren möglichen Komplikationen, da mit dieser Technik auch über relativ englumige Tuben bronchoskopiert werden kann. 2. Bei der Umintubation kann der Tubus ohne Unterbrechung der Beatmung gewechselt und dadurch bei gefährdeten Pat. (hoher FiO_2, PEEP, erhöhtes AMV, Intubationsschwierigkeiten) eine Hypoxie verhindert werden. 3. Bei schwierigen Intubationen kann auch in Ausnahmefällen schonend und sicher intubiert werden. 4. Eine während der fiberbronchoskopischen Untersuchung auftretende Ateminsuffizienz kann unmittelbar behandelt werden.

V 28.11
Kontrollierte Jet-Beatmung — Erfahrungen bei 150 Operationen im HNO-Bereich

G.H. Meuret, H. Weerda, P. Pedersen, E. Müller-Hermann

Institut für Anaesthesiologie und Hals-Nasen und Ohrenklinik der Universität Freiburg, BRD

Es wird ein neuentwickeltes Jet-Beatmungssystem vorgestellt, das bei endolaryngealen Eingriffen eine optimale Sicht auf den Kehlkopf bei maximaler Sicherheit für den beatmeten Patienten erlaubt.
Prinzip: Die Jet-Beatmung bei geblockter Trachea mit dem neuentwickelten Jet-Respirator ist kontrolliert. Respirationstrakt und Respirator bilden durch den FREIBUJET-Tubus ein abgeschlossenes System. Zur Inspiration wird das Beatmungsgemisch mit hohem Druck (0,4-1,5 bar) durch den dünnen Be-

atmungsschlauch (ID 3mm) geblasen. Die Exspiration wird durch einen gesteuerten Sog (-0,8 bar) gegen den hohen Widerstand des Tubus möglich. Die kontinuierlich überwachten intratrachealen Drücke bleiben immer im positiven Bereich.

Methode: Das Jet-Beatmungssystem wurde in drei Stufen auf seine klinische Brauchbarkeit geprüft.
1. Langzeit-Einsatz am Übungsthorax
2. Beatmung von 6 mischrassigen Hunden unter Registrierung von invasiven Kreislaufparametern.
3. Klinischer Einsatz mit Messung der Blutgase bei 30 Patienten.
   Vergleich mit der offenen, nicht kontrollierten Injektbeatmung (8 Patienten).
   Protokollierung der Ergebnisse und Erfahrungen bei insgesamt über 150 Patienten.

Ergebnisse: Die Ergebnisse der Blutgasanalysen im Tierexperiment und bei Patienten während der Beatmung sprechen für eine gute alveoläre Ventilation, die sich durch PEEP-Beatmung noch verbessern ließ. Die gemessenen PCO_2-Werte zeigten bei offener Injekt-Beatmung eine CO_2-Retention. Dagegen waren die $PaCO_2$-Werte während der gesamten Beatmungsdauer mit dem FREIBUJET-System signifikant niedriger ($p < 0,01$). Das beschriebene Jet-Respirator-System wurde von uns in ca. 150 Fällen zur Laryngoskopie-Oesophagoskopie, Tonsillektomie, Trachealplastik und anderen Eingriffen im Mund-Hals-Bereich angewendet. Die höchste Beatmungsdauer betrug 5 Stunden.

Der direkte Vergleich der geschlossenen kontrollierten Jet-Beatmung mit der bisher in Freiburg angewandten Injekt-Beatmung ohne Intubation sowie anderen offenen Beatmungssystemen für endolaryngeale Eingriffe bestätigt folgende entscheidende Vorteile des Jet-Respirator-Systems:

1. Gesteuerte und kontrollierte Beatmung
2. Sichere Narkoseführung
3. Sicherer Schutz vor Aspiration
4. Freies und ruhiges Operationsfeld
5. Kein Zeitdruck für Operateur und Anaesthesist
6. Narkosegasentsorgung
7. Vermeiden von Schäden an Larynx und Trachea
8. PEEP-Beatmung möglich

Schlußfolgerungen: Die bisherigen Ergebnisse ermutigen zu weiteren Untersuchungen der klinischen Einsatzmöglichkeiten des Jet-Respirators besonders bei Operationen, bei denen große Tuben in Mund, Rachen, Trachea und Bronchus stören. Außerdem überprüfen wir die Möglichkeiten bei der Langzeitbeatmung. Die beschriebenen Vorteile der High-Frequency-Jet-Ventilation (KLAIN) lassen sich experimentell weitgehend mit unserem kontrollierten System verbinden.

Ausführliche Literatur beim Verfasser.

Beatmungsprobleme

V 29.1
Rechtsventrikuläre Kontraktilität bei PEEP-Beatmung

J. Racenberg*, Y. Fujita**, H. Forst**, U.B. Brückner**, K. Meßmer**

*Inst. f. Anaesthesiologie, Klinikum Großhadern/München, **Abt. Exp. Chirurgie, Univ. Heidelberg, BRD

Der Mechanismus der Verminderung des HZV bei PEEP-Beatmung ist nicht völlig geklärt. Neuerdings wird eine relative Minderperfusion des rechten Ventrikels (RV) als limitierender Faktor der Herzfunktion bei PEEP diskutiert. Vergleichende Untersuchungen der g l o b a l e n und der l o k a l e n Kontraktilität der freien Wand des RV fehlen. Aus diesem Grund haben wir das Verhalten der Gesamtkontraktilität und der lokalen Kontraktilität am gesunden Hundeherzen und bei lokaler Ischämie der freien Wand des RV durch Ligatur der rechten Coronararterie gemessen.

Methodik: Bei 11 narkotisierten (Nembutal 15 mg/kg, Temgesic 1,2mg, Alloferin 5mg, N_2O 60%) Bastardhunden (27 ± 5 Kg) wurden die Drücke in der Aorta, A.pulmonalis, im rechten Vorhof, Ventrikel (Millar Tip Katheter) und intrathorakalen Raum, sowie das regionale Kontraktionsverhalten der freien Wand des rechten Ventrikels (paarweise implantierte piezoelektrische Kristalle) gemessen. Das Herzzeitvolumen wurde durch Thermodilution bestimmt. Als Maß der Gesamtkontraktilität wurde V_{max} berechnet. Aus der Abstandsänderung der Kristalle pro Sekunde und der Verkürzung während der Systole, ausgedrückt in % der enddiastolischen Länge, wurden dl/dt und %V als Parameter der lokalen Kontraktilität errechnet. Um V_{max} mit einer in der isovolämischen Phase der Kontraktion gemessenen Größe der lokalen Kontraktilität vergleichen zu können, wurde aus den entwickelten Druckwerten und den Werten der korrespondierenden Längenänderung die Fläche (F) als Maß der lokalen Kontraktilität berechnet.

Bei 5 Tieren wurde die A. cor. dextra ligiert, anschließend wurde bei allen Tieren der Thorax verschloßen. Nach einer Kontrollphase von 20 min wurden die Tiere stufenweise je 20 min lang mit PEEP 10, 20 und 0 cm H_2O beatmet. Während der PEEP-Beatmung wurden die transmuralen Füllungsdrücke durch Volumenersatz (Dextran 60; 200-350 ml) auf dem Niveau des Ausgangswertes konstant gehalten.

Ergebnisse: Nach Coronarocclusion blieb V_{max} konstant, während die Parameter der lokalen

Kontraktilität eine deutliche Verschlechterung signalisierten.

Parameter der lokalen und Gesamtkontraktilität vor und nach 30 min Coronarocclusion (Mittelwerte ± S.E.M):

	Vmax Ml/sec	%V	F mmHg·mm
Kontrolle	3,11 ± 0,32	14 ± 2,3	0,95 ± 0,2
Occlusion	3,11 ± 0,76	6,9 ± 2,6	-0,64 ± 0,42

Effekt der PEEP-Beatmung mit und ohne Coronarocclusion nach Verschluß des Thorax:

PEEP ohne Coronarocclusion

	Vmax Ml/sec	%V	F mmHg·mm
Ausgangsw.	3,31 ± 0,26	4,9 ± 1,4	-0,76 ± 0,71
PEEP 10	3,04 ± 0,29	4,0 ± 1,7	-0,89 ± 0,56
PEEP 20	3,38 ± 0,33	4,9 ± 2,2	-0,90 ± 0,80

PEEP nach Coronarocclusion

	Vmax Ml/sec	%V	F mmHg·mm
Ausgangsw.	2,62 ± 0,32	6,4 ± 2,4	-1,85 ± 0,87
PEEP 10	2,93 ± 0,22	4,8 ± 2.0	-1,47 ± 0,72
PEEP 20	2,84 ± 0,31	2,9 ± 1,3	-0,50 ± 0,23

<u>Diskussion</u>: PEEP-Beatmung mit 10 bzw. 20 cm H_2O bewirkte im vorliegenden Modell am gesunden Herzen weder eine Verminderung der Gesamtkontraktilität, noch eine Veränderung der Parameter der lokalen Kontraktilität. Während der isovolämischen Phase der Kontraktion kommt es unabhängig von PEEP zu einer Zunahme der Faserlänge. Aufgrund der Druckentwicklung muß angenommen werden, daß die Kontraktilität des RV vorwiegend vom Septum bestimmt wird.
30 Minuten nach Coronarocclusion und Verschluß des Thorax fallen die Vmax auf 80% des Ausgangswertes und die absolute Verkürzung in der Systole auf 45%; die lokale Kontraktilität F wird deutlich negativ. Bei PEEP 10 bzw. 20 nimmt %V weiter ab, F bleibt negativ, Vmax verändert sich jedoch nicht.
<u>Schlußfolgerung</u>: Die Veränderung der lokalen Kontraktilität des RV wird durch Vmax nicht erfaßt. Die Kontraktilitätsminderung der freien Wand wird unter PEEP offensichtlich durch das Septum völlig kompensiert; eine Herzinsuffizienz wurde trotz Verschluß der rechten Coronararterie nicht beobachtet.

V 29.2
Veränderungen des Cuffdrucks während der Anaesthesie bei Anwendung unterschiedlicher Gasgemische

H. Bürgel, H.J. Hartung, P.M. Osswald
Institut für Anaesthesiologie und Reanimation, Klinikum Mannheim, BRD

Bei der Anwendung von Lachgas/Sauerstoffgemischen während der Intubationsnarkose diffundiert Lachgas in großer Menge in den Cuff und vermehrt durch zunehmendes Cuffvolumen den Druck auf die Trachea beträchtlich (1,2). Diese Drucksteigerung führt zu nachteiligen Auswirkungen auf die Schleimhaut der Trachea. Bei Verwendung eines Lachgas/Sauerstoffgemisches der gleichen Konzentration zur Cuffabdichtung darf hingegen erwartet werden, daß die beschriebenen Drucksteigerungen nicht auftreten.
Ziel der Untersuchung ist es, das unterschiedliche Cuffdruckverhalten darzustellen. Hierzu wird eine einfache Konstruktion vorgestellt, die es erlaubt, den Cuff routinemäßig mit dem Narkosegasgemisch abzudichten. Untersucht wurden 60 Patienten, die sich einer Operation von mindestens einer Stunde Dauer in Intubationsnarkose unterziehen mußten. Bei je 30 Patienten wurde der Tubuscuff mit Luft bzw. dem zur Narkose verwendeten Lachgas/Sauerstoffgemisch geblockt. Das Narkosegasgemisch wurde aus dem Inspirationsschenkel des Kreislaufsystems abgezogen. Die Cuffdrucke wurden über einen Statham-Transducer elektronisch über den ganzen Narkosezeitraum gemessen und aufgezeichnet. Benutzt wurden Rüsch-Safety-Tuben der Größe 36 Charriere bei männlichen, 34 Charriere bei weiblichen Patienten. Die Beatmung erfolgte mit einem Lachgas/Sauerstoffgemisch im Verhältnis 66:33%. Langdauernde Narkosen und immer wieder auftretende Trachealschäden durch hohe Cuffdrucke machen Überlegungen notwendig, die möglichen nachteiligen Auswirkungen durch geeignete Methoden zu verhindern. Der Einsatz von Tuben mit einem "low-pressure-high-volume-cuff" für länger dauernde Narkosen stellt allein sicher keine geeignete Methode dar, potentiellen Schleimhautschäden durch hohe Cuffdrucke unter Narkosebedingungen entgegenzuwirken. Die Verwendung von Luft zur Cuffabdichtung führt im Gegenteil gerade bei diesen Cuffs zum Einstrom großer Lachgasmengen (2,3) und, bei der breiten Auflagefläche dieser Cuffs, zu einer breitflächigen Schädigung der Trachealschleimhaut. Die Blockung des Cuffs mit Narkosegasgemisch garantiert dagegen einen im wesentlichen gleichbleibenden Cuffdruck. Die beschriebene Methode eignet sich besonders für den Routinebetrieb, da keine aufwendigen Installationen erforderlich sind. Gegenüber der Technik des halbstündlichen Entblockens und Neubestimmens des minimalen Cuffvolumens mit potentieller Aspirationsgefahr erscheint uns die beschriebene Methode sicherer und einfacher in der Durchführung.

Cuffdruckänderung bei Rüsch-Safety-lx-Tuben
Blockung mit

min.	Luft dp(Torr)	Range	n	Narkosegemisch dp(Torr)	Range	n
10	12,0	0-34	30	-5,0	-20-13	30
20	20,5	2-53	30	-7,5	-30-23	30
30	27,4	4-68	30	-8,9	-35-16	30
40	33,2	7-77	30	-9,7	-40-17	30
50	38,8	8-86	30	-10,5	-43-18	30
60	43,3	10-96	30	-11,0	-47-20	30
70	50,3	10-109	23	-9,3	-50-27	19
80	55,4	15-118	20	-7,4	-55-33	14
90	59,3	19-125	20	-7,4	-55-33	14
100	64,2	14-135	19	-6,8	-57-34	13
110	66,5	14-144	18	-8,7	-57-34	12
120	64,8	15-151	16	-8,2	-60-36	10
150	85,0	38-165	9	-9,6	-37-33	5
180	88,8	55-174	5	-1,8	-29-26	4

mittlerer Ausgangsdruck (absolut in Torr)
73,6   65,3

1) Brandt,L.,Renz,D.,Pokar,H.,(1981) Die diffusionsbedingte Druckkinetik in Niederdruckmanschetten. Anaesthesist, 30,200.
2) Brandt,L.,Pokar,H.,Renz,D.,Schütte,H.,(1982) Cuffdruckänderungen durch Lachgasdiffusion. Anaesthesist, 31,345.
3) Stanley,T.D.,(1975) Nitrous Oxide and Pressures and Volumes of high-and low-pressure endotracheal-tube Cuffs in intubated Patients. Vol.42, N.5, 637.

V 29.3
Verbesserung der präoperativen Lungenfunktionsdiagnostik durch technische Modifikation der Bronchoskopie

G. Filzwieser, G. Forche

Institut für Anaesthesiologie der Universität Graz, II. Medizinische Abteilung des Landeskrankenhauses Graz, Österreich

1-Sekunden-Kapazität (FEV_1) und Atemgrenzwert (MVV) gelten bei der Risikobeurteilung von Lungenoperationen als signifikanteste Lungenfunktionsparameter (1, 2, 3). Sie sind jedoch mit der herkömmlichen Doppellumentuben-Spirometrie überhaupt nicht, mit nuklearmedizinischen Methoden nur indirekt meßbar. Neuerdings sind wir dazu übergegangen, den Haupt- bzw. einen Lappenbronchus der kranken Lunge mit einem Fogarty-Katheter (FK F 6-8/10) zu blockieren und das FEV_1 (MVV = FEV_1 x 30) der Restlunge spirometrisch direkt zu bestimmen. Die folgende Untersuchung sollte klären, ob diese Methode zur allgemeinen Anwendung empfohlen werden kann und inwieweit durch sie mit einer Beeinträchtigung der Meßergebnisse zu rechnen ist.

Patienten und Methodik: 15 Patienten mit Bronchialkarzinom und ohne obstruktive Atemflußbehinderung wurden untersucht. 1. Schritt: Globale Spirometrie und Bodyplethysmographie (Resistance - R_t). 2. Schritt: Plazierung des FK im Hauptbronchus der kranken Lunge unter fiberbronchoskopischer Sicht (Lokalanästhesie: Lidocain 2 %). Anschließend neuerlich Spirometrie und Bodyplethysmographie, um festzustellen, ob das FEV_1 bzw. die R_t durch die Anwesenheit des FK im Tracheobronchialbaum beeinflußt werden. 3. Schritt: Bokkade des Hauptbronchus durch Aufblasen des Ballons unter fiberoptischer Kontrolle und Bestimmung der spirometrischen Daten (FEV_1) der anderen Lunge.

Ergebnisse: Der FK erhöhte die R_t im Mittel um 1.5 cmH_2O/l/sec. (min.0.05,max.2.9 cmH_2O/l/sec.). Das (globale) FEV_1 wurde im Schnitt um 0.2 l/sec. (min. 0.05, max. 0.4 l/sec.) im Vergleich zum Ausgangswert vermindert.

Diskussion: Die Streubreite der Meßwerte legt nahe, die spirometrischen Daten nicht mit voller Schärfe zu akzeptieren. Die einfache Praktibilität und die Möglichkeit, die spirometrischen Werte (vor allem FEV_1) der zukünftigen Restlunge direkt bestimmen zu können, sind Vorteile dieser Methode, die uns bestärkten, weiter an einer Verbesserung zu arbeiten. Wesentlichster Ansatzpunkt dürfte die Konstruktion von speziellen "Bronchusblockade"-Kathetern sein. Die Reaktion bronchial hyperreagibler Patienten auf den durch den Katheter gesetzten mechanischen Reiz sowie mögliche Gegenmaßnahmen sind Thema einer weiteren Studie.

Literatur:
1. Boushy S F, Billig D M, North L B, Helgason A H (1971) Clinical course related to preoperative and postoperative pulmonary function in patients with bronchogenic carcinoma. Chest 59:383
2. Nolte D (1973) Aussagewert von Funktionsdaten für Indikation und Kontraindikation in der Lungenchirurgie. Thoraxchirurgie 21:263
3. Tisi G M (1979) Preoperative evaluation of pulmonary function. Am.Rev.Respir.Dis. 119:293

V 29.4
Zur Frage Kehlkopfschäden begünstigender Faktoren während Langzeitintubation

K.H. Kopp, O. Hesjedal, N. Krieg

Institut für Anaesthesiologie der Kliniken der Universität Freiburg i. Br., BRD

Der Kehlkopf nimmt durch seine 3 Funktionen - Weitstellung der Glottis bei der Atmung, Verschluß beim Schluckakt, Stimmbildungsorgan - eine außergewöhnliche Stellung im oberen Atmungstrakt ein. Somit sind auch Schädigungen dieses Organs im Rahmen einer Langzeitintubation (LI) von besonderer Bedeutung, vor allem deshalb, weil sich die Rekonstruktion von Larynxschäden in der Regel als schwierig gestaltet. Frühere Untersuchungen zur Frage der Kehlkopfschäden bei LI und deren Abhängigkeit von verschiedenen klinischen Faktoren sind nur mit Vorbehalt auf die heutige Technik der LI übertragbar. Es schien uns deshalb geboten, erneut endoskopische Larynxuntersuchungen im Laufe einer LI bei schwerstkranken Intensivpatienten durchzuführen, um damit folgende Fragen zu beantworten:
1. In welcher Häufigkeit finden sich Larynxschäden bei intubierten Intensivpatienten.
2. Besteht eine Abhängigkeit dieser Schäden von der Intubationsdauer, dem Geschlecht, der Tubusgröße, dem arteriellen Mitteldruck, dem arteriellen pO_2 sowie dem Schweregrad der Erkrankung.

Methode: Bei insgesamt 68 Beatmungspatienten einer anaesthesiologischen Intensivtherapiestation (2o Frauen, mittleres Alter 38 Jahre und 48 Männer, mittl. Alter 37 J.) wurden direkte Laryngoskopien zwischen dem 2. und 15. Intubationstag in Allgemeinnarkose durchgeführt. Die Befunde wurden mit Hilfe einer Endoskopiekammer photographisch dokumentiert. Es wurden jeweils Übersichtsaufnahmen der Glottis und Nahaufnahmen der Aryknorpel sowie des Ringknorpels durchgeführt. Das Bildmaterial wurde von 3 Untersuchungen ausgewertet und die Kehlkopfschäden anhand eines Punkteschemas klassifiziert. Nach Summation der Einzelschäden galten als leichte Schäden 0,5 - 2 Punkte, mittlere Schäden 2,5 - 5 Punkte und schwere Schäden über 5 Punkte.

Ergebnisse:
1. Folgende Schäden und Häufigkeit der Schäden wurden festgestellt:

Stimmbandschäden	1oo %
Stimmbandgranulome	96 %
Auswalzung der hinteren Kommissur	6o %
Oberflächliche Aryknorpelulcera	81 %
Freiliegende Aryknorpel	37 %
Aryknorpelulcera	24 %
Aryknorpelfrakturen	3 %
Flottierende Aryknorpel	4 %
Ulcera der vorderen Kommissur	6 %
Oberflächliche Ringknorpelulcera	75 %
Ringknorpelulcera	12 %

2. Larynxschäden nahmen bei Frauen und beim Gesamtkollektiv mit zunehmender Intubationsdauer zu.
3. Frauen zeigten bei gleicher Intubationsdauer verglichen mit Männern deutlich schwerere Larynxschäden.
4. Es bestand keine Abhängigkeit der Larynxschäden von der Tubusgröße, was von uns auf die verwandten kleinen Tuben bezogen wird.
5. Anhaltende hypotensive Phasen begünstigten das Entstehen von Larynxschäden.
6. Eine Abhängigkeit der Larynxschäden vom arteriellen pO_2 bestand nicht.
7. Interkurrente septische Komplikationen - Ausdruck besonders schwerer Krankheitsverläufe - begünstigten bei Frauen und weniger ausgeprägt auch bei Männern das Entstehen von Larynxschäden.

Schlußfolgerungen:
Häufigkeit und Schweregrad der von uns festgestellten Kehlkopfschäden bei langzeitintubierten Intensivpatienten gehen weit über die bisherigen Angaben in der Literatur (1-3) hinaus. Es besteht eine Abhängigkeit der Kehlkopfschäden von der Intubationsdauer, dem Geschlecht, anhaltender hypotensiver Phasen sowie der Schwere der Erkrankung.

Eine Langzeitintubation über 48 Stunden ist u.E. bei schwerstkranken Intensivpatienten nur bei regelmäßiger endoskopischer Larynxkontrolle vertretbar.

Literatur:

1. Freeman GR.: A comparative analysis of endotracheal intubation in neonates, children and adults. Complications prevention and treatment
Laryngoscope 8, 1385 (1972)
2. Hausmann D., Schulte am Esch J., Koch U.: Behandlungsbedürftige Spätkomplikationen des Larynx und der Trachea nach prolongierter nasotrachealer Intubation.
Anästh. Intensivther. Notfallmed. 16, 211 (1981)
3. Helms U.: Indikationen zur prolongierten Intubation und Tracheotomie.
Prakt. Anästh. 13, 249 (1979)

V 29.5
"Coached IPPB versus Sustained Maximal Inspiration" — Wirkung auf die Lungenfunktionsparameter

M. Brandt, J. Seibt

Institut für Anaesthesiologie der Universität Erlangen-Nürnberg, Maximiliansplatz 1, D-8520 Erlangen, BRD

Problematik

Seit ihrer Einführung in die Medizin durch Motley im Jahre 1947 ist die Atemtherapie mit intermittierender positiver Druckbeatmung (IPPB = intermittend positive pressure breathing) Gegenstand ständig wechselnder, kontroverser Anschauungen geblieben. Ursprünglich geradezu als Wundermittel für alle Arten von pulmonalen Erkrankungen angepriesen, hat sich dieses Verfahren insbesondere im letzten Jahrzehnt zu seinem jetzigen unsicheren Status entwickelt. Entweder wird der IPPB-Inhalation jeglicher vorteilhafter Effekt abgesprochen oder sie wird zumindestens dem wichtigsten atemtherapeutischen Konkurrenzverfahren, willkürlichen maximalen Inspirationsmanövern (SMI = sustained maximal inspiration), als nicht überlegen angesehen. Ursache für die Vielfalt sich widersprechender Meinungen über die Effizienz der IPPB-Therapie mag sein, daß saubere wissenschaftliche Studien zu diesem Therapieverfahren auf vielen Indikationsgebieten noch fehlen.

Hauptangriffspunkte der meisten Veröffentlichungen, gleichgültig, ob sie nun die IPPB-Inhalation unterstützen oder kritisieren, ist die mangelnde Beschreibung der Konditionen, unter denen sie verabreicht wurde. Ziel unserer Untersuchungen war es, das neuerdings empfohlene Verfahren der "Coached IPPB with ventilator adjustment" (1) gegenüber SMI zu testen.

Methodik

25 Patienten mit großen Oberbauch- bzw. Thoraxeingriffen wurden am 2. oder 3. postoperativen Tag in randomisierter Reihenfolge einer Atemtherapie mit IPPB bzw. SMI zugeführt. Die IPPB-Inhalation wurde volumenorientiert nach folgender Methode vorgenommen: Der inspiratorische Spitzendruck wurde nicht fixiert eingestellt, sondern periodisch so lange erhöht, bis kein weiteres Ansteigen der inspiratorischen Kapazität mehr zu erzielen war. Die nach diesem Verfahren applizierten Tidalvolumina lagen ca. 25 % über der inspiratorischen Kapazität bei aktiver Einatmung. Die SMI-Manöver wurden durchgeführt, indem der Patient angehalten wurde, mit einer Atemfrequenz von 10 - 12/min maximale Inspirationsmanöver bis hin zur Vitalkapazität durchzuführen. Am Ende der Inspiration wurde eine kleine Pause von 1 - 2 sec eingelegt. Um in beiden Untersuchungsreihen die Konditionen für eine adäquate Befeuchtung der Inspirationsluft gleich zugestalten, wurden die SMI-Manöver nicht mit einem "incentive spirometer", sondern mit einer Heyerschen Düsenvernebelung vorgenommen. Das Inhalat bildete sowohl in der IPPB-Gruppe als auch in der SMI-Gruppe jeweils 5 ml physiologische NaCl-Lösung. 5 Minuten vor bzw. nach der Atemtherapie mit einem der beiden Verfahren wurden die wichtigsten statischen und dynamischen Lungenfunktionsparameter mit Hilfe des mobilen Lungenfunktionsmeßplatzes Pneumotest Junior OM/OF 1 der Firma Jaeger bestimmt, die Atemwegsresistance sowie die funktionelle Residualkapazität mit dem FD 5 der Firma Siemens nach dem oszillatorischen Meßprinzip.

Ergebnisse und Diskussion

Sowohl IPPB als auch SMI sind dazu geeignet, die postoperative pulmonale Situation günstig zu beeinflussen. Es konnte jedoch gezeigt werden, daß mit der volumenorientierten IPPB-Therapie, wie sie von uns angegeben wurde, Verbesserungen der wichtigsten Lungenfunktionsparameter gegenüber SMI zu erzielen sind:

Parameter	vor IPPB	nach IPPB	$p <$	vor SMI	nach SMI	$p <$
FVC (ml)	1462	1716	0,01	1435	1508	0,05
$FEV_{1,0}$ (ml)	1125	1319	0,01	1148	1218	0,05
PEFR (ml/sec)	3300	4076	0,01	3352	3572	0,01
FRC (ml)	2197	2498	0,05	2055	2132	n.s.

Beide Therapieformen sollten unserer Ansicht nach nicht als konkurrierende, sondern sich ergänzende Verfahren in der atemtherapeutischen Betreuung von Patienten angesehen werden, wobei der IPPB-Therapie als der effizienteren Methode der Vorzug bei der Behandlung gefährdeter Risikopatienten zu geben wäre.

Literatur

1. Welch, M.A., B.J. Shapiro, Ph. Mercurio, W. Wagner, G. Hirayama: Methods of intermittent positive pressure breathing. Chest 78: 463 (1980)

V 29.6
Die Rolle des sog. Surfactants in der Entstehung der Komplikationen der Überdruckbeatmung

I. Betléri, M. Bély, T. Neumark
Institut für Rheuma und Physiotherapie Budapest, Ungarn

In der Lunge narkotisierter Kaninchen wurde durch intratracheale Beatmung bei 30 cm-H_2O-Druck im halbgeschlossenen Kreis-System im einstündigen Experiment Atelektase und Emphysem herbeigeführt. Bei der mikroskopischen Untersuchung der Gefrierschnitte liess sich dem Romhányi-schen metachromatischen Verfahren beobachten, dass der die Innenfläche der Alveolen auskleidende sog. surfactant factor zu groben Schollen und grossen Tropfen verwandelt wird. Die Autoren vermuten zwischen dieser Erscheinung und der im Verlauf der Überdruckbeatmung entstandenen Atelektase und Emphysem einen kausalen Zusammenhang.

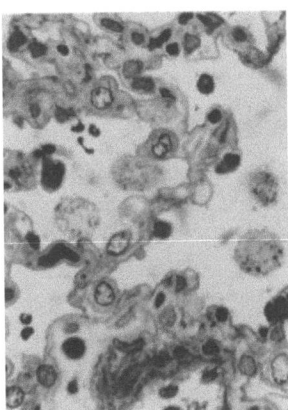

Lichtmikroskopische Struktur der Alveoluswand. Die den surfactant produzierende Pneumocyten Typ.II sind hell und grosskörnig

Für die Klärung der humanpathologischen Bedeutung dieser Frage sind weitere Untersuchungen erforderlich.

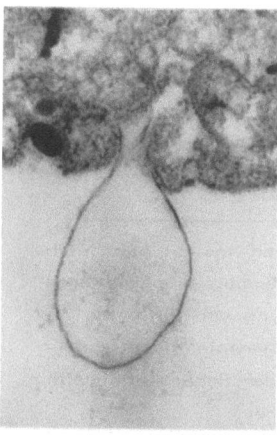

Die Exkretion des surfactants in das Lumen des Alveolus /Elektronmikroskopische Aufnahme/

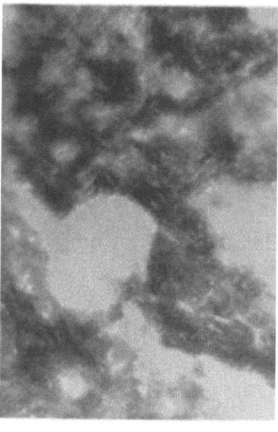

Gleichmässige, normale Erscheinung des surfactants in den Alveoli /Gefrierschnitt, polarisationsopt. Aufnahme/

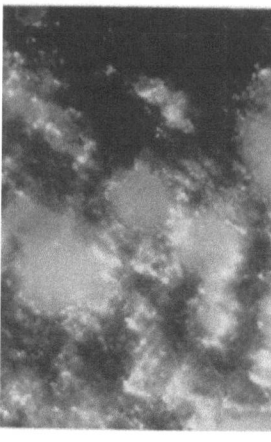

Grobe, ungleichmässige verteilung des surfactants auf der Alveoluswand /Eine Stunde Überdruckbeatmung/

V 29.7
Kontinuierliche arterielle Blutgasüberwachung mit transkutanen pO2- und pCO2-Elektroden

R. Schosser, *H Forst, A. Spanier, **H.-M. Brinkmann, K. Meßmer
Abt. Exp. Chir. Univ. Heidelberg. *Inst. Anaesth., Klin. Großhadern, Univ. München. **Abt. Anaesth., Univ. Heidelberg, BRD

Transkutane pO2- und pCO2-Elektroden zeichnen sich durch hohe Meßgenauigkeit und gute Stabilität aus. Es sollte untersucht werden, ob diese Elektroden für die kontinuierliche blutige Messung des arteriellen pO2 und pCO2 geeignet sind.

Methodik: Die Meßanordnung besteht aus einem av-Shunt, bei dem eine miniaturisierte Meßkammer zwischen eine arterielle und eine venöse Verweilkanüle geschaltet wird (Abb. 1). Im arteriellen Schenkel wird kontinuierlich Heparin beigemischt. Die Meßkammer besteht aus einem Teflonblock (20x40x12 mm) mit einer Durchflußbohrung (I.D. 1.5 mm) und zwei dazu senkrecht angeordneten Bohrungen zum Einschrauben der Elektroden. Über zwei Silikonschläuche (I.D. 1.5 mm) wird die Meßkammer an die Verweilkanülen angeschlossen.

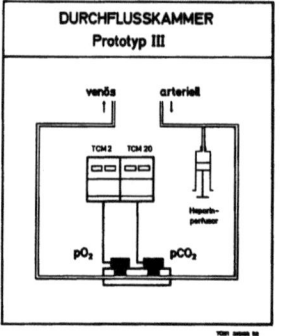

Durch Vergleichsmessungen zwischen einem konventionellen Blutgasanalysator (ABL3, Fa. Radiometer) und der Meßanordnung mit transkutanen pO2- und pCO2-Elektroden (TCM200, Fa. Radiometer) wurde die Güte der Korrelation beider Methoden untersucht.

Abbildung 1.

6 Bastardhunde (mittl. Gew. 23.2 $\pm$ 3.2 kg) wurden mit Nembutal narkotisiert, mit Pancuronium relaxiert und volumenkontrolliert beatmet. Aa. und Vv. femorales wurden mit Plastikverweilkanülen punktiert (I.D. arteriell: 1.0 mm, I.D. venös: 1.62 mm). Nach Heparinisierung mit 50-60 I.E./kg wurde die Meßkammer mit den Elektroden zwischen die ipsilaterale a. und v. femoralis geschaltet. Im arteriellen Schenkel wurden über einen Perfusor 25-30 I.E./kg/h Heparin beigemischt. Die Einstellung verschiedener Blutgaswerte erfolgte durch Veränderung von FiO2 und/oder AMV.

Auf der kontralateralen Seite wurden Blutproben für die konventionelle Messung mit dem ABL3 entnommen, gleichzeitig wurden die aktuellen pO2- und pCO2-Werte der transkutanen Elektroden abgelesen.

Ergebnisse: Die Drift der Elektroden über eine durchschnittliche Versuchsdauer von 6.4 h betrug -0.5 %/h für die pO2- und -1.3 %/h für die pCO2-Elektrode. Sowohl für den pO2 als auch den pCO2 ergab sich eine lineare Korrelation mit einem hohen Korrelationskoeffizienten (Abb. 2), obwohl Korrekturen für die Drift und geringe Temperaturschwankungen (37 $\pm$ 2 $^\circ$C) nicht durchgeführt wurden. Der Shuntfluß durch die Meßanordnung bewegte sich bei einem MAP von 100-120 mmHg zwischen 15-30 ml/min.

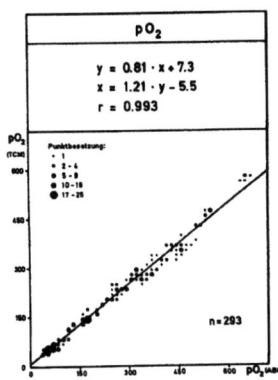 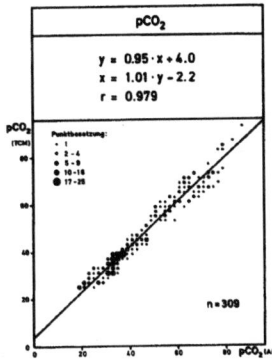

Abbildung 2.

Schlußfolgerung: Es konnte gezeigt werden, daß der mit transkutanen Elektroden gemessene arterielle pO_2 und pCO_2 linear mit den Werten eines konventionellen Blutgasautomaten korreliert. Die Verzögerungszeit der Anzeige beträgt maximal 5-10 s. Die Einstellzeit der transkutanen Elektroden war auch unter Extrembedingungen (Apnoe) immer kürzer als die Veränderungen der Blutgase selbst. Die klinische Überprüfung der kontinuierlichen arteriellen Blutgasmessung erfolgt während extrakorporaler Zirkulation in der Herzchirurgie und bei intensivmedizinischen Patienten.

V 29.8
Lungenödem nach Laryngospasmus
S. Gligorijevic, L. Wunderlich, G. Mark, Th. Rüedi
Anaesthesie-Abteilung Kantonsspital Chur, Schweiz

Die akuten Atemwegsobstruktionen im Verlauf einer Anaesthesie führen zu den unverkennbaren Notsituationen und erfordern eine sofortige Behandlung. Wir berichten über die Entstehung eines akuten intraalveolären Lungenödems nach Extubation und Laryngospasmus.

Bei einem 20jährigen primär gesunden Mann wurde in einer Intubationsnarkose die beim Skifahren luxierte Hüfte reponiert. Nach dem unauffälligen Anaesthesieverlauf kam es im Anschluss an die Extubation zu einem Laryngospasmus. Es konnten für ca. eine Minute forcierte Inspirationsbewegungen sowie starke Einziehungen des Sternums und der Interkostalräume beobachtet werden [Müller-Manöver]. In der nächsten Minute ist die Beatmung mittels Gesichtsmaske wieder möglich, und der inspiratorische Stridor ist nicht mehr hörbar. In der achten Minute nach der Extubation trat bei wachem Patienten ein fulminantes intraalveoläres Lungenödem auf, welches ca. 40 Minuten lang klinisch feststellbar war. Die Sauerstofftherapie war für eine weitere Stunde notwendig. Anfänglich stark erniedrigte Vital- [34%] und Sekundenkapazität]62%] normalisierten sich erst im Verlaufe der nächsten Tage. Das Elektrokardiogramm zeigte während des Lungenödems laterale ischämische Veränderungen, die für eine Rechtsbelastung sprachen. Diese Veränderungen konnten noch tagelang nach dem Ereignis registriert werden. Die pathophysiologischen Folgen eines Laryngospasmus in Form von Lungenödemen sind selten, aber nicht unbekannt [1,2,3]. Die entscheidende Rolle wird dabei dem stark erniedrigten intrapleuralen Druck während der forcierten Inspiration zugeordnet [4]. Dies kann eine akute Erhöhung des rechtsventrikulären Preloads bedeuten und dazu führen, dass mehr Blut in die Lungengefässe gepumpt wird als der linke Ventrikel aufnehmen kann. Ein Lungenödem kann somit innerhalb kürzester Zeit als Folge einer Differenz der links- und rechtsventrikulären Schlagvolumina entstehen [5]. Die Behebung der Atemwegsobstruktion führt zur Normalisierung des intrapleuralen Druckes und stellt die kausale Therapie dar. In unserem Fall konnte auf eine Reintubation verzichtet werden.

Literatur:

1. Donegan J, Reynolds A, [1980] Noncardiac Pulmonary Edema-On Emergence from Anesthesia Anesthesiol. Rev. 7:12

2. Gardaz JP, Forster A, Suter MP [1979] Canad. Anaesth. Soc.J. 26:34

3. Jackson FN, Rowland V, Corssen G, [1980] Laryngospasm-Induced Pulmonary Edema Chest 78:819

4. Mellins RB, Levine OR, Skalak R, et al. [1969] Interstitial Pressure of the Lung. Circ. Res. 24:197

5. Laver MB, Strauss W, Pohost GM, [1979] Right and left ventricular geometry: adjustments during acute respiratory failure. Crit. Care Med. 7:509.

V 29.9
Hemmt Prostaglandin E_2 die hypoxische pulmonale Vasokonstriktion?
R. Scherer, P. Schlegel, P. Lawin
Klinik für Anaesthesiologie und operative Intensivmedizin der Universität Münster, BRD

Theoretisch bewirkt die hypoxische pulmonale Vasokonstriktion (HPV) eine Drosselung der Perfusion in nicht belüfteten Lungenbezirken. In der klinischen Praxis unter One-Lung Ventilation (OLV) stellt die anhaltende Durchblutung der vom Gasaustausch ausgeschlossenen Lunge eine wesentliche Ursache für die verminderte Oxygenation dar. Die HPV wird durch zahlreiche Anaesthetika und kreislaufwirksame Substanzen gehemmt. Zusätzlich soll die HPV durch die lokale Freisetzung von Prostaglandinen beeinflußt werden (1).

Methode
Bei neun Patienten wurde in Neuroleptanalgesie und Beatmung mit 66 % O_2 und 34 % N_2O ein Karzinom im unteren Drittel des Oesophagus abdominothorakal reseziert. Während der thorakalen Phase des Eingriffs in Linksseitenlage wurde nur die linke Lunge beatmet. Systemische und pulmonalarterielle Blutdrücke und Blutgase sowie Herzzeitvolumen (HZV) wurden gemessen und die arteriellen Spiegel der Prostaglandine (PG) E_2 und $F_{2\alpha}$ radioimmunologisch bestimmt. Die statistische Auswertung erfolgte mit Hilfe des Wilcoxon-Testes.

Resultate
Das HZV und der $PaCO_2$ zeigten während des gesamten Eingriffs keine signifikanten Änderungen. Mit Beginn der OLV fiel der PaO_2 von 219 ± 42 mm Hg auf 74 ± 18 mm Hg ab und entsprechend stieg der Shunt (Q_{SP}/Q_T) von 14 ± 4 % auf 43 ± 10 % an. Der periphere Gefäßwiderstand nahm signifikant ab, der pulmonale Gefäßwiderstand stieg um ca. 32 % an.
PGE_2 lag in 7 von 9 Patienten mit durchschnittlich 2,93 ± 1,2 ng/ml während des gesamten Eingriffs deutlich über dem Normalwert von 0,76 ± 0,47 ng/ml. 5 Patienten zeigten unter OLV einen zusätzlichen Anstieg des PGE_2 (p = 0,043) (Abb.1). $PGF_{2\alpha}$ lag mit 0,25 ± 0,23 ng/ml leicht unterhalb des Normalwertes von 0,8 ± 0,2 ng/ml und zeigte auch unter OLV keine Veränderung.

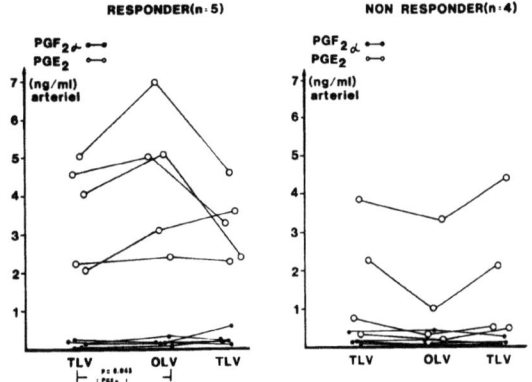

Abb.1
Prostaglandin E_2 und $F_{2\alpha}$ unter Two-Lung Ventilation (TLV) und One-Lung Ventilation in 9 Patienten. Mittelwerte ohne SD.

Diskussion
Diese Untersuchung zeigt ein deutliches Übergewicht des vasodilatierenden PGE_2 unter seitengleicher Beatmung und OLV. Auch wenn sich keine Korrelation zwischen den PGE_2-Spiegeln und Q_{SP}/Q_T zeigen ließ, kann angenommen werden, daß PGE_2 die Effektivität der HPV einschränkt. Der Tumor (3), intraoperative Manipulation von Tumor und Lunge (1), sowie die maschinelle Beatmung (2) können als Ursache einer vermehrten PG-Synthese diskutiert werden.

Literatur
1. Andersen HW, Benumof JL (1981) Intrapulmonary shunting during one-lung-ventilation and surgical manipulation. Anesthesiology 55:A377
2. Berry EM, Eomonos JF, Wyllie JH (1971) Release of prostaglandin E_2 and unidentified factors from ventilated lungs. Brit. J. Surg. 58:189
3. Schlegel W, Anagnostopulos J, Schneider HPG (1982) Prostaglangin E_2 and $F_{2\alpha}$ concentrations in patients with colon carcinoma. V. International conference on prostaglandins. Fondazione Giovanni Loranzini. Florence, May 18-21, Abstract Book p. 162

V 29.10
Die Auswirkungen der postoperativen CPAP-Maske auf die Oxygenation und Ventilation
K. Ellinger, H.J. Hartung, P.M. Osswald
Institut für Anaesthesiologie und Reanimation, Klinikum Mannheim, BRD

Einleitung

Positive Atemwegsdrucke bei spontanatmenden Patienten können als etablierte Methode zur Behandlung des beginnenden ARDS angesehen werden. Jedoch liegen bislang nur spärliche Ergebnisse vor, die die Anwendung dieser Methode in der unmittelbar postoperativen Phase beschreiben. Ziel der vorliegenden Studie ist es zu untersuchen, inwieweit die CPAP-Masken-Applikation zu einer Verbesserung der Oxygenierung führt und welche Nebeneffekte erwartet werden können.

Patientengut und Methode

Wir untersuchten 14 lungengesunde Patienten, die entsprechend der vorgenommenen Operation - Laparatomie oder keine Laparatomie - in zwei Gruppen unterteilt wurden. Alle Operationen sind in Intubationsnarkose durchgeführt worden. Postoperativ wurden die ausnahmslos kooperativen Patienten in den Aufwachraum verbracht und durch arterielle Punktion die Blutentnahme zur Blutgasbestimmung vorgenommen (Zeitpunkt 1). Die weiteren Blutentnahmen fanden direkt nach 10 Minuten CPAP-Maskenanwendung mit 10 cm H_2O-Säule bei einem FiO_2 von

0,21 (Zeitpunkt 2) und 10 Minuten nach Beendigung dieser Maßnahme statt (Zeitpunkt 3). Darüberhinaus wurde eine Röntgenaufnahme des Abdomen zur Erfassung einer eventuellen Gasansammlung im Magen durchgeführt. Alle Patienten wurden präoperativ über die geplante Untersuchung informiert und gaben ihr Einverständnis.

Ergebnisse

Die Ergebnisse sind synoptisch in Tabelle 1 a und 1 b aufgelistet und zeigen, daß in beiden Patientengruppen sowohl die Oxygenation wie auch die Ventilation im Mittel keine signifikanten Unterschiede aufweisen; im Einzelfall können jedoch erhebliche Verbesserungen der Oxygenation nachgewiesen werden. Nebeneffekte - wie Beeinflussung der groben Kreislaufparameter oder gastrale Gasansammlung - sind nicht nachweisbar gewesen. Alle Patienten tolerierten die CPAP-Maskenanwendung sehr gut.

Tabelle 1 a: Patienten nach Laparatomie

	1	2	3
$\bar{p}_aO_2$ mmHg	68,5 (43-146)	67,3 (47-90)	69,2 (49-88)
$\bar{p}_aCO_2$ mmHg	40,8 (32-48)	40,0 (31-45)	40,6 (34-49)

Tabelle 1 b: Patienten ohne Laparatomie

	1	2	3
$\bar{p}_aO_2$ mmHg	60,2 (44-76)	71,3 (49-81)	76,2 (46-105)
$\bar{p}_aCO_2$ mmHg	39,2 (34-45)	39,4 (35-43)	39,6 (38-43)

Die beiden Tabellen zeigen die mittleren Partialdrucke von Sauerstoff und Kohlendioxid im arteriellen Blut, gemessen postoperativ bei Ankunft im Aufwachraum (1), 10 min. nach CPAP-Maskenatmung (2) sowie 10 min. nach Beendigung der CPAP-Applikation (3).

Diskussion und Schlußfolgerung

Beeinträchtigungen der Oxygenation in der direkten postoperativen Phase sind nicht ungewöhnlich und auf die Beeinträchtigung der Lungenfunktion durch Anästhetika, Kreislaufstörungen oder die Operation selbst zurückzuführen. Dys- und Atelektasenbildung können in Folge den Gasaustausch empfindlich stören. Ein wirksames Prinzip der CPAP-Maskenanwendung ist, durch Erhöhung des endexspiratorischen Druckes einen Alveolenkollaps und damit das Entstehen von Atelektasen zu verhindern bzw. wieder zu eröffnen. Die bei unseren beiden Patientengruppen gewonnenen Ergebnisse entsprechen insgesamt scheinbar den Erwartungen nicht; im Einzelfall sind jedoch beträchtliche Verbesserungen der Oxygenation zu erreichen, sodaß diesen Patienten das wirksame Prinzip der CPAP-Maske zu gute kommen konnte. Hinweise, bei welchen Patienten ein positiver Effekt zu erwarten sein wird, konnten unmittelbar vor CPAP-Anwendung durch einfache klinische Parameter oder die Blutgasbestimmung nicht gefunden werden. Eine routinemäßige Anwendung kann daher im Aufwachraum nicht abgeleitet werden; für den Einzelfall wird diese Methode jedoch von Wert sein.

V 29.11
Paradoxe Blutgasreaktion nach IPPB-Therapie mit und ohne Beta-Mimetika

Ch. Ammermann, M. Kubin, S. Stehr
Institut für Anaesthesiologie der Universität Erlangen-Nürnberg, Maximiliansplatz 1, D-8520 Erlangen, BRD

Zweck der Studie

Die Beatmungsinhalation mit intermittierendem Überdruck IPPB (Intermittent Positive Pressure Breathing) darf als effizientes atemtherapeutisches Verfahren angesehen werden, um in der postoperativen Phase die pulmonalen Funktionsparameter zu verbessern. In vielen anästhesiologischen Zentren wird IPPB bereits präoperativ als prophylaktische Routinemaßnahme zur Vermeidung pulmonaler Komplikationen bei Risikopatienten (z.B. präexistente Lungenfunktionsstörungen, Oberbauch-Thoraxeingriffe etc.) angewendet - nicht zuletzt, um den Patienten rechtzeitig in den effizienten Umgang mit dem Gerät einzuweisen.

Die Vermutung liegt nahe, daß durch den Überdruck der inspirierten Luft die Belüftung der Lungen verbessert wird und folglich Lungenfunktionsparameter wie auch die arterielle Oxygenierung des Blutes steigen. Tatsächlich zeigt sich regelmäßig, daß der arterielle Sauerstoffpartialdruck PaO_2 nach präoperativer IPPB trotz sich bessernder Lungenfunktionswerte sinkt.

Material und Methodik

In zwei prospektiven Studien wurde der Einfluß der präoperativen IPPB-Behandlung auf Parameter aus Spirometrie (computerisiertes Trockenspirometer, Fa. Jones Medical Instruments) und Blutgasanalytik (Kapillarblut aus hyperämisiertem Ohr) untersucht.

Studie I nahm folgenden Verlauf (25 Patienten):
- Lungenfunktionsprüfung, Blutentnahme
- 10 Minuten coached IPPB-Inhalation (2) mit 5 ml 0,9 % NaCl-Lösung (Inhalog 1)
- Lungenfunktionsprüfung, Blutentnahme

Studie II wurde um zwei Faktoren erweitert:
- Vergleich IPPB zu SMI (Sustained Maximal Inspiration)
- Gabe von 2 Hüben Fenoterol (Berotec[R]) vor Inhalation

Diese Studie nahm folgenden Verlauf (23 Patienten):
- Lungenfunktion, Blutentnahme
- 2 Hübe Fenoterol
- 10 Minuten SMI (Düsenvernebler, Fa. Heyer, 5 ml 0,9 % NaCl-Lösung)
- Lungenfunktion, Blutentnahme

- 2 Hübe Fenoterol
- 10 Minuten coached IPPB-Inhalation
- Lungenfunktion, Blutentnahme

Zusätzlich wurden die gleichen Patienten zur Kontrolle in zweiter Sitzung ohne Berotec mit SMI untersucht.

Resultate

Studie I zeigte (nach IPPB) einen signifikanten Abfall des PaO_2 trotz signifikanter Verbesserung der Lungenfunktion (v.a. Vitalkapazität, mittlere Flowrate).
Studie II ergab unter Gabe von Fenoterol bereits nach SMI eine signifikante Verbesserung der Lungenfunktion bei geringfügigem Abfall des PaO_2. Nach IPPB (mit Fenoterol) kam es zu einer weiteren Verbesserung der Lungenfunktion, zugleich wiederum zu einem signifikanten Abfall des PaO_2.
Im Kontrollversuch (SMI, ohne Fenoterol) zeigte kein gemessener Parameter eine Veränderung.

Diskussion

Es wurde in zwei unabhängigen Studien gezeigt, daß - mit oder ohne Fenoterol - nach präoperativer Inhalation mit IPPB trotz verbesserter Lungenfunktionsparameter der PaO_2 abfällt. Fenoterol allein führte zwar bereits zu Verbesserungen der Lungenfunktion (Broncholyse, systemische Wirkung), der PaO_2 sinkt aber gleichfalls (tendenziell) ab.
In unseren Daten konnte kein deutlicher Zusammenhang zwischen dem Ausmaß des PaO_2-Abfalles und anderen Parametern (z.B. Ausgangswerte oder Grad der Verbesserung der Lungenfunktion) gefunden werden. Zwischen verschiedenen Erklärungsansätzen (Steigerung des myokardialen Sauerstoffverbrauches, Erhöhung des intrapulmonalen Rechts-Links-Shunts, Ausbildung von Ventilations-Perfusions-Inhomogenitäten), die von anderen Autoren diskutiert worden sind (1), kann daher nicht schlüssig entschieden werden. Durch Betrachtung von Kohlensäurepartialdruck und pH kann jedoch Hypoventilation als Erklärung des PaO_2-Abfalls ausgeschlossen werden.

Literatur

1. Brandl, M., S. Beer, Ph. Hamer: Perioperative Atemtherapie: Bronchospasmolytische Aktivität und Nebenwirkungen von ß-Sympathikomimetika der neuen Generation. Anästh. Intensivther. Notfallmed. 16:175 (1981)
2. Welch, M.A., B.J. Shapiro, Ph. Mercurio, W. Wagner, G. Hirayama: Methods of intermittent positive pressure breathing. Chest 78: 463 (1980)

III Postersession

Opiate

P 1.1
Fentanyl and Alfentanil for Suppression of Reflex Responses to Endotracheal Intubation

T. Black, B. Kay
Department of Anesthesia, University Hospital of South Manchester, United Kingdom

Fentanyl 5 ug/kg has been shown to be effective in attenuating cardiovascular responses to endotracheal intubation. Alfentanil, has approximately one third of the potency and duration of effect of fentanyl, and its' use may be more appropriate to reduce responses to intubation in some patients undergoing anaesthesia of short duration.

50 patients requiring anaesthesia with endotracheal intubation were randomly allocated into 5 groups of 10. All were ASA category I or II, and aged between 18 and 70 years. They were premedicated with diazepam 0.1 - 0.15 mg/kg 60 to 90 minutes before anaesthesia. Sleep was induced by thiopentone 4 mg/kg. In the following 30s Group 1 received saline 0.1 ml/kg, group 2 alfentanil 15 ug/kg, group 3 alfentanil 30 ug/kg and group 4 fentanyl 5 ug/kg. Group 5 had received fentanyl 5 ug/kg 1 minute before the injection of thiopentone.

One minute after the thiopentone all patients received suxamethonium 1 mg/kg, and were intubated 90s later. Heart rate and systolic, diastolic and mean arterial blood pressure were recorded every minute subsequently, and the values compared with the stable pre-anaesthetic condition.

The control group showed significant increases in all the parameters recorded, 2 patients had extrasystoles. Patients who received fentanyl 5 ug/kg or alfentanil 30 ug/kg showed no significant increases in these variables. Patients who received alfentanil 15 ug/kg showed no significant increases in blood pressure, but a significant increase in heart rate occurred 3 and 4 minutes after intubation. All patients who received fentanyl or alfentanil showed significant slowing of the heart rate and fall in blood pressure later in the period of observation.

The mean time to onset of spontaneous respiration or movement in 50% of the patients was 7 minutes in the control group, 11 & 12 minutes in the groups who received alfentanil 15 and 30 ug/kg respectively, and over 15 minutes in the patients who received fentanyl.

Alfentanil 30 ug/kg effectively reduces cardiovascular responses to endotracheal intubation, and the apparent duration of effect is shorter than that of fentanyl 5 ug/kg, making it the agent of choice for this purpose in some circumstances.

P 1.2
Wirkungen adjuvanter Analgetikagaben auf endokrine Reaktionsmuster im Verlauf der Halothan-Inhaltionsnarkose

W. Seitz, N. Lübbe, D. Schaps, T. Wagner, R.D. Hesch
Institut für Anaesthesiologie, Abt. I, Medizinische Hochschule Hannover, Konstanty-Gutschow-Straße 8, D-3000 Hannover 61, BRD

Die Aktivität des neuroendokrinen Systems während Narkose und Operation wird nach Oyama et al (1) sowie Philbin et al (2) durch Opiate dosisabhängig beeinflußt. In der vorliegenden Studie wurde nunmehr der Einfluß adjuvanter Opiateinzelgaben auf die humorale Streß-Antwort unter der Halothan-Inhalationsnarkose untersucht.

Methodik
Die endokrinologischen und metabolischen Untersuchungen wurden an 2 Gruppen mit jeweils 7 Patienten (Alter: $\bar{x}$ = 21,5 bzw. 28,4 Jahre) die sich einem elektivem orthopädischem Eingriff an der unteren Extremität zu unterziehen hatten, vorgenommen.

Anästhesietechnik: In beiden Meßgruppen wurde die Narkose mit 5 mg/kg Thiopental eingeleitet und nach Intubation und Relaxation (Nortoxiferin) unter kontrollierter Beatmung mit einem N_2O/O_2-Gemisch (2:1) unter Zusatz von 0,7 - 1,5 Vol% Halothan (Grp. A) bzw. 0,3 - 0,7 Vol% Halothan (Grp. B) RR-gesteuert fortgeführt. Die Patienten der Gruppe B erhielten darüberhinaus initial 0,007 mg/kg Fentanyl.

Prä-, intra- und postoperativ wurden in definierten Zeitabständen 10 Blutproben entnommen. Die Hormonanalysen (Doppelbestimmungen) wurden mittels Radioimmunoassay durchgeführt. Im einzelnen wurden gemessen:

Aldosteron	cAMP
Cortisol	Insulin
Prolactin	PTH (44 - 68)
T_3, T_4, TBG	Vasopressin
sowie	
β - Endorphin	β-Lipotropin

zusätzlich wurden die Stoffwechselmetabolite Glucose, FFS, Lactat und Pyruvat bestimmt.

Ergebnisse
Die Plasmakonzentrationen der endokrinen Parameter unter der Halothannarkose mit (1. Zeile) und ohne adjuvante Analgetikagabe (2. Zeile) sind in der Tabelle auszugsweise wiedergegeben.

Schlußfolgerung
Die Ergebnisse werden diskutiert und dahingehend interpretiert, daß die Aktivierung des neuroendokrinen Systems während der Inhalationsnarkose durch Zugabe von Analgetika qualitativ nur wenig beeinflußt wird. Bemerkenswert erscheint, daß der endogene Cortisolanstieg intra- bzw. postoperativ die T_4-T_3-Konversion in vivo zu hemmen vermag. Damit wird in beiden Gruppen eine thyreoprotektive Cortisolwirkung demonstriert, die sich in der postoperativen Folgezeit z.B. positiv auf den Eiweißkatabolismus auswirken kann. Die Zugabe von Fentanyl zur Halothan-Inhalationsnarkose hat unseres Erachtens nur einen begrenzten Einfluß auf die Parameter des hypothalamisch-hypophysären Systems.

	K - 10'	Anästhesie + 10'	Anästhesie + 30'	Anästhesie + Op. + 60'	Anästhesie + Op. + 120' (90')
cAMP (pmol/ml)	21,7 / 16,8	18,2 / 18,8	16,3 / 18,5	20,6 / 17,1	30,7 (20,4)
Cortisol (μg/100 ml)	15,9 / 13,5	15,1 / 18,5	11,9 / 18,6	11,1 / 18,8	24,3 (21,8)
Insulin (μU/ml)	40,6 / 56,0		40,8 / 66,6	32,0 / 63,6	48,8 (84,8)
Prolactin (ng/ml)	13,2 / 15,8	45,7 / 43,6	46,1 / 47,8	41,0 / 48,6	33,9 (49,1)
PTH (44-68) (pg/ml)	254 / 283	252 / 260	239 / 264	229 / 273	245 (268)
T_3 (ng/ml)	1,57 / 1,38	1,51 / 1,21	1,46 / 1,14	1,39 / 1,12	1,43 (1,10)
T_4 (μg/ml)	8,43 / 9,23	7,87 / 8,85	8,58 / 9,76	9,07 / 10,50	9,53 (10,68)

Literatur
1. Oyama T (1075) Anesthetic management of endocrine disease. Anaesthesiologie und Wiederbelebung, Bd. 75, Springer-Verlag Berlin Heidelberg New York
2. Philbin BM, Coggins CH (1980) The effect of anaesthesia on antidiuretic hormone levels. In: Endocrinology in anaesthesia and surgery (Hrsg. H. Stoeckel und T. Oyama) Anaesthesiologie und Wiederbelebung, Bd. 132, Springer, Berlin 1980

P 1.3
On-Demand Nalbuphine for Post-Operative Pain
B. Kay
Department of Anaesthesia, University Hospital of South Manchester, United Kingdom

Nalbuphine is a partial agonist opioid with a proven maximum respiratory depressant effect in man[1]. It has a flat dose-response relationship, but in moderate dosage 10 mg produces a similar degree of analgesia to morphine 10 mg. In view of the limited respiratory depression produced by even large doses of nalbuphine, a study was conducted to assess the efficacy and side-effects of unlimited nalbuphine, supplied on demand by the patient, for treatment of post-operative pain.

20 patients who had undergone major abdominal surgery were studied. No opioids or tranquillizers were used for premedication or during anaesthesia. With the onset of pain after recovery of consciousness nalbuphine 20 mg was given i.v., and the patient supplied with a Cardiff "Palliator", which dispensed nalbuphine 5 mg over 5 minutes each time the patient demanded it. No limit was set on the consumption of nalbuphine, which was available for 12 hours.

Before the first dose of nalbuphine, the patient's pain was assessed using a linear analogue scale, also pulse rate, blood pressure and end-expired CO_2 level (Datex Capnograph) were recorded. Cardiovascular measurements and $F_E CO_2$ were recorded 5 minutes after the first dose of nalbuphine, then each hour, together with pain grading. At the end of the period of use, the patient was asked to grade the pain relief obtained as poor, adequate or excellent.

The results obtained indicate that the use of nalbuphine in this manner fell into two categories. In approximately half the patients the first injection of nalbuphine produced adequate pain relief, and subsequent demands were made infrequently, in groups of two or three. In these cases good pain relief was easily achieved and maintained, with a dosage of approximately 20 mg/hour.

In the second group the initial dose of nalbuphine was insufficiently effective, and subsequently frequent demands were made. Excellent pain relief was not obtained, but demands decreased after an early high consumption of nalbuphine (up to 100 mg in 90 min) as the patient became sleepy from the effects of the drug. The treatment was discontinued in those patients who requested an alternative form of pain relief, but in no case did the patient describe the pain relief obtained as poor.

Cardiovascular effects of the treatment were unimportant and in no case was respiratory depression evident.

(1) Romagnoli A, Keats A S (1980). Ceiling effect for respiratory depression by nalbuphine. Clin. Pharmacol. Ther. 27, 478.

Regionalanaesthesie

P 2.1
Über den membran-stabilisierenden Effekt von Lokalanaesthetika und die succinylcholin-ausgelöste Hyperkaliämie
F. Schimek, B.R. Fink
Zentralinstitut für Anaesthesiologie, Eberhard-Karls-Universität, Tübingen, BRD und Anesthesia Research Center, University of Washington, Seattle, USA

Einleitung. Das Lokalanästhetikum Lidokain verhindert die Freisetzung des Kaliums sowohl aus den ischämischen Hirnzellen in vivo (1) als auch aus den energiesubstrat-mangelnden Axonen in vitro (2). Wir haben die Frage untersucht, ob die Verabreichung des Lidokains während einer Allgemeinnarkose die succinylcholin-induzierte Kaliumfreisetzung aus den Muskelzellen beeinflussen kann.

Methodik. Männliche New-Zealand-Kaninchen, 2.5 - 3.0 kg schwer, wurden mit einem Halothan-Sauerstoff-Gasgemisch anästhesiert, intubiert und mit dem Harvard-Kleintier-Ventilator beatmet. Die Halothankonzentration betrug 2.0 - 2.5 %. Zur Bestimmung von Blutgasen wurde die A. femoralis kathetrisiert. Die Entnahme der venösen Blutproben, sowie die Gabe von Lidokain und Succinylcholin erfolgte über einen anderen, in die V. cava inferior eingeführten Katheter. Innerhalb von 30 Minuten wurde der pH-Wert bei allen zwölf Versuchstieren auf 7.4 eingestellt. Bei der einen Hälfte der Versuchstiere erfolgte die Bolusinjektion des Succinylcholins (5 mg/kg) mit einem Abstand von 20 Minuten zu der Lidokaingabe (10 mg/kg). Die andere Hälfte hat kein Lidokain erhalten und diente als Kontrollgruppe. Die Blutproben zur Kaliumbestimmung (1 ml) wurden in den Zeitabständen gezogen, die der Tabelle 1 zu entnehmen sind. Die venöse Konzentration des Kaliums wurde mit der Flammenphotometrie und die des Lidokains mit der Gas-Flüssigkeits-Chromatographie gemessen. Zur statistischen Datenauswertung wurde der t-Test für nicht gepaarte Beobachtungen herangezogen.

Ergebnisse. Die beiden Gruppen wiesen ein ähnliches Ausmaß und einen ähnlichen Zeitverlauf des succinylcholin-ausgelösten Kaliumplasmaanstieges auf (Tabelle 1). Die Blutgasanalysen der beiden Gruppen zeigten vergleichbare Werte und variierten während des Versuches nicht mehr als 0.02 pH-Einheiten und nicht mehr als 3 Torr pCO_2.

Diskussion. Die Dosierung des Lidokains wurde von uns so gewählt, daß klinisch sichere Plasmaspiegel entstanden und wie aus der Tabelle 1 zu entnehmen ist, wurde dies auch erreicht. Frühere in vitro Untersuchungen haben gezeigt, daß diese Lidokainspiegel den Kaliumverlust eines energiesubstrat-mangelnden Nerven verzögern (2). In unserem Versuch haben sie aber nicht den succinylcholin-ausgelösten Kaliumverlust der Muskeln verhindern können. Die Natur der durch Succinylcholin verursachten Alteration der Muskelmembran ist zwar nicht bekannt, aber sie könnte ein Element des mechanischen Traumas beinhalten und den Effekt des

Tabelle 1.
Der Effekt des Lidokains auf die durch Succinylcholingabe verursachte Kaliumfreisetzung ($\bar{x} \pm SD$, n = 6 pro Gruppe).

Zeit (min)	Plasma-Kalium mmol/l		Plasma-Lidokain mg/l
	Kontroll-Gruppe	Lidokain-Gruppe	
-10	2.9 ± 0.4	2.9 ± 0.6	
0	3.1 ± 0.4	3.0 ± 0.6	3.7 ± 0.7
1	3.6 ± 1.1	3.8 ± 0.6	
3	4.0 ± 0.9	4.1 ± 0.6	
5	4.1 ± 0.9	4.3 ± 0.7	
10	4.6 ± 0.7	5.1 ± 0.7	1.6 ± 0.2
20	4.9 ± 0.8	5.1 ± 1.0	1.1 ± 0.3
40	4.7 ± 1.2	5.0 ± 1.0	
60	4.4 ± 1.6	4.6 ± 1.2	0.7 ± 0.2

Energiesubstratmangels übersteigen. Wahrscheinlich war die geprüfte Lidokaindosis aus diesem Grunde in unserem Experiment ohne Effekt.

Literatur:
1. Astrup J, Skvosted P, Gjerris F, Sørensen HR (1981) Increase in extracellular potassium in the brain during circulatory arrest: Effects of hypothermia, lidocaine and thiopental. Anesthesiology 55: 256
2. Fink BR (1982) Paradoxical preservation of neural conduction by lidocaine. Anesthesiology 57: 167

P 2.2
Erprobung eines neuen nicht knickbaren Epiduralkatheters
R. Riegler
Klinik für Anaesthesie und allgmeine Intensivmedizin der Universität Wien, Österreich

Da herkömmliche Katheter häufig Probleme wie Abknicken, Fehllagen, Katheterkollpas, Aufrollen, Schlingen- und Knotenbildungen (2) etc. bilden, wurde ein neuer Epiduralkatheter aus einer rostfreien Metallspirale hergestellt. Diese Metallspirale ist mit einer dünnen Fluorpolymerschicht überzogen. An der Katheterspitze fehlt diese Beschichtung. 2 mm von der abgerundeten Katheterspitze sind einige Windungen der Stahlspirale weiter auseinander und bilden somit eine Öffnung zum Durchtritt des Lokalanaesthetikums.

Wir überprüften den Racz-Epiduralkatheter (1) auf seine klinische Verwendbarkeit an 20 Patientinnen, die eine Epiduralanaesthesie zur Ausschaltung des Wehenschmerzes erhielten.
1. Hauptvorteil für diesen Katheter ist, daß es wegen der Stahlspirale nicht zum Knicken oder zur Faltenbildung kommt.

Weitere Vorteile bestehen:
2. In der höheren Reißfestigkeit gegenüber herkömmlichen Kathetern (z. B. Teflon),
3. in der Röntgendichte,
4. daß ein Abschneiden des Katheters über der Touhy-Nadel unwahrscheinlich ist.

Als Nachteil empfanden wir den deutlich größeren Widerstand beim Nachinjizieren des Lokalanaesthetikums infolge des engeren Katheterlumens.

Zur Diskussion steht noch das schwerere Erkennen einer intravenösen Plazierung, die Fixation der Spirale der Katheterenden und der Unmöglichkeit bei Verletzung des Katheters ihn zu kürzen und die Frage, ob durch die hohe Elastizität Arrosionen in Gefäße oder dural bei langer Liegedauer erhöht vorkommen?

Zusammenfassend ist der Racz-Katheter (1) eine weitere Alternative im zur Verfügung stehenden Material für die Epiduralanaesthesie.

Literatur:
1. Racz GB, Sabonghy SM, Gintautas J, Kline WN (1982) Intractable Pain Therapy Using a New Epidural Catheter, JAMA Vol 248 5:579
2. Riegler R, Pernetzky A (1983) Festsitzender Epiduralkatheter durch Schlinge und Knoten Anästhesist, Springer Verlag Heidelberg, Regionalanaesthesie 6:19

P 2.3
Efficacy and Tolerance of Valium Mixed Micelles on I.M. Administration in Premedication and on I.V. Administration for Intraoperative Sedation in Regional Analgesia
D. Schwander, I. Olt
Service d'Anesthésiologie et de Réanimation, Hôpital Cantonal, CH-1700 Fribourg, Suisse

This open uncontrolled study investigates the Valium Mixed Micelles (Valium M.M.) efficacy and tolerance of intramuscular administration in premedication and intravenous in intraoperative sedation.
52 male or female patients undergoing regional analgesia received i.m. Valium M.M. for premedication and i.v. Valium M.M. for intraoperative sedation. Together with the physicians rating of the relief from anxiety by means of a scale ranging from 1= very good over 2= good, 3= moderate until 4= poor, we used for the evaluation of the intramuscular efficacy, the time between the injection and the onset of action. The local tolerance was investigated by noting local signs of intolerance (pain, erythema or both) at 1,24,72 hours and wherever possible, 1 week and 2 weeks after the end of the intervention. For intravenous administration, efficacy data were recorded similarly to the intramuscular procedure. Prior to the administration of the trial drug, blood pressure, heart rate and respiration were recorded. During the operation, blood pressure, heart rate

and observation of abnormal ECG signs were recorded at intervals of 5 minutes, as well as one hour after the intervention. In addition any signs of systemic intolerance were recorded.

The mean i.m. dosage of Valium M.M. was 10,5 mg (S.D. 3.21, range 2.5-20 mg). The mean time lag between drug administration and onset of action was 55.7 minutes (S.D. 29.19, range 5-120 min.). The quality of relief from anxiety was rated 14 times "very good", 31 times "good" and 7 times "moderate". Signs of local intolerance were observed in 11 patients (incidence 21%). Pain on pressure was reported by all 11 patients (incidence 21%); in one of these accompanied by erythema (incidence 2%). With the exception of this case, where pain and erythema lasted 72 hours postoperatively, pain was reported only one hour postoperatively. The mean first i.v. dosage of the trial drug was 5.3 mg (S.D. 3.04, range 2.5-20 mg) at induction of regional analgesia. The mean lag time between i.v. drug administration and action onset was 3.1 min (S.D. 1.63, range 1-7 min.). During the operation course, additional amounts of the trial drug were injected. The main additional i.v. dosage given was 4.1 mg (S.D. 2.02, range 2.5-15 mg). In the overall assessment of intraoperative sedation, the effects of Valium M.M. were rated "very good" in 34 patients and "good" in 18 patients, never "moderate" or "poor". Venous sequelae were observed in no patients out of the 45 patients receiving i.v. Valium M.M. There was marked indication of anterograde amnesia. 24 patients (46%) could not remember to have been awake in the operating room, 17 patients (32%) could not remember walking in the recovery room, and 9 patients (17%) could not remember walking in the ward room. Systemic tolerance was good in all patients. No systemic adverse effects were reported.

It is difficult to interpret efficacy data of an open, uncontrolled trial. Nevertheless, the reported efficacy data of Valium M.M. exhibit excellent results with regards to the general assessment of anxiety relief and outstanding results for intraoperative sedation. As for local tolerance, there is a clear difference between the intramuscular and the intravenous routes of administration. The excellent results for local intravenous tolerance fulfill all expectations for a safe and well tolerated formulation of intravenous diazepam.

P 2.4
Kombination von Bupivacain mit Prilocain oder Mepivacain zur Plexus-brachialis-anaesthesie — eine prospektive Doppelstudie

M. Tryba, M. Zenz
Zentrum für Anaesthesiologie, Abt. IV der Medizinischen Hochschule Hannover, Podbielskistr. 380, D-3000 Hannover, BRD

Die Regionalanaesthesie erlebt in den letzten Jahren einen neuen Aufschwung. Bei Eingriffen an den Gliedmaßen ist sie an unserer Abteilung zum Standardverfahren geworden. An der oberen Extremität führen wir die Plexus-brachialisblockade von axillär mit der immobilen Nadel nach Zenz durch. Als mittellang wirkende Lokalanaesthetika (LA) verwenden wir Mepivacain und Prilocain, bei länger dauernden Eingriffen Bupivacain.

Die alleinige Verwendung von Bupivacain (B) hat jedoch den Nachteil einer langen Latenzzeit, in Einzelfällen bis zu 1 Std. Die Mischung von B 0,5% mit einem der mittellang wirkenden Lokalanaesthetika (1%) im Verhältnis 1:1 verkürzt die Latenzzeit wie für Lidocain nachgewiesen wurde. Dies gilt jedoch nicht für alle kürzer wirkenden LA. Obwohl die Mischung verschieden lang wirkender LA in vielen Kliniken gebräuchlich ist, existieren jedoch keine klinischen Studien über den Vergleich unterschiedlicher LA-Mischungen zur Plexus-brachialisblockade.

METHODIK
In einer randomisierten prospektiven Doppelblinduntersuchung erhielten jeweils 1o Patienten entweder Mepivacain 1,5% (M), Prilocain 1,5% (P), Bupivacain 0,375 % (B), Mepivacain 1% + Bupivacain 0,5 % (MB) im Verhältnis 1:1 oder Prilocain 1 % + Bupivacain 0,5 % (PB) in einer Dosis von 4o ml zur axillären Blockade des Plexus brachialis. Alle Blockaden wurden vom selben Anaesthesisten in standardisierter Technik durchgeführt, wobei jeweils 2o ml des LA oberhalb und unterhalb der Art. axillaris möglichst proximal placiert wurden. Mittels der pinprickmethode erfolgte in den ersten 5 min eine kontinuierliche Überprüfung der Analgesie, dann bis zu 1o. Min. in minütlichen Abständen, danach in zweiminütigem Abstand. Die motorische Blockade wurde an der Möglichkeit der selbständigen Armstreckung geprüft. Die Analgesiedauer wurde bis zur 4. Std. in 15-minütigem Abstand, danach in 1/2-std. Abstand gemessen.
Die statistische Überprüfung der Ergebnisse erfolgte mit dem Wilcoxon-Test.

ERGEBNISSE
Sowohl hinsichtlich Alter als auch Körpergewicht unterschieden sich die einzelnen Gruppen nicht wesentlich.
Latenzzeit (LT):
Mit einem Median von 12 min wies P die kürzeste

LT auf, während bei B die LT mit 22 min am längsten war. Bei PB betrug sie 15 min und bei MB 19 min. Die LT war mit der Mischung PB also deutlich kürzer als mit MB und lag sogar noch 2 min unter der Blockade mit M allein.

motorische Blockade:
Der Median der mot. Blockade mit P und M lag bei je 10 min, bei der Mischung PB betrug der Median 19 min und mit MB 30 min, da in dieser Gruppe bei 3 Pat. keine vollständige Blockade erreicht wurde.

Analgesiedauer:
Sowohl mit P als auch M betrug die Analgesiedauer im Median knapp über 3 Std. Mit alleiniger B-Blockade lag die Analgesiedauer über 8 Std. Bei beiden Mischungen fand sich eine Analgesiedauer von 7 Std. durchschnittlich.

Analgesiequalität:
Die eindeutig beste Analgesie ließ sich mit P erzielen. In allen 10 Fällen waren alle peripheren Nerven incl. des N. Musculocutaneus ausreichend blockiert, während sowohl bei B als auch MB in je 3 Fällen der N. Musculocutaneus unzureichend analgesiert war. Die beiden anderen Gruppen lagen dazwischen.

SCHLUSSFOLGERUNGEN
Die Kombination von Bupivacain mit Prilocain oder Mepivacain zur Plexus-brachialisblockade erscheint sinnvoll, da sowohl eine Verkürzung der Latenzzeit gegenüber B allein als auch eine erhebliche Verlängerung der Analgesiezeit gegenüber M oder P allein erzielt wird.
Im Vergleich der beiden Kombinationen spricht alles für die Kombination von Prilocain mit Bupivacain, da diese sowohl hinsichtlich der Latenzzeit als auch der Analgesiequalität und der motor. Blockade der Mepivacain-Bupivacain-Kombination überlegen war.

P 2.5
Stereotaktische Sympathicusblockaden – Lumbaler Grenzstrang, Plexus coeliacus
W. Tolksdorf, F. Wunschik
Institut für Anaesthesiologie und Reanimation, Fakultät für klinische Medizin der Universität Heidelberg, Klinikum Mannheim, BRD

Einleitung: Die diagnostischen und therapeutischen Sympathicusblockaden sind von großer Bedeutung in der Diagnostik und Therapie chronischer Schmerzzustände. Nur an wenigen Zentren werden diese Blockaden durchgeführt. Gründe sind: fehlende Ausbildung, Angst vor Komplikationen. Auch am Klinikum Mannheim wurden oben genannte Sympathicusblockaden bis zum Jahre 1980 nicht durchgeführt. Es wurde daraufhin eine Methode entwickelt, die die Punktion der sympathischen Ganglien risikoarm und orientiert an der individuellen Anatomie ermöglicht. Die Möglichkeit der computertomographisch kontrollierten Sympathicusblockade wurde bereits mehrfach vorgetragen und publiziert. Inzwischen wurde die Methode erheblich verfeinert, so daß sie als stereotaktischer Eingriff klassifiziert werden kann.

Methode: Nach Festlegung der Einstichhöhe am Scout view werden, abhängig von der individuellen Anatomie, eine oder mehrere Schichten dargestellt, bis ein komplikationsfreier Einstichkanal identifiziert wird.

Insbesondere bei Carcinompatienten ist dies von eminenter Bedeutung, da tumorbedingte anatomische Anomalien häufig sind. Es werden Beispiele demonstriert. Einstichtiefe und -ort werden festgelegt. Das CT errechnet die Distanzen in mm sowie den Einstichwinkel. Während dieser nach der Methode von Tolksdorf bislang am Patienten nur annäherungsweise eingestellt werden konnte, ermöglicht nun ein speziell konstruiertes Zielgerät (Wunschik) die exakte Einstellung des Winkels. Der Vorgang wird in Bildern ausführlich dargestellt.

Ergebnisse: Es wurden bislang annähernd 200 lumbale Grenzstrangblockaden und Plexus coeliacus-Blockaden (in der Mehrzahl ambulant) durchgeführt, ohne Komplikationen.

Schlußfolgerung: Die computertomographisch gesteuerte stereotaktische Blockade sympathischer Ganglien stellt die derzeit sicherste und exakteste Methode dar. Sie kann überall dort, wo CT verfügbar ist auch vom Ungeübten durchgeführt werden.

Intravenöse Anaesthesie

P 3.1
Häufigkeit von Thrombophlebitis nach i.v. Gabe von Methohexital, Etomidate, Flunitrazepam, Diazepam in Propylenglykollösung und in Sojabohnenölemulsion

J. Sarubin
Institut für Anaesthesiologie des Städt. Klinikums Nürnberg, BRD

Die intravenöse Applikation von Anästhetika kann je nach dem verwendeten Agens, dem Lösungsvermittler und der Injektionsgeschwindigkeit eine Thrombophlebitis verursachen. Ziel dieser Arbeit war es die Unterschiede in der Thrombophlebitishäufigkeit zwischen Methohexital, Etomidate, Flunitrazepam, Diazepam in Propylenglykollösung und Diazepam in Sojabohnenölemulsion quantitativ festzustellen.

Wir untersuchten 250 Patienten, die eine intravenöse Narkoseeinleitung mit einem der untersuchten Anästhetika erhielten. Den Patienten wurde je nach Gruppenzugehörigkeit eines der verwendeten Mitteln in eine Handrückenvene über eine Braunüle Gr. 17 in 60 Sekunden injiziert. Über diesen Venenzugang wurden keine andere Mitteln verabreicht. Die verwendete Vene wurde 1 Woche nach der Injektion auf Rötung, Härtung und Druckschmerz untersucht.

Tabelle: Thrombophlebitishäufigkeit nach i.v. Gabe von Methohexital, Etomidate, Flunitrazepam und Diazepam in Propylenglykollösung (i.P.) sowie in Sojabohnenölemulsion (i.S.)

	n	n Thr.phl.	% Thr.phl.	Dosis $mg \times kg^{-1}$
Methohexital	70	4	5,7%	1,15
Etomidate	35	5	14,3%	0,20
Flunitrazepam	35	4	11,4%	0,02
Diazepam i.P.	35	8	22,9%	0,15
Diazepam i.S.	75	3	4,0%	0,15

Die Ergebnisse weichen von den in der Literatur angegebenen Untersuchungsergebnissen nicht wesentlich ab. Die in den Voruntersuchungen enthaltene Variationsbreite der Thrombophlebitishäufigkeit reicht allerdings besonders bei Diazepam - gelöst in Propylenglykol von 17% bis 62,2% (4,3) und bei Diazepam - gelöst in Sojabohnenölemulsion von 1,1% bis 6% (1,2,5). Etomidate verursacht je nach verwendetem Lösungsvermittler in 7,7% bis 23,1% Thrombophlebitis, Methohexital in etwa 3%-5% und Flunitrazepam in 10%-14% der Fälle.

Die Untersuchungsergebnisse zeigen, daß außer der Zusammensetzung des jeweils gegebenen Pharmakons und der Injektionsgeschwindigkeit der Faktor Lösungsvermittler eine wesentliche Rolle in der Genese einer postoperativ auftretenden Thrombophlebitis spielt.

Literatur:
1. Von Dardel O., Moebius C., Mossberg T. (1976) Diazepam in emulsion form for intravenous usage. Acta Anästh.Scand. 20:221

2. Jensen S., Hüttel M.S., Olesen A.S. (1981) Venous complications after i.v. administration of Diazemuls (diazepam) and Dormicum (midazolam) Br.J.Anaesth. 53:1083

3. Mattila M.A.K., Rossi M-L., Ruoppi M.K., Korhonen M., Larni H.M., Kortelainen S. (1981) Reduction of venous sequelae of i.v. diazepam with a fat emulsion as solvent. Brit.J.Anaesth. 53:1265

4. Mikkelsen. H., Hoel T.M., Bryne H., Krohn C.D. Local reactions after i.v. injections of diazepam, flunitrazepam and isotonic saline. Brit.J.Anaesth. 52:817.

5. Olesen S.A., Hüttel M.S. Local reactions to i.v. diazepam in three different formulations. Brit.J.Anaesth. 52:609

P 3.2
Grundzüge der Ataranalgesie (Rohypnol®-Ketanest-Kombinationsanaesthesie)

K.F. Rothe, St. H. Flüchter
Zentralinstitut für Anaesthesie der Universität Tübingen, D-7400 Tübingen, Calwerstr. 7, BRD

Der in den letzten Jahren zu beobachtende Trend, die Anwendung von Narkosegasen einzuschränken, um möglichen Gesundheitsschäden von Patienten sowie des Anaesthesie und OP-Personals entgegenzuwirken, führte einmal zu Fortschritten in der Abgasbeseitigung an Narkosegeräten, Einsparung von Inhalationsnarkotika sowie zu verstärkten Bemühungen in der Weiterentwicklung rein intravenöser Anaesthesietechniken. Seit 1972 wurde zu letzterem von Brockmüller (1) ein wesentlicher Beitrag geleistet. Er arbeitete im Bereich der zahnärztlichen, Kiefer-

und Gesichtschirurgie mit verschiedenen Pharmakombinationen, deren Ergebnis er dann als Analgosedierung vorstellte. Ihren vorläufigen Höhepunkt erlebte die Analgosedierung in Form der von De Castro (2) erstmals erwähnten und von Vontin (3) systematisch entwickelten und verfeinerten " Ataranalgesie " mit der Kombination von Flunitrazepam (Rohypnol^R-Roche) und Ketamin (Abb. 1), die in drei aufeinander abgestimmten Formen in Tübingen bereits in allen operativen Bereichen bei Patienten aller Altersklassen angewendet wird und auch schon in der Kardiochirurgie erprobt wurde.

Die Ataranalgesie kann in der jeweils indizierten Form bei Spontanatmung oder Beatmung und Relaxierung angewendet werden. Die Anwendung halogenierter Kohlenwasserstoffe entfällt, der Verbrauch an Lachgas wird entscheidend eingeschränkt. Induktion der Narkose und die Indikation in den einzelnen chirurgischen Fächern werden ausführlich diskutiert.

In Abhängigkeit vom praeoperativen systolischen Blutdruck kommt es nach Induktion der Ataranalgesie zu typischen Kreislaufveränderungen, die sich in Blutdruck und Herzfrequenzanstieg äußern und wahrscheinlich dem cocainähnlichen Effect des Ketamin zuzuschreiben sind.

Die ausgesprochen stabilen Kreislaufverhältnisse in der Einleitungsphase und während des weiteren Narkoseverlaufs, als auch die erhaltene Spontanatmung bei Ataranalgesie II, lassen diese Narkoseform für die Notfallmedizin als Methode der Wahl erscheinen.

1. Brockmüller, K.D., Niederdellmann, H. (1972) Die Analgosedierung in der zahnärztlichen Chirurgie. Dtsch. zahnärztl. Z. 27:164
2. De Castro, J. (1973) Atar - analgesia with Ro5 - 4200, Pancuronium and Fentanyl or Ketamine. Excerpta Medica, Amsterdam, Elsevier North Holland, p. 185
3. Vontin, H., Heller, W., Schorer, R. (1976) Analgosedierung und Ataranalgesie: Untersuchungen über Rohypnol und Kombinationen mit Analgetika. Aus: Bisherige Erfahrungen mit Rohypnol, Roche - Basel, p. 149

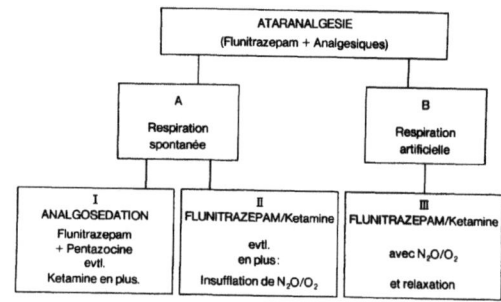

P 3.3
Klinische Pharmakokinetik in der intravenösen Anästhesie
H. Stoeckel, H. Schwilden, J. Schüttler, P.M. Lauven
Institut für Anaesthesiologie der Universität Bonn, BRD

Die Prinzipien der klinischen Pharmakokinetik der intravenösen Anästhesie und die Korrelation mit der Pharmakodynamik werden unter Berücksichtigung der gebräuchlichen Pharmaka beschrieben. Die Pharmakokinetik wird besonders als Hilfsmittel zum Verständnis und zur Optimierung der Dosierung betrachtet.

Das 3-teilige Poster stellt anhand von 26 Grafiken folgende Themenfelder dar:

1. *Konzepte und Grundsätze der klinischen Pharmakokinetik*
2. *Dosierungsstrategien und Modellsimulationen. Korrelationen von Pharmakokinetik und Pharmakodynamik.*
3. *Klinische Erfahrungen mit pharmakokinetisch begründeten Dosierungsstrategien.*

Globale Deskriptoren der Pharmakokinetik, die mit Hilfe sog. modellunabhängiger Grössen abgeleitet werden können, erlauben nur die Bestimmung der Erhaltungsdosis für den Steady-state. In der Anästhesie möchte man häufig die Dosis mit wechselnden nociceptiven Situationen ändern. Hierzu sind Möglichkeiten für die Nicht-Steady-state-Dosierung erforderlich. Das Zwei-Kompartment-Modell ist eine allgemein gebräuchliche und für die meisten Pharmaka adäquate Beschreibung des pharmakokinetischen Verhaltens. Im Rahmen solcher Modelle werden optimale Dosierungsregimes für eine individuelle interaktive Pharmaka-Administration aufgezeigt. Die Realisation solcher Dosierungsschemata durch die kürzliche Entwicklung einer computerassistierten intravenösen Anästhesie (CATIA) wird vorgestellt.

Herz- und Gefäßchirurgie

P 4.1
Substratzufuhr nach herzchirurgischen Operationen

W. Behrendt, H. Zephn

Abteilung für Anaesthesiologie und Abteilung für Herz- und Gefäßchirurgie der Rheinisch-Westfälischen Technischen Hochschule Aachen, BRD

Die ständige Zunahme der Operationsfrequenz, die Ausweitung der Indikationen und die Verlagerung der Altersgrenzen in ein immer höheres Alter, lassen auch ernährungsphysiologische Aspekte nach herzchirurgischen Eingriffen wesentlich erscheinen, nachdem zunächst Störungen der Kreislauf- und Atemfunktionen Hauptuntersuchungsgebiete waren. In der folgenden Arbeit wird über eine standardisierte postoperative Nährstoffzufuhr und ihre Auswirkungen auf den Stoffwechsel berichtet.

Methodik

35 Patienten wurden nach Randomisierung in drei Gruppen unterteilt. Die erste Gruppe zu 15 Patienten erhielt, wie bisher üblich, eine 5%ige Glukoselösung über einen Zeitraum von 3 postoperativen Tagen infundiert. Den anderen beiden Gruppen zu je 1o Patienten wurden täglich 75 g Aminosäuren (1,0 g/kg KG) und 12o g Kohlenhydrate als Glukose oder in Form von Zuckeraustauschstoffen verabreicht. Die Flüssigkeitszufuhr betrug am Operationstag 1.000 ml und an den folgenden 3 postoperativen Tagen je 1.500 ml. Die Operationstechnik, die Anaesthesie und die postoperative Nachbehandlung waren in dem untersuchten Kollektiv streng standardisiert.

Ergebnisse und Folgerungen

Aufgrund der restriktiven Kohlenhydratzufuhr wurde die Blutzuckerhomöostase gewahrt, eine Insulinsubstitution war nicht erforderlich. Obwohl die renale Stickstoffausscheidung in der Ernährungsgruppe zunahm, verbesserten sich die Stickstoffbilanzen um durchschnittlich 5o%. Die Konzentrationen der labilen Serum-Proteine (Pseudocholinesterase, Präalbumin, retinolbindendes Protein) verblieben im Normbereich. Als Ausdruck der verstärkten Lipolyse beobachteten wir in allen Gruppen einen signifikanten Anstieg der freien Fettsäuren im Serum. Die Triglyzeride verblieben im Normbereich.

Die Stickstoffverluste nach Herzoperationen betragen ca. 1o-15 g täglich (1, 2, 4). Angesichts dieser Stickstoffverluste scheint eine "Null-Diät" wenig sinnvoll (3). Die von uns gewählte Form der Substratzufuhr war den besonderen postoperativen Bedingungen der Herzchirurgie angepaßt, die durch die vorgefüllte Herz-Lungen-Maschine, die Hypothermie, die postoperative Myokardinsuffizienz (low output) und durch den Einsatz von Katecholaminen bedingt sind. Es wurde nur ein streng begrenztes Flüssigkeitsvolumen infundiert und die Kohlenhydratzufuhr deckte lediglich den basalen Bedarf und führte daher nicht zu einer Insulinsubstitution mit möglichen Auswirkungen auf den Serum-Kalium-Spiegel. Trotz dieser zurückhaltenden Nährstoffzufuhr, unter der nur geringfügige Schwankungen der Glukose- und Elektrolytkonzentrationen im Serum beobachtet wurden, ließen sich die renalen Stickstoffverluste nachhaltig reduzieren. Eine Verstoffwechselung der zugeführten Aminosäuren in der Glukoneogenese konnte trotz der geringen Kohlenhydratgabe weitgehend vermieden werden. Unerwünschte Nebeneffekte der Infusionstherapie wurden nicht beobachtet. Wir meinen, mit dem beschriebenen Ernährungsregime den überwiegenden Teil unserer Patienten sicher versorgen zu können und einer Null-Diät zu entziehen.

Literatur

1. Akrami R, Hazay N, Höppner S, Kalmar P (1980) Energie- und Stickstoffbilanz bei Patienten mit Mitralklappenersatz. Infusionstherapie 7:57
2. Behrendt W, Melichar G (1982) Stoffwechselveränderungen nach aortokoronaren Bypassoperationen. Anaesthesist 31:287
3. Kleinberger G (1980) Partielle Ernährung bei frischem Herzinfarkt. In: Eckart, Kleinberger, Lochs (eds) Grundlagen und Praxis der Ernährungstherapie. Vol 3:164 Zuckschwerdt München
4. Manners j (1974) Nutrition after cardiac surgery. Anaesthesia 29:675

P 4.2
EEG-Veränderungen bei temperaturkorrigierten Blutgasanalysewerten während extrakorporaler Zirkulation

M. Berger, Ä. Janda, P. Scherer

Institut für Anaesthesie, Krankenhaus Wien Lainz, Österreich

Die Normalwerte der Blutgasanalyse (PaO_2, $PaCO_2$, pH) werden in der Regel auf 37° C Körper- bzw. Bluttemperatur bezogen und bei Hypothermie an Hand von Tabellen auf die aktuelle (= hypotherme) Körpertemperatur korrigiert. Daraus ergibt sich rechnerisch ein Abfall des $PaCO_2$ und ein Anstieg des PaO_2 und pH. Diese so korrigierten Blutgase werden mittels des Ventilationsgasgemisches (Verhältnis O_2/CO_2) des Oxygenators ausgeglichen.

Bei dieser Vorgangsweise fanden wir im EEG (Cerebral function monitor) regelmäßig Aktivitätsveränderungen im Sinne einer Verminderung der zerebralen Durchblutung. Es resultiert also aus dieser Temperaturkorrektur, und die Rückrechnung auf unkorrigierte Blutgasanalysewerte bestätigt das, eine in der Regel nicht unbeträchtliche Hyperkapnie während der extrakorporalen Zirkulation, deren hämodynamische Wirksamkeit sich bei routinemäßiger EEG-Überwachung im Kurvenbild nachweisen läßt.

Bei einer Kontrollgruppe wurde auf die tabellarische Umrechnung der Blutgaswerte auf die hypotherme Körpertemperatur verzichtet. Bei dieser Patientengruppe fanden sich keine Aktivitätsveränderungen im EEG.

Auf Grund dieser Befunde erscheint die routinemäßige Korrektur der Blutgase auf die aktuelle, hypotherme Körpertemperatur nicht sinnvoll.

P 4.3
Der Einfluß der kontinuierlichen Hämofiltration auf die Hämodynamik bei kardiogenem Schock nach Herzoperationen

F.I. Coraim, H. Khan, F. Stellwag, M. Zimpfer, E. Wolner
Klinik für Anaesthesie und Allgemeine Intensivmedizin der Universität Wien, 2. Chirurgische Universitätsklinik Wien, Österreich

Die vorliegende Arbeit beschäftigt sich mit der Anwendung der Hämofiltration nach kardiochirurg. Eingriffen als neue ätiologisch begründete Therapieform beim postoperativen Herzversagen. Durch Hämofiltration ist es möglich den MDF (Myocardial Depressant Factor) sowie die Schockmediatoren aus dem Blutkreislauf zu eliminieren, um den die Hämodynamik beeinträchtigenden Circulus vitiosus zu unterbrechen.

Bei 18 postoperativen kardiochirurgischen Patienten (5 Koronarbypass, 3 Aortenklappenersatz, 5 Mitralklappenersatz, 5 kombinierte Eingriffe) im kard. Schock, die sich trotz hochdosierter Katecholamingabe und intraaortaler Ballonpumpenunterstützung weiter hämodynamisch verschlechterten, wurde die kontinuierliche Hämofiltration angewandt. Auf der Intensivstation wurde durch die Seldinger Technik die Arteria und Vena femoralis kanüliert und ein Hämofilter (Fa.Amicon D 20) zwischengeschaltet. Bei 16 Patienten genügte das arteriovenöse Druckgefälle zur Durchströmung des Filters, bei 2 Patienten mußte eine Rollerpumpe vorgeschaltet werden. Eine kontinuierliche Heparinisierung (10 E./kg/h) wurde durchgeführt. Die Flüssigkeitsbilanz war unter Zugabe von Substitutionslösungen ausgeglichen. Bei acht Pat. wurde ein Swan Ganz Katheter in die Lungenstrombahn eingeschwemmt. Die übrigen Drucke wurden blutig gemessen und vom Computer on line registriert.

Zwei von 18 Patienten starben innerhalb von 24 Stunden am unbeeinflußbaren kardiogenen Schock. Fünf weitere Patienten starben zwischen dem 5. und 7. postoperativen Tag nachdem der gleich nach der Operation aufgetretene kardiogene Schock erfolgreich durch Hämofiltration behandelt wurde. Sieben Patienten starben innerhalb der ersten zwei postoperativen Monate aus anderen Ursachen (Sepsis, Pneumonie etc.). Vier Patienten konnten je nach vorangegangener Operation weitgehend gebessert nach Hause entlassen werden. Während der Hämofiltrationstherapie konnten folgende hämodynamische Parameter erhoben werden.

Der Schlagvolumenindex stieg nach 24 Stunden Hämofiltration von $31,8 \pm 7$ auf $47,2 \pm 5$ ml/m² KOF hoch signifikant an. Der MAP stieg von 52 auf 77 mm Hg deutlich an. Der LAP sank von $25,3 \pm 1,5$ auf $20,3 \pm 2$ mm Hg signifikant ab. Der PAMP sank von $37,0 \pm 2,6$ auf $26,6 \pm 3,5$ mm Hg signifikant ab. Der LVSWI stieg von $23,5 \pm 3,4$ auf $45,3 \pm 2,3$ g.m/m² an. Der periphere Widerstand (TPR) stieg von 433 ± 91 auf 628 ± 98 dyn.sec.cm^{-5} an.

Im kardiogenen Schock Syndrom nach Herzoperationen kann durch hochdosierte Katecholamingabe und andere therapeutische Maßnahmen die Pumpleistung des Herzens verbessert werden. Die angehäuften Schockmediatoren scheinen jedoch neben der negativ inotropen Wirkung auch eine periphere Gefäßparalyse hervorzurufen, die trotz verbessertem Cardiac output weitgehend therapieresistent ist und das Schocksyndrom weiter aufrecht erhalten. Durch Hämofiltration können diese Schockmediatoren und der MDF aus dem Kreislauf zum Teil entfernt werden. Dadurch kann der gefährliche Circulus vitiosus unterbrochen werden was auch an den hämodynamischen Meßwerten ersichtlich ist. Parallel dazu ist eine weitgehende Reduzierung der Katecholamindosis möglich.

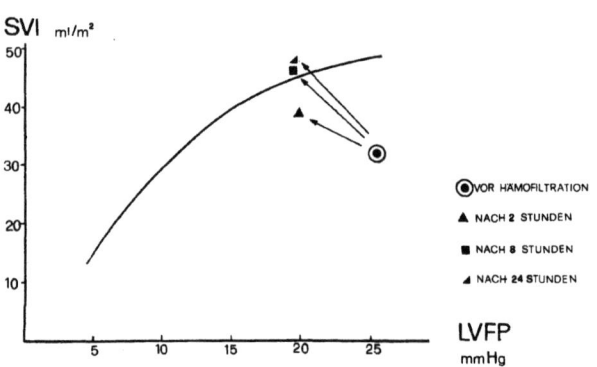

Abb: Der Einfluß der Hämofiltration auf die Herzfunktion dargestellt anhand der Frank-Starling Beziehung (n=8)

Literatur: Coraim F.I. (1982) Die Wirkung von Katecholaminen vor und nach Hämofiltration beim kard.Lungenödem.Kongreßber. AG.f.klin.Atemphysiolog.

Intensivbehandlung, Infusionsbehandlung, Monitoring

P 5.1
Tris versus Natriumbikarbonat. Ein Effektivitätsvergleich an nephrektomierten Ratten
K.F. Rothe, N. Heisler
Zentralinstitut für Anaesthesie der Universität Tübingen, D-7400 Tübingen, Calwerstr. 7, BRD

Grundsätzlich kann jede Form der metabolischen Azidose nach Behebung der Ursachen mit sogenannten Puffersubstanzen behandelt werden. Heute werden zur Therapie dieser Störungen in erster Linie Natriumbikarbonat und Tris eingesetzt. Lange Zeit standen beide Substanzen in Konkurrenz zueinander und mit den bis zum heutigen Tag in der Klinik zur Verfügung stehenden Meßmethoden konnte bis jetzt noch nicht entschieden werden, welche der beiden Substanzen zur Behandlung metabolischer Azidosen in der Klinik besser geeignet ist.

Um mehr über den Wirkungsmechanismus beider Therapeutika zu erfahren, sollte deren Verhalten auf den intra- und extrazellulären Säuren-Basen Haushalt bei fehlender Nierenfunktion am Modell der Ratte überprüft werden.

Männliche Sprague-Dawley Ratten wurden mit Halothan narkotisiert, intubiert und über eine Starling Pumpe beatmet. Es wurde jeweils ein arterieller und venöser Polyäthylenkatheter implantiert und die beidseitige Nephrectomie vorgenommen. Zur Bestimmung des " mean whole body pHi ", eines mittleren pH Wertes des gesamten intrazellulären Kompartimentes, wurden 9 μCi ^{14}C DMO (5,5-dimethyl-2,4-oxazolidinedione) appliziert. Jeweils einer Gruppe von Tieren wurden 10 mmol pro Kg Körpergewicht Tris oder Natriumbikarbonat infundiert. Anschließend wurden in vorausbestimmten Abständen über einen Zeitraum von insgesamt 6 Stunden der arterielle Plasma pH Wert (pHe), P_{CO_2} und pHi bestimmt, sowie nach der Henderson-Hasselbalch Gleichung das extra- und intrazellu-

läre Bikarbonat berechnet. Es zeigte sich, daß es jeweils 3 Minuten nach Infusion der Lösungen zu einem maximalen pH Anstieg in beiden Körperkompartimenten gekommen war, wobei der maximale Anstieg nach Natriumbikarbonat wesentlich ausgeprägter war. Bis zum Ende des Versuchs lag der pH Wert nach Bikarbonatinfusion noch jeweils weit über dem Ausgangswert. Der P_{CO_2} stieg nach Verabreichung beider Lösungen signifikant an, wobei der Anstieg nach Tris nahezu doppelt so ausgeprägt war wie nach Infusion von Bikarbonat. Die Erhöhung des extra- und intrazellulären Bikarbonats war nach Gabe von $NaHCO_3$ insbesondere in den ersten vier Stunden sehr viel ausgeprägter. Im Zusammenhang mit den an intakten Ratten erarbeiteten Resultaten (1) kann aus den hier vorgelegten Ergebnissen der Schluß gezogen werden, daß Natriumbikarbonat zur Behandlung metabolischer Azidosen besser geeignet ist.

Während Urämie dürfte aber der hohe Natriumgehalt kontraindiziert sein. Auch bei der Anwendung von Tris ist hier Vorsicht geboten, da obwohl bisher noch keine toxischen Metabolite dieser Substanz nachgewiesen wurden, das Schicksal des im Körper verbleibenden Anteils noch nicht geklärt ist. Ein entscheidender Fortschritt zur Behandlung der metabolischen Azidose während Urämie, Nierenfunktionsschädigung, Hypernatriämie oder Ödembildung wäre von einem Therapeutikum zu erwarten, das nicht toxisch ist, kein Natrium enthält und vollständig metabolisiert wird.

1. Rothe, K.F., Diedler, J. (1982) Comparison of intra- and extracellular buffering of clinically used buffer substances: Tris and bicarbonate. Acta anaesth. scand. 26:194

P 5.2
Veränderungen des intra- und extrazellulären Säuren-Basen-Haushaltes nach Salzsäureinfusion
K.F. Rothe, J. Diedler, H.U. Rothe
Zentralinstitut für Anaesthesie der Universität Tübingen, D-7400 Tübingen, Calwerstr. 7, BRD

Von einem Therapeutikum, das zur Behandlung metabolischer Alkalosen eingesetzt wird, muß gefordert werden, daß es den pH Wert im Extra- und Intrazellulärraum normalisiert und die Bikarbonatkonzentration in beiden Kompartimenten vermindert. Früher wurden zur Behandlung dieses Krankheitsbildes überwiegend NH_4Cl und heute Arginin-HCl eingesetzt. Neuere experimentelle Untersuchungen konnten zeigen, daß diese zur Therapie von metabolischen Alkalosen bestimmten Substanzen eine zusätzliche alkalotische Wirkung auf den Intrazellulärraum und damit einen zur beabsichtigten Wirkung gegenteiligen Effekt haben (1). Als Alternative zur Behandlung dieses Krankheitsbildes bietet sich vor allem der wiederholt propagierte Einsatz von Salzsäure an (2, 3). Hier sollte anhand einer experimentellen Untersuchung der Einfluß von HCl auf den intra- und extrazellulären Säuren-Basen Haushalt der Ratte bestimmt werden.

Männliche Sprague-Dawley Ratten wurden mit Halothan narkotisiert, intubiert und über eine Starling Pumpe beatmet. Es wurden jeweils ein arterieller und venöser Polyäthylenkatheter implantiert und die Tiere nephrectomiert. Nach Ausleitung der Narkose wurde den Tieren ^{14}C DMO zur Bestimmung des " mean whole body pHi ", eines mittleren pH Wertes des gesamten intrazellulären Kompartimentes, appliziert. Die Tiere erhielten über 20 Minuten 3 mmol/Kg Körpergewicht HCl infundiert. Anschließend wurden in vorausbestimmten Abständen bis zu 6 Stunden der arterielle Plasma pH Wert (pHe), P_{CO_2} und pHi bestimmt. Zusätzlich wurde nach der Henderson-Hasselbalch Gleichung das extra- und intrazelluläre Bikarbonat berechnet. Bereits drei Minuten nach Infusionsende kam es in beiden Körperkompartimenten zu einem maximalen und signifikanten pH Abfall, der auch nach 6 Stunden noch deutlich unter dem Ausgangswert lag. Der P_{CO_2} sank kompensatorisch ab und sowohl die extra- als auch intrazelluläre Bikarbonatkonzentration wurden signifikant vermindert. Insbesondere der Abfall des pHi und die Verminderung des intrazellulären Bikarbonats stehen im Gegensatz zu den Befunden, die nach Anwendung von NH_4Cl und Arginin-HCl auftreten. Nach Applikation dieser beiden Therapeutika kommt es zu einem kontinuierlichen Anstieg des pHi über den gesamten Zeitraum der Untersuchung sowie zu keiner nennenswerten Beeinflussung der intrazellulären Bikarbonatkonzentration. Die Ergebnisse dieser Untersuchung zeigen, daß Salzsäure im Gegensatz zu NH_4Cl und Arginin-HCl die Voraussetzungen zur Behandlung metabolischer Alkalosen erfüllt und deshalb die Anwendung geeigneter HCl-Lösungen in der Klinik diskutiert werden sollte.

1. Rothe, K.F., Schimek, F., Kühn, K. (1982) Gefährliche Nebeneffekte der Therapie mit NH_4Cl und Arginin-HCl. Anästhesist 31:502
2. Frick, P.G., Senning, A. (1963) Behandlung schwerer metabolischer Alkalosen mit parenteraler 1/10-1/5 n Salzsäure. Dtsch med. Wschr. 88:1924
3. Lawin, P., Burchardi, H. (1971) Störungen des Säure-Basen Haushaltes. Aus: Praxis der Intensivbehandlung, Georg Thieme Verlag, Stuttgart

P 5.3
Ein neuer zentralvenöser Katheter mit integriertem J-Guide
M. Rust, B. Kramann
Institut für Anaesthesiologie und Institut für Röntgendiagnostik der Technischen Universität München, BRD

Der Cavakatheter spielt in der Notfall-, operativen und Intensivmedizin zur Kreislaufüberwachung und gezielten Infusionstherapie eine wichtige Rolle. Als Zugangswege zur oberen Hohlvene werden in der Anaesthesie vorwiegend die durch Punktion erreichbaren thoraxnahen, großen Venen z.B. Vena subclavia, Vena jugularis interna, gewählt, obwohl die Punktionstechnik gerade bei Anwendung durch ungeübte Ärzte mit einer erheblichen Anzahl, zum Teil auch schwerwiegender Komplikationen, behaftet ist (3). Einem Zugang über periphere Venen, z.B. Vena basilica, Vena cephalica oder Vena jugularis externa steht entgegen, daß je nach verwendetem Kathetermodell und dem Zugangsweg in 10 bis über 30% der Fälle eine sachgemäße Positionierung des Katheters in der oberen Hohlvene nicht erreicht wird (4, 5).

Es wurde nun festgestellt, daß unter Verwendung des von BAUM 1964 erstmals beschriebenen krückstockartigen Führungsmandrins (J-Wire) in Seldingertechnik die Rate der erfolgreichen Cavakatheterungen entscheidend erhöht werden kann (1). Dies wurde in einschlägigen Literaturberichten bestätigt (2).

Wir selbst haben mit dieser Technik anläßlich angiographischer Untersuchungen unter Bildwandlerkontrolle bisher in über 350 Fällen die obere Hohlvene über eine Ellenbogenvene innerhalb kurzer Zeit (1 - 3 Minuten) kanülieren können. Komplikationen wurden dabei nicht beobachtet. Lediglich in 1 - 2% der Fälle mußte ein alternativer Zugangsweg gewählt werden.

Aufgrund dieser Erfahrungen haben wir ein entsprechendes Kathetersystem entwickelt. Ein Kunststoff-ummantelter J-Wire mit biokompatibler Oberfläche ist in einem Polyurethankatheter in der Weise integriert, daß nach Einführen des Katheters in eine periphere Vene per liegender Kanüle die krückstockartig-geformte Mandrinspitze wahlweise teleskopartig durch die Katheterspitze vorgeführt oder in dieselbe zurückgezogen werden kann und somit die J-Wire-geleitete Katheterung der Vena cava superior möglich ist. Da die Einführung des Katheters nicht in Seldinger-Technik vorgenommen wird, ist eine sterile Einführung auch unter notfallmäßigen Bedingungen gewährleistet; das System ist durch eine innen sterile Schlauchhülle geschützt.

Das neue Kathetersystem erlaubt nach unserer bisherigen Erfahrung eine rasche und komplikationsarme Katheterung zentraler Venen über einen peripheren Zugang.

Literatur:
1.) Baum S., H.L. Abrams:
   A J-shaped catheter for retrograde catheterization of tortous vessels.
   Radiology 83, 436, (1964)

2.) Blitt C.D., A.W. Wright, W.C. Petty, T.A. Webster:
   Central venous catheterization via the external jugular vein.
   JAMA 229, 817, (1974)

3.) Burri C.F., W. Ahnefeld:
   Der Cavakatheter.
   Springer Verlag, Berlin-Heidelberg-New York, 1977

4.) Ridell G.S., I.P. Latto, W.S. Ng:
   External jugular vein access to the central venous system - A trial of two types of catheters.
   Brit.J.Anaesth. 54, 535, (1982)

5.) Shang W., M. Rosen:
   Positioning central venous catheters through the basilic vein.
   Brit.J.Anaesth. 45, 1211, (1973)

P 5.4
Antibiotikaspiegel bei kontinuierlicher Hämofiltration

W. Mauritz, W. Graninger*, A. Georgopoulos*, H. Rameis*, P. Sporn
Intensivbehandlungsstation I der Klinik für Anaesthesie und Allgemeine Intensivmedizin und *Klinik für Chemotherapie der Universität Wien, Österreich

DIE KONTINUIERLICHE ARTERIOVENÖSE HÄMOFILTRATION (CAVH) GEWINNT ALS ALTERNATIVE ZUR AKUTDIALYSE ZUNEHMEND AN BEDEUTUNG. DA DIE SPONTANE CAVH BEI HOCHKATABOLEN PATIENTEN ZUR THERAPIE DER AZOTÄMIE NICHT AUSREICHT, LIEGT EINE STEIGERUNG DER FILTRATMENGEN MITTELS PUMPEN NAHE. DAMIT KÖNNEN NACH EIGENEN ERFAHRUNGEN FILTRATMENGEN VON 30 ML/MIN ERREICHT WERDEN (=ÜBER 40 LITER/TAG), WOMIT EIN BUN UM 70 MG% UND EIN KREATININ UNTER 2 MG% PROBLEMLOS ZU HALTEN SIND. NEBEN DER EXAKTEN SUBSTITUTION STELLT DIE DOSIERUNG VON ANTIBIOTIKA BEI DIESEM FLÜSSIGKEITSUMSATZ EIN ECHTES PROBLEM DAR. ZIEL DIESER STUDIE WAR ES DAHER, DOSIERUNGSRICHTLINIEN UNTER DIESEN BEDINGUNGEN ZU ERARBEITEN.

KRANKENGUT UND METHODIK:
BEI 6 PATIENTEN MIT PERITONITIS UND AKUTEM NIERENVERSAGEN (ANV) WURDEN DIE PLASMASPIEGEL DES JEWEILS INDIZIERTEN ANTIBIOTIKUMS 30, 60, 120, 180 UND 240 MINUTEN NACH GABE BESTIMMT. DIE BESTIMMUNG ERFOLGTE FÜR GENTAMICIN (DOSIS 40 MG) MITTELS MIKROBIOLOGISCHER UND RADIOIMMUNOLOGISCHER, FÜR CEFOTAXIM (DOSIS 2 G) UND MOXALACTAM (DOSIS 1.5 G) NUR MITTELS MIKROBIOLOGISCHER METHODEN. DIESE SUBSTANZEN WURDEN GEWÄHLT, UM SOWOHL EINE VOLLSTÄNDIG RENAL ELIMINIERTE (AMINOGLYCOSID) WIE AUCH ZWEI GROSSTEILS RENAL ELIMINIERTE SUBSTANZEN (CEPHALOSPORINE) MIT UNTERSCHIEDLICHEN HALBWERTSZEITEN UNTERSUCHEN ZU KÖNNEN. ALLE PATIENTEN WURDEN KONTINUIERLICH MASCHINELL HÄMOFILTRIERT. DIE FILTRATMENGE LAG IM MITTEL BEI 16,8 ML/MIN (= 24,2 LITER/TAG). BEI ERHALTENER RESTFUNKTION DER NIEREN LAG DIE KREATININCLEARANCE IN KEINEM FALL ÜBER 5 ML/MIN UND WAR SOMIT VERNACHLÄSSIGBAR.

ERGEBNISSE:
TABELLE PLASMAKONZENTRATIONEN IN PROZENT DES AUSGANGSWERTS

ZEIT	GENTAMICIN	CEFOTAXIM	MOXALACTAM
30'	100	100	100
60'	86,3	72,7	87,5
120'	81,2	49,1	85,0
180'	79,5	40,0	60,4
240'	76,0	27,3	48,8

DISKUSSION:
DIE HALBWERTSZEITEN VON GENTAMICIN (NORMAL CA. 120 MIN) UND MOXALACTAM (NORMAL CA. 160 MIN) WAREN DEUTLICH VERLÄNGERT, WÄHREND CEFOTAXIM NUR EINE GERINGE VERLÄNGERUNG SEINER HALBWERTSZEIT AUFWIES (NORMAL CA. 75 MIN). DARAUS

FOLGT, DASS CEFOTAXIM WEGEN DER HÖHEREN METABOLISIERUNGS-RATE IN NORMALER DOSIERUNG VERABREICHT WERDEN KANN, WÄHREND GENTAMICIN UND MOXALACTAM WIE BEI EINGESCHRÄNKTER NIERENFUNKTION DOSIERT WERDEN MÜSSEN, UM EINE KUMULATION ZU VERMEIDEN. ALS RICHTLINIE SOLLTE NICHT DER PLASMAKREATININ-SPIEGEL, SONDERN DIE KREATININCLEARANCE DES FILTERS HERANGEZOGEN WERDEN, WELCHE SICH ERGIBT WIE FOLGT:

$$\text{CLEARANCE}_{KR} = \frac{\text{KREATININ}_{FILTRAT} \times \text{FILTRATMENGE/MIN}}{\text{KREATININ}_{PLASMA}}$$

NACH UMFORMUNG ERGIBT SICH:

$$\text{CLEARANCE}_{KR} \times \text{KREATININ}_{PLASMA} = \text{KREATININ}_{FILTRAT} \times \text{FILTRATMENGE}$$

DA FILTRAT- UND PLASMAKREATININ AUFGRUND DER PORENGRÖSSE IDENTISCH SEIN MÜSSEN, ERGIBT SICH DIE CLEARANCE ALLEIN AUS DER FILTRATMENGE/MIN. DIE CAVH MITTELS ROLLERBLUTPUMPE KANN ALS OPTIMALES VERFAHREN BEI PATIENTEN MIT ANV BEI PERITONITIS ANGESEHEN WERDEN. DIE RELATIVE EINFACHHEIT DES VERFAHRENS, DIE KONTINUIERLICHE ELIMINATION, DIE MÖGLICHKEIT EINER OPTIMALEN PARENTERALEN ERNÄHRUNG OHNE BILANZPROBLEME SOWIE MÖGLICHERWEISE DIE ELIMINATION TOXISCHER FAKTOREN (Z.B. MYOCARDIAL DEPRESSANT FACTOR) SIND ALS HAUPTVORTEILE ANZUSEHEN. DIE EXAKTE SUBSTITUTION DER ENORMEN FLÜSSIGKEITSMENGEN MUSS AN EINER INTENSIVSTATION PROBLEMLOS MÖGLICH SEIN. ZWEIFELLOS WÄRE ES EIN TRUGSCHLUSS, ALLEIN AUFGRUND DES GROSSEN FLÜSSIGKEITSUMSATZES NORMALE ANTIBIOTIKADOSIERUNGEN ZU WÄHLEN. ES EMPFIEHLT SICH, REGELMÄSSIG DIE PLASMASPIEGEL VON ANTIBIOTIKA KONTROLLIEREN ZU LASSEN; IST DIES NICHT MÖGLICH, SO KANN DIE „FILTERKREATININCLEARANCE" ZUR ORIENTIERUNG HERANGEZOGEN WERDEN.

P 5.5
Gerät zur Mikroaggregatfiltration von Blut und Blutbestandteilen
K.H. Gänshirt, M. Netz, W.H. Walker
Biotest Pharma GmbH, Frankfurt/Main, BRD

Eine gravimetrische Methode zur quantitativen Bestimmung von Größenklassen von Mikroaggregaten wurde entwickelt. Hierbei wird der Filtrationsrückstand auf Filtersieben der Maschenweiten 200, 50, 20 und 10 µm bestimmt. Dies führte zur Entwicklung eines Mikroaggregatfilters, bei dem 4 Filtersiebe in einer Kaskadenfilteranordnung hintereinander geschaltet sind.

Die Filtrationszeiten für 14 Tage gelagerte Vollblutkonserven, in Kochsalz suspendierte Erythrozytenkonzentrate mit und ohne buffy-coat waren für 2 Konserven 7, 4 und 1,5 Min. bzw. für 4 Konserven 21, 9 bzw. 3 Min.

Nach Passage von 1 Tag alten Vollblutkonserven durch das Gerät wurde keine signifikante Thromboxanfreisetzungsreaktion festgestellt.

Folgende Blutparameter wurden vor und nach Filtration durch das Gerät nach 1- bzw. 21-tägiger Lagerung der Blutkonserve bestimmt: PTZ, PTT, Fibrinogen, Thrombozytenzahl, Calcium, Plasma, Hämoglobin. Sämtliche Werte lagen im Normalbereich. Durch die Filtration ergab sich keine Änderung.

P 5.6
Computerunterstützte Infusionstherapie auf der Intensivstation
A. Semkow, A. Steuer
Zentrum der Anaesthesiologie und Wiederbelebung, Klinikum der Universität Frankfurt/Main, BRD

Eine möglichst genaue Erfassung der Wasser- und Elektrolytbilanz des Patienten ist eine der Voraussetzungen für eine erfolgreiche Therapie auf der Intensivstation. Es wurde ein Computerprogramm entwickelt, das den Arzt bei dieser Aufgabe unterstützt. Das Programmpaket, geschrieben in BASIC wurde auf einem EuroApple II Rechner implementiert.

Das Programm erstellt im Dialog mit dem Arzt die tägliche Wasser- und Elektrolytbilanz des Patienten, berücksichtigt werden dabei die Gesamtflüßigkeitsmenge, Na^+, K^+, Cl^-, Mg^{2+}, Ca^{2+}, Phosphat und Gesamtstickstoff. Der Computer ermittelt dann anhand des durch den Arzt vorgegebenen Infusionsplanes die optimale Infusionsmischung zur Deckung des Flüßigkeit-, Elektrolyt-, Eiweiß- und Kalorienbedarfs.
Die von dem Arzt eingegebenen Daten werden programmintern auf ihre Richtigkeit geprüft. Bei Über- oder Unterschreitung festgelegter Normgrenzen erfolgt eine Rückfrage des Computers an den Arzt. Der angeschlossene Drucker liefert eine genaue Liste der Ein- und Ausfuhrbestandteile und des errechneten Infusionsplanes sowie die Anweisungen für dessen Zusammenstellung durch das Pflegepersonal. Parallel dazu erstellt das System eine Gesamtflüßigkeits- und Elektrolytbilanz des Patienten während dessen gesamten Aufenthaltes auf der Intensivstation.
Der Einsatz dieses Systems auf unserer Intensivstation führte zu erheblichen Zeitersparnissen, Qualitätsverbesserung der angeordneten Infu-

sionstherapie und zu besseren Dokumentation. Zusätzlich, stellt das Programm, bedingt durch das Dialogsystem, eine wichtige didaktische Hilfe für die jüngeren Kollegen dar.

P 5.7
Untersuchungen zur Genauigkeit von oszillometrisch messenden Blutdruckautomaten

Th. Pasch, F. Funk, H. Prestele

Institut für Anaesthesiologie und Institut für Medizinische Statistik und Dokumentation der Universität Erlangen-Nürnberg, BRD

In den letzten Jahren sind einige automatisch nach einem oszillometrischen Manschettenverfahren arbeitende Blutdruckmeßgeräte auf den Markt gekommen. Sie ergänzen die bislang verfügbaren Modelle, die nach dem auskultatorischen Prinzip oder mittels des Ultraschall-Doppler-Verfahrens arbeiten. Als Vorteile des oszillatorischen Kriteriums gelten die Bestimmbarkeit des mittleren Blutdrucks und die Anwendbarkeit bei sehr kleinen Kindern bzw. Säuglingen. In der vorliegenden Untersuchung wurde die Genauigkeit von zwei verbreiteten Geräten dieser Bauart durch Vergleich mit direkt registrierten arteriellen Druckwerten geprüft.

Methodik
Die Messungen wurden an 42 Patienten während kardiochirurgischer Operationen vorgenommen. Bei 21 Patienten wurde das Gerät Dinamap 845 (Firma Critikon), bei 21 anderen Patienten das Gerät Sentry 400 (Firma Automated Screening Devices) verwendet. Die direkte, blutige Druckmessung erfolgte über eine 18G Teflon-Kanüle in der A. radialis mit Druckwandler Bentley-Trantec 800 und Siemens-Verstärkermodulen (E2150 und E2211). Systolischer (SAP), mittlerer (MAP) und diastolischer (DAP) Druck wurden digital am Registriersystem angezeigt. Die Herzfrequenz (HR) wurde aus dem EKg über Siemens-Verstärker (E2146-3 und -Frequenzzähler (E2157) ermittelt. Die Blutdruckmanschette wurde an dem Arm angebracht, an dem die Radialarterie punktiert war. Der indirekte Druckmeßvorgang wurde manuell zu geeignet erscheinenden Zeitpunkten (stabiler Blutdruck) ausgelöst. Als direkte Bezugswerte wurden diejenigen Druckwerte gewählt, die nach Beendigung des Manschettenmeßvorganges zu registrieren waren.
Um die Unabhängigkeit der Meßwerte voreinander zu garantieren, erfolgten Auswertung und Gegenüberstellung direkter und indirekter Werte für jeden einzelnen Patienten nur zu 4 definierten Zeitpunkten: t_1 = erste Messung nach Anschluß aller Geräte vor Operationsbeginn; t_2 = letzte Messung vor der extrakorporalen Zirkulation; t_3 = erste Messung nach der extrakorporalen Zirkulation und bei stabilem Blutdruck; t_4 = letzte Messung vor Operationsende.
Hierfür wurden Mittelwerte und Standardabweichungen errechnet, außerdem die Koeffizienten der Regressionsgeraden (a, b) und die Korrelationskoeffizienten (r) der Beziehung zwischen direkten und indirekten Druck- bzw. Herzfrequenzwerten. Die Prüfung auf Verschiedenheit der Regressionsgeraden beider Geräte erfolgte mit einer Regressionsanalyse für mehrere Gruppen (4).

Ergebnisse
Die Mittelwerte der direkt und indirekt bestimmten Werte lagen maximal 6 mm Hg auseinander, die Herzfrequenz waren nur gering verschieden. In Tab. 1 und 2 sind die Regressions- und Korrelationskoeffizienten für den Vergleich zwischen direkt und indirekt gemessenen Werten wiedergegeben. Unterschiede zwischen den Regressionsgeraden konnten nur zum Zeitpunkt t_2 für alle Drucke und zu den Zeitpunkten t_1, t_2 und t_4 für die Frequenz statistisch gesichert werden.

Diskussion
Alle indirekten Blutdruckmeßmethoden beruhen auf der Erfassung der Blutströmung oder von dieser verursachter Sekundärphänomene (z.B. Geräusche) unter bzw. distal der Manschette. Diese unterschiedlichen Verfahren (Oszillometrie, Auskultation, Ultraschall-Doppler-Strömungsmessung) stimmen gut miteinander überein, zeigen jedoch ausnahmslos systematische und zufällige Abweichungen vom blutig gemessenen Druck, der meistens höher liegt (1, 2, 3). Unsere Ergebnisse bestätigen diese Tendenz. Gravierende Unterschiede zwischen den beiden verwendeten Gerätetypen konnten nicht festgestellt werden. Eines zeigte im Durchschnitt bessere Korrelationen zwischen den Druckwerten, das andere für die Herzfrequenz. Für klinische Fragestellungen ist die Genauigkeit beider Typen hinreichend und sicher den auskultatorischen Verfahren ebenbürtig. Eine bessere Übereinstimmung zwischen direkten und indirekten Methoden läßt sich prinzipiell nicht erreichen (1, 2).

Tab. 1. Regressions- (a, b) und Korrelationskoeffizienten (r) der Beziehung zwischen direkt und indirekt (Dinamap 845) bestimmten Blutdruck- und Herzfrequenzwerten zu 4 verschiedenen Meßzeitpunkten (t_1 bis t_4)

		t_1	t_2	t_3	t_4
SAP	a	23,1	55,3	34,0	35,3
	b	0,75	0,45	0,62	0,59
	r	0,64	0,61	0,65	0,69
MAP	a	18,3	46,4	38,4	23,7
	b	0,70	0,40	0,44	0,66
	r	0,66	0,40	0,38	0,69
DAP	a	3,0	49,9	24,9	18,5
	b	0,91	0,25	0,52	0,63
	r	0,82	0,27	0,55	0,75
HR	a	-1,6	-1,3	-0,8	-5,1
	b	1,00	1,00	1,00	1,03
	r	0,99	1,00	0,99	1,00

Tab. 2. Regressions- (a,b) und Korrelationskoeffizienten (r) der Beziehung zwischen direkt und indirekt (Sentry 400) bestimmten Blutdruck- und Herzfrequenzwerten zu 4 verschiedenen Meßzeitpunkten (t_1 bis t_4)

		t_1	t_2	t_3	t_4
SAP	a	15,1	-1,9	31,2	19,6
	b	0,89	0,99	0,65	0,74
	r	0,82	0,86	0,74	0,64
MAP	a	20,4	-15,6	6,6	14,6
	b	0,73	1,12	0,89	0,77
	r	0,72	0,76	0,80	0,73
DAP	a	16,2	4,0	6,3	16,8
	b	0,76	0,90	0,85	0,67
	r	0,74	0,64	0,75	0,61
HR	a	9,7	14,5	12,8	10,9
	b	0,87	0,80	0,86	0,86
	r	0,98	0,94	0,95	0,98

Literatur
1. Bruner JMR (1981) Invasive pressure monitoring: practical applications and pitfalls. ASA Annual Refresher Course Lectures, no. 204
2. Frucht U (1981) Über den Vergleich gleichzeitiger Messungen des arteriellen Blutdrucks beim Menschen mit zwei indirekten und einem direkten Verfahren. Med. Dissertation, Berlin
3. Hunyor SN, Flynn JM, Cochineas C (1978) Comparison of performance of various sphygmomanometers with intra-arterial blood-pressure readings. Lancet II: 159
4. Ostle B (1963) Statistics in Research, 2nd ed. Iowa State University Press, Ames (Iowa)

P 5.8
Intraoperatives Monitoring mit dem Überwachungssystem ABM (ABM: Anaesthesia and Brain Activity Monitor)

E. Voigt, D. Heuser

Zentralinstitut für Anaesthesiologie der Universität Tübingen, BRD

EINLEITUNG

Ein Narkoseüberwachungssystem muß zu jedem Zeitpunkt sichere Informationen über die Vitalfunktionen von Atmung und Kreislauf sowie über eine ausreichende Oxygenation des ZNS liefern.

Die Ergänzung gängiger Überwachungsparameter durch in- und exspiratorische Gaskonzentrationsmessungen, Relaxometrie und fortlaufende Ableitung der elektrischen Hirnaktivität (EEG) stellt einen weiteren Schritt einer optimierten Narkoseüberwachung dar.

GERÄTEBESCHREIBUNG

Der ABM(Anaesthesia and brain activity monitor) besteht aus einer Kontrolleinheit nebst isolierten Vorverstärkern zur Darstellung des Elektroencephalogramms(EEG), des Elektromyogramms(EMG), der neuromuskulären Transmission(NMT), der inspiratorischen O_2- und exspiratorischen CO_2-Konzentration(NORMOCAP, Seitenstromprinzip) und einem Videoskop mit parallel geschaltetem Drucker zur Trenddarstellung.

Meßbereiche: EEG-Kanal: 0-50 µV(0-100%semilog)
EMG-Kanal: 0-15 µV(0-100%semilog)
NMT-Kanal: Train-of-four-Reizung bei 2Hz in 20 s Intervallen mit einem supramaximalen Reizstrom bis 70 mA
CO_2-Kanal: 0-10 Vol%; CO_2-Kurve, wahlweise Trend.

Der untere Kanal des Videoskops wird wahlweise durch die NMT oder die CO_2-Anzeige belegt.

A: Ableitung des EMG der Stirnmuskulatur
B: frontales EEG; gemittelte Frequenz nach oben, gemittelte Amplitude nach unten(10 s-Raster)

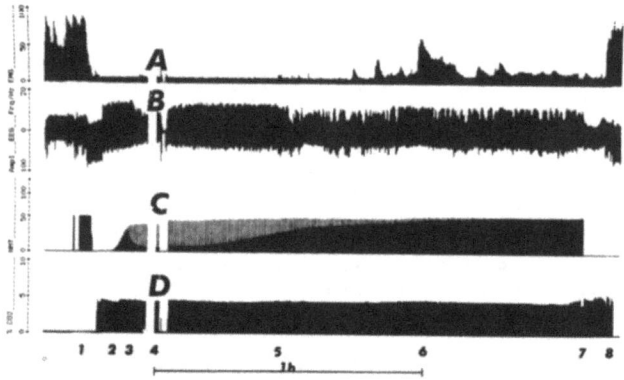

Trendregistrierung bei einer Intubationsnarkose mit Halothan: $N_2O:O_2$

C: Train-of-four-Reizung(20 s-Intervall)
D: endexspiratorische CO_2-Konzentration
1: Narkoseeinleitung mit 80 mg Brevymital und 100 mg Succinylcholin nach Vorgabe von 1 mg Pancuronium. 2: Abklingende Succinylwirkung.
3: 2 mg Pancuronium. 4: Transport in den Op.
5: Operationsbeginn. 6: Narkose zu flach, Erhöhung der Halothankonzentration von 0,8 auf 1,0 %.
7: Spontanatmung. 8: Extubation des ansprechbaren Patienten.

KOMMENTAR

Das EEG zur Beurteilung des cerebralen Funktionzustandes ist bei Beachtung seiner Grenzen der Aussagefähigkeit eine anerkannte Untersuchungsmethode(3). Das "komprimierte"EEG läßt auch dem weniger Geübten den Zusammenhang zwischen Narkosetiefe und der cerebralen Aktivität bei verschiedenen Narkoseverfahren erkennen(1), wobei zu tiefe oder zu flache Narkoseführung erkannt werden können, wenn gleichzeitig der Relaxationsgrad(2) und das EMG mit beurteilt werden.
Die Kapnographie(4) liefert hinsichtlich der cerebralen Durchblutungsregulation einen weiteren wichtigen Parameter.
Narkoseführung, Ausleitung und frühe postoperative Phase werden sicherer. Ein Überhang von Anästhetika manifestiert sich im EEG und EMG. Kapnographie und Relaxometrie lassen eine exakte Differenzierung zwischen zentraler Atemdepression und peripherer Ateminsuffizienz zu.

1. Dubois M, Savege TM, O'Carroll TM, Frank M (1978) General anaesthesia and changes on the cerebral function monitor. Anaesthesia 33:157
2. Lee C, Katz RL (1980) Neuromuscular pharmacology-a clinical update and commentary. Brit. J.Anaesth.52:173
3. Prior PF (1979) Monitoring cerebral function. Elsevier/Northolland Biomed.Press Amsterdam NewYork Oxford
4. Smalhout B, Kalenda Z (1981) An atlas of capnography. Kerckebosch-Zeist-The Netherlands

Intrakranieller Druck, Schädelhirntrauma, Hirnödem

P 6.1
Complications of High-Dose-Barbiturate-Therapy in Severe-Head-Injury Patients

C. Krier, F. Fleischer, K. Wiedemann

Abteilung für Anaesthesiologie der Universität Heidelberg, Im Neuenheimerfeld 110, 6900 Heidelberg, BRD

Barbiturates have been shown to decrease raised intracranial pressure, to reduce metabolic rate and CBF of the brain and edema formation and to supress seizure activity. High-Dose-Bariturate-Therapy (HDBT) is hence suggested to have a protective effect in the injured brain and is recommended in the treatment of postischemic-anoxic encephalopathy and in severe head-injury, where it remains however controversial as to the beneficial effect on the final outcome of the patients.

A multitude of side-effects of barbiturates are known especially when given in high dosage. The aim of the study is to show the potential complications of HDBT analyzing retrospectively 3o patients treated for severe head-injury by THIOPENTONE. The side-effects of the drug administred are discussed as to their clinical implications, occurence in our series, pathogenesis and prophylaxis.

1. <u>Hemodynamic changes</u>
Systemic blood pressure decrease
Cerebral perfusion pressure decrease in case
    of failure of autoregulation
Prophylaxis: plasma volume expansion
           dobutamine
           adapted infusion rate of the drug

2. <u>Effects on Respiratory System</u>
Depression of the respiratory centre
Increase of pulmonary infection by suppression
  of white cell fuctions (inhibition of
  lymphocyte function f.ex.)
Prophylaxis: Artificial ventilation
           Infection control measures

3. <u>Barbiturate-induced Jaundice</u>
Cholestatic jaundice by hepatic blood flow
  decrease or hypersensitivity

4. <u>Gastro-intestinal complications</u>
    Erosive gastritis,Oesophagitis,Silent perfor.
    Acute gastroduodenal bleeding
Prophylaxis: Antacids
           H_2-receptor antagonists
           Positioning of the patient
           (preventing reflux of gastric
           secretions)

5. <u>Overdosage and acute poisoning</u>
Prophylaxis: Blood level controls
           Use of automatic infusion pumps

6. <u>Interaction with other drugs</u>
Precipitation
Enzyme induction

7. <u>Anaphylactoid response</u>

8. <u>Thrombophlebitis and tissue necrosis</u>

9. <u>Absence of criteria for neurological evaluation during barbiturate coma</u>
Impossibility of coma scoring and detection of patient deterioration
Prophylaxis: ICP-Monitoring
           CT-scan

It is concluded that HDBT is no minor undertaking in the ICU and requires a trained medical and nursing team and specialized monitoring, i.e.

1. Continuous invasive blood pressure recording
2. Intracardiac right heart catheter in severe cardiovascular-desease-patients
3. Intracranial Pressure Monitoring
4. Continuous Electroencephalography
   - regular EEG-monitoring
   - computerized EEG (cerebral function monitor (optional)
   - evoked potentials (optional)
5. Control of blood levels of the drug adminitred

P 6.2
Beurteilung und Prognose des Schädel-Hirn-Traumas. Innsbruck-Coma-Rating-Scale versus Glasgow-Coma-Score

A. Benzer, G. Mitterschiffthaler, J. Koller, M. Prugger*, E. Rumpl*

Univ. Klinik für Anaesthesiologie Innsbruck, Anichstr. 35. *Univ. Klinik für Neurologie, Innsbruck, Österreich

Die neurologische Erstuntersuchung des schweren SHT muß einfach und rasch durchgeführt werden können. Eine Beschränkung auf die wichtigsten Symptome und eine Schematisierung des Befundes ist von Vorteil. Das Befundschema muß für die Verlaufskontrolle auf der Intensivstation geeignet sein und sollte neben einer präzisen Beurteilung des Schweregrades des eingetretenen Neurotraumas auch eine möglichst hohe prognostische Aussagekraft über die Erfolgsaussichten der eingeleiteten Intensivtherapie aufweisen.

<u>Material und Methodik:</u>
Aus unserer Intensivstation wurden 249 Pat. mit SHT aus den Jahren 1978-82 ausgewählt. Der neuro-

logische Aufnahmebefund wurde sowohl in das Glasgow-Coma-Score (GCS) als auch in die Innsbruck-Coma-Rating-Scale (ICRS) eingeordnet und die Aussagekraft bezüglich Überlebensrate und neurologischem Patientenoutcome auf der Intensivstation verglichen. 178 männliche und 71 weibliche Patienten wurden untersucht; das Lebensalter lag zwischen 1 u. 87 Jahren ($\bar{X}$ 31a∓18.8a). 122 Pat. erlitten ein isoliertes SHT, 127 Pat. erlitten ein Polytrauma. Hinsichtlich neurolog. Patientenoutcome wurden 3 Klassen gebildet: a) dead b) apallisch c) Rehabilitationsphase.

Ergebnisse:
Während in der GCS-Gruppe 3 1 Pat. (2 %), in der GCS-Gruppe 4 4 Pat. (1o %) und in der GCS-Gruppe 5 3 Pat. (17 %) in der Rehabilitationsphase die ICU verließen, überlebte in der ICRS-Gruppe 0 u. 1 kein Patient. Hier traten die ersten Überlebenden erst in Gruppe 2 (2o%), Gruppe 3 (22%), Gruppe 4 (23%) und Gruppe 5 (25%) auf, die jedoch alle apallisch blieben. Die ersten Überlebenden der Rehabilitationsphase traten hier erst in der ICRS-Gruppe 6 u. 7 (2o%) und in steigender Prozentzahl in den folgenden Gruppen mit höherer Punktezahl auf.

Diskussion:
Die ICRS zeigt deutliche Vorteile in der prognostischen Aussagekraft vor allem bei Patienten mit schwersten SHT d.h. niedrigen Punktewerten. In Pat.gruppen mit höheren Punktewerten (ICRS > 6) werden die Unterschiede zum GCS geringer. Ein besonderer Vorteil des ICRS ist die zusätzliche Beurteilung der Pupillen und der Okulomotorik.

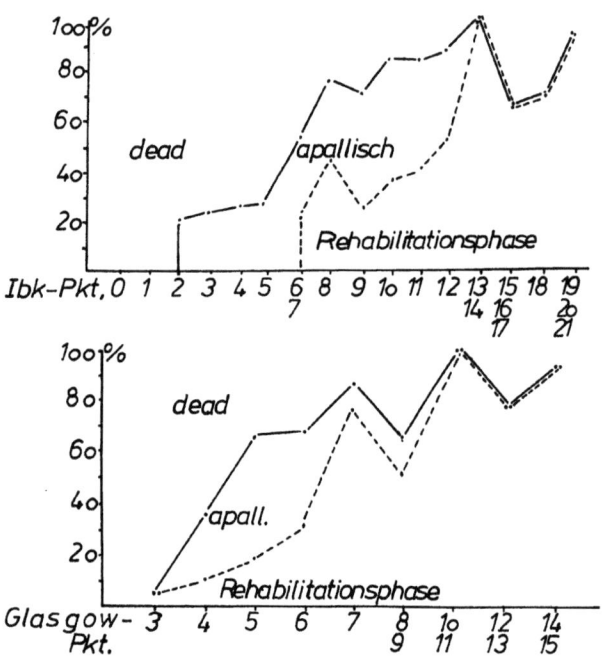

INNSBRUCK-COMA-RATING-SCALE

REAKTIVITÄT AUF AKUSTISCHE REIZE	Zuwendung	3
	Massenbewegung	2
	Streckreaktion	1
	Keine Reaktion	0
REAKTIVITÄT AUF SCHMERZ	Gerichtete Abwehr	3
	Ungerichtete Abwehr	2
	Streckreaktion	1
	Keine Reaktion	0
KÖRPERHALTUNG/ -BEWEGUNG	Normal	3
	Dreh/Wälzbewegung	2
	Streckstellung	1
	Schlaff	0
LIDPOSITION	Augenöffnen spontan	3
	Augenöffnen, akust. Reiz	2
	Augenöffnen, Schmerz	1
	Kein Augenöffnen	0
PUPILLENWEITE	Normal	3
	Verengt	2
	Erweitert	1
	weit	0
PUPILLENREAKTION	Ausgiebig	3
	Unausgiebig	2
	Spur	1
	Fehlend	0
BULBUSSTELLUNG UND -BEWEGUNG	Optisches Folgen	3
	Bulbuspendeln	2
	Divergent, wechselnd	1
	Divergent, fixiert	0

P 6.3
Das "Adiuretin-Excess-Syndrom" beim Schädel-Hirn-Trauma
G. Mitterschiffthaler, E. Hofer, J.M. Hackl
Univ. Klinik für Anaesthesiologie, Innsbruck, Österreich

Das Syndrom der inadäquaten Adiuretinsekretion (inappropirate antidiuretic hormone secretion, SIADH, renal salt wasting) tritt begleitend bei zahlreichen Erkrankungen (ZNS, Lunge, Darm, Pankreas und Infektionen) auf, kann aber auch medikamentös (z.B. Bleomycin) bedingt sein. Bei Schädel-Hirn-Traumen (SHT) treten hypophysäre und hypothalamäre Funktionsstörungen als Diabetes insipidus häufiger als ein Überschuß an Adiuretin.

Das SIADH ist charakterisiert durch Hyponatriämie und begleitender Hypoosmolalität von Serum und Extracellulärraum (ECR), erhöhter Natriumausscheidung bei normalem Hautturgor und Blutdruck. Natriumverlust und Wasserretention führen zur Wasserintoxikation mit den typischen neurologischen Befunden.

Pathogenese: Die Ursache ist unklar; diskutiert werden 1.) eine erhöhte glomeruläre Filtration von Natrium 2.) eine erniedrigte tubuläre Rückresorption und 3.) eine primäre herabgesetzte Aldosteronsekretion bei vergrößertem ECR.

Klinik: An unsere Intensivstation werden jährlich durchschnittlich 12o Patienten mit SHT behandelt, davon sind 59 % polytraumatisiert, 13 % Kinder 3o % weiblich und 57 % männlich; der Altersdurchschnitt beträgt 28,5 a (-18,3 a). Nur einmal jährlich diagnostizieren wir das seltene Syndrom. Bei Subarachnoidalblutungen sehen wir einen gestörten Natrium-Haushalt häufiger als beim SHT.

Die Diagnose ist schwierig, da die auftretenden neurologischen Symptome (3-15 Tage nach dem SHT) durch die des Traumas verwischt werden. Hyponatriämien anderer Genese sind davon durch verringertes Blutvolumen, niederen Blutdruck und ZVD, erhöhten Hämatokrit und herabgesetzten Hautturgor zu unterscheiden; bei der Dilutionshyponatriämie ist die Ödembildung führendes Symptom.

Therapie: Wasserrestriktion
5 % NaCl
Phenytoin
(Glucocorticoide)

Casuistik:
19 a weiblich, SHT und Oberschenkelfraktur; SHT: 15 Punkte nach Innsbruck Coma Rating Scale (Ibk. CRS) (Contusionsherd links parietal) CT: kein pathologischer Befund. Da die Nahrungsaufnahme nicht gewährleistet, bzw. zu gering ist, werden täglich 2,5 l Glucose, NaCl und Aminosäurengemisch infundiert (120 mval Na 60 mval KCl). Nach anfänglicher Besserung (Ibk. CRS 20) kommt es zu Stupor, Erbrechen und Augeninnervationsstörungen. Dem Anaesthesisten fällt bei der Prämedikation zur Oberschenkelosteosynthese das Elektrolytderangement auf. Nach der Verdachtsdiagnose eines SIADH werden Flüssigkeitsrestriktion (800 ml) und 5 % NaCl verordnet. Daraufhin kommt es zur raschen Besserung (siehe Abb.). Auf eine neurologische Verlaufskontrolle anhand des Ibk. CRS wird hingewiesen.

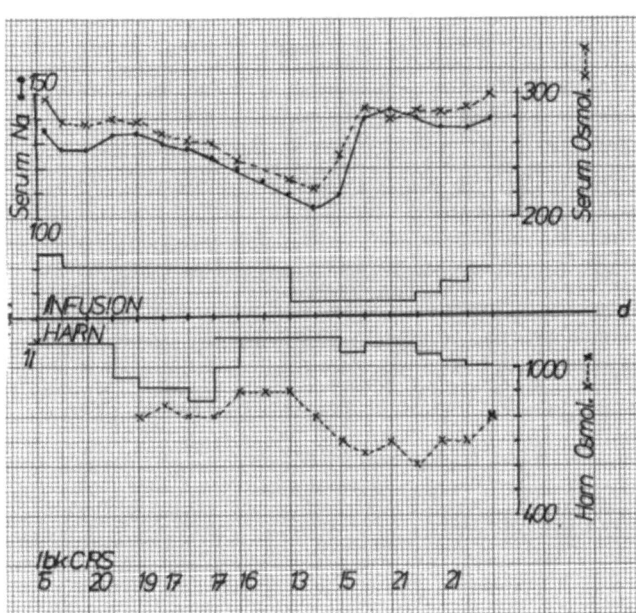

Cotrell J.E, Turndorf H (1980) Anesthesia and Neurosurgery, The C.V. Mosby Company St. Louis-Toronto-London

P 6.4
Induction of Drug-Metabolising Enzymes During High-Dose-Pentobarbital Therapie of Increased Intracranial Pressure

P. Lestau*, G. Heinemeyer, Heike-Ruth Elke, I. Roots

Institut f. Klinische Pharmakologie und *Klinik für Anaesthesie und operative Intensivmedizin, Klinikum Steglitz, Freie Universität Berlin, D-1000 Berlin 45, Hindenburgdamm 30

Pentobarbital is a frequently used barbiturate to treat increased intracranial pressure (ICP). High doses of 30 mg/kg/day are applied. Since barbiturates are known as potent inducers of hepatic drug metabolism, it was of interest to study enzyme induction in these patients, their barbiturate dose being extensively higher than in other patients. As a consequence of induction, enhanced elimination of concomitantly applied drugs might occur with possibly decreased clinical efficacy. Therefore, enzyme induction in intensive care patients has been monitored non-invasively by determination of D-glucaric acid (GA) and 6β-hydroxycortisol (6β-OHF) in the 24-hour-urine. Of special interest was the time course of induction and its extent.

Patients and Methods
32 patients with intracranial bleeding and increased ICP were evaluated during treatment with pentobarbital by random sampling of 24-h-urine. The duration of pentobarbital therapy was protocolled. Additionally, 6 patients were monitored continuously for the excretion of GA during pentobarbital therapy by sampling of urine at three-day-intervals. A group of 55 intensive care patients being treated with similar drugs but not with pentobarbital or other known inducers like antimycotics was studied too for comparison of excretion rates of GA and 6β-OHF.
D-glucaric acid was determined by an enzymatic assay as modified by Roots (4). 6β-OHF was determined by high-pressure liquid chromatography (5). Pentobarbital serum concentrations were measured by gas liquid capillary chromatography.

Results and Discussion
Fig. 1 shows the excretion of GA in 32 patients with increased ICP who were treated for different periods with 30 mg/kg/day of pentobarbital. On the first day, no difference compared to the control group seems to occur.

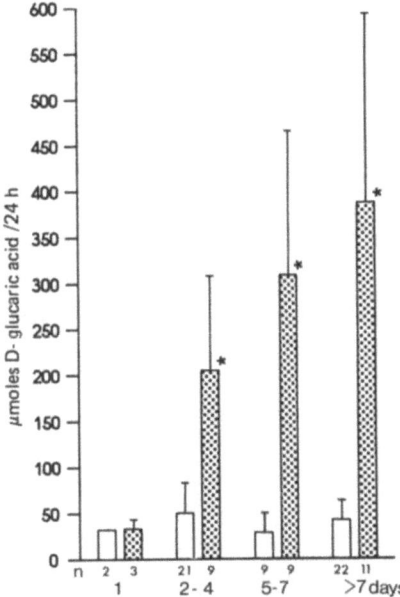

Fig. 1: Excretion of D-glucaric acid in intensive care patients in dependence on the duration of high-dose pentobarbital therapy (dotted bars). Light bars: Other intensive care patients not receiving known inducers of drug metabolism.
* $P < 0.001$ as compared to respective controls.

GA excretion increases rapidly with time of treatment. By the second day, GA excretion was no longer normal in any patient. As compared to this observation, healthy volunteers excreted similar amounts of GA after 14 days of treatment with 300 mg of phenobarbital. The pentobarbital blood levels ranged from 20 to 40 µg/ml. Treatment with pentobarbital for a longer time results in a further increase of GA excretion up to 385 µmoles/day, which is similar to that found in patients treated continuously with antiepileptic drugs. The time course of induction was also studied in 6 patients by longitudinal observation of GA excretion. The mean duration of pentobarbital treatment was 7.6 ± 2.5 days, and the maximum of GA excretion appeared already after 4-7 days in agreement with the results obtained by random determinations.

In 16 patients, induction by pentobarbital was also studied by determinations of 6β-OHF. 6β-OHF excretion was increased in 11 patients corresponding to increased GA excretion. 3 of 8 patients receiving dexamethasone showed low excretion of 6β-OHF. One patient with low GA excretion had high 6β-OHF, while another excreted low amounts of both GA and 6β-OHF. This shows that pentobarbital leads to increased metabolism of cortisol, even in patients treated with dexamethasone, which depresses cortisol formation.

Conclusions

1. Pentobarbital therapy at high dosage leads to a fast rise of GA, indicating enzyme induction. As compared to phenobarbital treatment in volunteers, GA acid excretion is three-fold higher after pentobarbital as compared to phenobarbital (4).
2. The amount of GA excretion after application for more than 4 days is similar to that in patients treated continuously with antiepileptics (4).
3. The results point to possible drug interactions in such patients. Concomitantly applied drugs like analgesics, antipyretics, sedatives, digitoxin, antiarrhythmics as well as dexamethasone might already be affected on the second day of pentobarbital application.

References

1. Hanston PH D (1981) Arzneimittelinteraktionen. Hippokrates Verlag, Stuttgart.
2. Heinemeyer G, Roots I, Dennhardt R (1982) Die Bestimmung von D-Zuckersäure im Urin als Parameter für die Aktivität des Arzneimittelstoffwechsels bei Intensivpatienten. Anästhesist 31: 499.
3. Hildebrandt A G, Roots I, Heinemeyer G, Nigam S, Helge H (1979) Aminopyrine as one of the parameters to measure in vivo drug metabolism activity in man and animal. In: The induction of drug metabolism, R.W. Estabrook and E. Lindenlaub, eds. Schattauer Verlag, Stuttgart, p. 615.
4. Roots I (1981) Erprobung von In-vivo-Parametern des Arzneimittelstoffwechsels am Meerschweinchen und ihre Anwendung beim Menschen. Habil.-Schrift, Berlin.
5. Roots I, Holbe R, Hövermann W, Nigam S, Heinemeyer G, Hildebrandt A G (1979) Quantitative determination by HPLC of urinary 6β-hydroxycortisol, an indicator of enzyme induction by rifampicin and antiepileptic drugs. Europ. J. Clin. Pharmacol. 16: 63.

P 6.5
Parenteral Nutrition in the Management of Severe Head Injuries

S. Firn, D. Christmas

Pinderfields General Hospital, Wakefield, England

This is the preliminary report of a study that was set up to evaluate the use of Parenteral Nutrition as part of an aggressive treatment policy for patients with severe head injuries, who showed evidence of impaired gastro-intestinal absorption for more than five days, leading to an inadequate nutritional state. Most of these patients had multiple trauma. All were receiving Intermittent Positive Pressure Ventilation (IPPV). Some were receiving Mannitol and/or Althesin infusions in an attempt to control their intracranial pressure. Cardiovascular instability, renal or hepatic insufficiency or damage were other complications found in this group of patients.

The parenteral nutrition was administered via centrally placed silastic feeding lines. Two nutritional regimens were used for the patients with high Nitrogen losses, which were aimed at providing 18G Nitrogen and at least 3000 Calories a day. Regimen A was carbohydrate based, containing Vamin Glucose, and 50% Dextrose, with 500 mls. 20% Intralipid substituted for 500 mls of Dextrose twice weekly. In Regimen B 20% Intralipid was administered every day. In addition the feeds contained Potassium Phosphate, Addamel (trace elements), and Solivito (water soluble vitamins). Fat soluble vitamins were administered twice a week via the Intralipid. The feeds were administered from 3 litre bags prepared in the hospital pharmacy. Intralipid was not added to the "bag", but was infused simultaneously via the central line. Electrolyte solutions were adjusted as required on a daily basis and infused through a separate peripheral line. Insulin was prescribed either on a sliding scale, with four hourly checks of blood and urine Glucose levels or as continuous infusion with hourly monitoring of blood and urine Glucose levels.

An alternative feed containing 9G Nitrogen a day was used for patients with low Nitrogen losses.

The following biochemical and haematological tests were carried out during the intravenous feeding period. Blood was checked daily for Urea and Electrolytes, Glucose levels, blood gas estimations, Haemoglobin, full blood count, platelets, prothrombin times and kaolin-cephalin times. Urinary urea and electrolytes levels were monitored. Twice weekly blood was sent for liver function tests and Creatinine levels and urine Creatinine levels were estimated. Amino acid profiles, Magnesium and Folate levels were checked in the blood weekly.

Results

Parenteral nutrition was required for 2 to 4 weeks. All patients were "weaned" from IPPV during the feeding period. One patient died as a result of complications arising from the severe chest injuries he had sustained. A positive Nitrogen balance was achieved in all the patients and in all the survivors normal gastro-intestinal absorption had returned by the time the parenteral nutrition was discontinued.

Conclusions

Patients with severe head injuries and multiple trauma who develop an inadequate nutritional state, lasting more than five days can benefit from the temporary use of parenteral nutrition. The chances of survival and possibly even the quality of survival would appear to be enhanced.

Muskelphysiologie-Neurophysiologie

P 7.1
Mikroprozessorunterstützte Auswertung des neuromuskulären Blockadeverlaufes — Vergleich zwischen elektromyographischer und mechanographischer Registrierung*

H. Gilly, Sylvia Fitzal, Sylvia Schwarz, K. Steinbereithner, H. Stöhr
unter Mitarbeit von F. Netauschek u. G. Dvoracek
L. Boltzmann-Institut f. experimentelle Anaesthesiologie u. intensivmedizinische Forschung, Experimentelle Abteilung, Klinik f. Anaesthesie u. Allgemeine Intensivmedizin, Biotechnisches Labor, II. Chirurgische Univ. Klinik, Wien, Österreich

Einleitung:
Art und Ausmaß einer neuromuskulären (nm) Hemmung durch muskellähmende Substanzen können am Patienten mittels mechanographischer (MMG) oder elektromyographischer (EMG) Verfahren nach supramaximaler Stimulation des entsprechenden motorischen Nerven vermessen werden. Für die Messung des MMG stehen zum Teil kommerziell erhältliche Geräte zur Verfügung, doch war die fortlaufende Aufzeichnung des EMG bisher mangels geeigneter Instrumentation unter klinischen Bedingungen kaum durchführbar. Wir haben nun ein mikroprozessorunterstütztes Monitorsystem entwickelt, welches eine kontinuierliche Berechnung des Ausmaßes der nm Blockade nach beiden Verfahren sowie gleichzeitige Dokumentation ermöglicht. Zur Prüfung einer Eignung der EMG-Methode für eine Quantifizierung der nm Blockade unter Routinebedingungen wurde der Blockadeverlauf simultan mittels EMG und MMG monitiert und in den Ergebnissen verglichen.

Methodik:
a) Instrumentation: Das Meßsystem besteht aus analogen Schaltkreisen (Reizgenerator usw.) sowie dem Mikroprozessor für Steuerung und numerische Berechnungen. "Standardisierte" Stimulationsmuster (Einzelreize, TOF, Tetanus) können über das Tastenfeld des Gerätes angewählt werden. Nach konventioneller Signalverstärkung wird die evozierte Reizantwort vom Mikrocomputer berechnet (Bestimmung der Kontraktionshöhe, zeitliche Integration des EMG Potentials) und dokumentiert. Darüberhinaus erfolgt die Berechnung von Verlaufsparametern wie Anschlag- und Erholungszeit (2).

b) Untersuchungen: An 6 Kindern (Alter 2-9 a, Gewicht 13-24 kg) wurden während orthopädischer Eingriffe unter Halothananaesthesie mit Einverständnis der Eltern simultane Messungen von EMG und MMG vorgenommen. Unter supramaximaler Reizung (N.ulnaris, Oberflächenelektroden, Konstantstromimpulse 0,2 msec, 20-80mA, Einzelreize mit 0.1Hz bzw. TOF) wurde die Kontraktionskraft des Daumens gemessen, das EMG-Potential vom Thenar bzw. Hypothenar derselben Extremität mittels Ag/AgCl-Einmalelektroden abgeleitet. Die Auswertung des evozierten EMG wurde mikroprozessorunterstützt durchgeführt, das Mechanogramm zusätzlich auf einem Schnellschreiber registriert. 2,4,6,8,10,12,15,20,25 u. 30 min nach Gabe des Muskelrelaxans (Org NC45/Vecuronium, Einzeldosis 0,02 bzw. 0,03mg/kg) wurde das Ausmaß der nm Blockade aus EMG und MMG bestimmt und verglichen.

Ergebnisse:
Mit Hilfe des beschriebenen Monitorsystems konnte der Zeitverlauf der nm Blockade mechano- und elektromyographisch (Abb.1) gleichzeitig störungsfrei aufgezeichnet und on-line ausgewertet werden. Das Ausmaß der nm Hemmung betrug beim MMG 66+20, beim EMG 56+24% ($p<0.01$). Der Grad der Erholung nach 30 Minuten unterschied sich nur unwesentlich (95+5 vs. 93+6%). Die Regressionsbeziehung für Einzelreize ist hochsignifikant (r=0,95, $p<0.01$, n=60). - Für andere Stimulationsmuster ergeben sich ähnliche Beziehungen.

Diskussion:
Das Gerät erlaubt es, alle derzeit üblichen Stimulationsmuster fortlaufend auszuwerten und ohne weitere Zusatzgeräte zu dokumentieren, wobei zugleich EMG und MMG als Meßparameter verwendet werden können. Allerdings bestehen geringe Unterschiede im registrierten Blockadeverlauf, wie auch von CRUL (1) beobachtet (jedoch wurde dort ein anderes Auswerteverfahren verwendet). Nach den bisherigen Erfahrungen scheint die Kontrolle des nm Blockadeverlaufs mittels EMG im klinischen Routinebetrieb wesentlich einfacher zu sein als das aufwendige mechanische Registrierverfahren. Zusätzlich gestattet die EMG-Registrierung in der von uns angegebenen Form eine exakte Beurteilung des Blockadegrades, wenn die mechanographische Aufzeichnung nicht einsetzbar ist.

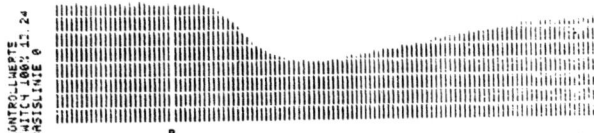

Abb. 1: Beispiel einer kontinuierlichen Auswertung des evozierten EMG (Flächenintegral des Summenaktionspotentials), Reizfolge 0,1 Hz, Relaxierung (R) mit Org NC45 0,02 mg/kg KG.

Literatur:
1) Crul JF:(1980) Erfassung und Registrierung der Impulsübertragung und ihrer Beeinflussung. In: Ahnefeld FW, Bergmann H, Burri C, Dick W, Halmagyi M, Hossli G, Rügheimer E: Muskelrelaxanzien. Springer Berlin Heidelberg New York S. 51-66
2) Gilly H, Stöhr H, Fitzal S, Netauschek F (1982) Gerät zur mikrorechnerunterstützten Bewertung der neuromuskulären Blockade. Wiss.Berichte Jahrestagung 1982 Österreichische Gesellsch.f.Biomed.Techn, Graz, 20.-22.5.1982, S. 176-180

[+] Mit Unterstützung der Hochschuljubiläumsstiftung der Stadt Wien

P 7.2
Effects of Anaesthetic and Related Drugs on Muscle Metabolism

Corinna Helmle, Sigrid Hofer*
Department of Biology, University of Konstanz, and *Department of Anaesthesiology, Hospital of the City of Konstanz, FRG

The occurrence of hyperglycaemia during inhalational anaesthesia is a common fact. The influences of halothane on carbohydrate metabolism of the rat diaphragma, as described by

Rosenberg et al. (1) provided evidence for the participation of muscle in the mechanism of the hyperglycaemic reaction. We have extended these studies on the basis of a more general peripheral system, using the perfused rat hindlimb as a model. The results clearly indicate that not only inhalational anaesthetics but also other drugs, commonly used in anaesthetic practice, exert distinct influences on the energy metabolism of muscle.

Methods

Perfusion of the hindlimb of rats, anaesthesized with 20 % (v/v) N_2O and 0.5 % (v/v) halothane during the operation procedure, were performed by a modification of the procedure described by Ruderman et al. (2). The perfusion medium contained 20 % (v/v) of washed and rejuvenated erythrocytes. Glucose (5.0 mM) was the sole energy source present.

Metabolite determinations were performed by conventional enzymatic methods. Arterial and venous O_2 content was measured with a Lex-O_2-Con apparatus (Lexington Instruments).

Results and Discussion

The uptake of glucose from the perfusion medium in the presence of saturating concentrations of insulin was significantly reduced by halothane, pentobarbital and chlorpromazin (Table 1). A 75 % increase in lactate release into the perfusion medium was observed in the presence of halothane; smaller, but significant, increases occurred in the presence of pentobarbital and chlorpromazin. Halothane and pentobarbital also significantly reduced oxygen uptake. In addition to the observations summarized in Table 1, a marked antilipolytic effect of halothane was observed. Pentobarbital reduced protein breakdown as measured by the release of tyrosin. In contrast to halothane, pentobarbital and chlorpromazin, the muscle relaxants succinyl choline and pancuronium bromide had only a slight depressing effect on glucose uptake and on lactate formation. This may indicate reduced energy demand of the relaxated muscle.

This study has demonstrated that some drugs commonly used in anaesthesia depress glucose and oxygen uptake by skeletal muscle. Either to compensate for the decrease of oxidative metabolism or by inhibition of the degrading pathways, the release of lactate was significantly increased. Clinical observations during anaesthesia have indicated that the changes of muscle metabolism are partly compensated by adaptive changes of the metabolism of other organs but also have emphasized the necessity for the control of metabolic parameters at least during prolonged anaesthesia of patients at risk.

Table 1

Condition	Glucose uptake	O_2 uptake	Lactate release
	(μmol/min x 30 g tissue)		
Control	3.2 ($\pm$0.17)	7.5 ($\pm$0.64)	2.9 ($\pm$0.59)
Halothane (3 vol. %)	2.3 ($\pm$0.25)**	4.0 ($\pm$1.42)*	5.0 ($\pm$0.80)*
Pentobarbital (0.2 mg/g)	0.9 ($\pm$0.96)**	3.7 ($\pm$0.72)**	4.1 ($\pm$0.98)*
Chlorpromazin (0.01 mg/g)	2.5 ($\pm$0.24)**	7.0 ($\pm$0.56)	3.8 ($\pm$0.08)*

Significant deviation from the control on the * 2p < 0.05 resp. ** 2p < 0.005 level. (n = 5 for all experiments).

1. Rosenberg, H., Haugaard, N., Haugaard, E. S. (1977) Alteration by halothane of glucose and glycogen metabolism in rat skeletal muscle. Anesthesiology 46, 313.
2. Ruderman, N. B., Houghton, C. R. S., Hems, R. (1971) Evaluation of the isolated perfused rat hindquarter for the study of muscle metabolism. Biochem. J. 124, 639.

P 7.3
Der Einfluß der Glukosekonzentration auf die Erhaltung der Erregungsleitung in peripheren Nerven

F. Schimek, B.R. Fink

Zentralinstitut für Anaesthesiologie, Eberhard-Karls-Universität, Tübingen, BRD und Anesthesia Research Center, University of Washington, Seattle, USA

Einleitung. Die kombinierte Anwendung der regionalen Leitungsanästhesie und der Blutsperre führt zu einer progressiven Verminderung der Energiesubstratreserve der peripheren Nerven und nach einer bestimmten Zeit zum Verlust der axonalen Erregungsleitung. Es wurde gezeigt, daß der energieabhängige Verlust der Erregungsleitung hauptsächlich die motorischen A-Fasern betrifft. Die marklosen C-Axone benötigen ein niedrigeres Glukoseangebot als die markhaltigen A-Fasern (1). Die Beziehungen zwischen der Energiereserve und der Erhaltung der Erregungsleitung wurde hier in vitro untersucht.

Methodik. Summationaktionspotentiale (SAP) der markhaltigen (A-SAP) und der marklosen (C-SAP) Fasern wurden alle 15 bis 20 Minuten von den cervikalen Vagusnerven des Kaninchens aufgenommen. Jeder Nerv wurde zuerst für 60 Minuten in einer mit 5% CO_2 - 95% O_2 equilibrierten Ringer-Bikarbonat-Lösung präinkubiert. Die Temperatur der Lösung betrug 36 - 38 °C. Der Glukosegehalt der Lösung war entweder 5 oder 20 mmol/l (5G oder 20G). Die Isoosmolarität der Lösungen wurde durch die Änderung der NaCl-Konzentration gewährleistet. Dann wurden die Präinkubationslösungen durch Lösungen ersetzt, die anstatt Glukose die gleiche Konzentration von Sukrose erhielten. Die Zeit der 50%- und 100%-Amplitudenabnahme der A- und C-SAP wurde für die Gruppen 5G und 20G ermittelt. Zur statistischen Analyse der Daten wurde der t-Test für nicht gepaarte Beobachtungen herangezogen.

Ergebnisse. Die Resultate sind in der Tabelle 1 dargestellt. Die Präinkubation der Nerven in der 20 mmol/l Glukose-Ringer-Lösung verlängerte signifikant die Zeit der 50%- sowie der 100%-Amplitudenabnahme der A-SAP und der C-SAP.

Diskussion. Der Verlust der Erregungsleitung war die Folge eines Energiesubstratmangels der axonalen Membranenpumpe. Die Tatsache, daß das Erlöschen der Erregungsleitung durch die Präinkubation in der 20G-Lösung gegenüber der 5G-Lösung signifikant verlängert wurde, spricht dafür, daß die Erhöhung des Glukosespiegels vor dem Ansetzen einer Blutsperre, zum Beispiel durch die Infusion von 5% (280 mmol/l) Glukose-Vollelektrolyten-Lösung, eine zusätzliche Energiereserve den peripheren Nerven liefern würde.

Tabelle 1.
Die Zeiten (min) der Amplitudenabnahme der A- und C-SAP von Nerven mit intakten Perineurium in Sukroselösungen nach der 5G- oder 20G-Präinkubation ($\bar{x} \pm SD$, n=6 pro Gruppe).

Amplituden-Abnahme	A 5G	A 20G	C 5G	C 20G
50%	41 ± 16	81 ± 16	50 ± 12	87 ± 21
100%	69 ± 11	106 ± 22	78 ± 14	106 ± 22

Literatur:
1. Fink BR, Cairns AM (1982) A bioenergetic basis for peripheral nerve fiber dissociation. Pain 12: 307

Varia

P 8.1
Ein neuer Ambulanz-Jet für den Interkontinentalen Transport von mehreren Schwerverletzten

Ch. Bühler*, G. Hossli**, P. Dangel***, L. Bernoulli**
*Schweiz. Rettungsflugwacht, Dufourstrasse 43, 8008 Zürich, Schweiz
**Institut für Anaesthesiologie, Universitätsspital, 8091 Zürich, Schweiz. ***Anästhesieabteilung, Universitäts-Kinderklinik, 8032 Zürich, Schweiz

Effiziente, weltweite Hilfe

Für Verletzte oder Kranke ist das Luftfahrzeug über grosse Distanzen das schonungsvollste und schnellste Transportmittel.

Die Swiss Air-Ambulance REGA - eine Tochtergesellschaft der Schweizerischen Rettungsflugwacht - ist auf den schonenden und raschen Transport von Verunfallten und Erkrankten mit Luftfahrzeugen spezialisiert. Sie ist in der Lage, innert nützlicher Frist eine Repatriierung einzuleiten, und sorgt für medizinisch fachgemässe Betreuung während des Flugtransportes. Als einziges Flugunternehmen der Welt verfügt die Swiss Air-Ambulance - nebst 12 Rettungshelikoptern für lokale und regionale Einsätze - über drei eigene, voll ausgerüstete Ambulanzflugzeuge, die ebenfalls jederzeit zum Einsatz bereitstehen: zwei Learjets 35 A sowie neuerdings ein Canadair Challenger CL 600. Mit diesen drei Ambulanzjets werden ausschliesslich Patienten transportiert.

Medizinische Betreuung und Ausrüstung

Die Ueberwachung, Betreuung und Behandlung erfolgt durch ein Team von festangestellten, in Notfallmedizin und Intensivbehandlung speziell geschulten Ärzten und Krankenschwestern. An medizinischem Material stehen unter anderem automatische Beatmungsgeräte (Oxylog), EKG und Defibrillator (Lifepak), Infusionspumpen (Fresenius), Absaugpumpen (Laerdal), Geräte für arterielle Blutdruckmessung (Benjamin) zur Verfügung. Die Ambulanzjets sind mit Tragbahren ausgerüstet, die in Höhe und Neigung verstellbar sind und es somit ermöglichen, die Patienten im Steig- und Sinkflug horizontal zu lagern. Die Patienten werden auf den Bahren ein- und ausgeladen.

Ambulanzjets

Learjets: Seit Mitte 1973 stehen die zwei Ambulanzflugzeuge Learjet 35 A im Dienst der REGA. Sie transportieren 1 - 2 Patienten. Mit diesen beiden fliegenden Intensivstationen werden jährlich rund 800 Einsätze, hauptsächlich in Europa und den angrenzenden Räumen, aber auch bis nach Sibirien, Aequatorialafrika, den Mittleren und Fernen Osten oder gar nach Australien geflogen.

Challenger CL 600: Seit 1983 besitzt die Swiss Air-Ambulance einen modernen Canadair Challenger CL 600, den sie ebenfalls als Ambulanzflugzeug ausgerüstet hat. Von der medizinischen Ausrüstung und vom Raumangebot wie von den Flugleistungen her darf dieser Jet wohl als die optimale Flugambulanz gelten. Die REGA verfügt dadurch über ein in jeder Hinsicht äusserst leistungsfähiges Patiententransportmittel. Im Challenger können im Patientenraum (7 x 2,5m) unter Intensivstationsbedingungen 4 oder im Katastrophenfall bis zu 8 Patienten transportiert werden.

Technische Daten Challenger CL 600

Spannweite	18,6 m
Länge	20,2 m
Höhe	6,4 m
max. Startgewicht	18'235 kg
max. Treibstoffgewicht	7'575 kg
max. Flughöhe	12'500 m
max. Reisegeschwindigkeit	mach 0,83 = 880 km/Std.
max. Reichweite	5'483 km
min. Pistenlänge	1'310 m

Beladung: 4(-8) liegend/10(-6)sitzend/2 Piloten

Einsatzleitung

Die REGA-Zentrale kann jederzeit über Telefon oder Telex erreicht werden. Zudem steht die Einsatzleitung über Funk ständig mit den Ambulanzjets in Kontakt und kann so das entsprechende Flugzeug auf dem kürzesten Weg an den Einsatzort dirigieren. Der diensttuende Einsatzleiter hilft bei medizinischen Abklärungen, berät Interessenten über transportmedizinische Probleme und kann innert nützlicher Frist z.B. eine Repatriierung organisieren.

Zusammenfassung:

Der neue Ambulanzjet Challenger CL 600 der Schweiz. Rettungsflugwacht ist personell sowie mit Material und Überwachungsgeräten wie eine moderne Intensivstation ausgestattet. Mit diesem Spezialflugzeug ist es möglich jederzeit rasch und schonend bis zu 4 Intensivpatienten unter einwandfreier medizinischer Betreuung und Behandlung auch über grössere Strecken, d.h. beispielsweise von Mittelafrika, aus dem Mittleren Osten, aus ganz Skandinavien und selbstverständlich aus den näher liegenden Ländern nach jedem medizinischen Zentrum in Zentraleuropa zu transportieren.

P 8.2
Praxisnahe Checklisten für die Kontrolle von Narkosegeräten und Respiratoren

P. Wetzel, G. Metz, K. Schmitt, R. Heidenreich

Abteilung für Anaesthesie und Intensivmedizin, Kreiskrankenhaus, D-7830 Emmendingen, BRD

In ca. 15 % aller Zwischenfälle beim Einsatz von medizinisch-technischen Geräten wird als Ursache mangelnde Wartung des Gerätes angeschuldigt (1). 1979 und 1980 forderte deshalb die DGAI in ihren Empfehlungen zur Sicherheit medizinisch-technischer Geräte beim Einsatz in der Anästhesie für jedes Beatmungsgerät eine sog. Checkliste zu verwenden.

Diese soll Kontrollvorgänge enthalten, die unmittelbar vor Inbetriebnahme des Gerätes zu prüfen sind (2).

In der Praxis brauchbare Prüflisten für verschiedene Gerätetypen sind bis jetzt nicht beschrieben.

Seit 1978 wurden in unserer Abteilung solche Checklisten für die von uns benutzten Intensiv- bzw. Narkosebeatmungsgeräte erstellt und angewendet.

Folgende Listen werden vorgestellt:

Intensivbeatmungsgeräte:

- Checkliste Bennett MA 1 B
- Checkliste Engström Erica
- Checkliste Bennett-PR 2

Narkosebeatmungsgeräte:

- Checkliste Dräger-Spriomat 656
- Checkliste Dräger Narkorex 19 " Emmendingen "

Diese Checklisten zeigen jeweils den gleichen Grundaufbau, der sich jeweils in 3 Hauptabschnitte gliedern läßt:

I. Vorbereitung zum Gebrauch. Aufrüstung sowie Überprüfung der Betriebsenergie und Gasanschlüsse.
II. Funktionskontrolle mit Überprüfung des Patienten- und Versorgungs-Alarmsystems. Dichtigkeitsprüfung.
III. Einstellung eines Normalprogrammes.

Unsere Checklisten enthalten je nach Gerät 60-80 einzelne Prüfschritte. Hierfür sind 10 - 25 Minuten erforderlich.

Seit über 3 Jahren werden bei uns alle Narkose- und Beatmungsgeräte nach diesem Kontrollschema vor jedem Einsatz überprüft.

Die Checklisten dienen der Patientensicherheit, außerdem haben sie didaktischen Wert für die Ausbildung der Pflegekräfte.

Die Forderung der DGAI wurde somit konkretisiert. Die Kontrollschritte sind leicht erlernbar und praktikabel, sie werden deshalb von den Pflegekräften rasch angenommen.

Literatur

(1) Ahnefeld, F.W.; Kilian, J.; Friesdorf, W.
(1981) Sicherheit und Instandhaltung
Medizinisch-Technischer Geräte
Anästh. Intensivmed. 22, 291-308

(2) Empfehlung der Deutschen Gesellschaft für
Anästhesiologie und Intensivmedizin (DGAI)
zur Sicherheit medizinisch-technischer Geräte
beim Einsatz in der Anästhesiologie.
Anästh. Intensivmed. 20 (1979) 303-308
Anästh. Intensivmed. 21 (1980) 340-341

P 8.3
Endotrachealtuben zur Intubationsnarkose im 19. Jahrhundert

L. Brandt

Abteilung für Anaesthesiologie, Universitätskrankenhaus Hamburg-Eppendorf, BRD

Vor mehr als 100 Jahren entstanden die Vorläu=
fer des modernen Narkose-Endotrachealtubus. Die
fünf damals am häufigsten verwandten Modelle sol=
len vorgestellt und besprochen werden.

Abb. 1: *FRIEDRICH TRENDELENBURG's* Tubus (1869)

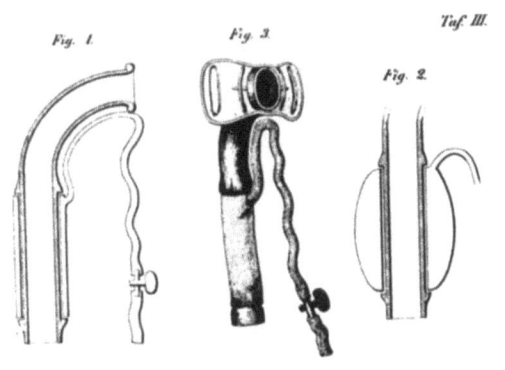

Abb. 2: Tuben nach *WILLIAM MACEWEN* (1880)

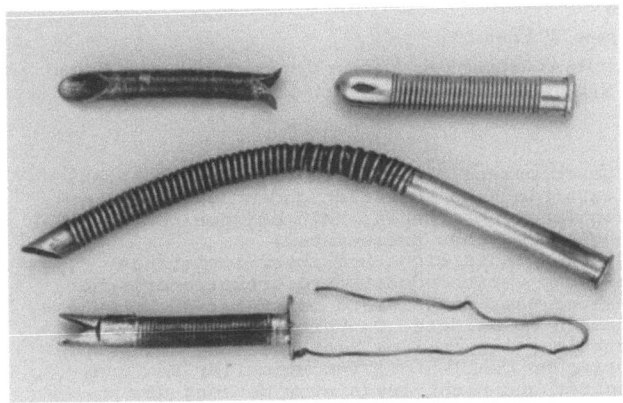

Abb. 3: *JOSEPH O'DWYER's* Narkosetuben (1888)

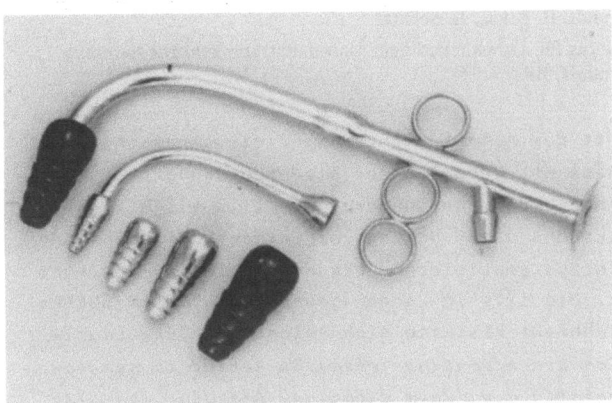

Abb. 4: *VIKTOR EISENMENGER's* Gummitubus (1893)

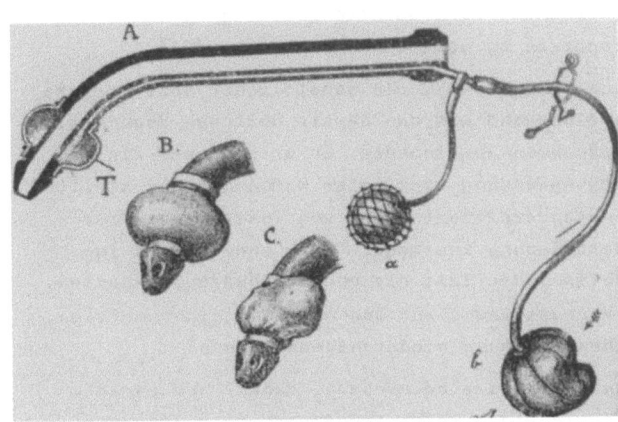

Abb. 5: Um die Jahrhundertwende propagierte
FRANZ KUHN die breite klinische Anwendung der
orotrachealen Intubation unter Anwendung seines
Metallschlauchtubus (1900)

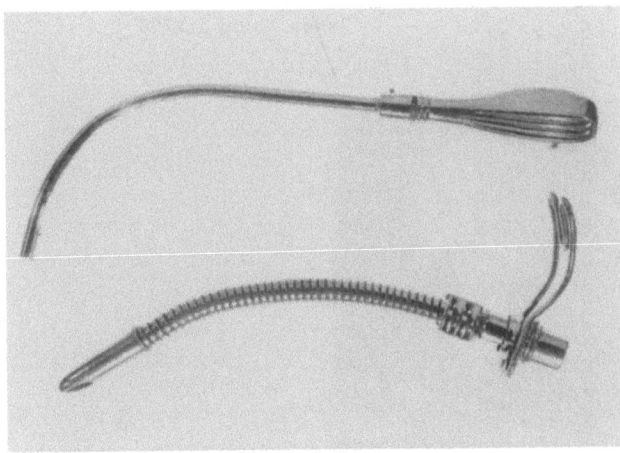

Literatur:
1. Eisenmenger V. (1893) Zur Tamponade des La=
rynx nach Prof. Maydl. Wien.Med.Wschr. 43,
199
2. Kuhn F. (1900) Der Metallschlauch bei der Tu=
bage und als Trachealkanüle. Wien.Klin.Rdsch.
28.
3. Macewen W. (1880) Clinical observations on the
introduction of tracheal tubes by the mouth
instead of performing tracheotomy or laryngo=
tomy. Brit.Med.J. 2, 122.
4. Trendelenburg F. (1869) Beiträge zu den Ope=
rationen an den Luftwegen; 2. Tamponade der
Trachea. Arch.klin.Chir. 12,121
5. Keys TE (1968) Die Geschichte der Chirurgi=
schen Anästhesie. Springer Verlag Berlin,
Heidelberg, New York

P 8.4
Notfallmedizin vor 200 Jahren
L. Brandt, H. Pokar, H. Schütte

Abteilung für Anaesthesieologie, Universitätskrankenhaus Hamburg-Eppendorf, BRD

Seit dem Altertum wurden auf die unterschiedlichste Art Versuche zur Wiederbelebung plötzlich zu Tode Gekommener unternommen (1,3,4). Mit der Untersuchung des Nutzens einzelner Maßnahmen und deren Systematisierung begann man im 18. Jahrhundert. Die 1774 in London gegründete "HUMAN SOCIETY" charakterisierte sich selbst als *"The Institution for affording immediate relief to persons apparently dead from drowning. And also for diffusing a general knowledge of the manner of treating persons in a similar state, from various other causes: such as strangulation by the cord, suffocation by noxious vapours, &c. &c."*

Auch JAMES CURRY, ein schottischer Arzt, setzte sich eingehend mit den damals üblichen Reanimationsmaßnahmen auseinander. Er propagierte die gezielte Anwendung bestimmter Maßnahmen und stellte ein standardisiertes Set von Instrumenten zur Wiederbelebung zusammen. Unter anderem von ihm wurde in jener Zeit die endotracheale Intubation als Voraussetzung zur Durchführung einer erfolgreichen Beatmung wiederentdeckt, denn:

"In every case of apparent death, and especially in those cases occasioned by a stop having been put to the breathing, the instituting and artificial respiration, by assiduously inflating the lungs with fresh air, is one of the first and most necessary measures to be taken for recovery."
James Curry, 1792

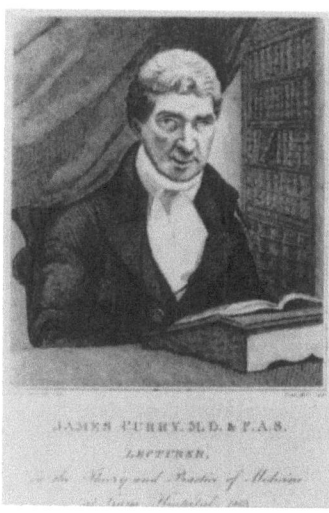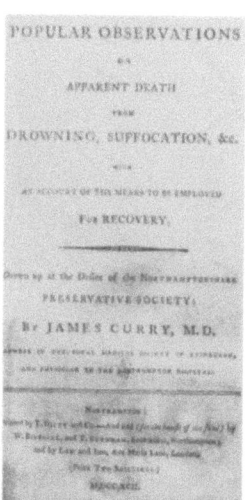

1792 erschien die erste Auflage von CURRY's Monographie über Notfallmaßnahmen, eine zweite Auflage folgte 1815. In diesen *"POPULAR OBSERVATIONS ON APPARENT DEATH"* gibt er eine Zusammenfassung der damaligen Kenntnisse und Vorstellungen von der Physiologie und Pathophysiologie der Zustände, die eine Reanimation notwendig machen können und der damals gebräuchlichen Reanimationsmaßnahmen.

Im ersten Teil der Monographie setzt sich CURRY mit der Unterscheidung von Scheintod (*"apparent death"*) und endgültigem Tod (*"absolute death"*) auseinander: Das einzig zuverlässige Zeichen des endgültig eingetretenen Todes sei die beginnende Verwesung des Körpers (*"the beginning putrefaction of the body"*). In allen anderen Fällen, in denen der Tod oder die Todesursache nicht eindeutig feststehe, müsse eine Reanimation versucht werden, d.h. der Arzt sollte nach dem Prinzip handeln,

"that the person is not dead but sleepeth; and remember, that even an unsuccessful trial will afford us the heartfelt satisfaction of knowing - that we have done our duty."

Die Aufrechterhaltung bzw die Restitution der Atmung stellt CURRY an den Beginn jeglicher Reanimationsversuche:
"The continuance of breathing is necessary to the continuance of life."
Die Wiederherstellung der normalen Körpertemperatur sei die zweite wichtige Maßnahme für den Erfolg einer Reanimation. Alle anderen Unternehmungen, wie die Fumigation, Verabreichung von Klistieren, Aderlaß, Schröpfköpfe oder das Auslösen von Erbrechen seien lediglich zusätzliche Maßnahmen.

Literatur:
1. Avicenna: Liber Canonis. z.B. Basel, Johannes Heruagios, 1556
2. Curry, James: Popular observations on apparent death. T. Dicey and Co., London 1792
3. Hippokrates: De morbis III, 10
4. The Journal of the American Medical Association (JAMA) 227, Suppl., 1974

P 8.5
Narkosesystem für automatische Ventilation bei Anaesthesie mit geschlossenem Kreissystem
R. Schepp, W. Erdmann

Institut für Anaesthesiologie, Erasmus Universität Rotterdam, Rotterdam, NL

Das geschlossene Kreissystem bietet eine Anzahl von entschiedenen Vorteilen gegenüber dem konventionellen offenen, halb offenen oder halb geschlossenen Kreissystem:
1: Die kontinuierliche und intermittierende Bestimmung verschiedener cardiorespiratorischer Parameter über den Einsatz bekannter Rückatmungstechniken z. Beispiel O_2-Verbrauch und CO_2-produktion, mit on-line Registrierung des respiratorischen Quatienten, functioneller Residualkapazität und nicht invasiever Messung des Herzschlag - bzw. Herzminutenvolumens.
Gegenüber den entscheidenden Vorteilen einer viel intensieveren nichtinvasieven Patientenüberwachung treten die anderen Vorteile in den Hintergrund.

2: Reduktion der Umweltverschmutzung.
3: Reduktion des Verbrauches von Narkosegasen und Inhalationsanaesthetika.

Die akkurate Bestimmung der cardiorespiratorischen Parameter über nichtinvasieve Rückatmungstechniken sind nur möglich, wenn folgende Bedingungen erfüllt sind:
1: Absolute Volumen-Kontrolle im Rückatmungssystem
2: Akkurate Messung der Gasaufnahme für jeden einzelnen Atemzug.

Bisher konnte im geschlossenen Kreissystem, dass diese Bedingungen vollkommen erfüllte, nur durch Hand beatmet werden mit manueller Beistellung des Volumens. Damit traten entscheidende Nachteile auf, die einer allgemeinen Einführung des geschlossenen Kreissystems im Wege standen:
1: Eine bedeutende Vermehrung des Personalsbedarfs.
2: Unmöglichkeit der akkuraten Bestimmung der zwar erwähnten nichtinvasiv gemessenen cardiorespiratorischen Parameter ($\dot{V}O_2$, $\dot{V}CO_2$, FRC und Herzminutenvolumen), dadurch daß die Kurzzeitvolumenkonstanz nicht garantiert war.

Die Schwierigkeiten, die vorhandenen Narkosebeatmungsgeräte so umzubauen, dass sie leckagefrei mit rückgekoppelter Kontrolle von Volumen und inspiratorischer Sauerstoffkonzentration als total geschlossenes Kreissystem sicher einsatzbar waren, wurden in der vorliegenden Entwicklung durch Introduktion eines vom Beatmungsgerät vollkommen getrennten patiënteneigenen geschlossenen Kreissystems umgangen. Dieses wurde auf der Basis eines bisher nur in der Lungenphysiologie und auf unserer Intensivstation eingesetzten rolling seal Respirometers entwickelt. Dabei kann das Respirometer extern durch jedes beliebige gebräuchliche Beatmungsgerät gesteuert werden, wobei die Beatmung des Patienten dem am Beatmungsgerät eingestellten Beatmungsmuster folgt. Der Volumenverlust durch Lachgas aufnahme wird am Endausschlag des im Rolling Seal aufgehangenen Respirometers bemessen und das fehlende Volumen durch entsprechende Lachgaszufuhr aufgefüllt, während gleichzeig die inspiratorische Sauerstoffkonzentration elektronisch rückgekoppelt auf dem zuvor eingestellten Wert durch intermittierende Öffnung der Sauerstoffzufuhr konstant gehalten wird. Bei Inhalationsanaesthesie wird durch Injektion von das Kreissystem die gewünschte endexpiratorische Anaesthetikakonzentration aufrechterhalten. Vor Anschliessen des geschlossenen Rückatmungskreissystems wird über Maskenatmung mit 100% O_2 so gut als möglich aller im Körper vorhandener Stickstoff ausgewaschen.

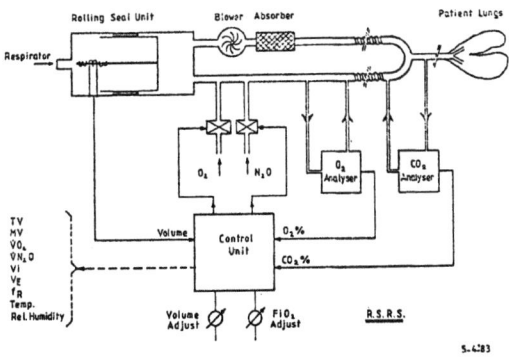

Das vorliegende geschlossene Kreissystem mit Kontinuierlicher automatischer Beatmung ist inzwischen im täglichen Routinebetrieb eingesetzt. Schwierigkeiten oder technische Probleme traten dabei nich auf. Unsere Erfahrungen im Tierersuch und bei bisher über 50 Patienten haben gezeigt, dass das System durch jeden Anaesthesisten einfach einsetzbar ist mit folgenden Vorteilen gegenüber bisher gebrauchten Systemen:
1. Automatische Beatmung.
2. Absolute Volumenkonstanz und -Kontrolle.
3. Exakte Registrierung der Gasaufnahme von Atemzug zu Atemzug.
4. Konstante Fraktionierung der Inspirationsgase unabhängig von Atemminutenvolumen oder Gasaufnahme.
5. Absolutes Fehlen von Leckage bis zu Drücken von mehr als 100 cmH_2O.
6. Verminderung des Narkosegasverbrauches und des Verbrauchs von Inhalationsanaesthetika auf 20% gegenüber dem halbgeschlossenen Kreissystem mit 2/4 l/min (O_2, N_2O).
7. Absinken der Narkosegaskonzentration im Operationssaal auf nicht mehr zu messende Werte.

IV Filmsession

M 1.1
Die Kindernarkose
J. Hausdörfer, K. Kühn
Anaesthesie III im Zentrum Anaesthesiologie, Medizinische Hochschule Hannover, BRD

In diesem Film wird die Einleitungs- und Ausleitungsphase der Kinderintubationsnarkose demonstriert. Auf Besonderheiten in der Kinderanästhesie wird schwerpunktmässig eingegangen.

Die psychisch schonende Einleitung mithilfe rektaler Barbituratinstillation wird anfangs ausführlich dargestellt. Zur Verwendung kommen 500 mg Methohexitalpulver gelöst in 5 ml NaCl. Diesem Gemisch wird 0,02 mg/kg Körpergewicht Atropin zugesetzt. Bereits prämedizierte Kinder erhalten 20 mg/kg KG, nicht sedierte nüchterne Kinder 25 mg/kg KG des Schlafmittels aus einer Spritze mit Adapter rektal appliziert. Hierbei ist es wichtig, diese 10 %ige Methohexitallösung zusammen mit dem Atropin direkt hinter den Analsphinkter zu instillieren. Damit das Gemisch nicht herausgepresst wird, ist es notwendig, beide Gesässhälften des kleinen Patienten für kurze Zeit zusammenzudrücken. Eine adäquate Aufnahme des Medikamentgemisches über die Venae hemorrhoidales inf. erfolgt dabei unter Umgehung der Leber.

Im Operationssaal wird der Wärmehaushalt besonders des kleinen Kindes durch externe Warmhaltung stabilisiert. Wünschenswert ist beim Neugeborenen eine Umgebungstemperatur von 32 - 34 °C. Um die Wärmebelastung der Operateure zu minimieren, ist die lokale Wärmeanwendung mittels Matte oder Wärmestrahler anzustreben. Ziel ist eine Körpertemperatur, die bei geringstem Sauerstoffverbrauch eine Milchsäurebildung vermeidet.

In der Kinderanästhesie gilt es neben der üblichen EKG-Ableitung, Blutdruck- und Temperaturmessung der Flüssigkeitstherapie besondere Aufmerksamkeit zu schenken. Es werden im Film deshalb die beim Kind üblichen Gefässpunktionsstellen und Kanülierungstechniken dargestellt. Die Infusionsmenge richtet sich nach der präoperativen Nahrungskarenzzeit, der Grösse des Eingriffs und dem Alter bzw. Gewicht des Kindes. Üblich sind je nach Umständen 5 - 10 ml/kg KG und Stunde.

Nur durch die atraumatische Intubation lässt sich der postoperative Stridor sicher vermeiden. Eine grosse Erfahrung in verschiedenen Techniken und gewebsfreundliche Tubusmaterialien lassen uns die Indikation zur Intubation ausserordentlich grosszügig stellen. Dies ist letztlich die beste Sicherheitsmassnahme, um eine Aspiration von saurem Magensaft nach Regurgitation zu verhindern. Die Ableitung des Mageninhaltes erfolgt zusammen mit der evtl. insufflierten Luft über eine Magensonde. Die Tubusgrösse (ID) errechnet sich nach der Formel:

$$\frac{\text{Lebensalter}}{4} + 4$$

oder in Charrière gemessen nach der Formel

$$\text{Lebensalter} + 18$$

Die Überwachung der Beatmung erfolgt auf der einen Seite relativ aufwendig durch die Messung des endexperatorischen CO_2-Wertes, auf der anderen Seite mithilfe des einfachen Oesophagusstethoskopes.

Im Film wird ausführlich auf die Ausleitungsphase der Narkose eingegangen, wobei der Wachheitsgrad, der für die komplikationslose Extubation vorteilhaft ist, anschaulich dargestellt wird. Die Schlusseinstellungen zeigen die schnelle Reaktionszunahme des Kindes im Aufwachraum, sowie das Verhalten des kleinen Patienten kurz vor seiner Entlassung aus dem OP auf die Station.

M 1.2
High Frequency Ventilation in Endoscopic Practice (film presentation)

P.A. Scheck, C. Mallios, P. Knegt

Erasmus University Medical School and Academic Hospital, Rotterdam, The Netherlands

Recent developments in ventilatory support brought forward a new approach: High Frequency Ventilation. The endotracheal tube, which is usually used for IPPV, has an internal diameter of 8 to 9 mm. High Frequency Ventilation is effected through a small insufflation catheter with an internal diameter of 3 mm, preferably inserted through the left nostril. Compared to endotracheal tubes for IPPV, the insufflation catheter offers a very good view of the structure around the glottis.

During IPPV the inspiratory phase as well as the expiratory phase of the respiratory cycle are effected through the lumen of the endotracheal tube. In High Frequency Ventilation, the inspiratory phase is effected _through_ the catheter, expiration takes place _along_ the catheter. In order to prevent the injector effect, the insufflation catheter is supplied with 4 side holes, close to the tip. The stream is of great importance during laryngeal microsurgery when blood is pushed upwards and may easily be sucked out. This way, aspiration of blood or debris into the lungs is prevented.

Anaesthesia is induced with a short acting narcotic, hypnotic and a muscle relaxant and continued by total intravenous anaesthesia administered through an infusion pump. Bloodgas analyses have shown that HFV may very well be used in patients with pulmonary or circulatory pathology.

M 1.3
Hochfrequenzbeatmung (HFV) in der Lungenchirurgie

F.-W. Sydow

Zentrale Anaesthesieabteilung der Städt. Krankenanstalten Hannover, BRD

In einem Film sollen die Einsatzmöglichkeiten der Hochfrequenzbeatmung (HFV) in der Lungenchirurgie an Hand verschiedener Lungen- und Tracheaoperationen dargestellt werden.
Bei über 50 lungenchirurgischen Eingriffen aller Art wurde die HFV mit 150 Atemzügen pro Minute eingesetzt. Bedingt durch das geringe Tidalvolumen (100 - 150 ml) und die schnelle Abfolge von Inspiration und Exspiration sind die Bewegungen der Lunge wesentlich geringer als unter Normalbeatmung. Dem Operateur wird somit ein ruhigeres Op-Feld geboten.

Durch Verwendung eines HI-LO-JET^R-Tubus kann zwischen Normalbeatmung und HFV gewechselt werden.

Bei Eingriffen an der Hauptcarina oder an der Trachea kann dem Operateur durch HFV über eine 12-Charriere-Sonde ein freies Op-Feld geboten werden.
Bei 10 Patienten wurden Herzminutenvolumen-messungen unter Normalbeatmung und unter Hochfrequenzbeatmung durchgeführt. Sie zeigten keine Verminderung des Herzminutenvolumens unter Hochfrequenzbeatmung.
Kurzfristig durchgeführte Blutgasanalysen zeigten mit Ausnahme zweier Patienten mit einem schweren, beiderseitigen bullösen Emphysem stets eine Normoventilation. Die beiden Emphysempatienten zeigten bei guter Oxygenierung (pO_2 über 100 Torr bei $FiO_2 = 0,3$) eine CO_2-Retention mit pCO_2-Werten bis 110 Torr.

Insgesamt konnte gezeigt werden, daß die Hochfrequenzbeatmung in der Lungenchirurgie Vorteile gegenüber der Normalbeatmung hat.

M 1.4
Die akute respiratorische Insuffizienz — Pathogenese, Diagnose und Therapie des akuten Atemnotsyndroms des Erwachsenen

Drehbuch: E. Stock. Wiss. Mitarbeiter: Prof. Dr. med. H. Heine, Würzburg, Prof. Dr. med. H. Öhmig, Baden-Baden, Prof. Dr. med. K. Okada, Tokio, Priv.-Doz. Dr. med. R. Ritz, Basel, Priv.-Doz. Dr. med. O. Trentz, Hannover, Prof. Dr. med. E.R. Weibel, Bern

Durch Fortschritte auf dem Gebiet der Intensivmedizin bieten sich heute größere Überlebenschancen für polytraumatisierte und andere schwerkranke Patienten. Dennoch kann sich mitten aus der Rekonvaleszenz heraus eine progressive respiratorische Insuffizienz entwickeln, die nicht selten einen fatalen Ausgang nimmt.

Zentraler Angelpunkt aller Formen des Schocks ist die Mikrozirkulation, die sich zunehmend verschlechtert: Im Schock sinkt die Kapillardurchblutung - mehr oder weniger lokal und organspezifisch ausgeprägt - gleichzeitig in mehreren Organen unter den Bedarf des Erhaltungsstoffwechsels. Eine Anhäufung saurer Stoffwechselabbauprodukte im Gewebe ist die Folge. Dies gilt auch für die Lunge. Gleichzeitig laufen verschiedene pathogenetische Prozesse ab: metabolische Acidose auf zellulärer Ebene, Entstehung von Proteinbruchstückendurch Granulozytose und Zelluntergang sowie Aktivierung des Gerinnungs- und Fibrinolysesystems.

Eine Kettenreaktion wird in Gang gesetzt, die zur Ödembildung im Lungengewebe führt. Die Kapillaren werden geschädigt, und die Transitstrecke wird verlängert. Dadurch werden die wesentlichen Funktionen der Lunge, nämlich die Versorgung des Organismus mit Sauerstoff und die Eliminierung von CO_2 beeinträchtigt.

Dieser Prozeß beginnt sofort nach dem Trauma, jedoch kann ein beträchtlicher Teil der Lunge bereits nicht mehr funktionsfähig sein, bevor dies röntgenologisch, durch die Blutgaswerte oder durch Auftreten von Atemnot erkennbar wird. Die klinische Manifestation der Schocklunge erfolgte oft erst 9 - 11 Tage nach dem Trauma.

Durch Volumenzufuhr und Sicherung einer adäquaten Ventilation, Gabe von Proteinaseninhibitoren, ausreichende Analgesie u.a. kann man dieser Notsituation begegnen. Diese Maßnahmen sollten so früh wie möglich nach dem Trauma ergriffen werden, um der Entwicklung einer Schocklunge entgegenzuwirken.

M 1.5
Das ärztliche Gespräch während der Visite auf der Intensivstation
H.-J. Hannich, M. Wendt, M. Helleberg, F. Janssen
Klinik für Anaesthesiologie und operative Intensivmedizin, Münster, BRD

Das ärztliche Gespräch während der Visite auf der Intensivstation nimmt eine zentrale Stellung im Stationsablauf ein. So wird während der Visite der weitere Verlauf der Therapie und somit auch das weitere Handeln der Betreuer bestimmt. Für den Patienten bietet sich die Gelegenheit, Informationen über seinen aktuellen Zustand vom Arzt zu erfragen und damit sein Informationsbedürfnis zu stillen.
Durch das Eingehen auf emotionale Aspekte kann von seiten der Ärzte während der Visite der Grundstein für eine konstruktive Krankheitsverarbeitung gelegt werden. Dieses erscheint besonders bedeutungsvoll bei sehr ernsthaften Erkrankungen. Erforderliche Veränderungen im Selbstkonzept des Patienten bzw. in seiner Ich-Identität können durch entsprechendes Verhalten der Ärzte unterstützt werden.
Es stellt sich nun die Frage, ob die Durchführung der Visite auf der Intensivstation ihrer Funktion als zentraler Entscheidungsinstanz für die weitere Therapie gerecht wird und ob sie den Bedürfnissen des Patienten entgegenkommt.
Zur Beantwortung dieser Fragen sind Visitengespräche am Bett des Intensivpatienten mit Hilfe eines Tonbandes aufgenommen und hinsichtlich folgender Kriterien ausgewertet worden:
- Verständlichkeit des Gesagten
- Aktivität der Gesprächspartner
- Eingehen auf emotionale Aspekte.

Weiterhin ist das nonverbale Ausdrucksverhalten der die Visite führenden Ärzte sowie der Patienten mittels einer Filmkamera erfaßt worden. Das nichtsprachliche Verhalten ist dahingehend ausgewertet worden, inwieweit sich in ihm eine dem Patienten zugewandte Haltung wiederspiegelt.

Als Ergebnisse zeigen sich:
- Ärzte sprechen während der Visite untereinander eine Sprache, die dem Patienten vollkommen unverständlich ist,
- das Gespräch <u>zum</u> Patienten ist verständlich aufgebaut, dient vorwiegend der Informationserhebung, eindeutig weniger der Informationsvermittlung an den Patienten,
- auf die emotionale Befindlichkeit des Patienten wird nur in geringem Maße eingegangen, die Kommunikation verläuft vorwiegend sachbezogen,
- das sachbezogene Interesse der Ärzte spiegelt sich auf der nonverbalen Ebene wieder: die Krankenakte und das Apparate-System stehen im Mittelpunkt der Aufmerksamkeit,
- bei infauster Prognose verringert sich die zeitliche Dauer der Visite, die räumliche Distanz der Ärzte zum Patienten nimmt zu.

Die Ergebnisse machen deutlich, daß im Ablauf der Visite auf der Intensivstation die rein medizinischen Fragen eindeutig im Vordergrund des ärztlichen Interesses stehen. Insofern wird die Funktion der Visite als Entscheidungsinstanz für das weitere therapeutische Vorgehen voll erfüllt.
Der zweite Aspekt der Visite, nämlich die Berücksichtigung der emotionalen Bedürftigkeit des Patienten, bleibt weitgehend im Hintergrund. Dadurch entfallen auch die Möglichkeiten, während des Aufenthaltes auf der Intensivstation eine konstruktive Krankheitsverarbeitung auf seiten des Patienten aufzubauen.

Literatur:
Davis, M.S.: Variations in patients' compliance with doctor's order: Medical practica and doctor-patient interaction. Psychiatry in Medicine 2 (1971) 31-54
Hannich, H.-J., Pfeiffer, W.M.: Prävention paranoider und depressiver Reaktionen bei Intensivpatienten
Vortrag "Prävention in der Psychiatrie" der Deutschen Gesellschaft für Psychiatrie und Nervenheilkunde, Münster, 30. 9. 1982

M 1.6
Notfalltherapie gerinnungsbedingter Blutungen
Wiss. Berater: V. Tilsner, Eppendorf, H. Trobisch, Duisburg, N. Heimberger, Frankfurt.
Behringwerke AG, Frankfurt/M, BRD

Störungen in der Blutgerinnung sind Ursache von Blutungen. An klinischen Beispielen (Polytrauma, Notoperationen bei Patienten unter Antikoagulantientherapie) werden die erforderliche Gerinnungdiagnostik und darauf aufbauend die gezielte Substitutionstherapie mit Gerinnungsfaktorenkonzentraten dargestellt.

Die Bedeutung von Antithrombin III, des wichtigsten physiologischen Inhibitors der Blutgerinnung, wird bei einer Entgleisung des Gerinnungssystems im Sinne einer Verbrauchskoagulopathie deutlich. Durch AT III-Substitution, Heparinisierung und anschliessender Gabe der fehlenden Gerinnungsfaktoren ist die Situation beherrschbar.

Bei einer oralen Langzeit-Antikoagulation sind die Gerinnungsfaktoren II, VII, IX und X des sogenannten Prothrombinkomplexes vermindert. Ein plötzliches Blutungsrisiko z.B. bei einer Notoperation, erfordert ein schnelles Anheben dieser Faktoren durch Substitution. Die Dosierung orientiert sich an den Werten der Gerinnungsanalysen.

M 2.1
Midazolam in der Anaesthesie
P. Küp (Drehbuchautor), Hoffmann-La Roche & Co. AG, Basel, Schweiz

Es handelt sich um einen Film von 25 Minuten Dauer, der über die Anwendung eines neuen Benzodiazepins in der Anaesthesie unterrichtet. Aufgrund besonderer physikalisch-chemischer Eigenschaften

- Wasserlöslichkeit
- kurze Eliminations-Halbwertzeit, die gut mit der Wirkungsdauer übereinstimmt
- keine Abbauprodukte mit relevanter Eigenwirkung
- außergewöhnlich gute Bioverfügbarkeit bei intramuskulärer Applikation

bietet das Benzodiazepin anwendungstechnische Vorteile. Prämedikation, Narkoseinduktion und additive Wirkung bei Regionalanaesthesien werden abgehandelt. Es wird versucht, diesem neuen Wirkstoff einen Anwendungsbereich im Fachgebiet Anaesthesie zuzuweisen.

M 2.2
Rapifen® Portrait eines neuen Analgetikums
H. Stoeckel, wissenschaftl. Berater, Institut für Anaesthesiologie Universität Bonn, BRD / Janssen Pharmaceutica AG

Einleitend werden einige anästhesiologische Probleme bei kurzen Eingriffen dargestellt, aus denen sich vier grundsätzliche Anforderungen an ein Analgetikum ableiten.

Anhand experimenteller Ergebnisse sowie klinischer Befunde am Menschen, wird das pharmakologische Profil von Rapifen* (Alfentanil) mit diesen Anforderungen

- adäquate Analgesie,
- gute Steuerbarkeit,
- keine unerwünschten Wirkungen und
- postoperative Sicherheit

verglichen.

Weiterhin werden Dosierungsschemata bei unterschiedlichen Operationen und bei verschieden langen Eingriffen angegeben.

*Trade Mark

M 2.3
Blockade des Plexus brachialis
H.C. Niesel, E. Lanz, D. Theis
St. Marienkrankenhaus Ludwigshafen, Institut für Anaesthesiologie/ Universitätsklinik Mainz, BRD

Drei Methoden zur Blockade des Plexus brachialis, der interscalenäre und der subclavia-perivaskuläre Zugang nach Winnie sowie der axilläre Zugang, werden demonstriert. Bei jeder Blockade wird die Topographie an einer Versuchsperson, die Anatomie an einem anatomischen Modell demonstriert und die Durchführung der Blockaden im klinischen Ablauf gezeigt.

M 2.4
Drei in Eins-Block und Ischiadikusblockade
H. Makowski
Kreiskrankenhaus Rhein-Hunsrück, Simmern, BRD

Der Drei in Eins-Block nach Winnie, d. h. die gemeinsame Blockade der Nervi femoralis, obturatorius und cutaneus femoris lateralis mittels einer einzigen Injektion, und die Ischiadikusblockade werden ausführlich dargestellt. Die Ischiadikusblockade wird sowohl in ihrem seitlichen als auch in ihrem vorderen Zugangsweg demonstriert. Dabei wird die Topographie jeweils an einer Versuchsperson getastet, die Anatomie an einem anatomischen Modell demonstriert und die Durchführung der Blockade an einem Patienten gezeigt.

Die Kombination Drei in Eins-Block plus Ischiadikusblockade wird als Alternative zur Spinalanästhesie für die Anästhesie der unteren Extremität, insbesondere beim Unfallpatienten, empfohlen.

M 2.5
Technik der Implantation einer Pumpe zur kontinuierlichen periduralen Opiatzufuhr

H. Müller, W. Vogelsberger, K. Aigner*

Abteilung für Anaesthesiologie und operative Intensivmedizin und *Abteilung für Allgemeinchirurgie, Justus-Liebig-Universität, D-6300 Gießen, BRD

Einleitung. Die Effektivität der rückenmarksnahen Opiatanalgesie konnte in zahlreichen Studien belegt werden (2). Bei der ambulanten Langzeit-Anwendung der Methode (chronische Malignom-Schmerzen) mit bedarfsweiser Bolus-Injektion bestehen jedoch eine Reihe von Problemen, wie die hygienischen Risiken bei langer Liegedauer des Katheters, die unvermeidliche Wiederkehr von Schmerzphasen zwischen den Nachinjektionen und die juristisch ungeklärte Frage der Verantwortlichkeit bei Komplikationen außerhalb der Klinik. Bolusinjektionen relativ hoher Einzeldosen haben zudem ein erhöhtes Risiko cerebraler Opiat-Nebenwirkungen und beschleunigen die Dosis-abhängige Toleranzentwicklung spinaler Opiatrezeptoren. Am zweckmäßigsten wäre die Verbindung eines untertunnelt verlegten rückenmarksnahen Katheters mit einer total implantierten, jedoch perkutan wieder auffüllbaren Pumpe mit konstantem und möglichst langsamem Flow. Das Infusaid[R]-System, das seine treibende Kraft aus dem Druck eines sich bei Körpertemperatur ausdehnenden Gases bezieht, erfüllt diese Voraussetzungen. Wir haben erstmals außerhalb der Vereinigten Staaten diese Pumpe zur periduralen Opiatanalgesie bei bislang drei chronischen Schmerzpatienten implantiert.

Beschreibung der Methodik. Nach einer vorausgegangenen Erprobung der Effektivität der Methode mit einem externen Periduralkatheter, erfolgte die Implantation des Systems in Vollnarkose. In typischer Weise wurde über eine Hautschlitzung ein Periduralkatheter (Perifix[R]) im entsprechenden Segmentbereich angelegt und zur Vorderwand des Abdomens hin subkutan untertunnelt. Dort wurde er mit einer in einer Muskeltasche plazierten Infusaid[R]-Pumpe konnektiert, die mit einer Mischung aus Morphin-HCl und Bupivacain 0,25 % gefüllt worden war. Bei einem täglichen Flow von 3,6 ml, entsprechend 7,2 mg Morphin/24 Stunden, muß die Pumpe etwa alle 14 Tage wieder perkutan aufgefüllt werden. Die genauen Einzelheiten der Implantation werden in einem kurzen Film dargestellt.

Diskussion der Methodik. Unser Vorgehen weicht in folgenden Punkten von den in amerikanischen Publikationen dargestellten Fallbeschreibungen (1) ab: Statt eines oft nur über eine 'Minilaminotomie' zu implantierenden weichen Silastik-Katheters verwenden wir einen problemlos anzulegenden Periduralkatheter aus weichmacherfreiem, chemisch inertem Polyamid. Um Dislokationen zu vermeiden, erfolgt eine zusätzliche Fixierung des Katheters am Lig. supraspinale. Ein Absinken der Pumpe, wie bei subkutaner Plazierung, kann durch Einlegen in eine Muskeltasche und zusätzliche Fixierung an der Faszie oder am Rippenperiost vermieden werden. Vor der Implantation wird die Pumpe nicht mit einem Wärmekissen oder im Wasserbad, sondern, noch steril verpackt, mit einer Ultrarotlampe aufgewärmt. Im Gegensatz zu der in den Vereinigten Staaten zumeist durchgeführten intrathekalen Katheteranlage, ziehen wir die risikoärmere peridurale Opiatzufuhr vor. Von der Kombination mit einem Lokalanaesthetikum erwarten wir eine Dosisreduktion des Opiates und damit ein Hinauszögern der in den USA oft beobachteten Toleranzentwicklung. Bei einer Liegedauer von mehreren Monaten haben wir bislang weder Komplikationen noch einen Effektivitätsverlust beobachten können.

Literatur. 1. Robertson JT et al. (1982) Office of continuing medical education, Ann Arbor, Michigan (USA) 2. Yaksh TL et al. (1982) Springer-Verlag Berlin-Heidelberg-New York

V Industrieforum

Bayer AG, Leverkusen (D): Korrektur von Hämostasestörungen bei intensivmedizinisch versorgten Patienten
Leitung: D.L. Heene, Mannheim (D)/H. Neuhof, Gießen (D)

J 1.1
Warum eigentlich gerinnt das Blut?
V. Bleyl
Pathologisches Institut der Fakultät für Klinische Medizin der Universität Heidelberg, Mannheim, BRD

Abstract nicht eingegangen

J 1.2
Systemspezifische und -unspezifische Proteolyse als Ursache von Hämostasestörungen
M. Jochum[1], K.H. Duswald[2], J. Witte[3], H. Fritz[1]
[1]Abteilung f. Klinische Chemie und Klinische Biochemie in der [2]Chirurg. Klinik, Innenstadt der Universität München, D-8000 München, BRD. [3]Chirurgische Klinik Großhadern, Universität München, D-8000 München 70, BRD

Eine intakte Hämostase ist das Ergebnis eines synergistischen Zusammenwirkens von Gefässwand, Thrombozyten, plasmatischen Gerinnungsfaktoren und Fibrinolysemechanismen. Die humoralen Systeme sind hierbei charakterisiert durch die Aufrechterhaltung eines ausgewogenen Gleichgewichtes zwischen hochspezifischer, zumeist proteolytischer Aktivierung und gezielter Inhibierung ihrer Faktoren. Die Verbrauchskoagulopathie als Ausdruck einer schweren Allgemeinerkrankung ist als komplexe Umsatzstörung aller an der Hämostase beteiligten Systeme anzusehen. Die Disseminierung eines primär lokalen Gerinnungsprozesses aufgrund unkontrollierter proteolytischer Vorgänge führt dann letztlich zur Irreversibilität schockbedingter Organschädigungen, wie sie z. B. für Sepsis und Polytrauma hinlänglich bekannt sind.

Mechanismus der Aktivierung und des Verbrauchs von Plasmafaktoren:

- Der klassische Verbrauch im Sinne einer disseminierten intravaskulären Gerinnung nach ausgedehnten Endothelläsionen - sei es durch Endotoxineinwirkung oder nach Gefäss- und Gewebsverletzungen infolge eines Polytraumas - wird durch Einschwemmung gerinnungsaktiver Substanzen ausgelöst und führt zur Aktivierung der humoralen Blutsysteme, vorwiegend durch sog. system-spezifische Proteinasen wie z. B. den Plasminogenaktivator und die Thrombokinasen. Da alle hierbei ablaufenden Reaktionsschritte hochspezifisch sind, sprechen wir von einer spezifischen Aktivierung. Im wesentlichen handelt es sich um die Spaltung jeweils einer oder nur weniger Peptidbindungen in einem vergleichsweise riesigen Proteinmolekül, wodurch aus Proenzymen aktive Enzyme (z. B. Prothrombin → Thrombin) und aus inaktiven Kofaktoren Acceleratoren (z. B. Faktor V → F Va) entstehen. Die wichtigsten Hemmstoffe, die normalerweise ein Überschiessen der enzymatischen Aktivitäten verhindern, sind das Antithrombin III (AT III) für die Gerinnung, der α_2-Plasmininhibitor (α_2PI) für die Fibrinolyse und der C1-Inaktivator (C1-INA) für das Komplement-und das Kallikrein-Kinin-System.

- Werden ausser den spezifischen Aktivatoren auch lysosomale Proteinasen aus polymorphkernigen Granulozyten ("Neutrophile"), Makrophagen, Endothelzellen, Mastzellen oder Fibroblasten freigesetzt, so können diese Enzyme eine Vielzahl von Faktoren der Blutsysteme (Gerinnung, Fibrinolyse etc.) als unspezifische Substrate proteolytisch zerstören. Auf diese Weise werden z. B. neben Transportproteinen und Immunglobulinen selbst Proteinaseinhibitoren wie AT III, C1-INA und α_2PI durch Elastase aus Neutrophilen inaktiviert. Die wichtigsten Hemmstoffe der lysosomalen Enzyme sind der α_1-Proteinaseinhibitor (α_1PI; ehemals α_1-Antitrypsin), das α_2-Makroglobulin (α_2M) und das α_1-Antichymotrypsin (α_1AC).

Kommt es im Verlaufe von massiven Entzündungsvorgängen zur vermehrten Bildung bzw. Freisetzung von system-spezifischen und lysosomalen Proteinasen, so werden die betreffenden Inhibitoren ebenfalls vermehrt verbraucht bzw. inaktiviert. Die verminderte Wirksamkeit des schützenden Hemmstoffpools führt folglich zu einem foudroyanten Verbrauch der Blutsystemfaktoren, deren Ersatz durch Neusynthese nicht mehr kompensiert werden kann.

- Ein weiteres System, das proteolytisch Gerinnungsfaktoren zerstören kann, ist das Fibrinolysesystem. Freies Plasmin, durch primäre oder reaktive Hyperfibrinolyse entstanden, lysiert nicht nur Fibrin, sondern baut auch die Gerinnungsfaktoren Fibrinogen sowie F V und F VIII proteolytisch ab.

Lysosomale Elastase als diagnostische Markersubstanz:

Neutrophile werden durch Endotoxin oder andere Entzündungsmediatoren stimuliert, wobei u. a. lysosomale Elastase aus den Zellen liberiert wird. Sie reagiert primär mit dem α_1-Proteinaseinhibitor, wobei sich ein stabiler Elastase-α_1-Proteinaseinhibitor-Komplex (E-α_1PI) bildet, der mit einer Halbwertszeit von ca. 1 Std. aus der Zirkulation eliminiert wird. Mittels eines enzyme-linked immunoassay (ELISA) ist es neuerdings möglich, die Konzentration dieses Komplexes in Körperflüssigkeiten quantitativ zu erfassen. Im Rahmen einer klinischen Studie zum Verlauf der Plasmaspiegel des E-α_1PI nach abdominal-chirurgischen Eingriffen zeigte sich, daß zwischen der Höhe des Komplexes und dem Verbrauch von Blutsystemfaktoren wie AT III, F XIII und α_2M eine inverse Korrelation bestand, d. h. bei hohen Komplementspiegeln fanden wir niedrige Werte der genannten Parameter und umgekehrt. Selbst der Schweregrad einer postoperativen Sepsis konnte anhand der Verlaufskontrolle des E-α_1PI erkannt werden.

Ausblick:

Aus den Ergebnissen kann man folgern, daß Gerinnungsstörungen im Verlaufe einer Sepsis nicht nur durch die Aktivierung der Blutsysteme über systemspezifische Proteinasen bedingt sind. Offensichtlich kommt auch vermehrt freigesetzten lysosomalen Proteinasen bei der Ausbildung einer Verbrauchskoagulopathie bzw. DIG eine wesentliche Rolle dadurch zu, daß sie Blutsystemfaktoren unspezifisch proteolytisch abbauen und somit inaktivieren. Die rechtzeitige Anwendung geeigneter exogener Proteinaseninhibitoren sollte deshalb den Verbrauch von Blutsystemfaktoren drastisch vermindern, wie wir dies in einem Endotoxinämiemodell am Hund sowohl mit einem Elastaseinhibitor (Bowman-Birk-Inhibitor aus Sojabohnen) als auch mit dem Proteinaseinhibitor Aprotinin in hoher Dosierung bereits belegen konnten.

- Fritz H (1980): Proteinase inhibitors in severe inflammatory processes (septic shock and experimental endotoxaemia). In: Protein Degradation in Health and Disease, Ciba Found. Symp. 75 (new series), p. 351-379. Excerpta Medica, Amsterdamn
- Jochum M, Duswald KH, Hiller E, Fritz H (1983): Plasma levels of human granulocytic elastase-α_1 proteinase inhibitor complex (E-α_1PI) in patients with septicemia and acute leukemia. In: Selected Topics in Clinical Enzymology (Goldberg DM, Werner M, eds.), Walter de Gruyter Verlag Berlin, 85-100.

J 1.3
Zur Pathogenese der Schocklunge unter dem Aspekt der Hämostasestörung

H. Neuhof

Abteilung für Klinische Pathophysiologie und Experimentelle Medizin am Zentrum für Innere Medizin der Justus Liebig-Universität Gießen, Klinikstraße 32, 6300 Gießen, BRD

Bei der Schocklunge, einer ätiologischen Variante des akuten Atemnotsyndroms (ARDS = acute/adult respiratory distress syndrome), handelt es sich um ein akutes Lungenversagen im Gefolge eines Kreislaufschocks unterschiedlichster Genese. Nach einer initialen Störung der kapillären und alveolären Schrankenfunktion mit gesteigerter Permeabilität erfolgt im weiteren Verlauf ein proliferativer-fibrosierender Umbau des Lungenparenchyms, der sehr häufig in einer tödlichen respiratorischen Globalinsuffizienz endet.

Neben Schockzuständen kann eine Vielzahl von pulmonalen Affektionen und extrapulmonalen Erkrankungen, insbesondere septische Prozesse, Traumata und Verbrennungen, auch wenn diese nicht zum Schock führen, ein solches Lungenversagen auslösen. Alle diese Krankheitszustände gehen mit einer ausgeprägten Aktivierung des Gerinnungssystems einher, sodaß sich die Frage nach deren pathogenetischer Bedeutung erhebt.

Die Folgen einer Gerinnungsaktivierung wurden lange Zeit fast ausschließlich in der Behinderung des Gasaustausches durch hyaline Membranen und in der mechanischen Verlegung der Lungenstrombahn durch Mikrothromben aus Fibrin und Thrombozyten gesehen. Im pathologischen Bild der Lunge finden sich jedoch in der Regel diese Endprodukte der Gerinnung nicht immer oder nicht in ausreichendem Ausmaß, um die pulmonale Insuffizienz erklären zu können. Im Hinblick auf neuere experimentelle Befunde scheint allerdings den Intermediär- und Abbauprodukten der Gerinnung eine immer größere causale Bedeutung zuzukommen:

Thrombin und Fibrin(ogen)-Spaltprodukte können direkt Endothelien schädigen. Fibrinmonomere stimulieren den pulmonalen Arachidonsäuremetabolismus und bewirken die Freisetzung von Thromboxan (TXA_2), erhöhen den pulmonalen Strömungswiderstand und stören den pulmonalen Gasaustausch. Desweiteren beeinträchtigen Fibrinmonomere die Funktion des Surfactant-Systems, indem sie die Oberflächenspannung des alveolären Flüssigkeitsfilms erhöhen und damit die Bildung von Mikroatelektasen begünstigen. Auch Fibrinopeptide können Lungengefäße konstringieren. Fibrin(ogen)-Spaltprodukte steigern die pulmonale Gefäßpermeabilität, sie wirken chemotaktisch auf Granulozyten, aktivieren Thrombozyten und regen Alveolozyten, Endothelzellen und Fibroblasten zur Proliferation an.

Neben den Endprodukten der Gerinnung können so vor allem die Intermediär- und Spaltprodukte durch eine direkte oder indirekte Beeinflussung des Gefäßtonus, der pulmonalen Permeabilität und der alveolären Oberflächenspannung, sowie durch Stimulierung pulmonaler Zellen zur Proliferation, mit verantwortlich gemacht werden für die Entstehung der Schocklunge.

Literatur:

Neuhof, H.: Zur Pathophysiologie der Schocklunge
Verh. Dtsch. Ges. Inn. Med. 88, 345 (1982)

Neuhof, H.: Acute respiratory distress syndrome: the pathogenetic role of the "classical" cascade systems and the arachidonic acid metabolism
Intense Care News 2, 5 (1982), Excerta Medica

Neuhof, H., H. Wolf, W. Seeger, I. Mahn: Hemodynamic effects of fibrin monomers on pulmonary circulation.
In: Conference on Pathophysiology and Therapy of Severe Acute Lung Disease, Tutzing/Germany 1982
Eds: K.J. Falke and W.M. Zapol

Neuhof, H., W. Seeger, H. Wolf, L. Roka und H.G. Lasch: Verbrauchskoagulopathie und Lungenfunktion
Internist 23, 457 (1982)

J 1.4
Therapie von Hämostasestörungen in der Intensivmedizin aus internistischer Sicht

D.L. Heene, K.R. Genth, W. Kirschstein

I. Medizinische Klinik, Klinikum Mannheim, Fakultät für Klinische Medizin der Universität Heidelberg, Mannheim, BRD

Innerhalb des intensivmedizinischen internistischen Krankengutes manifestiert sich die Einbeziehung von Hämostasestörungen im Rahmen verschiedenster Grunderkrankungen in Form von zwei Syndromen: 1. der akuten Blutungskomplikation und 2. eines disseminierten intravasculären Gerinnungsprozesses. Die Auswertung des intensivmedizinischen Krankengutes (1982) der Intensivstation

der I. Med. Klinik in Mannheim erbrachte folgende Verteilung der einzelnen Blutungsursachen:
(Gesamtzahl der intensivmed. Patienten n = 528)
Gesamtzahl der Blutungskomplikationen n = 84
(16 %), davon: hepatogen 38, gastrointestinal 17, postop. 7, iatrogen 7, haematolog. 6, septisch bedingt 5, postpartal 3, angeb. Gerinnungsstörung 1. Unter Zugrundelegung gerinnungsanalytischer Ergebnisse war in 81 % der Fälle eine Thrombozytopenie (Thrombozytenzahl < 100.000) nachweisbar, je nach Schweregrad der Blutungskomplikation fand sich eine signifikante Verminderung des Hämostasepotentials (TPZ <50 %, PTT >60 sec., PTZ >30 Sec.) bei 58 %.

Die Pathogenese der Hämostasestörungen bei dem genannten Krankengut ist vielschichtig. Dementsprechend müssen die therapeutischen Entscheidungen vor dem Hintergrund der Blutungsursache individuell überprüft werden. Zunächst ist zu eruieren, ob die Blutung infolge eines präexistenten Gerinnungsdefektes aufgetreten ist, wie z. B. bei der hepatogenen Blutungsneigung im Rahmen der Lebercirrhose. Ebenso wichtig ist die Frage nach einer lokalisierbaren Blutungsquelle, wie z. B. ein Ulcus oder Oesophagusvaricen. Besondere Bedeutung kommt der Frage nach dem Bestehen eines Schocksyndroms zu, um abwägen zu können, ob die Blutungsneigung Folge einer "Verlustkoagulopathie" beim hämorrhagischen Schock, einer transfusionsbedingten Gerinnungsstörung nach Massivtransfusion, oder einer Verbrauchskoagulopathie bei septischem Schock ist.

Bezüglich der therapeutischen Konsequenzen kann davon ausgegangen werden, daß bei jeder bedrohlichen Blutung infolge des Blutverlustes auch eine aktuelle Verminderung des Hämostasepotentials vorliegt. Damit ist die Substitutionstherapie mit Frischplasma absolut vorrangig. Gelegentlich ist auch der Einsatz von Thrombozytenkonzentraten notwendig. In jedem Falle, insbesondere im Verlaufe von Schockzuständen unterschiedlicher Genese, ist mittels gerinnungsanalytischer Methoden zu überprüfen, inwieweit ein disseminierter intravasculärer Gerinnungsprozeß mit Aktivierung des Hämostasesystems vorliegen kann. Meist gelingt es durch die gezielte Therapie der Grunderkrankung diesen Aktivierungsprozeß infolge der Verfügbarkeit entsprechender Kompensationsmechanismen zu unterbrechen. Andererseits besteht die Möglichkeit durch niedrig dosiertes Heparin die Perpetuation der Gerinnungsaktivierung in vivo günstig zu beeinflussen, vorausgesetzt, das Antithrombin III Potential ist ausreichend verfügbar. Der gezielte Einsatz von hochgereinigten gerinnungsaktiven Plasmafraktionen ist streng genommen nur bei angeborenen Gerinnungsdefekten gerechtfertigt, ihre Verwendung ist im Hinblick auf ihre thrombogene Aktivität vor allem in Gegenwart einer Verbrauchskoagulopathie kontraindiziert. Die Erkenntnisse über die Bedeutung des proteolytischen Abbaus bestimmter Gerinnungsfaktoren durch fibrinolyse-spezifische Enzyme und andere Proteasen zellulärer Herkunft unterstreicht die Notwendigkeit des gezielten Einsatzes von polyvalenten Enzyminhibitoren, sofern nachgewiesen ist, daß der zur Blutung führende Hämostasedefekt Ausdruck einer Fibrinolysesteigerung ist.

J 1.5
Zur klinischen Bedeutung von Gerinnungsstörungen nach Antibiotikatherapie
G. Menz
Hochgebirgsklinik Davos-Wolfgang, CH-7265 Wolfgang, Schweiz

1947 beschrieb Fleming Einflüsse von Penicillin auf Blutgerinnung. In den siebziger Jahren wurde über den Einfluss von Carbenicillin und Ticarcillin sowie Penicillin G auf Gerinnungswerte diskutiert. Diese Antibiotika produzieren eine dosis- und zeitabhängige Plättchendysfunktion. Bei iv-Gaben von 300, 400 oder 600 mg/pro kg/pro Tag erzeugt Carbenicillin einen Defekt der Plättchenaggregation und eine verlängerte Blutungszeit. Aehnliche Ergebnisse sieht man bei der Anwendung von Ticarcillin in der Dosis von 200 - 300 mg/pro kg/pro Tag. Laborleitsymptom dieser Wirkung auf die Hämostase ist eine Hemmung der induzierten Plättchenaggregation und eine verlängerte Blutungszeit. Penicillin G und Carbenicillin besetzen Rezeptoren der Plättchenmembran für Induktoren der Aggregation wie Adrenalin, ADP, Kollagen (Shattil). Daneben werden Störungen der Fibrinogen-Fibrin-Polymerisation und eine heparinähnliche Aktivität diskutiert (Andrassy). Bei in vitro Untersuchungen sahen wir bei Mezlocillin und Azlocillin bis zu einer Konzentration von 450 µg/ml Plasma keine Beeinflussung der ADP- und kollageninduzierten Thrombozytenaggregation. Reuter fand 1980, dass 100 mg Mezlocillin pro ml Plasma die Aggregation vollständig hemmten, während 10 mg pro ml keinen Effekt hatten. Diese Konzentrationen liegen höher als die in vivo erreichten Spiegel. Die Antibiotikakombination Mezlocillin plus Oxacillin zeigt bis zu 2.000 µg/ml Plasma keinen Einfluss auf die ADP-induzierte Plättchenaggregation. Andrassy et al. hatten 1980 von Patienten mit deutlich verlängerten Blutungszeiten unter Azlocillin- und Mezlocillin-Therapie berichtet. In der Azlocillin-Gruppe war es auch zu Blutungskomplikationen gekommen. Einige dieser Patienten hatten jedoch auch eine deutlich eingeschränkte Nierenfunktion (Kreatininwerte von 3,7 - 10 mg%). In einer eigenen Studie an insgesamt 40 Patienten mit normaler Nierenfunktion von denen je 10 Patienten mit Ticarcillin (3x5g), Mezlocillin (3x5g) Mezlocillin plus Oxacillin (3x6g) bzw. Azlocillin (3x5g) täglich therapiert wurden, zeigte sich in keinem Fall eine Blutungskomplikation. Bei allen blieb die Blutungszeit normal. Eine Veränderung der plasmatischen Gerinnungsfaktoren wurde nicht gesehen. In der Ticarcillin-Gruppe zeigten 2 Patienten unter Therapie eine zunehmende Hemmung der kollageninduzierten Thrombozytenaggregation. Der Effekt von Piperacillin auf die Plättchenfunktion bei gesunden Freiwilligen wurde untersucht. Ueber 7 Tage erhielten die Probanden 1oo, 2oo oder 3oo mg pro kg/pro Tag. Plasmatische Gerinnungsfaktoren waren nicht verändert. Die Blutungszeit war bei 3 von 15 Personen nach 7 Tagen Piperacillin verlängert. Blutungen wurden nicht gesehen. Die Plättchenaggregation (ADP, Epinephrin, Kollagen und Arachidonsäure) war gehemmt. Zusammenfassend waren die Einflüsse auf Plättchenfunktion und Blutgerinnung weniger stark ausgeprägt als bei einer äquivalenten Dosis von Ticarcillin und Carbenicillin.

Desweiteren kann unter einer Therapie mit Breitbandantibiotika, besonders aus der Cephalosporin-Reihe eine plasmatische Blutgerinnungsstörung durch Vitamin K Mangel auftreten. Es wird einerseits durch die Nahrung aufgenommen, andererseits durch anaerobe und aerobe physiologische Darmkeime synthetisiert. Ein Vitamin K Mangel kann durch fehlende oder verminderte alimentäre Vitamin K Zufuhr begünstigt werden. Bei entsprechend selektiertem Patientengut, wie z.B. auf Intensivstationen, kann vor allem, wenn Vitamin K nicht rechtzeitig zugeführt wird, und diese Patienten ausserdem parenteral-oder sondenernährt sind, die Blutungshäufigkeit übernormal ansteigen. Die Blutungsneigung ist in der Regel nach Vitamin K Gabe reversibel. Bedrohliche Blutungen können nur mit Prothrombinkomplex beherrscht werden. Im Vergleich zu anderen Präparaten aus der Cephalosporin-Reihe hat Moxalactam den stärksten Einfluss auf das Prothrombinsystem. Auch die Blutungszeit war bei Moxalactam therapierten Patienten häufiger verlängert als unter Cefotaxim und Cefoperazon (Andrassy). Bei Niereninsuffizienz ist die Moxalactamdosis unbedingt anzupassen.

J 1.6
Das Verhalten der Blutgerinnung bei niereninsuffizienten Patienten unter Therapie mit modernen Breitspektrum-Penicillinen

M. Eichhorn[1], A. Hümpfner[2], J. Braun[1], D. Adam[3], W. Schulz[1]
[1]III. Med. Klinik, [2]Abteilung für Labormedizin des Allgemeinen Krankenhauses Bamberg, BRD. [3]Kinderklinik der Universität München, BRD

Der Einfluß von Ureido-Penicillinen auf die Gerinnung wurde bisher nur in-vitro (1,2), an gesunden Probanden und an Patienten mit normaler Nierenfunktion (3) untersucht. Es wird über die Auswirkung der neuen Acylureido-Penicilline Mezlocillin (M) und Azlocillin (A) auf die plasmatische und thrombozytäre Gerinnung im Vergleich zu Ticarcillin (T) bei Patienten mit eingeschränkter Nierenfunktion, einschließlich chronischer Dialyse berichtet.

36 Patienten (21 Frauen, 15 Männer), Alter von 17 bis 79 Jahren, wurden nach Nierenfunktion in 4 Gruppen eingeteilt: Gruppe 1 Kreatinin unter 1,2 mg/dl, Gruppe 2 Kreatinin 2,5, Gruppe 3 Kreatinin über 5, Gruppe 4 chronische Dialyse. Mit A wurden 15 Patienten, mit M 12 und T 9 Patienten über 4-12 Tage behandelt. Die Dosierung erfolgte nach Nierenfunktion. Blutungszeit (BZ), Antithrombin (AT) III, Thrombinkoagulase, Thrombinzeit (TZ), partielle Thromboplastinzeit (PTT), Quick, Thrombelastogramm (TEG), Thrombozytenausbreitung und -zahl sowie die Serumkonzentration des Antibiotikums wurden jeweils vor, 2 Stunden nach der ersten und der letzten Infusion bestimmt.

Eine Verlängerung der Blutungszeit wird unter A bei niereninsuffizienten Patienten der Gruppe 3 und 4 beobachtet, besonders ausgeprägt jedoch unter T. Klinische Blutungskomplikationen treten in keinem Fall auf. Die plasmatische Gerinnung blieb bei allen Patienten unverändert. Im TEG zeigt sich eine Hypokoagulabilität unter M in Gruppe 3 und 4, unter A nur bei einem Patienten der Gruppe 4, ausgeprägt pathologisch unter T in Gruppe 3 und 4. Die Thrombozytenausbreitung ist bei allen Patienten nicht signifikant verändert, insbesondere nicht im Sinne einer Thrombozytenausbreitungshemmung (4). Ein Zusammenhang dieser pathologischen Gerinnungsparameter mit den Serumkonzentrationen des Antibiotikums besteht nicht.

Eine Therapie mit A und M bleibt auch bei niereninsuffizienten Patienten in ausreichend hoher Dosierung ohne relevante Beeinflussung der plasmatischen und thrombozytären Gerinnung.

Literatur:
1) Menz G. (198o)
   Der Einfluß von Azlocillin auf die ADP-

induzierte Thrombozytenaggregation in-vitro.
Med.Welt 31: 1602

2. Menz G. (1979)
Der Einfluß von Mezlocillin auf ADP-und Kollagen-induzierte Aggregation in-vitro.
Med.Welt 30: 1923

3. Andrassy K., Weisschedel E., Höffler D., Ritz E. (1980)
Führen Ureido-Penicilline zu Hämostasestörungen und hämorrhagischer Kolitis?
Therapiewoche 30: 2777

4. Schulz W. (1975)
Thrombozytenfunktion bei Niereninsuffizienz in: Schulz W., Gessler U. (1975) Gerinnungsstörungen und Anämie bei Nierenerkrankungen, Dustri-Verlag, Deisenhofen bei München

J 1.7
Gerinnungsstörungen bei gynäkologischen und geburtshilflichen Problemfällen: Therapeutisches Management
P.F. Tauber
Frauenklinik der GH Essen, BRD

Abstract nicht eingegangen

J 1.8
Postoperative Blutungen in der Herzchirurgie — Eine vermeidbare Komplikation?
Smilja Popov-Cenić[1], P.G. Kirchhoff[2], G. Hack[3]
[1]Inst. f. Exp. Haemotologie u. Bluttransfusionswesen, [2]Klinik f. Herz-Gefäß-Chirurgie, [3]Inst. f. Anaesthesiologie, Universitätsklinik Bonn, BRD

Einleitung
Eine Blutung nach Operation mit der Herz-Lungen-Maschine (HLM) wird als exzessiv angesehen, wenn der Blutverlust in den ersten 8 Stunden postoperativ 600 ml übersteigt, entsprechend >1 ml/kg/Std. o. >30 ml/m^2/Std. Nach neueren Arbeiten (1,2) kommen derartige postoperative Blutungen in 20 bis 30 % der Fälle vor. Unsere Untersuchungen hatten folgende Zielsetzung:

1. Exakte Messung des postoperativen Blutverlustes und des Transfusionsbedarfs am 1. und 2. Tag nach der Operation.
2. Untersuchung des Einflusses der HLM auf das Gerinnungssystems anhand intraoperativ in kurzen Intervallen entnommener Blutproben.
3. Klärung der Blutungsursachen.
4. Entwicklung einer kausalen präventiven Therapie.

Patienten und Methode
Bei 58 Patienten mit Aortenklappen-Ersatz (AKE) oder Mitralklappen-Ersatz (MKE) wurden Gerinnungsanalysen ein bis zwei Tage vor der Operation, am Ende der HLM-Zeit, nach der Heparin-Neutralisation mit Protaminchlorid (PCl) sowie am ersten postoperativen Tag vorgenommen. Bei einem Teil der Patienten wurden zusätzlich intraoperativ Bestimmungen in kurzen Abständen durchgeführt. Entsprechend der erhaltenen Therapie im Hinblick auf eine Blutungsprophylaxe wurden die Patienten retrospektiv in 3 Gruppen eingeteilt.

Ergebnisse
Gruppe I (10 AKE, 9 MKE) erhielt kein Aprotinin; in zwölf Fällen wurde wegen aufgetretener Blutungen intraoperativ mit PPSB, Faktion I nach Cohn und Tranexamsäure behandelt. Es kam in diesen Fällen bei überschießender Neutralisation des Heparins durch PCl (1 : 1,05 bis 1 : 1,23) zu einer DIC mit deutlichem Abfall von Gerinnungsfaktoren, Thrombozyten und Fibrinogen sowie Auftreten von Fibrinspaltprodukten. Die Proteolyse führte in der unmittelbaren postoperativen Phase zu exzessiven Blutungen (>1,2 ml/kg/Std.) in 30 %. Der Transfusionsbedarf in dieser Phase war entsprechend hoch.

Gruppe II (9 AKE, 10 MKE) erhielt während und nach HLM Aprotinin, die Heparin-Neutralisation erfolgte im Verhältnis 1 : 0,87 bis 1 : 1,06. Hier kam es zu keiner DIC. Bei anfänglich hoher Heparin-Dosis (400 IE/kg), vorsichtiger Neutralisation mit PCl und zusätzlicher Aprotinin-Gabe wurden die Gerinnungswerte weitgehend normalisiert. In dieser Gruppe lag die Rate starker Blutungen unter 10 %. 70 % der Patienten hatten einen normalen Transfusionsbedarf (<3 ml/kg/Std.).

Gruppe III (10 AKE, 11 MKE) erhielt die gleiche Behandlung wie Gruppe II, mit Ausnahme einer bereits präoperativ eingeleiteten Gabe von Aprotinin. Dadurch konnte eine Proteolyse fast vollständig vermieden werden. Bereits kurz nach der Heparin-Neutralisierung lagen sowohl die unspezifischen Gerinnungstests als auch die für Fibrinopeptide empfindliche Reptilasezeit bei 19 von 21 Patienten im Normbereich. Der postoperative Blutverlust lag unter 0,5 ml/kg/Std. 90 % der Patienten hatten einen normalen Transfusionsbedarf (<3 ml/kg/Std.).

Diskussion
In den vorliegenden Untersuchungen zeigte sich, daß verstärkte postoperative Blutungen stets bei aktivierter Proteolyse und vermehrtem Anfall von Fibrinspaltprodukten auftraten. Dagegen war ein Verbrauch von Gerinnungsfaktoren oder ein Heparin-Rebound-Effekt nicht von ursächlicher Bedeutung. Die frühzeitige Gabe von Aprotinin ist daher als eine kausal präventive Therapie der proteolytisch bedingten postoperativen Blutungen nach HLM anzusehen. Weiteren Aufschluß erwarten wir uns von einer soeben beendeten prospektiven, randomisierten klinischen Doppelblind-Studie, in der die antiproteolytische Therapie mit Aprotinin bzw.

C1-Esterase-Inhibitor im Vergleich zu einer Behandlung ohne Proteaseninhibitoren geprüft wurde.

Literatur
1. Marengo-Rowe AJ, Lambert CJ, Leveson JE, Thiele JP, Geisler GE, Adam M, Mitchel F (1979) The evaluation of hemorrhage in cardiac patients who have undergone extracorporeal circulation. Transfusion 19: 426
2. Popov-Cenić S, Kirchhoff PG, Hack G, Kulzer R, Olligs J (1981) Prophylaktische Behandlung mit Antiplasmin (Aprotinin) vor, während und nach Operation am offenen Herzen bei Erwachsenen. In: Mikrozirkulation und Prostaglandinstoffwechsel. Hrsg. Blümel G, Haas S. Schattauer, Stuttgart New York: 211

J 1.9
Einfluß von Aprotinin auf die Thrombozytenfunktion bei Operationen am offenen Herzen

H.D. Reuter[1], J. Selbherr[1], A. Hannekum[2], A. Dalichau[2], J. Busse[3]

[1]Lehrstuhl Innere Medizin I, [2]Lehrstuhl für Kardiochirurgie, [3]Institut für Anaesthesiologie der Medizinischen Einrichtungen der Universität Köln, BRD

Bei 10 Patienten mit Ersatz von Aorten- bzw. Mitralklappen wurden 7 bis 23 Tage nach Operation und Rückverlegung von der kardiochirurgischen auf die internistische Intensivstation das Verhalten der Thrombozyten mit Hilfe des nach Reuter und Kux modifizierten Testes von Wu und Hoak untersucht (1). Dieser Test ermöglicht die quantitative Bestimmung der Plättchenaktivierung und liefert Werte, die mit zunehmender Aktivierung von 1,00 ausgehend abnehmen. Bei normalen Probanden (n = 86) ergaben sich Werte von $0,9 \pm 0,1$. Die bei den Patienten mit künstlichen Herzklappen ermittelten Werte von $0,73 \pm 0,12$ unterscheiden sich signifikant von denen der Normalpersonen und deuten auf eine Aktivierung infolge des operativen Eingriffs hin. Teilt man die Ergebnisse nach Art des Klappenersatzes auf, so erhält man für die Patienten mit Aortenklappenersatz QPA-Werte (QPA = Quotient präformierter Aggregate) zwischen 0,62 und 0,71 ($0,68 \pm 0,03$) und für die Patienten mit Mitralklappen solche zwischen 0,62 und 0,97 ($0,76 \pm 0,14$). Eine starke Aktivierung der Plättchen findet auch bei der experimentellen Ischämie infolge Ligatur der Koronararterien statt, wie bei Katzen nachgewiesen werden konnte. Da die als initiale Reaktion der Plättchen auf äußere chemische und physikalische Reize anzusehende Aktivierung der Plättchen durch Aprotinin (Trasylol[R]) in vitro und in vivo gehemmt werden kann (2), wurde eine randomisierte, Plazebo-kontrollierte Doppelblindstudie mit Aprotinin bei 24 Mitral- und 24 Aortenklappenoperationen durchgeführt.

Bestimmt wurde die Aktivierung der Plättchen mit Hilfe der Wu-Hoak-Methode und die durch Collagen in Citratplasma induzierte Aggregation.

Erste Ergebnisse dieser Doppelblindstudie werden vorgestellt und diskutiert.

Literatur
1. Reuter HD, Kux A (1983) Thrombozytenaktivierung in vivo bei Herzpatienten. MedWelt 34, 649
2. Freick H, Reuter HD, Piontek R (1983) Ergänzende präoperative Thromboembolieprophylaxe durch Aprotinin beim alloplastischen Hüftgelenksersatz? MedWelt 34, 614

J 1.10
Welchen Nutzen bringt die Aprotinin-Konserve für die Transfusions- und Intensivmedizin?

H. Harke

Abteilung Anaesthesiologie am Universitäts-Klinikum der Christian-Albrechts-Universität Kiel, BRD

Abstract nicht eingegangen

Hoffmann-La Roche, Basel (CH): Ceftriaxon in der chirurgischen Prophylaxe: Kurzinfusion nach Einleiten der Anaesthesie

Leitung: S. Geroulanos, E. Martin, Zürich (CH)

J 2.1
Pharmakokinetik von Ceftriaxon

K. Stöckel

Abt. PF/BF F. Hoffman-La Roche, Basel, Schweiz

Abstract nicht eingegangen

J 2.2
Ceftriaxon in der operativen Prophylaxe bei der Transurethralen Prostataresektion

P. Jaeger

Urologische Klinik, Universitätsspital Zürich, Schweiz

Zweck der Studie

Die routinemässige Verabreichung von Antibiotica bei Patienten nach transurethraler Elektroresektion der Prostata (TUR-P) ist nach wie vor umstritten. In der Absicht, unseren eine antibiotische Prophylaxe befürwortenden Standpunkt zu überprüfen, haben wir 1982 an unserer Klinik eine entsprechende Studie durchgeführt.

Material und Methodik

Es handelte sich um eine randomisierte offene prospektive vergleichende Studie. Sie umfasste insgesamt 78 Patienten, welche zur TUR-P einer Hyperplasie bzw. zur palliativen TUR-P eines obstruierenden Carcinoms eintraten. Gemäss einer Randomisierungsliste erhielten die Patienten während des Spitalaufenthaltes, d.h. ab Operation bis zum Spitalaustritt 1 gr. Ceftriaxon i.v. (Gruppe 1), respektive keine antibiotische Prophylaxe (Gruppe 2). Gruppe 1 umfasste 33 Patienten, Durchschnittsalter 74 Jahre, die Gruppe 2 45 Patienten, Durchschnittsalter 69 Jahre. Bei jedem Patienten wurde bei Spitaleintritt, am Tag des Spitalaustritts, sowie nach 1 und 3 Monaten postop. eine Untersuchung des Urinsedimentes mit Keimzahlbestimmung vorgenommen. Die Randomisierung erfolgte unabhängig davon, ob bei Spitaleintritt ein Urininfekt vorlag oder nicht. Als Urininfekt wurde der Nachweis von 100'000 Keimen oder mehr pro ml gewertet.

Zsammenfassung der Resultate

In der Gruppe 1 (Ceftriaxon) waren 24 Patienten präop. infektfrei. Davon behielten 19 während der gesamten Untersuchungsdauer einen sterilen Urin. Drei Patienten hatten am Ende dieser 3-Monats-Periode einen Urininfekt, wovon 2 allerdings mit Keimzahlen von 10^5, der Dritte mit einem auf Ceftriaxon resistenten Enterokokken. Zwei weitere Patienten hatten vorübergehend einen Urininfekt, einer davon ebenfalls mit einem auf Ceftriaxon resistenten Enterokokken. Von den 9 Patienten der Gruppe 1 mit präop. bestehendem Urininfekt hatte einer während der ganzen Beobachtungszeit einen signifikant infizierten Urin wobei der bei Eintritt bestehende sensible E.coli schon bei Spitalaustritt, d.h. nach 1 Woche durch einen resistenten Pseudomonas ersetzt war. 6 weitere Patienten waren bereits bei Spitalentlassung infektfrei und blieben es, darunter auch ein solcher mit einem resistenten Pseudomonas. Zwei weitere mit anfänglichem Infekt (beide sensible E.coli) waren nach 1 Woche infektfrei, hatten aber später wieder einen infizierten Urin, der eine mit einem resistenten Enterokokken, der andere mit E.coli. In der Gruppe 2 (ohne Prophylaxe) zeigten sich folgende Resultate: 37 Patienten hatten präop. einen sterilen Urin, davon blieben 28 während der ganzen Untersuchungsdauer steril. Zwei entwickelten einen anhaltenden Infekt, einer davon mit einer Sepsis. 7 weitere hatten vorübergehend einen Infekt wobei dieser praktisch immer intra- oder unmittelbar postop. eintrat, d.h. sich im Austrittsuricult manifestierte und dann aber nach 1 Monat nicht mehr vorhanden war. Von den insgesamt 8 präop. infizierten Patienten blieb bei 3 dieser Befund während der ganzen Beobachtungszeit unverändert und bei 5 Patienten mit präop. infiziertem Urin normalisierte sich der Befund spontan, wenn auch nicht während der Hospitalisationsdauer, sondern innerhalb 1 Monats. Insgesamt wurden folgende Bakterienstämme gefunden: E.coli, Staphylococcus aureus, Staphylococcus koagulasenegativ, Pseudomonas aeruginosa, Klebsiella oxytoca, sowie Enterokokken, wobei Pseudomonas aeruginosa und Enterokokken für Ceftriaxon durchwegs resistent waren.

Diskussion und Folgerungen

Bei präop. sterilem Urin bleiben 79 % mit antibiotischem Schutz respektive 76 % der Urine ohne antibiotischen Schutz steril. Die postop. Verabreichung von Antibiotica bewirkt einen eindeutigen Schutz während der Hospitalisationszeit. Später besteht durch die Epithelialisierung der Prostataloge eine eindeutige Selbstheilungstendenz. Das Medikament Ceftriaxon hat in unseren Untersuchungen ein breites Wirkungsspektrum gezeigt, wobei allerdings durchwegs Resistenzen auf Enterokokken und Pseudomonas aeruginosa festgestellt worden sind. Die Folgerungen respektive Fragen aus dieser Studie gehen über das verwendete Medikament hinaus: Möglicherweise sind die Resultate mit einer echten Chemoprophylaxe noch zu verbessern, d.h. Einsatz der Antibiotica vor der möglichen Kontamination. Ist die Zweckmässigkeit der Antibiotica-Prophylaxe bei der TUR-P bestätigt, so stellt sich sofort die Frage, ob nicht mit einem billigeren Medikament mit evt. weniger breitem Wirkungsspektrum nicht ähnlich gute Ergebnisse zu erzielen sind wie mit einem Cefalosporin der dritten Generation. Bei Einschränkung des Antibiotica-Schutzes auf präop. infizierte Patienten kann nicht mehr von Antibiotica-Prophylaxe gesprochen werden, und man ist dann logischerweise gezwungen, die Antibiotica auf Grund der Resistenzverhältnisse einzusetzen, was den Ablauf eines klinischen Routinebetriebes verzögert.

J 2.3
24-Stunden-Serum-Spiegel von Ceftriaxon in der cardiovaculären Chirurgie

S. Geroulanos, B. Donfried, M. Turina
Chirurgische Klinik A, Universitätsspital, 8091 Zürich, Schweiz

Einleitung:

In einer prospektiven randomisierten Studie ist die Wirksamkeit einer perioperativen Ceftriaxon prophylaxe mit einer zweitägigen perioperativen Cefuroxim-Prophylaxe in der Herz- und Gefässchirurgie verglichen worden.

Insgesamt sind bisher in den beiden Gruppen 513 Patienten untersucht worden. 256 in der Ceftriaxon- und 257 in der Cefuroxim -Gruppe. 16 Patienten (3%) weisen eine postoperative Infektion auf; 8 in der Ceftriaxon und 8 in der Cefuroximgruppe.

Um sicher zu sein, dass während der Drainageentfernung am 1. postoperativen Tag genügend hohe Serumkonzentrationen von Ceftriaxon vorhanden sind, ist der Serumspiegel nach 24 Stunden gemessen worden.

Methodik:

In 53 Patienten, bei welchen eine grössere Herz-

bzw. Gefässoperation unternommen worden ist, sind 2 gr. Ceftriaxon bei Beginn der Anästhesie intravenös verabreicht worden. 24 Std. nach der Verabreichung von Ceftriaxon ist Blut entnommen und zentrifugiert worden. Das Serum ist in der Folge tiefgefroren und der Serumspiegel von Ceftriaxon nach der HPLC-Methode am Institut für Klinische Pharmakologie in Dublin durch Dr. A. Darragh doppelt bestimmt worden. Intra und postoperativer Blutersatz, Urinausscheidung, Flüssigkeitsbilanz sowie die prä- und postoperative Kreatininwerte sind gemessen worden.

Resultate:
Von den 53 Patienten, bei denen der 24-Stunden-Serumspiegel von Ceftriaxon gemessen worden ist, sind 49 Pat. an der Herz-Lungenmaschine am Herzen operiert, die restlichen 4 hatten grössere Gefässoperationen.

Der intra- und postoperative Blutersatz beträgt 2567 ± 1500 ml (0-5000 ml); die Urinausscheidung 1320 ± 305 ml (1000-2165ml); die Flüssgkeitsbilanz beträgt plus 1248 ± 820 ml (20-2849 ml plus); das Kreatinin ist von 96,4 ± 11 µmol/l (80-120 µmol/l) präoperativ auf 100,6 ± 40 µmol/l (64-206 µmol/l) postoperativ unwesentlich gestiegen.

Der Serumspiegel von Ceftriaxon 24 Std. nach der ersten Dosis beträgt 37,4 ± 16,4 µg/ml (11,9 90,8 µg/ml). Der Serumspiegel nach 48 Std. ist auf 4,7 µg/ml errechnet worden.

Diskussion:
Der 24 Stunden-Spiegel von Ceftriaxon von 37,4 µg/ml liegt weit über der MIC für die wichtigsten Mikroorganismen, welche eine postop. Infektion in der Herz-Gefässchirurgie verursachen können, mit Ausnahme von Pseudomonas und Bacteroides. Dies gilt auch für den niedrigsten Serumspiegel (11,9 µg/ml).

Eine Korrelation zwischen Urinausscheidung, Flüssigkeitsbilanz und Nierenfunktion einerseits und Ceftriaxonspiegel anderseits konnte nicht gefunden werden. Die Pat. mit einem sehr hohen Blutersatz (mehr als 2000 ml), zeigten im allgemeinen niedrigere Serumspiegel, aber bei einem Pat., bei welchem der Blutersatz 3700 ml betrug, konnte ein Serumspiegel von 68,0 µg/ml nachgewiesen werden.

Schlussfolgerung:
Eine einmalige perioperative Prophylaxe mit Ceftriaxon (Rocephin^R 2 gr:iv:) genügt, um nach 24 Std. einen genügend hohen Serumspiegel zu erreichen. Dieser liegt mit Ausnahme für Pseudomonas und Bacteroides über die MIC für die meisten Mikroorganismen, welche in der Herz- und Gefässchirurgie eine postoperative Infektion verursachen können.

J 2.4
Etude clinique de la Ceftriaxone pour la prophylaxie antibiotique en chirurgie thoracique

V. Velebit, A. Spiliopoulos, R. Megevand
Clinique de Chirurgie Thoracique, Hôpital Cantonal Universitaire de Genève, Suisse

Nous avons investigué la tolérance et l'efficacité clinique de la Ceftriaxone, une céphalosporine de la troisième génération, administrée prophylactiquement chez des patients subissant une thoracotomie.

L'avantage théorique et l'intérêt de ce nouvel antibiotique résident dans sa demi-vie plasmatique longue, rendant possible une administration unique pour la prophylaxie.

Dans quelques cas, cette prophylaxie a été prolongée par des administrations uniques journalières pendant 3 jours.

L'étude a été effectuée chez 40 patients consécutifs âgés de 19 à 80 ans (moyenne 54,1 ans). Les pathologies suivantes ont été observées : tumeurs broncho-pulmonaires 23 (57,5 %), autres maladies thoraciques malignes 4 (10 %) et carcinome de l'oesophage 4 (10 %), le reste étant représenté par des maladies variées.

Du point de vue operatoire, il s'agissait de 24 résections pulmonaires (60 %), de 5 thoracotomies exploratrices (12,5 %) et de 4 oesophagectomies (10 %). Le reste étant composé d'interventions diverses sur le thorax et le médiastin.

Protocole : les patients ont reçu 2,5 g de Ceftriaxone intra-veineux lors de l'induction de l'anesthésie et certains ont eu encore 2 g intra-veineux par jour en dose unique pendant 3 jours.

Résultats : nous avons observé 6 infections dans les suites operatoires. Il s'agissait de 5 infections broncho-pulmonaires et d'une seule infection de la plaie.

Il nous semble qu'on peut parler de véritable échec de la prophylaxie que dans ce dernier cas (1 échec sur 40 cas ou 2,5 %).

Les contrôles biologiques n'ont pas mis en évidence de toxicité hématologique.

Cliniquement, aucun cas d'allergie, d'intolérance digestive ou de troubles de la crase n'a été observé.

Il nous semble que la Ceftriaxone est un antibiotique intéressant pour la prophylaxie en chirurgie thoracique. D'autres études sont nécessaires pour étudier son efficacité en plus de détail.

J 2.5
Perioperative Prophylaxe bei Kniebandoperationen mit Ceftriaxone. Vergleichende Prüfung gegen Cefuroxin

R. Baumgartner

Abteilung für Orthopädie, Kantonsspital Bruderholz, CH-4101 Bruderholz, Schweiz

Ein schwerer Infekt nach einer Rekonstruktion am Kniebandapparat, einer Reoperation, liess uns bei diesen Zweit-und Dritteingriffen eine Prophylaxe mit Cephalosporinen einführen. In der Folge traten auf 350 Kniebandoperationen keine Infekte bei Reoperationen mehr auf, wohl aber 2 Infektionen nach Primärversorgung hinterer Instabilitäten.

Deshalb und weil ein Infekt das Resultat dieser elektiven Chirurgie erheblich gefährdet, halten wir eine Prophylaxe mit Antibiotika für angezeigt. Bisher verwendeten wir hierfür Cefuroxim in der Dosierung von 3x1,5 g intravenös. In der hier aufgeführten Prüfung sollte die Wirksamkeit von Ceftriaxon gegen Cefuroxim in der üblichen Dosierung getestet werden. Weil Ceftriaxon eine aussergewöhnlich lange Halbwertszeit von 8 h hat, braucht es lediglich 1 x pro Tag verabreicht zu werden.

MATERIAL UND METHODE: In einer offenen randomisierten Studie wurde die Prophylaxe an je 30 Patienten, welche eine Kniebandrekonstruktion erhielten (Ersatz oder Naht) durchgeführt.

PATIENTEN, ANWENDUNG UND DOSIERUNG: Die Patienten (46 Männer und 14 Frauen) erhielten das Antibiotikum in einer Kurzinfusion von 100ml NaCl 0,9%ig und zwar: Ceftriaxon 1/2 h vor der Operation 2 g i.v. Cefuroxim 1 h vor der Operation 1,5 g i.v., 2 h nach Schnitt 1,5 g i.v., 8 h nach Operationsende 1,5 g i.v.

Da Kniebandläsionen eine ausgesprochene Verletzung des aktiven Lebensabschnittes sind war das Durchschnittsalter entsprechend gering (28 Jahre). Auffällig ist das vollständige Fehlen der Frauen zwischen 30 und 40 Jahren.

RESULTATE: Die Verträglichkeit beider Medikamente war durchwegs gut. Nebenwirkungen traten keine auf. Schwere eitrige Infektionen, welche einer chirurgischen Behandlung bedurften traten keine auf. Bei 2 Fällen der Ceftriaxongruppe (6,6%) und in einem Fall der Cefuroximgruppe (3,3%) kam es zu einer leichten Infektion mit verstärkter Schwellung und verstärktem Lokalschmerz, welche mit einem Antibiotikum behandelt wurden. Der Wundabstrich intraoperativ war einmal mit Enterokokken (Cefuroxim) und einmal mit Clostridium tertium kontaminiert (Ceftriaxon). Der Lokalbefund war bei beiden mit Ceftriaxon behandelten Patienten sicher pathologisch, d.h. die Schwellung im Wundbereich und der Lokalschmerz mehr als gewöhnlich zu diesem Zeitpunkt. Eine Sekretion durch die Wunde trat nie auf. Bei einem mit Cefuroxim behandelten Fall war die Wundschwellung und der Wundschmerz nur leicht pathologisch. Trotzdem wurde er wegen eines leichten Fieberanstieges und des positiven Wundabstriches intraoperativ mit Cefadroxil behandelt.

Sechsmal wurde peroperativ in der Wunde ein Keim isoliert.

In der Ceftriaxongruppe:
- Einmal eine nicht typisierbare Kultur
- Einmal Staphylococcus aureus
- Einmal Clostridium tertium

In der Cefuroximgruppe:
- Einmal Enterobacter
- Einmal Streptococcus beta haemolyticus A
- Einmal Staphylococcus epidermis albus

Nur bei 2 der Patienten mit positivem Wundabstrich (Clostridium tertium und Enterobacter) musste postoperativ wegen einer leichten Infektion antibiotisch behandelt werden. Dabei wurde im Fall von Clostridium tertium nach einem Antibiogramm Doxycyclin 200mg täglich vom 6.bis zum 26.postoperativen Tag verabreicht. Der Fall mit Enterobacter klang nach 9 Tagen Cefadroxil in der Dosierung von 2'000mg täglich per os ab. Ein weiterer Fall in der Ceftriaxongruppe musste am 1. postoperativen Tag wegen einer stark pathologischen Lokalreaktion und erhöhter Temperatur mit Cefadroxil täglich während 13 Tagen behandelt werden.

ZUR ANTIBIOTIKATHERAPIE: Wir haben es uns zur Regel gemacht, im Zweifelsfalle bei klinischen Infektionszeichen (starke Schwellung-Schmerzen, erhöhte Körpertemperatur) immer möglichst frühzeitig Antibiotika einzusetzen, da so ein schwerer Infekt vermieden werden kann. Der Wundabstrich am Schluss der Operation gibt uns bei der Wahl des einzusetzenden Mittels wertvolle Hinweise.

BEURTEILUNG: Die Antibiotikaprophylaxe mit Cephalosporinen erwies sich bei beiden Gruppen von je 30 Kniebandoperationen als wirksam. Trotz 6 positiver Wundabstriche intraoperativ kam es lediglich 3 Mal zu einer leicht pathologischen Reaktion, welche den Einsatz einer Antibiotikatherapie rechtfertigte. Insbesondere muss erwähnt werden, dass der Patient in der Ceftriaxongruppe mit Staphylococcus aureus sowie die Patienten in der Cefuroximgruppe mit Streptococcus beta haemolyticus A und Staphylococcus albus postoperativ nicht mit Antibiotika behandelt werden mussten. Die Verträglichkeit sowohl von Ceftriaxon als auch von Cefuroxim war gut. Erleichternd für die Anwendung ist es, dass Ceftriaxon lediglich in einer Dosis, 1/2 h vor der Operation angewendet werden kann. Die Kurzinfusion kann nach Einleiten der Anästhesie im Operationssaal erfolgen. Weitere Verabreichungen durch das Pflegepersonal im Laufe von 24 h mit möglichen Uebermittlungsfehlern sind überflüssig.

J 2.6
Vorteil der einmal täglichen Dosierung von Ceftriaxon bei peritonealen Infekten

H.R. Gonzenbach, W. Sonnabend*, H.P. Simmen

Klinik für Chirurgie, Kantonsspital St. Gallen und *Institut für medizinische Mikrobiologie des Kantons St. Gallen, Schweiz

Mit der vorliegenden Studie wollte man sehen, ob eine Einmaldosierung auf einer normalen chirurgischen Abteilung Vorteile für den Pflegedienst bringt. Daneben konnte auch die klinische Wirksamkeit von Ceftriaxon, die in der Literatur schon gut bekannt ist (1, 2), für diese Infektionsart mitbeurteilt werden.

Vorgängig wurde die folgende Problemliste für die Kombinationstherapie eines Aminoglykosids mit Clindamycin aufgestellt:
1. 6 Infusionslösungen müssen täglich pro Patient hergestellt werden.
2. Entsprechend gross ist der Anfall von Wegwerfmaterial.
3. Schwierigkeiten der genauen zeitlichen Verabreichung der Medikamente treten auf. Die Nachmittagsdosis wird oft verspätet gegeben (Patient im Röntgen etc.).
4. Multiple Serumspiegelbestimmungen sind für eine optimale Dosierung des Aminoglykosids während einer Therapiephase notwendig.

20 Patienten mit einem bakteriologisch bestätigten intraperitonealen Infekt, lokalisiert oder generalisiert, wurden in einer offenen Studie mit Ceftriaxon behandelt. Bei allen Patienten wurde der infektiöse Herd im Abdomen chirurgisch saniert. Zur Beurteilung wurden klinische und bakteriologische Kriterien herangezogen.

Die klinisch-bakteriologische Wirksamkeit von Ceftriaxon entspricht etwa andern bei uns geprüften Antibiotika (3), wobei ein direkter Vergleich wegen der kleinen Zahlen nicht möglich ist. Entscheidend sind aber die Aussagen aus dem Pflegedienst. Nur einmal im Tag eine Infusionslösung herstellen zu müssen, wurde als echte Erleichterung angesehen. Dass damit auch weniger Wegwerfmaterial anfällt, kann im Zeitpunkt der Umweltschutzdiskussion nur begrüsst werden. Ceftriaxon wurde bei allen Patienten routinemässig um 8 Uhr morgens verabreicht, einer Zeit, wo die Patienten normalerweise im Zimmer sind. Damit war Gewähr gegeben, dass die Patienten die verordnete Antibiotikamenge zeitgerecht erhielten. Serumspiegelbestimmungen für Ceftriaxon sind bei diesem Patientengut nur in Ausnahmefällen notwendig.

Auch die Kosten für eine Tagesbehandlung wurden sowohl für Ceftriaxon (2 gr) als auch für die Kombinationstherapie (3 x 80 mg Tobramycin plus 3 x 600 mg Clindamycin) berechnet. Dabei wurden auch die Infusionlösungen und -bestecke, Aufziehspritzen, Kanülen und Tupfer mitberücksichtigt. Unter diesen Umständen kommt eine Behandlung mit Ceftriaxon täglich auf Fr. 59.85 zu stehen, während man für die Kombinationstherapie täglich Fr. 140.30 ausgeben muss (Angaben aus der Kantonsapotheke St. Gallen). Nicht in die Berechnung eingeschlossen sind die Kosten für Serumspiegelbestimmungen; diese verschieben das Verhältnis aber noch mehr zu Ungunsten der Kombinationstherapie.

Ceftriaxon kann nach chirurgischer Sanierung eines intraperitonealen Infektes als adjuvante Therapie durchaus gebraucht werden. Die Vorteile der langen Halbwertszeit werden vom Pflegepersonal geschätzt. Gerade in diesem Vorteil sehen wir aber auch gewisse Gefahren für diese Substanz, dass sie nämlich zu häufig gebraucht wird, und sich damit Probleme der Resistenzentwicklung einstellen können. Die Indikationen für Ceftriaxon müssen also noch erarbeitet und dann auch konsequent eingehalten werden. Dass die Behandlungskosten sich mit Ceftriaxon deutlich senken lassen, ist eine erfreuliche Nebenerscheinung.

Literatur:
1. Ghosen V, Chamali R, Bar-Moshe O, Stenier P (1981) Clinical Study of "Rocephin", a third generation Cephalosporin in various septicaemias. Chemotherapy 27 (Suppl 1):100
2. Glauser MP, Baumgartner J-D, Bernard J-P (1981) Die Behandlung schwerer Infektionskrankheiten mit Ceftriaxon. Vortrag, Hahnenklee-Symposium 9.-10.9.1981
3. Gonzenbach HR, Sonnabend W (1981) Moxalactam - ein Beta-Lactam-Antibiotikum - in Monotherapie bei schweren Infektionskrankheiten in der Chirurgie. Schweiz.med.Wschr. 111:1169

J 2.7
Ceftriaxon in der Therapie der bakteriellen Miningitis im Kindesalter
E. Martin

Kinderspital, 8032 Zürich, Schweiz

Die bakterielle Meningitis, vor allem diejenige mit gramnegativen Enterobakterien, ist bis heute ein therapeutisches Problem mit einer sehr hohen Mortalitäts- und Morbiditätsrate geblieben. Obwohl Chloramphenicol als Mittel erster Wahl empfohlen wird, erreicht diese Substanz Konzentrationen im Liquor, die konstant unter der minimal bakteriziden Konzentration für Klebsiellen und E. coli liegen. Wegen der sich ändernden Resistenzlage der Pneumokokken und vor allem H. influenzae gegenüber Aminopenicillinen und sogar Chloramphenicol, ist diese, bisher effektive Therapie, in Zukunft in Frage gestellt.

Ceftriaxon, ein Breitspektrum betalactamase-stabiles Cephalosporin der 3. Generation, weist ausgezeichnete Aktivität gegenüber den meisten Erregern der bakteriellen Meningitis auf. Wie andere neuere Cephalosporine dringt es sehr gut in den Liquor cerebrospinalis ein, hat aber den einzigartigen Vorteil einer sehr langen Halbwertszeit, verbunden mit metabolischer Stabilität und schneller und kompletter Absorption nach intramuskulärer Injektion.

Wir berichten über die Resultate von 28 Kindern mit eitriger Meningitis, die innerhalb einer laufenden Studie, mit einer einmal-täglichen Gabe von 50-100 mg/kg Ceftriaxon behandelt wurden. Von 8 Neugeborenen (1-28 Tag), 9 Säuglingen (2-9 Monate) und 8 Kindern (1-15 Jahren) mit eitriger Meningitis und 3 Kindern mit Hirnabszessen, hatten 85 % positive Liquorkulturen. Folgende Erreger wurden im Liquor isoliert: H. influenzae (8), S. pneumoniae (4), E. coli (4), betahämolytische Streptokokken Gruppe B (1), N. meningitis (4). Von den Kindern mit Hirnabszessen hatte eines Peptostreptokokken zusammen mit Bacteroides fragilis und eines S. viridans zusammen mit E. coli. Bei 5 Kindern konnte kein Erreger nachgewiesen werden. Neugeborene, weniger als 14 Tage alt, erhielten 50 mg/kg Ceftriaxon in einer einzigen täglichen Dosis, alle übrigen Patienten erhielten 100 mg/kg einmal pro 24 Std.. Bei den Kindern mit Hirnabszessen wurde Ceftriaxon mit Ornidazol kombiniert. Bei 16 Kindern mit nachgewiesener bakterieller Meningitis wurden nach Therapiebeginn wiederholte Lumbalpunktionen zu verschiedenen Zeiten durchgeführt. 4 Std. nach der ersten Dosis waren 60 % der Liquorkulturen steril, wohingegen 12 Std. nach Therapiebeginn 93 % der Kulturen kein Wachstum mehr zeigten. Die mittleren Liquorkonzentrationen von Ceftriaxon 4 und 24 Std. nach Therapiebeginn waren 18,5 und 3,4 mg/l. 27 der 28 Patienten (96 %) sprachen bakteriologisch sehr gut auf die Ceftriaxon-Therapie an. Komplikationen und neurologische Erkrankungen waren in direktem Zusammenhang mit dem Zustand des Kindes bei Spitaleintritt, resp. dem Zeitintervall zwischen Krankheitsbeginn und Einsatz adäquater antibakterieller Therapie.

Aufgrund unserer Resultate kann Ceftriaxon zur Behandlung der eitrigen Meningitis im Kindesalter mit einer einzigen täglichen Dosis i.v. oder i.m. empfohlen werden.

J 2.8
Traitement d'infections severes par la Ceftriaxone

J.D. Baumgartner

Division Maladies Infectieuses, Dept, Médecine, CHUV, Lausanne, Schweiz

Nous avons étudié l'activité in vitro de la ceftriaxone sur 450 souches isolées d'hémocultures à Lausanne entre 1979 et 1981, et l'avons comparée à différents antibiotiques. Pour toutes les espèces testées, l'activité de la ceftriaxone a été semblable à celle de la cefotaxime. Elle s'est montrée plus active que la cefoperazone, le cefamandole et la ticarcilline contre les entérobactéries (E.coli, K.pneumoniae, P.mirabilis, Proteus indole positif et S.marcescens). La concentration minimale de ceftriaxone inhibant 95 % de ces souches (CMI_{95}) a été 0,5 ug/ml. Cet antibiotique s'est révélé moins actif que le cefamandole, la cloxacilline et la vancomycine sur S.aureus, mais la plupart des souches étaient inhibées à 4 ug/ml. L'activité de la ceftriaxone sur P.aeruginosa a été comparable à la ticarcilline (CMI_{95}= 64 ug/ml), et inférieure à la cefoperazone, la ceftazidime et la cefsulodine.

Une heure après l'injection intraveineuse de 2 g de ceftriaxone, les taux sériques chez 12 patients avec une fonction rénale normale ont été de 129 $\pm$ 21 ug/ml. Après 24 heures, en raison de la très longue demi-vie (T1/2=8 heures), ces taux étaient encore de 35 $\pm$ 6 ug/ml, ce qui est 10 à 100 fois plus élevé que la CMI_{95} de toutes les souches de S.aureus et bacilles Gram négatifs testées, à l'exception de P.aeruginosa. Chez des patients recevant 2 g de ceftriaxone/24 h. les taux étaient en moyenne de 47 ug/ml (8 mesures, intervalle 5-72 ug/ml) dans le liquide synovial, et de 11 ug/ml dans le LCR (4 mesures, intervalle 0.75-24 ug/ml). Chez un patient recevant 2 x 1,5 g iv/j., les taux dans la bile ont été de 550 ug/ml (1 mesure).

Un traitement de ceftriaxone a été administré à 104 malades qui ont présenté 110 épisodes d'infections sévères, dont 74 avaient été préalablement traités sans succès par d'autres antibiotiques. Le collectif comprenait 40 pyélonéphrites, 17 infections abdominales ou gynécologiques, 16 pneumonies ou abcès pulmonaires, 13 infections liées à des catheters intra-vasculaires, 9 infections ostéo-articulaires, 6 méningites ou abcès cérébraux et 9 infections diverses. Les microorganismes les plus fréquents ont été E.coli (41 cas), S.marcescens (16 cas), K.pneumoniae (10 cas), divers Proteus (10 cas) et P.aeruginosa (7 cas). Dans 19 cas, l'agent infectieux n'a pas pu être isolé, probablement en raison de l'antibiothérapie préalable. Une bactériémie était présente chez 44 patients.

La moitié des épisodes ont été traités initialement par 2 injections quotidiennes de 1,5g jusqu'à l'amélioration, puis par 1 injection quotidienne de 2 g, alors que l'autre moitié a été traité dès le début par 1 seule injection quotidienne de 2 g. Les résultats dans ces 2 groupes ont été similaires.

Dans 95 cas (86 %), l'infection a été guérie ou améliorée, dans 5 cas une rechute s'est produite, 4 cas ont été des échecs dus à des P.aeruginosa résistants, et 6 cas n'ont pas été évaluables. Tous les échecs et 4 des 5 rechutes ont été observés dans le groupe des 74 patients déjà préalablement traités sans succès par d'autres antibiotiques.

Dans l'ensemble, les traitements ont été bien tolérés, même chez 18 malades traités pendant plus de 4 semaines. Cependant, 3 patients ont développé une neutropénie réversible (dans 1 cas associée à une thrombocytopénie). Etant donné que la plupart des patients de cette étude clinique présentaient des affections sous-jacentes pouvant prédisposer à des leucopénies, nous avons entrepris une étude de tolérance, prospective et randomisée, comparant la ceftriaxone et l'amoxicilline dans le traitement de pneumonies présumées bactériennes. Trois sur 36 patients évaluables du groupe ceftriaxone, comparé à 0 sur 28 du groupe amoxicilline, ont développé une neutropénie modérée (compte le plus bas : 1,1 à 1,5.10^9/l neutrophiles) apparaissant 3 à 5 jours après le début du traitement et réversible 1 à 6 j. après l'arrêt.

L'administration d'une seule dose par jour, au lieu de 4 doses comme cela est nécessaire avec la plupart des antibiotiques, a permis de réaliser une économie considérable en temps de travail des infirmières et en matériel de perfusion. En outre, 25 patients nécessitant un traitement parentéral ont pu être traités à domicile.

En conclusion, la ceftriaxone est une nouvelle céphalosporine dont l'activité in vitro se compare favorablement à celle d'antibiotiques du même groupe. Elle s'est révélée efficace dans le traitement d'infections sévères à bacilles Gram négatif, souvent bactériémiques. Elle s'est montrée particulièrement utile dans 74 cas d'infections ayant résisté à d'autres antibiotiques où elle a permis d'obtenir dans 80% une guérison ou une amélioration. Cependant, 4 des 7 infections dues à P.aeruginosa n'ont pas répondu au traitement, car les souches étaient résistantes. Chez les patients observés, il n'y a pas eu d'effets secondaires sérieux, à l'exception de neutropénies réversibles dont l'incidence élevée n'est pas signalée dans les autres études publiées actuellement. Nous suggérons d'effectuer des contrôles hématologiques fréquents chez les patients traités par la ceftriaxone. En raison de sa très longue demi-vie, la ceftriaxone peut être administrée une seule fois par jour. Un catheter iv. n'est donc pas nécessaire, et des traitements ambulatoires sont possibles.

Janssen Pharmaceutica AG, Baar (CH): Etomidat (Hypnomidat) / Alfentanil (Rapifen)

Leitung: G. Haldemann†, Aarau (CH)/J. Busse, Köln (D)

J 3.1
The Effect of Etomidate on Intracranial Pressure and the Blood-Brain Barrier in Experimental Cerebral Oedema

J. Jurkiewicz, G. Haldemann†, G. Costabile, Ch. Probst
Neurochirurgische Abteilung der Polnischen Akademie der Wissenschaften, Warschau, Polen und dem Institut für Anaesthesie und der Neurochirurgischen Klinik des Kantonsspitals Aarau, Schweiz

Experimental cerebral oedema was produced in cats by the epidural balloon method. The balloon was inflated to a volume of 1 ml and kept in position for 6 hours. The intracranial pressure (ICP) was measured epidurally. The state of the blood-brain barrier was evaluated by determining the degree of spread of Evan's blue solution in the brain tissue.
After six hours of compression the mean ICP rose from an initial value of 5,50 ± 1,57 mm Hg to 23,60 ± 4,75 mm Hg. At the same time, changes appeared in the blood-brain barrier in the form of extensive blue coloration in the cortex of the compressed hemisphere and in the subcortical nuclei of both hemispheres. The disturbances in the blood-brain barrier and the increase in ICP that are produced by extradural brain compression represent the ischaemic type of cerebral circulation during increased ICP, secondary to local ischaemia produced by the compression, leads to anoxia of the cerebral tissue, disturbances in cellular metabolism, and structural and functional changes in cellular membranes. These changes result in intracellular accumulation of oedema fluid and disturbances in vascular permeability marked by the extravasation of Evan's blue both in the cortex and subcortical nuclei of the contralateral hemisphere.
The cats subjected to the action of etomidate were divided into two groups, A and B. The cats in Group A (10 animals) were given etomidate in the dose of 2 mg/kg/h, and those in Group B (10 cats) 4 mg/kg/h. In both groups the administration of etomidate was started just before the inflation of the balloon and infusion was continued throughout the 6 hours of the experiment.
In Group A the mean ICP rose from 5,15 ± 1,45 mm Hg to 15,70 ± 3,75 mm Hg after six hours of compression. The ICP level at the end of the experiment in this group differed significantly from the final ICP value in the control group ($p < 0,01$). In Group B the mean ICP rose from

5,45 ± 1,50 mm Hg to 14,20 ± 3,55 mm Hg at six hours. The difference in the level of mean ICP at six hours of compression in the two experimental groups is not statistically significant. However, there was a marked difference between the two groups as regards the state of the blood-brain barrier. In Group A extravasation of Evan's blue solution was observed in the part of the cortex subjected to direct compression with the balloon and also in the neighbouring tissue. Also, in the subcortical nuclei of the compressed hemisphere one could detect traces of the dye. In Group B changes in the blood-brain barrier were seen only in the zone directly adjacent to the balloon and in its immediate vicinity. The results summarized above indicate that etomidate could be employed as a protectant of brain tissue against the effects of ischaemic brain oedema, particularly as a protectant of the blood-brain barrier. However, in order to achieve this effect one should infuse the drug in relatively high doses.

J 3.2
Hypnomidate-Tropfinfusions-Narkose bei speziellen Indikationen
S. Urdinovic

Anaesthesie Abteilung, Bezirksspital Niederbipp, Schweiz

In unserem Spital wurden von Juli 1981 bis Mai 1983 über 500 Hypnomidate Tropfnarkosen in Kombination mit Fentanyl und Relaxantien durchgeführt.

Hypnomidate pro infusione ist ein neues, von Janssen Pharmaceutica, Beerse/Belgien entwickeltes, potentes, atoxisches, wenig kumulierendes, intravenöses Hypnotikum. Die Schlaftiefe und Schlafdauer sind gut kontrollierbar. Es wird rasch abgebaut und ausgeschieden. Hypnomidate ist bezüglich seiner pharmakodynamischen Eigenschaften ein Hypnotikum "par excellence".

Vorteile und spezielle Indikationen der totalen intravenösen Anästhesie werden aufgrund pharmakologischer Eigenschaften des Hypnotikums Hypnomidate und des Analgetikums Fentanyl abgeleitet und klinisch erprobt. Besonders vorteilhaft hat sich die totale intravenöse Anästhesie bei folgenden Indikationen erwiesen:

- Poor Risk Patienten 99
- Schock Zustände 15
- Asthma bronchiale / spastische Bronchitis 38
- Adipositas 35
- Hepatitis und Status nach Hepatitis 18
- wiederholte Narkosen 19
- Transferierung intubierter Patienten 12
- Hirnprotektion bei Schädel-Hirn-Trauma 10
- Lungenspülung bei alveolärer Proteinose 4
- schwierige Intubation 4
- Dauersedierung bei delirösen Zuständen 17
- Hypnotikum bei Regionalanästhesie 10
- langdauernde Narkosen über 6 Std. 9
- Reanimation 5
- intubierte Patienten auf IPS 5
- Status epilepticus 6

Total 306

Unsere Methodik:

Prämedikation mit Atropin und Thalamonal wie üblich nach Venenpunktion und Immobilisations-Hypovolemie-Korrektur (1). Nach BD-/Puls-Kontrolle wird 0,05-0,15 mg Fentanyl verabreicht. Zur Induktion spritzen wir einen Bolus von 10-20 mg Hypnomidate. Relaxierung und Intubation. Danach wird in der 2-Stufen-Technik 100 mcg/kg/min Hypnomidate für 10 min und anschliessend die Erhaltungsdosis von 10 mcg/kg/min verabreicht (2). Mit Fentanyl-Gabe von 0,05-0,2 mg nach Bedarf erreicht man die gewünschte Analgesie. Die Muskelrelaxation wird mit Pancuronium oder Antracurium erzielt.

Die Patienten wurden mit O_2/N_2O oder bei Ileus oder myocardialer Ischämie mit Luft/O_2 kontrolliert normoventiliert. Die Patienten sind monitorisiert.

Bei langdauernden Narkosen und Risikopatienten werden Temperatur und Ausscheidung kontrolliert. Weitere Analgesie durch 0,05 mg Fentanyl.

Bei Operationsende Absetzen der Hypnomidate-Infusion. Decurarisierung und bei Bedarf wird die Fentanyl-Atemdepression mit Naloxon nach Titrations-Methode antagonisiert (3). Postoperativ wird der Patient intensiv überwacht; Kreislaufstabilität, keine Histaminfreisetzung, kein Bronchospasmus, keine Allergien. Möglichkeit der Narkosedurchführung mit Luft/O_2 bei Patienten mit grösserem Sauerstoffbedarf. Die Narkose ist steuerbar, auch waren die Operationsbedingungen gut. 85% der 306 Patienten erwachten ohne Hangover und waren ruhig und schmerzfrei, dadurch geringer O_2-Verbrauch. Nur ganz selten kam es postoperativ zu Uebelkeit und Erbrechen (15 Pat). 12 Pat gaben trotz Fentanyl Schmerzen bei der i.v. Applikation von Hypnomidate an. 18 Pat zeigten Myoclonien. Nur bei 1 Pat mussten wir auf eine Inhalationsnarkose mit Ethran übergehen.

Somit hat sich nach unseren Erfahrungen die Hypnomidate-Tropfnarkose in Kombination mit Fentanyl, unter Relaxierung und Beatmung bei ausgewählten Indikationen, auch bei einem inhomogenen Patientengut bewährt; dies bei verschiedensten Operationen, wie sie in einem kleinen Krankenhaus üblicherweise anfallen.

Literatur:
1) Haldemann G, Mutter B (1981): Anwendung der i.v. Narkotika bei geriatrischen Pat. Klin.Anästh. und Int.Ther. Die i.v. Narkose 23/ 265-274.
2) Hoffmann P, Schockenhoff B (1981):Die Wirkung der Etomidat-Infusionsanästh. in Komb. mit Fentanyl/Stockoxydul auf das Kreislaufverhalten.
3) Schaer H, Baasch K, und Reist F (1978): Die Atemdepression nach Fentanyl und Ihre Antagonisierung mittels Naloxon. Anästh. 27, 259-266.

J 3.3
EEG-gesteuerte Etomidat-Anwendung zur Langzeittherapie
U. Lips, P. Lehmkuhl, I. Pichlmayr
Zentrum für Anaesthesiologie der Med. Hochschule Hannover, Abt. IV, Krankenhaus Oststadt, Podbielskistr. 380, D-3000 Hannover 51, BRD

Die Methodik der Langzeitsedierung beatmeter Patienten einer Intensivstation stellt auch heute noch ein großes Problem dar. Die Vielzahl der in unterschiedlichsten Kombinationen angewandten Psychopharmaka mit ihren diversen psychotropen Effekten birgt eine Reihe von unerwünschten Nebenwirkungen in sich. Lange Halbwertszeiten führen zu Kumulationseffekten, die nicht nur die klinische Aufwachphase, sondern auch die spätere Rekonvaleszenz negativ beeinflussen können. Es erschien daher von Interesse, das neue kurzwirksame Etomidat 125 auf seine Tauglichkeit in diesem Anwendungsgebiet zu überprüfen.

Methodik:
Bei zehn Patienten, die im Anschluß an einen operativen Eingriff einer Beatmungstherapie unterzogen werden mußten, erhielten zur Sedierung Etomidat 125 über eine Perfusorspritze (250 mg/50ml). Zur Basisanalgesie wurde sechsstündlich 1 Amp. Piritramid verabfolgt. Bei klinischer Notwendigkeit erfolgte zusätzlich eine Relaxierung mit Pancuronium.
Neben dem intensivüblichen Monitoring der vitalen Parameter erfolgten täglich Ableitungen des Elektroenzephalogramm sowohl in konventioneller Form als auch in Form einer Spektralanalyse.
Als Kontrollgruppen dienten zwei Gruppen von Patienten, die entweder eine unspezifische Sedierung unter Verwendung von verschiedenen Psychopharmaka und Opiaten erhielten und eine zweite Gruppe, die mit einem Thiopentalperfusor sowie Piritramid als Basisanalgetikum behandelt wurden.

Ergebnisse:
Es ergab sich eine ca. 40 % höhere Überlebensrate der Patienten in der Etomidatgruppe, obgleich die Zahl der Noteingriffe in dieser Gruppe deutlich überwog. Ebenso zeigten sich gemessen am Katecholaminbedarf geringere Kreislaufbeeinflussungen als in den Kontrollgruppen. Die Funktionen von Leber und Niere wurden ebenfalls nicht stärker alteriert. Die EEG-Untersuchungen ergaben in der Thiopental- und der Gruppe der unspezifischen Sedierung deutliche Kumulationseffekte, die innerhalb von 8-10 Behandlungstagen zu einem völligen Erlöschen der corticalen elektrischen Hirnfunktion führte und somit eine Beurteilung des zentralnervösen Zustandes anhand des EEG unmöglich machte.
In der Gruppe der Etomidat-sedierten Patienten ließ sich als adäquates Sedierungsstadium eine EEG-Grundaktivität mit einem dominanten Frequenzbereich im Theta-Band einstellen und aufrecht erhalten. Verschlechterungen des EEG waren bedingt durch eine Verschlechterung des allgemeinen klinischen Zustandes. Die so sichtbare Beeinträchtigung der zentralnervösen Funktion konnte so die therapeutischen Bemühungen beeinflussen. Bereits wenige Tage nach Beendigung der Beatmungstherapie zeigten die Patienten ein normales EEG, soweit es nicht durch andere Medikamente verändert war.

Schlußfolgerung:
Die EEG-kontrollierte Anwendung von Etomidat 125, kombiniert mit einem gering hypnotischen Opioid, zeigt neben cardiovasculären Vorteilen günstige Ergebnisse gegenüber anderen Langzeitsedierungsverfahren:

1. Die kurze Wirksamkeit ermöglicht eine gleichmäßige, den klinischen Erfordernissen angepaßte Tiefe der Sedierung, die jedoch elektroenzephalographisch kontrolliert werden sollte.

2. Durch das Fehlen zu tiefer Sedierungsstadien werden die elektroenzephalographischen Korrelate wie "Burst-Suppressions" und medikamentenbedingtes Null-Linien-EEG vermieden. Hierdurch ist eine Beurteilung des krankheitsbedingten zentralnervösen Zustandes möglich.

J 3.4
Pharmakokinetische Aspekte von Etomidat bei Langzeitanwendung
P.M. Lauven, H. Stoeckel, K. Rommelsheim, J. Schüttler, H. Schwilden
Institut für Anaesthesiologie der Universität Bonn, Sigmund-Freud-Str. 25, D-5300 Bonn 1 (Venusberg), BRD

Etomidat ist zur Zeit im Bereich der Anästhesie das Hypnotikum mit den günstigsten pharmakokinetischen Eigenschaften im Sinne einer hohen totalen Clearance und einer kurzen Halbwertszeit und einer daraus resultierenden guten Steuerbarkeit. Daher benutzten wir dieses Pharmakon auf der Intensivstation im Rahmen der Sedierung und Analgosedierung beatmeter Patienten mit Polytrauma, Thoraxtrauma Stad. III und Schädel-Hirn-Trauma (n=12). Infundiert wurde Etomidat im wesentlichen nach folgendem Applikationsschema: Auf eine 30-minütige Schnellinfusion von 30 mg/min folgte eine Erhaltungsinfusion von 0,8 mg/min. Die mediane Infusionsdauer betrug 67,5 h. Dieses Infusionsschema wurde jedoch nicht starr gehandhabt, sondern bei Verschlechterung der klinischen Situation wurde diese Dosierung auch überschritten, während bei klinischer Besserung eine geringere Dosierung gewählt wurde. Bei Tagesdosen zwischen 260 mg und 2590 mg betrugen die Serumkonzentrationen im steady-state minimal 0,08 µg/ml bei nur leichter Sedierung und maximal 2,4 µg/ml bei entsprechend tiefer Sedierung. Der Quotient $Q_{m/p}$ aus den gemessenen und den aufgrund des Modells (1) berechneten Serumkonzentrationen betrug im medianen Mittel 0,85 (n= 157) mit einer Spannbreite von 0,12 bis 3,37. Den bisher verfügbaren Daten gemäß ist der Quotient $Q_{m/p}$ wahrscheinlich log-normalverteilt mit einem Mittelwert von 0,86 und einem 90 % Vertrauensbereich der Meßwerte von 0,32 bis 2,32. Aus den gemessenen Konzentrationen läßt sich eine mittlere totale Plasmaclearance von 1225 ml/min und eine mittlere terminale Halbwertszeit $t_{1/2}^{\beta}$ von etwa 260 min ermitteln. Das Gesamtverteilungsvolumen $V_{d\beta}$ ließ sich aus diesen Daten zu 460 l kalkulieren.

Der Vergleich der pharmakokinetischen Datensätze nach Bolusapplikation (1) und nach Langzeittherapie ergibt, daß die totale Clearance bei Langzeitapplikation nur geringfügig und klinisch irrelevant kleiner ist. Dieses Ergebnis wird auch durch die gute Übereinstimmung von gemessenen und modellhaft berechneten Plasmakonzentrationen reflektiert.

Die Erhöhung des Verteilungsvolumens und der Halbwertszeit auf etwa das Dreifache lassen zur Zeit noch keine eindeutige Interpretation zu, insbesondere unter Berücksichtigung sowohl der häufig erforderlichen medikamentösen Polypragmasie mit unvorhersehbaren Interaktionen als auch der schweren pathophysiologischen Veränderungen der vital gefährdeten Patienten.

Als Vorteile von Etomidat gegenüber dem klassischen Hypnotikum Thiopental lassen sich für den Bereich der Intensivtherapie aufführen:
1. keine aktiven Metabolite
2. hohe Clearance (gute Steuerbarkeit), auch noch bei partiellem Organversagen von Leber und/oder Niere
3. relativ kurze Halbwertszeit, auch noch nach Langzeitanwendung
4. weitgehende cardiovaskuläre Stabilität

Literatur:
1) Schüttler J, Wilms M, Lauven PM, Stoeckel H, Koenig A (1980): Pharmakokinetische Untersuchungen über Etomidat beim Menschen. Anaesthesist 29:658

J 3.5
Anaesthesieeinleitung mit Alfentanil bei Koronarkranken
K. Skarvan, W. Schwinn, J. Bläss
Departement Anaesthesie, Kantonsspital Basel, Schweiz

EINLEITUNG
Bei Patienten (Pt) mit koronarer Herzkrankheit führt die Anaesthesieeinleitung häufig zur Myokardischämie und schwerer Reduktion der linksventrikulären Funktion (1). Wir stellten uns die Frage, ob mit Alfentanil (A.) Monoanaesthesie bei Koronarkranken eine im Hinblick auf Myokardischämie günstigere hämodynamische Situation erreicht werden kann.

Patienten und Methoden
Wir untersuchten 10 Männer mit Dreiasterkrankung, Angina pectoris (Grad 3) und St.n. Myokardinfarkt, die sich einer aortokoronaren Operation unterzogen. Die präoperative Auswurffraktion betrug 49,2 % ± 3 SEM, der LVEDP 24,0 ± 1,7 mmHg. Die antianginöse Medikation (Betablocker und/oder Calciumantagonisten) wurde bis zum Morgen des Operationstages fortgesetzt. Die Prämedikation bestand aus Morphin und Scopolamin i.m. Zur Anaesthesieeinleitung erhielten die Pt nach Präkurarisation 50 µg/kg A. in 1 Minute, gefolgt von zusätzlichen A. Dosen von 25 µg/kg/ min bis zum Bewusstseinsverlust. Die hämodynamischen Messungen erfolgten vor A. (A), nach 50 µg/kg A. (B), unmittelbar vor Intubation (C), zum Zeitpunkt der maximalen Reaktion auf Intubation (D) und nach Stabilisation des Kreislaufs unter Beatmung mit 100 % O_2 (E). EKG Ableitungen II und V_5 wurden kontinuierlich überwacht.

RESULTATE
Die gesamte Einleitungsdosis von A. betrug 98 ± 7 µg/kg. Wie aus der Tab.1 ersichtlich ist, führte die Anaesthesieeinleitung mit A. zu nur minimalen Veränderungen der linksventrikulären Pumpfunktion.

Im Gegensatz zur ausgesprochenen Stabilität der Hämodynamik im grossen Kreislauf kam es vor (C) und während der Intubation (D) zum Anstieg des des Rechtsvorhofdruckes (4,9 ± 0,6 → 8,6 ± 0,9***), des pulmonalarteriellen Druckes (17,9 ± 1,2 → 25,6 ± 2,2**) und des pulmonalen Gefässwiderstandes (114 ± 8 → 184 ± 10 ***). Bei 6 Pt tratt eine Thoraxwandrigidität auf, P_aCO_2 stieg zwischen A und C von 5 ± 0,9 auf 6,2 ± 1,6, PO_2 von 9,8 ± 2 auf 24,5 ± 17 kP und das pH nahm ab (7,44 ± 0,06 → 7,30 ± 0,06). Die pulmonalarterielle Hypertension ist möglicherweise durch den CO_2-Anstieg infolge der Thoraxrigidität ausgelöst worden.

Tabelle 1

	A	B	C
HF	58 ± 3	59 ± 4	62 ± 3
AP_{sys}	123 ± 5	109 ± 7*	123 ± 10
PCWP	10,8 ± 1,1	10,7 ± 1,1	13,4 ± 0,9*
CI	2,66 ± 0,13	2,61 ± 0,22	2,70 ± 0,21
SVI	47 ± 3	45 ± 3	44 ± 4
LVSWI	48 ± 4	39 ± 3**	42 ± 5
SVR	1362 ± 113	1219 ± 159	1201 ± 124

	D	E
HF	65 ± 2*	66 ± 3*
AP$_{sys}$	138 ± 8*	127 ± 8
PCWP	13,5 ± 1,2***	11,2 ± 1,1
CI	2,93 ± 0,25	2,89 ± 0,25
SVI	46 ± 4	41 ± 3
LVSWI	50 ± 5	44 ± 4
SVR	1349 ± 145	1301 ± 132

$\bar{x}$ ± SEM * p > 0,05   ** p > 0,01   *** p > 0,001

EKG
Nur bei 1 Pt traten während der Intubation eine flüchtige ST-Senkung auf.

Schlussfolgerung
A. ermöglicht bei Pt mit schwerer Koronarerherzkrankheit die Anaesthesie ohne Beeinträchtigung der linksventrikulären Funktion einzuleiten. Die vorübergehende pulmonal-arterielle Hypertension kann jedoch zur rechtsventrikulären Ischämie führen. Zur Zeit klären wir ab, ob sich diese nachteilige Wirkung durch Vorausgabe einer geeigneten Dosis von Etomidate vermeiden lässt.

Literatur
1. Giles R.V. et al.: Am. J. Cardiology (1982) 50:735-741

J 3.6
Alfentanil et Etomidate en obstetrique. Correlation des taux plasmatiques foeto-maternels a la naissance
J.P. Bonnardot, J.F. Perier, D. Coquelle, J.C. Levron, B. Flaissler, P. Deligné

Département d'Anesthésiologie, Clinique Gynécologique et Obstétricale, Hôpital Tenon, Paris 75 020, France

Dix parturientes en bonne santé, césarisées de façon prophylactique, ont reçu à l'induction: 8 µg kg^{-1} d'Alfentanil - 0,35 mg kg^{-1} d'Etomidate et 60 µg kg^{-1} de Pavulon. Après intubation oro-trachéale la ventilation a été contrôlée (R.P.R.) avec un mélangé équimolaire air-oxygène puis protoxyde d'azote-oxygène après extraction. L'anesthésie a été entretenue par une perfusion d'Etomidate à deux vitesses (Q_1 : 0,1 mg kg^{-1} min. pendant 10 min. - Q_2 : 0,01 mg kg^{-1} min. jusqu'à la fin de l'intervention), et l'analgésie par réinjection d'Alfentanil (60 µg kg^{-1}).

Les parturientes se sont réveillées dix minutes après l'arrêt de la perfusion. Les nouveaux-nés ont tous crié dès l'extraction. Les cotations d'Apgar étaient égales ou supérieures à 9 et les tests neuro-comporte-mentaux A.B.S. (1) égaux ou supérieures à 26/30 à 30 et 120 minutes.

La rapidité de l'induction et la qualité du réveil, la rareté des myoclonies et l'absence de perturbations hémodynamiques rendent cette séquence anesthésique efficace. Le bon état clinique du nouveau-né et le rapport favorable des concentrations plasmatiques mère-enfant d'Alfentanil (R = 0,3) feraient de l'association Alfentanil-Etomidate un protocole sûr pour le type de césarienne entrepris (2).

1) AMIEL-TISON C., BARRIER G., SHNIDER SOL M., LEVINSON G., HUGHES S.C., STEFANI S.J. (mai 1982). New Neurologic and Adaptive Capacity Scoring System for Evaluating Obstetric Medications in Full-term Newborns. Anesthesiology vol. 56, 340.

2) BONNARDOT J.P., DESLAURIERS M., MAILLARD G., UZAN S., DELIGNE P. (1980). Retentissement néo-natal de l'anesthésie à l'Etomidate (opération césarienne). X° Journée Nationale de Médecine Périnatale in Med. Perinat. Librairie Arnette Paris.

J 3.7
A Study of Althesin and Alfentanil Combinations in Neurological Angiograms
D.W. Molyneux, L. Browne

St. Laurence's Hospital, Dublin, Ireland

In many neurosurgical centres carotid and vertebral angiograms are performed under good local infiltration and sedation with Fentanyl and Droperidol with or without Diazepam supplementation. The disadvantages of this technique are a tendency to:-

1. Prolonged drowsiness (in a group of patients in whom this may be undesirable)
2. Inadequate analgesia or sedation at injection of contrast
3. Dysphoria - most commonly due to Droperidol.

Althesin has experimentally been shown to have beneficial effects on cerebral blood flow and oxygenation (1). Further studies have shown Althesin to be beneficial in pathologically damaged human brains (2,5).

Alfentanil, a recently introduced analgesic with a very short half-life was as yet untested in neurosurgery despite its obvious apparent advantage

in this respect. It was felt that combinations of both drugs, being both rapidly inactivated and eliminated, would show promise in the field of neuroradiology.

Accordingly, a randomised trial was organised to compare infusions of Alfentanil/Althesin with comparable doses of Fentanyl/Droperidol and Diazepam -

To investigate primarily

1. Patient acceptability
2. Anaesthetic efficacy
3. Respiratory effects of such mixtures (4).

We were especially interested in comparing the state of consciousness post-angiogram between the two groups.

Method: Patients for carotid or vertebral angiograms were matched for weight, age, sex and neurosurgical score and randomly allocated to one of two groups.

Group 1 (Control group)(n=5)
given doses of Fentanyl   50 - 100 mgs
              Droperidol   5 - 7.5 mgs
              Diazepam   5 - 20 mgs(depending on duration of procedure).

Group 2 (n=7)
Initial dose of Alfentanil 0.5 mgs followed by infusion of Alfentanil (average rate 42 mls/hour of 7.5 mgs/500mls Saline.

Althesin was added to all infusions except in one case at an average rate of Alphaxalone 11.34 mg/hour Alphadolone 3.78 mg/hour.

Results:-

During angiogram both groups showed similar sleep patterns but the Alfentanil group was more readily rousable. Subjectively, the patients appeared to prefer the procedure under Alfentanil/Althesin infusion with a poor recollection of the actual time the angiogram took to perform. Physiological measurements including blood gases showed interesting variations in both groups.
The Alfentanil/Althesin infusion group performed better post-angiogram than the more drowsy control group.

References

1. Sari A, Maekawa T, Tohjo M, Okuda Y, Takeshita H, (1976) Effects of Althesin on Cerebral Blood Flow and Oxygen Consumption in Man. Br.J.Anaesth. 48:545.

2. Chowdary U M, Molyneux D W, (1982) Modification of raised intracranial pressure and outcome in severe head injury by Althesin. Proc. of Advances in Neurotraumatology, Edinburgh.

3. Kay B, (1982) Editorial:Alfentanil Br.J.Anaesth. 54:1011.

4. Browne J H, Pleuvry P J, and Kay B, (1980) Respiratory effects of R39 209 in the rabbit: comparison with Fentanyl. Br. J. Anaesth. 52:1101.

5. Moss E, Gibson J S, McDowall D G, Gibson R M, (1983) Intensive Management of Severe Head Injuries. Anaesthesia 38:214.

J 3.8
Alfentanil: Analgesie, Atmung, Vigilanz und Plasmaspiegel

E. Freye, E. Hartung*
Medizinische Fakultät der Universität Düsseldorf, *Institut für Anaesthesiologie der Universität Düsseldorf, BRD

Das neue Opioid Alfentanil, verwandt mit Fentanyl, induziert beim Hund im somatosensorisch-evozierten Potential, einer objektiven Methode zur Beurteilung analgetischer Wirkqualitäten, unter 30 µg/kg (Fentanyl bei 6 µg/kg) eine nur kurzfristige (10 min) Suppression des N_{100}-Peaks, dessen klinisches Korrelat eine Analgesie ist. Zusätzlich kommt es bis zur 80. Minute zu einer anhaltenden Latenzverschiebung des N_{140}-Peaks nach maximal N_{215} (1), was klinisch einer Sedierung entspricht.

Beim Menschen führt Alfentanil (20 µg/kg), nachgewiesen mit der CO_2-Rückatemtechnik, zu keiner Beeinträchtigung der Empfindlichkeit des Atemzentrums auf CO_2. Die Ansprechschwelle auf einen erhöhten P_{CO2} von 60 Torr zeigt nach einer anfänglichen Beeinträchtigung um 43% in der 45. Minute eine Normalisierung.

EEG-serielle Power-Spektren (Ableitung P_3-O_1) erfahren durch Alfentanil beim Menschen eine Akzentuierung in alpha. Die schnellen Frequenzbänder $beta_{3+4}$ sind durch einen Abfall charakterisiert. Diese, auf eine Vigilanzminderung (=Sedierung) hinweisenden Effekte zeigen zur 45. Minute hin eine Umkehr (Abb. 1).

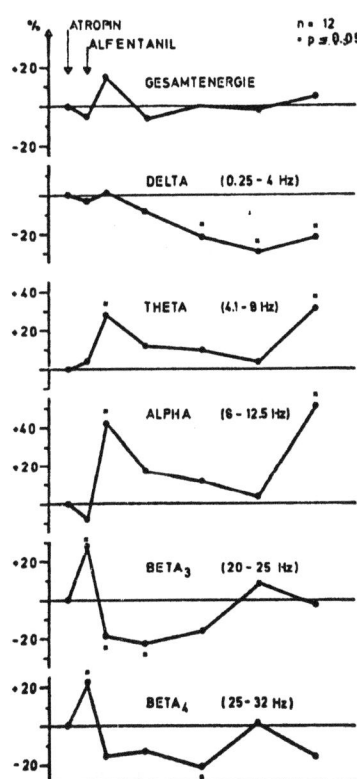

Abb. 1: Serielle EEG-Power-Spektren beim Menschen

Wiederholte Injektionen für eine operativ wirksame Analgesie (initial 100 µg/kg gefolgt von 20 µg/kg alle 15 Minuten) zeigen im Plasmaspiegel von Patienten keine kumulativen Effekte (Abb. 2).

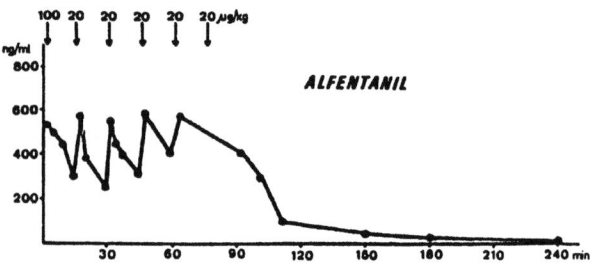

Abb. 2: Intra- und postoperative, mittlere Alfentanilplasmakonzentrationen (n=22)

Auf Grund der Ergebnisse[3] paßt für Alfentanil ein Zwei-Kompartimentsystem mit einer Verteilungsphase von $t_{1/2}$ 4,4 $\pm$ 5,4 min (SD) und einer terminalen Eliminationshalbwertszeit von 64,8 $\pm$ 38,5 min (SD). Da Alfentanil überwiegend analgetisch wirkt, sollte es für die Narkose in Kombination mit einem Hypnotikum verwendet werden. Wegen der guten Steuerbarkeit und geringen Nebenwirkungen erscheint hierfür Etomidat am geeignetsten. Es ist jedoch zu berücksichtigen, daß die simultane Injektion von Alfentanil und einem Hypnotikum zu einer vermehrten Vigilanzbeeinträchtigung führt, die sich in einer verstärkten und verlängerten Atemdepression niederschlagen kann (2).

Literatur:
1) FREYE E, HARTUNG E (1983) Somatosensory-evoked potentials as indicators of pain perception after opioids. New Orleans, 57th Congress of the International Anaesthesia Research Society
2) FREYE E, HARTUNG E, KLATTE A, ABEL J (1982) Serielle Power-Spektral-Analyse von Patienten unter Alfentanil-Etomidat Anaesthesie. Einbeck, 4. Sertürner Workshop
3) HARTUNG E, HAAG W, FREYE E, ABEL J, KLATTE A (1982) Experiences with alfentanil-etomidate anaesthesia for orthopedic surgery. London, 6th European Congress of Anaesthesiology, Paper 677

J 3.9
Einfluß verschiedener kortikal dämpfender Pharmaka auf die Alfentanil-Anaesthesie

K. Taeger

Institut für Anaesthesiologie, Klinikum Großhadern, München, BRD

Abstract nicht eingegangen

J 3.10
Methodik der Alfentanilanaesthesie in der Abdominalchirurgie

J. Busse, B. Mönks

Institut für Anaesthesiologie, Städt. Krankenhaus Solingen, Akademisches Lehrkrankenhaus der Universität Köln, BRD

Das neue, kurzwirkende Analgetikum Alfentanil wurde von uns bei Narkosen von 29 Patienten, bei denen ein Oberbaucheingriff durchgeführt werden sollte, eingesetzt. Anlaß für die vorliegende Untersuchung dieser neuen Substanz war die Feststellung, daß bisher keine Erfahrungen über die Anwendung des Pharmakons in der Gallenblasenchirurgie vorlagen.

Methodik:

Vor Narkosebeginn wurde bei allen Patienten in Lokalanästhesie ein zentralvenöser Katheter über eine Vena jugularis interna mit Placierung der Katheterspitze im rechten Vorhof gelegt. Nach Beendigung der Kanülierungen erfolgte nach einer Pause von 10 bis 15 Minuten die erste Kontrollmessung. Die Patienten erhielten dabei Sauerstoff über eine Maske. Anschließend wurde die Narkose bei den ersten von uns untersuchten 8 Patienten in einer Kombination von 0,5 mg/70 kg Flunitrazepam und 50 µg/kg Alfentanil, fraktioniert als Bolus gegeben, eingeleitet. Die Narkoseeinleitung der übrigen Patienten wurde ausschließlich mit 0,1 bis 0,2 mg/kg KG Etmoidate und 50 µg/kg KG Alfentanil durchgeführt. Die weiteren Messungen erfolgten im Anschluß an die letzte Alfentanil-Gabe, ca. 1 bis 2 Minuten und ca. 12 Minuten nach der Intubation. Die Patienten waren mit Pancuronium relaxiert und wurden kontrolliert beatmet. Aufrechterhalten wurde die Narkose mit einer Dauerinfusion von Alfentanil in einer Dosierung von durchschnittlich 0,5 bis 7 µg/kg/min. und einem Lachgas-Sauerstoff-Gemisch von 2:1 bzw. 3:1. Nach Operationsende wurden alle Patienten extubiert auf die Station verlegt. Ca. 30 bis 60 Minuten nach der Extubation wurde eine letzte Blutgasanalyse durchgeführt.

Ergebnisse und Diskussion:

Der systolische und diastolische Blutdruck und die Herzfrequenz fielen nach der Einleitung nur geringfügig ab, und zwar unabhängig davon, ob nur Alfentanil allein oder in Kombination mit Flunitrazepam oder Etmoidate eingeleitet wurde.

Auffallend war bei diesen Patienten eine bemerkenswerte Stabilität aller Herz- und Kreislaufparameter über den gesamten Narkoseverlauf hinaus. Nur wenige Patienten reagierten im Verlauf des Eingriffs beim Einsetzen eines Rochard-Hakens am Sternum mit einem Blutdruckanstieg, der eine Erhöhung der Alfentanildosierung erforderlich werden ließ. Die vorliegende Untersuchung diente auch der Prüfung in wieweit Alfentanil ähnliche periphere Wirkungen wie Morphin aufweist und z. B. eine Kontraktion des Sphinkter Oddi auslöst. Routinemäßig wurde bei allen Cholecystektomien der freie Abfluß eines Röntgenkontrastmittels zunächst über ein Steigrohr und anschließend röntgenologisch kontrolliert. In keinem Fall ergaben sich Hinweise, die auf eine Erhöhung des Tonus der abführenden Gallenwege oder des Sphinkter Oddi schließen ließen. Bei Operationsende waren alle Patienten, bei denen die Narkoseeinleitung mit Etmoidate erfolgte, wach, sofern die Alfentanil-Zufuhr ca. 20 bis 30 Minuten vor Operationsende unterbrochen wurde. Wenige Minuten nach Abstellen der Lachgaszufuhr konnten die Patienten extubiert werden, sie waren ansprechbar und atmeten ausreichend spontan. Der zentral-venöse P_{CO_2}-Wert betrug im Mittel 47 mm Hg. Antagonisiert wurden von uns 4 Patienten, bei 2 weiteren wäre eine Antagonisierung empfehlenswert gewesen.

Zusammenfassung:

1. Die Narkoseeinleitung mit Alfentanil ist möglich, die Kombination mit einem Hypnotikum jedoch zwecks Dosisreduzierung zu empfehlen.
2. Die Herz- und Kreislaufparameter der Patienten zeigten unter Alfentanil eine bemerkenswerte Stabilität.
3. Sofern die Alfentanil-Dosis an die zu erwartende Operationsdauer adaptiert wird, kann die postoperative Atemdepression auf ein Minimum reduziert werden.
4. Alfentanil scheint keine Kontraktion des M. Sphinkter Oddi auszulösen.

Abbott AG, Zug (CH): Foran-Symposium
Leitung: K. Peter, München (D) / P. Lawin, Münster (D)

J 4.1
Die Inhalationsanästhetika — Bis heute

K. Van Ackern

Institut für Anaesthesiologie, Klinikum Großhadern, München, BRD

Abstract nicht eingegangen

J 4.2
Das Verhalten der arteriellen und zentralvenösen Blutspiegel von Isofluran beim Menschen unter den Bedingungen einer standardisierten Narkose

H. Schmidt, F. Asskali, R. Dudziak, H. Förster

Zentrum der Anaesthesiologie und Wiederbelebung der Johann Wolfgang Goethe-Universität Frankfurt am Main, BRD

Bei 15 Patienten im Alter zwischen 30 und 65 Jahren wurden unter standardisierten Narkosebedingungen simultan die arteriellen und zentralvenösen Blutspiegel von Isofluran mit Hilfe der Dampfraumanalyse gaschromatographisch gemessen.

Die Patienten wurden nach intravenöser Narkoseeinleitung, Relaxation und Intubation mit einem Lachgas-Sauerstoff-Gemisch (FiO_2 = 0,34), dem für die Dauer von 60 min. 1,5 Vol% Isofluran zugesetzt wurden, im halboffenen Narkosekreissystem kontrolliert beatmet. Nach Unterbrechung der Isofluranzufuhr erhielten die Patienten zur Fortführung der Narkose fraktioniert Fentanyl intravenös. Injektionen von Pancuroniumbromid in üblicher Dosierung dienten der Aufrechterhaltung der Muskelrelaxation. Vor, während und für einen Zeitraum von 4 Stunden nach Beendigung der Isofluranapplikation wurden nach einem genauen Zeitplan neben den arteriellen und zentralvenösen Blutentnahmen für die gaschromatographischen Analysen physiologische Parameter wie Herzminutenvolumen, Ventilation und Oesophagustemperatur, die die Aufnahme und Elimination eines Inhalationsanästhetikums nachhaltig beeinflussen können, registriert. Für die Bestimmung der Isofluranspiegel im Blut stand ein Sigma-1-Analyzer der Fa. Perkin Elmer zur Verfügung.

Wie den Meßergebnissen zu entnehmen ist, steigen die arteriellen Isofluranspiegel während der Aufnahmephase in den ersten 15 min. steil an und erreichen zwischen der 45. und 60. min. nahezu ein Konzentrationsplateau. Demgegenüber verläuft die Kurve der zentralvenösen Blutkonzentrationen von Isofluran im genannten Zeitraum insgesamt wesentlich flacher ohne ein steady state zu erreichen. Nach Unterbrechung der Isofluranzufuhr fallen die arteriellen Blutspiegel des Anästhetikums initial steil ab. Im weiteren Verlauf flacht die Eliminationskurve deutlich ab. Bezogen auf den von uns gemessenen Mittelwert am Ende der Aufnahmephase von 9,0 mg/l beträgt die arterielle Blutkonzentration von Isofluran 15 min. nach Beendigung der Isofluranapplikation 19%, nach 60 min. 7% und nach 240 min. 2%. Die Eliminationskurve von Isofluran im zentralvenösen Blut verläuft insgesamt flacher. 15 min. nach Unterbrechung der Narkosemittelzufuhr sind noch 40%, nach 60 min. 13,5% und nach 240 min. 3,5% der am Ende der Aufnahmephase gemessenen Konzentrationen nachweisbar.

Eine Beeinflussung der Aufnahme und Elimination von Isofluran durch drastische Änderungen der Ventilation, des Herzminutenvolumens oder der Bluttemperatur ist anhand der Meßdaten auszuschließen.

Aus den vorliegenden Ergebnissen ist abzuleiten, daß durch simultane Messungen der arteriellen und venösen Blutspiegel die Kinetik eines Inhalationsanästhetikums exakter beschrieben werden kann als durch Messungen der inspiratorischen und endexspiratorischen Konzentrationen des Narkosemittels.

J 4.3
Metabolisme de l'Isoflurane
V. Weiss

Département d'Anesthésiologie, Hôpital cantonal universitaire, 1211 Genève 4, Suisse

Chez vingt malades (ASA I - II) endormis pour des interventions en oto-rhino-laryngologie, les taux d'Isoflurane dans le sang veineux central ont été dosés par chromatographie gazeuse. Après prémédication avec un analgésique ou calmant avec Atropine, les anesthésies ont été induites avec 4 à 6 mg de Thiopental/kg comme starter. Intubation à l'aide de Succinylcholine (1 mg/kg). Ventilation contrôlée avec 60 % : 40 % $N_2O : O_2$ et adjonction des débits de l'Isoflurane entre 0,5 - 1,5 %. Chaque malade figurant comme son propre témoin, le sang est pris avant l'induction de l'anesthésie et après 15, 30, 45, 60 et 90 minutes d'adjonction de l'anesthésique et amené pour la chromatographie gazeuse. Dans les mêmes prises de sang, le dosage de fluor inorganique est effectué en même temps. Les résultats sont présentés.

J 4.4
Linksventrikuläre Schlagdynamik unter Isofluran bei chronisch instrumentierten Hunden

M. Zimpfer, H. Gilly, N. Mayer, K. Steinbereithner unter Mitarbeit von G. Dvoracek, F. Netauschek, E. Sailer

Klinik für Anaesthesie und Allg. Intensivmed. Universität Wien und Ludwig Boltzmann-Institut für Experimentelle Anaesthesiologie und Intensivmedizinische Forschung, Wien, Österreich

Einleitung. Die negativ inotropen Effekte volatiler Anaesthetika werden durch gleichzeitige Beeinflussung myokardialer Lastfaktoren modifiziert (1). In der vorliegenden Untersuchung sollte die Wertigkeit dieser Größen für die Kardiodynamik in Isoflurannarkose studiert werden.

Methodik. 6 Hunde wurden mit Miniatur-Drucktransducern und mit Ultraschalltransducern zur Messung von Linksventrikeldruck und der regionalen Myokardfunktion chronisch instrumentiert. Druckkatheter wurden in die Aorta eingebunden. Nach Erholung wurden vergleichende Messungen bei den wachen, unsedierten und anaesthesierten Tieren durchgeführt (Isofluran: 1%,2%,3%; kontrollierte Normoventilation mit einem Sauerstoff-Luftgemisch). An weiteren Versuchstagen wurde die Ventrikeldynamik unter Isofluran bei Volumsbelastung (Ringerlösung: 25 ml/kg i.v.) oder bei Erhöhung des arteriellen Druckes (Methoxamin: 120 μg/kg/min i.v.) studiert.

Ergebnisse (Tabelle). Isofluran führte bei dosisabhängiger Verminderung der regionalen myokardialen Faserverkürzung (RMFV), des Linksventrikeldruckes (LVP), der maximalen Druckanstiegsgeschwindigkeit im linken Ventrikel ($LV-dP/dt_m$) und des mittleren Aortendruckes (MAP) zu keiner Zunahme des enddiastolischen Ventrikeldruckes (LVEDP) und der enddiastolischen myokardialen Faservordehnung (EMFV), (Abb.1). Bei Volumszufuhr (Abb.2) oder bei Erhöhung des LV-Austreibungswiderstandes war jedoch eine akute LV-Dilatation mit massivem Anstieg des LVEDP zu beobachten.

Diskussion. Trotz negativer Inotropie war aufgrund synchroner Verminderung myokardialer Lastfaktoren in Isoflurannarkose keine Dysfunktion der diastolischen LV-Schlagdynamik nachweisbar. Die Möglichkeit, die systolische Ventrikelfunktion durch Volumszufuhr oder periphere Gefäßkonstriktion positiv zu beeinflussen, muß jedoch zurückhaltend beurteilt werden.

Literatur. (1) Zimpfer M, Gilly H, Krösl P, Schlag G, Steinbereithner K (1983) Importance of myocardial loading conditions in determining the effects of enflurane in the intact and isolated canine heart. Anesthesiology (in press).

	WACH	ISOFLURAN		
		1%	2%	3%
EMFV	18.8	18.1**	17.9**	17.8**
mm	±1.3	±1.2	±1.1	±1.2
RMFV	3.3	2.7**	2.3**	1.7**
mm	±0.6	±0.6	±0.6	±0.3
LVEDP	12	9*	8**	10*
mmHg	±1	±1	±1	±1
LVP	123	110*	95**	73**
mmHg	±4	±6	±5	±9
$LV-dP/dt_m$	2873	2511**	2005**	1258**
mmHg/s	±184	±169	±159	±137
MAP	91	81*	70**	51**
mmHg	±3	±3	±4	±5
HR	84	94	131**	126**
min^{-1}	±6	±7	±8	±7

Wach gegen Isofluran: *p<0.05, **p<0.01

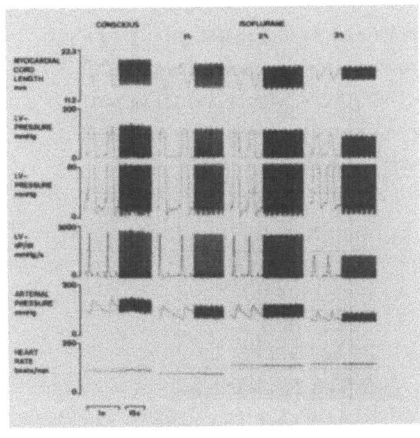

Abb. 1

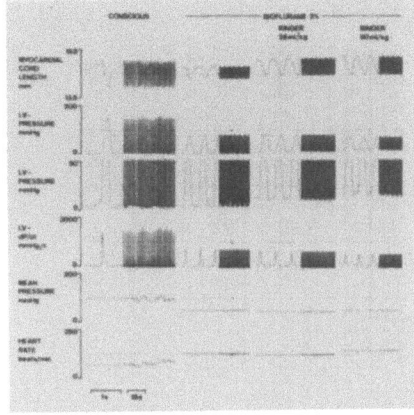

Abb. 2

J 4.5
Coronarperfusion, myocardialer Sauerstoffverbrauch bei Forane-Enflurane-Anaesthesie

H. Vogel*, M. Kessler**

*Klinik für Anaesthesiologie und operative Intensivmedizin, Universitätskliniken, Münster, BRD. **Institut für Physiologie und Kardiologie, Erlangen, BRD

Abstract nicht eingegangen

J 4.6.
Katecholaminspiegel und Plasmareninaktivität unter Isofluran-Anaesthesie

K. Sicking, U. Schneider, H. van Aken, P. Lawin

Klinik für Anaesthesiologie und operative Intensivmedizin der Wilhelm-Universität, Münster, BRD

Abstract nicht eingegangen

J 4.7
Katecholamin-Veränderungen bei kardio-chirurgischen Patienten unter Isofluran

H. Metzler

Institut für Anaesthesiologie der Universität Graz, Österreich

Abstract nicht eingegangen

J 4.8
Echokardiographische Untersuchungen bei Forane-Halothane-Anaesthesie und NLA

H. Bergmann

Institut für Anaesthesiologie am a. oe. Krankenhaus, Linz, Österreich

Abstract nicht eingegangen

J 4.9
Experimentelle und klinische Erfahrungen mit Forane

J.B. Brückner, H. Solf, K. Vogt

Institut für Anaesthesiologie der FUB, Klinikum Westend, D-1000 Berlin

Abstract nicht eingegangen

J 4.10
Einfluß von Forane auf die Beatmung

T. Pasch

Institut für Anaesthesiologie der Universität Erlangen, Erlangen, BRD

Abstract nicht eingegangen

Fresenius AG, Stans (CH): Schocktherapie-Volumenersatz

J 5.1
Use of a Computer to Optimize Therapeutic Goals and to Improve Outcome

W.C. Shoemaker

Department of Surgery, LAC Harbor-UCLA Medical Center, UCLA School of Medicine, Torrance, California, USA

We evaluated prospectively an index for outcome prediction previously developed retrospectively from cardiorespiratory data of a series of 113 critically ill postoperative general surgical patients. A predictive score was generated by nonparametric multivariate analysis of the observed value for each cardiorespiratory variable and the frequency distributions of survivors' and nonsurvivors' values of that variable at each stage of postoperative shock. An overall global predictive index was then generated from the sum of the weighted predictive scores of each variable. This predictive index was tested prospectively in a new series of 300 operations and was found to be 93% accurate for the values of the last available data set. The usefulness of this index was demonstrated by tracking the clinical course of patients.

The hypothesis was tested that the median values of survivors of life-threatening postoperative conditions, rather than the normsl of unstressed healthy volunteers, constitute a first approximation to the optimal therapeutic goals for critically ill postoperative patients.

A series of 232 consecutive critically ill postoperative patients was studied prospectively; normal values were used as the therapeutic goals of the control patients, while the median values of survivors were used as the goals of therapy for the protocol group. The age, sex, primary illness, surgical operation, lowest mean arterial pressure (MAP), time in hypotension, incidence of severe hypotension (MAP < 50 mm Hg), and incidence of severe illness (defined by predetermined criteria) were comparable in the control and protocol groups; i.e., clinical conditions of the protocol group were at least as severe as those of the control group. The mortality was significantly less in the protocol group (12.5%) than in the control group (35%); the number of life-threatening complications were also greater in the control group. These data suggest that the cardiorespiratory pattern of survivors are the appropriate goals of therapy for critically ill patients.

TABLE 1
RESULTS OF PREDICTORS AFTER SURGICAL OPERATIONS

		Last Available Predicted Value			
		Survival	Death	Total	% Correct
Actual Outcome	Survived	206	13	219	94*
	Died	8	73	81	90**
	Total	214	86	300	93
	% Correct	96***	85****		

* Sensitivity, percentage of survivors with correctly predicted outcome.
** Specificity, percentage of nonsurvivors with correctly predicted outcome.
*** Predictive accuracy, percentage of survivors among patients predicted to live.
****Predictive precision, percentage of nonsurvivors among patients predicted to die.

TABLE 2
OUTCOME DATA

	Control	Protocol
Number of patients	143	80
Number of nonsurvivors	50	10
Mortality (%)	35	12.5

J 5.2
Intraoperative Monitoring of the High Risk Surgical Patient
W. C. Shoemaker
Department of Surgery, LAC Harbor-UCLA Medical Center, UCLA School of Medicine, Torrance, California, USA

The usefulness of noninvasive transcutaneous oxygen ($PtcO_2$) and carbon dioxide ($PtcCO_2$) sensors as well as invasive monitoring of flow and O_2 transport were evaluated in the perioperative period of a series of 100 consecutive high risk surgical patients. We used the pattern of physiologic events preceding intraoperative death as the criteria for evaluation of the relative usefulness of these variables. The table lists selected cardiorespiratory and transcutaneous variables at the time of the lowest hemodynamic values (the nadir) and at 3 periods prior to this nadir in order to evaluate the capacity of each variable to anticipate the hemodynamic crisis.

Cardiac output, oxygen delivery ($\dot{D}O_2$), and oxygen consumption ($\dot{V}O_2$) provided the earliest warning of impending circulatory deterioration and were most useful during critical nonlethal circulatory episodes; these were closely paralleled by the $PtcO_2$ index ($PtcO_2/PaO_2$); the $PtcCO_2$ was less sensitive. Heart rate (HR) and mean arterial pressure (MAP) were highly variable with frequent changes unrelated to changes in flow and O_2 transport.

TABLE Hemodynamic and O_2 transport values during critical intraoperative periods[a]

	Minutes before hemodynamic nadir			
	90–60 (N = 34)	50–40 (29)	30–20 (28)	Nadir (35)
HR, beat/min	96 ± 4	93 ± 4	90 ± 5	93 ± 5
MAP, mm Hg	99 ± 2.4	95 ± 2.7	84 ± 4.8[b]	88 ± 3[b]
CI, L/min·M²	3.5 ± 0.2	3.1 ± 0.3	2.8 ± 0.2[b]	2.7 ± 0.2[c]
$\dot{D}O_{2I}$, ml/min·M²	502 ± 31	454 ± 23[b]	371 ± 29[c]	396 ± 30[c]
$\dot{V}O_{2I}$, ml/min·M²	105 ± 6	87 ± 5[b]	82 ± 6[c]	74 ± 4[c]
PaO_2, torr	196 ± 14	215 ± 18	198 ± 20	205 ± 15
$P_{tc}O_2$, torr	164 ± 13	167 ± 20	153 ± 19	146 ± 12[b]
$P_{tc}O_2$ index	0.83 ± 0.04	0.77 ± 0.05	0.77 ± 0.05[b]	0.73 ± 0.04[b]
FIO_2	0.56 ± 0.05	0.67 ± 0.05	0.63 ± 0.05	0.65 ± 0.04
$P_{tc}CO_2$, torr	50 ± 5	54 ± 3	54 ± 3	57 ± 3[b]
$\Delta P_{tc}CO_2$, torr	22 ± 2	21 ± 2	21 ± 2	25 ± 2[b]
Temp, °C	35.9 ± .2	35.8 ± 0.2	35.5 ± 0.2	35.4 ± 0.2

[a] Values are expressed as mean ± SEM.
[b] $p < 0.05$ comparing 90–60 min before the nadir.
[c] $p < 0.01$.

J 5.3
Praktische Demonstration eines neuen Minicomputersystems zur On-Line-Erfassung und Verarbeitung cardiopulmonaler Variabler zur Therapieoptimierung bei kritisch Kranken
K. Hankeln, W. C. Shoemaker, H. Michelsen
Abteilung für Anaesthesie und Intensivpflege, Zentralkrankenhaus Links der Weser, 2800 Bremen, BRD. Department of Surgery, LAC Harbor-UCLA Medical Center, UCLA School of Medicine, Torrance, California, USA

Seit 1979 ist in der Intensivstation Zentralkrankenhaus Links der Weser, Bremen FRG (20 Betten) ein Minicomputersystem auf der Basis eines Commodore CBM 8032 Rechners mit Floppy-Disk und Printer im praktischen Einsatz. Die Entwicklung dieses Systems erfolgte mit dem Ziel, vom cardiac output abhängige Kreislaufvariable rechnerisch und graphisch aufzubereiten. Die Erstellung der Betriebssoftware erfolgte in Anlehnung an Vorschläge von Shoemaker(1). Neben der Tabellierung der vom Standard-Monitoring übernommenen Meßwerte werden folgende Parameter zum Teil in Verbindung mit off-line Daten

errechnet und Optimalwerten gegenübergestellt.
Ein Teil der abgeleiteten Parameter wird als
24h Trend dargestellt:

A-V Diff	= arteriovenöse O_2 Differenz
PAO2	= alveolärer O_2 Partialdruck
QS/Qt	= intrapulmonaler Shunt
OS ext	= Sauerstoffextraktion
Vd/Vt	= Totraumventilation
VCO2	= CO_2 Produktion
VO2I	= Sauerstoffverbrauchsindex
RQ	= respiratorischer Quotient
Q	= cardiac output (Fick)
AAdo2	= arterioalveoläre O_2 Differenz
O2AV	= Sauerstoffangebot
SVR	= Systemischer Widerstand
PVR	= Pulmonalkreislaufwiderstand
LVSWI	= Linksventrikulärer Schlagarbeitsindex
RVSWI	= Rechtsventrikulärer Schlagarbeitsindex
CI	= Cardiac-Index
TDiff.	= Temperaturdifferenz Zentral-peripher.
COMPL.	= statische Compliance

Ergebnisse:

In Anlehnung an Vorschläge von Shoemaker (1)
kann bei cardiopulmonal gefährdeten Patienten
die Therapie optimiert werden. Die klinischen
Tests und Optimierung der Software erfolgte bei
40 Patienten und ca. 300 Behandlungstagen im
ZKH Links der Weser, 2800 Bremen FRG.
Während des Behandlungsverlaufs ist unter
klinischem Einsatz des Systems jederzeit ein
detaillierter Einblick in den cardiopulmonalen
Status der Patienten möglich. Therapeutische
Schritte können somit entsprechend den klinischen
Notwendigkeiten eingeleitet werden. Das System
bedeutet eine enorme Zeitersparnis bei der
Errechnung und graphischen Aufbereitung von
cardiopulmonalen Meßwerten. Es hat sich bei
der Titrierung der Therapie und Fehleranalyse
der Therapie bewährt.
Die Möglichkeiten des Systems werden anhand
von klinischen Verläufen demonstriert.

Literatur:

1 Shoemaker, W.C., Appel, P., Bland, R.,
Hopkins, J., Potter, Ch.
Clinical trial of an algorithm for outcome
prediction in acute circulatory failure.
Critical Care Medicine 10 :390-396

2 Schipulle, M., Praktische Anwendung eines
mikrocomputerunterstützten Überwachungs-
systems zur Erfassung und Verarbeitung
kardiorespiratorischer Parameter auf der
Intensivstation.
Dissertation Med. Hochschule Hannover.
Eingereicht März 1983.

J 5.4

Hämodynamische Aspekte von Haes 450, Haes 200, Albumin 5%

K. Hankeln, H. Michelsen, M. Schipulle, C. Manhold, R. Stickel, F. Böhmert

Abteilung für Anaesthesie und Intensivpflege, Zentralkrankenhaus Links der Weser, 2800 Bremen, BRD

Mit Hilfe einer von uns entwickelten Mikro-
computereinheit wurden on-line die hämodynamischen Parameter bei Intensivpatienten gemessen.
Die Verarbeitung der cardiopulmonalen Meßwerte
(arterieller Kathether, Pulmonalarterien-
kathether, cardiac output nach Fick) wurden
automatisch in 7.5 Minuten Sequenzen erfaßt.
Die Behandlung wurde in der Weise dokumentiert,
daß die vom cardiac output abhängigen Meßgrößen,
Kreislaufwiderstände, Arbeitsindices automatisch
graphisch aufbereitet dargestellt wurden. Es ist
somit möglich, die Wirkung von Volumensubstitution auf cardiac output und die hiervon abhängigen Variablen sowie auf die Sauerstoffaufnahme
direkt graphisch darzustellen.

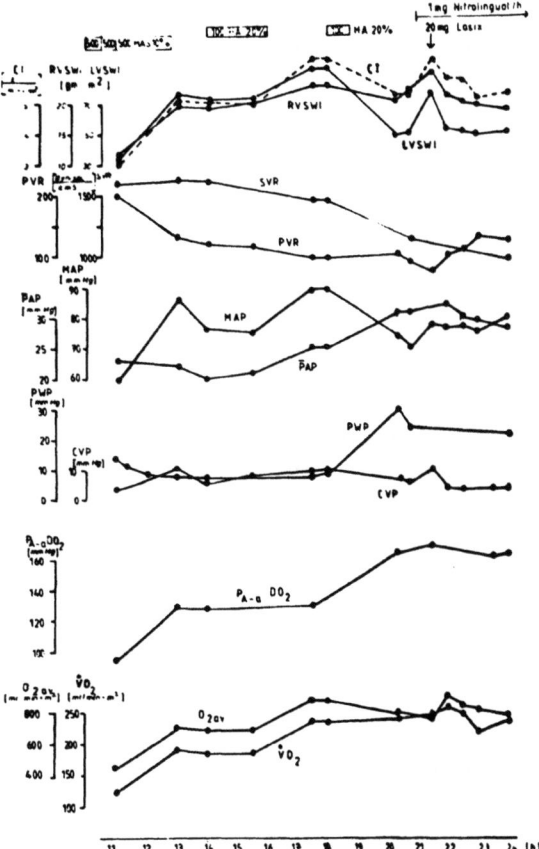

Abb. 1: Beobachtung kardiopulmonaler Parameter über 13 Stunden bei einem Patienten nach abdominosacraler Rectumamputation. Erklärung der Abkürzungen im Text (Methodik). Über der graphischen Darstellung Angaben zur Therapie (HA = Humanalbumin, HAES = Hydroxyäthylstärke).

Die Veränderungen wurden anschließend statistisch untersucht und ausgewertet.

Ergebnisse:

Analog zu den Aussagen von Shoemaker (1) konnte bei hypovolämischen Patienten ein Anstieg von CI und O2 Aufnahme nachgewiesen werden.
Der Effekt war am ausgeprägtesten bei schwerer Hypovolämie Abb. 1.

HAES 200 zeigte hierbei eine ausgeprägtere Steigerung als HAES 450. Beide Kolloide waren HA 5% nicht unterlegen.

Literatur:
1 Shoemaker, W.C., Hauser, C.J.
Critique of cristalloid versus colloid therapy in shock. (1979), Crit.Care Med.7,3,117 ff.

Pharmacolor AG, Basel (CH): Buprenorphin-Temgesic
Leitung: S. Piepenbrock, Berlin (D)

J 6.1
Die Stellung von Temgesic in der postoperativen Phase, Analgesie, Wirkung auf Atmung und Herz-Kreislauf
S. Piepenbrock
Klinik für Anaesthesie und Operative Intensivmedizin, Klinikum Steglitz der FUB, D-1000 Berlin

Abstract nicht eingegangen

J 6.2
Buprenorphin-Sublingual-Tabletten: Klinische Erfahrungen bei der Langzeittherapie von Krebsschmerzen
M. Zenz
Zentrum für Anaesthesiologie der Medizinischen Hochschule Hannover, Abt. IV, Krankenhaus Oststadt, Podbielskistraße 380, 3000 Hannover 51, BRD

Buprenorphin ist ein Opioid mit langer Wirkungsdauer und hoher Potenz. Eine Tablettenform dürfte daher besonders für die Therapie von Krebsschmerzen geeignet sein, zumal hier kaum Alternativen mit ähnlichen Eigenschaften, die nicht der Betäubungsmittelvorschrift unterliegen, vorhanden sind.

Material und Methodik
Die Untersuchung wurde als offene kontrollierte Studie durchgeführt. In jedem Fall lag das Einverständnis der Patienten vor. Die Patienten erhielten die Sublingualtabletten (à 0,2 mg Buprenorphin) in einer festen Dosierung, die von einem nicht an der Untersuchung beteiligten Arzt nach Vormedikation und initialer Wirkung festgelegt wurde.

Die Latenzzeit bis zur analgetischen Wirkung sowie die Wirkstärke der Substanz im Vergleich zur Vormedikation wurden mittels einer visuellen Analogskala (2) geprüft. Diese Aufzeichnungen wurden in regelmäßigen Intervallen kontrolliert und dienten gleichzeitig zur Festlegung von Dosis und Einnahmefrequenz.

Resultate
Insgesamt wurden 120 Patienten behandelt, bei 40 Patienten ist die Studie als Langzeituntersuchung abgeschlossen. 39 Patienten waren vor Therapie mit Buprenorphin mit anderen Opioiden (n = 28) oder mit peripher wirkenden Analgetika (n = 11) behandelt worden, ohne eine ausreichende Schmerzremission zu haben. Die Latenzzeit bis zum Eintritt einer ersten analgetischen Wirkung betrug 15 Minuten, nach 40 Minuten war die maximale Analgesie erreicht. Im Vergleich zur Vormedikation zeigte sich bei allen Patienten eine signifikant stärkere Analgesie unter Buprenorphin.

Die Applikationsintervalle der Tabletten lagen bei 24 Stunden (n = 2), 12 Stunden (n = 3), 8 Stunden (n = 21) und 6 Stunden (n = 14). Die mittlere Anfangsdosis pro Tag betrug 1,06+0,35 mg Buprenorphin, die mittlere Enddosis lag bei 1,53+0,87 mg. Bei 19 Patienten war eine Dosissteigerung notwendig, bei 14 Patienten blieb die Dosierung über die gesamte Therapie gleich, bei 2 Patienten konnte sogar eine Dosisreduktion vorgenommen werden. In keinem Fall wurde die Therapie über einen geringeren Zeitraum als 4 Wochen durchgeführt, bei 11 Patienten erstreckte sich die Therapie über mehr als 12 Wochen und bei 4 Patienten über mehr als 35 Wochen.

Bei 10 Patienten trat Übelkeit auf, bei 23 Patienten Obstipation, bei 17 Patienten Müdigkeit, bei einem Patienten Hautjucken und bei 4 Patienten Miktionsstörungen. Inwieweit diese Nebenwirkungen mit der Grundkrankheit zusammenhingen, ließ sich nicht ermitteln. Klinische Zeichen einer Atemdepression wurden bei keinem Patienten beobachtet.

Diskussion und Schlußfolgerung
Die abgeschlossene Langzeitstudie hat die positiven Ergebnisse einer ersten Auswertung bestätigt (4). Eine Therapie mit Opioiden bei Krebsschmerzen ist auch über längere Zeit möglich, ohne den Patienten durch Agonie oder Atemdepression zu gefährden (3, 4). Buprenorphin hat gerade bei der Langzeittherapie von Karzinomschmerzen durch hohe Wirkstärke und ausreichende Wirkdauer (6 Stunden und mehr) seine Eignung unter Beweis gestellt, wie bereits frühere Untersuchungen belegen konnten (1). Die Nebenwirkungen der Substanz waren für die Patienten tolerabel und ließen in den meisten Fällen nach einiger Zeit nach (1). Die Einnahme hat in fester Dosierung und festen Zeitintervallen zu erfolgen, die innerhalb von 2 Wochen an den Bedarf des Patienten angepaßt werden können. Eine Pharmakotherapie bei Krebsschmerzen sollte in jedem Fall von einer adäquaten psychischen Unterstützung begleitet sein und darf insoweit nicht als "Monotherapie" verstanden werden.

Literatur
1. Adriaensen H, Mattelaere B, Vanmeenen H (1981) A long-term open assessment of sublingual buprenorphine in patients suffering from chronic pain. III. World Congress on Pain, Edinburgh
2. Scott D, Huscisson E (1976) Graphic representation of pain. Pain 2:175
3. Twycross R, Zenz M (1983) Die Anwendung von oralem Morphin bei inkurablen Schmerzen. Anaesthesist, im Druck
4. Zenz M, Piepenbrock S, Tryba M, Klauke W, Everlien M (1983) Buprenorphin-Sublingual-Tabletten: Erste klinische Erfahrungen bei der Langzeittherapie von Krebsschmerzen. Fortschr. Med. 5:191

J 6.3
Vergleichsstudie zur Wirkung von Buprenorphin und Pentazocin bei postoperativen Schmerzen unter besonderer Berücksichtigung der Lungenfunktion

J. Sarubin

Institut für Anaesthesiologie der Städt. Kliniken, Nürnberg

Abstract nicht eingegangen

J 6.4
Prämedikation mit Buprenorphin

K.A. Lehmann, U. König, P. Beckers, D. Daub

Abteilung Anaesthesiologie der Medizinischen Fakultät, Rhein.-Westf. Technische Hochschule Aachen, BRD

Buprenorphin (Temgesic^R) bewirkt beim Menschen einige psychische Veränderungen, die sich im Rahmen der Narkoseprämedikation sinnvoll nutzen lassen.
Ziele der vorgestellten Arbeit waren es, die Auswirkungen auf Stimmungslage, Atmungs- und Kreislaufverhältnisse nach intramuskulärer und sublingualer Applikation von Buprenorphin zu quantifizieren und mit denen einer geläufigen Prämedikationsform (Thalamonal^R) zu vergleichen. Ferner wurde untersucht, welchen Einfluß die präoperative Gabe des partiellen Opiatantagonisten auf den intraoperativen Analgetikaverbrauch bei standardisierten Neuroleptanalgesien besitzt. Schließlich waren die postoperativen Atmungs- und Kreislaufparameter und der Analgetikabedarf nach verschiedenen Narkoseformen (NLA, Halothan- und Enflurane) mit Buprenorphin-Prämedikation im Vergleich zu Thalamonal^R zu überprüfen.

Patienten und Methodik:
4 Kollektive von je 20 Patienten (ASA 1-3), die sich Routine-Eingriffen unterziehen mußten, wurden nach abendlicher Gabe von Diazepam 10 mg randomisiert mit Thalamonal^R (2 ml)/Atropin (0,5 mg), Buprenorphin (0,3 mg)/Atropin (0,5 mg), Buprenorphin (0,3 mg) intramuskulär oder Buprenorphin (0,4 mg) sublingual 60 Minuten vor OP-Beginn prämediziert. Psychische Tests zur Ermittlung der Depressivität, der persönlichkeitsbezogenen und situationsgebundenen Angst sowie der allgemeinen Befindlichkeit wurden am Abend vor der Narkose, unmittelbar vor und 60 Minuten nach der Prämedikation durchgeführt, ergänzt durch Messungen von Atemfrequenz und Blutdruck in der Prämedikationsphase.
Bei 8 Kollektiven von je 10 Patienten (ASA 1-3), die randomisiert mit Thalamonal^R (2 ml)/Atropin (0,5 mg) oder Buprenorphin (0,3 mg)/Atropin (0,5 mg) intramuskulär 60 Minuten vor OP-Beginn prämediziert waren, und die sich elektiven orthopädischen Eingriffen (TEP-Hüfte unter Halothan oder Enflurane) unterziehen mußten, wurden Aufwach- und Spontanatmungszeit nach Narkosebeendigung sowie Atemfrequenz, kapilläre Blutgase und Blutdruck bis zur 3. postoperativen Stunde bestimmt. Bei den unter Neuroleptanalgesie operierten Patienten wurden zusätzlich der intraoperative Fentanylverbrauch und die zum Zeitpunkt nachlassender Analgesie vorliegenden Fentanyl-Plasmakonzentrationen (mittels Radioimmunassay) ermittelt.
Der Verbrauch an postoperativen Analgetika wurde bis zu 24 Stunden nach Narkosebeendigung dokumentiert.

Ergebnisse:
Eine Prämedikation mit Buprenorphin verbesserte im Vergleich zu Thalamonal^R die psychische Grundstimmung vor der Operation. Die Patienten wirkten klinisch mäßig sediert und entspannt. Bei zusätzlicher Gabe von Atropin wurde in allen Teilkollektiven eine Verschlechterung der psychischen Parameter festgestellt. Atmung und Kreislauf blieben stets im Normalbereich.
Der intraoperative Fentanylverbrauch bzw. die zum Zeit-Zeitpunkt klinisch nachlassender Analgesie gemessenen Fentanyl-Plasmakonzentrationen wurden durch eine Prämedikation mit Buprenorphin nicht signifikant verändert. Auch die Aufwach- und Spontanatmungszeiten sowie die postoperativen Atmungs- und Kreislaufparameter waren vergleichbar und lagen in der Norm. Der postoperative Analgetikabedarf scheint nach Buprenorphin etwas geringer als nach Thalamonal^R auszufallen; stark ausgeprägte individuelle Variationen ließen jedoch keine signifikanten Unterschiede erkennen.

Schlußfolgerungen:
Gemessen an den psychischen Parametern ist Buprenorphin einer Prämedikation mit Thalamonal^R vorzuziehen. Die zusätzliche Gabe von Atropin verschlechtert diesen Prämedikationseffekt; die intravenöse Applikation unmittelbar vor der Narkoseeinleitung dürfte eine sinnvolle (und effektivere) Alternative darstellen. Obwohl die statistische Auswertung der vorgestellten Studie zum Zeitpunkt der Drucklegung des Abstractbandes noch nicht vollständig abgeschlossen ist, scheinen sich für den intra- und postoperativen Verlauf keine wesentlichen Vorteile von Buprenorphin zu ergeben.
Für die von einigen Autoren vermuteten additiven oder potenzierenden Effekte von Buprenorphin bei Kombination mit Benzodiazepinen oder Inhalationsnarkotika ergeben die Ergebnisse keinen Anhalt.

J 6.5
Postoperative Analgesia with Continous Buprenorphine Infusions

P. Suppan
Hôpital de Nyon 1260 Nyon, France

Continous infusions of buprenorphine 0.15 mg / 1 000 ml 8-hourly with, if necessary, intravenous supplements of 0.15 mg, were investigated in patients undergoing major gynaecological and surgical procedures. The study was concerned primarily with the efficacy of this simple standardized regimen, as assessed by freedom from pain and the need for analgesic increments. The safety and incidence of side-effects were assessed in these patients especially regarding the occurrence of respiratory depression, nausea and vomiting, and inhibition of peristalsis.

Patients and methods

Patients in the gynaecological series underwent hysterectomy or exploratory laparotomy, often with associated pelvic floor repair. The surgical patients were operated for gall-bladder surgery with biliary tract exploration, or major intestinal procedures.

The premedication and anaesthetic techniques are described in Table I.

The buprenorphine infusion was started as soon as the patients left the operating room. Intravenous increments were given as required, with a minimum interval of 30 min between doses.

Results

Satisfactory analgesia was obtained relatively easily in the gynaecological series with the 8-hourly 0.15 mg buprenorphine infusion alone. Increments were needed in only a few patients, mainly on the 1st post-operative day. By contrast, in the surgical series, early incremental doses had to be administered frequently, but this need decreased with time. The total dose of buprenorphine needed to achieve good analgesia was much higher than in gynaecological patients (Fig. 1).

Side-effects

These were minimal in each group. Nausea and vomiting occurred in 22 % of patients, more in the surgical (30 %) than in the gynaecological series (16 %). No troublesome respiratory depression was seen in any patient. There was one case of "excessive" drowsiness, and one of headache, though the latter's relationship to buprenorphine is uncertain.

Depression of peristalsis was seen in one patient in the gynaecological series, but on the 4th post-operative day, more than 24 hrs after the last dose of buprenorphine, and therefore probably not related to the analgesic regimen.

Discussion

The intravenous infusion/bolus method of analgesia was easily accepted by both nursing staff and patients. The present experience confirms its safety but points to the need for increased dosage in patients undergoing major abdominal surgery. The wide variation in the effective analgesic dose was shown in (1), in patients undergoing caesarean section; it is thus not surprising that the same observation was made in our patients. The side-effects were minimal; nausea and vomiting were seen overall in 22 % of patients, a figure well in keeping with the one of Heinzl et al (2) who found about 25% in patients undergoing prostaglandin-induced abortion.

Table 1. Summary of anaesthetic technique
Premedication: pentazocine/promethazine/atropine or hyoscine
Induction: althesin/buprenorphine, with a small dose of midazolam. Intubation under suxamethonium with precurarization.
Maintenance: alcuronium or pancuronium Althesin infusion. Ventilation with N_2O/O_2 50 %
Buprenorphine supplements up to a total of 0.3 or 0.45 mg.

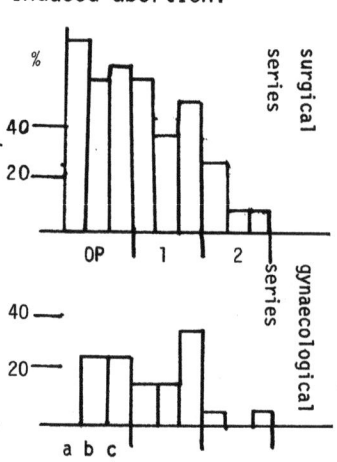

Fig. 1. Patients (%) requiring or more supplementary doses (0.15 mg) in the first three post-operative days, 8-hourly (a,b,c)

J 6.6
Patienten-kontrollierte Analgesie mit Buprenorphin

S. Geroulanos, E. Chejlava, B. Stoll, Ch. Axhausen
Chirurgische Klinik A, Institut für Anaesthesiologie, Universitätsspital Zürich, Schweiz

Grösse, Gewicht und Oberfläche eines Patienten sind klar definierbare Grössen, welche es erlauben, Medikamente relativ genau zu dosieren. Die unterschiedliche, individuelle Schmerzschwelle jedes einzelnen Patienten und die Grösse des Eingriffes machen es aber oft schwierig, dem einzelnen Patienten seine individuell benötigte

Schmerzmitteldosis genau einzustellen. Was für den Einen zu viel ist, ist für den anderen zu wenig.

Bei der Patienten-kontrollierten Analgesie kann der Patient über einen speziell konstruierten, Perfusor-ähnlichen Apparat, der am venösen Zugang angeschlossen wird, die benötigte Schmerzmitteldosis selbst injizieren.

Buprenorphin ist für diesen Zweck besonders geeignet, da es auch bei höherer Dosierung wenig atemdepressiv wirkt und nicht suchterzeugend ist; es untersteht dem Betäubungsmittelgesetz nicht. Gleichzeitig erweist es sich in Doppelblindstudien als gleich oder stärker wirksam als 10 mg parenteral verabreichtes Morphin. Hinzu ist seine analgetische Wirkungsdauer dem Morphin deutlich überlegen. Einziger Nachteil ist sein höherer Preis.

Der von der Firma Pye Dynamics Ltd. hergestellte Cardiff Palliator ist ein Perfusor-ähnlicher Apparat, der über eine Spritze das analgetische Medikament über einen venösen Katheter iv. verabreichen kann. Die Injektionszeit kann dabei vorgewählt werden. Zwischen den verschiedenen Injektionen kann ein vorbestimmtes Zeitintervall dazwischen geschaltet werden, während dem der Patient eine zweite Injektion nicht bekommen kann. Ein recht differenzierter Mechanismus verhindert auch das Auslösen der Injektion durch Zwischenfälle oder wenn der Patient sehr schläfrig ist.

Zwei Gruppen von Patienten sind zur Zeit in der Studie. Gruppe A erhält wie üblich subcutan 0,3 mg Buprenorphin alle 4 Std. Gruppe B kann selber nach Bedarf über den Cardiff Palliator nachverlangen. Dabei werden 3 mg Buprenorphin (= 10 ml in 10 ml phys. Nacl verdünnt und im Palliator eingestellt). Die Einzeldosis beträgt 0,15 mg iv., der Intervall beträgt-während dem der Pat. nicht Nachspritzen kann-10 Minuten. Die schon abverlangte Gesamtmenge gibt der Apparat automatisch an.

Die Patienten werden wenn möglich alle 2 Std. nach der Schmerzintensität gefragt. Sie werden nicht geweckt, wenn sie schlafen. Die Schmerzintensität wird in % angegeben (0 % keine, 50 % erträgliche, 100 % unerträgliche Schmerzen). Das Pflegepersonal notiert dabei den Bewusstseinzustand des Patienten und klassifiziert ihn als: wach, schläfrig, intermitierend schläfrig, meist schlafend.

Von den bisher untersuchten Pat. geht hervor, dass Gruppe A grössere Schwankungen in der Schmerzintensität aufweist und im Zeitintervall 3-4 Stunden postinjektionem viel stärkere Schmerzen haben als Gruppe B. Bei den letzteren liegt die Schmerzintensität kontinuierlich unter 30%, z.T. sogar unter 20 %. Gleichzeitig zeigt sich, dass bei der Gruppe A der Schlaf-Wachmechanismus von der sc-Injektion abhängig ist; bei der Gruppe B mehr dem Tag-Nachtrhythmus Folge geleistet wird.

Aus den bisher untersuchten Pat. scheint, dass die Pat. kontrollierte Analgesie ein sicheres Verfahren ist, um den postoperativen Schmerz effizient zu unterdrücken, ohne dass unerwünschte Nebenwirkungen auftreten. Die Pat. sind tagsüber deutlich wacher und machen mehr mit. Unsere Erfahrungen decken sich mit den von Benett & al. (1982) veröffentlichten Resultate.

Literatur:
Benett R., Batenhorst R., Bivins B., Bell R., Graves D., Foster Th., Wright B., Griffen W. Patient-Controlled Analgesia; A New Concept of Postoperative Pain Relief. Ann.Surg.195, 700-5, (1982).

J 6.7
Analgesia per and Postoperative with Buprenorphine: Cardiocircular and Respiratory Effects

K. Rifat, C. Magnin, D. Morel

Anesthesiology Department, Cantonal Hospital, Geneva, Switzerland

Summary

Buprenorphine administered intravenously ($5 \mu g \cdot kg^{-1}$) 30 minutes before coelioscopy for sterilization, under general anesthesia, has been studied in 24 patients without premedication and compared to a control group anaesthetized with enflurane.

The analysis of the cardiocircular effects does not show any significant modification of the arterial systolic and diastolic blood pressure but one assists bradycardia during the postoperative period. The intravenous injection of buprenorpine entails a diminution of the tidal volume and minute/ventilation, whereas the respiratory frequency remains stable. At the level of the arterial blood gaz analysis there is no hypoxaemie of clinical significance but we noticed a hypercapnia with a tendency to postoperative acidosis that we find again with patients of the control group. In the postoperative period, analgesia is good for the total of our patients but it is accompanied by a profound sedation and by a elevated incidence of nausea and vomiting whose origin may be partially due to the type of intervention with intraperitoneal insufflation of CO_2.

J 6.8
Buprenorphin als perioperatives Analgetikum bei der Schwangerschaftsunterbrechung im 2. Trimenon mit Prostaglandinen

D. Radakovic, S. Iljazovic

Universitäts-Frauenklinik Basel, Schweiz

Die weitgehende Liberalisierung der Schwangerschaftsunterbrechung und die Einführung der Prostaglandine in die zeitgenössische Gynäkologie und Geburtshilfe brachten für den auf diesem Gebiet tätigen Anästhesisten neue Aufgaben. Die Prostaglandine induzieren und unterhalten intensive, frequente und sehr schmerzhafte Uteruskontraktionen, die von den meisten Patientinnen ohne eine ausreichende und langandauernde Analgesie nicht ertragen werden können. Die Wirkung der bis dahin verwendeten Analgetika erwies sich für diese Art von Schmerzen als unzureichend.

Die Wirkung der PDA (Periduralanalgesie) ist zufriedenstellend, benötigt jedoch eine sehr intensive Ueberwachung. Ausserdem stehen der Aufwand und das Risiko in einem nicht vertretbaren Verhältnis zum gesetzten Ziel.

Aufgrund der guten Resultate der Schmerzbekämpfung in der operativen Gynäkologie mit Buprenorphin, wurde an der Universitäts-Frauenklinik Basel bei 45 Patientinnen eine Studie über die Beeinflussung der Schmerzen während der Schwangerschaftsunterbrechung im 2. Trimenon mit Prostaglandinen durchgeführt.

Methode

Den Patientinnen wurde zwischen 07.00 Uhr und 08.00 Uhr eine Spritze von 2,5 µg Buprenorphin /kg Körpergewicht i.v. verabreicht und danach eine Dauertropfinfusion von 1 µg Buprenorphin /ml 5 %ige Glukose angehängt. 30 Minuten nach Verabreichung des Buprenorphins werden intrauterin 100 mg Prostaglandin E_2 appliziert. Kurz danach setzen bei den Patientinnen intensive Uteruskontraktionen ein, die in einem Zeitintervall zwischen 6 bis 24 Stunden zur Abstossung der Frucht führen.

Unter einer Infusionsgeschwindigkeit von 10 bis 30 Tropfen/Minute - entsprechend 0,5 bis 1,5 µg Buprenorphin/Minute - empfinden die Patientinnen die sonst sehr starken Kontraktionsschmerzen nur noch als Menstruationsschmerz.

Das subjektive Befinden der Patientinnen ist sehr gut. Sie sind leicht sediert, gut ansprechbar und voll kooperativ.

Die vitalen Funktionen (Kreislauf, Atmung) bleiben während der ganzen Zeit praktisch unbeeinflusst.

Eine Stunde nach der Abstossung der Frucht werden die Patientinnen kürettiert. Für diese Kürettage werden nur 0,25 bis 0,50 mg Atropinum sulfuricum und 0,6 bis 0,8 mg Flunitrazepam i.v. verabreicht ohne weiteren Zusatz von Analgetika.

Bei etwa 20 % der Patientinnen kommt es zu Uebelkeit mit oder ohne Erbrechen. In welchem Ausmass diese Uebelkeit dem Buprenorphin anzulasten ist, bleibt offen, da bekanntlich sowohl die Prostaglandine als auch die Wehentätigkeit allein Uebelkeit und Erbrechen verursachen können.

Seit der Einführung dieser Analgesieart haben die Prostaglandine für Schwangerschaftsunterbrechungen im 2. Trimenon bei den Patientinnen, beim Pflegepersonal und den behandelnden Aerzten ihren Schrecken verloren und sind zum Mittel der Wahl geworden.

Du Pont de Nemours, Frankfurt (D): Nalbuphine — Bewertung eines neuen Analgetikums

J 7.1
Pharmakologie von Nalbuphin

F. Ciaramelli

Clinical Research, Du Pont de Nemours Int., Geneva, Switzerland

Untersuchungen am Tier zeigen, dass Nalbuphin Hydrochlorid parenteral verabreicht ein potentes, wirksames und gut verträgliches Analgetikum ist, das zu den nicht Sucht erzeugenden agonistisch-antagonistischen wirkenden Substanzen gehört.

Nalbuphin hat einen schnellen analgetischen Wirkungseintritt. Gemäss den Daten aus dem Antiphenylquinon Windungs/Krümmungs-Test bei der Maus, hat sich Nalbuphin etwas weniger wirksam als Morphin, aber wirksamer als Codein und Pentazocin erwiesen.

Wie bei anderen Agonist-Antagonist-Analgetika, ist Nalbuphin beinahe unwirksam im Heizplatten-Test bei der Maus.

Nalbuphin unterscheidet sich von anderen Agonist-Antagonist-Analgetika, da es eine stärkere antagonistische Wirkung besitzt (Hemmung des Straub-Schwanz-Phänomens von Morphin, Oxymorphon und Etonitazin verursacht). Ausserdem verursachen analgetische Dosen von Nalbuphin weniger Verhaltens- und autonomische Effekte als Pentazocin, Butorphanol oder Buprenorphin. Nalbuphin blockiert auch den oxymorphon-induzierten Verlust des Wiederaufrichtungs-Reflexes bei der Ratte.

Nalbuphin verursacht an Tieren eine begrenzte Atemderpession und eine begrenzte Hemmung der gastrointestinalen Aktivität. Signifikante kardiovaskuläre Effekte wurden nicht gefunden. Die analgetische Wirkung von Nalbuphin wird von Naloxon aufgehoben. All diese Befunde wurden in der Klinik bestätigt. Ausserdem verursacht die Nalbuphin-Behandlung weniger psychotomimetische Effekte, sogar bei hohen Dosen, im Gegensatz zu Pentazocin und Nalorphin.

Die Ergebnisse dieser und anderer Tests deuten darauf hin, dass Nalbuphin ein k-Agonist/ μ-Antagonist-Analgetikum, ist mit keiner oder kleiner μ-agonistischer Wirkung. Es werden keine signifikanten Wirkungen auf die Sigma Rezeptoren beobachtet.

Nalbuphin führt eine starke Abstinenz-Reaktion in nicht-entzogenen morphinabhängigen Tieren herbei; Nalbuphin-Dosen im analgetischen Bereich verstärken das Entzugssyndrom bei Mäusen und Affen, die nur teilweise entzogen wurden, beträchtlich.

Diese Effekte werden durch die starke antagonistische Wirkung des Nalbuphins verursacht und wurden auch am Menschen festgestellt.

Das Missbrauchs-Potential von Nalbuphin ist sehr gering, was durch das pharmakologische Profil und die klinischen und postmarketing Erfahrungen bestätigt wurde.

Nalbuphin erwies sich in allen Phasen der akuten, subakuten, und chronischen Toxizitätsstudien (inkl. Carzinogenizitätsstudien) als gut verträglich. In akuten Studien bei fünf untersuchten Tierarten waren die tödlichen Nalbuphin-Dosen um ein Vielfaches grösser als die analgetischen Dosen bei Mäusen, Ratten und Menschen.

Nalbuphin verursachte keine bemerkenswerten Effekte in reproduktiven, embryologischen, teratologischen und Lebensdauer-Verabreichungsstudien am Tier.

J 7.2
Nalbuphin antagonisiert EEG-Veränderungen und hebt die Beeinträchtigung der ventilatorischen CO_2-Antwort nach Fentanylnarkose auf

E. Freye, E. Hartung, M. Segeth

Institut für Anaesthesiologie der Universität Düsseldorf und Abteilung für zentrale Diagnostik der Universität Essen, BRD

Einleitung: Der Einsatz von Opioiden in der Anästhesie ist im Gegensatz zu den Inhalationsanästhetika durch eine Atemdepression gekennzeichnet die besonders unter Fentanyl ausgeprägt ist. Denn auf Grund der langen terminalen Eliminationszeit kann es zu Rückdiffusion mit Refentanylisierung und Atemdepression kommen. Der Antagonist Naloxon kann eine akute Exzitationssymptomatik induzieren und muss wegen seiner kurzen Halbwertzeit fraktioniert injiziert werden. Bei der Suche nach einem Antagonisten mit optimalem Wirkprofil erscheint der gemischte Agonist-Antagonist Nalbuphine, der chemisch mit Naloxon verwandt ist, von grossem Interesse.

Methodik: 15 nicht prämedizierte Patienten (11M/4F), Alter 40+3 Jahre, Gewicht 72+3 kg, Grösse 173+2cm, ASA I-II, die sich orthopädischen Operationen von gleicher Zeitdauer unterziehen mussten (95+7 min.), wurden mit Hypnomidate (0.3 mg/kg) und Fentanyl (50 μg/kg) eingeleitet. Nach Intubation wurden sie mit N_2O/O_2 (3:1) beatmet. Bei nachlassender Analgesie, d.h. bei Blutdruck- und Frequenzanstieg wurde Fentanyl (25 μg/kg) nachinjiziert. Am Ende der Operation erfolgte die Antagonisierung mit Nalbuphine (100 μg/kg). Nach dem Antagonisten wurden in der 5.-15.-30.-45.- und 60. Minute die CO_2-Antwortkurve unter Rückatmung registriert. Herzfrequenz (HF), Blutdruck (Pa) und EEG-Powerspektren (P_3-O_1) wurden zusätzlich bestimmt. 2 Präoperative CO_2-Rückatmungsversuche dienten als Kontrolle. Zur Erfassung eines evtl. Durchgangssyndrom (Mnestische Leistung) wurden gezielte Fragen zur Person, zum Ort und zur Zeit erstellt.

Ergebnisse: Nalbuphine hebt die durch Fentanyl induzierte totale Atemdepression innerhalb von 2 Min. auf. Dies wird nicht nur durch Zunahme des Steigungswinkels (Minutenvolumenänderung/PCO_2)-der Empfindlichkeit des Atemzentrums - sondern auch durch eine Zunahme des Minutenvolumens bei einem PCO_2 von 60 Torr (V_E60) - der Ansprechbarkeit des Atemzentrums - erkennbar. Die Empfindlichkeit steigt nach der 15. Min. über die wachen Ausgangswert an, während die Ansprechbarkeit bis zu 20% unterhalb des Kontrollwertes bleibt. Herzfrequenz und Blutdruck weisen bis zur 30. Min. nach Nalbuphin eine signifikante Steigerung um 13% zum Ausgangswert auf (Tabelle). Im EEG-Powerspektrum wird der alpha-Anteil (8-12 Hz) um +50% und der beta Bereich (13-25 Hz) um +20% verändert, während delta (0.5-2.5 Hz) um fast 40% verringert wird. Die nach der 45. Min. um 70% Zunahme in delta bei einer Abnahme im beta-Band (-30%) korreliert nicht mit einer Empfindlichkeitsänderung der CO_2-Antwortkurve. Ein Durchgangssyndrom mit mnestischen Störungen ist 2 Min. nach der Injektion und in der Folgezeit nicht nachweisbar.

Diskussion: Die Opioid-induzierte Empfindlichkeitsverminderung des Atemzentrums als auch die Zunahme der Ansprechschwelle auf CO_2-Reiz werden durch Nalbuphin aufgehoben. Dies scheint auf einer antagonistischen Wirkweise mit μ-Rezeptoren zu beruhen, während die späte Zunahme der Poweranteile im EEG von theta und delta auf eine agonistisch-sedierende Wirkkomponente beruht. Dies drückt sich auch in der bleibenden Rechtsverschiebung der CO_2 Antwortkurve aus. Dieser Effekt könnte der Interaktion mit kappa-Bindestellen zugesprochen werden. Ein dysphorischer Effekt der auf eine Wechselwirkung mit sigma-Rezeptoren beruhen soll, war nicht nachzuweisen (1).

	Steigung	V_E60	Pa	HF
Kontrolle	1.3±0.2	38±4	101±3	82±4
5 Min.	1.2±0.2	25±3	115±6	94±6
15 Min.	1.3±0.3	29±4	113±5	95±5
30 Min.	1.5±0.2	30±4	115±4	93±5
45 Min.	1.6±0.2	30±3	114±4	86±5
60 Min.	1.6±0.2	30±4	108±4	87±5

Die Effekte von Nalbuphin auf die Steigung der CO_2-Antwortkurve, auf die Minutenvolumina bei PCO_2 60 Torr (V_E60), mittl. art. Druck (Pa) und Herzfrequenz (HF) nach Fentanylnarkose. Mittelwert ± mittl. Fehler, n=15.

Literatur:
1. Martin WR, Eades CG, Thompson JA, Huppler RE, Gilbert PE (1962) The effects of morphine and nalorphine-like drugs in the non-dependent chronic spinal dog. J Pharmac Exp Ther 197:518

J 7.3
Antagonisierung von Fentanyl induzierter Atemdepression durch Nalbuphin nach Neuroleptanalgesie

L. Latasch, S. Probst

Universitätsklinik Frankfurt Abteilung: Zentrum für Anaesthesie und Wiederbelebung (ZAW), Theodor-Stern-Kai 7, 6000 Frankfurt a. Main BRD

Nalbuphine hydrochlorid (Nubain) wurde schon in einer vorherigen Studie (1) dazu benutzt, eine durch ein "Narkotikum" ausgelöste Atemdepression zu antagonisieren. Dabei handelte es sich um solche vom Morphin-Typ.

Die um ein vielfaches höhere atemdepressorische Wirkung von Fentanyl, war bisher nur durch wenige Medikamente zu antagonisieren. Es war daher das Ziel bei dieser Untersuchung festzustellen, ob Fentanyl auch durch Nalbuphin, ein Analgetika vom Agonist-Antagonist Typ, antagonisiert werden kann.

60 Patienten wurden nach einer Neurolept-Narkose mit Nalbuphin "antagonisiert" und anschliessend folgende Werte bestimmt: Blutgase, Atemminutenvolumen und Atemzugvolumen, Atemfrequenz sowie Schmerzintensität bzw. Dauer (durch visuelle Analogskala).

Ergebnisse:
Nalbuphin ist in der Lage, selbst grössere Mengen von Fentanyl (3 mg in 2,5 Std.) zu antagonisieren. Blutgaswerte und Ventilationsgrössen zeigten eine Steigerung der Atmung, die sich über den gesamten ersten (1 Std.) Beobachtungszeitraum erstreckte. Gleichzeitig wurde in den meisten Fällen eine sofort postoperativ einsetzende und langanhaltende Analgesie, bei guter Verträglichkeit, erzielt.

(1) Magruder, Michael R.; Delaney, R.D.; Difazio, C.A.,
: Reversal of narcotic induced respiratory depression with nalbuphin hydrochlorid Anaesthesiology Review (in print)

J 7.4
Die atemdepressive Wirkung von Nalbuphin im Vergleich zu Morphin

M. Knoch, H. Konder, H. v. Rechenberg, H. Lennartz
Abteilung für Anaesthesie und interdisziplinäre Intensivtherapie (keine Adressenangabe)

Wir haben die atemdepressive Wirkung in Bezug auf das CO_2-Antwortverhalten von Nalbuphin und Morphin in zwei äquianalgetischen Dosierungen untersucht.
Insgesamt 20 männliche gesunde Probanden im Alter zwischen 18 und 20 Jahren wurden nach einem erweiterten randomisierten "cross over" Versuchsplan mit Nalbuphin in den Dosen von 15 mg und 30 mg sowie Morphin in 10 mg- und 20 mg-Dosen und Placebo behandelt. Eine Stunde nach intramuskulärer Applikation haben wir Atemminutenvolumen und Mundocclusionsdruck unter "steady state" Bedingungen gemessen (0%, 3% und 7% inspiratorische CO_2-Konzentrationen in O_2).
In den Behandlungsgruppen mit 15mg Nalbuphin und 10 mg Morphin zeigten sich vergleichbare Minderungen der Atemminutenvolumina. Die Behandlungsgruppe mit 20 mg Morphin ergab eine weitere deutliche Minderung der Atemminutenvolumina. Dagegen wiesen die Atemminutenvolumina der Gruppe mit 30 mg Nalbuphin keine wesentlichen Aenderungen gegenüber der 15 mg-Nalbuphine-Gruppe auf.

Diese Befunde bestätigen den bereits beschriebenen "ceiling effect" (1) von Nalbuphin, das sich in seiner Wirkung auf die Atemregulation deutlich von Morphin unterscheiden würde.

Referenz:

Gal, T.J.; DiFazio, C.A. and Moscicki, J.: Analgesic and respiratory depressant activity of nalbuphine; A comparison with morphine Anesthesiology 57, 1982, pp 367 - 374

J 7.5
Nalbuphin: Eine neue Alternative zur Schmerzbekämpfung
E. Alon

Institut für Anaesthesiologie, Universitätsspital, 8091 Zürich, Schweiz

Seit Morphin 1803 isoliert wurde, sind zahlreiche Präparate hergestellt worden in der Erwartung, einen Stoff von gleicher analgetischer Wirkung zu produzieren, der aber weniger zur Gewöhnung führt und geringere Nebenwirkungen aufweist. Die Entwicklung von Substanzen mit agonistischer und antagonistischer Wirkung gegen Opiate hat gezeigt, dass diese Analgetika besonders stark wirksam sind mit geringer Gewöhnungsgefahr. Indessen können diese Substanzen das Morphin bei Patienten, die von Narkotika abhängig sind, nicht ersetzen.

Nalbuphin (Nubain^R) ist strukturell dem Analgetikum Oxymorphon und dem Antagonisten Naloxon (Narcan^R) ähnlich. Die höchste Konzentration im Serumspiegel sind beim Menschen 30 Minuten nach intramuskulärer Verabreichung von Nalbuphin festgestellt worden (1) und die Halbwertszeit wurde auf zirka 5 Stunden geschätzt. Die analgetische Wirkung beginnt 2 oder 3 Minuten nach der intravenösen Injektion und zirka 15 Minuten nach der intramuskulären. Die Wirkungsdauer wurde 3 bis 5 Stunden geschätzt. Nalbuphin wird hauptsächlich mit dem Stuhl und nur in geringem Masse mit dem Urin ausgeschieden.

Die analgetische Wirkung von Nalbuphin entspricht bei niedriger Dosierung derjenigen von Morphin (2) - zirka 10 mg pro Patient - . Das Gleiche gilt für die Atemdepression (3,4); bei dieser ist die Wirkung eine maximale und bleibt auch bei höherer Dosierung unverändert. Was die Wirkung auf Herz und Kreislauf betrifft (5,6) hat Nalbuphin auch bei Patienten mit Herzkrankheiten eine ausgleichende hämodynamische Eigenschaft. Bei Nalbuphin scheint, soweit bisher bekannt, die Gefahr von Gewöhnung geringer zu sein als bei Morphin (7). Vorläufige Studien lassen darauf schliessen (8), dass keine psychischen Erregungen auftreten und Euphorien geringer sind als bei anderen Analgetika.

Nach dieser Charakterisierung erscheint Nalbuphin als eine neue Alternative zur Schmerzbekämpfung. Es dürfte ihr eine grosse Bedeutung zukommen bei der Behandlung von akuten und chronischen Schmerzzuständen.

Literatur:

1. R.R. Miller: Evalation of Nalbuphine hydrochloride
   Am.J.Hosp.Pharm. 37:942,1980

2. W.T. Beaver and G. Feise: A comparison of the analgesic effect of intramuscolar Nalbuphine and Morphine in patients with postoperative pain.
   J.Pharmakol.Exper.Ther. 204:487,1978

3. T.J. Gall, C.A. Diazio and J. Moscicki: Analgesic and respiratory depressant activity of Nalbuphine: a comparison with Morphine.
   Anesthesiology 57:367,1982

4. A. Romagnoli and A.S. Keats: Ceiling effect for respiratory depression by Nalbuphine.
   Clin.Pharmacol.Ther. 27:478,1980

5. G. Lee, R.I. Low, E.A. Amsterdam, Ande Maria, P.W. Huber and D.T. Mason: Hemodynamic effects of Morphine and Nalbuphine in acute myocardial infarction.
   Clin.Pharmacol.Ther. 29:576,1981

6. C.L. Lake, E.N. Duckworth, C.A. Diazio, C.G. Durbin and M.R. Magruder: Cardiovascular effects of Nalbuphine in patients with coronary of valvular heart disease.
   Anesthesiology 57:498,1982

7. D.R. Jasinski and P.A. Mansky: Evaluation of Nalbuphine for abuse potential.
   Clin.Pharmacol.Ther. 13:78,1972

8. J.E. Stambaugh: Evaluation of Nalbuphine: Efficacy and safety in the management of chronic pain associated with advanced malignancy.
   Curr.Ther.Res. 31:393,1982

J 7.6
Controlled Nalbuphine-Infusion in Balanced Anaesthesia

J. Stoffregen

Zentralinstitut für Anaesthesie und Intensivbehandlung der Krankenhäuser St. Marien, St. Josef und St. Johannes, Hagen, BRD

As a rule one can characterize balanced anesthesia as a combination of unconsciousness, analgesia and muscle relaxation in form of a triangle which three components are independently controllable. This form of anesthesia has minimal side-effects with better control and prompter recovery of the patient.

In order to control this type of anesthesia it is necessary to use 75-79% N_2O and Pancuronium or Norcuron for total muscle relaxation combined with a pure analgesic drug.

For five years now, following this method, my co-workers and I have anesthesized 34.000 patients using a controlled 0,2% Tramadol-Infusion with excelent results. Since February '83 we have used 0.04% Nalbuphine per infusion during anesthesia as well.

Technique: Premedication is optional. Anesthesia is started by administering 0.06 mg/kg Pancuronium, 20 to 30 sec. later followed by shot injection of Metohexital (1.5 mg/kg), Suxamethonium (0.7 mg/kg), the patient intubated and controlled respirated by Takaoka-Respirator in a semi-closed, non-rebreathing system. Subsequently a N_2O concentration of 75-79% is used and continuously monitored by Oxycheck. In quite a few cases we have used conventional circuit systems with connected or built-in respirator as well. This has been performed only for demonstration purposes.

The Nalbuphine infusion profile has a six step decreasing pattern, related to its pharmacokinetic and -dynamic data. These are determined by the patient's weight, length and, if necessary, by his individual degree of risk.

It has been our experience that the necessary level of serum concentration is reached within 3 to 5 minutes and it remains with the therapeutic range throughout anesthesia up to a period of 6 hours at least.

About one third of our Nalbuphine infusione have been automatically controlled by CODIC (Computerized On Demand Infusion Control), some kind of "intelligence" for infusion pumps, a programmed microprozessor system invented by myself and combined with an IMED 929/V24 infusion pump.

Muscle relaxation is always total either by repeated i.v. fractions or more recently by infusion with a specific pump controlled profile using Pancuronium of Norcuron.

To date we have administered 300 patients' anesthesia by using Nalbuphine infusion in a randomized pilot study. The patients' ages ranged from 3 to 85 years, the period of anesthesia from 10 minutes to 6 hours.
The general surgical or diagnostic procedures are comparable to those of any anesthetist's normal schedule.

Conclusion: Although our experience with Nalbuphine is still limited in comparison to Tramadol, therefore it is not yet significant, but we can state with a reasonable amount of precaution certainly that:

1. Nalbuphine seems to be a useful alternative to other analgesic drugs when given by profiled infusion control during anesthesia.

2. Its analgesic potency is 5 times higher than Tramadol, the patients' recovery time perhaps slightly longer (3.35 ± 1.86 to 2.5 ± 1.65 minutes). The period of sedation is approximately the same.

3. Nalbuphine does not interact with Metohexital, Pancuronium or Norcuron.

4. Nalbuphine shows no postnarcotic respiratory depression; nausea and vomiting are very rare side effects.

Behringwerke AG, Frankfurt (D): Gerinnungsprobleme in der Intensivmedizin

J 8.1
Problematik der akuten Blutungen in der Anaesthesie
R. Klose
Institut für Anaesthesiologie des Klinikums der Universität Mannheim, BRD

Abstract nicht eingegangen

J 8.2
Gerinnungsprobleme in der Intensivmedizin
V. Tilsner
Abteilung f. Blutgerinnungsstörungen, Chirurgische Univ.-Klinik Hamburg, BRD

Keine medizinische Disziplin kann heute auf die Intensivmedizin verzichten, die ihren Ursprung in der Chirurgie hat. Da eine umfassende Darstellung der Gerinnungsprobleme in allen Fächern kaum möglich ist, sollen die der Chirurgie mit dem Schwerpunkt der perioperativen Phase zur Sprache kommen. Blutungen und thrombo-embolische Komplikationen können durch ein Trauma ebenso durch eine Operation ausgelöst werden.

Thrombo-embolische Komplikationen entstehen durch die Einschwemmung von thromboplastischen Gewebssäften (z.B. Thrombokinasen) während der Gewebsläsion in den Kreislauf. Sie fördern nicht nur die lokale Blutstillung sondern auch die Fernthrombosen. Dieser Prozeß wird durch eine Strömungsverlangsamung potenziert. Obwohl die klinischen Symptome meist erst zwischen dem 2. und 10. Tag postoperativ auftreten muß die Prophylaxe schon intraoperativ beginnen. Am besten bewährt ist das Heparin. Um ein Blutungsrisiko zu vermeiden, kann die wirksame Hemmdosis (0,3-1,0 E Heparin/ml Plasma) nicht eingesetzt werden. Die low dose-Heparin (0,05-0,25 E Heparin/ml Plasma) beseitigt nicht das Thromboserisiko sondern reduziert es. Dieser Effekt hängt von der wirksamen Heparinkonzentration ab und ist an das Antithrombin III (AT III) gebunden. AT III inaktiviert die aktivierten Gerinnungsfaktoren ohne die lokale Blutstillung zu hemmen. Seine Wirkung wird durch Heparin auf das 3-5 fache potenziert. Ein AT III-Mangel bedingt nicht nur ein hohes Thromboserisiko sondern macht auch die low dose-Heparin mehr oder weniger unwirksam. Bei folgenden Erkrankungen müssen wir mit einem AT III-Mangel rechnen: Bei der DIC (Verbrauchskoagulopathie) in über 90%, beim Polytrauma mit Schock und bei der fortgeschrittenen Leberzirrhose in 50%, ferner beim nephrotischen Syndrom, der Sepsis und bei Karzinomen. In diesen Fällen muß notfalls AT III ohne Kenntnis der Konzentration substituiert werden. Die Substitution anderer Gerinnungsfaktoren beim AT III-Mangel kann eine überschießende Gerinnung bis hin zur DIC auslösen.

Blutungen in der perioperativen Phase können bei bisher regelrechter Blutgerinnung und bei bekannten Gerinnungsdefekten auftreten. Zur Einschränkung des Blutungsrisikos ist daher eine präoperative orientierende Gerinnungsanalyse notwendig.

Blutungen bei bekannten Gerinnungsdefekten können durch ungenügende Substitution bedingt sein. Hierzu gehören falsche Berechnung der Dosis, verfallene oder sonst unwirksame Präparate, Inhibitoren usw. Daher ist die Prüfung der Recovery unerläßlich. Starke intraoperative Blutungen führen ebenfalls zu einem Faktorenverlust und machen eine Gerinnungskontrolle und Nachsubstitution erforderlich. In Notsituationen müssen Diagnostik und Substitution evtl. parallel laufen. Die Halbwertszeiten der Gerinnungsfaktoren entscheiden über die Zahl der täglichen Substitutionen, deren Höhe von den Gerinnungsanalysen abhängt.

Blutungen unbekannter Ursache: Durch Schock, Infektionen, aber auch durch Medikamente können intraoperativ akute Blutgerinnungsstörungen ausgelöst werden. Am bedrohlichsten ist hierbei die DIC. Bei intravasaler Koagulation kommt es zu einem massiven Verbrauch aller Gerinnungsfaktoren und damit zur Blutung. Die Patienten weisen meist diffuse Blutungen an Haut und Schleimhäuten sowie im Wundgebiet auf. Bei Verdacht auf Vorliegen einer DIC sollte zur Objektivierung wieder erst eine Blutentnahme zur Gerinnungsanalyse durchgeführt und anschließend sofort AT III gegeben werden. Die AT III-Injektionen müssen wiederholt werden. Erst danach können die low dose-Heparin-Prophylaxe eingeleitet und die Faktoren zur Beherrschung der Blutung substituiert werden. Thrombozytär bedingte Blutungen bewirken im Wundbereich diffuse Blutungen, an der Haut jedoch meist nur an Druck- und Punktionsstellen. Auch hier muß zuerst die Blutentnahme für die Gerinnungsanalyse erfolgen und dann versucht werden, unter Heparinschutz den Thrombozytenmangel, bzw. -defekt auszugleichen. Am schnellsten geschieht dies mit dem Phospholipid Fibraccel, da die Beschaffung von Thrombozytenkonzentraten meist länger dauert. Die Verwendung von fresh-frozen-Plasma zur Blutgerinnung ist problematisch, da 1 ml Plasma nur 1 Einheit des erforderlichen Gerinnungsfaktors enthält. Daraus resultieren bei einer effektiven Substitutionstherapie unverhältnismäßig große Volumina, die entsprechend der Halbwertszeit der Faktoren regelmäßig gegeben werden müssen. Aus diesem Grunde sind Faktorenkonzentrate bei echten Mangelzuständen von Gerinnungsfaktoren für eine gesteuerte und nicht belastende Therapie wirkungsvoller.

J 8.3
Gerinnungsstörungen beim akuten Leberversagen (Vergiftungen)

N. Egbring
Hämatologische Abteilung des Med. Zentrums für Innere Medizin der Universität Marburg, BRD

Abstract nicht eingegangen

Smith, Kline + French, München (D): Histaminantagonisten in der Anaesthesie
Leitung: A. Doenicke, München (D) / W. Lorenz, Marburg (D)

J 9.1
Physiologie und Pathologie der Histaminfreisetzung

W. Lorenz, A. Doenicke
Abteilung für theoretische Chirurgie der Universität Marburg, BRD.
Anaesthesieabteilung der Chirurgischen Poliklinik der Universität München, BRD

Histaminfreisetzung unter physiologischen Bedingungen wurde bei nur wenigen Vorgängen nachgewiesen: bei der durch Zitronensaft ausgelösten Speicheldrüsensekretion; bei der basalen Magensaftsekretion. Eine pathologische Histaminfreisetzung dagegen ist gefunden worden: Während Standardoperationen, bei Patienten mit schwerem Polytrauma und nach Verabreichung von zahlreichen Medikamenten, die in der Anaesthesie und Chirurgie eingesetzt werden.(1) Unter anderem: Anaesthetika und Hypnotika, Muskel-Relaxantien, Lokalanaesthetika, Kombinationen von Medikamenten, Antihistaminika und Plasmasubstitute (Tabelle 1).

Die Mechanismen, die zu einer Histaminfreisetzung unter klinischen Bedingungen führen, konnten bisher noch nicht vollständig geklärt werden. Dennoch gibt es für jedes Medikament verschiedene Möglichkeiten und alle diese Mechanismen sind für eine Reihe von Substanzen nachgewiesen worden:

Typ 1 allergische Reaktionen, Komplement-Aktivierung über den klassischen und alternativen Weg und Typ 1 pseudoallergische Reaktionen.(2)
Die Inzidenz einer Medikamenten-induzierten Histaminfreisetzung bei Menschen ist ziemlich hoch (20-30%) und hängt vom Pharmakon ab. Der Schweregrad dieser Reaktion ist unterschiedlich: systemische Reaktionen treten in ca. 1,5% und lebensbedrohliche Reaktionen in etwa 0,1-0,5% der Fälle auf.

Tabelle 1

Substanzen	Dosierung (mg/Kg i.v.)	Ergebnis
Anaesthetika / Hypnotika		
Propanidid, Probanden	5 - 7	+
Patienten	7	+
Althesin, Probanden	0,075	+
Patienten	0,07	+
Etomidat	0,2	-
Thiopental	5	+
Methohexital	2,5	+
Diazepam	0,15	+
Flunitrazepam	0,02	+
Lormetazepam	1,0	+
Muskelrelaxantien		
Succinylcholin, Probanden	0,7	+
Patienten	0,7	+
Diallylnortoxiferinium	0,15	+
Pancuronium	0,1	+
Analgetika		
Morphium, Patienten	1,0	+
Patienten	0,05 i.th.	+
Fentanyl, Patienten	0,05	-
Patienten	0,0015	-
Probanden	0,0015	-
Alfentanil	0,016	-
Lokalanaesthetika		
Mepivacain (0,5%), Patient	1 s.c.	+) Quaddel-bildung
Impletol^R (Procain, Coffein)	1 s.c.	+
Etomidat-Pancuronium	0,2; 0,1	(+)
Etomidat-Lormetazepam	1,5; 1,0	+
Prämedikation		
Physiol. Kochsalzlösung	0,2 ml/Kg	+
Atropin	0,01	+
Methylprednisolon	15	+
Antihistaminika		
Dimethpyrinden (H_1)	0,1	-
Promethazin (H_1)	0,4	-
Chlorpheniramin (H_1)	0,3	+
Cimetidin (H_2)	5,10	+
Ranitidin (H_2)	1,0	+
Plasmasubstitute		
Haemaccel, Probanden	6 ml/Kg	+
Patienten	6 ml/Kg	+
Haemaccel-35, Patienten	6 ml/Kg	+
Oxypolygelatin, Probanden	6 ml/Kg	+
Patienten	ca. 20 ml	+
Modif. flüssig. Gelatine	6 ml/Kg	+
Dextran-60, Probanden	6 ml/Kg	+
Patienten	ca. 20 ml	+
Hydroxyäthyl-Stärke (400/0,7)	6 ml/Kg	+
Humanalbumin, Patient	3 ml/Kg	+

1) Thornton JA, Lorenz W (1983) Histamine and antihistamine in anaesthesia and surgery. Anaesthesia 38: 373

2) Watkins J (1982) Hypersensitivity response to drugs and plasma substitutes used in anaesthesia and surgery, in: Trauma, Stress and Immunity in Anaesthesia and Surgery, Butterworth Scientific London
Boston Sydney Wellington Durban Toronto

J 9.2
Pharmakologie der Histamin-Rezeptor-Antagonisten

D. Reinhardt[1], U. Borchardt[2]

[1]Kinderklinik und [2]Pharmakologisches Institut der Universität Düsseldorf, 4000 Düsseldorf, BRD

1. Differenzierung und Verteilung von Histamin-H_1- und Histamin-H_2-Rezeptoren.

Da an isolierten Organsystemen nur ein Teil der Histaminwirkungen durch die klassischen Antihistaminika vom Typ des Mepyramins antagonisiert werden konnte, wurde die Hypothese aufgestellt, daß die Histaminrezeptoren nicht einheitlicher Natur sein können. Diese Vermutung bestätigte sich, als es gelang, mit dem Burimamid, später mit dem Metiamid und dem Cimetidin Histaminantagonisten zu synthetisieren, die die gegenüber den klassischen Antihistaminika resistenten Histaminwirkungen kompetitiv blockieren konnten. Durch eine systematische Untersuchung von verschiedenen Histaminanaloga und die Anwendung der unterschiedlichen Histaminantagonisten ließ sich in der Folgezeit das Konzept zweier Histaminrezeptoren (H_1 und H_2) bestätigen. Dabei ließ sich ein bestimmtes Verteilungsmuster von H_1- und H_2-Histaminrezeptoren aufzeigen. In der Folgezeit konnte darüberhinaus nachgewiesen werden, daß sich die über H_1- und H_2-Rezeptoren ausgelösten Wirkungen auch auf subcellulärer Ebene unterscheiden: so übernimmt das cAMP nur für H_2-, nicht jedoch für H_1-Rezeptoren intracelluläre Überträgerfunktionen.

2. H_1-Antihistaminika

Die sog. klassischen Antihistaminika haben seit über 30 Jahren ihren Hauptanwendungsbereich bei allergischen Erkrankungen. Über 50 verschiedene Antihistaminika, die verschiedenen Gruppen wie den Äthanolaminen, den Äthylendiaminen, Alkylaminen, Piperazinen oder Phenothiazinen zugeordnet werden, sind kommerziell erhältlich. Viele "Antigrippemittel" und Antiemetika enthalten neben anderen Bestandteilen ebenfalls Antihistaminika. Trotz der Wirksamkeit bei einer Reihe allergischer Erkrankungen sind sie beim Asthma bronchiale nahezu unwirksam. Erst mit dem neuen H_1-Antihistaminikum Ketotifen ist es gelungen, eine Substanz zu synthetisieren, die präventiv sowohl gegenüber dem hyperreagiblen Bronchialsystem als auch dem allergischen Asthma wirksam ist. Die H_1-Antihistaminika üben gegenüber der Histaminwirkung an isolierten Organen einen dualistischen Effekt aus, der aus einer kompetitiven und einer nicht-kompetitiven Komponente besteht. Zur Auslösung des nicht-kompetitiven Anteils, der für eine Depression der Histaminwirkungsmaxima an isolierten Organen verantwortlich ist, sind jedoch gewöhnlich wesentlich höhere Dosen verantwortlich. Wie eigene Untersuchungen am Vorhof- und Ventrikelmyokard des Meerschweinchens nachweisen konnten, senken H_1-Antihistaminika die Aufstrichgeschwindigkeit des Aktionspotentials und verzögern die Depolarisationsgeschwindigkeit. Diese Wirkungen entsprechen den bekannten Wirkungen Na^+-inhibitorischer Antiarrhythmika, werden jedoch erst in 100-fach höheren als den H_2-antagonistisch wirksamen Konzentrationen beobachtet.

3. H_2-Antihistaminika

Die Entwicklung der Histamin-H_2-Rezeptorantagonisten hat eine neue Entwicklung auf dem Gebiet der Ulcustherapie eingeleitet. Der erste H_2-Rezeptorantagonist, der eingehend klinisch geprüft wurde, war das Cimetidin. Inzwischen wurden mit Ranitidin und Oxmetidin weitere H_2-Antagonisten synthetisiert und klinisch eingesetzt. Strukturell enthält das Cimetidin einen Imidazolring wie das Histamin, das Ranitidin dagegen einen Furanring. Der Antagonismus gegenüber Histamin erfüllt die Kriterien, die an einen kompetitiven Antagonismus gestellt werden müssen. Unspezifische Membranwirkungen wie sie die H_1-Antihistaminika zeigten, ließen sich für Cimetidin z.B. am Aktionspotential des Meerschweinchenvorhofs und -myokard nicht nachweisen. In der letzten Zeit wurde allerdings über die Nebenwirkungen von H_2-Antagonisten viel diskutiert. Cimetidin ist jetzt seit 6 Jahren im klinischen Einsatz; in diesem Zeitraum sind etwa 30 Mio. Patienten weltweit behandelt worden. Nebenwirkungen sind selten aufgetreten - vereinzelt wurde über z.B. Gynäkomastie, ZNS-Symptome und Interaktionen mit anderen Pharmaka berichtet. Ranitidin wurde erst im Oktober 1982 eingeführt und das Neben- und Wechselwirkungsprofil dieses Medikamentes ist sicherlich noch nicht klar erkennbar. Nach vorliegenden Publikationen kann aber gesagt werden, daß in dieser Hinsicht kein eindeutiger Unterschied zwischen beiden Medikamenten erkennbar wird. Auch in Bezug auf die Wirksamkeit beim Ulcus duodeni scheinen die H_2-Antagonisten gleichwertig zu sein. Die Wirksamkeit von Ranitidin beim Ulcus ventriculi ist jedoch bisher durch klinische Studien nicht belegt. Neue Studien für Wirksamkeit anderer Substanzen müssen daher nicht mehr placebo-, sondern cimetidinkontrolliert durchgeführt werden.

J 9.3
Klinische Relevanz der Histaminfreisetzung und der medikamentösen Rezeptorenblocker

A. Doenicke, W. Lorenz

Anaesthesieabteilung der Chirurgischen Poliklinik der Universität München, BRD. Abteilung für theoretische Chirurgie der Universität Marburg, BRD

Fast alle potenten Pharmaka, die der Anaesthesist zur Narkose benutzt, sind in der Lage, Histamin freizusetzen.

Das Ausmaß dieser Histaminfreisetzung mit entsprechender klinischer Symptomatik ist unterschiedlich. Anhand einiger Beispiele - Propanidid zu Etomidat oder Haemaccel alt zu neu - wird dargestellt, daß sowohl die Auswahl als auch eine Verbesserung der Substanzen zu einer Verringerung anaphylaktoider Reaktionen führen kann. Die Wirksamkeit der Blockade mit H_1- und H_2-Rezeptorantagonisten wird durch Untersuchungen an Tierspezies und an Menschen, die eine Haemaccel-Infusion erhielten, belegt.

In einer Multicenter-Studie (1981 und 1982) erhielten 581 Patienten zur Prophylaxe von anaphylaktoiden Reaktionen Cimetidin (5 mg/kg/Kg) und Dimetinden (0.1 mg/kg/Kg) i.v. (die Injektionszeit betrug 2 Min.). Es wurde keine Veränderung der Herzfrequenz oder des Blutdrucks beobachtet. Während des Narkose- und Operationsverlaufs kam es zu keiner auf Histamin zurückzuführenden Reaktion.

Aufgrund dieser Ergebnisse und unserer klinischen Erfahrungen bei Patienten wird empfohlen, insbesondere jenen Patienten vor Anaesthesie und Kontrastmittelinjektionen H_1- und H_2-Rezeptorantagonisten zu geben, die eine allergische Anamnese aufweisen oder bei früheren Anaesthesien Unverträglichkeitsreaktionen zeigten.

Die Indikation für H_1/H_2-Antagonisten-Prophylaxe ist gegeben:
- bei Operationen (speziell bei Bluttransfusionen)
- bei Patienten mit z.B. Sepsis oder Verbrennungen
- bei Kontrastmittelgabe.

J 9.4
Stressulcus: Inzidenz, Klinik, Prophylaxe
H. Bauer
Kreiskrankenhaus, D-8262 Altötting, BRD

Das Stressulcus, korrekter wohl als akute gastrale Mucosaläsion (AGML) zu bezeichnen, wird als Komplikation in einer Häufigkeit von unter 1 % - über 60 % vor allem nach unterschiedlichen chirurgischen Eingriffen, nach Traumen, bei Organinsuffizienzen und vor allem bei septischen Verläufen beobachtet. Als typisch für Streßläsionen kann gelten, daß aggressive Faktoren wie Säure und Pepsin auch in normaler oder gar erniedrigter Menge und Konzentration in der Lage sind, eine in ihrer Abwehr geschwächte Magenmucosa zu schädigen. Ursache für die verringerte Mucosaresistenz sind vor allem Störungen der Microzirkulation mit konsekutiver Ischämie der Schleimhaut. Die intragastral wirksamen Aggressoren (Salzsäure, Pepsin, Gallensäuren und Lysolecithin infolge eines gesteigerten duodenalen Refluxes) führen zu einer Zerstörung der Schleimhautbarriere und einer dadurch möglichen Rückdiffusion von H-Jonen. Lokale Histaminfreisetzung, Verstärkung der Hypoxie und schließlich Schleimhautschädigung mit Nekrose und Ulceration sind die Folge. Diese Sequenz läßt sich endoskopisch erkennen. In der Frühphase finden sich neben hyperämisch geröteten Mucosabezirken helle ischämische Areale. Die ersten oberflächlichen Erosionen treten nach 1 - 3 Tagen auf, im gleichen Zeitraum kommt es auch zur Entstehung der typischen Ulcera. Das Antrum ist dabei meist ausgespart, während Fundus, Corpus und Bulbus duodeni als Prädilektionsstellen angesehen werden können.

Das diagnostische Verfahren der Wahl bei Verdacht auf Streßläsionen ist die Endoskopie. Haematinhaltiger Magensaft über die bei den meisten Intensivpatienten liegende Magensonde muß als dringendes Alarmsymptom gelten und Anlaß zur endoskopischen Untersuchung sein.

Die hohe Mortalität von Streßblutungen bei Intensivpatienten zwingt zu einer konsequenten Prophylaxe. Hier hat an erster Stelle eine möglichst optimierte Intensivtherapie des Grundleidens zu stehen. Schockbehandlung, ausreichende Oxygenierung über assistierte oder kontrollierte Beatmung und Beherrschung septischer Komplikationen verbessern die Mikrozirkulation und dadurch auch die Mucosadurchblutung. Eine medikamentöse Zirculationssteigerung (z.B. Sympatikolytika, Alphablocker) kann ebenso wie die Refluxbindung (z.B. Colestyramin), ein Schleimhautschutz (Carbenoxolon, Filmbildner, Vitamin A) oder eine Cytoprotektion durch Prostaglandine als mögliches Therapieprinzip angesehen werden. Die klinische Brauchbarkeit all dieser mehr theoretisch begründeten, teilweise experimentell belegten und in klinischen Pilotstudien erprobten Verfahren ist jedoch nicht bewiesen. Da die Säure bei der Entstehung von Streßläsionen und Induktion von Blutungen einen wesentlichen Faktor darstellt, stellen die Neutralisation von bereits gebildeter Säure bzw. die primäre Hemmung der Säuresekretion immer noch die wichtigsten Behandlungsprinzipien dar. In kontrollierten klinischen Studien wurde die prophylaktische Wirksamkeit von Antacida und H^2-Rezeptor-Antagonisten bewiesen.

Beim Einsatz von Antacida sind 30 - 60 ml eines flüssigen Antacidums (Al-Mg-Hydroxid), dh. eine tägliche Menge von 1 - 2 Litern nötig, um den intragastralen Ph auf Werte über 3,5 anzuheben. Nebenwirkungen wie Diarrhoe, Hypermagesiämie und Alkalose sind bei einer solchen Monotherapie mit Antacida häufig. Der pflegerische Aufwand ist nicht unbeträchtlich.

Der Histamin-Rezeptor-Antagonist Cimetidin stellt den in der Streßulcusprophylaxe am besten untersuchten Säurehemmer dar. Nach den derzeit vorliegenden Erfahrungen dürfte die günstigste Tagesdosis 2 g betragen, wobei die Applikation kontinuierlich über einen Perfusor gehen sollte. Nebenwirkungen, vor allem Verwirrtheitszustände, sind unter dieser Dosierung und Applikationsform ausgesprochen selten. Eine Kombination von Antacida und Cimetidin, welche eine Reduktion der Einzelsubstanzen erlaubt, ist vor allem bei Niereninsuffizienz angezeigt (AL-Antacida, 10 ml pro Stunde und 0,8 g Cimetidin pro 24 Stunden). Konsequente Cimetidin-Therapie ließ Blutungskomplikationen aus akuten Streßläsionen zu einem seltenen Ereignis auf chirurgischen Intensivstationen werden. Sie muß heute als Standard bezeichnet werden, an dem sich andere Therapiemaßnahmen zu messen haben.

J 9.5
Das Säureaspirationssyndrom

M. Tryba

Zentrum für Anaesthesiologie, Abt. IV, Medizinische Hochschule, Podbielskistraße 380, 3000 Hannover 51, BRD

Die Aspiration ist seit dem ersten Bericht von Simpson 1848 bekannt. Trotz experimenteller Untersuchungen von Winternitz 1920 dauerte es fast 100 Jahre, bis Mendelson durch klinische und experimentelle Studien die allgemeine Aufmerksamkeit auf die Bedeutung der Magensäure für die **Pathogenese der Aspirationspneumonie (AP)** lenken konnte. Bei 2/3 seiner Patienten erwies sich ein saurer Magensaft als entscheidend für das Auftreten pulmonaler Schäden. In späteren Untersuchungen konnten sogar bis zu 90 % säurebedingte AP nachgewiesen werden.

Das von Mendelson erstmals beschriebene und nach ihm benannte **klinische Bild** der Säure-AP ist gekennzeichnet durch eine chemische Alveolitis mit Bronchospasmus, Hypoxie und Tachycardie, gefolgt von Lungenödem, Hypovolämie und cardialer Insuffizienz. Im weiteren Krankheitsgeschehen kann es zu einer bakteriellen Besiedelung, Atelektasen- und Abszeßbildung kommen. Ein deletärer Verlauf entwickelt sich in 10-20 % nach einer AP und ist meist Folge einer fortschreitenden hypoxisch bedingten Myocardinsuffizienz.

In experimentellen und klinischen Untersuchungen erwiesen sich ein **Magensaft-pH unter 2,5** und ein aspiriertes Volumen von mehr als 0,4 ml/kg (20 ml beim Erwachsenen) als entscheidend für das Auftreten schwerer und letaler AP. Das Eindringen von saurem Magensaft in das Bronchialsystem kann sowohl in der Einleitungsphase, während der Narkose - auch bei geblocktem Tubus - als auch in der Ausleitungsphase vorkommen.

Der Anteil schwerer und letaler AP an der Gesamtzahl **anästhesiebedingter Komplikationen** beträgt im allgemeinchirurgischen Krankengut auch in neuesten Untersuchungen ca. 10 % und konnte in den letzten 20 Jahren nicht gesenkt werden. Als besonders gefährdet erscheinen Patienten mit geburtshilflichen Eingriffen, Kinder und Patienten mit abdominellen Erkrankungen. 50 % der AP werden jedoch bei Elektiveingriffen beobachtet, so daß für keine Patientengruppe das Risiko einer AP von vornherein ausgeschlossen werden kann.

Die **bisherigen Vorschläge** zur Prophylaxe der AP haben die Häufigkeit nicht entscheidend senken können, wahrscheinlich bedingt dadurch, daß sie nur bei primär gefährdeten Patienten indiziert sind, einen hohen Personalaufwand und genügend Erfahrung mit der jeweiligen Methode erfordern. Die Aspiration ist jedoch gerade eine Komplikation des unerfahrenen Anästhesisten. Handelsübliche Antazida zur Neutralisierung der Magensäure sollten aufgrund der nachgewiesenen direkt toxischen pulmonalen Schädigung obsolet sein.

H_2-Antagonisten wie Cimetidin haben sich in mehreren Studien in unterschiedlicher Applikationsform präoperativ als wirksam zur Anhebung des MagensaftpH über 2,5 erwiesen. Durch parenterale Medikation ließ sich zusätzlich eine signifikante Reduktion des Magensaftvolumen erzielen. Verbleiben mehr als 90 min bis zur Narkoseeinleitung, stellt die intramuskuläre Injektion von 400-600 mg Cimetidin die praktikabelste und nebenwirkungsärmste Applikationsform dar. Bei Elektiveingriffen empfiehlt sich zusätzlich die vorabendliche Gabe von 400 mg Cimetidin zur weiteren Magensaftreduktion. Liegen zwischen Applikationszeitpunkt und Narkoseeinleitung weniger als 90 min, führen 200-400 mg Cimetidin i.v. in Verbindung mit einem peripheren Dopaminantagonisten wie Domperidon zu einer sicheren pH-Anhebung. Bei einem Zeitabstand unter 45 min wird die Wirkung von H_2-Antagonisten zur Prämedikation unsicher. Im Rahmen der **Kinderanästhesie** konnte mit der oralen Prämedikation von 10 mg/kg Cimetidin 2-3 Stunden präoperativ eine sichere, nebenwirkungsfreie Anhebung des MagensaftpH über 2,5 sowie eine signifikante Volumenreduktion erzielt werden. Die Prämedikation mit Cimetidin wurde mittlerweile bei mehreren tausend Patienten auch im **Routinebetrieb** durchgeführt und hat das Risiko einer AP bei diesen Patienten auf fast Null senken können. Wir sehen in dieser Prophylaxeform jedoch keinen Ersatz für eine der üblichen allgemeinen Maßnahmen zur Senkung des Aspirationsrisikos bei primär gefährdeten Patienten wie z.B. Nahrungskarenz oder "Ileuseinleitung", sondern eine zusätzliche Sicherheit für den Patienten.

VI Autorenverzeichnis

Ackermann, R., Würzburg	V	5.2
Adam, A.A., Amersfoort	V	14.2
Adam, D., München	I	1.6
Adler, Ch., Bochum	V	20.3
Adt, M., München	V	12.11
Adt, M., München	V	26.1
Agoston, S., Groningen	H	18.3
Ahnefeld, F.W., Ulm	H	13.1
Ahnefeld, F.W., Ulm	V	2.7
Ahnefeld, F.W., Ulm	V	18.7
Aigner, K., Giessen	M	2.5
Aigner, R., Giessen	V	20.12
Al-Rafai, S., Ludwigshafen	V	21.7
Allemann, B., Basel	V	16.1
Alon, E., Zürich	I	7.5
Altemeyer, K.-H., Ulm	H	25.4
Altemeyer, K.-H., Ulm	V	2.5
Altemeyer, K.-H., Ulm	V	2.7
Ammermann, Ch., Erlangen	V	29.11
Amschler, A., Würzburg	V	8.2
Andersen, T., Copenhagen	H	22.6
Anger, C., Münster	V	10.5
Anger, Ch., Münster	V	25.1
Ansorg, R., Göttingen	V	27.7
Appel, E., Frankfurt	V	8.11
Arbenz, U., Zürich	H	16.2
Arndt, J.O., Düsseldorf	H	19.4
Arndt, J.O., Düsseldorf	V	15.2
Arndt, J.O., Düsseldorf	V	16.9
Arning, G., Giessen	V	25.2
Aronski, A., Wroclaw	V	11.10
Arroyo, J.L., Pamplona	V	25.6
Arroyo, J.L., Pamplona	V	26.7
Asskali, F., Frankfurt	V	7.3
Asskali, F., Frankfurt	V	18.6
Asskali, F., Frankfurt	I	4.2
Axhausen, CH., Zürich	I	6.6
Ayensa, M.J., Pamplona	V	26.7
Baar, H., Würzburg	V	15.11
Baar, H., Würzburg	V	22.10
Baasch, K., Männedorf-Zürich	V	13.10
Baatz, H., Düsseldorf	V	11.9
Bachofen, M., Bern	H	2.3
Bachofen, M., Bern	H	15.2
Bambauer, R., Homburg-Saar	V	19.8
Barankay, A., München	V	12.1
Barankay, A., München	V	25.4
Bartlett, A., Pamplona	V	25.6
Bassi, F., Milano	H	17.7
Bauer, H., Altötting	I	9.4
Bauer, K., Bad Krozingen	V	9.5
Baum, M., Wien	H	11.3
Baum, M., Wien	H	11.5
Baum, M., Wien	H	17.5
Baumgartner, J.D., Lausanne	I	2.8
Baumgartner, R., Bruderholz	I	2.5
Bause, Hw., Hamburg	V	21.2
Bause, Hw., Hamburg	V	24.3
Baust, G., Halle	V	24.11
Beck, E., Milano	V	8.3
Beck, H., Hamburg	V	21.2
Beck, H., Hamburg	V	24.3
Becker, P., Mannheim	V	19.6
Beckers, P., Aachen	I	6.4
Behrendt, H., Essen	V	21.3
Behrendt, W., Aachen	V	1.11
Behrendt, W., Aachen	V	18.10
Behrendt, W., Aachen	P	4.1
Beisbarth, H., Mainz	V	22.8
Bély, M., Budapest	V	29.6
Bencini, A., Groningen	H	18.3
Benke, A., Wien	V	1.6
Benzer, A., Innsbruck	P	6.2
Benzer, H., Wien	H	11.3
Benzer, H., Wien	H	11.5
Benzer, H., Wien	H	17.1
Benzer, H., Wien	V	23.1
Benzing, H., Tübingen	V	22.3
Berg-Seiter, S., Ulm	H	11.3
Berger, M., Bern	H	6.1
Berger, M., Wien	P	4.2
Bergermann, M., Münster	V	3.10
Bergmann, H., Linz	H	13.6
Bergmann, H., Linz	I	4.8
Berlin, J., Rotterdam	V	11.6
Berlin, J., Rotterdam	V	21.5
Bernhardt, D., Chur	V	17.1
Bernoulli, L., Zürich	V	24.6
Bernoulli, L., Zürich	P	8.1
Betléri, I., Ungarn	V	29.6
Beyer, A., München	H	14.8
Beyer, A., München	V	1.4
Beyer, E., Bad Krozingen	V	23.3
Bihler, W., Tübingen	V	15.4
Binkert, E., Luzern	V	15.9
Binkert, E., Luzern	V	21.8
Binner, L., Ulm	V	24.10
Birnbaum, D., Berlin	H	24.4
Biscoping, J., Giessen	V	6.6
Bissinger, U., Tübingen	V	22.2
Bissinger, U., Tübingen	V	22.3
Bittrich, B., Göttingen	V	27.7
Black, T., Manchester	P	1.1
Blaess, J., Basel	V	9.1
Blaess, J., Basel	V	12.2
Blaess, J., Basel	I	3.5
Blauhut, B., Linz	H	10.4
Bleicher, W., Tübingen	V	27.10
Bleyl, V., Mannheim	I	1.1
Böck, M., Ulm	V	17.5
Böckler, G., Giessen	V	3.8
Bodammer, K., Hannover	V	9.12
Bodammer, K., Hannover	V	19.9
Boganyi, G., Budapest	V	2.4
Böhmert, F., Bremen	I	5.4
Boldt, J., Giessen	V	3.9
Boldt, J., Giessen	V	17.9
Bomblet, Bruxelles	H	18.7
Bonhard, K., Frankfurt	V	22.7
Bonnardot, J.P., Paris	I	3.6
Bönning, R., Würzburg	V	20.2
Borbély, A.A., Zürich	H	19.3
Borchardt, U., Düsseldorf	I	9.2
Boreus, L.O., Stockholm	H	20.5
Börner, U., Giessen	V	16.5
Börner, U., Giessen	V	25.2
Börsch-Supan, I., Bonn	V	12.6
Boucherit, T., New York	V	23.10
Bowdler, I., Ulm	V	11.3
Bowdler, I., Ulm	V	17.5
Bowmann, W.C., Glasgow	H	18.2
Brähler, A., Giessen	V	20.7
Brähler, A., Giessen	V	20.12
Brandl, M., Erlangen	V	17.11
Brandl, M., Erlangen	V	29.5
Brandt, K.-A., Koblenz	V	18.1
Brandt, L., Hamburg	V	13.4
Brandt, L., Hamburg	V	23.8
Brandt, L., Hamburg	P	8.3
Brandt, L., Hamburg	P	8.4
Brassow, F., Hamburg	V	21.2
Braun, J., Bamberg	I	1.6
Braun, U., Göttingen	V	3.11
Brendel, W., München	V	8.1
Brendel, W., München	V	19.7
Brenig, C., Köln	V	23.5
Bretschneider, H.J., Göttingen	H	24.3
Breuer, H.-U., Kiel	V	25.8
Briglievic, M., Fribourg	V	20.5
Brinkmann, H.-M., Heidelberg	V	29.7
Browne, L., Dublin	I	3.7
Brückner, J.B., Berlin	H	5.5
Brückner, J.B., Berlin	H	5.7
Brückner, J.B., Berlin	H	9.4
Brückner, J.B., Berlin	V	25.9
Brückner, J.B., Berlin	I	4.9
Brückner, U.B., Heidelberg	V	29.1
Brüggemann, V., Essen	V	21.3
Budd, K., Bradford/UK	H	8.4
Bühler, C., Zürich	V	24.6
Bühler, Ch., Zürich	P	8.1
Burchardi, H., Göttingen	H	15.5
Bürgel, H., Mannheim	V	29.2
Burkert, W., Hannover	V	26.5
Buss, G., Homburg-Saar	V	10.6
Busse, J., Köln	H	16.4b
Busse, J., Köln	I	1.9
Busse, J., Köln	I	3.10
Butters, M., Ulm	V	16.6
Büttner, W., Bochum	V	2.6
Büttner, W., Bochum	V	20.3
Butz, A., München	V	1.4
Buzello, W., Freiburg und El Paso/USA	H	18.5
Buzello, W., Freiburg und El Paso/USA	V	4.5
Buzello, W., Freiburg und El Paso/USA	V	13.1
Cahill, J., Dublin	V	17.2
Campon, A., Montpellier	V	14.5
Capouet, Bruxelles	H	18.7
Caspari, R., Koblenz	V	18.1
Chaussy, Ch., München	V	20.10
Chejlava, E., Zürich	I	6.6
Choi, B., Hannover	V	21.4
Christensen, N.J., Copenhagen	H	22.6
Christian, C., Durham/USA	V	12.4
Christmas, D., Wakefield/UK	P	6.5
Chrubasik, J., Freiburg	V	11.11
Ciaramelli, F., Genève	I	7.1

435

Clarici, G., Graz	V 10.10	Doenicke, A., München	I 9.3	Fitzal, S., Wien	V 7.1
Clemens, R., Mainz	V 20.6	Dölp, R., Fulda	H 13.5	Fitzal, S., Wien	P 7.1
Conseiller, C., Paris	V 1.1	Donfried, B., Zürich	I 2.3	Fitzpatrick, G., Dublin	V 17.2
Conzen, P., München	V 8.1	Döring, V., Hamburg	V 13.4	Flaisler, B., Boulogne-Billancourt	V 1.1
Coquelle, D., Paris	I 3.6	Dormann, G., Münster	V 1.7	Flaissler, B., Paris	I 3.6
Coradello, H., Wien	H 6.7	Dormann, H.-G., Münster	V 1.9	Fleischer, F., Heidelberg	P 6.1
Coraim, F., Wien	V 23.4	Draxler, V., Wien	V 8.4	Fleischmann, N., Würzburg	V 21.11
Coraim, F.I., Wien	V 8.9	Draxler, V., Wien	V 19.3	Flüchter, St.H., Tübingen	P 3.2
Coraim, F.I., Wien	P 4.3	Drobnik, L., Göttingen	V 3.11	Flynn, P.J., London	V 13.7
Costa, M., Milano	H 17.7	du Cailar, J., Montpellier	V 14.5	Flynn, P.J., London	V 13.9
Costabile, G., Aarau	I 3.1	Duc, G., Zürich	H 20.1	Föhring, U., Berlin	V 6.2
Crawford, M., Rochester, MN/USA	H 11.7	Dudziak, R., Frankfurt	H 1.3	Föhring, U., Berlin	V 16.10
Crul, J.F., Nijmegen	V 13.3	Dudziak, R., Frankfurt	V 22.4	Foldes, F.F., New York	H 18.8
Cugno, M., Milano	H 17.7	Dudziak, R., Frankfurt	V 22.5	Forche, G., Graz	V 29.3
Cunitz, G., Bochum	H 14.5	Dudziak, R., Frankfurt	I 4.2	Forst, H., Heidelberg	V 29.1
Cunitz, G., Bochum	V 27.2	Duka, Th., München	H 7.4	Forst, H., München	V 29.7
Czech, K., Wien	V 28.2	Duma, St., Wien	H 17.3	Forster, A., Genève	H 7.5
Czech, K., Wien	V 28.9	Duma, St., Wien	V 23.1	Forster, A., Genève	H 15.6
		Duswald, K.H., München	H 2.4	Förster, H., Frankfurt	V 5.5
D'Enfert, J., Paris	V 1.1	Duswald, K.H., München	I 1.2	Förster, H., Frankfurt	V 18.4
d'Enfert, J., Montpellier	V 14.5	Duvaldestin, P.,, Paris	H 18.4	Förster, H., Frankfurt	I 4.2
d'Hollander, A., Bruxelles	H 18.7	Dworzak, H., Mühldorf a. Inn	V 22.11	Fösel, Th., Ulm	H 25.4
Dalichau, A., Köln	I 1.9			Fösel, Th., Ulm	V 2.5
Dambacher, M.A., Zürich	H 8.3	**E**beling, J., Tübingen	V 10.7	Fösel, Th., Ulm	V 2.7
Dangel, P., Zürich	H 25.6	Eckart, J., Augsburg	H 3.4	Fox, E., Durham/USA	V 12.4
Dangel, P., Zürich	P 8.1	Eckmann, A., Tübingen	V 24.2	Frank, M., London	V 13.9
Danhauser, I., Würzburg	V 22.10	Egbert, R., München	V 11.5	Franke, S., Würzburg	V 5.3
Daub, D., Aachen	V 3.2	Egbert, R., München	V 17.7	Frankenberger, H., Lübeck	H 12.5
Daub, D., Aachen	V 6.5	Egbring, N., Marburg	I 8.3	Franz, A., Dortmund	V 2.8
Daub, D., Aachen	I 6.4	Eichentopf, B., Frankfurt	V 22.7	Frei, F.J., Basel	H 21.5
Daubländer, M., Mainz	V 17.10	Eichhorn, M., Bamberg	I 1.6	Freitag, L., Münster	H 11.4
Dautzenberg, Th., Giessen	V 16.5	Eisler, K., München	V 20.11	Frey R.†, Mainz	V 22.8
David, E., Erlangen	V 11.6	Ellinger, K., Mannheim	V 29.10	Frey, P., Zürich	H 15.3
de Jong, J.W., Rotterdam	V 23.11	Epple, E., Tübingen	V 27.10	Freye, E., Düsseldorf	V 3.4
de Pay, A.W., Lübeck	V 24.5	Erdmann, W., Rotterdam	V 11.6	Freye, E., Düsseldorf	V 3.5
Deeg, W., Günzburg	V 27.4	Erdmann, W., Rotterdam	P 8.5	Freye, E., Düsseldorf	I 3.8
Deen, L., Amsterdam	V 14.1	Ernst, G., Göppingen	V 1.8	Freye, E., Essen	I 7.2
Dehnen-Seipel, H., Düsseldorf	H 16.4e	Eschenbruch, E.M., Bad Krozingen	V 23.3	Friedrich, K., Frankfurt	V 6.11
Deligné, P., Paris	I 3.6	Eyrich, K., Berlin	V 15.8	Friesdorf, W., Ulm	V 4.4
Deller, A., Ulm	V 28.4	Eyrich, K., Berlin	V 19.2	Fritz, H., München	H 2.4
Dennhardt, R., Berlin	V 1.5			Fritz, H., München	I 1.2
Dennhardt, R., Berlin	V 6.2	**F**alay, S., Uznach	V 17.8	Fritz, K.-W., Hannover	V 12.10
Derron, M., Bern	V 5.6	Fasano, M., Lausanne	V 17.6	Fritz, K.-W., Hannover	V 19.9
Devaux, C., Rouen	H 22.4	Fehm, H.-L., Ulm	V 16.6	Frosig, F., Copenhagen	H 22.6
Dick, W., Mainz	H 9.1	Feldmann, U., Heidelberg	V 5.9	Frucht, U., Berlin	V 16.10
Dick, W., Ulm	V 24.7	Ferber, H., Frankfurt	V 5.5	Frutiger, A., Chur	V 17.1
Dick, W., Ulm	V 24.8	Ferber, H., Frankfurt	V 18.4	Fujita, Y., Heidelberg	V 29.1
Diedler, J., Tübingen	P 5.2	Feulner, R., Tübingen	V 22.3	Funk, F., Erlangen	P 5.7
Dietrich, W., München	V 9.9	Filzwieser, G., Graz	V 29.3		
Dietrich, W., München	V 25.5	Fink, B.R., Seattle/USA	P 2.1	**G**aab, M.R., Wien	H 14.4
Dimai, W., Zürich	H 5.4	Fink, B.R., Seattle/USA	P 7.3	Gaab, M.R., Wien	V 10.9
Dinstl, K., Wien	V 1.6	Finsterer, U., München	H 14.8	Gabella, M., Basel	M 2.1
Dittmann, M., Bad Säckingen	H 22.3	Finsterer, U., München	V 1.4	Gaiztsch, A., Homburg-Saar	V 10.8
Dittmer, H., München	H 2.4	Finsterer, U., München	V 9.4	Gänshirt, K.H., Frankfurt	P 5.5
Doehn, D., Hamburg	V 24.4	Firkowicz, M., Liestal	H 8.5	Gardaz, J.P., Genève	H 7.5
Doehn, M., Hamburg	V 18.3	Firn, S., Wakefield/UK	V 7.7	Gariboldi, G., Milano	H 17.7
Doenicke, A., München	H 7.2	Firn, S., Wakefield/UK	V 27.8	Gattiker, R., Zürich	V 12.9
Doenicke, A., München	H 7.3	Firn, S., Wakefield/UK	P 6.5	Gattiker, R.I., Zürich	H 9.2
Doenicke, A., München	H 7.4	Fischer, F., Mainz	V 10.2	Gattiker, R.I., Zürich	H 18.6
Doenicke, A., München	H 7.7	Fischer, J.A., Zürich	H 8.3	Gattinoni, L., Milano	H 17.7
Doenicke, A., München	H 7.8	Fischer, K.J., Bremen	H 1.5	Gattinoni, L., Milano	V 8.3
Doenicke, A., München	H 7.12	Fischer, K.J., Bremen	H 5.6	Gebert, E., Bad Neuenahr-Ahrweiler	V 6.10
Doenicke, A., München	I 9.1	Fitzal, S., Wien	H 5.3	Geiger, H.J., Berlin	V 16.4

Geiger, K., Mannheim	H	2.7	Halberstadt, E., Frankfurt	V	6.11	Hesjedal, O., Freiburg	V	29.4
Gemperle, M., Genève	H	7.5	Haldemann, G., Aarau	H	14.7	Hess, W., Berlin	V	12.3
Genth, K.R., Mannheim/Heidelberg	I	1.4	Haldemann, G., Aarau	I	3.1	Hess, W., Berlin	V	25.9
Georgopoulos, A., Wien	P	5.4	Hall, K.D., Durham/USA	V	12.4	Heuser, D., Tübingen	H	14.9
Gerber, H.R., Basel	H	10.7	Halsey, M.J., Harrow	H	12.2	Heuser, D., Tübingen	V	10.7
Gerber, H.R., Basel	V	6.8	Hammer, C., München	V	19.7	Heuser, D., Tübingen	V	10.8
Gerber, H.R., Basel	V	11.4	Hammerle, A., Wien	V	19.3	Heuser, D., Tübingen	P	5.8
Gerlach, H., Giessen	V	17.9	Hammerle, A.F., Wien	V	7.2	Hey, O., Mainz	V	10.2
Geroulanos, S., Zürich	I	2.3	Hankeln, K., Bremen	I	5.3	Hildebrandt, G., Marburg	H	8.2
Geroulanos, S., Zürich	I	6.6	Hankeln, K., Bremen	I	5.4	Hilfiker, O., Göttingen	H	24.2
Gessler, M., München	V	11.5	Hannekum, A., Köln	I	1.9	Hilfiker, O., Göttingen	V	3.11
Gessler, M., München	V	17.7	Hannich, H.-J., Münster	M	1.5	Hilt, H., Berlin	V	27.6
Geyer, A., Wien	H	11.3	Hansen, E., München	V	5.1	Hiotakis, K., Graz	H	16.4f
Giezen, J., Amersfoort	V	14.2	Hansen, J., Münster	V	1.7	Hiotakis, K., Graz	V	9.7
Gilly, H., Wien	V	7.1	Haosheng, B., Düsseldorf	V	15.2	Hirlinger, W.K., Ulm	V	26.4
Gilly, H., Wien	P	7.1	Harbauer, G., Homburg-Saar	V	19.8	Hirlinger, W.K., Ulm	V	28.4
Gilly, H., Wien	I	4.4	Harke, H., Kiel	V	8.7	Hirsch, T., Budapest	V	2.4
Gladrow, W., Ludwigshafen	V	21.7	Harke, H., Kiel	I	1.10	Hjortso, N.C., Copenhagen	H	22.6
Gligorijevic, S., Chur	V	29.8	Hartmann, H., Frankfurt	V	18.4	Hobbhahn, J., München	V	22.6
Gnehm, Hp.E., Zürich	H	20.3	Hartmann, H., Frankfurt	V	18.5	Hoch, D., Münster	V	25.1
Göb, E., München	V	12.1	Hartung, E., Düsseldorf	V	14.7	Höck, A., Düsseldorf	V	16.9
Göb, E., München	V	25.5	Hartung, E., Düsseldorf	V	14.8	Hoecker, P., Heidelberg	V	5.9
Goecke, J., Berlin	V	15.12	Hartung, E., Düsseldorf	I	3.8	Hofer, E., Innsbruck	P	6.3
Goecke, J., Berlin	V	28.7	Hartung, E., Essen	I	7.2	Hofer, H.W., Konstanz	P	7.2
Goepel, R., Düsseldorf	V	11.7	Hartung, H.J., Mannheim	V	29.2	Hofer, S., Konstanz	P	7.2
Goepel, R., Düsseldorf	V	11.9	Hartung, H.J., Mannheim	V	29.10	Hoffmann, P., Dortmund	V	2.8
Goetz, A., München	V	8.1	Hasse, J., Basel	V	12.5	Hoffmeister, H.-E., Tübingen	V	9.6
Goldschmied, W., Wien	H	17.3	Hausdörfer, J., Hannover	V	2.1	Hoffmeister, H.-E., Tübingen	V	9.10
Gombotz, H., Graz	V	9.7	Hausdörfer, J., Hannover	V	2.3	Homann, B., Würzburg	V	5.2
Gonzenbach, H.R, Zürich/St. Gallen	I	2.6	Hausdörfer, J., Hannover	M	1.1	Homann, B., Würzburg	V	5.3
Gorgass, B., Solingen	H	13.1	Hausmann, D., Bonn	V	18.1	Hook, Ch., Goettingen	V	28.6
Göttingen, D., Marburg	V	14.6	Hauss, J., Münster	V	3.10	Hook, Ch., Goettingen	V	28.8
Götz, H., Erlangen	V	10.1	Haussmann, E., Tübingen	V	22.2	Hörnchen, H., Aachen	V	1.11
Götz, S.G., Freiburg	V	7.5	Heck, I., Bonn	V	9.11	Horstmann-Braun, V., Aachen	V	18.10
Götze, P., Hamburg	H	24.6	Heene, D.L., Mannheim/Heidelberg	I	1.4	Hossli, G., Zürich	H	13.2
Grabow, L., Duisburg	H	22.5	Heidelmeyer, C.-F., Berlin	H	5.5	Hossli, G., Zürich	V	24.6
Graedel, E., Basel	V	9.1	Heidenreich, R., Emmendingen	P	8.2	Hossli, G., Zürich	P	8.1
Graedel, E., Basel	V	12.5	Heimberger N., Frankfurt	M	1.6	Hossmann, K.A., Köln	H	14.2
Graeff, H., München	H	6.5	Heine, H., Würzburg	V	8.11	Huchzermeyer, H., Hannover	H	6.2
Gramm, H.-J., Berlin	V	1.5	Heine, H., Würzburg	M	1.4	Hughes, R., London	V	13.7
Gramm, H.-J., Berlin	V	27.6	Heinemeyer, G., Berlin	V	27.6	Hughes, R., Beckenham	V	13.9
Gramm, H.-J., Berlin	V	28.7	Heinemeyer, G., Berlin	P	6.4	Hümpfner, A., Bamberg	I	1.6
Graninger, W., Wien	V	5.8	Heinen, W., Mülheim	V	25.7	Hunter, J.M., Liverpool	V	13.6
Graninger, W., Wien	P	5.4	Heinrich, H., Ulm	V	2.5	Hüsch, M., Hannover	V	26.5
Grimm, W., Bad Neuenahr-Ahrweiler	V	6.10	Heinrich, H., Ulm	V	2.7	Huth, Ch., Tübingen	V	9.6
Grote, B., Düsseldorf	H	21.2	Heipertz, W., Tübingen	V	27.10	Hutschenreuter, K., Homburg-Saar	V	10.6
Gruber, U.F., Basel	V	16.1	Heisler, N., Tübingen	P	5.1			
Grünert, A., Ulm	V	18.2	Helleberg, M., Münster	M	1.5	Iannaci, G., Vicenza	V	15.6
Guggenberger, H., Tübingen	V	10.7	Heller, V., Wien	V	10.9	Ilias, W., Wien	V	4.1
Guggenberger, H., Tübingen	V	10.8	Heller, W., Tübingen	V	9.10	Iljazovic, S., Basel	I	6.8
Guignard, J.-P., Lausanne	H	20.6	Heller, W., Tübingen	V	15.4	Imhoff, M., Köln	V	23.5
Gulba, D., Hannover	V	9.6	Helmchen, U., Göttingen	H	1.1	Inoue, K., Düsseldorf	V	16.9
Gulba, D., Tübingen	V	9.10	Helmers, J.H.J.H., Amersfoort	V	14.2	Iribarren, M.J., Pamplona	V	26.7
Günniker, M., Essen	V	21.3	Helmle, C., Konstanz	P	7.2			
Hack, G., Bonn	V	9.11	Hempel, V., Tübingen	V	5.7	Jaeger, J., Zürich	I	2.2
Hack, G., Bonn	V	12.6	Hempel, V., Tübingen	V	15.5	Jaeger, T., Hamburg	V	24.4
Hack, G., Bonn	I	1.8	Hempelmann, G., Giessen	H	16.4d	Jahn, M., Bern	V	5.6
Hackl, J.M., Innsbruck	P	6.3	Hempelmann, G., Giessen	V	6.6	Janda, A., Wien	P	4.2
Haefely, W., Basel	H	19.5	Hempelmann, G., Giessen	V	9.2	Janssen, F., Münster	M	1.5
Haider, W., Wien	H	3.2	Hennek, K., Hannover	V	16.2	Jayagopal, S., New York	V	23.9
Haider, W., Wien	V	23.4	Henrich, H., Frankfurt	V	8.11	Jensen, U., München	H	2.6
			Herz, A., München	H	19.6	Jensen, U., München	H	14.8
			Hesch, R.D., Hannover	P	1.2	Jensen, U., München	V	1.4
						Jeroschewski, K., Münster	V	1.7

Jeroschewski, K.-H., Münster	V	1.10
Jesch, F., München	V	22.6
Jeschke, H.A.E., Essen	V	22.9
Jochum, M., München	H	2.4
Jochum, M., München	I	1.2
Johannigmann, J., München	V	11.5
John, F., Wien	V	6.9
Jones, R.S., Liverpool	V	13.6
Joos, D., Giessen	V	3.9
Josten, K.U., Bonn	V	18.1
Joukhadar, S., Wien	H	17.6
Juhl, B., Arhus	H	2.2
Jung, C., Aachen	V	6.5
Jungck, E., Hamburg	V	24.2
Jungck, E., Hamburg	V	24.4
Junger, H., Tübingen	V	22.1
Junger, H., Tübingen	V	27.10
Jupa, M., Rotterdam	V	23.10
Jupa-Marcinkowski, V., Rotterdam	V	27.9
Jurado, R., New York	V	23.9
Jurkiewicz, G., Aarau	H	14.7
Jurkiewicz, J., Warschau	I	3.1
Kaiser, T., Wroclaw	V	11.10
Kalff, G., Aachen	V	1.11
Kämmerer, H., Köln	V	23.5
Kamp, H.-D., Erlangen	V	16.8
Kamp, H.-D., Erlangen	V	17.11
Kant, C.-J., Hannover	V	8.10
Kapp, W., Grenzach-Wyhlen	H	7.8
Kapp, W., Tübingen	V	15.5
Karbe, T., Hamburg	V	24.4
Karges, H.E., Marburg	V	9.5
Kay, B., Manchester	V	14.3
Kay, B., Manchester	V	14.4
Kay, B., Manchester	P	1.1
Kay, B., Manchester	P	1.3
Kehlet, H., Copenhagen	H	4.2
Kehlet, H., Copenhagen	H	22.6
Keller, R., Niederbipp	V	20.1
Keller, U., Basel	H	3.1
Kellermann W., München	H	2.6
Kellermann, W., München	H	14.8
Kellermann, W., München	V	1.4
Kersting, Th., Berlin	V	15.8
Kersting, Th., Berlin	V	19.2
Kerzel, W., Mühldorf a.Inn	V	22.11
Kesseler, K., Aachen	V	23.7
Kessler, M., Erlangen	I	4.5
Ket, J.M., Groningen	H	18.3
Kettler, D., Göttingen	H	1.4
Kettler, D., Göttingen	H	13.4
Khan, H., Wien	P	4.3
Khosropour, R., Wien	V	5.8
Kilian, J., Ulm	H	12.4
Kilian, J., Ulm	H	13.3
Kilian, J., Ulm	V	18.7
Kirchhoff, P.G., Bonn	I	1.8
Kirchner, E., Hannover	V	5.10
Kirchner, E., Hannover	V	21.4
Kirschstein, W., Mannheim/Heidelberg	I	1.4
Kiss, I, Freiburg	V	13.1
Klaschik, E., Köln	V	23.5
Kläy, K., Liestal	H	8.5
Kleierl, C., Erlangen	V	10.1
Klein, A., Mainz	V	6.1
Klein, F.F., Durham/USA	V	12.4
Klein, G., Frankfurt	V	22.4
Klein, G., Frankfurt	V	22.5
Klein, H.J., Günzburg	V	10.11
Klein, H.J., Günzburg	V	27.4
Klement, W., Erlangen	V	11.6
Klimpel, L., Ludwigshafen	V	21.7
Klinckowstroem v., A., Giessen	V	6.6
Kling, D., Giessen	V	9.3
Kling, D., Giessen	V	26.3
Klinger, P., Wien	V	6.7
Klose, R., Mannheim	V	5.9
Klose, R., Mannheim	I	8.1
Klöss, Th., Tübingen	V	23.2
Klöss, Th., Tübingen	V	24.2
Klossek, G., Giessen	V	28.3
Knab, G., Mannheim	V	19.6
Knegt, P., Rotterdam	V	28.1
Knegt, P., Rotterdam	M	1.2
Knitza, R., Homburg-Saar	V	6.12
Knoch, M., Marburg	I	7.4
Knopf, H., Köln	V	23.5
Knorpp, K., Giessen	V	12.10
Knorre, D., Mainz	V	10.2
Koffsky, R.M., New York	V	23.10
Kolb, E., München	V	20.11
Koller, J., Innsbruck	P	6.2
Koller, W., Wien	H	17.3
Koller, W., Wien	H	17.6
Kölling, K., München	V	21.10
Konder, H., Marburg	I	7.4
Konertz, W., Kiel	V	12.7
König, U., Aachen	I	6.4
Kopp, K.-H., Freiburg	V	13.3
Kopp, R., Freiburg	V	29.4
Kortmann, H., München	H	2.4
Kossmann, B., Ulm	V	11.3
Kossmann, B., Ulm	V	17.5
Kotai, E., Wien	V	7.8
Kothe, N., Frankfurt	V	22.1
Kothe, N., Frankfurt	V	22.7
Kramann B., München	P	5.3
Kramer, M., Giessen	V	26.3
Kremmer, E., München	V	3.3
Kretz, F.J., Berlin	V	26.9
Krieg, N., Freiburg	V	13.3
Krieg, N., Freiburg	V	29.4
Krieger, H., Giessen	V	12.10
Krier, C., Heidelberg	P	6.1
Krimmer, H., Würzburg	V	21.11
Kroesen, G., Innsbruck	V	28.5
Kroh, U., Marburg	V	14.6
Krösl, P., Wien	V	28.9
Krüger-Franke, M., München	V	9.4
Kubin, M., Erlangen	V	29.11
Kübler, A., Wroclaw	V	11.10
Kugler, J., München	H	7.4
Kugler, J., München	H	7.8
Kühn, K., Hannover	V	2.3
Kühn, K., Hannover	M	1.1
Kundi, M., Wien	V	23.4
Kunkel, R., München	H	16.4a
Kuntz, H.D., Bochum	V	9.8
Kunze, I., Erlangen	V	11.6
Küp, P., Basel	M	2.1
Kuppe, H., München	V	19.1
Kuse, F., Hannover	V	2.1
Lachen, M., Pamplona	V	25.6
Lackner, F., Wien	H	23
Lackner, F., Wien	V	5.8
Lamche H., Wien	V	8.5
Lampe, W., Hannover	V	19.9
Landauer, B., München	V	20.11
Lange, J., München	V	20.11
Langer, M., Milano	V	8.3
Langrehr, D., Groningen	H	7.6
Lanz, E., Mainz	V	6.1
Lanz, E., Mainz	V	17.10
Lanz, E., Ludwigshafen	M	2.3
Larsen, R., Göttingen	H	1.6
Larsen, R., Göttingen	H	7.10
Larsen, R., Göttingen	H	24.2
Lasthaus, H., Giessen	V	28.3
Latasch, L., Frankfurt	V	3.1
Latasch, L., Frankfurt	V	6.3
Latasch, L., Frankfurt	I	7.3
Laub, M., München	H	7.4
Laubach, W., Giessen	V	18.12
Lauboeck, H., Bochum	V	23.12
Lauven, P.M., Bonn	H	7.9
Lauven, P.M., Bonn	H	12.7
Lauven, P.M., Bonn	H	12.8
Lauven, P.M., Bonn	V	15.7
Lauven, P.M., Bonn	P	3.3
Lauven, P.M., Bonn	I	3.4
Lawin, P., Münster	V	25.1
Lawin, P., Münster	V	29.9
Lawin, P., Münster	I	4.6
Lazarus, G., Würzburg	V	8.2
Lebrault, C., Paris	H	18.4
Lehmann, K.A., Aachen	V	3.2
Lehmann, K.A., Aachen	V	6.5
Lehmann, K.A., Aachen	I	6.4
Lehmann, M., Ulm	V	26.4
Lehmkuhl, P., Hannover	V	16.3
Lehmkuhl, P., Hannover	V	27.3
Lehmkul, P., Hannover	I	3.3
Lennartz, H., Marburg	V	14.6
Lennartz, H., Marburg	I	7.4
Lenz, G., Tübingen	V	22.1
Lenz, G., Tübingen	V	22.3
Lestau, P., Berlin	V	27.6
Lestau, P., Berlin	P	6.4
Leung, H.K., Berlin	V	15.12
Leuwer, M., Frankfurt	V	2.2
Levron, J.C., Paris	I	3.6
Levron, JC., Boulogne-Billancourt	V	1.1
Lichtensteiger, W., Zürich	H	19.2
Lichtlen, P.R., Hannover	H	24.1
Linderkamp, O., München	H	20.7
Lindhard, A., Copenhagen	H	22.6
Lindner, K., Ulm	V	24.7
Lindner, K.H., Ulm	V	24.8
Link, J., Berlin	V	15.12

Link, J., Berlin	V	19.10
Lipp, M., Mainz	V	17.10
Lips, U., Hannover	V	1.3
Lips, U., Hannover	V	27.3
Lips, U., Hannover	I	3.3
List, W.F., Graz	H	10.3
List, W.F., Graz	V	10.10
List, W.F., Graz	V	12.9
Litwak, R.S., New York	V	23.9
Litwak, R.S., New York	V	23.10
Lobenhoffer, H.P., Hannover	V	8.10
Löhlein, D., Hannover	H	3.5
Lopez, T., Vicenza	V	15.6
Lorenz, W., Marburg	H	7.12
Lorenz, W., Marburg	I	9.1
Lorenz, W., Marburg	I	9.3
Lotz, P., Ulm	V	24.8
Lübbe, N., Hannover	V	12.8
Lübbe, N., Hannover	V	23.6
Lübbe, N., Hannover	P	1.2
Lüben, V., Giessen	V	25.3
Luhmer, I., Hannover	H	16.4c
Lühr, H.G., München	V	9.4c
Lüllwitz, E., Hannover	V	9.12
Lüllwitz, E., Hannover	V	19.9
Lunkenheimer, P., Münster	V	10.4
MacEvilly, M., Dublin	V	14.10
MacEvilly, M., Dublin	V	17.3
Madjidi, A., Mainz	V	22.8
Madler, Ch., München	V	20.10
Madler, Ch., München	V	26.8
Magnin, C., Genève	I	6.7
Magnusson, H., Göteborg	V	15.3
Maier, C., Kiel	V	12.7
Maier, C., Kiel	V	25.8
Makowski, H., Simmern	M	2.4
Mallios, C., Rotterdam	V	28.1
Mallios, C., Rotterdam	M	1.2
Manhold, C., Bremen	I	5.4
Marcolin, R., Milano	H	17.7
Marcolin, R., Milano	V	8.3
Maric, D., Hammellburg	V	21.6
Maric, D., Hammelburg	V	21.9
Mark, G., Chur	V	29.8
Markschies-Hornung, A., Berlin	V	12.3
Markstein, R., Basel	H	8.1
Martin, E., München	V	19.1
Martin, E., Zürich	I	2.7
Marx, G.F., New York	H	6.6
Massif, B., Montpellier	V	14.5
Matthiessen v., H., Düsseldorf	V	11.9
Matzer, C., Graz	V	16.7
Mauritz, W., Wien	V	8.4
Mauritz, W., Wien	V	28.2
Mauritz, W., Wien	P	5.4
Mauser, R., Mammendorf	V	19.4
Mauser, R., Jun., Mammendorf	V	19.4
Mayer, M., München	V	12.11
Mayer, N., Wien	V	7.8
Mayer, N., Wien	I	4.4
Mayer, R., Ulm	V	16.6
McGrath, P., Dublin	V	14.10
Megevand, R., Genève	I	2.4

Meglic V., Ljubljana	V	4.7
Mehrkens, H.-H., Ulm	V	4.4
Mehrkens, H.-H., Ulm	V	26.4
Meier, A., Bonaduz	V	4.6
Meier, M.T., Zürich	H	15.7
Meinke, J., Tübingen	V	22.2
Meller, U., Berlin	H	5.5
Menz, G., Davos-Wolfgang	I	1.5
Merkel, G., Mannheim	V	21.5
Messmer, K., Heidelberg	V	29.1
Messmer, K., Heidelberg	V	29.7
Metz, G., Emmendingen	V	1.2
Metz, G., Emmendingen	P	8.2
Metzler, H., Graz	H	16.4f
Metzler, H., Graz	V	9.7
Metzler, H., Graz	I	4.7
Meuret, G.H., Freiburg	V	24.12
Meuret, G.H., Freiburg	V	28.11
Meyer, M., Goettingen	V	28.6
Meyer, M., Goettingen	V	28.8
Meyer-Breiting, P., Frankfurt	V	6.11
Michelsen, H., Bremen	I	5.3
Michelsen, H., Bremen	I	5.4
Mihic, D.N., Biel	V	15.9
Mihic, D.N., Biel	V	21.8
Miholic, J., Wien	V	23.4
Miladinovic, M., Münster	V	1.9
Milewski, P., Göppingen	V	1.8
Milutinovic, M., Duisburg	V	14.7
Mindich, B.P., New York	V	23.9
Mindich, B.P., New York	V	23.10
Mitterschiffthaler, G., Innsbruck	P	6.2
Mitterschiffthaler, G., Innsbruck	P	6.3
Molyneux, D.W., Dublin	I	3.7
Mönks, B., Köln	I	3.10
Montes-Jovellar, B., Pamplona	V	25.6
Montes-Jovellar, B., Pamplona	V	26.7
Morawetz, R.F., München	V	11.8
Morawetz, R.F., München	V	26.8
Morel, D., Genève	H	15.6
Morel, D., Genève	I	6.7
Morini, M., Vicenza	V	15.6
Mosebach, K.-O., Duisburg	V	18.1
Motsch, J., Homburg-Saar	V	19.8
Mottner, J., Giessen	V	28.3
Müchler H.-Chr., Hamburg	V	27.10
Mück, R., Bonn	V	12.6
Mulch, J., Giessen	H	16.4d
Mulch, J., Giessen	V	26.3
Mulhall, J., Dublin	V	17.2
Müller, C., Mülheim	V	25.7
Müller, F.G., Aachen	V	1.11
Müller, F.G., Aachen	V	18.10
Müller, H., Giessen	V	17.9
Müller, H., Giessen	M	2.5
Müller, J., Liestal	H	8.5
Müller, P.K., Martinsried	V	8.6
Müller, U., Erlangen	V	17.11
Müller, W., Mainz	V	20.6
Müller-Esterl, W., München	H	2.4
Müller-Hermann, E., Freiburg	V	28.11
Müller-Schauenburg, M., Tübingen	V	22.2
Murday, H., Bonn	V	12.6

Murphy, D., Dublin	V	17.2
Murphy, D.F., Dublin	V	17.3
Mutz, N., Wien	H	11.3
Mutz, N., Wien	H	11.5
Mutz, N., Wien	H	17.3
Mutz, N., Wien	H	17.6
Nabjinsky, M., Ulm	V	16.6
Nagel, H., Bad Neuenahr-Ahrweiler	V	6.10
Nassehi, F.R., Männedorf-Zürich	V	13.10
Naumann, C.P., St. Gallen	H	4.5
Naumann, C.P., St. Gallen	H	10.3
Naumann, C.P., St Gallen	H	22.1
Nebel, B., Emmendingen	V	1.2
Nebel, B.W., Bochum	V	20.4
Nechwatal, W., Ulm	V	24.10
Nerlich M., Hannover	V	8.6
Nerlich, A., Martinsried	V	8.6
Nerlich, M.L., Hannover	V	8.10
Netz, H., Giessen	H	16.4d
Netz, H., Giessen	V	9.2
Netz, M., Frankfurt	P	5.5
Neuhof, H., Giessen	H	2.5
Neuhof, H., Giessen	I	1.3
Neumann, M., Giessen	V	3.8
Neumann, P., Copenhagen	H	22.6
Neumann, S., Darmstadt	H	2.4
Neumark, J., Wien	H	6.3
Neumark, J., Wien	H	10.6
Neumark, J., Wien	V	7.2
Neumark, T., Budapest	V	29.6
Newton, D.E.F., Groningen	H	18.3
Niederberger, J., Basel	V	9.1
Niemegeers, C.J.E., Beerse	H	19.7
Niemer, M., Ingolstadt	H	10.1
Niesel, H.C., Ludwigshafen	V	21.7
Niesel, H.C., Ludwigshafen	M	2.3
Nöldge, G., Freiburg	V	13.1
Noorduin, H., Beerse	V	14.2
O'Brien, D., Dublin	V	17.2
Obermayer, A., Erlangen	V	20.9
Oehmig, H., Baden-Baden	M	1.4
Oelert, H., Hannover	H	16.4c
Oestern, H.-J., Hannover	V	8.10
Oetliker, O., Bern	H	25.3
Oettinger, W., München	V	8.1
Oettinger, W., München	V	19.1
Ohler, W., Mainz	V	20.6
Okada, K., Tokio	M	1.4
Olschewski, M., Emmendingen	V	1.2
Olt, I., Fribourg	P	2.3
Omlor, G., Homburg-Saar	V	19.8
Osswald, P.M., Mannheim	V	29.2
Osswald, P.M., Mannheim	V	29.10
Ottermann, U., Frankfurt	V	22.4
Ottermann, U., Frankfurt	V	22.5
Owitz, S., New York	V	23.10
Palas, T.A.R., Basel	V	6.8
Papenfuss, H.-D., Bochum	V	2.6
Paravicini, D., Münster	V	3.7
Paravicini, D., Münster	V	5.4

Parth, P., München	V 11.8	Probst, S., Frankfurt	I 7.3	Rothe, K.F., Hannover	V 2.3
Parth, P., München	V 26.8	Prugger, M., Innsbruck	P 6.2	Rothe, K.F., Tübingen	V 20.8
Pasch, T., Erlangen	I 4.10	Prusa, P., Wien	V 6.7	Rothe, K.F., Tübingen	P 3.2
Pasch, Th., Erlangen	V 10.1	Puchstein, C., Münster	V 10.4	Rothe, K.F., Tübingen	P 5.1
Pasch, Th., Erlangen	P 5.7	Puchstein, C., Münster	V 10.5	Rothe, K.F., Tübingen	P 5.2
Patschke, D., Giessen	V 12.10	Pyhel, N., Aachen	V 23.7	Rothhammer, A., Würzburg	V 15.11
Pauls, A., Berlin	H 5.2			Rothhammer, A., Würzburg	V 20.2
Pauser, G., Wien	H 11.5	Racenberg, J., München	V 29.1	Rouge, J.C., Genève	H 25.2
Pauser, G., Wien	H 17.3	Radakovic, D., Basel	I 6.8	Rowlands, D.E., Gwynedd/UK	V 13.8
Pauser, G., Wien	H 17.6	Radke, J., Göttingen	V 3.11	Rüedi, Th., Chur	V 29.8
Pavek, K., Uppsala	V 24.9	Radrizzani, D., Milano	H 17.7	Rumpf, W., Giessen	V 20.7
Payne, J.P., London	V 13.7	Raffauf, E.M., Göttingen	V 7.9	Rumpf, W., Giessen	V 20.12
Pedersen, P., Freiburg	V 28.11	Ragaz, A., Niederbipp	V 20.1	Rumpl, E., Innsbruck	P 6.2
Perez-Reiner, R., Pamplona	V 25.6	Rahman, S., Kiel	V 8.7	Rupieper, N., Essen	V 21.3
Perier, J.F., Paris	I 3.6	Rameis, H., Wien	P 5.4	Rust, M., München	V 11.5
Pesenti, A., Milano	H 17.7	Rashkovski, O.M., Groningen	H 18.3	Rust, M., München	V 17.7
Pesenti, A., Milano	V 8.3	Rausch, H., Düsseldorf	V 14.8	Rust, M., München	P 5.3
Pethig, K., Münster	V 25.1	Redl, H., Wien	V 8.5		
Petrow, N., Uznach	V 17.8	Redl, H., Wien	V 28.9	Salehi, E., Simmerath	V 21.1
Petutschnigk, D., Mainz	V 22.8	Rehder, K., Rochester, MN/USA	H 11.7	Salomon, F., Giessen	V 18.11
Pfenninger, E., Ulm	V 24.7	Rehder, U., Mannheim	V 21.5	Salomon, F., Giessen	V 18.12
Pfenninger, J., Bern	H 25.1	Rehmsberger, S., Giessen	V 25.3	Sarubin, J., Nürnberg	P 3.1
Pfurtscheller, G., Graz	V 10.3	Reich-Hilscher, B., Wien	V 1.6	Sarubin, J., Nürnberg	I 6.3
Pichl, J., Erlangen	V 10.1	Reichelt, W., Hannover	V 23.6	Schaer, H., Männedorf-Zürich	H 19.1
Pichlmayr, I., Hannover	V 11.2	Reinery, G., Mainz	V 10.2	Schaer, H., Männedorf-Zürich	H 21.3
Pichlmayr, I., Hannover	V 19.5	Reinhardt, D., Düsseldorf	I 9.2	Schaer, H., Männedorf-Zürich	V 13.10
Pichlmayr, I., Hannover	I 3.3	Reinhardt, W., Giessen	V 16.5	Schaer, H.M., Bern	H 6.4
Pickerodt, V.W.A., Berlin	V 16.4	Reinhart, K., Berlin	V 16.10	Schäfer, H., Giessen	V 9.3
Piepenbrock, H., Berlin	V 26.9	Reinhart, K., Berlin	V 19.2	Schäfer, M., Berlin	V 6.2
Piepenbrock, S., Berlin	V 26.9	Reinhold, P., Münster	V 1.10	Schäfer, M., Günzburg	V 10.11
Piepenbrock, S., Berlin	V 28.7	Reinhold, P., Münster	V 8.8	Schäfer, M., Berlin	V 16.10
Piepenbrock, S., Berlin	I 6.1	Reiz, S., Umea	H 4.3	Schalk, H.V., Graz	V 10.10
Pike, P.M.H., Liestal	H 8.6	Renker, H., St.Gallen	V 24.9	Schaps, D., Hannover	V 12.8
Placheta, P., Wien	V 7.8	Renz, D., Hamburg	V 27.10	Schaps, D., Hannover	V 14.9
Platz, M., München	H 7.4	Reuter, H.D., Köln	I 1.9	Schaps, D., Hannover	P 1.2
Plötz, J., Bamberg	V 4.2	Rey, E.R., Mannheim	V 21.5	Schauber, J., Würzburg	V 5.2
Plötz, J., Bamberg	V 13.5	Ribbert, N., Aachen	V 6.5	Scheck, P.A., Rotterdam	V 28.1
Poch, B., Würzburg	V 10.9	Richardson, F.J., Groningen	H 18.3	Scheck, P.A., Rotterdam	M 1.2
Podlesch, I., Düsseldorf	V 24.1	Richardt, G., Giessen	V 16.5	Scheid, H.,	
Podzuweit, T., Giessen	V 9.2	Richardt, G., Giessen	V 25.2	Bad Neuenahr-Ahrweiler	V 6.10
Pohl, S., Hannover	V 11.1	Richter, H.-P., Günzburg	V 10.11	Scheid, P., Bochum	H 11.2
Pohl, S., Hannover	V 11.2	Richter, J.A., München	V 12.1	Scheld, H., Giessen	V 9.2
Pokar, H., Hamburg	V 13.4	Richter, J.A., München	V 25.4	Scheld, H.H., Giessen	V 9.3
Pokar, H., Hamburg	V 23.8	Rickli, R., Basel	V 11.4	Schepp, R., Rotterdam	P 8.5
Pokar, H., Hamburg	P 8.4	Riegler, R., Wien	P 2.2	Scherer, P., Wien	P 4.2
Pollak, A., Wien	H 6.7	Rieke, H., Göttingen	V 28.6	Scherer, R., Münster	V 8.8
Pollmächer, T., Freiburg	V 4.5	Rieke, H., Göttingen	V 28.8	Scherer, R., Münster	V 29.9
Pöllmann, L., Marburg	H 8.2	Riemer, J., München	V 21.10	Scherzer, W., Wien	V 6.7
Polzer, K., Wien	V 23.1	Rifat, K., Genève	I 6.7	Schimek, F., Tübingen	P 2.1
Ponhold, H., Graz	V 16.7	Risuglia, S., Vicenza	V 15.6	Schimek, F., Tübingen	P 7.3
Pontén, J., Göteborg	V 15.3	Ritz, R., Basel	M 1.4	Schinagl, A., Düsseldorf	V 14.11
Ponz, L., Pamplona	V 25.6	Rizzi, R., Vicenza	V 15.6	Schindler, I., Wien	V 19.3
Ponz, L., Pamplona	V 26.7	Rodriguez, J.M., Pamplona	V 26.7	Schipulle, M., Bremen	I 5.4
Popov-Cenic, S., Bonn	I 1.8	Roewer, N., Tübingen	V 24.2	Schirrmacher, D., Hamburg	V 24.4
Posininsky, H., Tübingen	V 22.3	Rogon, E., Copenhagen	H 22.6	Schlaefke, M.E., Bochum	V 20.4
Pöstges, C., Düsseldorf	V 24.1	Rogowski-Weber, A.-K., Frankfurt	V 2.2	Schlag, G., Wien	V 8.5
Pothmann, R., Düsseldorf	V 11.7	Rolf, L., Münster	V 27.5	Schlag, G., Wien	V 28.9
Pratilas, V., New York	V 23.9	Rommelsheim, K., Bonn	I 3.4	Schlegel, W., Münster	V 29.9
Preiss, D.U., Bad Krotzingen	V 9.5	Rönz, H., Freiburg	V 7.5	Schleinzer, W., Ulm	V 11.3
Prestele, H., Erlangen	P 5.7	Roots, H.-R.E., Berlin	P 6.4	Schlerf, S., Tübingen	V 22.3
Priebe, H.-J., Basel	V 7.6	Roots, I., Berlin	V 27.6	Schlimgen, R., Aachen	V 23.7
Probst, Ch., Aarau	I 3.1	Roots, I., Berlin	P 6.4	Schlürmann, D., Freiburg	V 4.5
Probst, S, Frankfurt	V 3.1	Röse, W., Magdeburg	H 9.6a	Schmid, E.R., Zürich	H 11.1
Probst, S., Frankfurt	V 6.3	Rothe, H.U., Tübingen	P 5.2	Schmid, E.R., Zürich	H 16.4g

Schmidt, A., Ulm	V	24.10
Schmidt, E., Würzburg	V	20.2
Schmidt, H., Frankfurt	I	4.2
Schmidt, R., Mannheim	V	21.5
Schmitt,, H., Frankfurt	V	7.3
Schmitt, H.J., Tübingen	V	23.2
Schmitt, K., Emmendingen	P	8.2
Schmitz, E.R., München	H	3.6
Schmitz, J.-E., Ulm	V	18.2
Schmitz, J.-E., Ulm	V	18.7
Schmucker, P., München	V	19.7
Schmuziger, M., Bad Krozingen	V	23.3
Schneble, R., Tübingen	V	10.7
Schneider, M., Frankfurt	V	22.1
Schneider, U., Münster	H	11.4
Schneider, U., Münster	V	1.9
Schneider, U., Münster	I	4.6
Schöber, I.G., München	H	16.5
Schoeppner, H., Münster	V	27.5
Scholler, K.L., Freiburg	V	7.5
Scholler, K.L., Freiburg	V	24.12
Schönle, S., Chur	V	17.1
Schönleben, K., Münster	V	3.10
Schöntag, G., Hamburg	V	18.3
Schorer, R., Tübingen	V	5.7
Schosser, R., Heidelberg	V	29.7
Schregel, W., Bochum	V	9.8
Schreiber, W., Bamberg	V	4.2
Schroll, A., München	V	9.9
Schubert, K., Aachen	V	23.7
Schuhfried, F., Wien	V	23.1
Schuhmann, R., Frankfurt	V	6.11
Schulte am Esch, J., Hamburg	H	14.1
Schulte-Sasse, U., Berlin	V	12.3
Schulte-Steinberg, O., Starnberg	H	4.6a
Schulte-Steinberg, O., Starnberg	H	4.6b
Schultz, M., Ulm	V	4.4
Schulz, H., Berlin	V	27.1
Schulz, W., Bamberg	I	1.6
Schüssler, B., Homburg-Saar	V	6.12
Schütte, H., Hamburg	P	8.4
Schüttler, J., Bonn	H	7.9
Schüttler, J., Bonn	H	12.7
Schüttler, J., Bonn	V	15.7
Schüttler, J., Bonn	P	3.3
Schüttler, J., Bonn	I	3.4
Schütz, J., Giessen	V	12.10
Schwander, D., Fribourg	V	20.5
Schwander, D., Fribourg	V	24.9
Schwander, D., Fribourg	P	2.3
Schwarz, G., Graz	V	10.3
Schwarz, S., Wien	P	7.1
Schwilden, H., Bonn	H	7.9
Schwilden, H., Bonn	H	12.7
Schwilden, H., Bonn	H	14.3
Schwilden, H., Bonn	H	15.7
Schwilden, H., Bonn	P	3.3
Schwilden, H., Bonn	I	3.4
Schwinn, W., Basel	V	12.2
Schwinn, W., Basel	I	3.5
Seeger, W., Giessen	H	2.5
Seeling, W., Ulm	V	16.6
Sefrin, P., Würzburg	H	9.6b
Sefrin, P., Würzburg	V	8.11
Sefrin, P., Würzburg	V	24.5
Segeth, M., Essen	V	3.4
Segeth, M., Essen	V	3.5
Segeth, M., Essen	I	7.2
Seibt, J., Erlangen	V	16.8
Seibt, J., Erlangen	V	29.5
Seitz, K., Günzburg	V	10.11
Seitz, K., Günzburg	V	27.4
Seitz, W., Hannover	V	12.8
Seitz, W., Hannover	V	21.4
Seitz, W., Hannover	P	1.2
Selbherr, J., Köln	I	1.9
Sellschopp, C., Kiel	V	25.8
Semkow, A., Frankfurt	P	5.6
Serafin, R., Mülheim	V	25.7
Shoemaker, W.C., Torrance/Calif.	V	25.10
Shoemaker, W.C., Torrance/Calif.	V	25.11
Shoemaker, W.C., Torrance/Calif.	I	5.1
Shoemaker, W.C., Torrance/Calif.	I	5.2
Shoemaker, W.C., Torrance/Calif.	I	5.3
Sicking, K., Münster	I	4.6
Sievers, H., Kiel	V	12.7
Sigg, O., Ulm	V	28.4
Sigge, W., Dortmund	V	2.8
Silvay, G., New York	V	23.9
Silvay, G., New York	V	23.10
Simmen, H.P., St. Gallen	I	2.6
Simon, J., Homburg-Saar	V	10.6
Singbartl, G., Bochum	H	14.6
Singbartl, G., Bochum	V	27.2
Skarvan, K., Basel	V	7.6
Skarvan, K., Basel	V	12.5
Skarvan, K., Basel	I	3.5
Slibar-Gorkic, M., Ljubljana	V	4.7
Solca, M., Milano	H	17.7
Sold, M., Wien	V	10.9
Solf, H., Berlin	I	4.9
Sonander, H., Göteborg	V	15.3
Sonnabend, W., St. Gallen	I	2.6
Sonntag, H., Göttingen	H	24.2
Sonntag, H., Göttingen	V	7.9
Spahn, D., Aarau	H	14.7
Spanier, A., Heidelberg	V	29.7
Späth, P., München	V	25.4
Späth, P., München	V	25.5
Sperling, M., Würzburg	V	5.3
Spiegel, H.U., Münster	V	3.10
Spiess, W., Bad Hersfeld	H	21.4
Spiliopoulos, A., Genève	I	2.4
Spiss, Ch., Wien	V	8.9
Spiss, Ch., Wien	V	23.4
Sporn, P., Wien	V	8.4
Sporn, P., Wien	V	28.2
Sporn, P., Wien	P	5.4
Sprotte, G., Würzburg	V	21.11
Stauch, M., Ulm	V	24.10
Stegmann, T., Hannover	V	23.6
Stehr, S., Erlangen	V	29.11
Steinbereithner, K., Wien	H	9.5
Steinbereithner, K., Wien	H	13.6
Steinbereithner, K., Wien	V	4.1
Steinbereithner, K., Wien	V	7.1
Steinbereithner, K., Wien	P	7.1
Steinbereithner, K., Wien	I	4.4
Stellwag, F., Wien	P	4.3
Steuer, A., Frankfurt	P	5.6
Stickel, R., Bremen	I	5.4
Stöckel, K., Basel	I	2.1
Stoeckel, H., Bonn	H	7.9
Stoeckel, H., Bonn	H	12.6
Stoeckel, H., Bonn	H	12.7
Stoeckel, H., Bonn	H	12.8
Stoeckel, H., Bonn	H	14.3
Stoeckel, H., Bonn	V	15.7
Stoeckel, H., Bonn	V	18.1
Stoeckel, H., Bonn	P	3.3
Stoeckel, H., Bonn	M	2.2
Stoeckel, H., Bonn	I	3.4
Stoffregen, J., Hagen	V	3.6
Stoffregen, J., Hagen	V	6.4
Stoffregen, J., Hagen	I	7.6
Stöhr, H., Wien	P	7.1
Stöhr, M., Augsburg	H	10.5
Stolarski, J., Wroclaw	V	11.10
Stoll, B., Zürich	I	6.6
Stotz, R., Liestal	H	8.5
Stoyanov, M., Giessen	V	4.3
Strasser, K., Essen	V	22.9
Straub, H., Bochum	V	9.8
Strauer, B.E., München	H	1.2
Strauer, B.E., München	H	5.1
Striebel, W., Hannover	V	14.9
Strumza, P., Paris	V	1.1
Struppler, A., München	V	11.5
Struppler, A., München	V	17.7
Stühmeier, K.-D., Düsseldorf	V	15.2
Stulz, P., Basel	V	7.6
Stulz, P., Basel	V	12.5
Sturm, J.A., Hannover	V	8.10
Stütz, B., Hannover	H	16.4c
Südkamp, N., Hannover	V	19.9
Suppan, P., Nyon	I	6.5
Suter, P.M., Genève	H	11.6
Suter, P.M., Genève	H	15.6
Suter, P.M., Genève	H	17.2
Sutter, M., Bern	H	25.5
Suttmann, H., München	H	7.2
Suttmann, H., München	H	7.4
Suttmann, H., München	H	7.7
Suttmann, H., München	H	7.8
Swen, J., Groningen	H	18.3
Sydow, F.-W., Hannover	V	16.2
Sydow, F.-W., Hannover	M	1.3
Szappanyos, G., Genève	H	4.1
Tabatabai, A., Liestal	H	8.5
Tabbert, M., Giessen	V	28.3
Taeger, K., München	V	3.3
Taeger, K., München	I	3.9
Talton, I.H., Durham/USA	V	12.4
Tannaci, G., Vicenza	V	15.6
Tarnow, J., Berlin	V	12.3
Tassonyi, E., Budapest	V	13.2
Tauber, P.F., Essen	I	1.7
Terrell, R.C., Murray Hill/USA	H	12.3
Theis, D., Mainz	M	2.3
Theiss, D., Mainz	V	6.1
Theiss, D., Mainz	V	17.10

Thomson, A., Basel	H 21.5	von Bormann, B., Giessen	V 9.2	Zbinden, A.M., Basel	H 21.5
Thorin, D., Fribourg-Lausanne	H 3.7	von Bormann, B., Giessen	V 26.3	Zechmann, W., Innsbruck	V 28.5
Thurnher, M., Wien	V 28.9	Vontin, H., Tübingen	V 15.4	Zechner, W., Wien	V 6.7
Thys, J., Münster	V 5.4	Vontin, H., Tübingen	V 15.5	Zenner, H.P., Würzburg	V 5.2
Tiefel, H., Erlangen	V 16.8			Zenz, M., Hannover	H 22.2
Tilsner, V., Eppendorf	M 1.6	Wagner, R., Berlin	V 25.9	Zenz, M., Hannover	V 26.5
Tilsner, V., Hamburg	I 8.2	Wagner, S., Münster	V 27.5	Zenz, M., Hannover	P 2.4
Tipold, E., Wien	V 6.7	Wagner, T., Hannover	P 1.2	Zenz, M., Hannover	I 6.2
Todt, W., Wien	V 6.7	Waldvogel, H.H., Lausanne	V 17.6	Zeplin, H., Aachen	P 4.1
Tolksdorf, W., Mannheim	V 11.6	Waldvogel, H.H., Lausanne	V 26.2	Zevounou, F., Hannover	V 16.3
Tolksdorf, W., Mannheim	V 21.5	Walker, H., Tübingen	V 9.10	Zieglgänsberger, W., München	V 11.5
Tolksdorf, W., Heidelberg	P 2.5	Walker, W.H., Frankfurt	P 5.5	Zieglgänsberger, W., München	V 17.7
Trampisch, H.J., Düsseldorf	V 11.9	Waneck, R., Wien	V 8.4	Zimmermann, F.A., Homburg-Saar	V 19.8
Trauner, K., Münster	V 3.7	Waser, P.G., Zürich	H 18.1	Zimpfer, M., Wien	H 10.2
Trentz, O., Hannover	M 1.4	Wasylewski, A.H., Münster	V 5.4	Zimpfer, M., Wien	V 7.8
Trobisch, H., Duisburg	M 1.6	Wauquier, A., Beerse	H 9.3	Zimpfer, M., Wien	V 8.9
Troll, U., Hamburg	V 18.3	Weber, G., Giessen	V 16.5	Zimpfer, M., Wien	P 4.3
Tryba, M., Hannover	V 2.1	Weber, W., München	V 11.8	Zimpfer, M., Wien	I 4.4
Tryba, M., Hannover	V 26.5	Weber, W., München	V 20.10	Zinck, B., Memmingen	V 17.4
Tryba, M., Hannover	P 2.4	Weerda, H., Freiburg	V 28.11	Zinck, B., Memmingen	V 26.6
Tryba, M., Hannover	I 9.5	Wegmann, A., Bern	V 24.9	Zindler, M., Düsseldorf	H 21.1
Tschirren, B., Bern	H 15.1	Weibel, E.R., Bern	M 1.4	Züchner, K., Göttingen	V 7.9
Tulone, B., Vicenza	V 15.6	Weidler, B., Giessen	H 16.4d	Zuk, J., Hannover	V 14.9
Turina, M., Zürich	H 24.5	Weidler, B., Giessen	V 9.2	Zuurmond, W.W.A., Amsterdam	V 14
Turina, M., Zürich	I 2.3	Weidler, B., Giessen	V 18.8		
Turner, E., Göttingen	V 3.11	Weis, K.-H., Würzburg	V 8.2		
		Weiss, B., Zürich	V 12.9		
Ulmer, W.T., Bochum	V 9.8	Weiss, V., Genève	V 7.4		
Unertl, K., München	H 14.8	Weiss, V., Genève	I 4.3		
Unertl, K., München	V 1.4	Weissauer, E., München	V 3.3		
Ungemach, J., Mannheim	V 19.6	Wendt, M., Münster	H 11.4		
Unseld, H., Donaueschingen	V 15.1	Wendt, M., Münster	M 1.5		
Urdinovic, S., Niederbipp	V 15.1	Wesemann, W., Marburg	V 14.6		
Urdinovic, S., Niederbipp	V 20.1	Wess, O., Friedrichshafen	V 24.10		
Urdinovic, S., Niederbipp	I 3.2	Wetzel, P., Emmendingen	V 1.2		
Utting, J.E., Liverpool	V 13.6	Wetzel, P., Emmendingen	P 8.2		
		Wiedeck, H., Ulm	V 18.2		
v. Leeuwen, L., Amsterdam	V 14.1	Wiedemann, K., Heidelberg	P 6.1		
v. Leeuwen, L., Amsterdam	V 14.2	Wintrebert, R., Montpellier	V 14.5		
v. Rechenberg, H., Marburg	I 7.4	Wirsching, M., Giessen	V 18.12		
Van Ackern, K., München	I 4.1	Wischhusen, F., Tübingen	V 24.2		
van Aken, H., Münster	V 10.5	Wisiak, U.V., Graz	V 18.9		
van Aken, H., Münster	V 25.1	Witte, J., München	I 1.2		
van Aken, H., Münster	I 4.6	Wölfel, D., Berlin	V 15.12		
van den Ende, R., Robertsfield	V 22.1	Wolff, G., Basel	H 17.8		
van Heihs, R., Aachen	V 6.5	Wollinsky, K.H., Ulm	V 17.5		
Veit, S., Berlin	V 25.9	Wollmann, G.U., Tübingen	V 5.7		
Velebit, V., Genève	I 2.4	Wolner, E., Wien	P 4.3		
Verner, L., Hannover	H 16.4c	Woloszczuk, W., Wien	V 1.6		
Vernette, M., Montpellier	V 14.5	Wolpert, C., München	V 26.1		
Versmold, H.T., München	H 20.7	Wunderlich, L., Chur	V 29.8		
Vimlati, L., Budapest	V 13.2	Wunschik, F., Heidelberg	P 2.5		
Vinazzer, H., Linz	H 10.4	Würz, U., Göttingen	V 27.7		
Vogel, H., München	V 9.4	Wyss, K., Bern	V 5.6		
Vogel, H., München	V 22.6				
Vogel, H., Münster	I 4.5	Yildiz, F., Hannover	V 2.1		
Vogelsberger, W., Giessen	V 18.12	Yildiz, F., Hannover	V 26.5		
Vogelsberger, W., Giessen	M 2.5				
Vogt, K., Berlin	V 25.9	Zadrobilek, E., Wien	V 8.4		
Vogt, K., Berlin	I 4.9	Zadrobilek, E., Wien	V 19.3		
Voigt, E., Tübingen	V 23.2	Zajic, J., Aarau	H 14.7		
Voigt, E., Tübingen	P 5.8	Zander, J., Münster	V 1.10		
Völker, W., Hannover	V 11.1	Zander, J., Münster	V 8.8		
von Bormann, B., Giessen	H 16.4d				

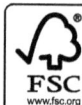

MIX
Papier aus verantwortungsvollen Quellen
Paper from responsible sources
FSC® C105338

If you have any concerns about our products,
you can contact us on
ProductSafety@springernature.com

In case Publisher is established outside the EU,
the EU authorized representative is:
**Springer Nature Customer Service Center GmbH
Europaplatz 3, 69115 Heidelberg, Germany**

Printed by Libri Plureos GmbH
in Hamburg, Germany